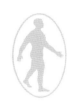

主编 高士濂

实用解剖图谱

LOWER LIMB

ATLAS OF PRACTICAL ANATOMY

下肢分册（第三版）

上海科学技术出版社

内容提要

本书为一部描绘人体形态结构的解剖学图谱，运用造型艺术手段，将人体形态结构的基本面貌有选择地、尽可能完美地呈现给广大读者。

图谱包括上肢分册和下肢分册两部，共分为概论、上肢和下肢3篇。其中，概论篇精辟地论述了管状骨、关节、骨骼肌、腱、动静脉、周围神经等宏观和微观结构及应用要点，从整体的角度刻画局部；上肢篇包括肩、臂、肘、前臂和手5个部分；下肢篇包括髋、股、膝、小腿和足5个部分。

下肢分册共分8章，60余万字，512幅图片。图谱遵循理论联系实际的原则，将形态学理论有机地组合在一起，在基础知识和临床实践之间架起一座桥梁；从应用角度出发，描绘了下肢的系统概貌、表面解剖、层次局解、入路局解、断面局解、骨骼形态、关节结构与运动、肌肉作用、神经详情、X线解剖及经络穴位等内容，汇集形态、功能、体征、检查、损伤机制和治疗原则于一书，方便广大临床读者参考使用。

本图谱可供骨科、神经外科、普通外科医师，以及解剖学工作者和医学院校学生，在医学临床、教学和科研中参考使用。

编者名单

主　　编　高士濂

副 主 编　高沁怡　柏树令

编　　写　赵连科　李春林　曹郁琦　孙尔玉

绘　　画　姚承璋　李洪珍　吴宝至　赵国治　刘元健　余健民

标本制作　段坤昌　何尚仁

摄　　影　邵景旭

作者简介

主编的著作

《生理解剖挂图》

1964 年、1968 年，人民卫生出版社

《人体解剖挂图》

1973 年，人民卫生出版社

《人体解剖图谱》

上海科学技术出版社

第一版　1973 年

● 获 1978 年全国科学大会奖状

第二版　1989 年

● 获 1990 年度华东地区科技图书一等奖

第三版　2000 年

第四版　2005 年

第五版　2007 年

《实用解剖图谱》（上肢分册）

上海科学技术出版社

第一版　1980 年

● 获 1984 ～ 1986 年度华东地区科技图书一等奖

第二版　2003 年

第三版　2012 年

《实用解剖图谱》（下肢分册）

上海科学技术出版社

第一版　1985 年

● 获 1984 ～ 1986 年度华东地区科技图书一等奖

第二版　2004 年

第三版　2012 年

《骨关节手术入路彩色图谱》

1986 年，上海科学技术出版社

● 与《骨关节手术入路结构显示的研究》同获国家卫生部 1988 年度科技进步二等奖

《人类生殖调节图谱》

1991 年，辽宁科学技术出版社

● 获 1991 年北方十省市优秀科技图书一等奖；1993 年全国人口科学奖一等奖；1999 年辽宁省科技进步一等奖

《REGIONAL ANATOMY》(vice editor)

1991 年，Jilin Science & Technology Press

《实用脑血管图谱》

科学出版社

第一版　2002 年

第二版　2008 年

第三版　2012 年

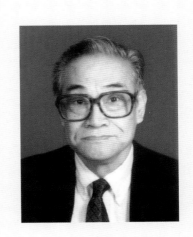

高士濂

· 1928 年 9 月生　汉族　北京市人　中国医科大学解剖学教授，现离休

· 1991 年获国家教委颁发的"从事高校科技工作四十年，成绩显著"的荣誉证书，以及镌有"老骥伏枥，志在千里，桃李不言，下自成蹊"的大理石雕

· 1992 年起享受国务院特殊津贴

前　言

《实用解剖图谱》（上肢分册）和（下肢分册）相继于 1980 年和 1985 年问世，2004 年再版，历经漫长的时间和实践检验，赢得了各方专家的好评，尤其博得了临床骨科医师的青睐，成为一套与《坎贝尔骨科手术学》相媲美的必备参考读物。有学者认为，本书是最经典的"骨科的解剖学图谱"；也有学者如此评价："这是迄今我国医学界出版的最优秀的图谱，代表着我国的水平。"美国斯坦福大学解剖学兼外科学教授 R. A. Chase 也给予本图谱极大的赞美，认为其极具科学性和艺术性，他尤其欣赏手部断面的近远端的对应画面，他赠送我一本他编著的《手外科学》及有关腱组组合的研究资料（已纳入书中）。北京积水潭医院王澍寰院士的手研究资料和王亦聪教授的膝研究资料亦纳入本书中。30 多年来，本书得到了广大读者的关怀和厚爱，作者在此表示衷心的感谢，并力求使其日臻完善，以飨读者。

全书分为概论、上肢、下肢三篇。概论篇精辟地论述了管状骨、关节、骨骼肌、腱、动静脉、周围神经等宏观和微观结构及应用要点，从整体的角度刻画局部；上肢篇包括肩、臂、肘、前臂和手五个部分；下肢篇包括髋、股、膝、小腿和足五个部分。

本图谱遵循理论联系实际、面向临床应用和结构功能制约的原则，体现了如下特色：

● 上肢篇和下肢篇描述了系统概貌、表面解剖、层次局解、入路局解、断面解剖、骨骼形态、关节结构与运动、肌肉作用、X 线解剖、血液供应和神经分布等内容；汇集了形态、功能、体征、检查、损伤机制和治疗原则于一书，使用起来较为方便。

● 用大量临摹写生，绘制了各部各面由浅及深的连续层次结构，有的部位达 7 ~ 8 层，从中可以了解皮肤、筋膜、肌肉、血管、神经与骨骼、关节的相互关系，同时展示了血管神经的变异和分型。做手术前必须对这些知识充分了解，做到心中有数。

● 入路局解不在于展示繁多的病变切口和术式，而是展示各部各面有代表性的部位，予以逐层照相，与层次局解相对照，可为手术提供参考。

● 肢体横断面和纵断面解剖，尤其是横断面近、远端的对应画面，做断肢再植手术时参考大有裨益。

● 新生儿及儿童的关节 X 线造影显示了骨化点出现及干骺接合情况，为判断骨龄及儿童发育提供依据，尤以腕骨发育顺序为典型。新生儿和婴儿足骨骨化远未完成，只有通过距骨、跟骨、跖骨轴线的交角变化，才能判定是正常足、扁平足或是马蹄内翻足。书中还展示了手足的籽骨和副骨。

● 本书对手部解剖很为重视，除描绘了手的整体观、腕、掌、指、拇指各区外，对腕管、尺管、掌筋膜间隙、屈指肌腱的分区及血液供应、手指皮系韧带、屈指肌腱腱纤维鞘和腱滑液鞘、屈指肌腱的腱系膜和腱组、指背腱膜、骨、肌、腱、神经损伤所致的手畸形以及腱的移接等，作了充分的论述，以满足手外科的需要。

● 上肢的灵活性与下肢的稳固性在结构上表现得特别明显，体现着形态与功能的制约关系。例如，上肢带骨仅借胸锁关节和肋锁韧带固定于躯干骨，其余部位以肌肉相连；肩关节头大盂浅，囊松弛薄弱；肘关节为速度杠杆，力点靠近支点，使手产生大范围运动；桡骨环状韧带围拥着桡骨颈，使颈在环内旋转自如；桡骨小头不参与桡腕关节的组成而代之以关节盘，有利于腕的旋转；拇指腕掌关节的鞍状关节面保证拇指的对掌与复位功能等，皆有利于上肢的灵活运动。而在下肢，骶髂关节几乎骨化；髋关节头大窝深，镶有髋臼唇，囊厚坚韧；膝关节为车轴屈戌关节，只有在屈曲状态下小腿才能回旋。髌骨宛如井沿的滑车，髌股关节的压应力在蹲踞时可三倍于体重，但髌骨仍升降自如。膝关节囊内、外面都配备有多层稳固装置；腔内的半月板可弥补关节面的不相适应，并有交叉韧带，而半月板和髌骨都有使其稳固的结构。腓骨不属于被动的支持结构，可传递地面冲击力的 1/6，但它仅有 2 mm 范围的上下、内外、前后和旋转运动。足关节为重力杠杆，足弓可缓解震荡，但体重落于弓顶，小腿三头肌成为提起足跟的唯一动力。距跟舟关节结构复杂而微妙，它承受着全身最大的力，距下关节和距跟舟关节 8 个关节面形成了圆柱形平面关节，其运动轴从跟骨的后下外指向前上内，从而实现了全足的内翻（内收＋跖屈＋外旋）和外翻（外展＋背屈＋内旋）运动，巧妙至极。

对于这些特点，本书都有详细的描述。

● 本图谱对四肢各种动作提供了主动肌、辅助肌、拮抗肌和固定肌的活动情况。矫形外科医师将要解决的一个重要课题，乃是肌肉功能的恢复和肌力的重建问题。进行肌腱移接时，必须选择相当强壮的移接肌肉；考虑拮抗肌力的平衡；采取跨过关节的满意位置；处理好移接肌腱的松紧。这一切有赖于对肌肉功能的了解。

● 在下肢，与支撑和步行相关，本书描述了下肢机构轴即下肢力轴线；股骨颈将大、小转子（力附着处）支出于骨盆范围之外以加大力臂，而本身借股骨距增强了支撑功能；分析了髋关节在额状面和矢状面上力的平衡，膝关节伸直至最后 10º～15º 时发生了扣锁机制，使膝非常稳定；分析了作用于膝关节的力以及步行周期不同时相中关节和肌肉的运动情况，从而为肌腱移接和矫形手术提供参考。描述了形成"内八字"和"外八字"步态的原因。

● 植皮为矫形外科手术的重要内容。本图谱展示了皮肤微循环血管树，展示了刃厚皮片、中厚皮片、全厚皮片、超薄皮瓣（筋膜瓣）、肌皮瓣等画面，并对静脉皮瓣的机制和选取部位、前臂各种带蒂筋膜瓣等作了描绘。在下肢，对股部、小腿部各面及足背区皮瓣的血液供应和神经分布，对阔筋膜张肌、缝匠肌、股薄肌、股直肌、胭绳肌、腓肠肌、比目鱼肌等的血管神经分布，对髂骨翼、髌骨、腓骨、胫骨、距骨等骨骼的血管神经分布，均进行了描绘，从而为游离皮瓣、游离肌瓣和游离骨瓣的移植提

供参考。

● 书中描绘了上、下肢主要神经的干内记载，这些图画有利于神经吻接。

● 上肢分册开头有几幅全身外貌和十四经络穴位图以及相应的文字说明，书的末尾有十四经络穴位表，有兴趣于经络穴位的西医学者们可以参考。

● 本书名虽为图谱，但文字描述占有相当分量。文字部分除描述形态、结构、功能特征外，国人体质测量数据尽录其中，数字无处不在，诸如关节测量、运动范围、结构类型百分比、肌、腱长短、肌门位置、肌力大小、收缩距离、血管神经粗细、分支位置和数目等不一而足，皆具有应用价值。

● 本图谱图像丰富多彩。有大量临摹新鲜标本的写生图，有新鲜标本逐层解剖后的彩色照相，有光镜照相、电镜照相、X 线像、SPECT 像、MRI 像，有生体照相、体征照相、铸型照相等。这些图像精细准确、柔活逼真、栩栩如生、令人可信，再配合以简洁明快、寓意深邃的线条模式图，往往收到良好的效果。

高士濂

2012 年 1 月

目　录

第三篇　下　肢

实用解剖图谱 · 下肢分册

LOWER LIMB ATLAS OF PRACTICAL ANATOMY

第三篇 下肢 LOWER LIMB

第一章 下肢整体观

第一节 下肢体表

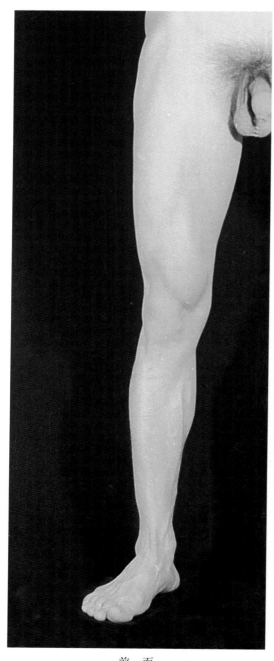
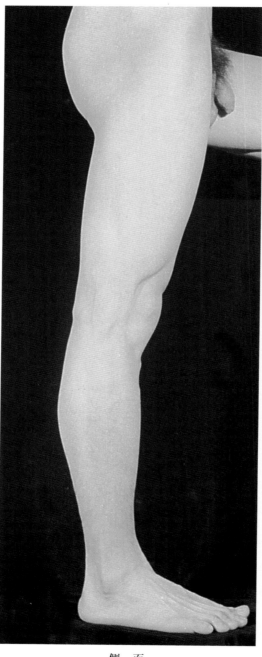
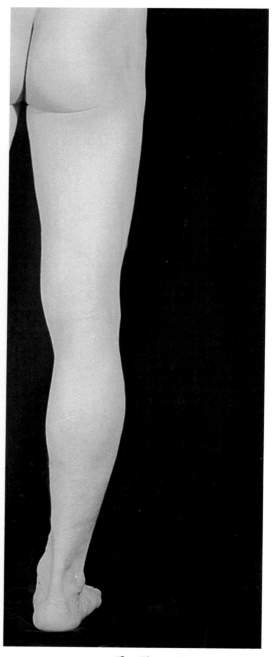

前面　　　　　　　　　　　　侧面　　　　　　　　　　　　后面

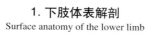

1. 下肢体表解剖
Surface anatomy of the lower limb

第二节　下肢骨、骨化中心和干骺接合

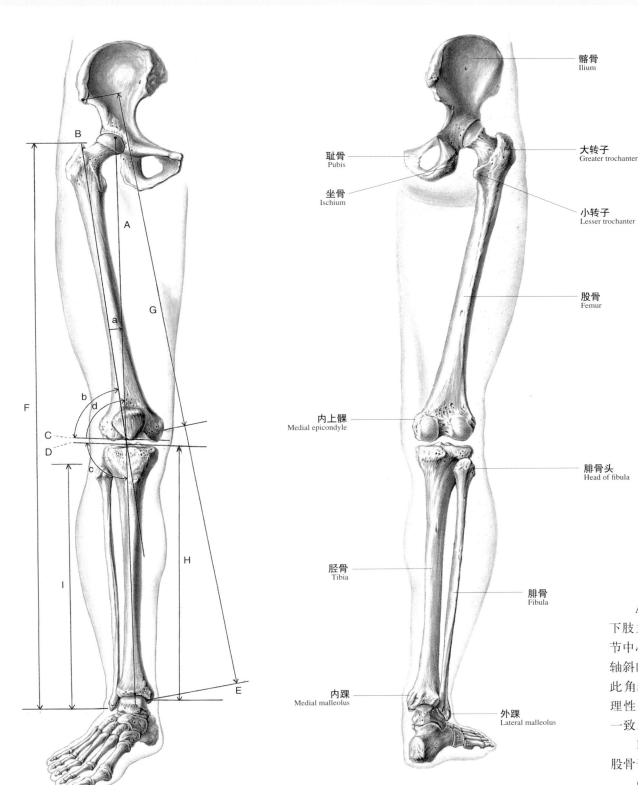

髂骨
Ilium

耻骨
Pubis

坐骨
Ischium

大转子
Greater trochanter

小转子
Lesser trochanter

股骨
Femur

内上髁
Medial epicondyle

腓骨头
Head of fibula

胫骨
Tibia

腓骨
Fibula

内踝
Medial malleolus

外踝
Lateral malleolus

2. 下肢骨
The bones of the lower limb

下 肢 轴 线 及 测 量

　　A. **下肢机构轴**(Mechanical axis of the lower limb)　或下肢力轴线，为通过髋关节中心、膝关节中心和踝关节中心的轴线，由于双髋比双踝的距离宽，下肢机构轴斜向下内，它与垂直轴形成约 3° 的夹角，骨盆越宽，此角越大，女性此角比男性大。因此，女性膝的生理性外翻比男性明显。下肢机构轴与小腿长轴基本一致。

　　B. **股骨解剖轴**(Anatomical axis of the femur)　即股骨干长轴。

　　C. 股骨髁关节面切线

　　D. 胫骨髁关节面切线

E. **下肢间接长度（或真性长度）** 仰卧位，肢体取对称位，两髂前上棘应居于同一平面上，不使骨盆倾斜，测量自髂前上棘经髌骨内缘到内踝尖的距离。偶尔也可采用自髂前上棘到足底或第一跖骨头的距离。另一个测量法是立位，患足用木板垫高，将倾斜的骨盆矫正到平衡为止，然后测量木板的厚度，即为患肢缩短的长度。

F. **下肢直接长度** 股骨大转子尖至外踝下缘的距离。

G. **大腿长** 自髂前上棘至股骨内侧髁最高点的距离。另外的测量标志是自大转子尖至膝外侧关节隙或至股骨外侧髁部。

H. **小腿长** 自胫骨内侧髁最高点至内踝下缘的距离，另种方法是自腓骨头至外踝下缘的距离 (I)。

a. 下肢机构轴与股骨解剖轴的夹角，为 5°～10°，平均为 6°。

b. 股骨角：为股骨解剖轴与股骨髁关节面切线（或膝关节屈伸轴，此轴是水平的）的外侧夹角，正常为 75°～85°。此角除有性的差别外（女性此角较小），还有病理性变化。此角大于 90° 时为膝内翻 Genu varum(即弓形腿或"O"形腿)。此时，下肢机构轴落于膝关节中心的内侧：此角小于 75° 时为膝外翻 Genu valgum (Knock knee 或"X"形腿)，此时，下肢机构轴落于膝关节中心的外侧。

c. 胫骨角：胫骨干轴线与胫骨关节面切线（或膝关节屈伸轴）的外侧夹角，正常为 85°～100°，平均为 93°。当膝充分屈曲时，小腿轴未与股骨解剖轴重合，而居股骨轴后方偏内侧。因此，足跟随着内移，转向正中面，并与坐骨结节下方的臀部相贴。

d. 下肢机构轴与股骨髁关节面切线（膝关节屈伸轴）的外侧夹角，正常为 80°～90°，平均 87°。

在矫正膝内翻、膝外翻畸形行股骨髁上截骨术或胫骨上端截骨术时，应注意正常的下肢机构轴和股骨解剖轴的角度，即股骨解剖轴与胫骨干轴形成向外开放的 174° 钝角，或膝关节大约有 6° 外翻角。一般认为截骨的安全角度为 164°～177°。

截 肢 平 面

截肢是用手术离断肢体的一种治疗手段。只有在肢体失去生存条件或它的存在足以影响病人生命时方才使用。癌肿的截肢平面应超过患部的上一个关节；血管疾患的截肢应选在主要动脉畅通、皮瓣边缘有出血的平面；外伤性截肢的原则应保留肢体的最大长度；经膝、踝的关节离断术，优点是手术方便、出血少，但不利于安装假肢。

下肢的功能主要是承重和步行。截肢时，应尽量保存肢体原有部分的功能，以利于控制假肢向各种方向活动。下肢可采取下列截肢平面：

（1）跗跖关节 (Lisfranc) 平面。

（2）跗横关节 (Chopart) 平面或 Syme 截肢。

（3）小腿理想截肢平面在胫骨平台下方 15 cm，最短为平台下方 5 cm。

（4）大腿理想截肢平面在大转子尖下方 25～30 cm，最短为尖下方 15 cm。

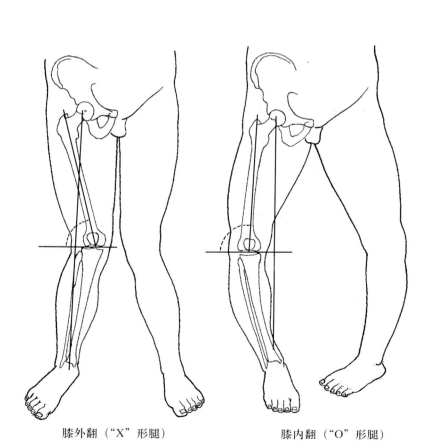

膝外翻（"X"形腿）   膝内翻（"O"形腿）

3. 膝外翻（左）和膝内翻（右）
Genu valgum (left) and genu varum (right)

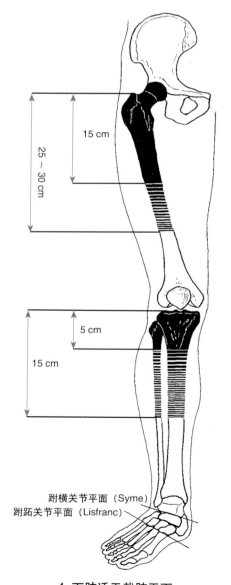

15 cm

25～30 cm

5 cm

15 cm

跗横关节平面（Syme）
跗跖关节平面（Lisfranc）

4. 下肢适于截肢平面
The suitable levels for amputation

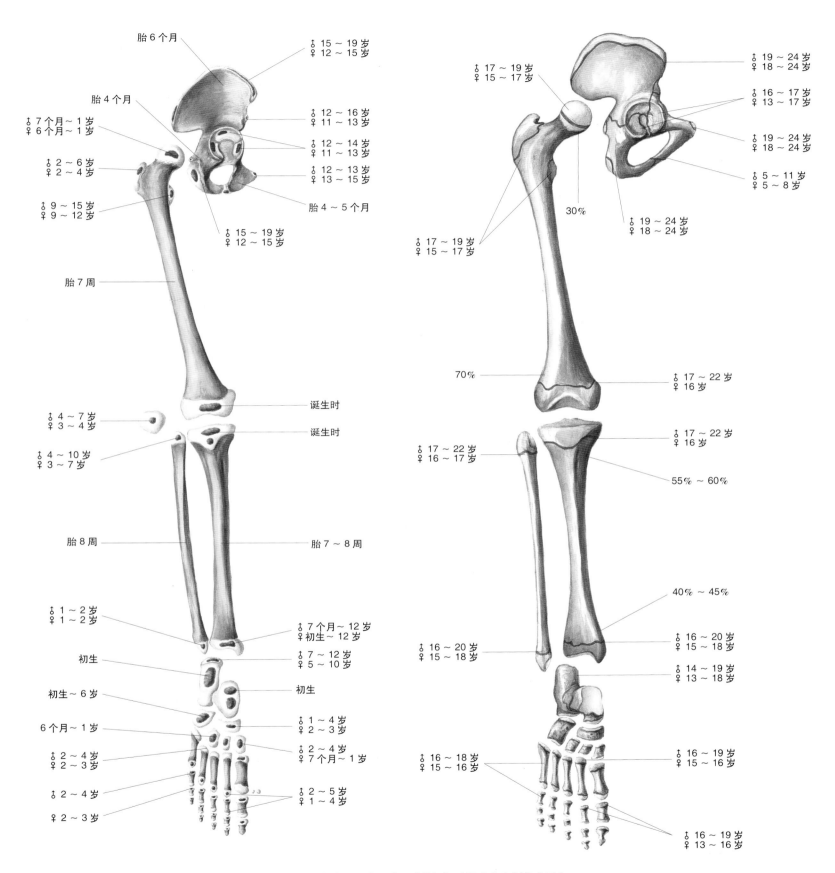

5. 下肢骨化中心的出现（左）和干骺接合时期（右）（模式图）
A diagram showing times of the appearance of the centres of ossification and of union of the epiphyses
with the shafts in the bones of the lower limb

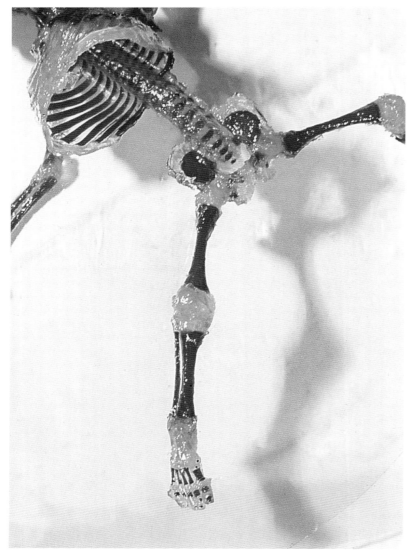

6.5 个月胎儿的下肢骨

The bones of the lower limb of a foetus of age 5 months

下肢骨骨化点的出现及接合时期

骨名	骨化点出现部位	出现年龄 男	女	接合部位	接合年龄 男	女
髋骨	髂骨	胎6个月	胎6个月	耻、坐骨接合	5~11岁	5~8岁
	坐骨	胎4个月	胎4个月			
	耻骨	胎5个月	胎5个月			
	髂嵴	15~19岁	12~15岁	与髂骨接合	19~24岁	18~24岁
	髂前下棘	12~16岁	11~13岁	与髂骨接合	19~24岁	18~24岁
	耻骨联合	12~13岁	13~15岁	与耻骨接合	19~24岁	18~24岁
	坐骨结节	15~19岁	12~15岁	与坐骨接合	19~24岁	18~24岁
	髋臼Y型软骨骨化	12~14岁	11~13岁	Y型软骨接合	16~17岁	13~17岁
股骨	股骨头	7个月~1岁	6个月~1岁	头与体接合	17~19岁	15~17岁
	大转子	2~6岁	2~4岁	大转子接合	17~19岁	15~17岁
	小转子	9~15岁	9~12岁	小转子接合	17~18岁	15~17岁
	股骨体	胎7周	胎7周	远端与体接合	17~22岁	16岁
	远端	初生	初生			
髌骨	髌骨	4~7岁	3~4岁			
胫骨	近端	初生	初生	近端与体接合	17~22岁	16岁
	体	胎7~8周	胎7~8周			
	远端	7~12个月	初生~12个月	远端与体接合	16~20岁	15~18岁
腓骨	近端	4~10岁	3~7岁	近端与体接合	17~22岁	16~17岁
	体	胎8周	胎8周			
	远端	1~2岁	1~2岁	远端与体接合	16~20岁	15~18岁
跗骨	跟骨	初生	初生			
	跟骨结节	7~12岁	5~10岁			
	距骨	初生	初生			
	骰骨	初生~6个月	初生~6个月	与体接合	14~19岁	13~18岁
	舟骨	1~4岁	2~3岁			
	第一、二楔骨	2~4岁	7个月~1岁			
	第三楔骨	6个月~1岁	6个月~1岁			
跖趾骨	跖、趾骨近端	2~4岁	7个月~3岁	与体接合	16~19岁	15~16岁
	第二~五跖骨远端	2~5岁	1~4岁	与体接合	16~18岁	15~16岁

下肢骨骨化点的出现及接合时期

儿童骨骺的生长不是以均匀速度进行的，时快时慢。一般规律是：婴儿期骨骺生长较快，2岁以后逐渐减慢，7~8岁时生长极慢，青春期女孩在10~12岁、男孩在12~14岁中则出现一突然生长阶段。接着性成熟，出现第二性征，这意味着肢体生长接近停止。

从部位看，足最先发育成熟，以后是小腿，再后是大腿，16~22岁是骨盆和脊柱的发育成熟阶段。上、下肢的成熟，女孩于14岁近于顶点，男孩于16岁近于顶点，以后虽有生长，仅占总长度的10%左右。

依国人标准，青少年在8~15岁期间，股骨每年生长1.5 cm，胫骨每年生长1.0 cm，其中膝的附近生长较快，即股骨下端和胫骨上端骨骺是生长的主要区域。股骨上端生长占股骨的30%，下端占70%。上端每年生长0.5 cm，下端每年生长1.0 cm。胫骨上端生长占胫骨的55%~60%，下端占40%~45%，上端每年生长0.55 cm，下端每年生长0.45 cm。

一侧下肢瘫痪后，其生长速度即减慢。据估计：严重瘫痪时（指臀肌、股四头肌、腓肠肌广泛麻痹），生长速度年平均减少15%~20%，即年缩短0.6~0.8 cm，患肢总共短缩6~8 cm。中度瘫痪时（指臀肌和股四头肌部分麻痹，足内、外翻肌轻度麻痹），生长速度年平均减少10%~15%，即年缩短0.4~0.6 cm，患肢总共短缩4~6 cm。轻度瘫痪时（仅限于小腿足趾肌麻痹）；生长速度减少5%~10%，每年缩短0.2~0.4 cm，总共缩短2~4 cm，这是指整个下肢的缩短，其中股骨缩短较少，胫骨缩短较多，缩短以青春期（10~14岁）中最为明显。依上述骨骺生长及减慢情况，为均衡肢体长度，可施行各种手术（如骨骺阻滞术、骨骺刺激术等）。

第三节 下 肢 肌

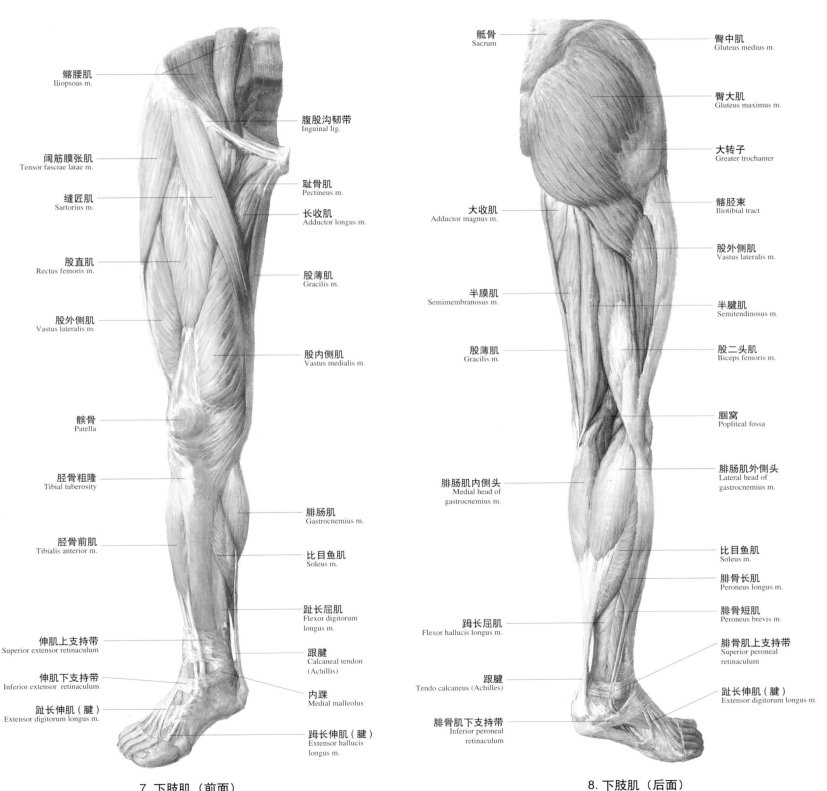

髂腰肌
Iliopsoas m.

腹股沟韧带
Inguinal lig.

阔筋膜张肌
Tensor fasciae latae m.

缝匠肌
Sartorius m.

耻骨肌
Pectineus m.

长收肌
Adductor longus m.

股直肌
Rectus femoris m.

股薄肌
Gracilis m.

股外侧肌
Vastus lateralis m.

股内侧肌
Vastus medialis m.

髌骨
Patella

胫骨粗隆
Tibial tuberosity

腓肠肌
Gastrocnemius m.

胫骨前肌
Tibialis anterior m.

比目鱼肌
Soleus m.

趾长屈肌
Flexor digitorum longus m.

伸肌上支持带
Superior extensor retinaculum

跟腱
Calcaneal tendon (Achillis)

伸肌下支持带
Inferior extensor retinaculum

内踝
Medial malleolus

趾长伸肌（腱）
Extensor digitorum longus m.

踇长伸肌（腱）
Extensor hallucis longus m.

骶骨
Sacrum

臀中肌
Gluteus medius m.

臀大肌
Gluteus maximus m.

大转子
Greater trochanter

髂胫束
Iliotibial tract

大收肌
Adductor magnus m.

股外侧肌
Vastus lateralis m.

半膜肌
Semimembranosus m.

半腱肌
Semitendinosus m.

股薄肌
Gracilis m.

股二头肌
Biceps femoris m.

腘窝
Popliteal fossa

腓肠肌内侧头
Medial head of gastrocnemius m.

腓肠肌外侧头
Lateral head of gastrocnemius m.

比目鱼肌
Soleus m.

腓骨长肌
Peroneus longus m.

腓骨短肌
Peroneus brevis m.

踇长屈肌
Flexor hallucis longus m.

腓骨肌上支持带
Superior peroneal retinaculum

跟腱
Tendo calcaneus (Achilles)

趾长伸肌（腱）
Extensor digitorum longus m.

腓骨肌下支持带
Inferior peroneal retinaculum

7. 下肢肌（前面）
The muscles of the lower limb(Anterior aspect)

8. 下肢肌（后面）
The muscles of the lower limb(Posterior aspect)

下 肢 肌

肌肉		起始	抵止	作用	神经与节段
髂肌					
髂腰肌	腰大肌	髂窝	股骨小转子和髋关节囊	屈曲并外旋大腿；大腿固定时可使骨盆和躯干前屈	腰丛、股神经 L1～4
		第一～四腰椎体和全部腰椎横突			
	腰小肌	第十二胸椎体和第一腰椎体侧面	髂耻隆起	侧屈躯干并紧张髂筋膜	腰丛 L1、2
臀肌					
臀大肌		骶尾骨背面 髂骨翼外面	股骨臀肌粗隆 髂胫束	后伸及外旋大腿；大腿固定时防止躯干前倾	臀下神经 L5、S1
臀中肌		髂骨翼外面中部	股骨大转子	外展大腿；大腿固定时使骨盆侧倾	臀上神经 L4、5
臀小肌		髂骨翼外面前部			
梨状肌		骶骨盆面	大转子尖		
闭孔内肌		闭孔膜内面及周围骨面	股骨转子窝	使大腿外旋	骶丛分支 L5和S1、2
上孖肌		坐骨棘			
下孖肌		坐骨结节			
股方肌		坐骨结节外面	转子间嵴		
闭孔外肌		闭孔膜外面及周围骨面	股骨转子窝		
大腿肌					
前群	阔筋膜张肌	髂前上棘	移行于髂胫束止于胫骨外侧髁	紧张髂胫束，屈大腿，伸小腿	臀上神经 L4、5
	缝匠肌	髂前上棘	胫骨上端内面	屈大腿，内旋小腿	股神经 L2、3
	股四头肌 股直肌	直头：髂前下棘 反折头：髋臼上部		伸小腿，屈大腿	股神经 L2～4
	股外侧肌	粗线外侧唇	四个头通过髌骨，借髌韧带止于胫骨粗隆	伸小腿	
	股中间肌	股骨干			
	股内侧肌	粗线内侧唇			
内侧群	耻骨肌	耻骨梳	小转子下方的耻骨线	使大腿内收，稍外旋	闭孔神经 L2～4
	股薄肌	耻骨下支前面	胫骨粗隆内下方		
	长收肌	耻骨上支			
	短收肌	耻骨下支	股骨粗线		
	大收肌	闭孔下缘和坐骨结节			
后群	股二头肌	长头：坐骨结节 短头：股骨粗线中部	腓骨头	屈小腿，伸大腿使小腿外旋	坐骨神经 L5～S3
	半腱肌 半膜肌	坐骨结节	胫骨近端内侧面	伸大腿，屈小腿，使大腿内旋	

肌肉		起始	抵止	作用	神经与节段
小腿肌					
前群	胫骨前肌	胫骨外面上2/3及邻近骨间膜	第一楔骨和第一跖骨底	使足背屈、内翻和内收	腓深神经 L4～S1
	拇长伸肌	腓骨内面下2/3及邻近骨间膜	拇趾远节趾骨底背面伸	伸拇趾，助足背屈内翻和背屈	
	趾长伸肌	腓骨前嵴、胫骨上端及骨间膜	借趾背腱膜止于第二～五趾	伸趾，助足背屈	
后群 浅层	小腿三头肌 腓肠肌	内、外侧头起于股骨内、外侧髁	以跟腱止于跟结节	屈小腿，提起足跟，固定膝关节，防止身体前倾	胫神经 L4～S2
	比目鱼肌	胫、腓骨近端后面			
	跖肌	股骨外上髁及膝关节囊	移行于跟腱内侧或单独止于跟骨	可牵引膝关节囊	胫神经 L5、S1
深层	腘肌	股骨外上髁	胫骨近端后面	屈和内旋小腿	胫神经 L5、S1
	趾长屈肌	胫骨后面中1/3	第二～五趾远节趾骨底	屈第二～五趾，使足跖屈	胫神经 S1、2
	胫骨后肌	胫、腓骨后面及骨间膜上2/3	舟骨粗隆、第一、二、三楔骨	使足内翻并跖屈	胫神经 L4、5
	拇长屈肌	腓骨后面下2/3及骨间膜	于足底与趾长屈肌腱交叉，止于拇趾远节趾骨底	屈拇趾并使足跖屈	胫神经 S1、S2
外侧群	腓骨长肌	腓骨上2/3外面	第一楔骨和第一跖骨底外面	使足外翻及跖屈	腓浅神经 L5～S1
	腓骨短肌	腓骨下2/3外面	第五跖骨粗隆		
足肌					
足背肌	拇短伸肌	跟骨前端上外面	拇趾近节趾骨底背面	协助伸趾	腓深神经 L4～S1
	趾短伸肌		第二～四趾趾背腱膜		
足底肌	内侧群 拇展肌 拇短屈肌 拇收肌	跟骨、舟骨、楔骨、足底长韧带及肌腱等	拇趾近节趾骨底跖面	外展、内收和屈拇趾	足底内侧神经 L5～S2
	外侧群 小趾展肌	跟骨结节跖侧	小趾近节趾骨底跖面	外展及屈曲小趾	足底外侧神经 S1、2
	小趾短屈肌	第五跖骨底和足底长韧带			
中间群	趾短屈肌	跟骨结节及足底腱膜	第二～五趾中节趾骨底	屈趾	足底内侧神经 L5、S1
	足底方肌	跟骨底面	趾长屈肌腱外缘	协助屈趾	足底外侧神经 S1、2
	蚓状肌	4块，起于趾长屈肌腱	移行于第二～五趾趾背腱膜	屈跖趾关节，伸趾间关节	足底内、外侧神经 L5～S2
	骨间背侧肌	4块，起自相邻两跖骨相对面	第二～四趾近节趾骨底及趾背腱膜	屈跖趾关节，伸趾间关节，使第二～四趾外展	腓深神经 S1、2
	骨间跖侧肌	3块，起自第三～五跖骨近端内面	第三～五趾近节趾骨底及趾背腱膜	屈跖趾关节，伸趾间关节，使第三～五趾内收	足底外侧神经 S1、2

第四节　下肢血管

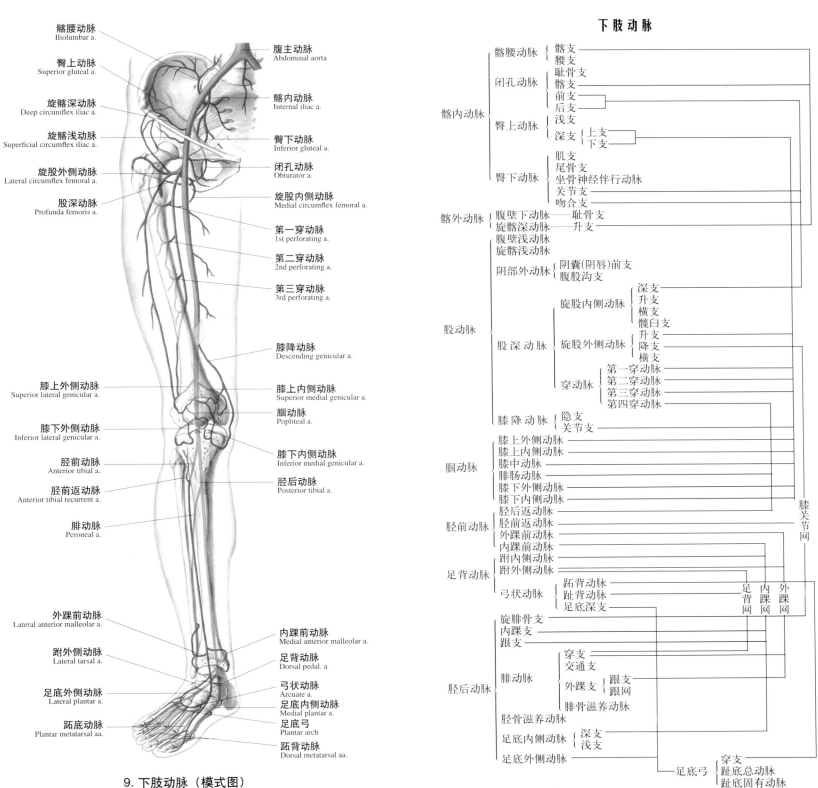

下肢动脉

髂腰动脉
Iliolumbar a.

臀上动脉
Superior gluteal a.

旋髂深动脉
Deep circumflex iliac a.

旋髂浅动脉
Superficial circumflex iliac a.

旋股外侧动脉
Lateral circumflex femoral a.

股深动脉
Profunda femoris a.

腹主动脉
Abdominal aorta

髂内动脉
Internal iliac a.

臀下动脉
Inferior gluteal a.

闭孔动脉
Obturator a.

旋股内侧动脉
Medial circumflex femoral a.

第一穿动脉
1st perforating a.

第二穿动脉
2nd perforating a.

第三穿动脉
3rd perforating a.

膝降动脉
Descending genicular a.

膝上外侧动脉
Superior lateral genicular a.

膝上内侧动脉
Superior medial genicular a.

腘动脉
Popliteal a.

膝下外侧动脉
Inferior lateral genicular a.

膝下内侧动脉
Inferior medial genicular a.

胫前动脉
Anterior tibial a.

胫后动脉
Posterior tibial a.

胫前返动脉
Anterior tibial recurrent a.

腓动脉
Peroneal a.

外踝前动脉
Lateral anterior malleolar a.

内踝前动脉
Medial anterior malleolar a.

跗外侧动脉
Lateral tarsal a.

足背动脉
Dorsal pedal. a

足底外侧动脉
Lateral plantar a.

弓状动脉
Arcuate a.

足底内侧动脉
Medial plantar a.

足底弓
Plantar arch

跖底动脉
Plantar metatarsal aa.

跖背动脉
Dorsal metatarsal aa.

9. 下肢动脉（模式图）
A diagram showing the arteries of the lower limb

下肢动脉 分支：

髂内动脉
- 髂腰动脉：髂支、腰支
- 闭孔动脉：耻骨支、髂支、前支、后支
- 臀上动脉：浅支、深支（上支、下支）
- 臀下动脉：肌支、尾骨支、坐骨神经伴行动脉、关节支、吻合支

髂外动脉
- 腹壁下动脉：耻骨支
- 旋髂深动脉：升支

股动脉
- 腹壁浅动脉
- 旋髂浅动脉
- 阴部外动脉：阴囊（阴唇）前支、腹股沟支
- 股深动脉
  - 旋股内侧动脉：深支、升支、横支、髋臼支
  - 旋股外侧动脉：升支、降支、横支
  - 穿动脉：第一穿动脉、第二穿动脉、第三穿动脉、第四穿动脉
- 膝降动脉：隐支、关节支

腘动脉
- 膝上外侧动脉
- 膝上内侧动脉
- 膝中动脉
- 腓肠动脉
- 膝下外侧动脉
- 膝下内侧动脉

胫前动脉
- 胫后返动脉
- 胫前返动脉
- 外踝前动脉
- 内踝前动脉

足背动脉
- 跗内侧动脉
- 跗外侧动脉
- 弓状动脉：跖背动脉、趾背动脉、足底深支

胫后动脉
- 旋腓骨支
- 内踝支
- 跟支
- 腓动脉：穿支、交通支、外踝支（跟支、跟网）、腓骨滋养动脉
- 胫骨滋养动脉
- 足底内侧动脉：深支、浅支
- 足底外侧动脉
- 足底弓：穿支、趾底总动脉、趾底固有动脉

膝关节网

足背网　内踝网　外踝网

下 肢 的 血 管 吻 合

1. **骨盆周围血管吻合** 髂腰动脉与旋髂深动脉吻合。

闭孔动脉与臀下动脉、旋股内侧动脉深支及腹壁下动脉吻合。

臀上动脉、臀下动脉、旋股内侧动脉、旋股外侧动脉吻合。

臀下动脉、旋股内侧动脉、旋股外侧动脉和第一穿动脉吻合。

2. **膝关节网（包括髌网）** 由旋股外侧动脉降支、膝降动脉、膝上外侧动脉、膝上内侧动脉、膝中动脉、膝下外侧动脉、膝下内侧动脉、胫前返动脉和胫后动脉的旋腓骨支组成。

3. **内踝网** 由内踝前动脉、跗内侧动脉、胫后动脉的内踝支、跟支及足底动脉的分支组成。

4. **外踝网** 由外踝前动脉、跗外侧动脉、腓动脉穿支和外踝支组成。

5. **跟网** 由内、外踝网的分支、胫后动脉跟支、腓动脉外踝支的跟支等组成。

6. **足背与足底动脉吻合** 跗外侧动脉、弓状动脉分支及腓动脉穿支等组成足背网；弓状动脉的足底深支与足底外侧动脉组成足底弓。足背网与足底弓借穿支吻合。

下 肢 骨 的 血 液 供 应

1. **髂骨**

髂骨——髂骨翼由髂腰动脉、旋髂深动脉、臀上动脉深支、旋股外侧动脉升支等分支供应。髂骨体由臀上、下动脉和闭孔动脉等分支供应。

坐骨——主要由闭孔动脉、旋股内侧动脉、旋股外侧动脉的分支供应。

耻骨——主要由闭孔动脉、旋股内侧动脉、旋股外侧动脉的分支供应。

2. **股骨**

上端——股骨头颈由臀上动脉、臀下动脉、旋股内侧动脉、旋股外侧动脉、闭孔动脉等发出的分支供应。分支有：股骨头韧带动脉 (Arteria to lig. of head of femar)、支持带动脉 (Retinacular arteries)、干骺端动脉 (Metaphyseal arteries)。股骨滋养动脉亦供应股骨上端小部分血运。

体——由 1 ~ 3 支股骨滋养动脉供应，股骨滋养动脉来自第一、二、三穿动脉。

下端——由膝降动脉、膝下外侧动脉、膝下内侧动脉、膝中动脉发出的干骺动脉和骺动脉供应。

3. **髌骨** 由膝降动脉、膝上外侧动脉、膝上内侧动脉、膝下外侧动脉、膝下内侧动脉和胫前返动脉组成的髌血管网供应。

4. **胫骨**

上端——由膝中动脉、膝下内侧动脉、膝下外侧动脉、胫前返动脉和胫后返动脉发出的辐状分支供应。

体——由胫后动脉发出的滋养动脉供应。

下端——由胫后动脉、腓动脉和胫前动脉发出的骺动脉供应。

5. **腓骨** 由腓动脉发出的肌骨膜支和 1 ~ 2 支腓骨滋养动脉供应。

6. **足骨**

跟骨——由胫后动脉、足底内侧动脉、足底外侧动脉、足背动脉、腓动脉等发出的跟支、跗骨窦动脉等分支供应。

距骨——由足背动脉、腓动脉和胫后动脉发出的跗骨窦动脉、跗骨管动脉等分支供应。

舟骨——由足背动脉和足底内侧动脉的分支供应。

楔骨——由足背动脉和足底内侧动脉的分支供应。

骰骨——由足背动脉和足底外侧动脉的分支供应。

跖骨——由跖足底动脉和跖背动脉分支供应。

趾骨——由趾足底动脉和趾背动脉分支供应。

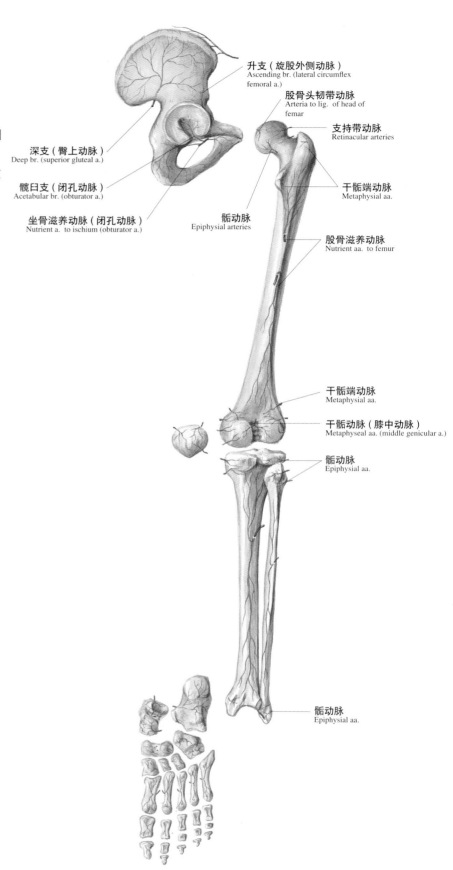

升支（旋股外侧动脉）
Ascending br. (lateral circumflex femoral a.)

股骨头韧带动脉
Arteria to lig. of head of femar

支持带动脉
Retinacular arteries

深支（臀上动脉）
Deep br. (superior gluteal a.)

髋臼支（闭孔动脉）
Acetabular br. (obturator a.)

坐骨滋养动脉（闭孔动脉）
Nutrient a. to ischium (obturator a.)

干骺端动脉
Metaphysial aa.

骺动脉
Epiphysial arteries

股骨滋养动脉
Nutrient aa. to femur

干骺端动脉
Metaphysial aa.

干骺动脉（膝中动脉）
Metaphyseal aa. (middle genicular a.)

骺动脉
Epiphysial aa.

骺动脉
Epiphysial aa.

10. 下肢骨的血液供应
Blood supply of the lower limb bones

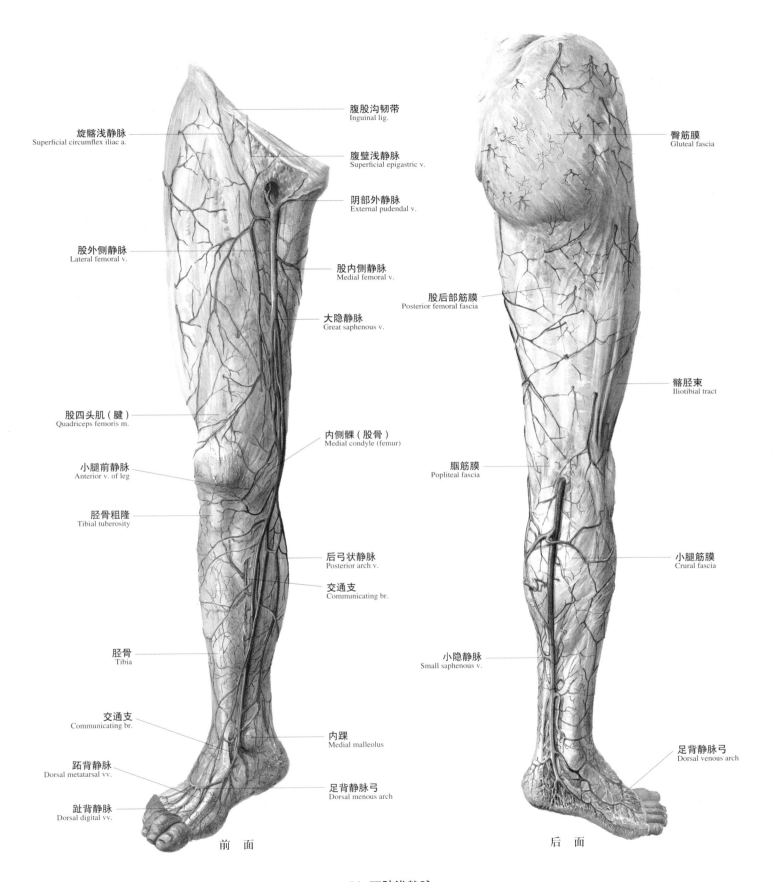

腹股沟韧带
Inguinal lig.

旋髂浅静脉
Superficial circumflex iliac a.

腹壁浅静脉
Superficial epigastric v.

阴部外静脉
External pudendal v.

股外侧静脉
Lateral femoral v.

股内侧静脉
Medial femoral v.

大隐静脉
Great saphenous v.

股四头肌（腱）
Quadriceps femoris m.

内侧髁（股骨）
Medial condyle (femur)

小腿前静脉
Anterior v. of leg

胫骨粗隆
Tibial tuberosity

后弓状静脉
Posterior arch v.

交通支
Communicating br.

胫骨
Tibia

交通支
Communicating br.

内踝
Medial malleolus

跖背静脉
Dorsal metatarsal vv.

足背静脉弓
Dorsal menous arch

趾背静脉
Dorsal digital vv.

臀筋膜
Gluteal fascia

股后部筋膜
Posterior femoral fascia

髂胫束
Iliotibial tract

腘筋膜
Popliteal fascia

小腿筋膜
Crural fascia

小隐静脉
Small saphenous v.

足背静脉弓
Dorsal venous arch

前　面

后　面

11. 下肢浅静脉
The superficial veins of the lower limb

下肢浅静脉

一、足的浅静脉

每一足趾有4条趾静脉，即两条趾背静脉和两条趾足底静脉。趾背静脉 (Dorsal digital vv.) 起自甲床静脉丛，沿趾背后行，每两条趾背静脉于趾蹼处连结成跖背静脉 (Dorsal metatarsal vv.)，3～4条跖背静脉注入足背静脉弓 (Dorsal venous arch)。足背静脉弓横行于跖骨头连线上，弓的内、外两端后行，沿途收纳足内、外侧缘静脉 (Medial & lateral marginal veins) 并分别延续为大隐静脉和小隐静脉。内、外侧缘静脉与足背静脉弓之间借一些静脉支相连，组成足背静脉网 (Dorsal venous rete)，位于足背深筋膜表面。

足底皮下有足底静脉网 (Plantar venous rete)，由较粗的静脉组成。此网在前方连成足底静脉弓 (Plantar venous arch)，此弓横位于跖趾关节线皮下，接受各趾跖侧皮下网的静脉，并借头间静脉 (Intercapital veins) 与足底静脉弓吻合。向后与较大的跟静脉相连。足底静脉网另借小静脉注入足底深静脉，或汇入足内、外侧缘静脉。

二、大隐静脉

大隐静脉 (Great saphenous v.) 为全身最长的静脉，平均长75.2 cm，起始在足背静脉弓内端与足内侧缘静脉的会合处。起始处口径变动于1.8～7.0 mm之间，多数为3～4 mm。在足背诸静脉中，它是足背皮肤及足趾、特别是踇趾及第二趾静脉回流的主干，同时还接受足底和足跟的小静脉。大隐静脉位置固定，较少变异，在内踝前10～15 mm处，即内踝前缘与胫骨前肌腱的沟中，沿小腿内侧向上向后行；在小腿中1/3，大隐静脉走在胫骨前嵴后方约3.5 cm处，与隐神经伴行；静脉继续向上，经胫骨及股骨内侧髁后方即膝的后内面，距股骨内上髁后方约2 cm，再沿大腿内侧上升，至腹股沟韧带下方，穿过卵圆窝筛筋膜，注入股静脉。

大隐静脉注入股静脉处即隐股结合点的位置，约在腹股沟韧带内1/3与外2/3交界处下方3.25 cm处，距股动脉内缘1.5 cm。该点距耻骨结节垂直线外侧，男性平均为3.5 cm，女性平均为3.6 cm。该点距耻骨结节水平线下方，男性平均为2.0 cm，女性平均为1.3 cm。看来，隐股结合点存在着性别差异，男性比女性低，且居内侧。

大隐静脉行程中与某些结构发生关系。在卵圆窝附近与阴部外动脉交叉。大隐静脉越过阴部外动脉前方者占66.7%，行于阴部外动脉后方者占22.2%，穿行于阴部外动脉浅深二支中间者占11.1%。在大腿部，静脉行于股内侧皮神经范围内。在膝部，大隐静脉与膝降动脉隐支伴行，膝降动脉在股动脉发生血栓闭塞时，可成为一重要侧副管。在小腿部和足部，大隐静脉与隐神经伴行，隐神经在穿过收肌管前壁后，走在缝匠肌与股薄肌之间，逐渐趋近静脉，至小腿下1/3部，隐神经紧贴静脉，并有分支由静脉前方越过。因此，在暴露或剥除静脉时，宜避免损伤隐神经，否则引起小腿内侧皮肤感觉麻木。

大隐静脉的外周长，在股上部平均为18 mm，在膝部平均为12 mm，在踝部平均为9 mm。

三、小隐静脉

小隐静脉 (Small saphenous v.) 起自足背静脉弓外端与足外侧缘静脉会合处，多数行于外踝后方 (75%)。起始处口径变动于1.0～4.0 mm间，多数为1.5～2.5 mm(占85%)。在足背和足趾的静脉回流中，居于第二位。

小隐静脉沿外踝后缘与跟腱之间上行，至外踝尖上方5 cm，恰在跟腱外侧。此时，小隐静脉居深筋膜浅面，被皮肤和浅筋膜覆盖，并与腓肠神经或腓肠内侧皮神经毗邻，居腓肠神经的外侧 (占39%)、内侧 (31.2%)、后方 (3%) 或由下外向上内跨过神经 (3%)。在小腿中1/3部，小隐静脉沿小腿后面中线垂直上行，走在深筋膜两层之间，至腘窝下部，穿深筋膜，经腓肠肌两头间进入腘间隙，注入腘静脉，注入前与胫神经贴近。小隐静脉的周径为4～12 mm。

I．单干型。一条大隐静脉起自足背静脉弓内侧，经内踝前方，沿小腿及大腿内侧上行，最后经卵圆窝注入股静脉。占83.6%。

II．岛型。在大隐静脉行程的不同高度，形成静脉岛，岛的内、外侧支可分别接受大隐静脉属支。占9.9%。

III．副隐型。副隐静脉(Accessory saphenous v.)多为1条，少数为2条。其起源、行程和口径与大隐静脉相似，居其外侧，在卵圆窝附近汇入大隐静脉。占5.5%。

IV．双大隐型。在大隐静脉行程中的不同高度，分成几乎相等的两干，分别于卵圆窝处汇入股静脉。占0.94%。

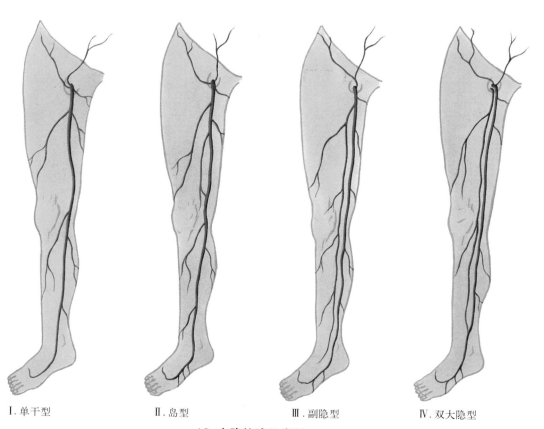

| I．单干型 | II．岛型 | III．副隐型 | IV．双大隐型 |

12. 大隐静脉干类型
Types of the trunk of the great (long) saphenous vein

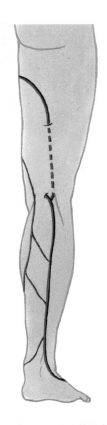 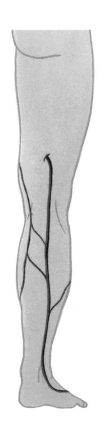 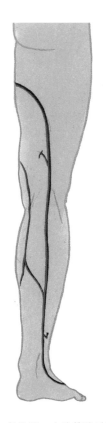 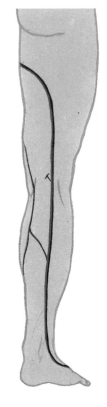 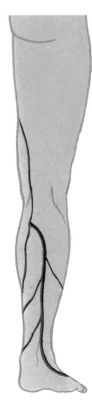

Ⅰ. 正常型。小隐静脉在膝关节平面上方约4 cm处注入腘静脉。占62.1%

Ⅱ. 正常亚型。小隐静脉在腘间隙分2支，1支入腘静脉，另一支在深筋膜下上升，于大腿中高浅出皮下，成为股内侧静脉，注入大隐静脉

Ⅲ. 高位型。小隐静脉过腘窝上行，于大腿下1/3注入股静脉

Ⅳ. 高位型。小隐静脉过腘窝上行，于大腿下1/3分2支，1支入股静脉，1支上行入大隐静脉

Ⅴ. 高位型。小隐静脉上行汇入大隐静脉，另有小支入腘静脉

Ⅵ. 低位型。小隐静脉在膝平面或膝下方直接汇入大隐静脉，这样，小隐静脉即代替大隐静脉的一个属支——后弓状静脉

13. 小隐静脉终端的变异
Variation of the termination of the small (short) saphenous vein

大、小隐静脉的属支

一、大隐静脉的属支

下肢浅静脉有干型、网型和中间型之分。干型占多数，此型静脉支较少，大、小隐静脉及其属支颇为明显；网型出现率较少，此型浅静脉发达，吻合支丰富，甚至难于识别出大、小隐静脉及其属支。中间型介于两者之间。大隐静脉的属支一般如下。

1. 在小腿下 1/3 处 大隐静脉有 1 ~ 2 属支与内踝穿静脉中最上的一个穿静脉相连。小隐静脉系统亦有一属支与内踝穿静脉的静脉弓相连，因之，大、小隐静脉系统在跟腱后方相交通。

2. 在膝平面 大隐静脉主要接受两个血管。

(1) 小腿前静脉 (Anterior v. of leg)：起自足背和小腿前面，上行，斜掠膝的下方，在膝后汇入大隐静脉。小腿前静脉单支者占 55%，双支者占 35%。它有时借前穿静脉与胫前静脉相通。

(2) 后弓状静脉 (Posterior arch v.)：大而恒定，单支者占 54%，双支者占 36%，起自内踝后方，由几个静脉弓连结而成，静脉弓又与内踝穿静脉相通。在最上一个穿静脉上方，有分支横越小腿内面与大隐静脉相通。后弓状静脉常有一恒定的交通支与胫后静脉相通。

3. 在大腿处 接受下列属支。

(1) 股内侧静脉 (Medial femoral v.)：相当大，收纳腘窝和大腿内上区的静脉支，有时，起自小隐静脉注入腘静脉前发出的小支。股内侧静脉在深筋膜下方沿大腿后面上行，至大腿内侧面穿深筋膜，在皮下斜行向上，注入大隐静脉。注入部位在大隐静脉末段 5 cm 以内者占 34%，在 5 cm 以下者占 66%，高位大隐静脉结扎术时应予注意。股内侧静脉偶尔在隐股结合下方直接汇入股静脉。手术中有时难于鉴别股内侧静脉与大隐静脉本干，因两者皆深居于深筋膜浅面，位置和粗细相近。在 15% 例中，它代替小隐静脉输送

静脉血。静脉曲张时，难以在体表察觉。

(2) 股外侧静脉 (Lateral femoral v.)：输送大腿前外侧的静脉血，沿小腿、膝和大腿外面的皮下浅层斜行向上，注入大隐静脉终止区。股外侧静脉曲张时，于皮下明显可见，常错误地描绘为大隐静脉曲张。

(3) 收肌管穿支 (Hunter 穿支)：在大腿中、下 1/3 部的收肌管处。大隐静脉或它的一个属支有时借一长的收肌管穿支与股静脉交通。

(4) 旋髂浅静脉 (Superficial circumflex iliac v.)：输出大腿上外面和腹壁下外区的静脉血，常在卵圆窝处单独地或与其他静脉共干汇入大隐静脉。

(5) 腹壁浅静脉 (Superficial epigastric v.)：于腹壁下、中部皮下组织中下行，在卵圆窝处单独地或共干汇入大隐静脉。此静脉可借腹壁静脉网与腋肋静脉和腋静脉形成间接联系。当锁骨下静脉、髂静脉尤其是门静脉闭塞或栓塞时，可形成侧支循环。

(6) 阴部外静脉 (External pudendal vv.)：输出外生

殖器、会阴和大腿上内区的静脉血，可分浅深支。浅支行于浅筋膜中，有二支或三支，深支居深筋膜下方，汇入股静脉或隐股结合处。阴部外静脉功能不全或舒张，可产生阴唇淤血，妊娠期常见。

二、小隐静脉的属支

小隐静脉主要输出足和足跟外侧面和小腿后面的血液，有如下几个属支。

1. **与内踝穿静脉的吻合支**　在皮下组织中内行，越过跟腱与后弓状静脉相连，又与 3 个内踝穿静脉相交通，可输出内踝内侧面的血液。

2. **外踝穿静脉**　在小腿下 1/3，小隐静脉发出外踝穿静脉，绕过腓骨与腓静脉相交通。

3. **不恒定的腓肠穿静脉**　在小隐静脉中上部汇入，它与比目鱼肌的窦状静脉相连，因此，间接地与胫后静脉和腓静脉相交通。

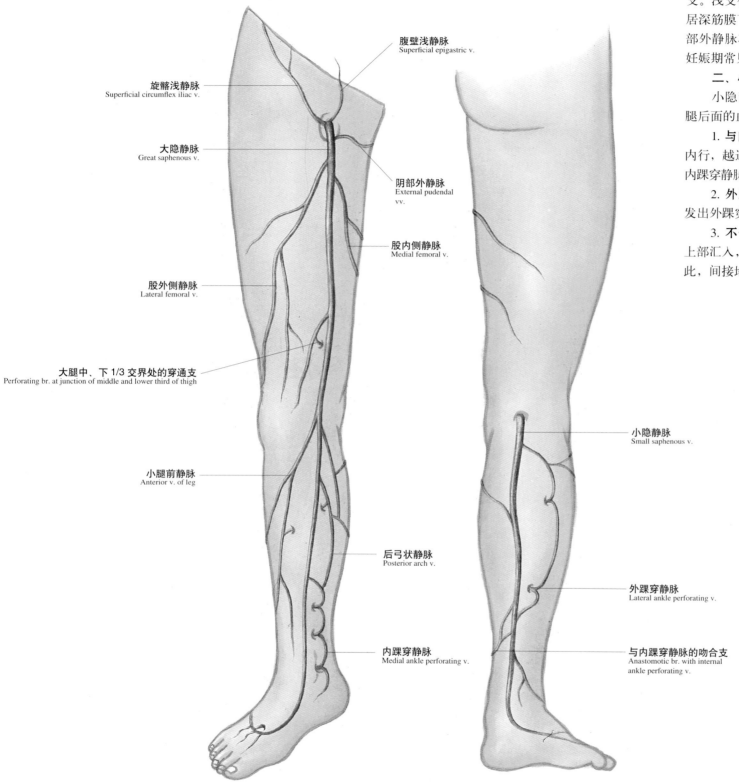

腹壁浅静脉
Superficial epigastric v.

旋髂浅静脉
Superficial circumflex iliac v.

大隐静脉
Great saphenous v.

阴部外静脉
External pudendal vv.

股内侧静脉
Medial femoral v.

股外侧静脉
Lateral femoral v.

大腿中、下 1/3 交界处的穿通支
Perforating br. at junction of middle and lower third of thigh

小腿前静脉
Anterior v. of leg

后弓状静脉
Posterior arch v.

内踝穿静脉
Medial ankle perforating v.

小隐静脉
Small saphenous v.

外踝穿静脉
Lateral ankle perforating v.

与内踝穿静脉的吻合支
Anastomotic br. with internal ankle perforating v.

14. 大、小隐静脉属支（模式图）
Tributaries of the great and small saphenous veins（Diagram）

髂前上棘
Superior anterior iliac spine

股外侧皮神经
Lateral femoral cutaneous n.

髂腰肌
Iliopsoas m.

阔筋膜张肌
Tensor fasciae latae m.

缝匠肌
Sartorius m.

股直肌
Rectus fomoris m.

股静脉
Femoral v.

旋髂浅动脉
Superficial circumflex iliac a.

股神经
Femoral n.

股动脉
Femoral a.

股静脉
Femoral v.

大隐静脉
Great saphenous v.

股深静脉
V. profunda femoris

长收肌
Adductor longus m.

15. 下肢静脉瓣
Valves of the veins of the lower extremity

下肢静脉瓣

下肢的静脉瓣比上肢丰富，小腿的静脉瓣比大腿的多。通常，静脉瓣可防止血液逆流和防止静脉曲张，在抗重力条件下保证血液返回心脏起重要作用。静脉瓣常在肌筋膜装置影响下行使其功能。在深筋膜发达的部位，瓣膜丰富。下肢浅静脉呈网状构造者，瓣亦较多。瓣膜向近侧开放，保证血液由远侧流向近侧，由浅静脉流向深静脉。

一、足的静脉瓣

足背静脉弓外侧份通常无瓣膜存在，但在弓的内侧端、第一跖骨间隙穿支的外侧，常存在一个瓣，表明第一跖背静脉的血液主要流入大隐静脉。足底内侧静脉和足底外侧静脉瓣膜恒定存在，足背静脉也常见到瓣膜。

二、大、小隐静脉的瓣

可分两型，一为大型瓣膜，一为普通瓣膜。大型瓣膜常位于静脉干末端汇入处，如隐股结合处、小腿前静脉和后弓状静脉汇入处等。瓣膜大，色白，附着处厚而坚韧，与静脉壁之间形成明显的窦。普通型瓣膜小而透明，附着处无构造变化，除非血液逆流扩张，否则不易察见。

大隐静脉瓣有 4～15 个，平均为 7.94 个，膝以下的瓣膜为 5～8 个，大腿部的瓣膜为 2～7 个。有 6～10 个瓣膜者占 74.7%。较恒定的一个大型瓣膜在隐股结合处，出现率为 89.8%，在大隐静脉末端 1 cm 范围内，瓣膜 0～3 个不等，1 个者占 46%，2 个者占 39%，3 个者占 5%。

小隐静脉的瓣膜较多，有 3～12 个不等，以 4～9 个为多，在隐腘结合处有一较恒定的大型瓣膜。

三、深静脉的瓣

变化较大，了解它们的配列有助于分析下肢静脉曲张和深静脉功能不全的原因。

在小腿，胫后静脉和腓静脉中有较多瓣膜，胫后静脉的瓣膜数可达 14 个。比目鱼肌和腓肠肌等肌静脉中均有较多瓣膜，但比目鱼肌的窦状静脉中瓣膜缺如。小腿穿静脉中亦有瓣膜，保证血液由浅静脉流向深静脉。

胭静脉和股静脉的全程，有瓣膜 2 ~ 9 个，平均为 5 个。所有属支亦有瓣膜，最恒定的瓣膜位于股深静脉汇入股静脉前约 2.5 cm 处，这可解释当股静脉最高位的瓣膜功能不全时，造影剂可流入并充满于股深静脉中。

胭静脉中有 1 ~ 3 个瓣膜。

自腱裂孔至股深静脉注入处的那段股静脉中有 1 ~ 4 个瓣膜，常为 3 ~ 4 个。

自股深静脉汇入平面至隐股结合平面的那段股静脉中，没有瓣膜存在。

在隐股结合平面以上的那段股静脉和髂外静脉中，最多含有一个瓣膜，而单侧或双侧瓣膜缺如者占 36.8%。因之，胸腹部加于下肢静脉的压力，仅由髂外静脉或股静脉上段的一个瓣膜来支撑；或者，在 36.8% 的人中，胸腹压可直接作用于大隐静脉最上方的瓣膜上，或直接作用于股深静脉开口下方股静脉的瓣膜上，因而容易产生大隐静脉曲张或深静脉瓣功能不全。

下 肢 深 静 脉

下肢深静脉与同名动脉伴行，在胭静脉以远一般为两支，居动脉两侧，两支间有小支相连。

一、足的深静脉

足背静脉有两条，主要接受足背深部的静脉属支，表面覆以足背深筋膜，静脉干与浅静脉间吻合少，对足背皮肤及足趾的静脉血液引流作用不大。

在足底，趾足底静脉 (Plantar digital vv.) 沿趾跖侧而行，每两条趾足底静脉连结成跖足底静脉 (Plantar metatarsal vv.)，跖足底静脉接受小头间静脉 (Intercapital veins) 的血液，向后注入深部的足底静脉弓 (Plantar venous arch)，与足底动脉弓伴行；静脉弓的内外端分别起始有足底内侧静脉 (Medial plantar vv.) 和足底外侧静脉 (Lateral plantar vv.)，两者在内踝后方合成胫后静脉，并分别与大小隐静脉交通。

二、小腿的深静脉

1. 胫后静脉 (Posterior tibial vv.)　由足底内、外侧静脉吻合后，沿胫骨后肌浅面与胫后动脉和胫后神经相偕上行，并收纳比目鱼肌支、腓肠肌支、腓静脉和 3 个内踝穿静脉等。

(1) 腓静脉：在小腿远端很细，贴近骨间膜行于蹈长屈肌自腓骨起始的深面，此时接受大而恒定的外踝穿静脉和比目鱼肌支。在小腿上半，腓静脉自蹈长屈肌深面出现后接受几条大的比目鱼肌支迅即变粗，然后流入胫后静脉。

(2) 比目鱼肌支：比目鱼肌借许多口径均匀的短静脉输出血液，这些静脉在肌内形成长度不等、互相交通的静脉弓，分别注入胫后静脉和腓静脉。静脉弓中存在一些膨大的节段，称窦状静脉，长可达 5 cm，宽约 1 cm，没有瓣膜，在小腿上部的窦状静脉最大。在小腿下 1/3，内侧穿静脉和外侧穿静脉连结于胫后静脉和腓静脉的部位与比目鱼肌静脉弓注入该二静脉的位置十分接近，这点可认为血栓容易从比目鱼肌窦状静脉进入小腿穿静脉，从而引起踝部浅静脉高压和踝部溃疡形成的解剖学依据。

(3) 腓肠肌支：腓肠肌内外侧头各借一大静脉将血液驱入胭静脉，该静脉具有瓣膜。胭静脉或股静脉栓塞后，腓肠肌支可产生曲张。

2. 胫前静脉 (Anterior tibial vv.)　与足背静脉延续，后贴骨间膜，前为小腿前群肌掩盖，并收纳这些肌肉的静脉。在小腿上端，胫前静脉后行，越骨间膜上缘，与胫后静脉相合形成胭静脉。在胫骨下端，有一属支穿过骨间膜与腓静脉起始处相连。

三、胭窝和大腿的深静脉

1. 胭静脉 (Popliteal v.)　由胫前、后静脉合成后，居胭动脉浅面、胫神经深面，静脉自内侧越过胭动脉上行至其外侧，最后穿过收肌管的腱裂孔移行于股静脉。胭静脉近端口径平均为 8.8 mm，远端多数分 2 支，外侧支口径平均为 7.4 mm。胭动、静脉和胫神经共同包于一个结缔

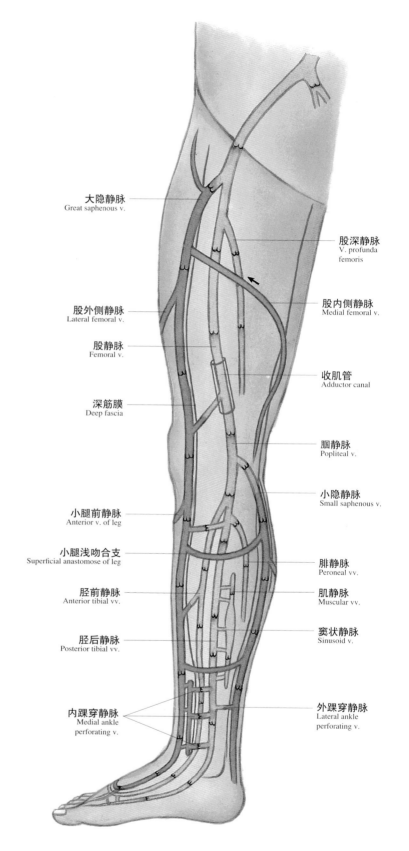

大隐静脉
Great saphenous v.

股深静脉
V. profunda femoris

股外侧静脉
Lateral femoral v.

股内侧静脉
Medial femoral v.

股静脉
Femoral v.

收肌管
Adductor canal

深筋膜
Deep fascia

胭静脉
Popliteal v.

小隐静脉
Small saphenous v.

小腿前静脉
Anterior v. of leg

小腿浅吻合支
Superficial anastomose of leg

腓静脉
Peroneal vv.

胫前静脉
Anterior tibial vv.

肌静脉
Muscular vv.

窦状静脉
Sinusoid v.

胫后静脉
Posterior tibial vv.

内踝穿静脉
Medial ankle perforating v.

外踝穿静脉
Lateral ankle perforating v.

16. 下肢浅、深静脉的交通和静脉瓣的配布
Communications between the superficial and deep veins and distribution of the venous valves in the lower extremity

组织鞘内，腘动脉瘤时可压迫静脉和神经而使膝和下肢出现浮肿和疼痛。

2. **股静脉** (Femoral v.) 自收肌管腱裂孔起至腹股沟韧带下缘。在收肌管中居动脉后外侧，于股三角尖处居静脉后方，在股三角中居动脉内侧。属支有股深静脉、旋股内、外侧静脉、大隐静脉、阴部外静脉深支和小的肌支等。股深静脉 (V. profunda femoris) 由几个穿静脉汇集而成，有时为 2 支，位股深动脉前方，借长收肌与股静脉相隔，并收纳穿支和肌支，偶尔，旋股内、外侧静脉注入股深静脉。

下肢浅、深静脉的交通

下肢浅静脉借穿通支（或穿静脉）将血液导入深静脉，穿通支与静脉曲张甚而与小腿下部产生溃疡密切相关。穿通支可分直接和间接两种。直接者大而恒定，但数量少，可将血液由浅静脉垂直导入伴行深静脉，如导入胫前静脉、胫后静脉、腓静脉、腘静脉和股静脉。间接的穿通支常起自隐静脉的属支，将血液先导入肌静脉，再汇入主要的深静脉。

1. **足部的穿通支** 大、小隐静脉在足部的起始，实际上即可认为借迂曲的管道使浅、深静脉相连。在第一跖骨间隙靠近距趾关节处，有一恒定的穿通支。

2. **小腿的穿通支**

（1）内踝穿静脉 (Medial ankle perforating veins)：输出小腿内下 1/3 区的静脉血，直接汇入胫后静脉下部，一般有 3 个，上方的一个最为恒定，约居小腿中高的胫骨后缘，常借一小支与大隐静脉联系；中间的穿静脉恒定地位于内踝尖上方一个手宽、距胫骨后缘 1.2 ~ 2.5 cm；下方的穿静脉较小，恰位于内踝后下方、胫后动静脉的体表标志处。

内踝穿静脉与比目鱼肌静脉的关系颇为重要。在小腿下 1/3，内踝穿静脉和外踝穿静脉连结于胫后静脉和腓静脉的部位与比目鱼肌静脉弓注入胫后静脉和腓静脉的位置十分接近，因此血栓易从比目鱼肌的窦状静脉进入小腿穿静脉，破坏了穿静脉的瓣膜，从而引起踝部浅静脉高压和踝部溃疡形成。但最下一个穿静脉常很细小，在上述机制中起的作用不大。

（2）外踝穿静脉 (Lateral ankle perforating vein)：较恒定，在小腿中、下 1/3 交界处的外侧，起自小隐静脉或其 1 个属支，弓形绕过腓骨，注入腓静脉。当它穿过深筋膜时，常接受比目鱼肌的 1 个属支。

（3）在膝下平面有一恒定的穿静脉，起自大隐静脉或后弓状静脉，紧贴胫骨后缘注入胫后静脉。

（4）在小腿中部，从小腿前静脉发出 1 支，穿过深筋膜，斜行向上，终于胫前静脉。它的临床意义不大。

综观小腿穿通支，有 4 ~ 10 支。在胫骨粗隆平面，穿通支出现率为 72%，在小腿上 1/3 段为 53%，中 1/3 段为 80%，下 1/3 段为 100%。

3. **大腿的穿通支** 在大腿中、下 1/3 交界处，有一恒定的长穿通支，出现率为 61%，起自大隐静脉或它的 1 个属支，终于收肌管中的股静脉。大腿穿通支的数目为 1 ~ 4 支，在髌骨上缘出现者占 52%。

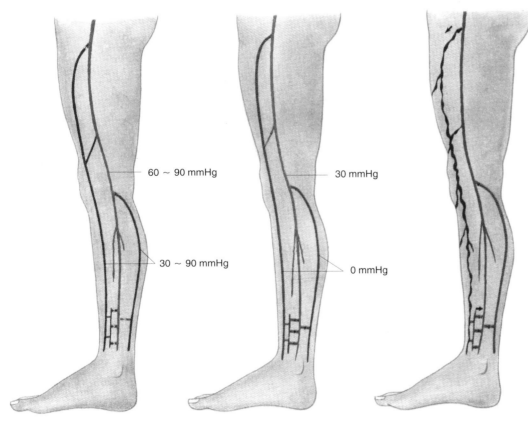
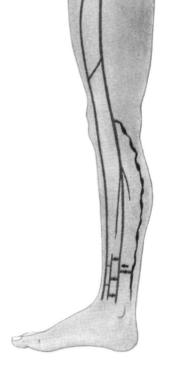
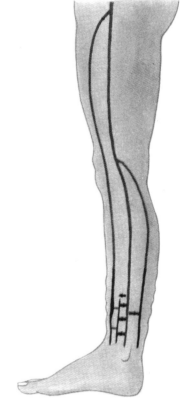

A. 正常站立时，瓣膜功能正常，下肢浅静脉中血液蓄积，呈现一定程度的张力

B. 正常运动时(如走路)，瓣膜功能正常，血液由浅静脉流入深静脉，浅静脉压降低

C. 隐股结合处瓣膜功能不全、踝部穿静脉瓣膜完好时，下肢浅静脉表现轻度曲张

D. 隐腘结合处瓣膜功能不全、踝部穿静脉瓣膜完好时，小隐静脉表现中度曲张

E. 踝部穿静脉功能不全时，踝部出现严重浅静脉高张，小腿水肿

17. 下肢静脉瓣在正常及病理条件下的作用机制
Mechanism of the venous valves of the lower limb in normal and pathological conditions

第五节　下肢淋巴管和淋巴结

下肢静脉和静脉瓣的构造及功能特征

静脉曲张是下肢常见的疾病之一，只有了解下肢静脉的结构、功能和病理机制，才能正确地诊断和治疗。

1. **浅、深静脉的构造区别**　下肢浅静脉壁中有平滑肌，对冷热及药物（如麦角胺、雌激素）等刺激给予收缩或舒张的反应；深静脉中无平滑肌，不能主动做舒缩调节，故深静脉可看成被动的血液储藏室。当然，浅、深静脉及穿通支中皆有瓣膜。

2. **下肢静脉血容量大、阻力低**　静脉道的总横断面积比动脉大得多，如小腿静脉的最大容量为 100 ml，大腿为 200 ml。不论在远端小静脉和股静脉之间，还是在股静脉和右心房之间，静脉压差很小，静脉血输出阻力极低，尤其直立时血液必须克服重力而上升，这就需要一些因素保证血液回流。

3. **穿静脉瓣膜可防止浅静脉产生高压**　静脉血回流，在躺卧和站立时是不同的。躺卧时，下肢与心脏处于相同平面，血液借来自毛细血管的微小推力即可均匀地由浅、深静脉流向心脏。平静站立时，约有10% 的血液由躯干流入下肢，下肢浅深静脉中皆充盈血液，此时，浅静脉压为 30 ～ 90 mmHg，深静脉压为 60 ～ 90 mmHg。而当直立运动时（如走路），下肢浅组织的血液经穿通支流向深静脉，深静脉压力较高，浅静脉压几乎降为 0，穿静脉中的瓣膜可防止血液由深静脉流入浅静脉，从而防止浅静脉产生高压。

4. **肌静脉唧筒是保证血液回流的重要机制**　肌肉静脉唧筒的能量来源于邻近肌肉的收缩。肌收缩时，外受深筋膜的限制，只能向内压迫深静脉，从而可使小腿静脉压达 250 mmHg，使大腿静脉压达 115 mmHg。深静脉的血液一来源于远侧深静脉，二来源于浅静脉，三来源于邻近肌肉的静脉。其后，小腿唧筒将血液输入大腿唧筒，进而输入下腔静脉和心房。在这里，小腿唧筒起着更重要的作用。肌静脉唧筒的作用，不仅能在心收缩期推动血液回心，而且能在心舒张期将皮下组织中的静脉血经穿静脉吸入深静脉。因此，人们甚至将这一卓越而有效的机构称为"周围心脏"。肌静脉唧筒还有另外意义：① 运动时，可减少下肢的血容量，使血液重新分配，以满足其他功能需要。② 可降低平均静脉压，尤其是膝以下的静脉压（如走路时，胫后静脉压可从 80 mmHg 降到 40 mmHg，大隐静脉压降得更多），从而增加动静脉压的梯度，提高动脉的

潜能，使通过肌肉的血流大为增多，这是一种比增加心脏输出更为经济有效的方法，也是人体采取直立姿势后的一种有效适应。

5. **穿静脉瓣功能不全是形成浅静脉曲张的重要病理机制**　深静脉瓣膜缺如或功能不全可使静脉压升高，穿静脉中瓣膜功能不全时，肌筋膜鞘内深静脉的高压可无阻挡地传递到浅静脉，由于浅静脉不受束缚，血管充盈，产生高张，加上持久的站立和运动，遂使浅静脉牵张、膨大和扭曲，形成静脉曲张。隐股结合处的瓣膜功能不全时，压力通过大隐静脉及其多数属支，可得到广泛而充分的散布，曲张不甚显著；而小腿穿静脉尤其踝区穿静脉瓣膜功能不全时，血液由深静脉直接灌入邻近的小静脉道，可造成显著的影响。小腿踝区浅静脉持续高张，出现疼痛、肿胀、出血、湿疹和溃疡等静脉曲张的症状。外科的任务就是诊断出血液从深静脉灌入浅静脉的瓣膜漏的位置，并在该部位将穿静脉漏予以遮断。

瓣膜失用的准确原因不甚清楚。可能由于血栓的破坏、瓣膜的特殊分布、静脉壁薄、遗传、职业等因素引起。静脉曲张也发生于肛门静脉、精索静脉、阴部静脉、食管静脉等处。

腹股沟淋巴结

腹股沟淋巴结分浅、深两群

1. **腹股沟浅淋巴结** (Superficial inguinal lymph nodes)　位股三角区阔筋膜浅面的皮下组织内，体表可触及。结的数目有 4 ～ 20 个，多为 7 ～ 10 个。呈扁椭圆形、长梭形或球形。

浅淋巴结有两种分法，一为两群，一为五群。

两群划分——近侧群和远侧群。近侧群沿腹股沟韧带下方配列，有 2 ～ 6 个，多为 2 ～ 4 个 (87%)。收纳脐以下的腹前壁、臀区、会阴和外生殖器的淋巴、肛门和肛管下部的淋巴，女性尚接受阴道下 1/3 的淋巴。远侧群沿大隐静脉上端两侧配列，有 2 ～ 7 个，多为 3 ～ 5 个 (79%)。收纳足内侧面、小腿内侧面和大腿的淋巴，下肢感染多波及此群。

腹股沟浅淋巴结的输出管一部分穿筛筋膜入深淋巴结，另一部分穿筛筋膜或阔筋膜伴股血管上行，入髂外淋巴结和股环淋巴结 (Cloquet 结) 等。

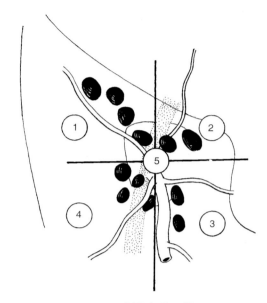

18. 腹股沟淋巴结
The inguinal lymph nodes

五群划分：于隐股结合点做一水平线和垂直线，将腹股沟下区分成 4 个区，交叉点为第五区。

1 区：为上外侧浅淋巴结，有 0 ～ 8 个，沿旋髂浅静脉排列，收纳臀区和腹壁后外侧的浅淋巴。

2 区：为上内侧浅淋巴结，有 0 ～ 7 个，位于腹壁浅静脉与阴部外静脉之间。收纳会阴、肛门、外阴、包皮、脐下腹前壁及伴子宫圆韧带来的子宫的淋巴。

3 区：为下内侧浅淋巴结，有 0 ～ 1 个 (76%) 或 2 ～ 6 个 (24%)，位阴部外静脉与大隐静脉之间。收纳股前内侧区、外阴、会阴、包皮和肛门的淋巴。

4 区：为下外侧浅淋巴结，有 2 ～ 3 个，位大隐静脉外侧与旋髂浅静脉之间。收纳大腿、小腿、足、臀区和肛门的一部分淋巴。

5 区：为中央区，通常没有结，或有 1 个结 (15%)，收纳外阴、阴茎头和上内侧浅淋巴结来的淋巴。

上五区淋巴结之间借输出管相通，某一区淋巴结的感染或癌肿可以互相蔓延或转移。

2. **腹股沟深淋巴结** (Deep inguinal lymph nodes)　位股三角区阔筋膜深面，沿股动静脉前面和内侧面纵行排列，结的形态、大小、数目不定，以 2 ～ 3 个为多见。收纳下肢的深淋巴、阴蒂（阴茎）的一部分淋巴、前庭大腺的淋巴、腹股沟浅淋巴结和腘淋巴结来的淋巴，其输出管上行，入髂外淋巴结和股环淋巴结。

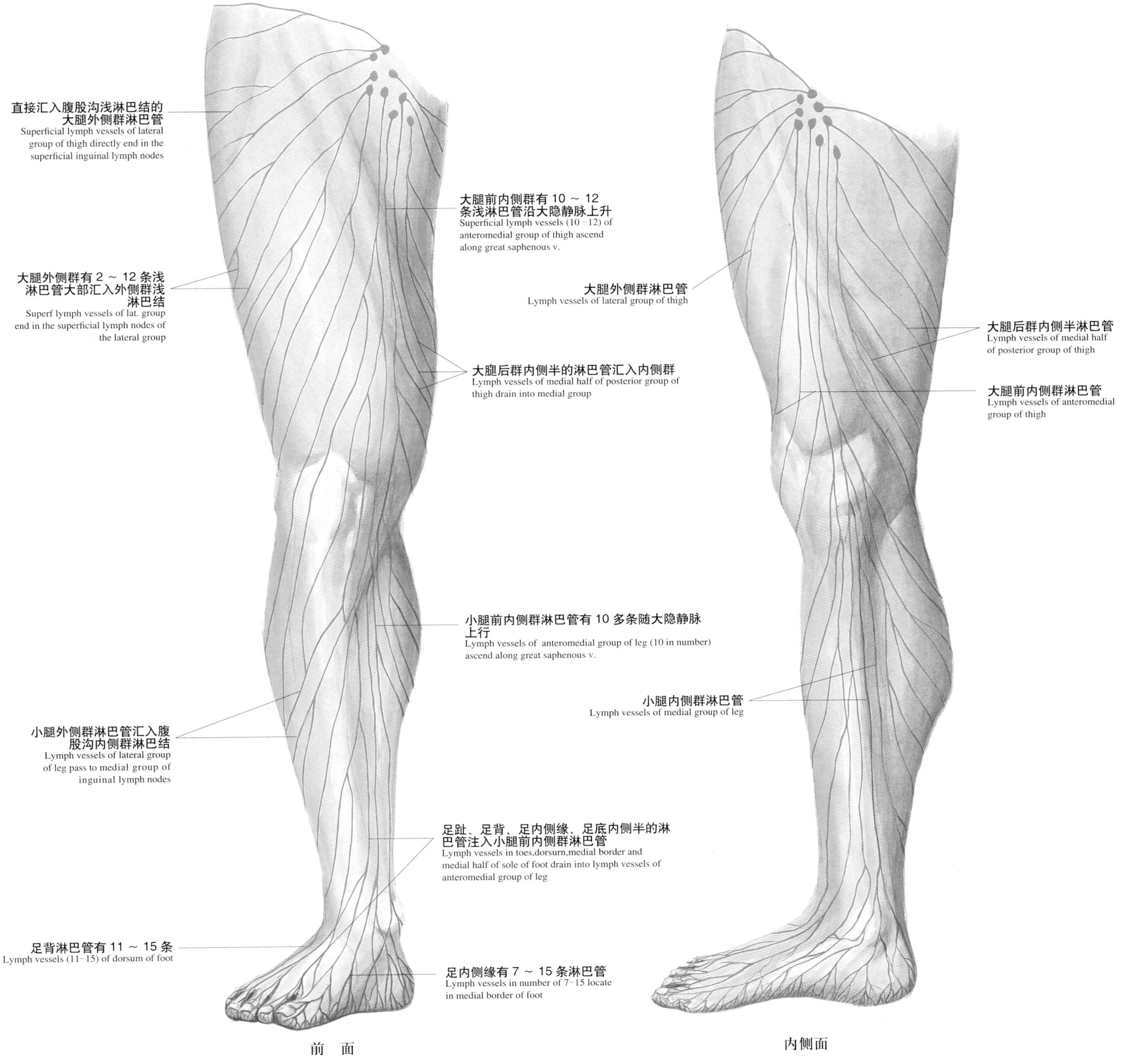

直接汇入腹股沟浅淋巴结的
大腿外侧群淋巴管
Superficial lymph vessels of lateral
group of thigh directly end in the
superficial inguinal lymph nodes

大腿前内侧群有 10 ~ 12
条浅淋巴管沿大隐静脉上升
Superficial lymph vessels (10—12) of
anteromedial group of thigh ascend
along great saphenous v.

大腿外侧群有 2 ~ 12 条浅
淋巴管大部汇入外侧群浅
淋巴结
Superf lymph vessels of lat. group
end in the superficial lymph nodes of
the lateral group

大腿外侧群淋巴管
Lymph vessels of lateral group of thigh

大腿后群内侧半淋巴管
Lymph vessels of medial half
of posterior group of thigh

大腿后群内侧半的淋巴管汇入内侧群
Lymph vessels of medial half of posterior group of
thigh drain into medial group

大腿前内侧群淋巴管
Lymph vessels of anteromedial
group of thigh

小腿前内侧群淋巴管有 10 多条随大隐静脉
上行
Lymph vessels of anteromedial group of leg (10 in number)
ascend along great saphenous v.

小腿内侧群淋巴管
Lymph vessels of medial group of leg

小腿外侧群淋巴管汇入腹
股沟内侧群淋巴结
Lymph vessels of lateral group
of leg pass to medial group of
inguinal lymph nodes

足趾、足背、足内侧缘、足底内侧半的淋
巴管注入小腿前内侧群淋巴管
Lymph vessels in toes,dorsurn,medial border and
medial half of sole of foot drain into lymph vessels of
anteromedial group of leg

足背淋巴管有 11 ~ 15 条
Lymph vessels (11–15) of dorsum of foot

足内侧缘有 7 ~ 15 条淋巴管
Lymph vessels in number of 7–15 locate
in medial border of foot

前 面

内侧面

19. 下肢的淋巴管和淋巴结（模式图）
Lymph vessels and lymph nodes of the lower limb（Diagram）

下肢的淋巴管和淋巴结

1. 足的浅淋巴管 分足底和足背浅淋巴管网，两者彼此相连。足底的淋巴管较少，常绕足的内外侧缘上行到足背，在踝关节前面和小腿内侧面行进。足背的淋巴管有 4 ～ 21 条，平均为 11 ～ 15 条，直径为 0.1 ～ 0.3 mm。足的内侧缘有 7 ～ 15 条淋巴管，直径为 0.1 ～ 0.2 mm，足的外侧缘有 5 ～ 22 条淋巴管，直径为 0.1 ～ 0.3 mm。足的淋巴管逐渐合并，形成内侧和外侧两组集合淋巴干。内侧组的集合淋巴干在内踝处常为 1 ～ 4 条，直径多为 0.2 ～ 0.4 mm，经内踝伴大隐静脉上行，外侧组的淋巴干在外踝处有 1 ～ 5 条，常为 2 条，经外踝伴小隐静脉上行。

2. 足的深淋巴管 位于足底和足背深部。足底的深淋巴管，一部分伴随足底内侧、外侧动静脉，经内踝后方，延续为小腿后面的深淋巴管；另一部伴随足背动脉的足底深支，到足背，并入足背的深淋巴管，然后伴足背动脉上行，经踝关节前面，延续为小腿前面的深淋巴管。

3. 小腿的浅淋巴管 可分 3 组。

（1）前内侧组：位于小腿前内侧面皮下，有十数条，伴随大隐静脉干及其属支上行，收纳足趾、足背、足内侧缘、足底内侧半和小腿前内侧皮肤的淋巴，大部分终于腹股沟下浅淋巴结的下群，少部分终于腹股沟深淋巴结。

（2）外侧组：位于小腿外侧面皮下，沿小腿外侧缘上行。于小腿外侧部下 1/3 有 1 ～ 3 条淋巴管，中 1/3 有 1 ～ 5 条，上 1/3 有 1 ～ 4 条。中、下份的淋巴管多汇入内侧组，延续为大腿前内侧组的浅集合淋巴管。上份的淋巴管绕过髌骨，汇入大腿下 1/3 处的内侧组淋巴管。

（3）后组：位于小腿后面皮下，有 2 ～ 5 条浅淋巴管，口径多为 0.3 mm，伴随小隐静脉两侧上行，收纳足底外侧半、足背外侧份和小腿后面皮肤的淋巴，终于腘淋巴结。

4. 小腿的深淋巴管 也分 3 组，即胫前淋巴管、胫后淋巴管和腓淋巴管，分别伴随相应动静脉上行，达腘窝，终止于腘深淋巴结。

5. 腘淋巴结 (Popliteal lymph nodes) 位于腘筋膜深面的腘窝脂肪组织内，为数 3 ～ 6 个，可分浅、深两群。

（1）腘浅淋巴结 (Superficial popliteal lymph nodes)：位于腘筋膜深面的小隐静脉末端附近，收纳小腿后外侧面和足外侧缘附近的浅淋巴，其输出管注入腘深淋巴结。

（2）腘深淋巴结 (Deep popliteal lymph nodes)：位于髁上平面最高点的深面，在腘动脉和腘静脉旁，收纳足和小腿的深淋巴管及腘浅淋巴结来的淋巴。输出管有 4 ～ 5 条，伴股动静脉上行，注入腹股沟深淋巴结，并发出 1 ～ 2 条输出管，伴大隐静脉上行，注入腹股沟浅淋巴结。此外，深群中有一淋巴结位于腘动脉和膝关节后面之间，称关节旁淋巴结，收纳膝关节的淋巴。

6. 大腿的浅淋巴管 可分 3 组，即前内侧组、外侧组和后组，分别位于大腿前外侧面、外侧面和后面的皮下，彼此吻合，均终止于腹股沟浅淋巴结的下外侧群和下内侧群。前内侧组的淋巴干沿大隐静脉上升，有 10 ～ 12 条。除输送趾、足底、小腿前内侧面的浅淋巴管外，途中还收纳小腿和大腿外侧面和后面的淋巴管的分支。

大腿外侧组的淋巴管有 2 ～ 12 条，大部分与前内侧组淋巴管汇合，小部分直接注入腹股沟浅淋巴结。大腿后组的淋巴管数量较少，且较纤细，直径为 0.1 ～ 0.2 mm，大部分与股内侧组汇合，小部分与外侧淋巴管联系，而大腿后面上部的浅淋巴集合管，向上行，伴随坐骨神经进入骨盆，终止于髂内淋巴结。

7. 大腿的深淋巴管 大部分终止于腹股沟深淋巴结，仅大腿内侧面的少部分深淋巴管随闭孔动脉进入骨盆，终止于闭孔淋巴结。

8. 臀区的浅淋巴管 可分两组，臀区外侧 2/3 的浅集合淋巴管向下外行，终止于腹股沟浅淋巴结的上外群。臀区内侧 1/3 的浅集合淋巴管向下内行，与肛门和会阴区的浅淋巴管合并，然后绕过大腿上内面，终止于腹股沟浅淋巴结的上内侧群和下内侧群。

9. 臀区的深淋巴管 随臀上动脉和臀下动脉走行，经梨状肌上、下孔，分别注入臀上淋巴结和臀下淋巴结，然后引流到髂内淋巴结。

大腿后面上部的浅淋巴管上行终于髂内淋巴结
Lymph vessels of upper part end in internal iliac lymph nodes

后面外侧少数淋巴管注入大腿外侧群
Posterolateral lymph vessels of thigh drain into lateral group

大腿后面内侧部的淋巴管注入大腿内侧群
Posteromedial lymph vessels of thigh drain into medial group

腘浅淋巴结
Superficial popliteal lymph nodes

腘深淋巴结
Deep popliteal lymph nodes

小腿后群有 2 ～ 5 条淋巴管收纳足底外侧半、足背外侧份和小腿后面的淋巴
Lymph vessels (2–5 in number)of posterior group of leg receive lymph from lateral half of sole,lateral part of dorsum of foot and from posterior aspect of leg

19. 下肢的淋巴管和淋巴结（模式图）（续）
Lymph vessels and lymph nodes of the lower limb (Diagram)

后 面

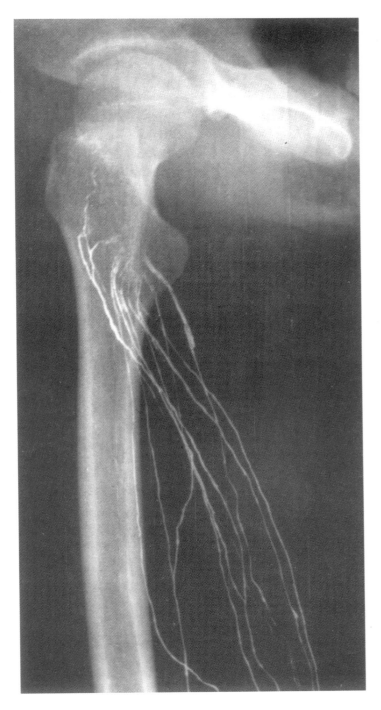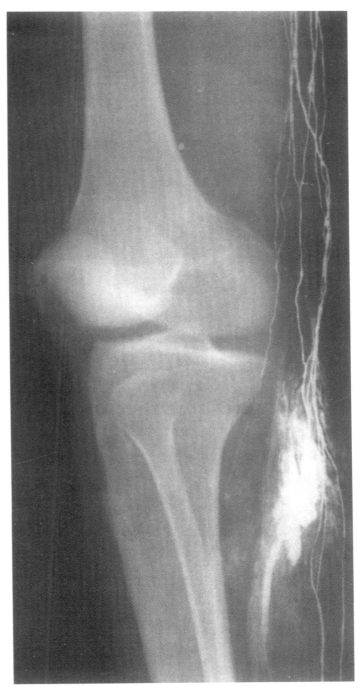

20. 下肢淋巴管造影
Lymphangiogram of the lower limb
显示股浅淋巴管后内侧群（左）和腘淋巴结（右）

淋巴水肿 淋巴系统的功能在于回收和清除来自血管和组织中的大分子，主要是蛋白质，还有毒素和异物。组织间隙中的白蛋白分子只能被毛细淋巴管吸收，由淋巴运回到静脉。人体每小时产生 120 ml 淋巴，每天产生 2～4 L，相当于全身总血浆量，每天从淋巴运回的血浆蛋白量占血循环内血浆蛋白总量的 1/4～1/2，因此，正常淋巴循环极为重要。如果人体局部淋巴系统出现障碍，如淋巴管发育不良、外伤、感染、淋巴结纤维化、堵塞等，可引起淋巴回流受阻，产生淋巴管迂曲、扩张，呈竹节状，壁变薄，淋巴管瓣膜失效，甚至产生淋巴倒流，淋巴大量潴留于浅淋巴管和组织间隙，从而产生淋巴水肿，或称高蛋白质水肿。血浆蛋白既刺激纤维母细胞和吞噬细胞增生，又因组织缺氧，抑制了巨噬细胞的活动，使蛋白质难以清除，从而促进组织纤维化和感染的进程，产生淋巴管炎和丹毒等疾病。

淋巴水肿是一种较顽固疾病，迄今未有很满意的治疗方法。一般用保守疗法，如抬高患肢、向心按摩、辐射热疗、微波热疗、药物（如利尿剂、皮质酮、中药）治疗及淋巴泵加压治疗等，近期发展了显微外科治疗。

第六节　下肢神经

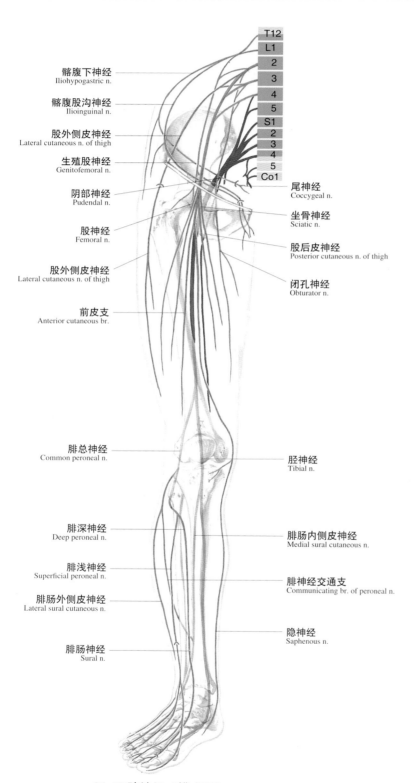

21. 下肢神经（模式图）
A diagram showing the nerves of the lower limb

图中标注：

- T12 L1 2 3 4 5 S1 2 3 4 5 Co1
- 髂腹下神经 Iliohypogastric n.
- 髂腹股沟神经 Ilioinguinal n.
- 股外侧皮神经 Lateral cutaneous n. of thigh
- 生殖股神经 Genitofemoral n.
- 阴部神经 Pudendal n.
- 股神经 Femoral n.
- 股外侧皮神经 Lateral cutaneous n. of thigh
- 前皮支 Anterior cutaneous br.
- 尾神经 Coccygeal n.
- 坐骨神经 Sciatic n.
- 股后皮神经 Posterior cutaneous n. of thigh
- 闭孔神经 Obturator n.
- 腓总神经 Common peroneal n.
- 胫神经 Tibial n.
- 腓深神经 Deep peroneal n.
- 腓浅神经 Superficial peroneal n.
- 腓肠外侧皮神经 Lateral sural cutaneous n.
- 腓肠神经 Sural n.
- 腓肠内侧皮神经 Medial sural cutaneous n.
- 腓神经交通支 Communicating br. of peroneal n.
- 隐神经 Saphenous n.

下肢神经

腰、骶神经后支分布于下肢的部分

臀上皮神经（L1 ~ 3 后支的外侧支）——支配臀区皮肤
臀中皮神经（S1 ~ 3 后支的外侧支）——支配臀区内侧皮肤

腰丛（T12 前支一部、L1 ~ 3 前支、L4 前支一部）

肌支（T12 ~ L4）——支配腰大肌、腰小肌和髂肌
髂腹下神经（L1）——外侧皮支支配臀前部皮肤，前皮支支配耻骨区皮肤
髂腹股沟神经（L1）——支配腹横肌和腹内斜肌，终支支配大腿上部内侧皮肤及阴茎根部及阴囊部皮肤
生殖股神经（L1 ~ 2）

股支（腰腹股沟神经）——支配股三角部皮肤
生殖支（精索外神经）——支配腰大肌、提睾肌及阴囊（或大阴唇）皮肤

股外侧皮神经（L2 ~ 3）——支配大腿前外侧面皮肤
股神经（L2 ~ 4）

肌支——支配髂肌、耻骨肌、缝匠肌和股四头肌
前皮支——支配大腿前面和内侧面下 2/3 皮肤
隐神经——发 2 支。髌下支分布髌前面皮肤，小腿内侧皮支分布小腿内面和足内侧缘皮肤

闭孔神经（L2 ~ 4）

前支——支配髋关节、股薄肌、长收肌及短收肌，并发皮支支配大腿内面下部皮肤及股动脉下部
后支——支配闭孔外肌、短收肌、大收肌及膝关节囊

副闭孔神经——支配耻骨肌和髋关节
骶丛（L4 一部、L5、S1 ~ 3、S4 一部）

股方肌神经（L4 ~ 5、S1 前股）——支配股方肌、下孖肌和髋关节
闭孔内肌神经（L1、S1 ~ 2 前股）——支配闭孔内肌、上孖肌
梨状肌神经（S1、2 后股）——支配梨状肌
臀上神经（L4、5、S1 后股）——支配臀中、小肌及阔筋膜张肌
臀下神经（L5、S1、2 后股）——支配臀大肌
股后皮神经（S1、2 后股，S2、3 前股）——分布大腿后面、腘窝、小腿后面上部皮肤

会阴支——分布阴囊（或大阴唇）皮肤
臀下皮神经——分布臀区下部及外侧部皮肤

坐骨神经（L4、5 及 S1、2、3 前股）

关节支——分布髋关节
肌支——支配股二头肌长头、半腱肌、半膜肌和大收肌
胫神经（L4、5、S1 ~ 3 前股）

腓肠内侧皮神经——分布小腿后面下部皮肤，与腓神经交通支合并后，称腓肠神经，至足背称足背外侧皮神经，分布足及小趾外侧缘皮肤

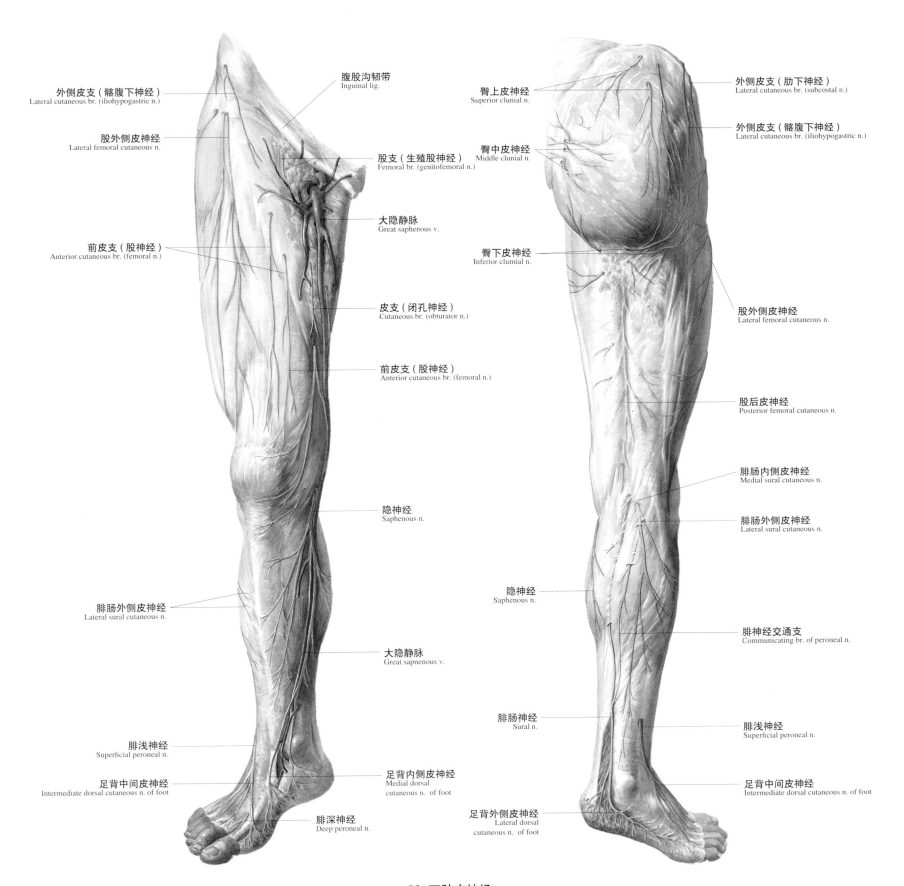

外侧皮支（髂腹下神经）
Lateral cutaneous br. (iliohypogastric n.)

股外侧皮神经
Lateral femoral cutaneous n.

前皮支（股神经）
Anterior cutaneous br. (femoral n.)

腹股沟韧带
Inguinal lig.

股支（生殖股神经）
Femoral br. (genitofemoral n.)

大隐静脉
Great saphenous v.

皮支（闭孔神经）
Cutaneous br. (obturator n.)

前皮支（股神经）
Anterior cutaneous br. (femoral n.)

隐神经
Saphenous n.

腓肠外侧皮神经
Lateral sural cutaneous n.

大隐静脉
Great sapnenous v.

腓浅神经
Superficial peroneal n.

足背中间皮神经
Intermediate dorsal cutaneous n. of foot

足背内侧皮神经
Medial dorsal cutaneous n. of foot

腓深神经
Deep peroneal n.

臀上皮神经
Superior clunial n.

臀中皮神经
Middle clunial n.

臀下皮神经
Inferior clunial n.

外侧皮支（肋下神经）
Lateral cutaneous br. (subcostal n.)

外侧皮支（髂腹下神经）
Lateral cutaneous br. (iliohypogastric n.)

股外侧皮神经
Lateral femoral cutaneous n.

股后皮神经
Posterior femoral cutaneous n.

腓肠内侧皮神经
Medial sural cutaneous n.

腓肠外侧皮神经
Lateral sural cutaneous n.

隐神经
Saphenous n.

腓神经交通支
Communicating br. of peroneal n.

腓肠神经
Sural n.

腓浅神经
Superficial peroneal n.

足背中间皮神经
Intermediate dorsal cutaneous n. of foot

足背外侧皮神经
Lateral dorsal cutaneous n. of foot

22. 下肢皮神经
The cutaneous nerves of the lower limb

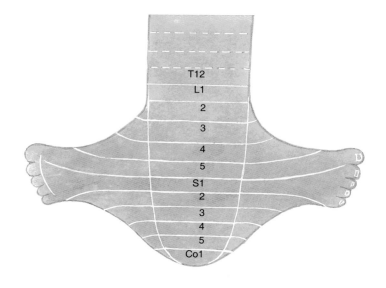

　　肌支——支配腓肠肌内、外侧头，跖肌，比目鱼肌，腘肌，胫骨后肌，蹈长屈肌及趾长屈肌
　　小腿骨间神经——分布小腿骨间膜及胫腓韧带联合
　　跟内侧支——分布足跟内侧皮肤
　足底内侧神经
　　皮支——分布足底内侧皮肤
　　趾底总神经——3 条，远端各分两条趾底固有神经
　　趾底固有神经——分布于蹈趾内缘和第一~四趾相对缘
　　肌支——由趾底总神经或固有神经发出，支配蹈展肌、蹈短屈肌及第一蚓状肌
　足底外侧神经
　　肌支——至足底方肌、小趾展肌
　　皮支——分布足底外侧部皮肤
　　浅支 ┌ 趾底总神经——2 条
　　　　 └ 趾底固有神经——3 条，分布第四、五趾相对缘及小趾外缘
　　深支——支配第二、三、四蚓状肌、蹈收肌及内侧 3 个跖骨间隙的骨间肌

腓总神经

　　腓肠外侧皮神经——分布小腿外面远侧部皮肤
　　腓神经交通支——与腓肠内侧皮神经吻合形成腓肠神经
　　关节支——至膝关节和胫腓关节
　腓浅神经
　　肌支——支配腓骨长肌和腓骨短肌
　　足背内侧皮神经——分布于足和蹈趾内侧和第二、三趾背面相对缘皮肤
　　足背中间皮神经——分布于第三~五趾相对缘皮肤
　腓深神经
　　肌支——至胫骨前肌、趾长伸肌、蹈长伸肌及第三腓骨肌
　　关节支——至踝关节
　　外侧终支——支配蹈短伸肌、趾短伸肌、第二骨间背侧肌及跗骨关节等
　　内侧终支——发两条趾背神经分布蹈趾外侧和第一、二趾相对缘、第一骨间背侧肌等
　阴部神经 (S1、2、3 前股)——分布肛门、会阴及外生殖器
　肛 (直肠下) 神经——支配肛门外括约肌运动及肛管下部和肛门周围皮肤
　会阴神经 ┌ 阴囊 / 阴唇后神经——分布阴囊和阴唇的皮肤
　　　　　 └ 肌支——支配会阴浅、深横肌、坐骨海绵体肌、球海绵体肌、尿道膜部括约肌及
　　　　　　　　　　　肛门外括约肌前部
　阴茎 / 阴蒂背神经——分布阴茎 (或阴蒂) 海绵体、阴茎背侧皮肤、包皮及阴茎头等
　盆神经 (S2~4)——运动直肠、膀胱肌肉，抑制膀胱内括约肌，舒张血管，使阴茎 (阴蒂) 勃起
　肌支——支配肛提肌、尾骨肌和肛门外括约肌收缩

尾丛 (S4 一小支、S5、Co1 前支)

　肛尾神经——分布于尾骨附近的皮肤

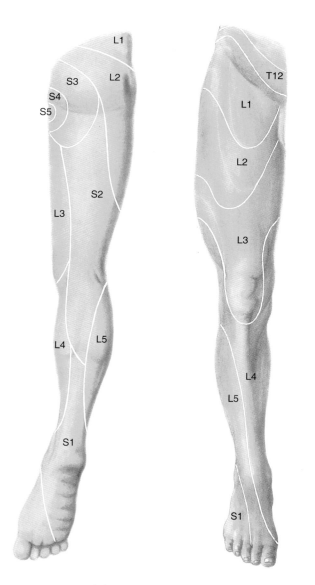

23. 下肢皮肤的脊神经节段分布
The segmental distribution of the spinal nerves to the skin of the lower limb

下 肢 的 皮 神 经 分 布

　　1. 下肢前面及足背 　髂腹下神经、髂腹股沟神经、生殖股神经股支、股神经前皮支、隐神经髌下支、腓浅神经及其分支 (足背内侧皮神经和足背中间皮神经)、腓深神经内侧终支。
　　2. 下肢外侧面及足外侧缘 　肋下神经外侧皮支、髂腹下神经外侧皮支、股外侧皮神经、腓肠外侧皮神经、腓肠神经。
　　3. 下肢后面及足底 　臀上皮神经、臀中皮神经、臀下皮神经 (股后皮神经)、股后皮神经、腓肠

各神经节段支配的肌肉

脊髓节段	支配肌肉
L1	腰大肌、腰小肌
L2	腰大肌、髂肌、缝匠肌、股薄肌、耻骨肌、长收肌、短收肌、大收肌
L3	股四头肌、长收肌、短收肌、大收肌
L4	股四头肌、阔筋膜张肌、大收肌、胫骨前肌、胫骨后肌
L5	臀中肌、臀小肌、半膜肌、半腱肌、跙长伸肌、趾长伸肌、腘肌
S1	臀大肌、闭孔内肌、梨状肌、股二头肌、半腱肌、半膜肌、腘肌、小腿三头肌、腓骨长肌、腓骨短肌
S2	梨状肌、股二头肌、小腿三头肌、趾长屈肌、跙长屈肌、足肌
S3	足肌（除外跙展肌、跙短屈肌、趾短屈肌和趾短伸肌）

参与关节运动的下肢肌的主要神经节段支配

关 节	运 动 肌	神经节段支配
髋关节	屈肌、收肌、内旋肌	L1、2、3
	伸肌、展肌、外旋肌	L5、S1
膝关节	伸肌	L3、4
	屈肌	L5、S1
踝关节	背屈肌	L4、5
	跖屈肌	S1、2
足	内翻肌	L4、5
	外翻肌	L5、S1

交通支、足底内侧神经和足底外侧神经（胫神经）。

4. 下肢内侧面及足内侧缘　股后皮神经会阴支、髂腹股沟神经皮支、闭孔神经、隐神经。

下肢皮肤的脊神经节段支配

　　下肢皮肤的神经节段来自第十二胸节至第三骶节。其排列与上肢相似，即上腰节（L1、2）和下骶节（S3～5）分布于下肢近侧部，下腰节（L3、4、5）和上骶节（S1～2）分布于下肢远侧部。下肢肢芽在发生的初期亦与上肢相似，即肢芽的前缘向远侧延伸到跙趾（前轴趾），肢芽的后缘向远侧延伸到小趾（后轴趾）。但在发生过程中，肢体产生向内侧扭转。扭转表现于下肢远端。胫骨本与桡骨为同源结构，现居于小腿内侧，跙趾从轴的前缘移于足的内侧，小趾从轴的后缘移于足的外侧。

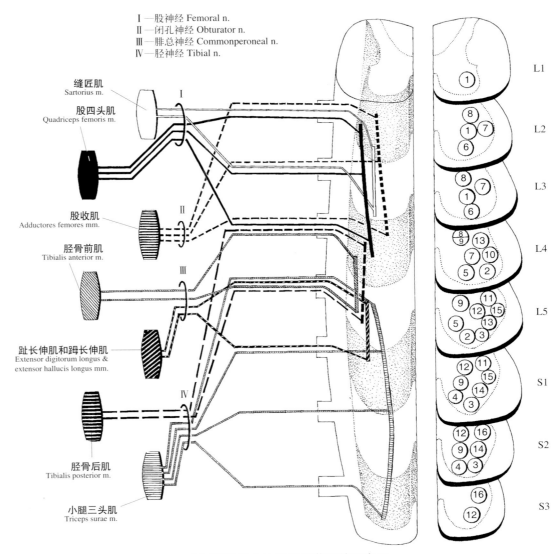

Ⅰ—股神经 Femoral n.
Ⅱ—闭孔神经 Obturator n.
Ⅲ—腓总神经 Commonperoneal n.
Ⅳ—胫神经 Tibial n.

缝匠肌
Sartorius m.
股四头肌
Quadriceps femoris m.
股收肌
Adductores femores mm.
胫骨前肌
Tibialis anterior m.
趾长伸肌和跙长伸肌
Extensor digitorum longus & extensor hallucis longus mm.
胫骨后肌
Tibialis posterior m.
小腿三头肌
Triceps surae m.

24. 下肢肌肉的脊神经节段神经支配
Segmental innervation of the spinal nerves to the muscles of the lower limb

（图中数字表示各肌的神经细胞柱，括弧内为细胞柱长度）

1. 髂腰肌
   Iliopsoas m. (23 mm)
2. 臀中、小肌
   Gluteus medius & minimus mm. (16 mm)
3. 臀大肌
   Gluteus maximus m. (17 mm)
4. 髋外旋肌
   Rotatores externus mm.
5. 阔筋膜张肌
   Tensor fasciae latae m. (16 mm)
6. 缝匠肌
   Sartorius m.
7. 股四头肌
   Quadriceps femoris m. (22 mm)
8. 股收肌
   Adductores femores mm. (22 mm)
9. 腘绳肌
   The hamstrings (14 mm)
10. 胫骨前肌
    Tibialis anterior m. (8 mm)
11. 趾长伸肌和跙长伸肌
    Extensor digitorum & hallucis longus mm. (8 mm)
12. 小腿三头肌
    Triceps surae m. (14 mm)
13. 胫骨后肌
    Tibialis posterior m. (8 mm)
14. 趾长屈肌和跙长屈肌
    Flexor digitorum & hallucis longus mm. (8 mm)
15. 腓骨长肌和腓骨短肌
    Peroneus longus & brevis mm. (10 mm)
16. 足肌
    Pedis mm. (15 mm)

因之，前、后轴线在肢体远端亦发生弯曲。前轴线起自腹股沟韧带内端，经大腿、膝和小腿内侧下降，到足跟上方。前轴线为 L1～4 皮节与 S2、3 皮节的分界线。后轴线起自臀区外侧部，沿大腿后外面下降至膝，然后斜向内侧终于踝的上方。后轴线为 L2、3 皮节与 S2、3 皮节的分界线。有人认为，下肢皮肤的神经节段呈带状，与背部的原始皮节连续不断，并否定后轴线的存在。

　　皮节的意义及皮节与神经的关系见上肢分册。

下肢肌肉的脊神经节段分布

下肢肌肉一如上肢，在发生过程中，肌节经历转移、分层、合并等变化，形成下肢各肌，围绕肢体成群分布，并围绕关节轴产生运动。下肢肌均由二、三、四个肌节融合而成，相邻的脊髓节发出根纤维通过周围神经对每块肌肉进行支配。支配每块肌肉的脊髓运动神经元于脊髓前角形成细胞柱。细胞柱长短不等，短者为 8 mm(如胫骨前肌、趾长屈肌)，长者可达 22～23 mm(如髂腰肌、股四头肌)，由此看出肌肉的不同的节段型神经支配。基于神经细胞柱的全部或部分损伤(如脊髓灰质炎病毒的破坏)，从而决定了该肌的麻痹或轻瘫。

下肢骨的神经支配

骨、骨膜、关节囊及韧带等结构具有丰富的神经分布，神经来源于：①神经干的一级分支。②骨周围的或附着于骨的肌和腱的神经肌支。③贴近骨的血管周围丛的分支。骨和骨膜的神经分布亦表现出节段性，但与皮节相比有差异。巩节(Sclerotome)亦可适用于骨结构的神经节段区。

骨和骨膜等结构的感觉形式与皮肤的感觉形式不同。刺激这些结构引起的疼痛看来不完全与特定神经根或周围神经分布区相适应，感受不到明显的疼痛定位，常表现为钝痛或胀痛，并且随刺激强度沿一定方向放散，通常不伴有表面皮肤的感觉过敏或感觉丧失。在深部结构中，对痛刺激最敏锐的是骨膜，其次是韧带和关节囊，再次是腱和筋膜，痛阈最低的是肌肉的肌腹。

来自深结构的疼痛常伴有自主神经性的征象，如疼痛强烈时可出汗、脉缓、血压降低，甚至恶心和呕吐，这些征象与皮肤疼痛较少关联，此表明深结构的神经支配与自主神经有着密切关系。

了解骨和骨膜的神经分布及其节段的知识，对骨科手术、针刺治病、针麻穴位的选择及局麻等都有重要意义。下肢骨的神经分布如下。

下肢肌肉的节段神经支配

部位	L1	L2	L3	L4	L5	S1	S2	S3
髋肌		髂腰肌						
				臀中肌				
				臀小肌				
				阔筋膜张肌				
					臀大肌			
						梨状肌		
						闭孔内肌		
						孖肌		
						股方肌		
						闭孔外肌		
大腿肌			缝匠肌					
			股四头肌					
			耻骨肌					
			股薄肌					
			长收肌					
			短收肌					
			大收肌					
						股二头肌		
						半腱肌		
						半膜肌		
小腿肌				胫骨前肌				
					趾长伸肌			
					拇长伸肌			
						小腿三头肌		
					腓骨长肌			
					腓骨短肌			
						腘肌		
				胫骨后肌				
						趾长屈肌		
						拇长屈肌		
足肌								足肌

下肢骨的神经支配——巩节

骨	神经	分布区	骨	神经	分布区
髋骨	髂腹下神经	髂嵴	腓骨	胫后动脉丛	干后面
	髂腹股沟神经			腓深神经	前面
	股神经	髂窝		胫前动脉丛	前面
	闭孔神经	耻骨、坐骨内、外面		腓肠神经	下端前面
坐骨	臀上神经	髂骨外面	足骨	腓深神经	舟骨、骰骨、第一～三楔骨背面
	坐骨神经	坐骨棘、坐骨结节			第一～四跖骨基底部背面
股骨	股神经	前面、内面、转子间线、粗线		腓浅神经	第一、二趾骨背面
	闭孔神经	小转子、后面、内面、内侧髁		足背内侧皮神经	第一跖、趾骨内侧背面
	坐骨神经	颈后面及中、下 1/3 后面			第二、三跖、趾骨邻侧背面
	股动脉丛	外侧髁、股骨颈及大、小转子		足背外侧皮神经	外侧两个半跖、趾骨背面
胫骨	胫神经	后面		足底内侧神经	距骨一部、跟骨载距突、舟骨、第一～三楔骨下面
	胫后动脉丛	后面			内侧两个半跖、趾骨下面、跟骨、骰骨下面
	腓深神经	胫骨粗隆、体前面		足底外侧神经	外侧 4 个跖、趾骨下面
	腓肠神经	下端前面		足背动脉丛	足各骨上面
	胫前动脉丛	体前面		足底动脉丛	足各骨下面
腓骨	胫神经	腓骨小头后面			
		干后面			

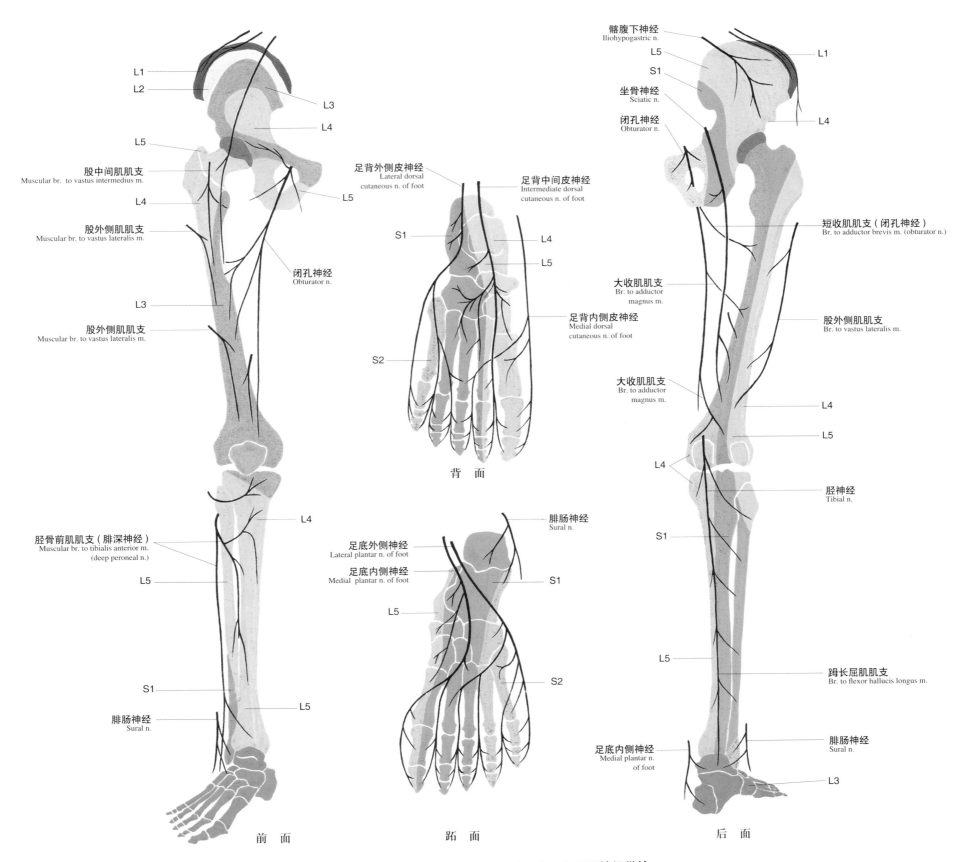

髂腹下神经
Iliohypogastric n.

L5
S1

坐骨神经
Sciatic n.

闭孔神经
Obturator n.

L1

L4

L1
L2
L3
L4

L5

股中间肌肌支
Muscular br. to vastus intermedius m.

L4

股外侧肌肌支
Muscular br. to vastus lateralis m.

闭孔神经
Obturator n.

L5

足背外侧皮神经
Lateral dorsal
cutaneous n. of foot

足背中间皮神经
Intermediate dorsal
cutaneous n. of foot

短收肌肌支（闭孔神经）
Br. to adductor brevis m. (obturator n.)

L3

股外侧肌肌支
Muscular br. to vastus lateralis m.

S1

L4

L5

足背内侧皮神经
Medial dorsal
cutaneous n. of foot

大收肌肌支
Br. to adductor
magnus m.

股外侧肌肌支
Br. to vastus lateralis m.

S2

大收肌肌支
Br. to adductor
magnus m.

L4

L5

L4

胫神经
Tibial n.

L4

胫骨前肌肌支（腓深神经）
Muscular br. to tibialis anterior m.
(deep peroneal n.)

腓肠神经
Sural n.

足底外侧神经
Lateral plantar n. of foot

足底内侧神经
Medial plantar n. of foot

S1

S1

L5

L5

蹞长屈肌肌支
Br. to flexor hallucis longus m.

S1

L5

腓肠神经
Sural n.

L5

足底内侧神经
Medial plantar n.
of foot

腓肠神经
Sural n.

S2

L3

前 面

背 面

跖 面

后 面

25. 下肢骨的节段神经支配和周围神经供给
Segmental innervation and peripheral nerves supply of the skeleton of the lower limb

股支（生殖股神经）
Femoral br. (genitofemoral n.)

股外侧皮神经
Lateral femoral cutaneous n.

股神经
Femoral n.

闭孔神经
Obturator n.

隐神经
Saphenous n.

腓肠内侧皮神经
Medial sural cutaneous n.

股外侧皮神经
Lateral femoral cutaneous n.

闭孔神经
Obturator n.

隐神经
Saphenous n.

胫神经
Tibial n.

腓深神经
Deep peroneal n.

股后皮神经
Posterior femoral cutaneous n.

腓肠内侧皮神经
Medial sural cutaneous n.

腓肠外侧皮神经
Lateral sural cutaneous n.

26. 下肢交感神经分布（模式图）
Distribution of the sympathetic nerves in the lower limb (Diagram)

下肢交感神经分布

下肢的交感神经来源于腰部交感干和交感节，交感神经细胞源出于 T10～L2 中间带外侧核，发出的节前纤维经相应的前根、脊神经、前支近侧部和白交通支到达邻近交感干和交感节，节前纤维持续沿交感干下降，至第三、四、五腰交感节及各骶交感节中交换神经元。

节后神经元位于第三腰交感节至第三骶交感节中，由交感节发出的节后纤维除一部分随腹主动脉丛、髂血管丛达股动脉近侧段外，主要随腰骶丛的诸神经分布于下肢。即由上述交感节发出的节后纤维，经灰交通支返回脊神经 (L1～5，S1～3) 前支中，然后随腰骶丛分支分布于下肢。一般认为，来自 L2、3 椎骨平面的交感节后纤维加入腰丛的股神经和闭孔神经，来自 L4～S3 椎骨平面的交感节的节后纤维加入骶丛的坐骨神经，最低的节前纤维系由第二腰神经前根发出。这些交感纤维通行于腰骶丛神经分支中，并在不同距离由神经支发出，供应下肢大血管，或持续行于神经干内，支配小动脉或微动脉。采取这一行程的交感纤维可使肌肉和皮肤的血管收缩 (胆碱能纤维使血管舒张)，使皮肤的汗腺分泌及竖毛。各血管具体神经支配如下。

髂血管的神经支配，可来自肾丛、腹主动脉丛、上两个腰交感节以及股神经和生殖股神经的分支。这些神经分支在血管外膜中形成复杂的神经网。

股动静脉及其分支行于股三角时，主要接受股神经分支支配，另外，还有来自生殖股神经股支、闭孔神经前后支和股外侧皮神经的分布。股血管行于收肌管中时，主要接受隐神经和闭孔神经支配。

腘动静脉及其分支在腘窝行程中接受胫神经分支的支配，少数还接受闭孔神经的支配。

胫后动静脉在小腿后面行程中，或直接接受胫神经干的分支，或接受胫神经肌支的神经支配。

胫前动静脉主要由腓深神经支配，有时还接受胫神经和小腿骨间神经的分支。

足底内、外侧血管是与胫神经终支——足底内、外侧神经伴行，并受其支配的，足背动脉是由腓深神经支配的。

大隐静脉及其属支在大腿部行程中，可接受股神经、生殖股神经股支、闭孔神经、隐神经和股外侧皮神经的支配；行于小腿时，接受隐神经和腓肠内侧皮神经分支的支配。

小隐静脉及其属支近侧段接受股后皮神经、腓肠内侧皮神经和腓肠外侧皮神经支配，远侧段只接受腓肠内侧和外侧皮神经的支配。

下肢亦如上肢，远端的血管比近端血管获得更多的交感神经分支。

当治疗下肢某些血管疾病而需施行腰部交感神经截除时，一般截除第二、三交感节或第二、三、四节，目的是阻断到下肢去的交感节前纤维。因最低的节前纤维系由第二腰神经前根传出，故第二腰节颇为关键，若将该节截除即可阻断所有下行的交感纤维。但有些病例术后未能达到预期的疗效，可能由于如下情况：① 由于误认淋巴结为交感节，而将腰交感节遗留，未予截除。② 由于交感神经副节存在，节前纤维可借侧支或终末支在副节内发生突触，而后分布到周围。③ 两侧交感干间存在横的交通支。

腰部交感干、交感节和交通支

下肢的血管、肌肉、骨、骨膜等接受交感神经支配。下肢的交感神经来源于腰部交感干和交感神经节，并通过腰骶丛和血管丛分布到下肢。下肢某些血管疾患，有时需施行腰部交感干、节切除术。了解这些结构的形态及变异具有应用意义。

一、腰交感节的数目
从发生观点，原始的腰部交感节每边应为 5 个。

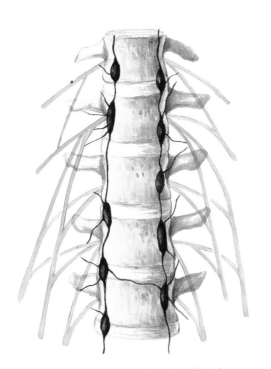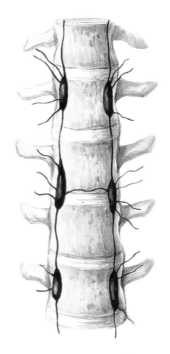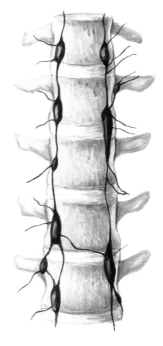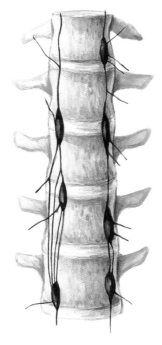

Ⅰ. 每侧各有5个交感节，但位置不对称。交感节发出的交通支可向各个方向连于腰神经

Ⅱ. 左右两干各有3个交感节，位置基本对称。由节发出各方向交通支，左侧下部交感干出现分裂

Ⅲ. 右侧有5个、左侧有3个交感节。左侧出现两个副节，由副节发出交通支

Ⅳ. 右侧有3个、左侧有4个交感节。交通支可发自交感干。右侧交感干出现分裂

27. 腰交感干、交感节和交通支类型
Patterns of the sympathetic chain, ganglia, and communicating branches in the lumbar region

但在发展过程中，原始的节块可分成上下两部，以后此两部可再度合并或与上下邻节合并，因此，可产生不同类型的节。腰交感节的数目以 4 个最多，占 36.7%，3 个者占 30.0%，5 个者占 20.5%，2 个者占 10.3%。

二、腰交感节的独立和合并

腰部各交感节独立情况百分数：L1 占 68.7%，L2 占 39.3%，L3 占 35.3%，L4 占 64.7%，L5 占 86.7%。

腰交感节合并的次序无一定规律，可由两个或两个以上相邻的节合成一个体积较大的节，最长的合并节可达 6.1 cm，占整个腰椎长度的 1/3。有时一个干上可出现两次合并节。合并节占交感节总数的 10.2%。其中以两个相邻神经节合并者最多，占 81.2%，3 个节合并者占 16.2%。两个节合并时以 L2、3 最为多见，3 个节合并时多为 L2、3、4。因此，第二、三腰节多与邻节发生合并，其他节尤其是第五腰节多独立存在。

三、交感神经副节

除交感干上的神经节外，在交感根或交通支上另出现小的节块，此即交感副节。副节一般位于交感根、交通支或内脏支上，与交感干或节以 1 ～ 2 根丝相连。副节多出现于下腰部，出现率约占 10%。

四、交感节的形状位置

腰交感节大小不一，形状各异。单节多呈梭形、三角形和棒状等，合并节多呈链珠形。单节多位于相应椎骨水平，第二腰节较大，恒定位于第二腰椎平面，

第一、五腰节有少数向上、下移位，第三、四腰节有部分向上移位，第四腰椎水平不出现神经节的可能性最大，第五腰椎水平最常出现独立的神经节，腰节合并时多融合于相邻椎骨的椎间盘处。因此可以根据一个节的大小和位置约略地估计出是哪个神经节，作为外科手术时的参考。

腰部神经节的数目和位置两侧完全对称者很少，约占 3.8%；另有少数 (12%) 是基本上对称。

五、交感干节间支的分裂

腰部交感干通常左右各为一条连续的干，但有些例中节间支可分裂为 2 条或 3 条，出现分裂现象的约占 25%。其中第三至第五腰椎平面节间支发生分裂者较多。此时，在外侧节间支上的神经节位置多偏向后外，这种情况在手术切除时应予注意，避免遗漏。腰动静脉皆行于交感干之后，但偶尔腰动静脉或其中一支通行于分裂的节间支中间。

六、腰部交感干神经节的交通支

每一交感节都存在与脊神经相连的交通支。接受一个交通支的占 23.4%，2 支的 33%，3 支的 17.7%，4 支的 13.3%，5 支的 7.2%，6 支的 3.2%。多数节接受 1 ～ 3 个交通支，尤以 2 支的为多。交通支的方向可上行、下行或横行。上 3 个腰节独立存在时，每一节接受从上位脊神经向内下连至神经节的"降支"(此支一般为白交通支)，并从节发出向外下连至相应脊神经的"横支"(一般为灰交通支)，此外，有时上位

腰节还可接受从更高位脊神经来的"长降支"(一般为白交通支)。下 2 个腰节一般只有连至相应脊神经的"横支"。腰节合并时，交通支亦随之集中连于合并的神经节上，但其基本排列仍可辨别。白交通支的下界是第二腰神经，第三腰神经出现白交通支者占 12.5%。

七、交通支与腰神经的联系

每一腰神经都有数目不等的交通支连于腰部交感节，变化范围在 1 ～ 5 支。每个腰神经可与几个节相连；相反，一个节也可连接几个腰神经。第一、二腰神经多有 2 ～ 3 条交通支 (占 91.3%)，第三腰神经以 1 ～ 2 支最多，第四、五腰神经则以 1 支者占多数。第三、四、五腰神经皆无 3 支以上者。这是由于第一、二腰神经恒有灰、白交通支斜向上下连于腰部交感节，因而至少有 2 支，其中任何 1 支都可分裂为二；而第四、五腰神经多数只有灰交通支向内上连于相应交感节，故 1 支者多见。

交通支与腰神经的连接似乎比较紊乱，但基本上遵循着既按顺序又有重叠的规律。就是说，每一腰神经除接受同位节的交通支外，尚可与上下邻节发生联系，尤其同位节缺少时更是如此。同位节缺少时，交通支可直接来自交感干或交感神经副节，特别多见于下腰部。有时，一条交通支在行程中可分两条，与相邻或相隔的腰神经相连。因此，腰部的交通支比颈胸部为长。

第七节　下肢的分区

下 肢 的 分 区

下肢的界限，前方借腹股沟韧带与腹部相接，后方借髂嵴与背部相接，两下肢根部内侧夹有会阴区，后面两臀区中间夹有盆部的骶区。下肢分髋部、股部、膝部、小腿部和踝足部。每部又分若干区。为了照顾整体联系、面向实际及描绘方便，在通常分区基础上，本书做了一些调整，如图中实线所示，划分如下。

1. **髋部**　系指以髋关节为中心的部位，为照顾下肢的神经、血管、肌肉和骨等的衔接，将腹部的某些分区纳入此部描绘。

（1）髋前区为髋关节前方的区域，包括图中的腹股沟区、腹股沟下区、肌腔隙和血管腔隙。腹后壁、髂区和腹前壁下部内面也并入此区描绘。

（2）臀区为髋关节后方和后上方近四方形的区域，上借髂嵴与背部相接，下借臀沟与股后区分隔。

（3）髋外侧区为髋关节外侧的区域，包括转子区和髂骨前后面的一些结构。

（4）闭孔区即髋关节内侧的区域，介于髋关节和闭孔及其周围骨面之间。

2. **股部**　上界前为腹股沟韧带，后为臀沟，下界为通过股骨内、外上髁近侧二横指的连线。自股骨内、外上髁分别向上作二垂线，将股部分为前后二区。

（1）股前区为大腿前方的区域，包括股三角等部位。

（2）股后区为大腿后方的区域。

3. **膝部**　上界为通过股骨内、外上髁近侧二横指的连线，下界为通过胫骨粗隆的环形线。自股骨内、外上髁分别向下作二垂线，将膝部分为前后二区。

（1）膝前区其中有髌区。

（2）膝后区主要为腘窝。

4. **小腿部**　上界为通过胫骨粗隆的环形线，下界为伸肌上支持带下缘平面。由内、外踝向上分别作一垂线，将小腿部分为前后二区。

（1）小腿前区。

（2）小腿后区包括腓肠区。

5. **踝足部**　踝部上界为伸肌上支持带下缘，踝部下界为内、外踝下缘的连线。余为足部。

（1）踝区。

（2）足背区。

（3）足底区。

（4）趾区。

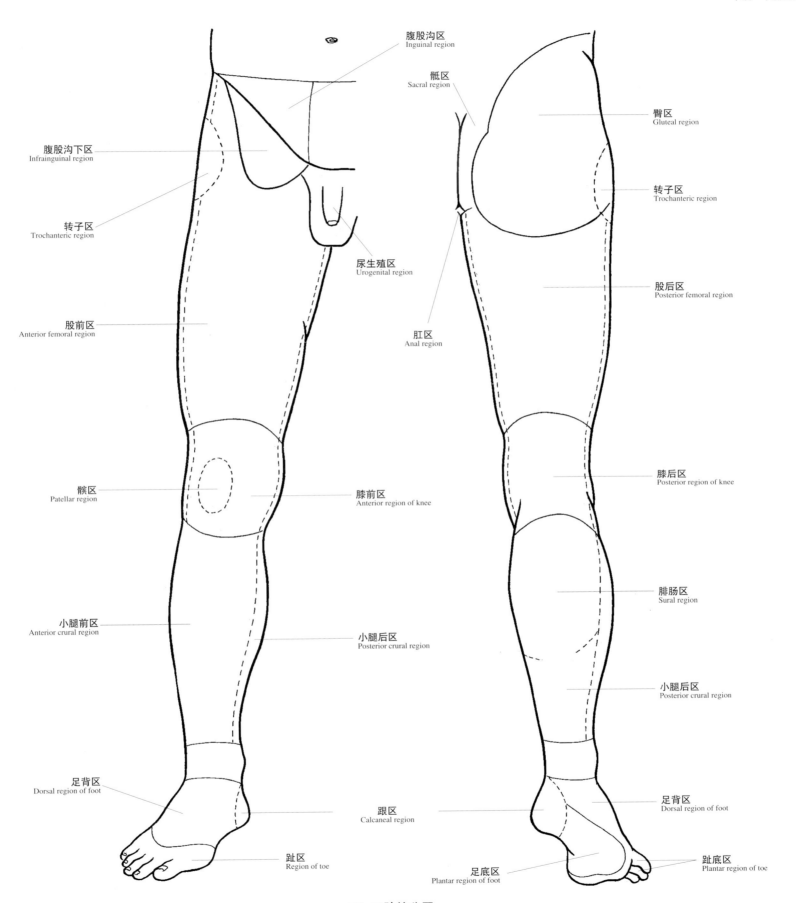

腹股沟区
Inguinal region

骶区
Sacral region

臀区
Gluteal region

腹股沟下区
Infrainguinal region

转子区
Trochanteric region

转子区
Trochanteric region

尿生殖区
Urogenital region

股后区
Posterior femoral region

股前区
Anterior femoral region

肛区
Anal region

髌区
Patellar region

膝前区
Anterior region of knee

膝后区
Posterior region of knee

腓肠区
Sural region

小腿前区
Anterior crural region

小腿后区
Posterior crural region

小腿后区
Posterior crural region

足背区
Dorsal region of foot

跟区
Calcaneal region

足背区
Dorsal region of foot

趾区
Region of toe

足底区
Plantar region of foot

趾底区
Plantar region of toe

28. 下肢的分区
Regions of the lower limb

第二章　髋　　部

第一节　腹后壁和腹前壁下部内面

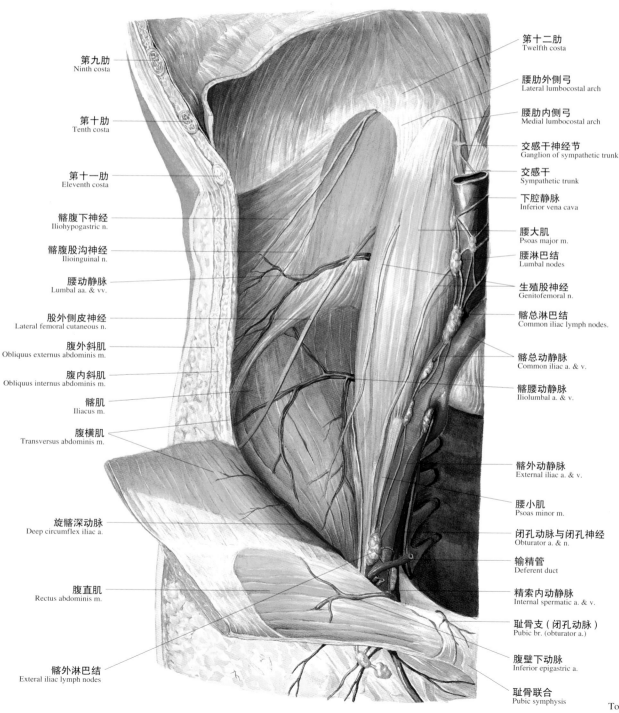

第九肋
Ninth costa

第十肋
Tenth costa

第十一肋
Eleventh costa

髂腹下神经
Iliohypogastric n.

髂腹股沟神经
Ilioinguinal n.

腰动静脉
Lumbar aa. & vv.

股外侧皮神经
Lateral femoral cutaneous n.

腹外斜肌
Obliquus externus abdominis m.

腹内斜肌
Obliquus internus abdominis m.

髂肌
Iliacus m.

腹横肌
Transversus abdominis m.

旋髂深动脉
Deep circumflex iliac a.

腹直肌
Rectus abdominis m.

髂外淋巴结
Exteral iliac lymph nodes

第十二肋
Twelfth costa

腰肋外侧弓
Lateral lumbocostal arch

腰肋内侧弓
Medial lumbocostal arch

交感干神经节
Ganglion of sympathetic trunk

交感干
Sympathetic trunk

下腔静脉
Inferior vena cava

腰大肌
Psoas major m.

腰淋巴结
Lumbal nodes

生殖股神经
Genitofemoral n.

髂总淋巴结
Common iliac lymph nodes.

髂总动静脉
Common iliac a. & v.

髂腰动静脉
Iliolumbal a. & v.

髂外动静脉
External iliac a. & v.

腰小肌
Psoas minor m.

闭孔动脉与闭孔神经
Obturator a. & n.

输精管
Deferent duct

精索内动静脉
Internal spermatic a. & v.

耻骨支（闭孔动脉）
Pubic br. (obturator a.)

腹壁下动脉
Inferior epigastric a.

耻骨联合
Pubic symphysis

腹后壁局解（一）

腹后壁腹膜及腹膜后器官已切除，显示腹后壁肌（腰方肌）、髂腰肌、腰丛、腰交感干、交感节、淋巴结和血管等结构。

1. **腰大肌 (Psoas major m.)**　是髂肌中惟一转移到躯干的肌肉。肌块肥厚，呈纺锤形，列于腰椎两侧。起自第十二胸椎体、上 4 个腰椎体和椎间盘侧面，后延及横突，前延到交感干。肌束向下，联合髂肌内侧部，跨过髂耻隆起和髋关节囊前内面，止于股骨的一个牵引惭——小转子。腰大肌筋膜上方增厚，形成腰肋内侧弓 (Medial lumbocostal arch)，紧张于第一腰椎体侧面和第二腰椎横突尖之间，作为膈外侧脚的起点。

2. **腰小肌 (Psoas minor m.)**　起自第十二胸椎和第一腰椎体，腱细长沿腰大肌前面下降，融合于腰大肌筋膜，并抵于小骨盆缘的嵴。

3. **腰方肌 (Quadratus lumborum m.)**　为腹后壁肌，呈长方形，外缘稍倾斜。起自髂嵴后部内唇和髂腰韧带，止于末肋下缘，并分出 4 个小条附于腰椎横突尖。腰方肌筋膜上缘增厚，形成腰肋外侧弓 (Lateral lumbocostal arch)，紧张于第二腰椎横突尖与第十二肋中部之间，作为膈外侧脚的起点。

腰丛的髂腹下神经、髂腹股沟神经、股外侧皮神经、股神经、生殖股神经和闭孔神经出现于腹后壁，下降至股部和髋部。

29. 腹后壁局解（一）
Topography of the posterior abdominal wall

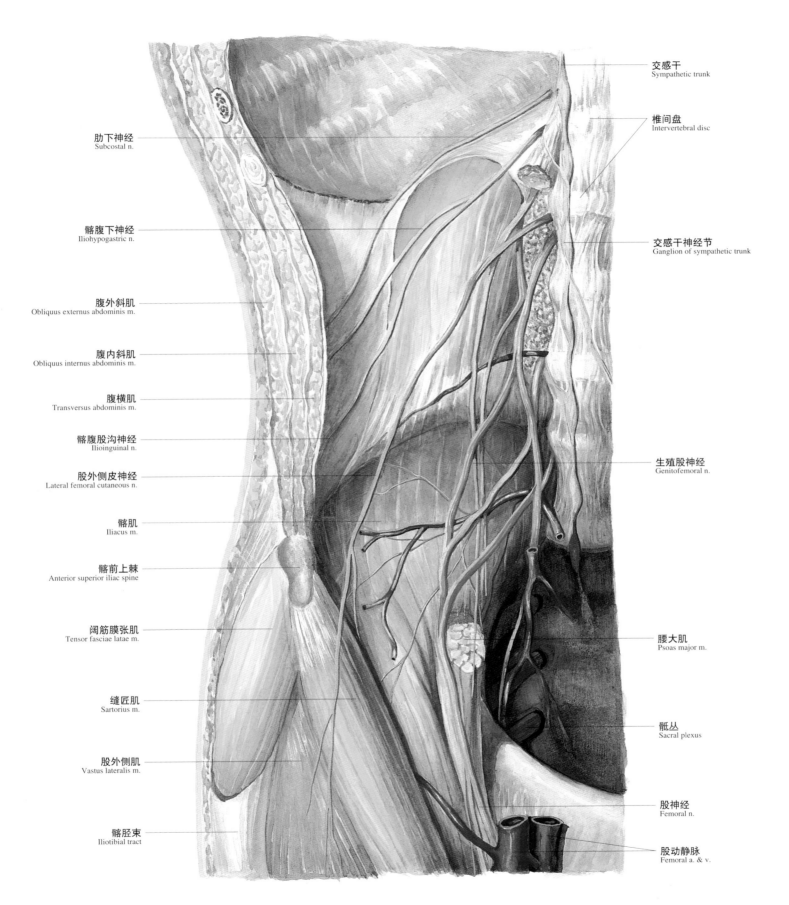

交感干
Sympathetic trunk

椎间盘
Intervertebral disc

肋下神经
Subcostal n.

髂腹下神经
Iliohypogastric n.

交感干神经节
Ganglion of sympathetic trunk

腹外斜肌
Obliquus externus abdominis m.

腹内斜肌
Obliquus internus abdominis m.

腹横肌
Transversus abdominis m.

髂腹股沟神经
Ilioinguinal n.

生殖股神经
Genitofemoral n.

股外侧皮神经
Lateral femoral cutaneous n.

髂肌
Iliacus m.

髂前上棘
Anterior superior iliac spine

阔筋膜张肌
Tensor fasciae latae m.

腰大肌
Psoas major m.

缝匠肌
Sartorius m.

骶丛
Sacral plexus

股外侧肌
Vastus lateralis m.

股神经
Femoral n.

髂胫束
Iliotibial tract

股动静脉
Femoral a. & v.

30. 腹后壁局解（二）
Topography of the posterior abdominal wall

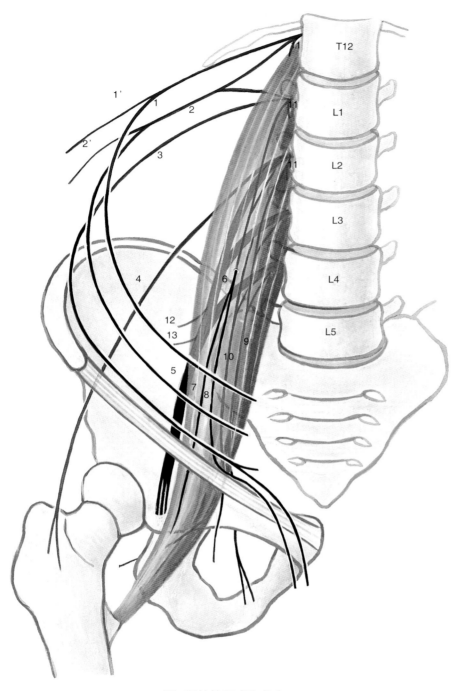

31. 腰丛的组成和分支
Constitution and branches of the lumbar plexus

1. 肋下神经
Subcostal n.

1'. 外侧皮支（肋下神经）
Lateral cutaneous br. (subcostal n.)

2. 髂腹下神经
Iliohypogastric n.

2'. 外侧皮支（髂腹下神经）
Lateral cutaneous br. (iliohypogastric n.)

3. 髂腹股沟神经
Ilioinguinal n.

4. 股外侧皮神经
Lateral femoral cutaneous n.

5. 股神经
Femoral n.

6. 生殖股神经
Genitofemoral n.

7. 股支
Femoral br.

8. 生殖支
Genital br.

9. 闭孔神经
Obturator n.

10. 副闭孔神经
Accessory obturator n.

11. 腰方肌神经
N. to quadratus lumborum m.

12. 髂肌神经
N. to iliacus m.

13. 腰大肌神经
N. to psoas major m.

腹后壁局解（二）

腰大肌切除，显示腰大肌间隙中腰丛各神经的组成和走行。

腰丛各神经的起源和位置是按下列顺序配布的：髂腹下神经—髂腹股沟神经—生殖股神经—股外侧皮神经—股神经—闭孔神经。某一神经可与其邻位神经产生合并或彼此代替，从而出现各种形式的异常。

1. 髂腹下神经 (Iliohypogastric n.) 和髂腹股沟神经 (Ilioinguinal n.) 此两神经主要为 L1 的分支，分布于下腹壁和腹股沟区皮肤。它们的分、合情况有 3 型。

（1）共干型：二神经共干，干长短不一。通常，干出腰大肌外缘，在入腹横肌之前分开（占 50.6%）。合干或来自 T12、L1(44.7%) 或 T12(5%)。

（2）合并型：二神经合并为一，末支呈丛状分支，占 12.5%。

（3）分干型：二神经干起源处即分开，占 36.9%。

髂腹下神经可发自 L1(45%)、T12、L1(36%)、T12(17%)，缺如者占 2%。多为单支（69%），少数为 2 支（4%）和 3 支（1%），余为合干。该神经在腰大肌或膈肌后方浅出者占 85%，穿腰大肌者占 15%。

髂腹股沟神经可起自 L1（75%）、T12、L1（15%）、T12（7%）、L1、2(3%)。多为单支（66%），在腰大肌内分 2 支者占 6%，缺如者占 4%，余为合干。该神经出现于腰大肌外缘者占 48%，穿腰大肌者占 52%。行程也有异常，如沿腰方肌和髂前方下降，在髂前上棘内侧进入腹壁肌层；或在腰大肌前方垂直下降，与生殖股神经共干。

2. 生殖股神经 (Genitofemoral n.) 其纤维可来自 L1、2(67%)、L1(15.7%)、T12、L1(10.7%) 和 L2(6.6%)。神经穿腰大肌后分为生殖支和股支（占 79.3%）。生殖支支配提睾肌和阴囊（大阴唇）皮肤，股支分布股三角区皮肤。另 20.7% 的生殖股神经在起始处即分二或三支穿出腰大肌；生殖支多居内侧（占 52%）。生殖股神经有时与股外侧皮神经或髂腹股沟神经交通。

3. 股外侧皮神经 (Lateral femoral cutaneous n.) 纤维可来自 L1、2(39.2%)、L2、3(35.1%)、L2(11.9%)、L1、3(5.3%)、L3、4(3.0%) 等。该神经有时在腰大肌内与股神经并行一段距离（26.0%），有时与生殖股神经合干同行（12.8%），或在髂窝处发支与生殖股神经吻合，或在起始即分 2 支分别下降入股部（13.4%）。

4. 股神经 (Femoral n.) 为腰丛最大分支，纤维来自 L1～4(61.9%)、L2～4(30.3%)、L2～5(6.2%)、L1～5(1.2%) 和 L1～3(0.4%)。股神经干一般在第四腰神经平面合成，出现于腰大肌下部外缘，沿髂肌前面经肌腔隙至股部。

5. 闭孔神经 (Obturator n.) 纤维来自 L2～4(81.6%)、L3、4(11.3%)、L3～5(4.6%)、L2、3(1.5%)。出现于腰大肌内侧缘，在髂总动脉后方入小骨盆，伴同下方的闭孔动脉沿闭孔内肌筋膜表面前行，穿闭膜管入股部。

6. 腰大肌间隙 是腰大肌后部与腰椎横突间结构之间的一个肌筋膜间隙（它不属于腹膜后间隙范围），其中除腰丛及其分支外，尚含有 4 对腰动静脉及疏松结缔组织。竖脊肌外缘超出了腰大肌外缘，所以它不应作为腰大肌间隙的阻滞麻醉的定位标志。依腰丛发出平面及分布范围，可选择下述两个定位点进行阻滞麻醉。一在 L4 横突下缘垂直进针，即两侧髂嵴最高点连线上方 1.5 cm、后正中线旁开 4.0 cm 处；儿童则在连线上方 2.0 cm、后正中线旁开 3.5 cm 处，此点适用于膝以下手术。另一定位点在 L4 横突上缘，即在 L3、4 棘突间隙、后正中线旁开 3.5 cm（成人）和 3.0 cm（儿童）处，此点适用于膝以上的下肢手术。

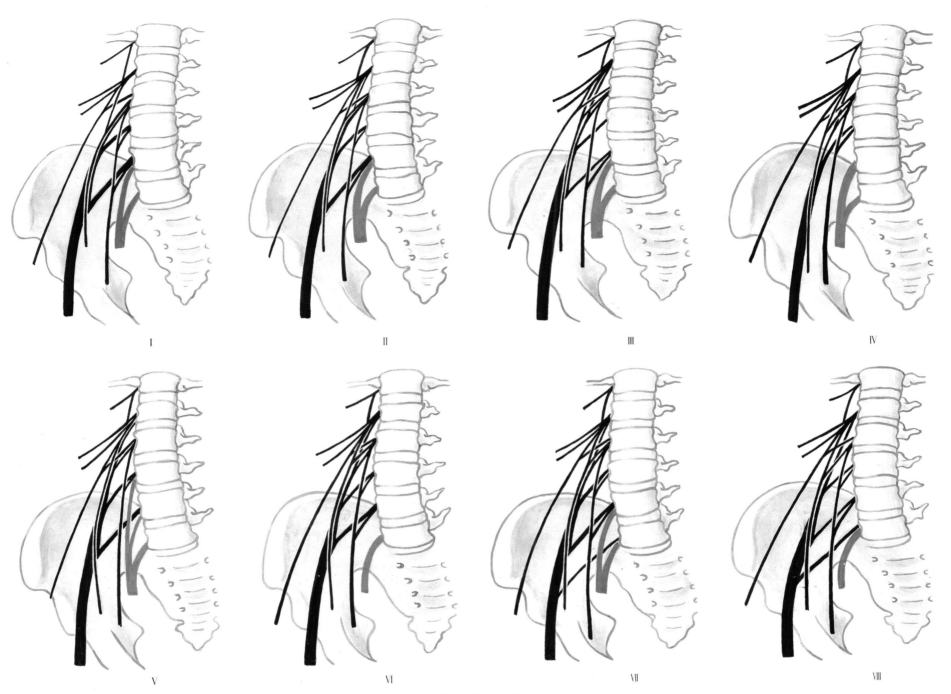

32. 腰丛的类型
Types of the lumbar plexus

腰丛的组成和分型

腰丛一般由 L1～4 脊神经前根组成，但常有 T12 或偶有 T11 和 L5 参加，其中以 T12～L4 最为普遍，占 48%。腰丛有胸神经参加者占 53%，有 L5 参加者占 11%。

腰丛有多种分型方法，如前置型 Prefixed、后置型 Postfixed、集中型、分散型等，这里以分叉神经作为分型标准。分叉神经 Furcal nerve 通常由 L4 脊神经形成，一部分纤维加入腰丛，一部分纤维加入骶丛，根据分叉神经的移动和存缺情况，将腰丛分为 8 型。Ⅰ 为常见型，Ⅱ～Ⅷ 为非常见型。其中，Ⅱ～Ⅴ 为上移型，Ⅵ～Ⅷ 为下移型。

Ⅰ. 常见型，出现率 69.0%。分叉神经起自 L4，参加腰丛的纤维多于骶丛部分。
Ⅱ. 分叉神经起自 L4，参加腰、骶两丛的纤维量相等，占 4.8%。
Ⅲ. 分叉神经起自 L4，参加骶丛的纤维量多于腰丛，占 11.4%。
Ⅳ. 无分叉神经，L3 参加腰丛，L4 参加骶丛，占 0.5%。
Ⅴ. 分叉神经由 L3 和 L4 组成，L3 和 L4 均发纤维参加腰丛和骶丛，占 0.7%。
Ⅵ. 无分叉神经，L4 参加腰丛，L5 参加骶丛，占 5%。
Ⅶ. 分叉神经由 L4 和 L5 组成，L4、L5 均发纤维加入腰丛和骶丛，占 3.7%。
Ⅷ. 分叉神经加入 L5，发纤维参加腰丛和骶丛，占 5.0%。

副股神经和副闭孔神经

此二神经的概念尚缺乏统一的见解，一般认为：

1. **副股神经** (Accessory femoral n.)　是股神经与闭孔神经之间发出的额外支，多起于 L2~3，行于腰大肌浅面、股神经内侧，分布于股神经在股部的分布区，或发支与股神经分支吻合。依此标准，出现率为 6.7%。

2. **副闭孔神经** (Accessory obturator n.)　亦是两神经之间的额外支，多起自 L3~4，初行于腰大肌内缘、闭孔神经外侧，特点是常经腰小肌深面，再跨耻骨上支浅面入股部，在股静脉后方。副闭孔神经在耻骨肌背面与髋关节囊之间常分 3 支：一支达髋关节囊，一支内行与闭孔神经前支吻合，一支从背面支配耻骨肌。副闭孔神经出现率为 3.4%，比国外报道偏低。

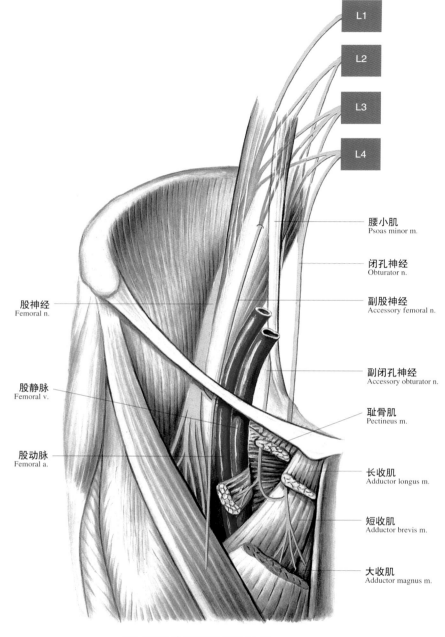

L1
L2
L3
L4

腰小肌
Psoas minor m.

闭孔神经
Obturator n.

副股神经
Accessory femoral n.

股神经
Femoral n.

副闭孔神经
Accessory obturator n.

股静脉
Femoral v.

耻骨肌
Pectineus m.

长收肌
Adductor longus m.

股动脉
Femoral a.

短收肌
Adductor brevis m.

大收肌
Adductor magnus m.

33. 副股神经和副闭孔神经
Accessory femoral and accessory obturator nerves

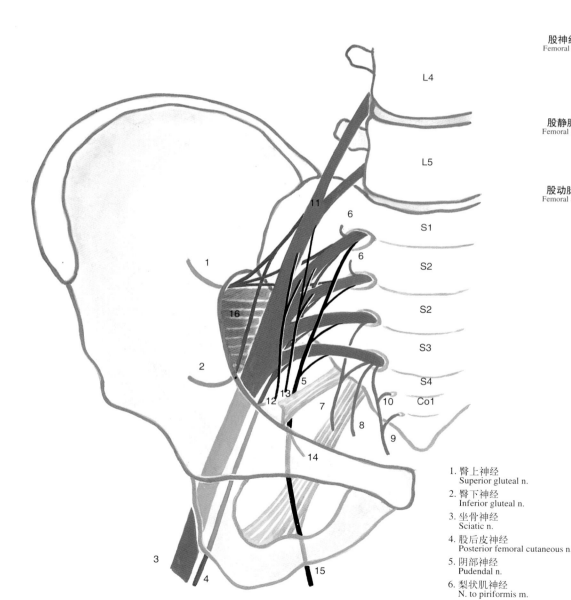

34. 骶丛的组成和分支
Constitution and branches of the sacral plexus

1. 臀上神经
   Superior gluteal n.
2. 臀下神经
   Inferior gluteal n.
3. 坐骨神经
   Sciatic n.
4. 股后皮神经
   Posterior femoral cutaneous n.
5. 阴部神经
   Pudendal n.
6. 梨状肌神经
   N. to piriformis m.

7. 肛提肌神经
   N. to levator ani m.
8. 尾骨肌神经
   N. to coccygeus m.
9. 肛尾神经
   Anococcygeal n.
10. 尾丛
    Coccygeal plexus
11. 腰骶干
    Lumbosacral trunk
12. 股方肌神经
    N. to quadratus femoris m.

13. 闭孔内肌神经
    N. to obturatorius internus m.
14. 肛（直肠下）神经
    Anal (inferior rectal) n.
15. 会阴神经
    Perineal nn.
16. 梨状肌
    Piriformis m.

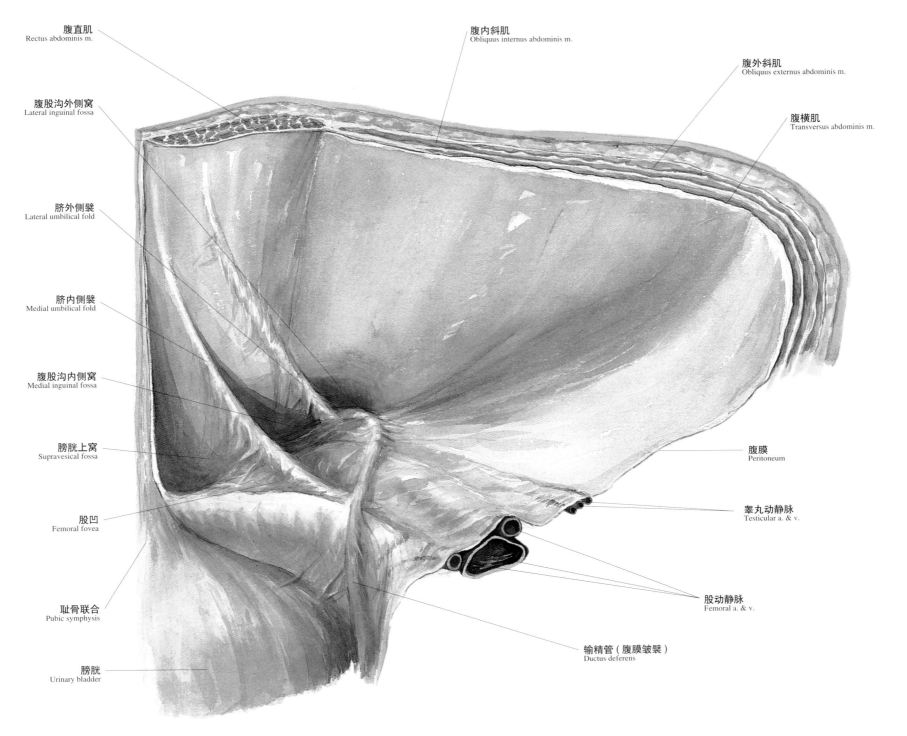

腹直肌
Rectus abdominis m.

腹内斜肌
Obliquus internus abdominis m.

腹外斜肌
Obliquus externus abdominis m.

腹横肌
Transversus abdominis m.

腹股沟外侧窝
Lateral inguinal fossa

脐外侧襞
Lateral umbilical fold

脐内侧襞
Medial umbilical fold

腹股沟内侧窝
Medial inguinal fossa

膀胱上窝
Supravesical fossa

股凹
Femoral fovea

耻骨联合
Pubic symphysis

膀胱
Urinary bladder

腹膜
Peritoneum

睾丸动静脉
Testicular a. & v.

股动静脉
Femoral a. & v.

输精管（腹膜皱襞）
Ductus deferens

35. 腹前壁下部局解　内面观（一）
Topography of the lower part of the anterior abdominal wall (Internal view)

腹前壁下部局解　内面观（一）

　　腹前壁下部内面有由腹膜覆盖着腹壁下动静脉所形成的脐外侧襞和腹膜覆盖着脐动静脉所形成的脐内侧襞。两皱襞将腹前壁下部内面分隔成腹股沟外侧窝、腹股沟内侧窝和膀胱上窝。腹股沟外侧窝为腹股沟斜疝发生部位，腹股沟内侧窝为腹股沟直疝发生部位。膀胱上窝下后方有股凹，介于腹股沟韧带与耻骨上支之间，为股疝发生部位。图中可见输精管形成的腹膜皱襞。

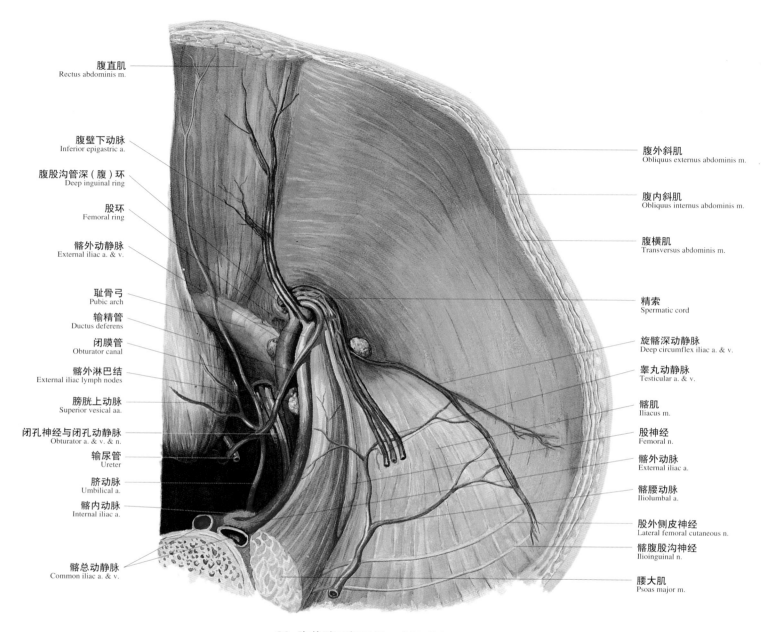

36. 腹前壁下部局解　内面观（二）
Topography of the lower part of the anterior abdominal wall (Internal view)

图中标注：
腹直肌 Rectus abdominis m.
腹壁下动脉 Inferior epigastric a.
腹股沟管深（腹）环 Deep inguinal ring
股环 Femoral ring
髂外动静脉 External iliac a. & v.
耻骨弓 Pubic arch
输精管 Ductus deferens
闭膜管 Obturator canal
髂外淋巴结 External iliac lymph nodes
膀胱上动脉 Superior vesical aa.
闭孔神经与闭孔动静脉 Obturator a. & v. & n.
输尿管 Ureter
脐动脉 Umbilical a.
髂内动脉 Internal iliac a.
髂总动静脉 Common iliac a. & v.
腹外斜肌 Obliquus externus abdominis m.
腹内斜肌 Obliquus internus abdominis m.
腹横肌 Transversus abdominis m.
精索 Spermatic cord
旋髂深动静脉 Deep circumflex iliac a. & v.
睾丸动静脉 Testicular a. & v.
髂肌 Iliacus m.
股神经 Femoral n.
髂外动脉 External iliac a.
髂腰动脉 Iliolumbal a.
股外侧皮神经 Lateral femoral cutaneous n.
髂腹股沟神经 Ilioinguinal n.
腰大肌 Psoas major m.

腹前壁下部局解　内面观（二）

　　腹膜切除，显露腹直肌、腹横肌、髂腰肌、髂总动静脉和髂外动静脉。

　　1. **髂总动脉**　起自第四腰椎左前方，至骶髂关节处分为髂内、外动脉，前面被以腹膜和小肠曲，起端口径为 11.0～11.3 mm，终端口径为 11.3 mm。左髂总动脉长 43.7 mm，右髂总动脉长 40.9 mm，左侧比右侧长，这与右髂总动脉分叉稍高有关。左髂总动脉位于静脉的外侧，右髂总动脉近侧段位于静脉的内侧，远侧段则居静脉的内前方。

　　2. **髂外动脉**　由骶髂关节前方起，沿腰大肌内侧缘与盆缘下外行，至腹股沟韧带深面续于股动脉。腹横筋膜位于其前，髂筋膜位于其后，两层筋膜随股动脉入股部形成股鞘。髂外动脉在腹股沟韧带上方的分支有腹壁下动脉和旋髂深动脉。

　　3. **髂内动脉**　起点多平 L5 或其下椎间盘的高度，下行至坐骨大孔上缘分前、后两干。前干分出脏支（脐动脉、膀胱下动脉、直肠下动脉、阴部内动脉和输精管或子宫动脉）和壁支（闭孔动脉和臀下动脉）。后干全为壁支，包括臀上动脉、髂腰动脉和骶外侧动脉。

　　腹壁下动静脉和脐动静脉行于腹前壁内面。输精管从前、外、后绕行腹壁下动静脉，并与睾丸血管一道经腹股沟管深环进出。股神经于腰大肌外缘经肌腔隙下降入股部，股动静脉于腰大肌内缘经血管腔隙下降入股部。闭孔神经和血管沿小骨盆侧壁进入闭膜管。旋髂深动静脉沿腹股沟韧带向上外行。

　　4. **股环（Femoral ring）**　为腹部与股部交界处的薄弱部位，前界腹股沟韧带，后界耻骨支及耻骨梳韧带（Cooper 韧带），外为股静脉，内为腔隙韧带。实际上股环遮以腹横筋膜（即疏松结缔组织膜）及腹膜，环内容有股环淋巴结（Cloquet 淋巴结）和脂肪。有时腹腔内容物可由此环经股管脱至股部，形成股疝。女性股环较宽，因之发生股疝的机会比男性为多。

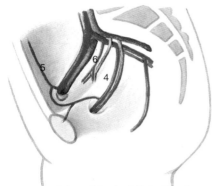

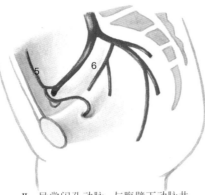

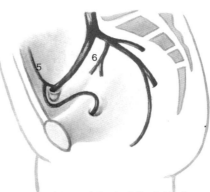

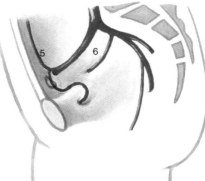

Ⅰ.正常闭孔动脉 起自髂内动脉系，占82.1%

Ⅱ.异常闭孔动脉 与腹壁下动脉共干发自髂外动脉，共干长度平均9.1 mm，经股环外缘，紧贴髂外静脉下内行，占10.6%

Ⅲ.异常闭孔动脉 与腹壁下动脉共干发自髂外动脉，共干平均长10.4 mm，经股环内缘，紧贴腔隙（陷窝）韧带后方下行，占5.1%

Ⅳ.异常闭孔动脉 自髂外动脉发出后，斜过股环中份，占2.1%。在股疝形成过程中，此动脉可能被疝囊推至环的内侧或外侧

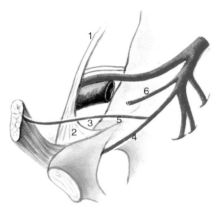

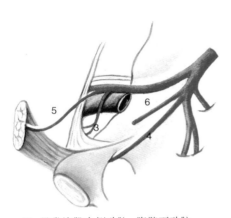

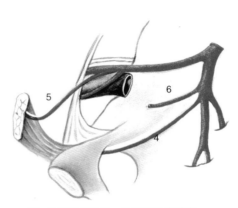

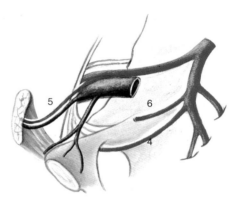

Ⅴ.异常的腹壁下动脉 腹壁下动脉起自闭孔动脉，上行经股环中份达腹前壁

Ⅵ.异常旋股内侧动脉 腹壁下动脉发出一支旋股内侧动脉，紧贴髂外静脉行经股环外侧，然后经股管降入股部

Ⅶ.异常股深动脉 股深动脉在腹股沟韧带上方16 mm处由髂外动脉发出，经股环外侧，经股管下行入股部

Ⅷ.异常的静脉 耻骨支后方的静脉常汇集成较大的静脉，经股环内侧，汇入髂外静脉，占42.5%

37.闭孔动脉及其异常
The obturator artery and its anomalous

1. 腹股沟韧带 Inguinal lig.
2. 腔隙韧带 Lacunar lig.
3. 股环 Femoral ring
4. 闭孔动脉 Obturator a.
5. 腹壁下动脉 Inferior epigastric a.
6. 脐动脉 Umbilical a.

闭孔动脉及其异常

一、闭孔动脉

闭孔动脉 (Obturator a.) 为髂内动脉壁支，沿盆侧壁盆筋膜与腹膜间前行，至闭孔上部经闭膜管入股部，分前、后两终支，滋养闭孔内肌及股内侧肌群。闭孔动脉在盆部发出耻骨支 (Pubic br.，出现率96.5%)，走在闭孔内肌上缘，至耻骨联合后方，并与腹壁下动脉的耻骨支在股环周围吻合。出盆后发出髋臼支 (Acetabular br.，出现率95%)，滋养关节囊前内区。

闭孔动脉起自髂内动脉系者占82.1%，其中，起自髂内动脉本干者占38%，起自臀上动脉者占17.1%，起自臀下动脉者占11.3%，起自脐动脉者占9.5%。其余可起自阴部内动脉、髂腰动脉、臀下-阴部内合干、臀总动脉干等处。闭孔动脉有两支均起自髂内动脉系者占0.8%。

闭孔动脉与闭孔神经的关系极为密切。动脉行于神经后下方及后方者占86.1%，行于神经上方者占13.9%。闭孔静脉多行于闭孔动脉后下方(35.5%)，行于前上方者占11.5%。有两支闭孔静脉时，一支跨过耻骨梳，经股环汇入髂外静脉，另支走在动脉后下方，汇入髂内静脉(46.5%)。还有3支闭孔静脉者。

二、异常闭孔动脉

异常闭孔动脉 (Anomalous obturator artery) 起源于髂外动脉系的闭孔动脉为异常闭孔动脉。换言之，腹壁下动脉耻骨支变得很粗，绕经股环，入闭膜管，以代替正常的闭孔动脉。异常闭孔动脉出现率为17.9%，它的存在及其与股环的关系是股疝修复术中必须重视的问题，曾有"死冠"(Corona mortis)之称，因此，闭孔动脉的解剖学异常具有临床意义。

第二节　腹股沟区和腹股沟下区

腹股沟区表面解剖

髂嵴前端最突点为髂前上棘[1]，缝匠肌[2]和阔筋膜张肌[3]起于其上。此棘为测量下肢长度的重要标志。腹股沟内侧可触得耻骨结节[4]，再向内为耻骨嵴。髂前上棘与耻骨结节之间，为凹陷的腹股沟[5]，深面有腹股沟韧带。上为腹前壁下部，深处为腹股沟管[6]，下为股部[7]。于腹股沟中点稍内侧，可触得股动脉的搏动。

腹股沟区局解

腹股沟区皮肤为优良的游离移植皮瓣。分布此区的皮血管有：腹壁浅动静脉、旋髂浅动静脉和阴部外动静脉。腹股沟下区还分布皮神经和淋巴结。

1. **旋髂浅动脉 (Superficial circumflex iliac a.)** 多发自腹股沟韧带下 1 ~ 4 cm 处的股动脉外侧壁 (75.1%)，其他可发自旋髂深动脉 (12.9%)、旋股外侧动脉 (8.0%)、股深动脉 (3.5%) 或旋股内侧动脉 (0.5%)。单干 (51.9%) 或共干 (43.3%)，缺如者占 4.8%。外径平均为 1.5 mm(单干) 或 2.1 mm(共干)。旋髂浅动脉为一皮动脉，营养腹股沟区及髂前上棘附近的皮肤、肌肉，并有分支进入骨膜。主干平均长 74.8 mm，发出后行

于阔筋膜深面，分浅深两支。浅支外径 0.8 mm，于缝匠肌内缘 1.5 ~ 2.7 cm 处穿出阔筋膜，沿腹股沟韧带下 2 cm 范围内达髂前上棘，部分浅支转而上行，延及下腹部上半，平均发 3 ~ 5 个皮支，分布腹外侧部。深支外径 1.0 mm，走在阔筋膜与缝匠肌之间，于髂前上棘附近多转向下外入臀区。平均发 2.8 个皮支滋养臀部。动脉干及浅、深支常发长的股皮支 (60%)，长者可达髂前上棘下方 30 cm 处。

2. **旋髂浅静脉 (Superficial circumflex iliac v.)** 常与动脉的一支伴行，或走在两支之间。外径平均为 3 mm，平均长 116 mm，单独或合干汇入大隐静脉。

3. **腹壁浅动脉 (Superficial epigastric a.)** 多发自股动脉内侧壁或内前壁，共干 (45.9%) 或单干 (40.8%)，缺如者占 13.2%。起点在腹股沟韧带下方约 30 mm 处。外径平均 1.56 mm，动脉平均长 113 mm。腹壁浅动脉有时分内、外两主支 (20%)。内侧支常穿筛筋膜入浅层 (58%)，外径平均 1 mm，在起点内侧 1 cm 处越腹股沟韧带入腹部上行，跨越处外径 0.6 mm。平均发 5.5 个皮支，分布于腹股沟区中间部皮肤 (7.8 cm × 3.8 cm

范围)。外侧支多穿阔筋膜入浅层，外径平均 0.9 mm，在起点外侧 1 cm 处越腹股沟韧带入腹部上行，跨越处外径 0.9 mm。平均发 4.9 个皮支，分布到股动脉垂直线外侧的皮肤 (9.1 cm × 4.7 cm 范围)。

4. **腹壁浅静脉 (Superficial epigastric v.)** 走向与腹壁浅动脉相似，外径平均 2.5 mm，平均长 131.0 mm，单独或合干汇入大隐静脉。

5. **阴部外动脉 (External pudendal a.)** 多发自股动脉内侧壁，口径平均为 2.1 mm，长度平均 50.8 mm，穿筛筋膜，经大隐静脉后内方入浅层。常分上、下两主支 (66%)，分别经大隐静脉前后方。上支口径 1.0 mm，在耻骨结节外侧 5 mm 处越腹股沟韧带上内行 (61%)，或在耻骨结节内侧 3 mm 处越耻骨嵴上行。平均发 4.5 个皮支，分布耻骨上区和股上部，并与对侧同名动脉吻合。下支口径 1.1 mm，在耻骨结节下方行向耻骨前区，分布阴囊 (阴唇) 等处。动脉干或上、下支常发出长的股皮支 (7.8%)，分布股内侧部。

6. **阴部外静脉 (External pudendal vv.)** 与同名动脉伴行，外径平均 2.5 mm，长度平均 41.5 mm。

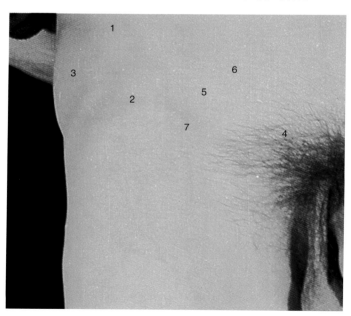

38. 腹股沟区和腹股沟下区表面解剖
Surface anatomy of the inguinal and infrainguinal regions

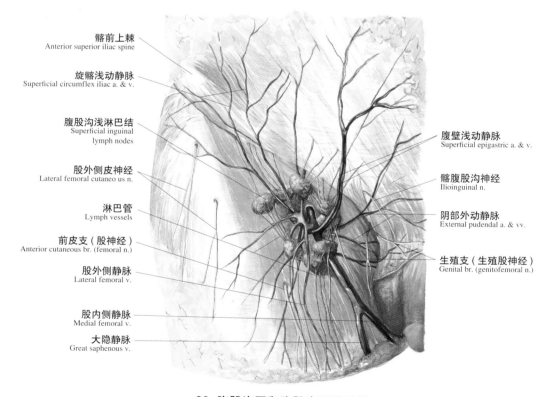

髂前上棘
Anterior superior iliac spine

旋髂浅动静脉
Superficial circumflex iliac a. & v.

腹股沟浅淋巴结
Superficial inguinal lymph nodes

股外侧皮神经
Lateral femoral cutaneo us n.

淋巴管
Lymph vessels

前皮支 (股神经)
Anterior cutaneous br. (femoral n.)

股外侧静脉
Lateral femoral v.

股内侧静脉
Medial femoral v.

大隐静脉
Great saphenous v.

腹壁浅动静脉
Superficial epigastric a. & v.

髂腹股沟神经
Ilioinguinal n.

阴部外动静脉
External pudendal a. & vv.

生殖支 (生殖股神经)
Genital br. (genitofemoral n.)

39. 腹股沟区和腹股沟下区局解
Topography of the inguinal and infrainguinal regions

髂腹部皮瓣

髂腹部皮瓣是腹股沟皮瓣和下腹部皮瓣的总称，属直接皮血管皮瓣，具有部位隐蔽、皮质较好、供皮面积大等优点，但也有血管变异多、血管口径细、蒂短等缺点。

1. **腹股沟皮瓣** 主要由旋髂浅动脉供血，旋髂浅动脉主要是一条皮动脉，供养腹股沟韧带外侧半上面的皮肤及大腿外侧上部的皮肤。设计皮瓣时，从旋髂浅动脉起点（腹股沟韧带下方 2.5 cm 股动脉上的一点）至髂前上棘的连线作为皮瓣的纵轴，沿此轴可做一纺锤形皮瓣。如果希望血管蒂游离得长一些，也可将皮瓣内缘外移至股三角外侧。

旋髂深血管在髂嵴上面也有一个较恒定的皮肤供血区，是由该动脉的肌支供应的，这些分支与旋髂浅血管分支形成吻合，且两动脉的皮肤供应区相连或重叠。因此，若选取包括旋髂深血管的皮瓣时，必须将包括这些血管的肌肉一起移植才行。

2. **下腹部皮瓣** 主要由腹壁浅动、静脉供血，旋髂浅动脉亦参与。腹壁浅动脉自股动脉发出后，走向脐部，在脐与起点间连一线，可作为皮瓣的轴线。皮瓣切取范围：上界平脐，下界腹股沟韧带下方 2～4 cm，内界为腹中线，外界髂前上棘内侧。术中先解剖血管蒂，根据血管蒂情况决定切取何种皮瓣。一般先找出由股动脉前壁或前外壁发出的腹壁浅动脉。若该动脉直径大于 1.2 mm，便可离断后与受区血管吻合，若腹壁浅动脉与旋髂浅动脉共干，可将共干修成盘后与受区动脉作盘侧吻合。

腹股沟下区局解（一）

浅血管、浅淋巴结和皮神经切除，显示筛筋膜和阔筋膜。

覆盖卵圆窝的阔筋膜浅层很薄，除被大隐静脉穿通外，还被一些小血管、淋巴管和神经贯穿，使该膜呈疏松筛状，称筛筋膜（Cribriform fascia），做成股管的底。

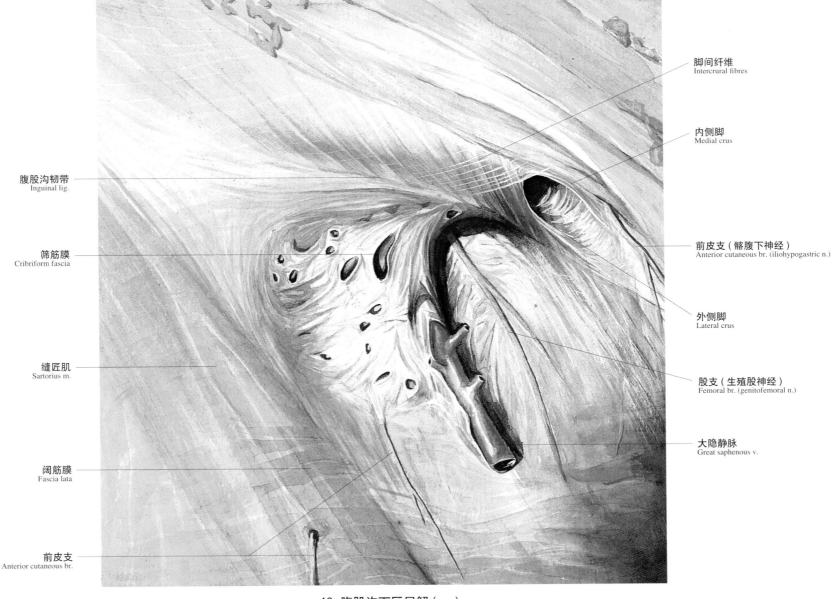

脚间纤维
Intercrural fibres

内侧脚
Medial crus

腹股沟韧带
Inguinal lig.

前皮支（髂腹下神经）
Anterior cutaneous br. (iliohypogastric n.)

筛筋膜
Cribriform fascia

外侧脚
Lateral crus

缝匠肌
Sartorius m.

股支（生殖股神经）
Femoral br. (genitofemoral n.)

大隐静脉
Great saphenous v.

阔筋膜
Fascia lata

前皮支
Anterior cutaneous br.

40. 腹股沟下区局解（一）
Topography of the infrainguinal region

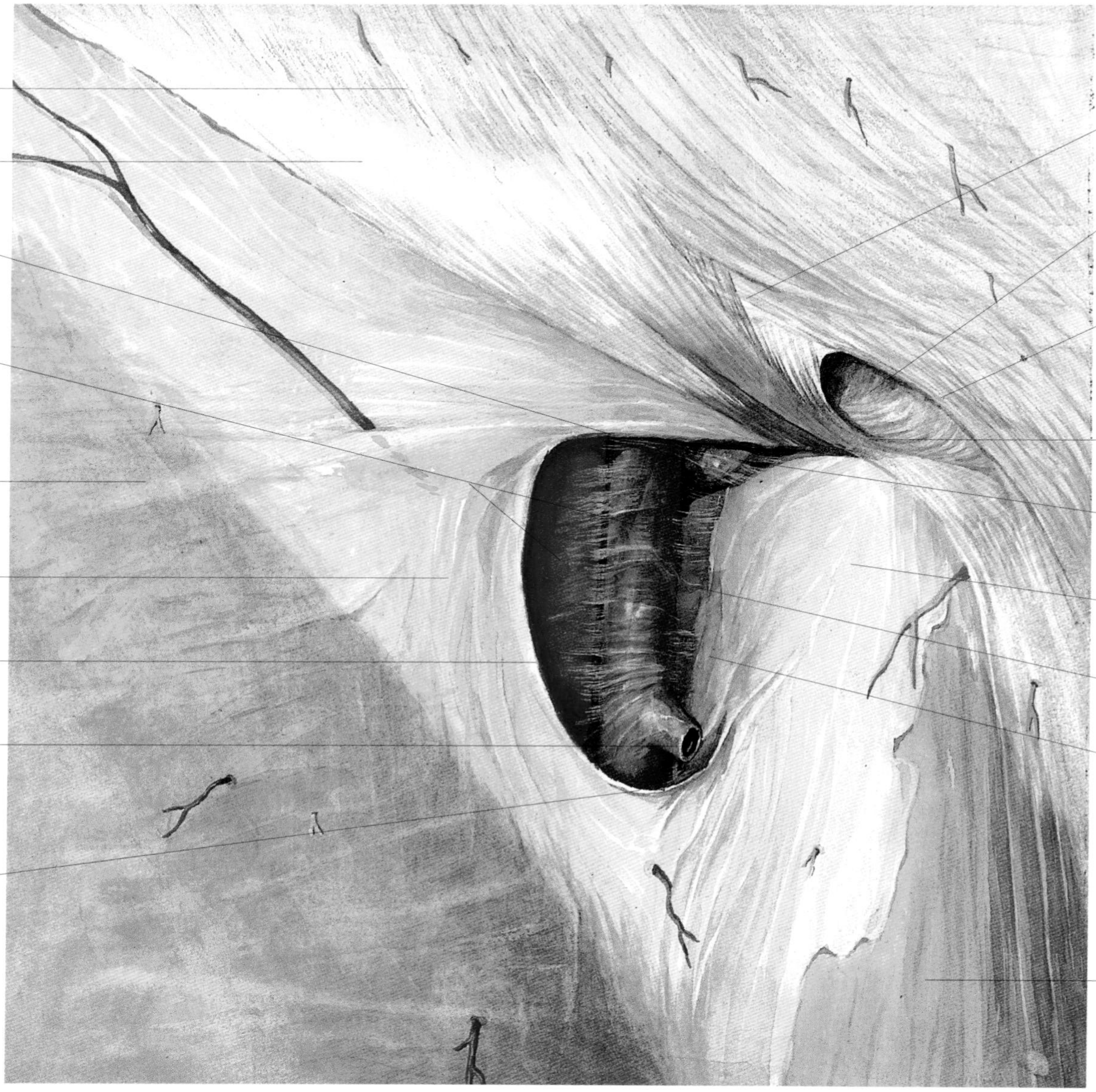

41. 腹股沟下区局解（二）
Topography of the infrainguinal region

图中标注：
- 腹外斜肌腱膜 Aponeurosis of obliquus externus abdominis m.
- 腹股沟韧带 Inguinal lig.
- 上角（镰缘）Superior cornua (falciform margin)
- 股动静脉 Femoral a. & v.
- 缝匠肌 Sartorius m.
- 阔筋膜 Fascia lata
- 镰缘 Falciform margin
- 大隐静脉 Great saphenous v.
- 下角（镰缘）Inferior cornua (falciform margin)
- 脚间纤维 Intercrural fibres
- 腹股沟管浅环 Superficial inguinal ring
- 内侧脚 Medial crus
- 外侧脚 Lateral crus
- 股环淋巴结 Lymph node in femoral ring (Cloquet)
- 耻骨肌筋膜 Pectineal fascia
- 股管 Femoral canal
- 隐静脉裂孔（卵圆窝）Saphenous opening
- 长收肌 Adductor longus m.

腹股沟下区局解（二）

筛筋膜切除，显示卵圆窝。

大隐静脉必须经筛筋膜才能注入股静脉，此与隐静脉裂孔（卵圆窝）的出现有关。

一、隐静脉裂孔

隐静脉裂孔 (Saphenous opening) 一般呈卵圆形，亦可为圆形或窄裂状，垂直径平均为 4 cm，横径平均为 2.5 cm。窝的外缘锐利，称镰缘 (Falciform margin)，与股鞘前壁贴连，筛筋膜附于其上。镰缘向上续于上缘，称上角 (Superior cornua)，延至耻骨结节，与腹股沟韧带和腔隙（陷窝）韧带融合。下缘称下角 (Inferior cornua)，经大隐静脉后方续于耻骨肌筋膜。窝的内缘不明显，由耻骨肌筋膜构成。

二、股鞘

股鞘 (Femoral sheath) 由髂外血管的腹膜外疏松结缔组织向下延续形成的漏斗形的囊，包绕股血管上部，长约 3.75 cm，下端与血管壁外层融合。股鞘有 3 个间隔：外侧隔有股动脉，中间隔有股静脉，内侧隔又名股管，被股环淋巴结 (Cloquet) 和淋巴管填充，股疝即发生于股管中。

三、股管

股管 (Femoral canal) 长约 1.25 cm，前屈成角状。股管的上口为股环，下口为卵圆窝上的筛筋膜，前壁为阔筋膜浅层，后内壁为耻骨肌筋膜，外侧壁为包以股鞘的股静脉。

第三节 髋前区

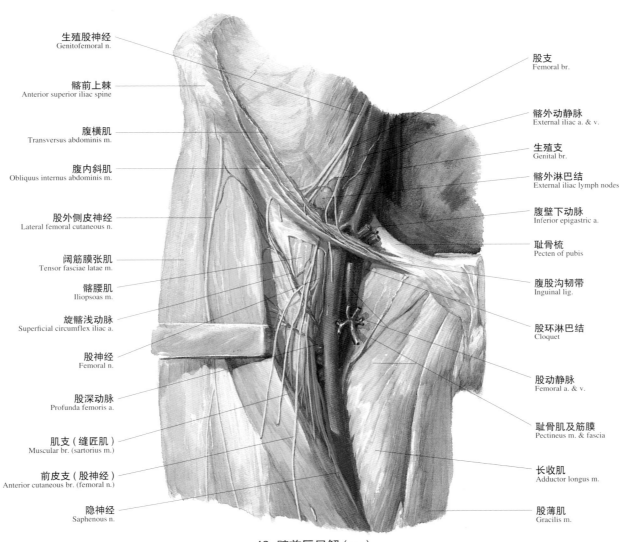

生殖股神经
Genitofemoral n.

髂前上棘
Anterior superior iliac spine

腹横肌
Transversus abdominis m.

腹内斜肌
Obliquus internus abdominis m.

股外侧皮神经
Lateral femoral cutaneous n.

阔筋膜张肌
Tensor fasciae latae m.

髂腰肌
Iliopsoas m.

旋髂浅动脉
Superficial circumflex iliac a.

股神经
Femoral n.

股深动脉
Profunda femoris a.

肌支（缝匠肌）
Muscular br. (sartorius m.)

前皮支（股神经）
Anterior cutaneous br. (femoral n.)

隐神经
Saphenous n.

股支
Femoral br.

髂外动静脉
External iliac a. & v.

生殖支
Genital br.

髂外淋巴结
External iliac lymph nodes

腹壁下动脉
Inferior epigastric a.

耻骨梳
Pecten of pubis

腹股沟韧带
Inguinal lig.

股环淋巴结
Cloquet

股动静脉
Femoral a. & v.

耻骨肌及筋膜
Pectineus m. & fascia

长收肌
Adductor longus m.

股薄肌
Gracilis m.

42. 髋前区局解（一）
Topography of anterior region of the hip

髋前区局解（一）

腹前壁下部和阔筋膜切除，保留腹股沟韧带，显示通过该韧带下方的结构（髂腰肌、股神经、股动脉、股静脉），这些结构皆位于髋关节前方。

髂腰肌（上覆筋膜）和股神经经腹股沟韧带外侧半深面的肌腔隙下降至股三角中。股动静脉经腹股沟韧带内侧半深面的血管腔隙下降至股三角中。股三角由腹股沟韧带、缝匠肌内缘和长收肌内缘围成，三角的底由髂腰肌和耻骨肌及两者的筋膜构成，两肌并形成三角形小窝即髂耻窝 (Iliopubic fossa)，其尖相当于小转子，股血管恰通行于窝中。

一、股动脉

股动脉 (Femoral a.) 从腹股沟韧带中点深面沿续髂外动脉，下行经股三角尖入股腘管，至收肌腱裂孔续于腘动脉。起始处外径平均 0.95 mm，除发出腹壁浅动脉、旋髂浅动脉和阴部外动脉外，在腹股沟韧带下3～4 cm 处，常由其后壁发出股深动脉。股深动脉发出旋股内、外侧动脉和 3～4 支穿动脉。股动脉在股三角上部位置表浅，较易受伤，可引起动脉瘤，又因其与股静脉相邻，亦可引起动静脉瘘。

二、股静脉

股静脉 (Femoral v.) 在股三角上部位股动脉内侧，在股三角尖部位于股动脉之后。大腿的深静脉有数干汇入股静脉。在腹股沟韧带下方约8 cm 处，股深静脉汇入股静脉。在腹股沟韧带下方 2.5 cm 处，大隐静脉经隐静脉裂孔的筛筋膜注入股静脉。

图中尚可见股外侧皮神经和生殖股神经的分布。生殖股神经出现于髂肌和腰大肌之间的沟中，沿髂肌表面下降，经肌腔隙至股部，居股动脉外侧。股神经于腹股沟韧带下方3～4 cm 处分成前、后两股，两股又分成若干皮支（前皮支、隐神经）和肌支，并有旋髂浅动脉穿行其间。

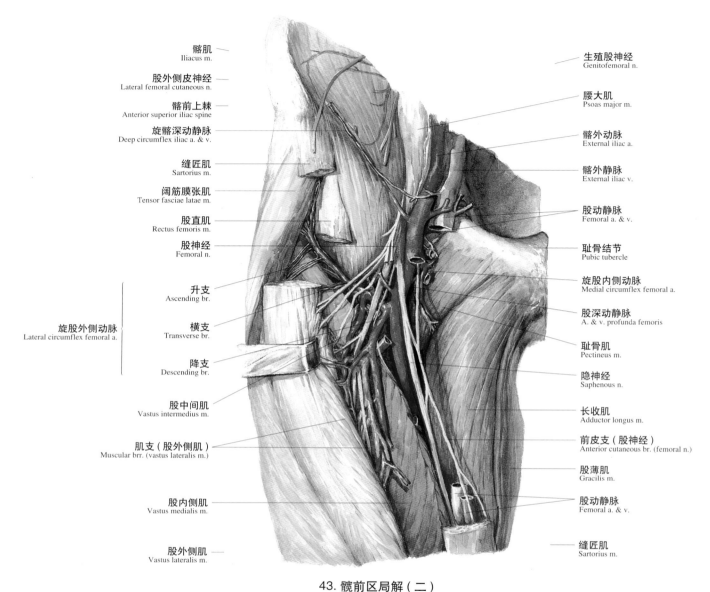

髂肌
Iliacus m.

股外侧皮神经
Lateral femoral cutaneous n.

髂前上棘
Anterior superior iliac spine

旋髂深动静脉
Deep circumflex iliac a. & v.

缝匠肌
Sartorius m.

阔筋膜张肌
Tensor fasciae latae m.

股直肌
Rectus femoris m.

股神经
Femoral n.

升支
Ascending br.

旋股外侧动脉
Lateral circumflex femoral a.

横支
Transverse br.

降支
Descending br.

股中间肌
Vastus intermedius m.

肌支（股外侧肌）
Muscular brr. (vastus lateralis m.)

股内侧肌
Vastus medialis m.

股外侧肌
Vastus lateralis m.

生殖股神经
Genitofemoral n.

腰大肌
Psoas major m.

髂外动脉
External iliac a.

髂外静脉
External iliac v.

股动静脉
Femoral a. & v.

耻骨结节
Pubic tubercle

旋股内侧动脉
Medial circumflex femoral a.

股深动静脉
A. & v. profunda femoris

耻骨肌
Pectineus m.

隐神经
Saphenous n.

长收肌
Adductor longus m.

前皮支（股神经）
Anterior cutaneous br. (femoral n.)

股薄肌
Gracilis m.

股动静脉
Femoral a. & v.

缝匠肌
Sartorius m.

43. 髋前区局解（二）
Topography of anterior region of the hip

髋前区局解（二）

腹股沟韧带、缝匠肌和股动静脉已切除，股直肌切断并外牵，显示旋髂深动静脉、股深动脉、旋股外侧动脉和股神经诸结构。

股动静脉和隐神经偕行向下内，降入收肌管中。

1. 旋髂深动静脉 (Deep circumflex iliac a. & v.) 平均起于腹股沟韧带下方 1.4 mm（变动于韧带上方 15 mm 和韧带下方 20 mm 之间），多数起自髂外动脉 (59.5%)，较少起自股动脉 (40.5%) 的外侧壁或后外侧壁。起点外径平均 2 mm（1～4 mm）。发出后，向髂前上棘斜行，走在腹股沟韧带后缘由腹横筋膜和髂筋膜形成的纤维管内，此段约 7 cm 的行程，称腹股沟段。发出 3～5 小支供应邻近肌肉。近髂前上棘处，髂腹

股沟神经可能越过其前方 (46.1%)，股外侧皮神经越过其后方 (15.4%)。

其后，旋髂深血管沿髂嵴内唇弧形向后，走在腹横筋膜和髂肌之间，继沿腹股沟韧带后缘的沟延伸至髂窝内壁，称此段为髂骨段，可作为寻找旋髂深血管的标志。此段直接或经髂肌支发出小支通过髂嵴内面小孔进入髂骨，经行至髂前上棘后方 7.6 cm 处，与髂腰动脉、第四腰动脉和臀上动脉深上支吻合。动脉还发出一些肌皮支供养腹外侧壁肌肉及皮肤。

旋髂深静脉多为一条，有时为两条 (40%)，与动脉平行，在髂骨段，静脉位于动脉上方，在腹股沟段，静脉位于动脉前上方。于髂外动脉外侧约 2 cm 处形成单干，经髂外动脉前方汇入髂外静脉。

2. 股深动脉 (A. profunda femoris) 由股动脉后壁

发出，沿其后外侧下行，至长收肌止腱后方。

3. 旋股外侧动脉 (Lateral circumflex femoral a.) 起自股深动脉外侧壁，穿行于股神经分支之间，经缝匠肌和股直肌深面、髂腰肌浅面外行，分升、横、降支。升支走向上外滋养阔筋膜张肌和臀小肌，并达髂前上棘内外面与旋髂浅、深动脉吻合。横支穿过股外侧肌绕行至股骨干后面，参与十字吻合，降支于股直肌和股外侧肌后方下降，参与膝关节动脉网。

4. 旋股内侧动脉 (Medial circumflex femoral a.) 起自股深动脉内侧壁，经股血管后方分浅、深两支，浅支行于耻骨肌和长收肌表面并滋养两肌。深支经耻骨肌与髂腰肌之间入深部。

5. 股神经 发前皮支、隐神经和肌支分布股四头肌各头和缝匠肌。

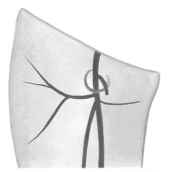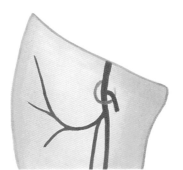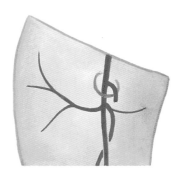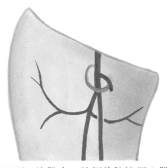

I型 股深静脉、旋股内侧和外侧静脉各自直接汇入股静脉，91.3%　　Ⅱ型 旋股外侧静脉汇入股深静脉，2.9%　　Ⅲ型 旋股内侧静脉汇入股深静脉，1.4%　　Ⅳ型 旋股内、外侧静脉皆汇入股深静脉，1.5%

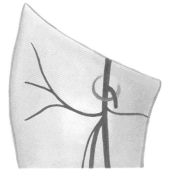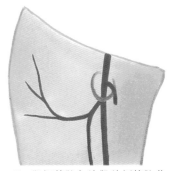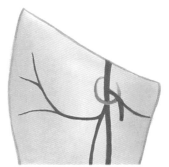

V型 双股深静脉，1.4%　　Ⅵ型 股深静脉与旋股外侧静脉共干汇入股静脉，1%　　Ⅶ型 旋股内侧静脉汇入大隐静脉根部，0.5%

44. 股静脉属支类型
Types of tributaries of the femoral vein

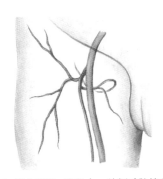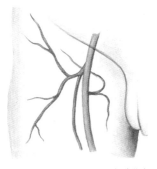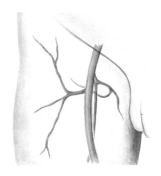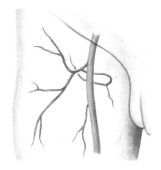

A. 深全干型 旋股内、外侧动脉皆发自股深动脉，为常见型，63.2%　　B. 深外干型 旋股外侧动脉起自股深动脉，旋股内侧动脉起自股动脉，16.9%　　C. 深内干型 旋股内侧动脉起自股深动脉，旋股外侧动脉起自股动脉，12.4%　　D. 旋股内、外侧动脉以一总干从股动脉发出

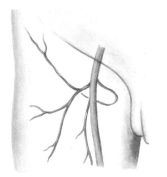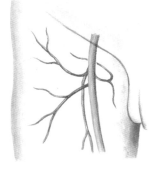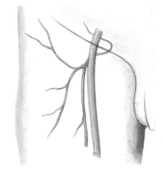

E. 旋股内、外侧动脉和股深动脉分别由股动脉发出　　F. 旋股外侧动脉升支发自股深动脉，降支发自股动脉　　G. 旋股外侧动脉起自股深动脉，旋股内侧动脉缺如，而由闭孔动脉代替

45. 股深动脉分支类型
Types of branches of the arteria profunda femoris

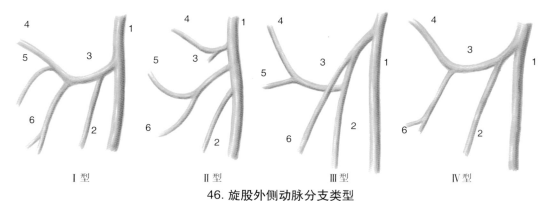

Ⅰ型 升、横、降支皆起自旋股外侧动脉干上，74.7%。

Ⅱ型 升支单发，横、降支起自旋股外侧动脉干上，7.9%。

Ⅲ型 降支单发，升、横支起自旋股外侧动脉干上，16.3%。

Ⅳ型 无横支，旋股外侧动脉仅发出升、降支，2.3%。

1. 股动脉
   Femoral a.
2. 股深动脉
   Profunda femoris a.
3. 旋股外侧动脉
   Lateral circumflex femoral a.
4. 升支
   Ascending br.
5. 横支
   Transverse br.
6. 降支
   Descending br.

Ⅰ型   Ⅱ型   Ⅲ型   Ⅳ型

46. 旋股外侧动脉分支类型
Types of branches of the lateral circumflex femoral artery

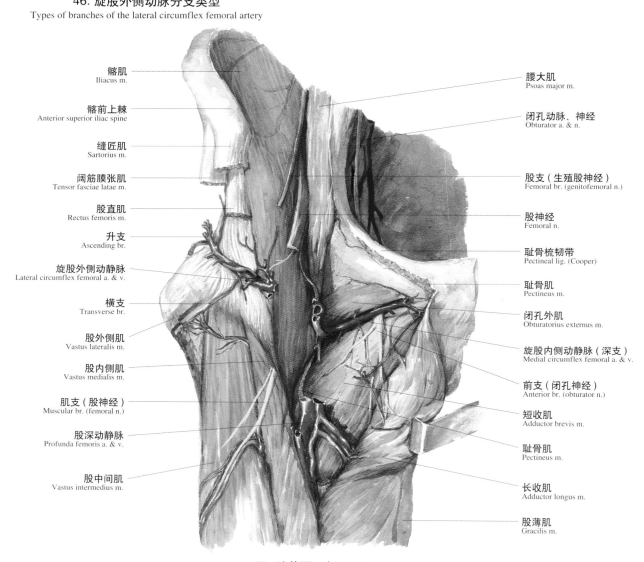

髂肌
Iliacus m.

髂前上棘
Anterior superior iliac spine

缝匠肌
Sartorius m.

阔筋膜张肌
Tensor fasciae latae m.

股直肌
Rectus femoris m.

升支
Ascending br.

旋股外侧动静脉
Lateral circumflex femoral a. & v.

横支
Transverse br.

股外侧肌
Vastus lateralis m.

股内侧肌
Vastus medialis m.

肌支（股神经）
Muscular br. (femoral n.)

股深动静脉
Profunda femoris a. & v.

股中间肌
Vastus intermedius m.

腰大肌
Psoas major m.

闭孔动脉、神经
Obturator a. & n.

股支（生殖股神经）
Femoral br. (genitofemoral n.)

股神经
Femoral n.

耻骨梳韧带
Pectineal lig. (Cooper)

耻骨肌
Pectineus m.

闭孔外肌
Obturatorius externus m.

旋股内侧动静脉（深支）
Medial circumflex femoral a. & v.

前支（闭孔神经）
Anterior br. (obturator n.)

短收肌
Adductor brevis m.

耻骨肌
Pectineus m.

长收肌
Adductor longus m.

股薄肌
Gracilis m.

47. 髋前区局解（三）
Topography of anterior region of the hip

髋 前 区 局 解 （三）

缝匠肌、阔筋膜张肌、股直肌、股外侧肌及大部血管神经已切除，髋前面只余髂腰肌。耻骨肌和长收肌切断并牵向内，显出闭孔外肌、短收肌和闭孔神经前支。

1. 旋股内侧动脉深支 穿过耻骨肌和髂腰肌之间后，又穿行于闭孔外肌和短收肌之间向后达股后部，参与十字吻合。沿途发支滋养股内收肌和闭孔外肌。本例中，旋股外侧动脉深支与闭孔动脉前支间有一异常的粗大吻合。

2. 闭孔外肌 (Obturator externus m.) 居耻骨肌和长收肌深面，起自闭孔膜外面和闭孔周围骨面，绕经髋关节下面和背面抵于转子窝。

3. 闭孔神经前支 行于长收肌和短收肌之间，发支支配长收肌、短收肌、股薄肌和耻骨肌等。

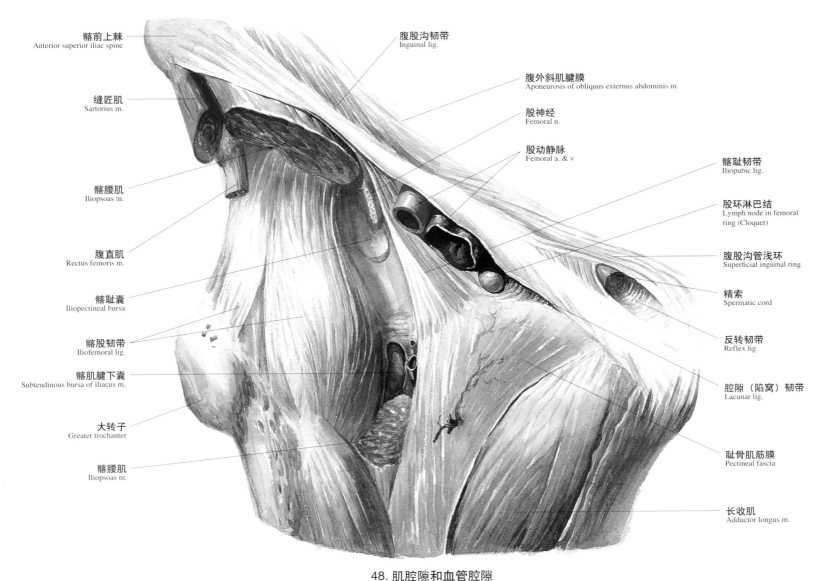

髂前上棘
Anterior superior iliac spine

缝匠肌
Sartorius m.

髂腰肌
Iliopsoas m.

腹直肌
Rectus femoris m.

髂耻囊
Iliopectineal bursa

髂股韧带
Iliofemoral lig.

髂肌腱下囊
Subtendinous bursa of iliacus m.

大转子
Greater trochanter

髂腰肌
Iliopsoas m.

腹股沟韧带
Inguinal lig.

腹外斜肌腱膜
Aponeurosis of obliquus externus abdominis m.

股神经
Femoral n.

股动静脉
Femoral a. & v.

髂耻韧带
Iliopubic lig.

股环淋巴结
Lymph node in femoral ring (Cloquet)

腹股沟管浅环
Superficial inguinal ring

精索
Spermatic cord

反转韧带
Reflex lig.

腔隙（陷窝）韧带
Lacunar lig.

耻骨肌筋膜
Pectineal fascia

长收肌
Adductor longus m.

48. 肌腔隙和血管腔隙
The lacuna musculorum and the lacuna vasorum

肌 腔 隙 和 血 管 腔 隙

　　腹股沟韧带深面与髋骨之间为腹部至股部的通道，此通道被髂耻弓分成两个腔隙，外为肌腔隙，内为血管腔隙。

　　1. 肌腔隙 (Lacuna musculorum)　前方由腹股沟韧带、后外侧由髂骨、内侧由髂耻韧带（即由腹股沟韧带连至髂耻隆起的韧带）围成。髂腰肌、股神经和股外侧皮神经由此间隙通过。

　　2. 血管腔隙 (Lacuna vasorum)　外侧由髂耻韧带、内侧由腔隙韧带、前方由腹股沟韧带、后方由耻骨梳韧带（即从腔隙韧带沿耻骨梳至髂耻弓的一个结缔组织索，由耻骨肌筋膜增厚形成），股动静脉由此腔隙通过。股静脉内侧的间隙为股管。

　　股神经位置较恒定，多位于腹股沟韧带中点处 (74.5%)，位中点稍内侧或稍外侧者各占 12.8%。

　　股动脉多位于腹股沟韧带中 1/3 内侧半的范围内，其中 9.6% 通过腹股沟韧带中点后方。

　　股神经与股动脉之间的距离在 0～1.5 cm 之间。在 34.0% 例中，神经紧贴于动脉外侧，其中神经的内侧份被动脉遮掩者约占 2/5。

　　股静脉多位于腹股沟韧带中、内 1/3 交界处 (62.8%)，居此外侧者占 11.6%，居此内侧者占 26.7%，最内可达腹股沟韧带外 3/4 与内 1/4 交界处。

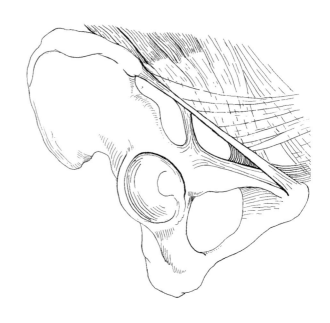

第四节　臀　区

臀区局解（一）

1. **臀上皮神经（Superior clunial nn.）** 为上 3 对腰神经后支外侧支的皮支，外侧支向下外行，发支支配附近肌肉，其皮支在骶棘肌外缘与髂嵴交点（平第三腰椎棘突高度）内侧 1.5 cm 范围内，穿出胸腰筋膜后层达臀部皮下，有时穿过髂嵴外唇坚强韧带的下方到臀区。

第一腰神经后支外侧支较小，且浅在，分布于臀中肌上部表面；第二腰神经外侧支最大，分布臀大肌表面达大转子附近；第三腰神经外侧支最深，下方可达臀沟。

臀上皮神经尚可发自 T12(40%)、L4(48%)、L5(11%) 和 S1(4%)。各根之间和各支之间存在着许多吻合支，形成袢。吻合支长度在 1 ~ 4 cm 之间，外径 0.5 ~ 1.5 mm 不等。

臀上皮神经行程长，常受髂嵴韧带牢固固定，因之当劳动、运动、腰部急剧扭转时，此神经易因牵拉而损伤、离位，弯腰时更甚。刺激可通过脊神经后支传入中枢，造成反射性腰痛及患侧下肢串痛（多不过膝）。临床上可对此神经采取手法按摩或药物封闭。

2. **臀中皮神经（Middle clunial nn.）** 为上 3 对骶神经后支的外侧支，后支经骶后孔穿出后，其内侧支支配多裂肌，外侧支在骶骨背面形成吻合（袢），至骶结节韧带背面又形成第二级吻合（袢），然后由此袢发出 2 ~ 3 皮支，穿臀大肌达皮下，分布髂后上棘至尾骨尖的臀区内侧部皮肤。

臀上皮神经、臀中皮神经、臀下皮神经、髂腹下神经等分支间有吻合交织。

3. **臀下皮神经（Inferior clunial nn.）** 于臀大肌下缘发自股后皮神经，有 2 ~ 3 支反折向上。分布臀大肌下外部表面皮肤。

4. **臀大肌（Gluteus maximus m.）** 为一略呈菱形的厚肌，几占整个臀部皮下，其表面筋膜甚薄。起自髂骨臀后线后方骨面和骶、尾骨背面。肌纤维粗大，斜向下外，大部止于髂胫束，小部止于臀肌粗隆，其覆盖大转子表面的部分变为腱膜性。自尾骨尖至股骨干上、中 1/3 交点画一线，即代表该肌下缘，自髂后上棘画一与之平行的线至大转子尖，即为该肌上缘，所成的菱形为臀大肌的体表投影。臀大肌上缘平均宽 146.6 mm 下缘平均宽 150.7 mm，下缘中点平均厚 22.0 mm。

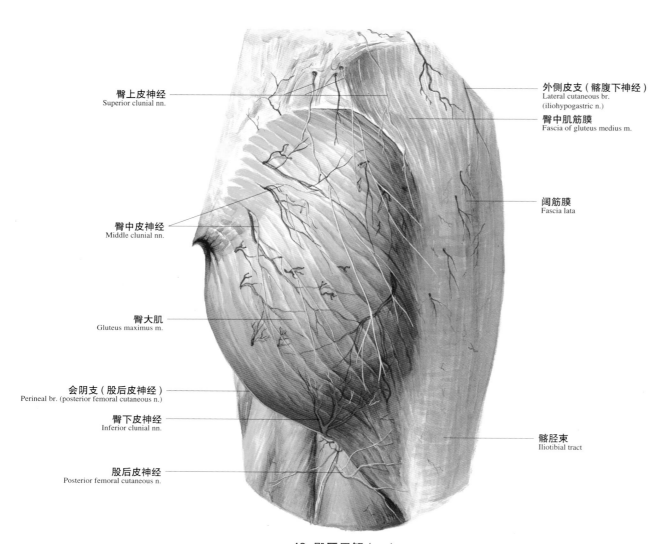

臀上皮神经　Superior clunial nn.

臀中皮神经　Middle clunial nn.

臀大肌　Gluteus maximus m.

会阴支（股后皮神经）　Perineal br. (posterior femoral cutaneous n.)

臀下皮神经　Inferior clunial nn.

股后皮神经　Posterior femoral cutaneous n.

外侧皮支（髂腹下神经）　Lateral cutaneous br. (iliohypogastric n.)

臀中肌筋膜　Fascia of gluteus medius m.

阔筋膜　Fascia lata

髂胫束　Iliotibial tract

49. 臀区局解（一）
Topography of the gluteal region

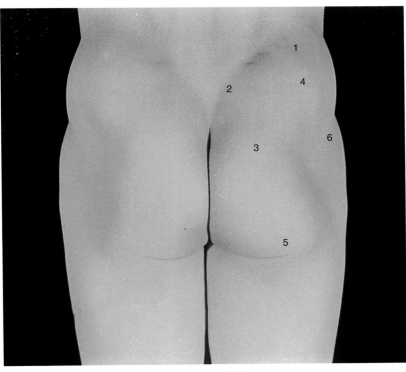

50. 臀区表面解剖
Surface anatomy of the gluteal region

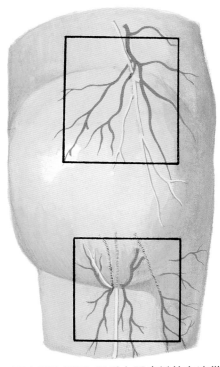

51. 臀上区和臀下-股后上区皮瓣的血液供应
Blood supply of skin flap of the superior gluteal and inferior gluteal-posterosuperior femoral regions

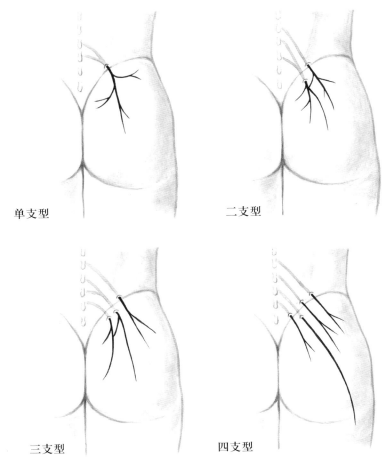

单支型   二支型

三支型   四支型

52. 臀上皮神经类型
Types of the superior clunial nerve

臀区表面解剖

臀区上界为髂嵴 (1)，髂嵴最高点平对第四腰椎棘突。髂嵴后端为髂后上棘 (2)，居臀区上内方凹窝内，恰对骶髂关节中点，相当于第二骶椎平面。

臀区中部隆起为臀大肌 (3)，臀大肌上缘与髂嵴之间的隆起为臀中肌 (4)。臀大肌下缘为臀沟 (5)，与股后面分界。臀大肌外侧的凹窝中，有阔筋膜张肌 (6)。

坐骨结节在髂后下棘之下，其下端与小转子居同一平面，此平面为股方肌与大收肌坐骨部的分界线。站立时，坐骨结节被臀大肌覆盖，坐位时，则由臀下缘滑出，并承担身体重量。尾骨尖位于坐骨结节平面上方，距肛门后缘 3～4 cm，它在坐位时并不承担体重。

1. **臀上区皮瓣** 上界髂嵴上方 2 cm，下界臀中部，内界后正中沟，外界腋后线延线，面积约 12 cm×16 cm，皮肤较厚，浅筋膜发达。此区血供主要来自第四腰动脉背侧支，其次来自臀上动脉肌皮支。第四腰动脉经腰大肌与腰方肌之间向后行，分前、后支。前支分布于腹肌，后支经竖脊肌外缘与腰方肌之间的间隙穿出深筋膜，分布于腰区和臀上区皮肤。动脉外径经两肌间隙时为 1.3 mm，穿深筋膜时为 1.0 mm，60% 为单干，40% 穿深筋膜前分 2～3 支。动脉自第四腰椎横突至竖脊肌外缘长 25.3 mm，干与支共长 34 mm。

2. **臀下-股后上区皮瓣** 为臀区与股后区相邻的 10 cm×15 cm 的皮区，由臀大肌下间隙的皮血管供应。皮血管 90% 发自臀下动脉肌支，10% 发自臀下动脉坐骨神经支。皮动脉起端较粗 (1.5 mm)，两条静脉为 1.9 mm 和 1.7 mm。在臀大肌下缘上方 2～3 cm 处分 2～4 支，经臀大肌下缘中点附近出肌间隙，分升、降支入皮下组织。穿深筋膜处外径 0.4～0.9 mm，伴行静脉外径 0.8～1.2 mm。

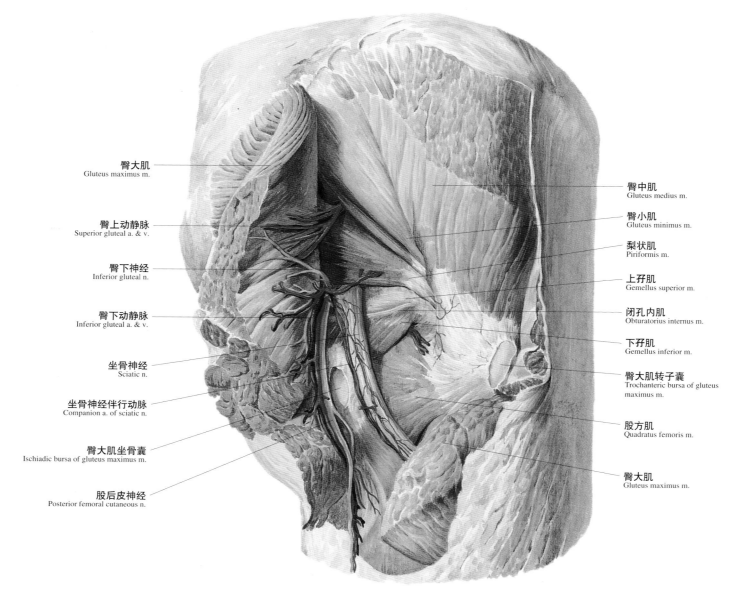

臀大肌
Gluteus maximus m.

臀上动静脉
Superior gluteal a. & v.

臀下神经
Inferior gluteal n.

臀下动静脉
Inferior gluteal a. & v.

坐骨神经
Sciatic n.

坐骨神经伴行动脉
Companion a. of sciatic n.

臀大肌坐骨囊
Ischiadic bursa of gluteus maximus m.

股后皮神经
Posterior femoral cutaneous n.

臀中肌
Gluteus medius m.

臀小肌
Gluteus minimus m.

梨状肌
Piriformis m.

上孖肌
Gemellus superior m.

闭孔内肌
Obturatorius internus m.

下孖肌
Gemellus inferior m.

臀大肌转子囊
Trochanteric bursa of gluteus maximus m.

股方肌
Quadratus femoris m.

臀大肌
Gluteus maximus m.

53. 臀区局解（二）
Topography of the gluteal region

臀区局解（二）

臀大肌切断并翻向两侧，臀大肌上、下份分别由臀上、下动脉供给（占67%），臀大肌上、中份由臀上动脉供给，下份由臀下动脉供给（占18%），其余情况较少。臀中肌筋膜亦切除，显示臀中肌、臀小肌一部分、梨状肌、闭孔内肌和孖肌、股方肌及梨状肌上、下孔出现的血管和神经。

1. 臀大肌坐骨囊 (Ischiadic bursa of gluteus maximus) 介于臀大肌深面与坐骨结节之间，站立时，坐骨结节虽被臀大肌所掩，坐位时却不受掩，并非坐在臀大肌上。臀大肌坐骨囊及其周围致密结缔组织起缓冲摩擦作用。此囊有时发炎，屈腿或屈躯干时出现疼痛。

2. 臀大肌转子囊 (Trochanteric bursa of gluteus maximus) 介于臀大肌腱膜与大转子之间，起保护及缓冲摩擦的作用，大转子不仅在皮下而且居腱膜之下。转子囊被压迫或受到过度刺激时可发炎，如合并结核菌感染，可产生原发大转子黏液囊结核，有蔓延至髋关节的可能。

3. 臀大肌的血管神经 臀下神经经梨状肌下孔出盆，分数支，从臀大肌深面入肌。臀上动脉浅支在髂后上棘下方从深面进入臀大肌；臀下动脉由梨状肌下孔出盆，外径平均为3.5 mm，于坐骨棘上方进入臀大肌，入肌后发出二级支和三级支滋养该肌。

4. 臀中肌 (Gluteus medius m.) 起自臀前线上方和臀后线前方的髂骨骨面、髂嵴外唇及覆盖它的坚厚筋膜上，纤维呈扇形向下集中，抵于股骨大转子外侧面。臀中肌止点深面有一、二个臀中肌转子囊 (Trochanteric bursa of gluteus medius m.)，有时可发生钙质沉积，并可受结核菌的侵袭。

5. 梨状肌 (Piriformis m.) 三角形，起自骶骨盆面骶前孔之间，纤维向外集中，经坐骨大孔出盆成一腱，紧贴肩关节囊后上部，向外止于大转子尖。在抵止处的肌腱与关节囊之间，有一不恒定的梨状肌囊 (Bursa of piriformis m.)。梨状肌与臀中肌愈合的占28.7%，与上孖肌愈合的占29.6%，与臀小肌愈合的占0.75%。臀上神经和血管经梨状肌上孔出颅。

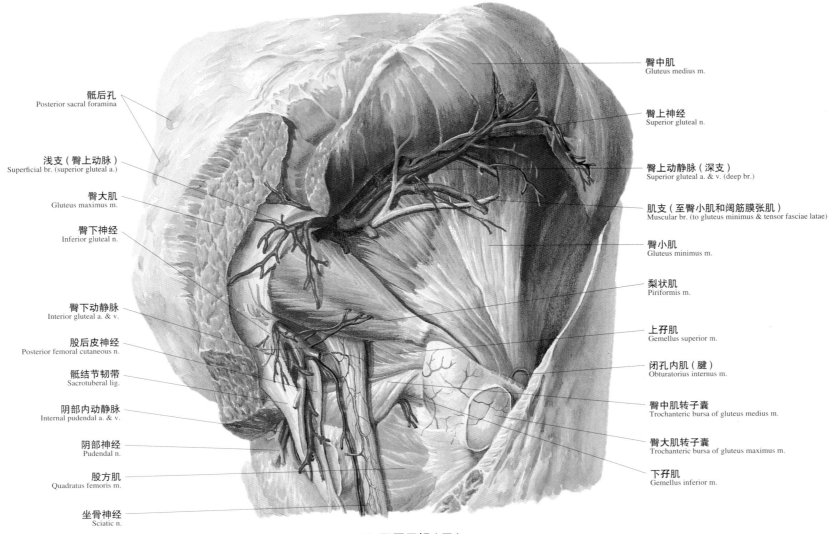

54. 臀区局解（三）
Topography of the gluteal region

臀区局解（三）

臀大肌切除，臀中肌于止端切断翻向上方，进一步显示臀小肌、梨状肌及经梨状肌上、下孔出盆的血管神经。

1. **臀小肌 (Gluteus minimus m.)** 位臀中肌深面，可视为臀中肌一部分。起自臀前线下方、髋臼上方的髂骨骨面，形成扁腱止于大转子前缘。其前部纤维较厚，掩盖股直肌两头。臀中、小肌从上面覆盖髋关节。

2. **梨状肌** 在髂后上棘至尾骨尖的连线上距髂后上棘 1～4 cm 的一点至大转子尖的连线为梨状肌上缘的表面投影。自上述连线中点以下 2 cm 内的一点至大转子尖的连线为梨状肌下缘的体表投影。

3. **臀上动脉** 出梨状肌上孔的位置约在髂嵴与坐骨结节垂直连线的中点，距髂嵴平均为 87.4 mm，距坐骨结节平均为 86.9 mm。84% 位于该垂线上。

4. **臀下动脉** 出梨状肌下孔的位置约在髂嵴与坐骨结节垂直连线的中、下 1/3 交点内侧，平均 15 mm，距髂嵴平均为 119 mm，距坐骨结节平均为 53 mm。

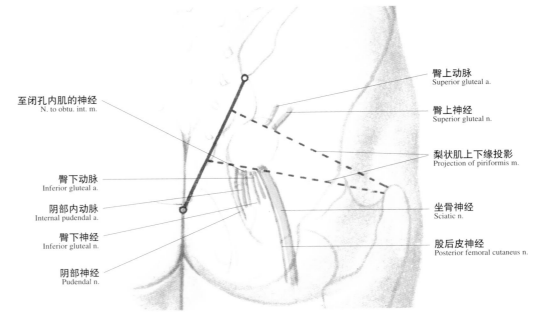

55. 梨状肌和臀上、下动脉的体表投影
Surface projection of the piriformis, the superior and inferior gluteal arteries

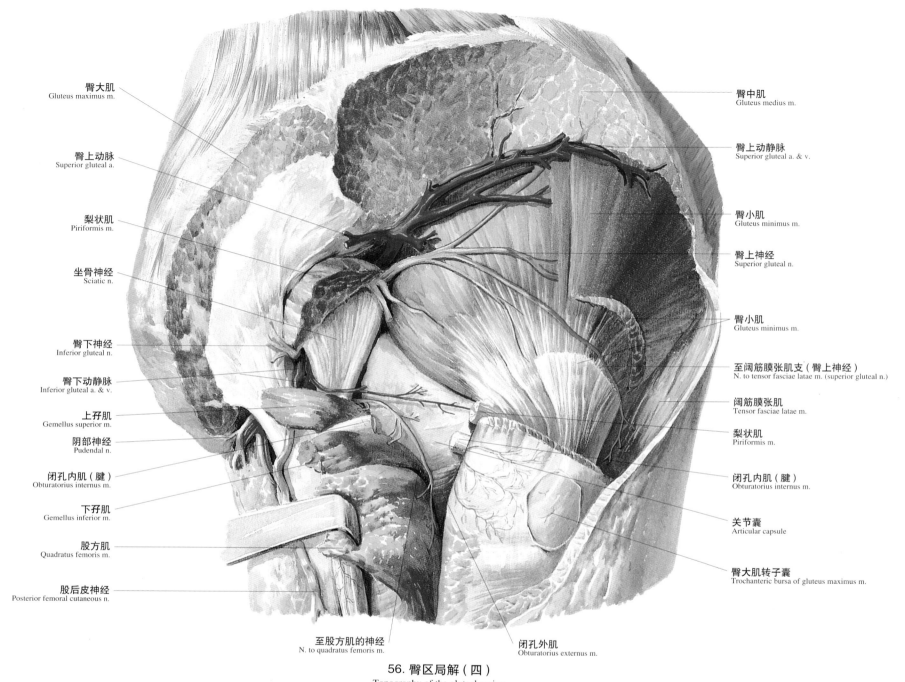

臀大肌
Gluteus maximus m.

臀上动脉
Superior gluteal a.

梨状肌
Piriformis m.

坐骨神经
Sciatic n.

臀下神经
Inferior gluteal n.

臀下动静脉
Inferior gluteal a. & v.

上孖肌
Gemellus superior m.

阴部神经
Pudendal n.

闭孔内肌（腱）
Obturatorius internus m.

下孖肌
Gemellus inferior m.

股方肌
Quadratus femoris m.

股后皮神经
Posterior femoral cutaneous n.

臀中肌
Gluteus medius m.

臀上动静脉
Superior gluteal a. & v.

臀小肌
Gluteus minimus m.

臀上神经
Superior gluteal n.

臀小肌
Gluteus minimus m.

至阔筋膜张肌支（臀上神经）
N. to tensor fasciae latae m. (superior gluteal n.)

阔筋膜张肌
Tensor fasciae latae m.

梨状肌
Piriformis m.

闭孔内肌（腱）
Obturatorius internus m.

关节囊
Articular capsule

臀大肌转子囊
Trochanteric bursa of gluteus maximus m.

至股方肌的神经
N. to quadratus femoris m.

闭孔外肌
Obturatorius externus m.

56. 臀区局解（四）
Topography of the gluteal region

经梨状肌下孔出盆的结构

由外向内为坐骨神经（其深面有至股方肌的神经）、股后皮神经、臀下神经、臀下血管（上述结构与坐骨体背面相接触），至闭孔内肌的神经、阴部内动静脉、阴部神经。后三个结构跨越坐骨棘或骶棘韧带，经坐骨小孔，在闭孔内肌与其筋膜之间出现于会阴。

臀区局解（四）

臀中肌和梨状肌切除，闭孔内肌、孖肌和股方肌于止端切断翻向内侧，显示髋关节囊。

1. **闭孔内肌 (Obturatorius internus m.)** 为贴于骨盆侧壁的扁肌，起自闭孔膜内面和周围骨面，肌束向坐骨小切迹集合，几呈直角方向经坐骨小孔入臀区深部，经髋关节囊后面止于转子窝。肌肉跨过坐骨小切迹处有一闭孔内肌坐骨囊 (Ischiadic bursa of obturatorius internus m.)。在闭孔内肌腱抵止的深面，有一闭孔内肌腱下囊 (Subtendinous bursa of obturatorius internus m.)。

2. **上、下孖肌 (Gemellus superior & inferior mm.)** 居闭孔内肌腱上下方，上孖肌起自坐骨棘，下孖肌起自坐骨结节，两肌的肌纤维加入闭孔内肌腱，止于转子窝。

3. **股方肌 (Quadratus femoris m.)** 介于下孖肌与大收肌上缘之间，起于坐骨结节外面，止于转子间嵴。

图中可见臀上神经至阔筋膜张肌的分支和骶丛至股方肌的神经。

臀区滑膜囊

1. **臀大肌转子囊** (Trochanteric bursa of gluteus maximus m.) 位于臀大肌腱与大转子之间。

2. **臀大肌坐骨囊** (Ischiadic bursa of gluteus maximus m.) 位于臀大肌下面与坐骨结节之间。

3. **臀肌间囊** (Intermuscular bursae of gluteus mm.) 为臀大肌抵止于股骨臀肌粗隆深面的二、三个滑膜囊。

4. **臀中肌转子囊** (Trochanteric bursae of gluteus medius m.) 有两个，前方的一个在臀中肌止腱和大转子之间，后方的一个在臀中肌止腱和梨状肌之间。

5. **臀小肌转子囊** (Trochanteric bursae of gluteus minimus m.) 位于臀小肌止腱和大转子之间。

6. **梨状肌囊** (B. of piriformis m.) 位于梨状肌止腱与大转子之间。

7. **闭孔内肌腱下囊** (Subtendinous bursa of obturatorius internus m.) 位于闭孔内肌抵止部深面。

8. **闭孔内肌坐骨囊** (Ischiadic bursa of obturatorius internus m.) 位于闭孔内肌腱与坐骨小切迹的软骨面之间。

9. **转子皮下囊** (Trochanteric subcutaneous bursa) 位于大转子和皮肤之间。

10. **坐骨皮下囊** (Ischiadic subcutaneous bursa) 位于臀大肌坐骨囊下方。坐位时，介于坐骨结节与皮肤之间。

11. **股方肌囊** (Bursa of quadratus femoris m.) 位于股方肌深面与股骨之间。

12. **股二头肌上囊** (Superior bursa of biceps femoris m.) 位于股二头肌长头起始部和半膜肌起始部之间。

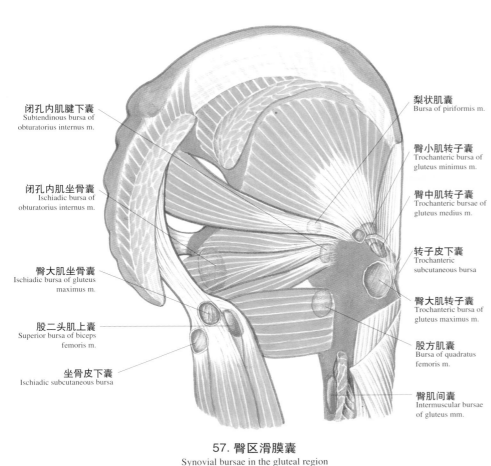

闭孔内肌腱下囊
Subtendinous bursa of
obturatorius internus m.

闭孔内肌坐骨囊
Ischiadic bursa of
obturatorius internus m.

臀大肌坐骨囊
Ischiadic bursa of gluteus
maximus m.

股二头肌上囊
Superior bursa of biceps
femoris m.

坐骨皮下囊
Ischiadic subcutaneous bursa

梨状肌囊
Bursa of piriformis m.

臀小肌转子囊
Trochanteric bursa of
gluteus minimus m.

臀中肌转子囊
Trochanteric bursae of
gluteus medius m.

转子皮下囊
Trochanteric
subcutaneous bursa

臀大肌转子囊
Trochanteric bursa of
gluteus maximus m.

股方肌囊
Bursa of quadratus
femoris m.

臀肌间囊
Intermuscular bursae
of gluteus mm.

57. 臀区滑膜囊
Synovial bursae in the gluteal region

第五节　髋外侧面

髋外侧面表面解剖

弧形的髂嵴[1]可在皮下摸到，其明显程度随人的胖瘦而异。髂嵴前端为髂前上棘[2]，后端为髂后上棘[3]。由髂前上棘起始的阔筋膜张肌[4]向下外行，终于髂胫束。臀大肌[5]构成臀区隆起，向前下行。臀大肌隆起与阔筋膜张肌隆起之间的凹陷处，可触及大转子[6]。大转子位于髂前上棘与坐骨结节之间的 Nelaton 线上。髂嵴前部下方有臀中肌[7]。

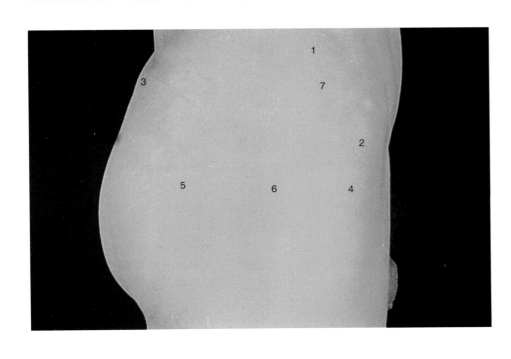

58. 髋外侧面表面解剖
Surface anatomy of lateral aspect of the hip

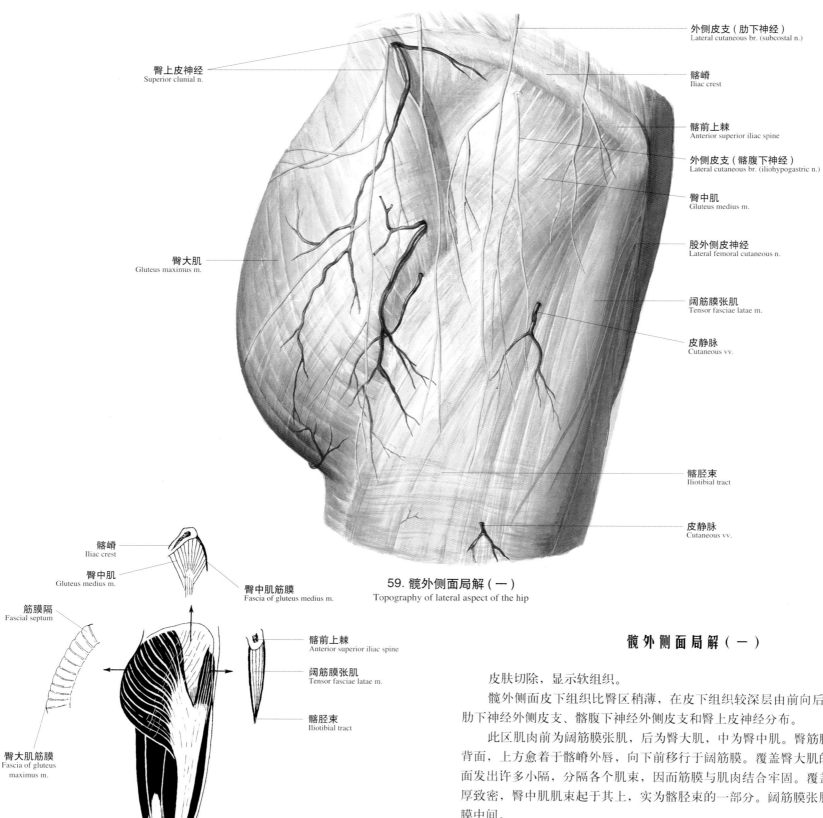

臀上皮神经
Superior clunial n.

外侧皮支（肋下神经）
Lateral cutaneous br. (subcostal n.)

髂嵴
Iliac crest

髂前上棘
Anterior superior iliac spine

外侧皮支（髂腹下神经）
Lateral cutaneous br. (iliohypogastric n.)

臀中肌
Gluteus medius m.

股外侧皮神经
Lateral femoral cutaneous n.

臀大肌
Gluteus maximus m.

阔筋膜张肌
Tensor fasciae latae m.

皮静脉
Cutaneous vv.

髂胫束
Iliotibial tract

皮静脉
Cutaneous vv.

59. 髋外侧面局解（一）
Topography of lateral aspect of the hip

髂嵴
Iliac crest

臀中肌
Gluteus medius m.

臀中肌筋膜
Fascia of gluteus medius m.

筋膜隔
Fascial septum

髂前上棘
Anterior superior iliac spine

阔筋膜张肌
Tensor fasciae latae m.

髂胫束
Iliotibial tract

臀大肌筋膜
Fascia of gluteus maximus m.

60. 髋三角肌
The deltoid of the hip

髋外侧面局解（一）

皮肤切除，显示软组织。

髋外侧面皮下组织比臀区稍薄，在皮下组织较深层由前向后有股外侧皮神经、肋下神经外侧皮支、髂腹下神经外侧皮支和臀上皮神经分布。

此区肌肉前为阔筋膜张肌，后为臀大肌，中为臀中肌。臀筋膜内侧愈着于骶骨背面，上方愈着于髂嵴外唇，向下前移行于阔筋膜。覆盖臀大肌的筋膜较薄，向深面发出许多小隔，分隔各个肌束，因而筋膜与肌肉结合牢固。覆盖臀中肌的筋膜坚厚致密，臀中肌肌束起于其上，实为髂胫束的一部分。阔筋膜张肌则夹于两层阔筋膜中间。

阔筋膜张肌从髂前上棘下行，臀大肌从髂嵴后 1/3 和骶尾骨背面斜向下前行，两肌分别止于髂胫束前后缘，成一广阔扇形，尖指向下，覆盖髋区外面，宛如肩部三角肌。因之，此两肌合称髋三角肌（Deltoid of the hip）。两肌协调收缩，髂胫束沿其长轴被牵拉，可引起大腿单纯外展。

髋外侧面局解（二）

臀筋膜及阔筋膜切除,显示中部的臀中肌,前方为阔筋膜张肌、缝匠肌和股直肌,
后方为臀大肌。臀中肌上部浅层纤维起于筋膜深面。臀大肌上部深面与大转子之间
介有臀大肌转子囊 (Trochanteric bursa of gluteus maximus m.)。

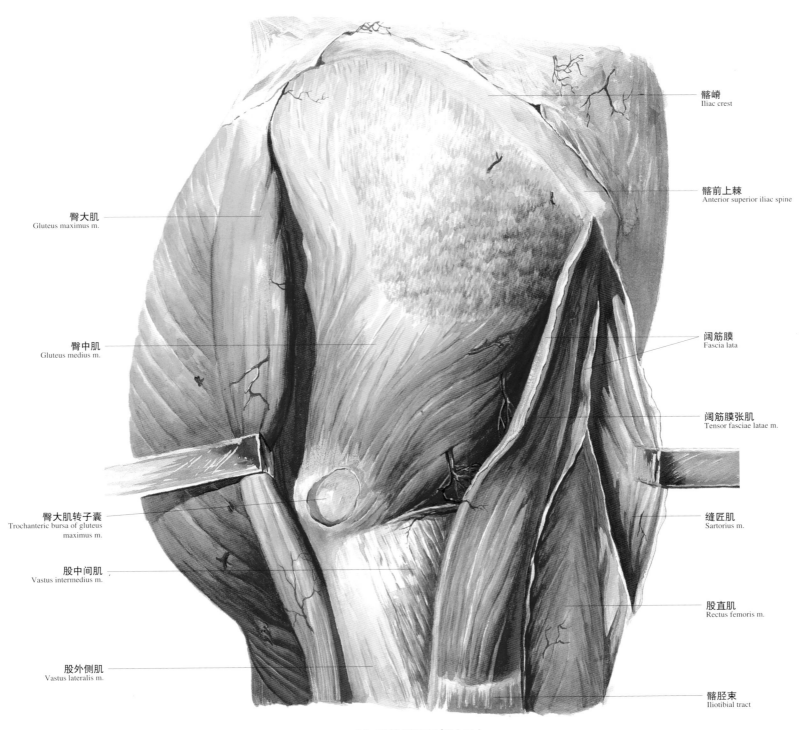

臀大肌
Gluteus maximus m.

臀中肌
Gluteus medius m.

臀大肌转子囊
Trochanteric bursa of gluteus
maximus m.

股中间肌
Vastus intermedius m.

股外侧肌
Vastus lateralis m.

髂嵴
Iliac crest

髂前上棘
Anterior superior iliac spine

阔筋膜
Fascia lata

阔筋膜张肌
Tensor fasciae latae m.

缝匠肌
Sartorius m.

股直肌
Rectus femoris m.

髂胫束
Iliotibial tract

61. 髋外侧面局解（二）
Topography of lateral aspect of the hip

髂嵴
Iliac crest

臀中肌
Gluteus medius m.

髂前上棘
Anterior superior iliac spine

上支（深支、臀上动脉）
Superior br. (deep br., superior gluteal a.)

上支（深支、臀上动脉）
Superior br. (deep br., superior gluteal a.)

臀上神经
Superior gluteal n.

阔筋膜张肌
Tensor fasciae latae m.

下支（深支、臀上动脉）
Inferior br. (deep br., superior gluteal a.)

升支
Ascending br.

臀大肌
Gluteus maximus m.

横支
Transverse br.

旋股外侧动脉
Lateral circumflex femoral a.

臀中肌
Gluteus medius m.

降支
Descending br.

股中间肌
Vastus intermedius m.

股外侧肌
Vastus lateralis m.

62. 髋外侧面局解（三）
Topography of lateral aspect of the hip

髋外侧面局解（三）

臀中肌于起始部切断并翻向后方，显露臀上动静脉深支的上支和下支及臀上神经。上支滋养臀中、小肌和髂骨，前行与旋髂深动脉和旋股外侧动脉深支吻合。下支外行，滋养臀中、小肌和髋关节，至转子窝的分支与臀下动脉和旋股内侧动脉深支吻合。臀上神经发支支配臀中、小肌和阔筋膜张肌。

阔筋膜张肌被翻向前方，显露旋股外侧动脉升支、横支、降支。

1. 臀上神经（Superior gluteal n.） 分上、下两支，上支沿臀小肌上缘分布于臀中肌，下支行于臀中、小肌之间，支配臀中、小肌及阔筋膜张肌。

2. 臀上动脉（Superior gluteal a.） 与臀上神经伴行，出梨状肌上孔处外径平均 3.1 mm。分浅深两支，浅支分布臀大肌，深支行于臀中肌深面，又分上、下两支。上支（Superior br.）沿臀小肌上缘前进，至髂前上棘与旋髂深动脉和旋股外侧动脉升支吻合。下支（Inferior br.）沿臀中、小肌之间外行，分支至该两肌，并发小支穿臀小肌至髋关节。至转子窝的分支与臀下动脉和旋股内侧动脉的深支吻合。

施行骶髂关节手术时，注意勿损伤臀上动脉，因切断后往往向盆腔缩入，必要时可紧急剖腹结扎髂内动脉，否则将导致大量内出血。

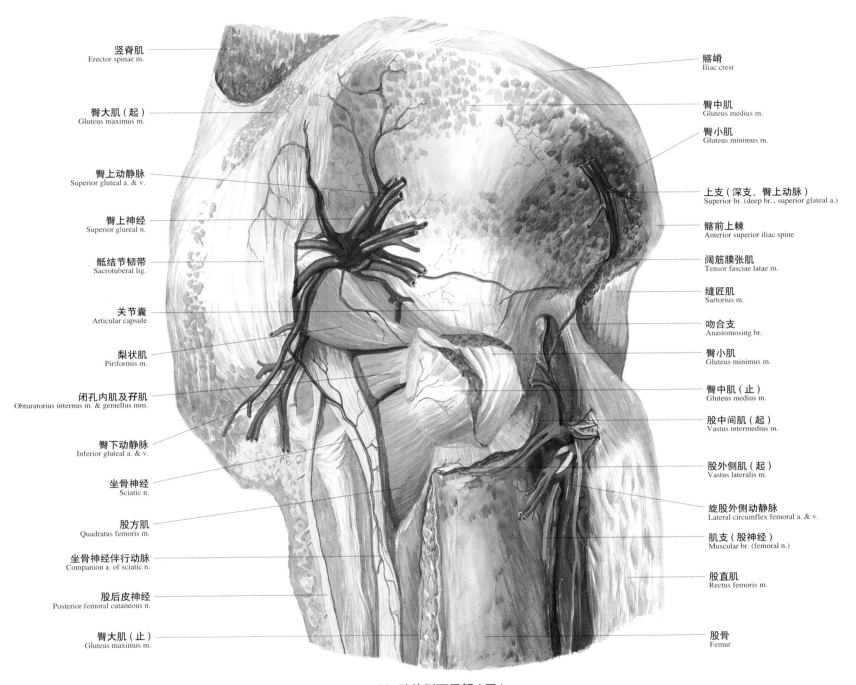

竖脊肌
Erector spinae m.

臀大肌（起）
Gluteus maximus m.

臀上动静脉
Superior gluteal a. & v.

臀上神经
Superior glureal n.

骶结节韧带
Sacrotuberal lig.

关节囊
Articular capsule

梨状肌
Piriformis m.

闭孔内肌及孖肌
Obturatorius internus m. & gemellus mm.

臀下动静脉
Inferior gluteal a. & v.

坐骨神经
Sciatic n.

股方肌
Quadratus femoris m.

坐骨神经伴行动脉
Companion a. of sciatic n.

股后皮神经
Posterior femoral cutaneous n.

臀大肌（止）
Gluteus maximus m.

髂嵴
Iliac crest

臀中肌
Gluteus medius m.

臀小肌
Gluteus minimus m.

上支（深支、臀上动脉）
Superior br. (deep br., superior gluteal a.)

髂前上棘
Anterior superior iliac spine

阔筋膜张肌
Tensor fasciae latae m.

缝匠肌
Sartorius m.

吻合支
Anastomosing br.

臀小肌
Gluteus minimus m.

臀中肌（止）
Gluteus medius m.

股中间肌（起）
Vastus intermedius m.

股外侧肌（起）
Vastus lateralis m.

旋股外侧动静脉
Lateral circumflex femoral a. & v.

肌支（股神经）
Muscular br. (femoral n.)

股直肌
Rectus femoris m.

股骨
Femur

63. 髋外侧面局解（四）
Topography of lateral aspect of the hip

髋外侧面局解（四）

臀大、中、小肌和阔筋膜张肌皆切除。显露髂骨翼外面和髋关节囊上外壁。臀中、小肌的止腱抵于大转子上。

梨状肌上孔出现的臀上动静脉和臀上神经被切断。梨状肌下孔出现的臀下动静脉和臀下神经亦被切断。

坐骨神经经闭孔内肌、孖肌和股方肌浅面下降至股后部，坐骨神经伴行动脉分布于其上。股后皮神经亦降至股后部。

股直肌被翻向内侧，旋股外侧动静脉和股神经肌支在其深面外行。可见旋股外侧动脉升支与臀上动脉深支吻合。

股外侧肌和股中间肌切除，显露出股骨干。

第六节　闭孔区

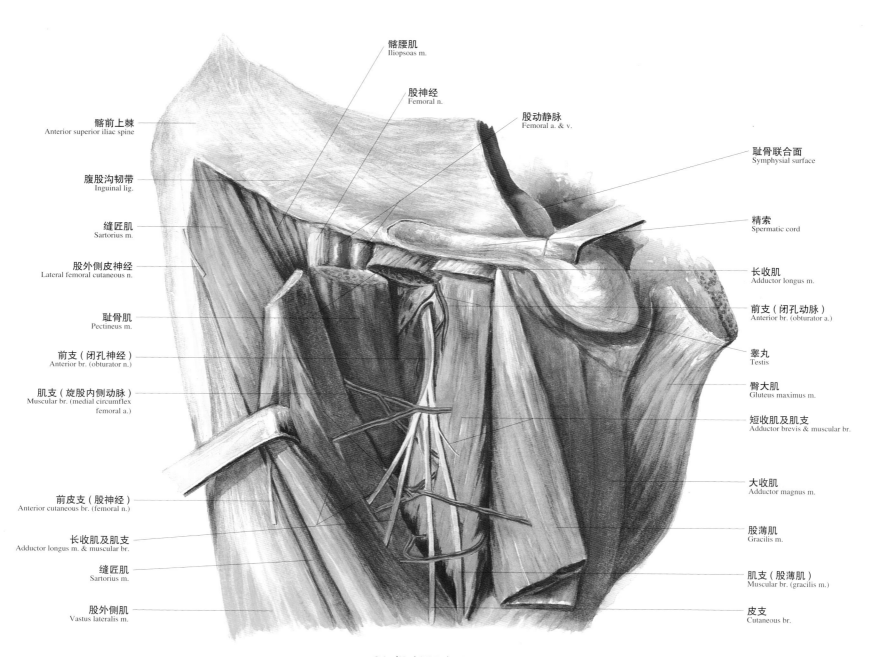

髂腰肌
Iliopsoas m.

股神经
Femoral n.

股动静脉
Femoral a. & v.

髂前上棘
Anterior superior iliac spine

腹股沟韧带
Inguinal lig.

缝匠肌
Sartorius m.

股外侧皮神经
Lateral femoral cutaneous n.

耻骨肌
Pectineus m.

前支（闭孔神经）
Anterior br. (obturator n.)

肌支（旋股内侧动脉）
Muscular br. (medial circumflex femoral a.)

前皮支（股神经）
Anterior cutaneous br. (femoral n.)

长收肌及肌支
Adductor longus m. & muscular br.

缝匠肌
Sartorius m.

股外侧肌
Vastus lateralis m.

耻骨联合面
Symphysial surface

精索
Spermatic cord

长收肌
Adductor longus m.

前支（闭孔动脉）
Anterior br. (obturator a.)

睾丸
Testis

臀大肌
Gluteus maximus m.

短收肌及肌支
Adductor brevis & muscular br.

大收肌
Adductor magnus m.

股薄肌
Gracilis m.

肌支（股薄肌）
Muscular br. (gracilis m.)

皮支
Cutaneous br.

64. 闭孔区局解（一）
Topography of the obturator region

闭孔区局解（一）

耻骨肌和长收肌于起端切断并翻向外，股薄肌翻向内，显示闭孔神经前支。

闭孔神经前支（Anterior br. of obturator n.）　出闭膜管后行于耻骨肌、长收肌深

面、短收肌浅面，干呈扁平形，平均长 24.5 mm，平均宽 3.3 mm。发出两支支配长收肌，一支支配短收肌。长收肌支发出点平均宽 1.4 mm，由发出点至入肌点平均长 69.4 mm。短收肌支多为一支，自发出点至入肌点平均长 38.3 mm。还可见至股薄肌支和皮支。

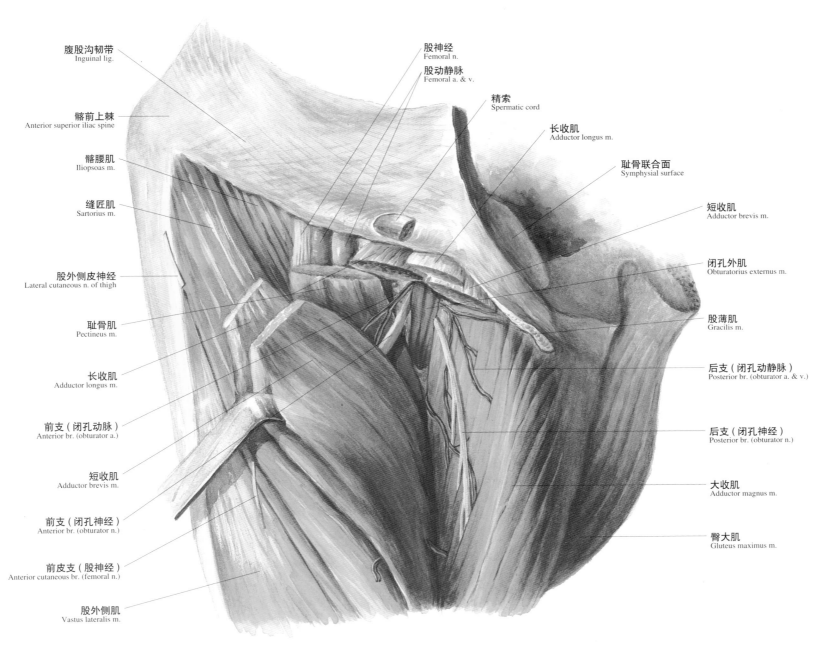

腹股沟韧带
Inguinal lig.

髂前上棘
Anterior superior iliac spine

髂腰肌
Iliopsoas m.

缝匠肌
Sartorius m.

股外侧皮神经
Lateral cutaneous n. of thigh

耻骨肌
Pectineus m.

长收肌
Adductor longus m.

前支（闭孔动脉）
Anterior br. (obturator a.)

短收肌
Adductor brevis m.

前支（闭孔神经）
Anterior br. (obturator n.)

前皮支（股神经）
Anterior cutaneous br. (femoral n.)

股外侧肌
Vastus lateralis m.

股神经
Femoral n.

股动静脉
Femoral a. & v.

精索
Spermatic cord

长收肌
Adductor longus m.

耻骨联合面
Symphysial surface

短收肌
Adductor brevis m.

闭孔外肌
Obturatorius externus m.

股薄肌
Gracilis m.

后支（闭孔动静脉）
Posterior br. (obturator a. & v.)

后支（闭孔神经）
Posterior br. (obturator n.)

大收肌
Adductor magnus m.

臀大肌
Gluteus maximus m.

65. 闭孔区局解（二）
Topography of the obturator region

闭孔区局解（二）

进一步将短收肌起端切断并翻向外，显示闭孔神经后支和闭孔动脉后支。

1. **闭孔神经后支** 穿闭孔外肌上部，下降于短收肌和长收肌之间，略呈椭圆形，

平均长 20.0 mm，平均宽 2.7 mm。可见其发支支配大收肌。大收肌支有 1～2 支，一级终支为 2～8 条。各支分出点处平均宽 2.5 mm，分出点至入肌点平均长 108.5 mm。

2. **闭孔动脉后支** 发支支配大收肌。

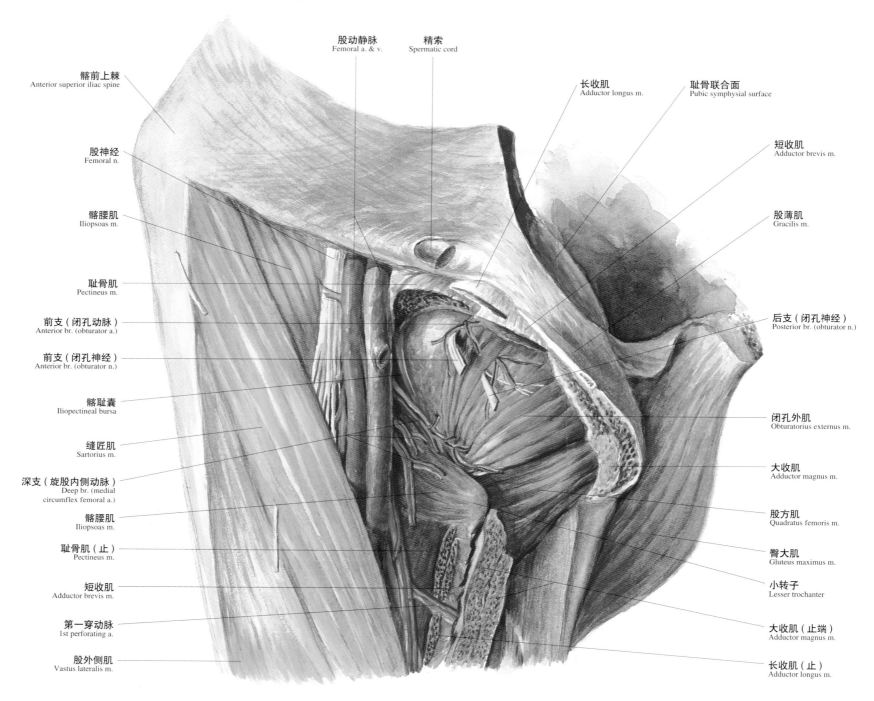

股动静脉
Femoral a. & v.

精索
Spermatic cord

长收肌
Adductor longus m.

耻骨联合面
Pubic symphysial surface

髂前上棘
Anterior superior iliac spine

股神经
Femoral n.

髂腰肌
Iliopsoas m.

耻骨肌
Pectineus m.

前支（闭孔动脉）
Anterior br. (obturator a.)

前支（闭孔神经）
Anterior br. (obturator n.)

髂耻囊
Iliopectineal bursa

缝匠肌
Sartorius m.

深支（旋股内侧动脉）
Deep br. (medial circumflex femoral a.)

髂腰肌
Iliopsoas m.

耻骨肌（止）
Pectineus m.

短收肌
Adductor brevis m.

第一穿动脉
1st perforating a.

股外侧肌
Vastus lateralis m.

短收肌
Adductor brevis m.

股薄肌
Gracilis m.

后支（闭孔神经）
Posterior br. (obturator n.)

闭孔外肌
Obturatorius externus m.

大收肌
Adductor magnus m.

股方肌
Quadratus femoris m.

臀大肌
Gluteus maximus m.

小转子
Lesser trochanter

大收肌（止端）
Adductor magnus m.

长收肌（止）
Adductor longus m.

66. 闭孔区局解（三）
Topography of the obturator region

闭 孔 区 局 解 （三）

股内收肌全部切除，显露闭孔外肌和股方肌。

闭孔外肌 (Obturatorius externus n.)　为三角形扁肌，起自闭孔膜外面和周围骨面，纤维向下外绕髋关节的下面和后面，止于转子窝。

闭孔神经前支　出闭膜管后，在闭孔外肌前方下降。闭孔神经后支穿闭孔外肌上部，并发支支配闭孔外肌。

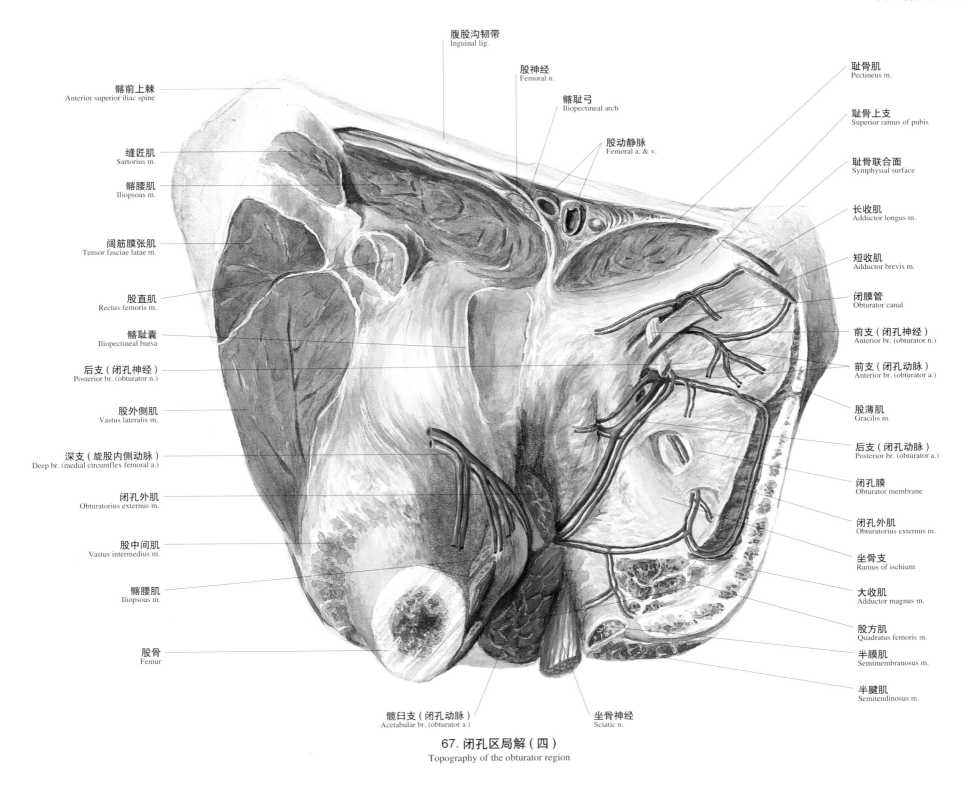

腹股沟韧带
Inguinal lig.

股神经
Femoral n.

髂耻弓
Iliopectineal arch

股动静脉
Femoral a. & v.

髂前上棘
Anterior superior iliac spine

缝匠肌
Sartorius m.

髂腰肌
Iliopsoas m.

阔筋膜张肌
Tensor fasciae latae m.

股直肌
Rectus femoris m.

髂耻囊
Iliopectineal bursa

后支（闭孔神经）
Posterior br. (obturator n.)

股外侧肌
Vastus lateralis m.

深支（旋股内侧动脉）
Deep br. (medial circumflex femoral a.)

闭孔外肌
Obturatorius externus m.

股中间肌
Vastus intermedius m.

髂腰肌
Iliopsoas m.

股骨
Femur

耻骨肌
Pectineus m.

耻骨上支
Superior ramus of pubis

耻骨联合面
Symphysial surface

长收肌
Adductor longus m.

短收肌
Adductor brevis m.

闭膜管
Obturator canal

前支（闭孔神经）
Anterior br. (obturator n.)

前支（闭孔动脉）
Anterior br. (obturator a.)

股薄肌
Gracilis m.

后支（闭孔动脉）
Posterior br. (obturator a.)

闭孔膜
Obturator membrane

闭孔外肌
Obturatorius externus m.

坐骨支
Ramus of ischium

大收肌
Adductor magnus m.

股方肌
Quadratus femoris m.

半膜肌
Semimembranosus m.

半腱肌
Semitendinosus m.

髋臼支（闭孔动脉）
Acetabular br. (obturator a.)

坐骨神经
Sciatic n.

67. 闭孔区局解（四）
Topography of the obturator region

闭孔区局解（四）

股内群肌皆切除，显露肌腔隙、血管腔隙、髂耻囊及髋关节囊前壁。闭孔外肌和股方肌进一步切除，显露闭孔膜以及闭孔血管神经出闭膜管的情况。

闭孔动脉 (Obturator a.) 经闭膜管出骨盆，在闭孔上缘分前后两支，在闭孔外肌与闭孔膜之间形成动脉环围绕闭孔。

（1）前支 (Anterior br.)：在闭孔膜外面前行，沿闭孔前缘弓形向下，发支滋养闭孔外肌、耻骨肌、3个收肌和股薄肌，并与后支和旋股内侧动脉吻合。

（2）后支 (Posterior br.)：循闭孔后缘下降，继沿坐骨支转而前行，与前支吻合。发支滋养半膜肌、半腱肌、股方肌和股二头肌，并与臀下动脉吻合。还发一髋臼支经坐骨切迹入髋关节，滋养股骨头韧带。

第七节 髋部断面

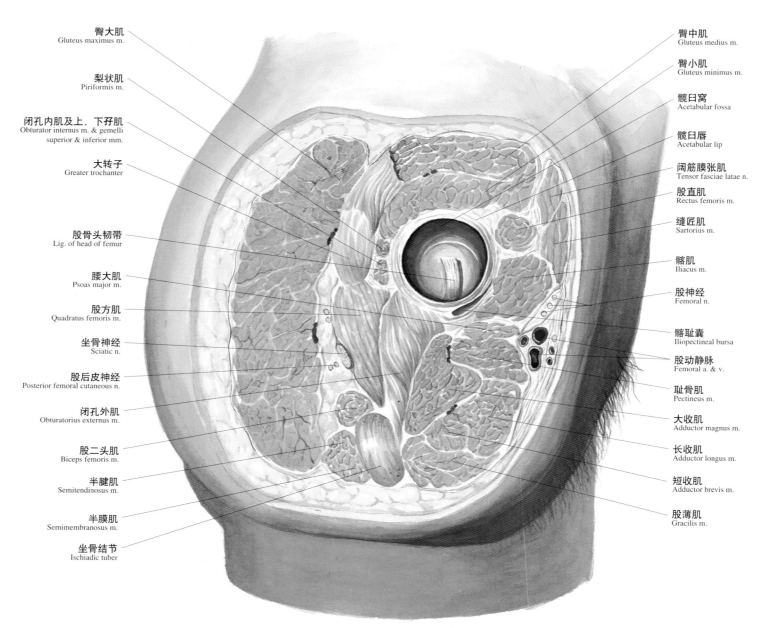

臀大肌
Gluteus maximus m.

梨状肌
Piriformis m.

闭孔内肌及上、下孖肌
Obturator internus m. & gemelli
superior & inferior mm.

大转子
Greater trochanter

股骨头韧带
Lig. of head of femur

腰大肌
Psoas major m.

股方肌
Quadratus femoris m.

坐骨神经
Sciatic n.

股后皮神经
Posterior femoral cutaneous n.

闭孔外肌
Obturatorius externus m.

股二头肌
Biceps femoris m.

半腱肌
Semitendinosus m.

半膜肌
Semimembranosus m.

坐骨结节
Ischiadic tuber

臀中肌
Gluteus medius m.

臀小肌
Gluteus minimus m.

髋臼窝
Acetabular fossa

髋臼唇
Acetabular lip

阔筋膜张肌
Tensor fasciae latae n.

股直肌
Rectus femoris m.

缝匠肌
Sartorius m.

髂肌
Iliacus m.

股神经
Femoral n.

髂耻囊
Iliopectineal bursa

股动静脉
Femoral a. & v.

耻骨肌
Pectineus m.

大收肌
Adductor magnus m.

长收肌
Adductor longus m.

短收肌
Adductor brevis m.

股薄肌
Gracilis m.

68. 通过髋关节的斜切面（外上－内下）
Oblique section through the hip joint (laterosuperior - medioinferior)

通过髋关节斜切面

髋关节居中央，髋臼周缘为髋臼唇，被关节囊包罩，髋臼窝中有股骨头韧带。

髋关节前方有缝匠肌、股直肌、髂腰肌和耻骨肌。髂腰肌与髋关节囊之间隔有髂耻囊。髂腰肌与耻骨肌构成髂耻窝的底，其浅面有股神经、股动脉、股静脉通行。

髋关节外侧覆有阔筋膜张肌、臀中肌和臀小肌。

髋关节后方覆有梨状肌、孖肌、闭孔内肌、股方肌和大收肌。下后方有半膜肌、半腱肌和股二头肌起自坐骨结节。

髋关节内侧覆有长收肌、短收肌、大收肌、股薄肌和闭孔外肌。

髋前入路可经阔筋膜张肌内缘、缝匠肌和股直肌外缘进入。髋外侧入路可经阔筋膜张肌外缘与臀中、小肌内缘（或上掀臀中、小肌）之间进入。髋后外侧入路可经臀中肌后缘进入。髋后入路可劈开臀大肌纤维、掀起闭孔内肌、孖肌（有时掀起梨状肌）进入。髋内侧入路可经耻骨肌、长收肌、短收肌后缘、股薄肌、大收肌前缘之间进入。

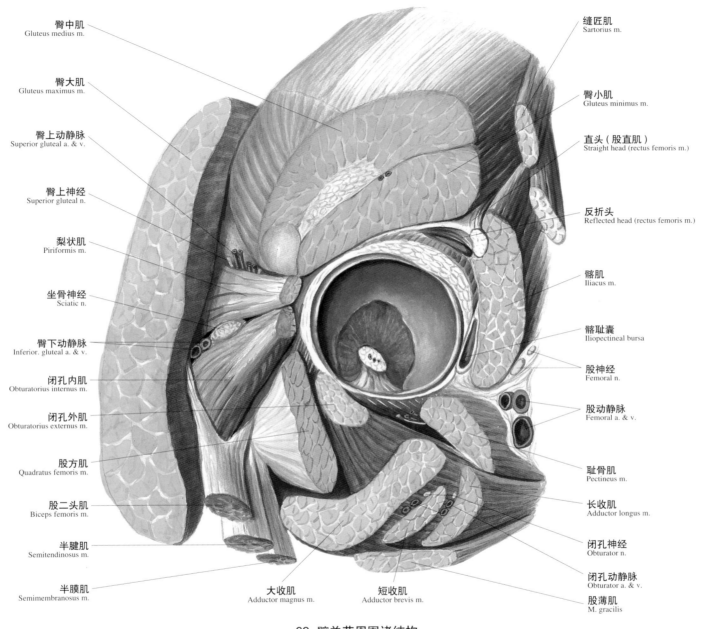

臀中肌
Gluteus medius m.

臀大肌
Gluteus maximus m.

臀上动静脉
Superior gluteal a. & v.

臀上神经
Superior gluteal n.

梨状肌
Piriformis m.

坐骨神经
Sciatic n.

臀下动静脉
Inferior. gluteal a. & v.

闭孔内肌
Obturatorius internus m.

闭孔外肌
Obturatorius externus m.

股方肌
Quadratus femoris m.

股二头肌
Biceps femoris m.

半腱肌
Semitendinosus m.

半膜肌
Semimembranosus m.

缝匠肌
Sartorius m.

臀小肌
Gluteus minimus m.

直头（股直肌）
Straight head (rectus femoris m.)

反折头
Reflected head (rectus femoris m.)

髂肌
Iliacus m.

髂耻囊
Iliopectineal bursa

股神经
Femoral n.

股动静脉
Femoral a. & v.

耻骨肌
Pectineus m.

长收肌
Adductor longus m.

闭孔神经
Obturator n.

闭孔动静脉
Obturator a. & v.

股薄肌
M. gracilis

大收肌
Adductor magnus m.

短收肌
Adductor brevis m.

69. 髋关节周围诸结构
Structures around the hip joint

髋关节周围结构

髋关节周围配列有 21 块肌肉，其中 13 块为单关节肌，由髋骨抵于股骨；6 块为双关节肌，由髋骨抵于胫腓骨；1 块（髂腰肌）由腰椎抵于股骨，1 块（梨状肌）由骶骨抵于股骨。这 21 块肌肉依对髋关节的位置和功能，可分下列五群。

1. 前群 缝匠肌、股直肌、髂腰肌和耻骨肌，位于髋关节前方，主要受股神经支配（髂腰肌还受 L2、3 支配，耻骨肌还受副闭孔神经或闭孔神经支配），可使大腿屈曲。

2. 内侧群 长收肌、短收肌、大收肌、股薄肌和闭孔外肌，位于髋关节内侧，受闭孔神经支配，可使大腿内收。

3. 下后群 半腱肌、半膜肌、股二头肌和臀大肌，位于髋关节后下方，主要受坐骨神经支配（臀大肌还受臀下神经支配），可使大腿后伸。

4. 外侧群 包括臀中肌、臀小肌和阔筋膜张肌，受臀上神经支配，可使大腿外展。

5. 后群 包括梨状肌、上孖肌、闭孔内肌、下孖肌和股方肌，受 L4～S2 支配，可使大腿外旋。

股动静脉和股神经行于股三角内，隔耻骨肌与髋关节相对。

闭孔神经前支行于长收肌和短收肌之间，闭孔神经后支和闭孔动脉后支行于短收肌和大收肌之间，通过髋关节内侧。

坐骨神经由梨状肌下孔出盆，行于髋关节后方。

臀上神经行于臀中、小肌之间，位髋关节后上方。

了解髋关节周围的肌肉、血管和神经的配置，有利于设计和从事髋关节的手术入路。

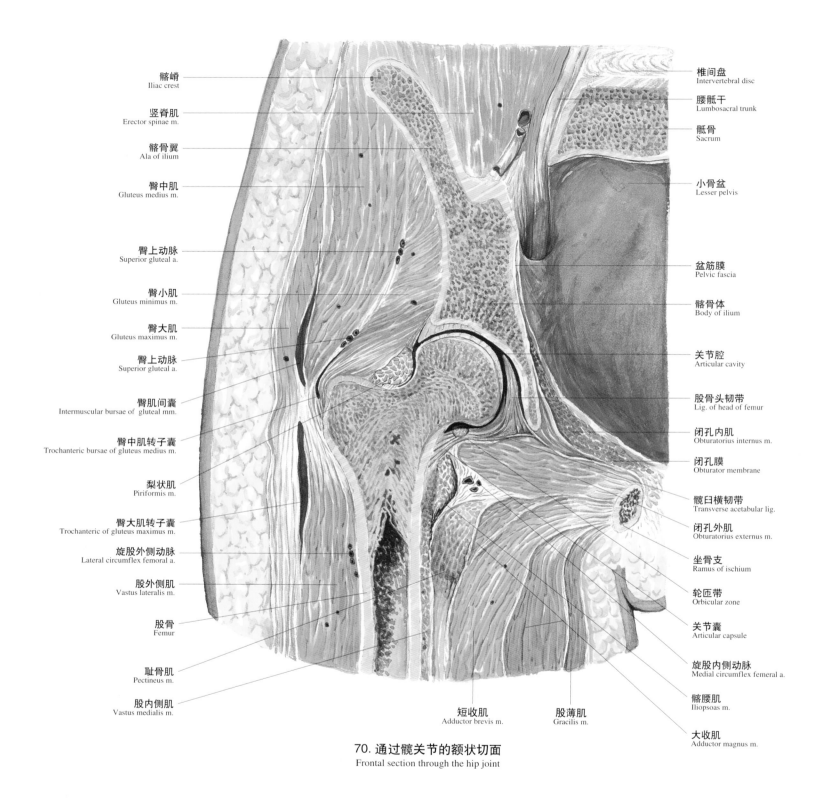

髂嵴
Iliac crest

竖脊肌
Erector spinae m.

髂骨翼
Ala of ilium

臀中肌
Gluteus medius m.

臀上动脉
Superior gluteal a.

臀小肌
Gluteus minimus m.

臀大肌
Gluteus maximus m.

臀上动脉
Superior gluteal a.

臀肌间囊
Intermuscular bursae of gluteal mm.

臀中肌转子囊
Trochanteric bursae of gluteus medius m.

梨状肌
Piriformis m.

臀大肌转子囊
Trochanteric of gluteus maximus m.

旋股外侧动脉
Lateral circumflex femoral a.

股外侧肌
Vastus lateralis m.

股骨
Femur

耻骨肌
Pectineus m.

股内侧肌
Vastus medialis m.

椎间盘
Intervertebral disc

腰骶干
Lumbosacral trunk

骶骨
Sacrum

小骨盆
Lesser pelvis

盆筋膜
Pelvic fascia

髂骨体
Body of ilium

关节腔
Articular cavity

股骨头韧带
Lig. of head of femur

闭孔内肌
Obturatorius internus m.

闭孔膜
Obturator membrane

髋臼横韧带
Transverse acetabular lig.

闭孔外肌
Obturatorius externus m.

坐骨支
Ramus of ischium

轮匝带
Orbicular zone

关节囊
Articular capsule

旋股内侧动脉
Medial circumflex femeral a.

髂腰肌
Iliopsoas m.

大收肌
Adductor magnus m.

短收肌
Adductor brevis m.

股薄肌
Gracilis m.

70. 通过髋关节的额状切面
Frontal section through the hip joint

通 过 髋 关 节 的 额 状 切 面

　　髋关节腔中可见股骨头韧带，髋臼横韧带，髋臼唇和股骨头、颈。髋关节囊较厚，其中有环行的轮匝带。

　　髋关节窝骨壁较薄，藉闭孔内肌与盆腔相隔。关节内下方有闭孔外肌、耻骨肌、短收肌、长收肌、大收肌、股薄肌和旋股内侧动静脉等。关节上外方有臀

小肌、臀中肌和臀大肌，各肌抵于大转子，臀中、小肌之间通行有臀上、下动脉。股骨内、外侧有股内、外侧肌。

第八节　髋　关　节

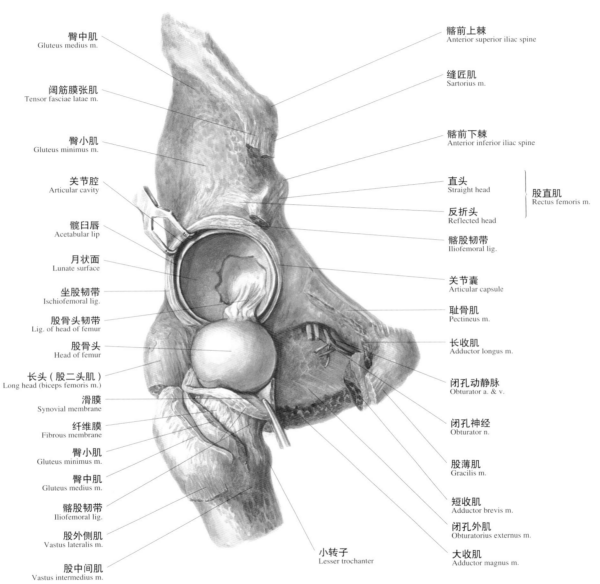

左侧标注（从上到下）：
- 臀中肌 Gluteus medius m.
- 阔筋膜张肌 Tensor fasciae latae m.
- 臀小肌 Gluteus minimus m.
- 关节腔 Articular cavity
- 髋臼唇 Acetabular lip
- 月状面 Lunate surface
- 坐股韧带 Ischiofemoral lig.
- 股骨头韧带 Lig. of head of femur
- 股骨头 Head of femur
- 长头（股二头肌）Long head (biceps femoris m.)
- 滑膜 Synovial membrane
- 纤维膜 Fibrous membrane
- 臀小肌 Gluteus minimus m.
- 臀中肌 Gluteus medius m.
- 髂股韧带 Iliofemoral lig.
- 股外侧肌 Vastus lateralis m.
- 股中间肌 Vastus intermedius m.

右侧标注（从上到下）：
- 髂前上棘 Anterior superior iliac spine
- 缝匠肌 Sartorius m.
- 髂前下棘 Anterior inferior iliac spine
- 直头 Straight head
- 反折头 Reflected head
- 股直肌 Rectus femoris m.
- 髂股韧带 Iliofemoral lig.
- 关节囊 Articular capsule
- 耻骨肌 Pectineus m.
- 长收肌 Adductor longus m.
- 闭孔动静脉 Obturator a. & v.
- 闭孔神经 Obturator n.
- 股薄肌 Gracilis m.
- 短收肌 Adductor brevis m.
- 闭孔外肌 Obturatorius externus m.
- 大收肌 Adductor magnus m.

中下方标注：
- 小转子 Lesser trochanter

71. 髋关节内景
Internal view of the hip joint

髋　关　节

髋关节 (Hip joint) 是由髋臼和股骨头组成的球窝关节。

一、髋臼

髋臼 (Acetabulum) 呈倒置杯形，位髋骨外侧面中部，朝向前外下方。髋臼中央部深而粗糙，称髋臼窝 (Acetabular fossa)，未覆有关节软骨，骨壁很薄，可因疾病遭破坏或因外伤而被穿通，窝为股骨头韧带所占据。窝的周围有平滑的半月形关节面,称月状面 (Lunate surface)，上部较宽，前后端略窄。髋臼边缘呈堤状，称髋臼缘 (Acetabular limbus)，其下缘有一切迹，称髋臼切迹 (Acetabular notch)。切迹中架有一坚韧的髋臼横韧带 (Transverse acetabular lig.)，恰好把髋臼下部的缺口弥补成完整的球窝。横韧带与切迹之间的孔隙有股骨头韧带动脉通过。髋臼缘和髋臼横韧带周边镶有一圈纤维软骨，即髋臼唇 (Acetabular lip)，可增加髋臼深度。髋血窝为纤维脂肪所填充，当关节内压增大或减小时，

这些移动性脂肪可被挤出或吸入，以维持关节内外压力的平衡。

髋臼唇平面与身体矢状面之间形成向后开放 40° 角，与水平面之间形成向外开放 60° 角。髋臼中轴为髋臼轴，亦指向前外下方，与水平面形成 30° ~ 40° 角。因之，髋臼上部覆盖在股骨头上方。

髋臼宽度及深度的测量具有临床意义。骨性髋臼内缘（在髂前上棘与坐骨结节连线上）的直径平均为 52.8 mm(49.2 ~ 62.1 mm)，带有髋臼唇的髋臼口内缘

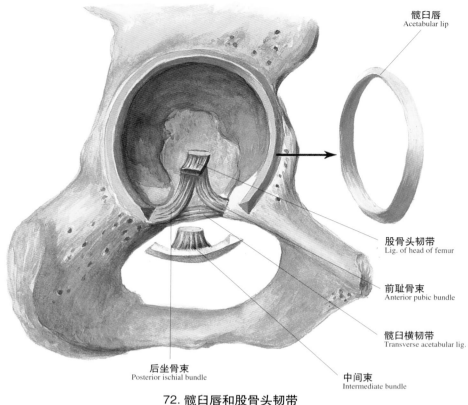

髋臼唇
Acetabular lip

股骨头韧带
Lig. of head of femur

前耻骨束
Anterior pubic bundle

髋臼横韧带
Transverse acetabular lig.

后坐骨束
Posterior ischial bundle

中间束
Intermediate bundle

72. 髋臼唇和股骨头韧带
Acetabular lip and ligament of head of femur

直径平均为 45.5 mm(42.8 ~ 48.2 mm)，带有髋臼唇的髋臼深度平均为 32.6 mm(30.9 ~ 34.3 mm)。其中，男性平均为 33.3 mm，女性为 31.7 mm。X 线片上髋臼深度平均为 34.4 mm(32.9 ~ 35.9 mm)。

二、股骨头

股骨头 (Head of femur) 呈球形，占 4 ~ 5 cm 直径圆球的 2/3。头的几何学中心被髋关节垂直轴、水平轴和前后轴所贯穿。头中央稍下有股骨头凹 (Fovea of head of femur)，供股骨头韧带附着。股骨头除头凹外皆覆以透明软骨，但软骨厚薄不一。头中央部承载最大负荷，软骨厚，周边承担重力小，软骨较薄。头关节面与髋臼软骨密切对合，并与髋臼窝软组织相贴。髋臼一直包罩于股骨头赤道线以外，但头的前上面显露于髋臼唇外方。这是由于髋臼轴指向前外下，股骨颈轴指向前内上所致。仅当髋屈曲 90° 或外展、外旋时，头软骨才完全与髋臼软骨相贴。

髋臼与股骨头两关节面的精确对合，对关节黏附起重要作用。如果切除周围肌肉，两关节面仍被大气压吸附在一起。关节内压可达 11.25 kg，如重力作用于髋臼，压力可达 18.5 kg。显然，在缺少肌肉作用下，大气压足能携带起下肢的重量。关节内压随关节面适合程度不同而变化，髂耻囊与关节腔相交通也是调节关节内压的因素之一。

三、股骨头韧带

股骨头韧带 (Lig. of head of femur) 略呈四边形，长 3.0 ~ 3.5 cm，埋于髋臼窝的纤维脂肪组织中。基底部起自髋臼切迹两侧和髋臼横韧带，贴窝底上行，止于股骨头凹前上部。韧带全长罩以滑膜，犹如被一滑膜管包绕。滑膜管上端附于股骨头凹边缘，下端延续覆盖窝底的脂肪和髋臼横韧带上，并附着于月状面内缘。股骨头韧带包括三个束：①后坐骨束 (Posterior ischial bundle) 最长，经髋臼横韧带下方，止于月状面后角的下后。②前耻骨束 (Anterior pubic bundle) 止于月状面前角后方髋臼切迹处。③中间束 (Intermediate bundle) 最薄，止于髋臼横韧带上缘。

股骨头韧带可导入滋养股骨头的血管——股骨头韧带动脉。此动脉来自闭孔动脉

后支或旋股内侧动脉，经髋臼横韧带下方入股骨头韧带，供应股骨头凹一小区的血运。

股骨头韧带虽很坚韧，使它断裂需 45 kg 之力。但它在髋关节运动中所起的机械作用不大。正常髋关节运动时，韧带随股骨头凹可活动于窝的任何部位，但没有离开窝区。该韧带既未限制运动，也未产生过度的扭转、牵张和压迫。只有在股骨颈骨折后，股骨头韧带可随上折片的旋转错位或极度外翻而产生过度扭转或牵张，以致遮断血液供应。

四、关节囊

髋关节囊为圆筒状结构，厚而坚韧。纤维层在近端起自髋臼缘、髋臼横韧带和髋臼唇外面。在远端，前面附着于转子间线，后面附着于转子间嵴内侧 1.25 cm 处（即股骨颈中、外 1/3 交界处）。因之，股骨颈前面全包于囊内，后面内侧 2/3 包在囊内。如股骨颈骨折线通过颈的后外侧部，即形成囊内外的混合骨折。囊的上下方附着线均斜行，上方的转子尖和转子窝被拒之于囊外，囊下方附着于小转子前上方，故小转子也居囊外。

纤维膜由浅纵纤维和深横纤维组成，一部分纤维呈螺旋形、斜行和弓形走向。囊壁厚薄不一，前壁和上壁极厚，有髂股韧带增强；后内壁和内下壁很薄，在髂腰肌腱下，纤维层甚至缺如，形成关节囊薄弱部。因之，髋关节在暴力作用下，可造成内下方脱位或后下方脱位。

滑膜宽阔，近端起自髋臼缘，覆盖髋臼唇和脂肪组织，股骨头韧带亦被滑膜包裹。在远端，滑膜于纤维膜附着处反折向上，覆盖股骨颈，直达股骨头关节面周缘。在股骨颈下面，滑膜形成数条皱襞，皱襞下通行有滋养头颈的血管。因此，股骨颈骨折时，如未损及滑膜及其中的血管，将有利于骨折的愈合。滑膜腔有时与髂耻囊相交通。

关节囊被下述韧带增强：

1. 髂股韧带 (Iliofemoral lig.) 位关节前面，呈"人"字形，尖起自髂前下棘前下方，向外下呈扇形放散，止于转子间线全长。此韧带内外侧部较厚，外侧部又名上束，斜行达转子间线上部，是全身最强的韧带之一，厚 8 ~ 10 mm，可经受 250 kg 的牵张力。上方被股直肌腱纤维增强，下方被臀小肌深面腱纤维增强。内侧部又名下束，几呈垂直方向止于转子间线下部，下束可经受 100 kg 的张力。

髂股韧带可限制大腿过伸，防止躯干后倾，与臀大肌共同作用，维持身体于直立姿势。还可限制大腿外展和旋外。整复髋关节脱位时，可以此韧带做为支点。

2. 耻股韧带 (Pubofemoral lig.) 呈三角形，居囊的下壁。内端起自髂耻隆起、耻骨上支和闭孔嵴，有耻骨肌纤维与之交织；纤维斜向下外，止于转子窝前方及髂股韧带下束内侧，可限制大腿外展及旋外。

3. 坐股韧带 (Ischiofemoral lig.) 位关节后面，起自髋臼后下部，向外上行，经股骨颈后面，一部分纤维织入轮匝带，一部分纤维附着于转子窝的前方、髂股韧带的深面。此韧带可限制大腿内收和旋内。

4. 轮匝带 (Orbicular zone) 由环形纤维构成，环绕股骨颈中部，其外侧部纤维肥厚，略突入于关节腔。此韧带有部分纤维与耻股韧带和坐股韧带愈合。

五、髋关节的神经支配

（1）股神经的关节支和股直肌支主要分布于髂股韧带下部、耻股韧带及关节囊后上部。

（2）闭孔神经关节支起自闭孔神经本干、前支或后支，分布于耻股韧带和关节囊内下部，并与旋股内侧动脉关节支经髋臼切迹一道进入髋关节。

（3）坐骨神经股方肌支分布于髋关节囊后部。

（4）臀上神经关节支分布于关节囊上部和外部。

上述关节支一般较细，有时随血管一同进入，分布区域较少重叠。髋关节损伤或疾患有时引起膝和小腿疼痛，这是因为支配髋关节的神经也支配膝和小腿，尤其是闭孔神经和股神经中的隐神经。

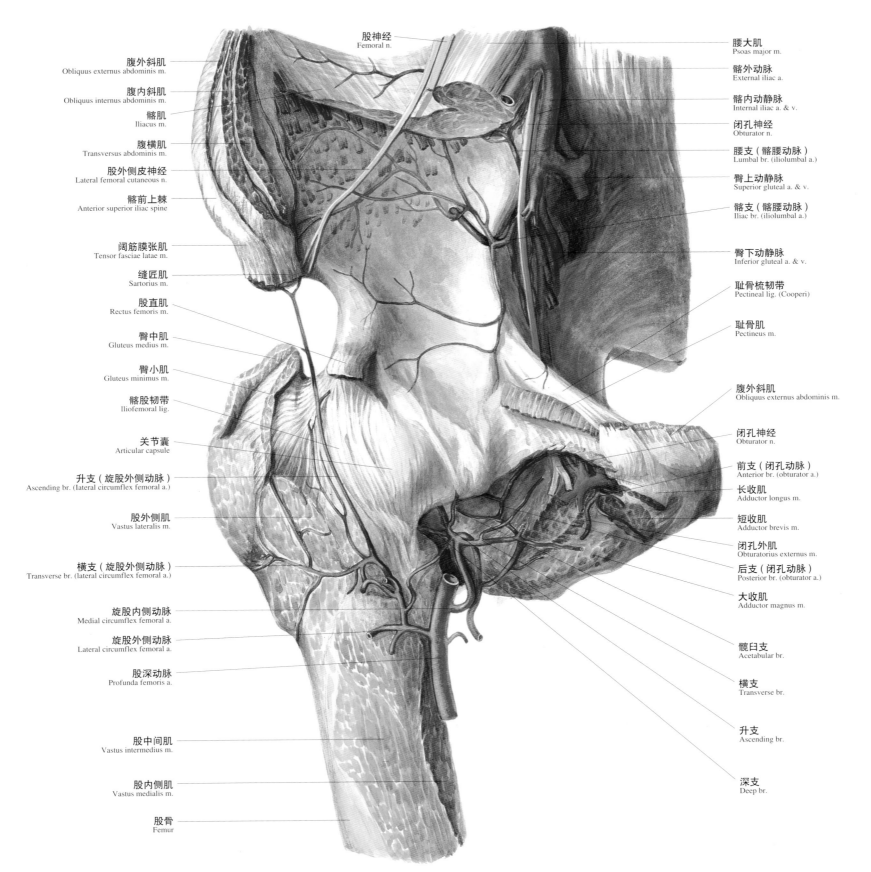

腹外斜肌
Obliquus externus abdominis m.

腹内斜肌
Obliquus internus abdominis m.

髂肌
Iliacus m.

腹横肌
Transversus abdominis m.

股外侧皮神经
Lateral femoral cutaneous n.

髂前上棘
Anterior superior iliac spine

阔筋膜张肌
Tensor fasciae latae m.

缝匠肌
Sartorius m.

股直肌
Rectus femoris m.

臀中肌
Gluteus medius m.

臀小肌
Gluteus minimus m.

髂股韧带
Iliofemoral lig.

关节囊
Articular capsule

升支（旋股外侧动脉）
Ascending br. (lateral circumflex femoral a.)

股外侧肌
Vastus lateralis m.

横支（旋股外侧动脉）
Transverse br. (lateral circumflex femoral a.)

旋股内侧动脉
Medial circumflex femoral a.

旋股外侧动脉
Lateral circumflex femoral a.

股深动脉
Profunda femoris a.

股中间肌
Vastus intermedius m.

股内侧肌
Vastus medialis m.

股骨
Femur

股神经
Femoral n.

腰大肌
Psoas major m.

髂外动脉
External iliac a.

髂内动静脉
Internal iliac a. & v.

闭孔神经
Obturator n.

腰支（髂腰动脉）
Lumbal br. (iliolumbal a.)

臀上动静脉
Superior gluteal a. & v.

髂支（髂腰动脉）
Iliac br. (iliolumbal a.)

臀下动静脉
Inferior gluteal a. & v.

耻骨梳韧带
Pectineal lig. (Cooperi)

耻骨肌
Pectineus m.

腹外斜肌
Obliquus externus abdominis m.

闭孔神经
Obturator n.

前支（闭孔动脉）
Anterior br. (obturator a.)

长收肌
Adductor longus m.

短收肌
Adductor brevis m.

闭孔外肌
Obturatorius externus m.

后支（闭孔动脉）
Posterior br. (obturator a.)

大收肌
Adductor magnus m.

髋臼支
Acetabular br.

横支
Transverse br.

升支
Ascending br.

深支
Deep br.

73. 髋关节（前面观）
The hip joint (Anterior view)

竖脊肌
Erector spinae m.

髂嵴
Iliac crest

臀中肌
Gluteus medius m.

臀大肌
Gluteus maximus m.

深支（臀上动脉）
Deep br. (superior gluteal a.)

浅支（臀上动脉）
Superficial br. (superior gluteal a.)

臀上神经
Superior gluteal n.

梨状肌
Piriformis m.

坐骨神经
Sciatic n.

臀下神经
Inferior gluteal n.

坐骨神经伴行动脉
Companion a. of sciatic n.

臀下动静脉
Inferior gluteal a. & v.

股后皮神经
Posterior femoral cutaneous n.

骶结节韧带
Sacrotuberal lig.

关节支（臀下动脉）
Articular br. (inferior gluteal a.)

至股方肌的神经
Nerve to quadratus femoris m.

肌支（臀下动脉）
Muscular br. (inferior gluteal a.)

半膜肌
Semimembranosus m.

半腱肌与股二头肌
Semitendinosus & biceps femoris mm.

上支（深支）
Superior br. (deep br.)

下支（深支）
Inferior br. (deep br.)

臀小肌
Gluteus minimus m.

阔筋膜张肌
Tensor fasciae latae m.

升支（旋股外侧动脉）
Ascending br. (lateral circumflex femoral a.)

股直肌
Rectus femoris m.

关节支（臀上动脉）
Articular brr. (superior gluteal a.)

臀中肌
Gluteus medius m.

梨状肌
Piriformis m.

闭孔内肌
Obturatorius internus m.

闭孔外肌
Obturatorius externus m.

股方肌
Quadratus femoris m.

横支（旋股外侧动脉）
Transverse br. (lateral circumflex femoral a.)

股外侧肌
Vastus lateralis m.

深支（旋股内侧动脉）
Deep br. (medial circumflex femoral a.)

第一穿动脉
1st perforating a.

至闭孔内肌的神经
N. to obturatorius internus m.

74. 髋关节（后面观）
The hip joint (Posterior view)

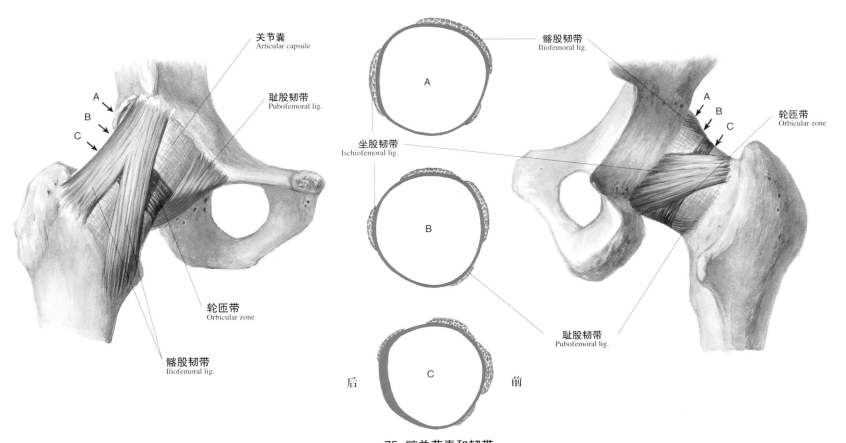

关节囊
Articular capsule

耻股韧带
Pubofemoral lig.

A
B
C

轮匝带
Orbicular zone

髂股韧带
Iliofemoral lig.

髂股韧带
Iliofemoral lig.

坐股韧带
Ischiofemoral lig.

A
B
C

轮匝带
Orbicular zone

A

B

C

后 前

耻股韧带
Pubofemoral lig.

75. 髋关节囊和韧带
Capsule and ligaments of the hip joint

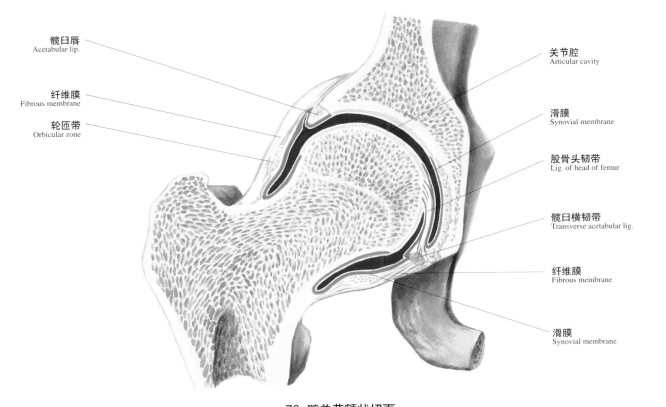

髋臼唇
Acetabular lip.

纤维膜
Fibrous membrane

轮匝带
Orbicular zone

关节腔
Articular cavity

滑膜
Synovial membrane

股骨头韧带
Lig. of head of femur

髋臼横韧带
Transverse acetabular lig.

纤维膜
Fibrous membrane

滑膜
Synovial membrane

76. 髋关节额状切面
Frontal section through the hip joint

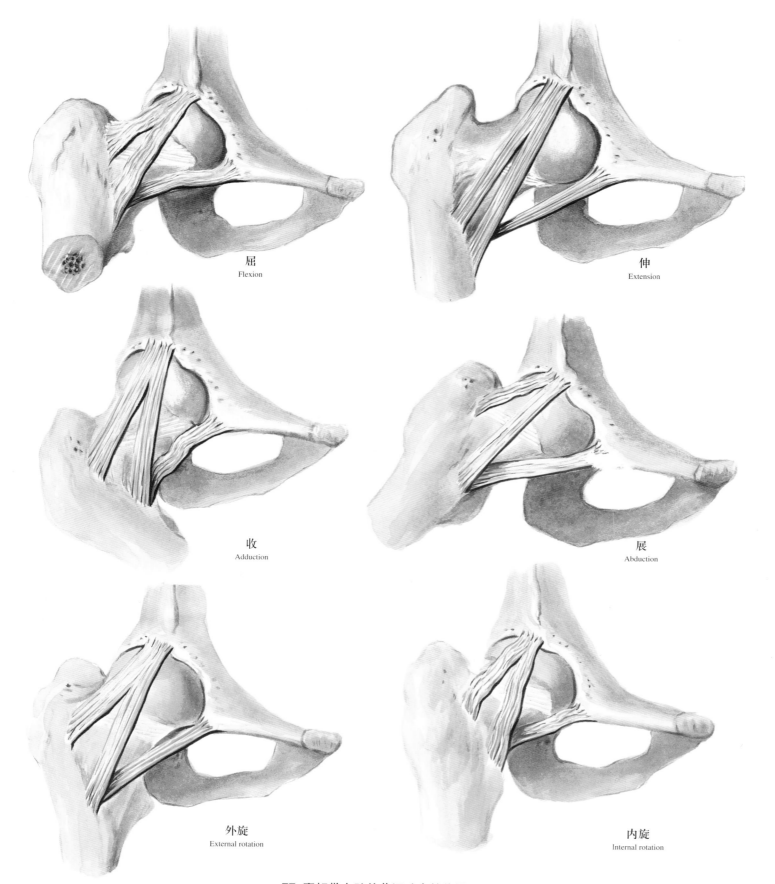

屈
Flexion

伸
Extension

收
Adduction

展
Abduction

外旋
External rotation

内旋
Internal rotation

77. 囊韧带在髋关节运动中的作用
Role of capsular ligaments in movements of the hip joint

囊韧带在髋关节运动中的作用

人采取直立姿势后，骨盆后倾，起自髋臼抵于股骨的囊韧带皆按顺时针方向扭转，且都处于中度紧张状态。

1. 髋后伸时　3个韧带变得紧张，髂股韧带下束近乎垂直位，绷得最紧，且股骨头压迫于其上，因之限制骨盆后倾或大腿后伸。后伸伴同旋内，髂股韧带亦紧张。

2. 髋屈曲时　3个韧带皆松弛。屈曲伴同旋外，则髂股韧带紧张。

3. 髋内收时　髂股韧带上束绷紧，下束稍稍紧张，而耻股和坐股韧带松弛。

4. 髋外展时　耻股韧带绷紧，坐股韧带稍松弛，髂股韧带上束松弛，下束中度紧张。

5. 髋外旋时　转子间线外移，髂股和耻股韧带绷紧，坐股韧带松弛。

6. 髋内旋时　髂股和耻股韧带松弛，坐股韧带紧张。

髋脱位整复时，可利用髂股韧带作为支点。

第九节 髋部血管

髋关节周围的血管分布

髋关节周围主要有六组血管供应股骨头、颈的血运，即旋股内侧动脉、旋股外侧动脉、闭孔动脉、臀上动脉、臀下动脉、股深动脉的第一穿脉。上述动脉以及髂腰动脉、旋髂深动脉、旋髂浅动脉等还供应髋关节周围的肌肉和软组织。

1. **旋股外侧动脉 (Lateral circumflex femoral a.)** 多发自股深动脉，少数发自股动脉，外行于髂腰肌浅面、缝匠肌和股直肌深面，在髂腰肌外缘分为升支、横支和降支。升支和降支滋养髋和大腿的肌肉，横支经髂腰肌和股直肌中间走向股中间肌深部，与旋股内侧动脉深支和第一穿动脉等在髋关节后面形成十字吻合。旋股外侧动脉分支大致供应髋关节的 3 个区域，即沿转子间线的股骨颈根部、髋关节囊前壁及股骨颈的囊内部。

2. **旋股内侧动脉 (Medial circumflex femoral a.)** 多发自股深动脉，少数发自股动脉，内行于股血管后方，在髂腰肌和耻骨肌前方分为深支、升支和横支。升支和横支滋养邻近肌肉，深支经髂腰肌和耻骨肌之间转入深部，再经短收肌和闭孔外肌之间发出髋臼支 (Acetabular br.)，继后上行于股方肌深面至转子窝，与旋股外侧动脉、臀下动脉和第一穿动脉形成十字吻合。深支经行小转子近侧时，分出 3～4 支穿过关节囊附着于股骨颈的基底部，即为支持带动脉 (Retinacular arteries) 的后下支。此动脉进入股骨颈后上行，为厚的脏层滑膜所掩，在关节边缘供应股骨头。另有 2～3 大支在靠近大转子处进入股骨颈，为支持带动脉的后上支。

3. **闭孔动脉 (Obturator a.)** 起自髂内动脉前干、脐动脉稍下方，沿盆侧壁前行，经闭膜管出闭孔，发出前后两支。前支在闭孔膜与闭孔外肌之间沿闭孔前缘下降，营养闭孔外肌、耻骨肌和股薄肌等；后支沿闭孔后缘下降，在髋臼切迹处发出髋臼支 (Acetabular br.)，经髋臼切迹分布于脂肪及滑膜，并发一股骨头韧带动脉，经股骨头韧带滋养股骨头凹附近区域。闭孔动脉前支和后支吻合形成动脉环，并与旋股内侧动脉吻合。

4. **臀上动脉 (Superior gluteal a.)** 为髂内动脉后干的终支，经梨状肌上孔出现于臀部，分浅深两支。浅支至臀大肌深面，分支营养该肌，并与臀下动脉吻合。深支位于臀中肌深面，分上、下两支。上支沿臀小肌上缘前进，至髂前上棘与旋髂深动脉和旋股外侧动脉升支吻合，并发数支至髋臼上部，终于近侧关节囊。下支在臀中、小肌之间外行，滋养该两肌，并发小支穿臀小肌至髋关节。到转子窝及大转子的分支还与臀下动脉和旋股内、外侧动脉深支吻合。

5. **臀下动脉 (Inferior gluteal a.)** 自髂内动脉前干发出，经梨状肌下孔至臀部，除发许多分支至臀大肌外，尚向后发两个主支至髋关节深部结构，其中一支供应髋臼缘的下部、后部及邻近的关节囊。本干继续外行，发许多小支分布梨状肌、闭孔内肌、孖肌及臀中肌等直达大转子上后方。

6. **第一穿动脉 (1st perforating a.)** 是股深动脉发出的相当大的分支，穿过大收肌上部，发出分支供应臀大肌和大收肌，有一大的分支在臀大肌附着点以下沿股骨干上升，在股方肌下缘分支，一支至小转子后下面，另一支至大转子后下面，并与旋股内、外侧动脉等吻合。

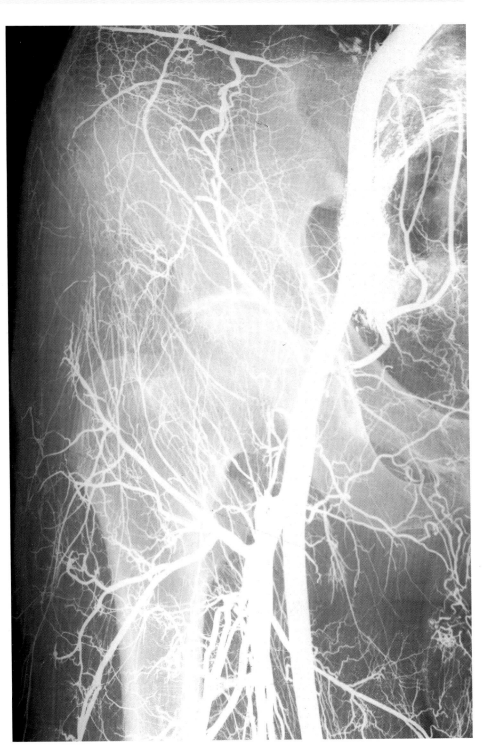

78. 髋部动脉造影
Arteriogram of the hip region

1. 髂外动脉
   External iliac a.
2. 髂内动脉
   Internal iliac a.
3. 股动脉
   Femoral a.
4. 股深动脉
   Profunda femoris a.
5. 旋股外侧动脉
   Lateral circumflex femoral a.
6. 旋股内侧动脉
   Medial circumflex femoral a.
7. 髂腰动脉
   Iliolumbal a.
8. 臀上动脉
   Superior gluteal a.
9. 臀下动脉
   Inferior gluteal a.
10. 闭孔动脉
    Obturator a.
11. 升支（旋股外侧动脉）
    Ascending br.
12. 横支（旋股外侧动脉）
    Transverse br.
13. 降支（旋股外侧动脉）
    Descending br.
14. 深支（旋股内侧动脉）
    Deep br.
15. 横支（旋股内侧动脉）
    Transverse br.
16. 升支（旋股内侧动脉）
    Ascending br.
17. 后下支持带动脉（旋股内侧动脉）
    Inferior posterior retinacular artery
18. 后上支持带动脉（旋股内侧动脉）
    Superior posterior retinacular artery
19. 髋臼支（闭孔动脉）
    Acetabular br. (obturator a.)
20. 浅支（臀上动脉）
    Superficial br. (Superior gluteal a.)
21. 深支（臀上动脉）
    Deep br. (superior gluteal a.)
22. 第一穿动脉
    1st perforating a.
23. 十字吻合
    Cruciform anastomosis
24. 前支（闭孔动脉）
    Anterior br. (obturator a.)
25. 后支（闭孔动脉）
    Posterior br. (obturator a.)
26. 腹壁下动脉
    Inferior hypoepigastric a.
27. 旋髂深动脉
    Deep circumflex iliac a.
28. 骶外侧动脉
    Lateral sacral aa.

* 前侧副股动脉（Anterior collateral
  femoral artery），为一多少恒定的血管，
  位于髂腰肌前面筋膜鞘内，沿股直肌
  腱内缘上升，走向髂前下棘，并与臀
  下动脉终支吻合。

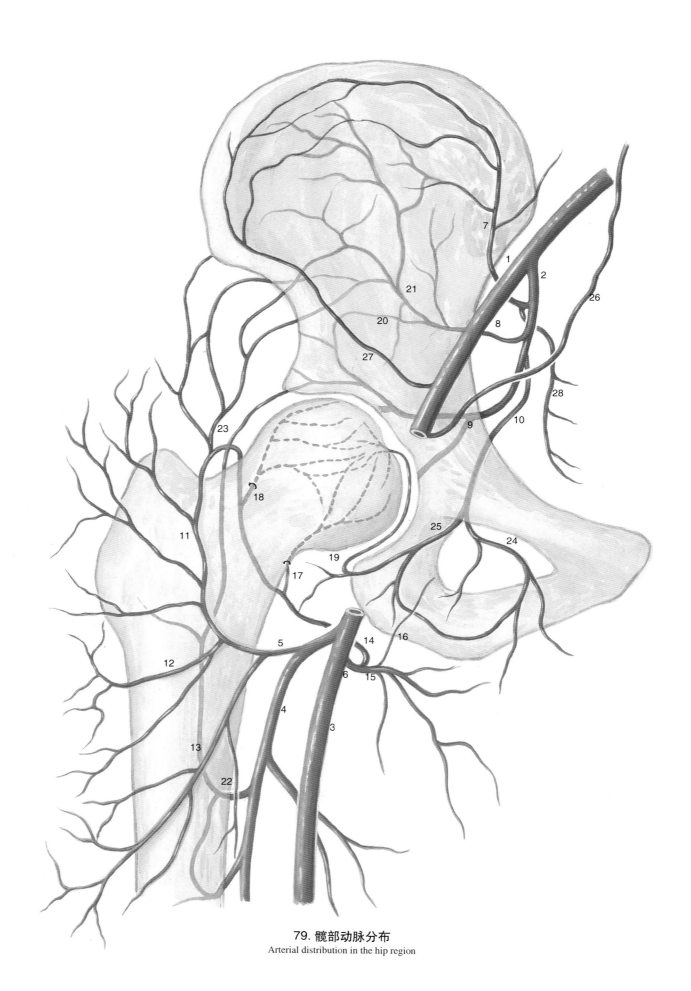

79. 髋部动脉分布
Arterial distribution in the hip region

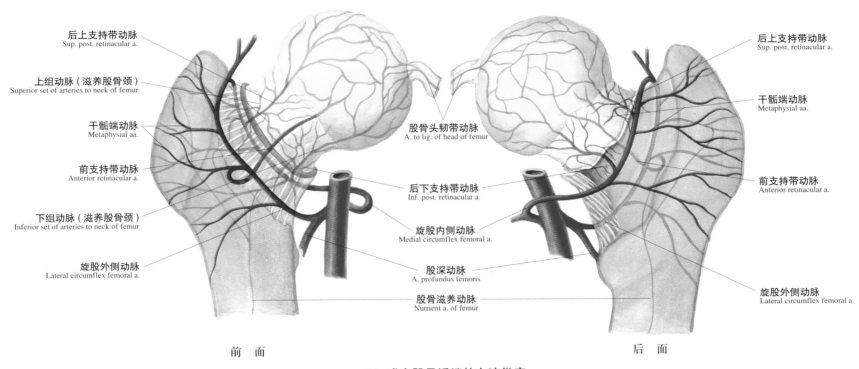

后上支持带动脉
Sup. post. retinacular a.

上组动脉（滋养股骨颈）
Superior set of arteries to neck of femur

干骺端动脉
Metaphysial aa.

前支持带动脉
Anterior retinacular a.

下组动脉（滋养股骨颈）
Inferior set of arteries to neck of femur

旋股外侧动脉
Lateral circumflex femoral a.

股骨头韧带动脉
A. to lig. of head of femur

后下支持带动脉
Inf. post. retinacular a.

旋股内侧动脉
Medial circumflex femoral a.

股深动脉
A. profundus femoris

股骨滋养动脉
Nutrient a. of femur

后上支持带动脉
Sup. post. retinacular a.

干骺端动脉
Metaphysial aa.

前支持带动脉
Anterior retinacular a.

旋股外侧动脉
Lateral circumflex femoral a.

前　面　　　　　　　　　　　　　　　　　　　后　面

80. 成人股骨近端的血液供应
Blood supply of the proximal end of the adult femur

成人股骨近端的血液供应

一、股骨头的血运

股骨头的血运主要由干骺动脉、支持带动脉、股骨滋养动脉和股骨头韧带动脉供给。

1. **股骨头韧带动脉 (A. to lig. of head of femur)** 多起自闭孔动脉 (54.4%) 和旋股内侧动脉 (14.9%)，少数同时起自两者或它们的吻合支 (30.6%)。经髋臼横韧带下方沿股骨头韧带至股骨头。股骨头韧带内皆存在此动脉，但其口径有差异。70% ~ 80% 此动脉口径平均为 0.3 mm(0.2 ~ 1.5 mm)，仅滋养股骨头凹一小区。余 20% ~ 30% 动脉小、硬化或不显著，仅滋养韧带组织，不进入骨松质。随年龄增长，血管硬化和堵塞的概率增多。

2. **支持带动脉 (Retinacular arteries)** 又称关节囊动脉 (Capsular arteries)。实际上，供应关节囊的动脉不进入股骨，而支持带动脉滋养股骨，但不经过关节囊。它们穿过关节囊纤维层附着部的小孔，沿股骨颈上升，走在滑膜反折皱襞的深面，接近骺板处才进入股骨颈然后弯行 45° 到股骨头中心，与股骨滋养动脉吻合。

支持带动脉由环绕股骨颈基部的动脉环发出，主要有三组即后上组、后下组和前组。

(1) 后上支持带动脉 (Superior posterior retinacular artery)：恰在股骨颈上极后面，主要由旋股内侧动脉发出，沿股骨颈上缘走行，于关节软骨边缘进入股骨颈。从侧面看，此动脉位于 11 点 ~ 2 点之间，口径 0.3 ~ 1.5 mm，平均 0.8 mm，可发出 1 ~ 5 支，约呈 45° 角走向股骨头中心，约供应头上 2/3 区的血运。

(2) 后下支持带动脉 (Inferior posterior retinacular artery)：恰在股骨颈下极后面，由旋股内侧动脉发出，沿股骨颈下缘上行。从侧面看，位 5 点 ~ 7 点，口径 0.2 ~ 0.6 mm，平均 0.4 mm，可发 1 ~ 2 支，供应头下 1/3 的血运。

(3) 前支持带动脉 (Anterior retinacular artery)：为参与动脉环的旋股外侧动脉的分支，小，不恒定。口径为 0.1 ~ 0.3 mm。存在时则从股骨颈基部前方走向近侧，入股骨头后仅供应少量血液。

3. **干骺端动脉 (Metaphysial arteries)** 亦由动脉环发出，有 10 多支。一些分支向下外至大、小转子，另一些分支穿过关节囊的小孔，行于滑膜反折皱襞之下，距关节软骨边缘一定距离进入股骨颈，朝骺线行进，此即下干骺端动脉。越过骺线后，即与支持带动脉等吻合。

4. **股骨滋养动脉 (Nutrient artery of femur)** 由股骨干中部进入，有 1 ~ 2 升支沿髓腔上行，与支持带动脉颈支吻合。12 岁以下，滋养动脉从未穿过骺板入股骨头，成人可经骺线入股骨头，但对头、颈和大转子的血供不占重要位置。

二、股骨颈的血运

1. **上组动脉** 后上支持带动脉沿股骨颈上缘行程中，发出许多分支供应股骨颈。至颈根部的分支相当直，至颈中部的分支较迂曲。入颈后，血管直向下外，在松质内向所有方向分支，可远至颈下缘皮质。

2. **下组动脉** 由后下支持带动脉发出，行于滑膜皱襞与骨之间，有 2 ~ 3 小支进入颈下部极厚的皮质内，供应皮质并与上组终支吻合。另有一组小支在靠近关节软骨边缘进入，供应颈的内下部。

3. **颈前、后动脉** 与上、下组动脉不同，由细小动脉构成，在颈的后面较多，行程不规则，仅供应颈的皮质，形成一厚的周围网、不供应骨松质。

4. **股骨滋养动脉** 与上述各组动脉有吻合。

动脉供应不受骨小梁排列的影响。颈上部皮质和几乎所有松质皆由上组动脉供应，下部皮质由三组动脉供应。

上述各组动脉在颈内有许多吻合：近侧与头的动脉有吻合，远侧与股骨滋养动脉吻合，上组动脉与转子血管有吻合。转子有其本身血管，一些小血管穿入大转子皮质，进入松质后即分支。总的看来，转子间嵴等部血运丰富，股骨颈前部及小转子区血液供应较少。

在髋关节手术中，切开关节囊对股骨头颈的血运无何影响，因动脉环在关节囊上的吻合丰富，虽切断和结扎一些血管亦无妨。但不应在颈的上缘或下缘剥离关节囊附着处，避免损伤滑膜皱襞下走行的血管，否则将影响头颈血运。手术中结扎旋股内、外侧动脉也不致影响头颈的血运。

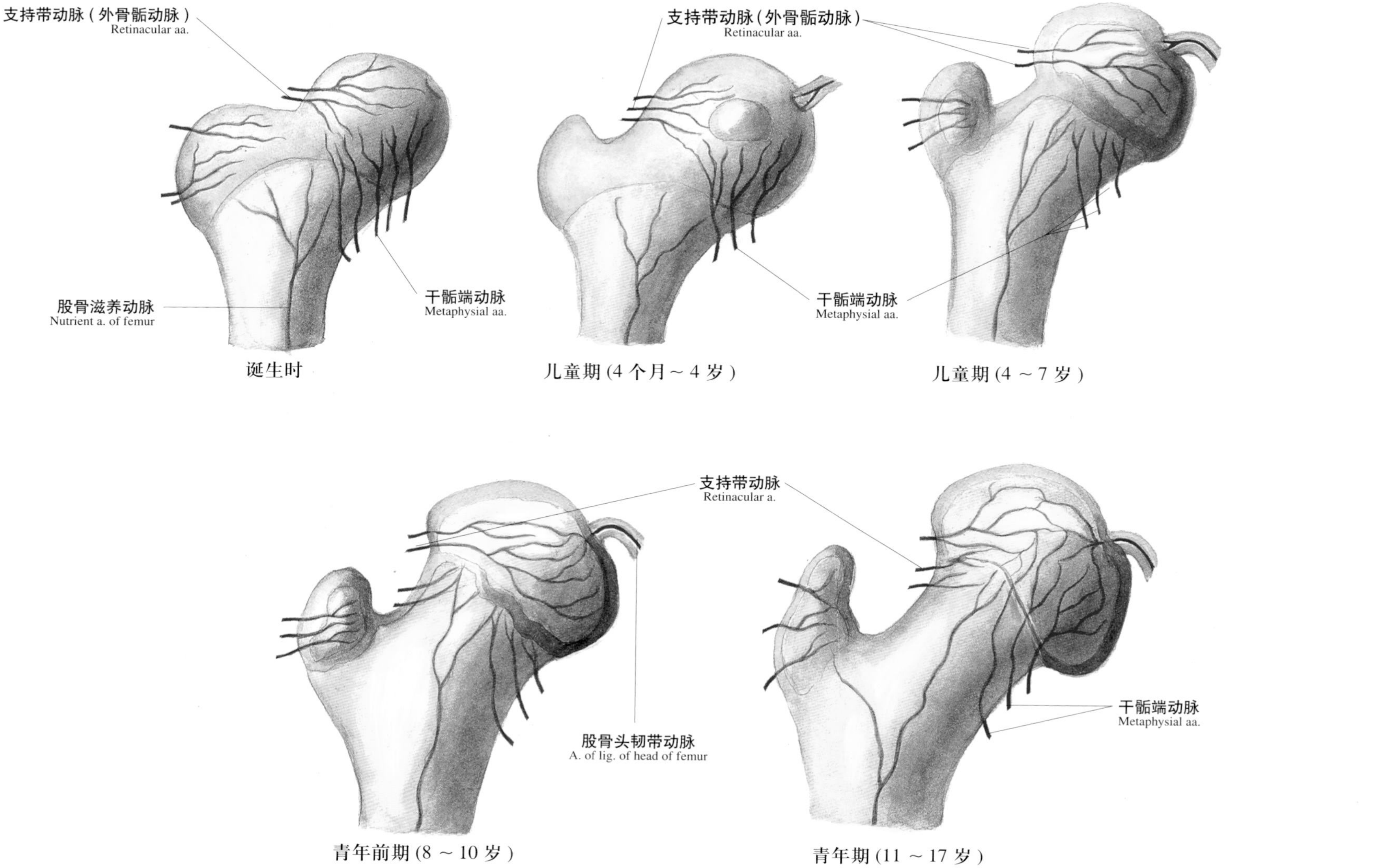

支持带动脉（外骨骺动脉）
Retinacular aa.

股骨滋养动脉
Nutrient a. of femur

干骺端动脉
Metaphysial aa.

诞生时

支持带动脉（外骨骺动脉）
Retinacular aa.

干骺端动脉
Metaphysial aa.

儿童期（4个月～4岁）

儿童期（4～7岁）

支持带动脉
Retinacular a.

股骨头韧带动脉
A. of lig. of head of femur

干骺端动脉
Metaphysial aa.

青年前期（8～10岁）

青年期（11～17岁）

81. 生长期间股骨头的血液供应
Blood supply of the femoral head during development

股骨头生长期的血液供应

1. 诞生时 股骨近端皆为软骨，头的血运有三个来源：①支持带动脉（或外骨骺动脉），自大转子高度水平内行，在头软骨与颈皮质间1 cm宽的部位进入股骨头，此为头血运的主要来源。②干骺端动脉，有10～15条，在颈处进入骨骺，纵行向上，与支持带动脉约呈直角相交。它们在终点前分成许多毛细血管前动脉和毛细血管，然后集成单一的静脉与动脉伴行。③股骨滋养动脉，来自骨化的骨干。

2. 儿童期 (4个月～4岁) 头开始出现次级骨化中心，头的血运主要来自干骺端动脉，越过未来骺板滋养头。股骨头韧带动脉不参与头的血供。

3. 儿童期 (4～7岁) 头骨化中心增大，骺板形成。干骺端动脉因骺板所阻，供头的血液由减少到消失。此时支持带动脉（即外骨骺动脉）从头的后外侧进入，

是惟一血运来源。

4. 青年前期 (8～10岁) 头骨化中心扩大，股骨头韧带动脉伸入头骺，并与外骨骺动脉吻合。干骺端动脉仍不供应血液。

5. 青年期 (11～17岁) 干骺端动脉活跃，骺软骨板逐渐愈合。头的血供与成人相近。

依上述，在生长期间，软骨性的软骨头和骨化中心的血运主要由外骨骺动脉（支持带动脉）供给，而干骺端动脉和股骨头韧带动脉很少参与。因此，儿童骨骺区比成人更依赖于外骨骺动脉（支持带动脉），这表明儿童股骨骺缺血性坏死的可能性较大，常有以下原因：

（1）血管损伤或炎症：儿童外骨骺动脉如有损伤，或因炎症而堵塞，可发生股骨头骺无菌性坏死，即Legg-Perthes病。

（2）髋外展外旋位对血管的压迫：髋关节固定于

极度外展外旋位后，使外骨骺动脉受到髋臼唇和髋臼缘的压迫，因而产生Legg-Perthes病。血管受压程度取决于髋外展的程度、髋臼后唇的突出程度以及内收肌紧张程度。当先天性髋脱位手法复位时，应轻轻缓解内收肌，使股骨作45°外展，较为安全。如因股收肌紧张，以股骨颈后上面抵于髋臼后唇作为支点，强力牵引，即容易损伤外骨骺动脉。

（3）儿童髋关节外伤性后脱位：可引起股骨头缺血性坏死，引起股骨头、颈的畸形。如未发生Legg-Perthes病，一般在损伤后5个月内，近侧股骨骺将恢复其X线密度，不产生碎裂或萎陷。但有人认为股骨头缺血性坏死系由于骺板的原发性病变所引起，并非由髋关节后脱位所致。

（4）股骨头骺滑脱：11～15岁时，骺板的干骺侧血运活跃，在骺板愈合前如发生骺滑脱，可产生股骨头缺血性坏死，可能损伤血管所致。

第十节　髋部骨骼和骨折脱位

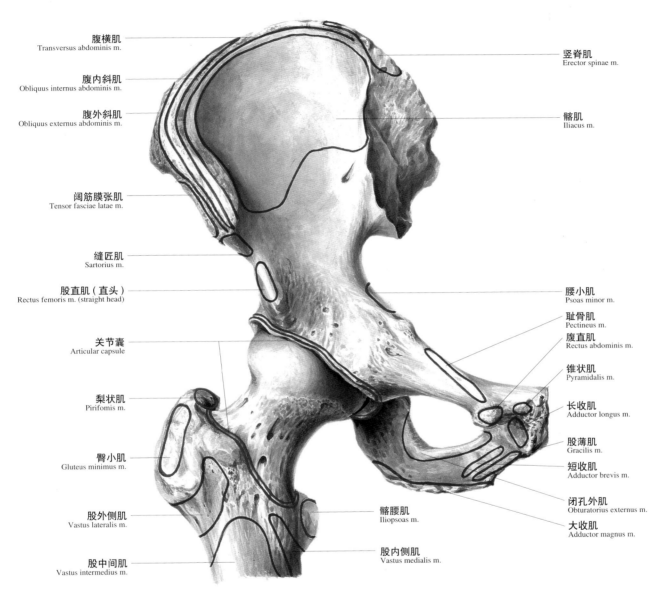

腹横肌
Transversus abdominis m.

腹内斜肌
Obliquus internus abdominis m.

腹外斜肌
Obliquus externus abdominis m.

阔筋膜张肌
Tensor fasciae latae m.

缝匠肌
Sartorius m.

股直肌（直头）
Rectus femoris m. (straight head)

关节囊
Articular capsule

梨状肌
Piriformis m.

臀小肌
Gluteus minimus m.

股外侧肌
Vastus lateralis m.

股中间肌
Vastus intermedius m.

竖脊肌
Erector spinae m.

髂肌
Iliacus m.

腰小肌
Psoas minor m.

耻骨肌
Pectineus m.

腹直肌
Rectus abdominis m.

锥状肌
Pyramidalis m.

长收肌
Adductor longus m.

股薄肌
Gracilis m.

短收肌
Adductor brevis m.

闭孔外肌
Obturatorius externus m.

大收肌
Adductor magnus m.

髂腰肌
Iliopsoas m.

股内侧肌
Vastus medialis m.

82. 髋骨和股骨上端（前面）
The hip bone and the upper end of the femur (Anterior aspect)

髋　骨

髋骨 (Hip bone) 为一不规则扁骨，由髂骨、耻骨和坐骨三部组成。两侧髋骨与骶尾骨共同围成骨盆，既传达躯干重力、供肌肉附丽，又保护盆腔脏器。

一、髂骨

髂骨 (Ilium) 呈扇形，髂骨男平均宽 157.9mm，女150.6mm，扇柄朝下，为髂骨体 (Body of ilium)，向上展开的扇面为髂骨翼 (Ala of ilium)。髂骨翼高度男131.2mm，女 126.9mm。翼上缘肥厚，呈"S"状弯曲，为髂嵴 (Iliac crest)，髂嵴前部凹向内，后部凹向外，全长位于皮下，有皮神经越过。髂嵴前端突出，为髂前上棘 (Anterior superior iliac spine)，有缝匠肌及腹股沟韧带附着，后端的突出为髂后上棘 (Posterior superior iliac spine)，有骶结节韧带、骶髂背侧长韧带及多裂肌附着。髂嵴内外两缘有锐棱，称内唇 (Internal lip) 和外唇

(External lip)，两唇之间的隆线，称中间线 (Intermediate line)。外唇有阔筋膜张肌、腹外斜肌和背阔肌附着，中间线有腹内斜肌附着，内唇有腹横肌和腰方肌附着。髂前上棘后方 6～7cm 处，外唇向外突出，称髂结节 (Iliac tubercle)。髂结节最大宽度男性平均 17.87mm，女性平均16.6mm。髂结节长度男性平均 45.0mm，女性平均45.32mm。髂结节形态可分三型：三角形（出现率男50%，女 52.5%），弓形（男 34.54%，女 42.5%），以及

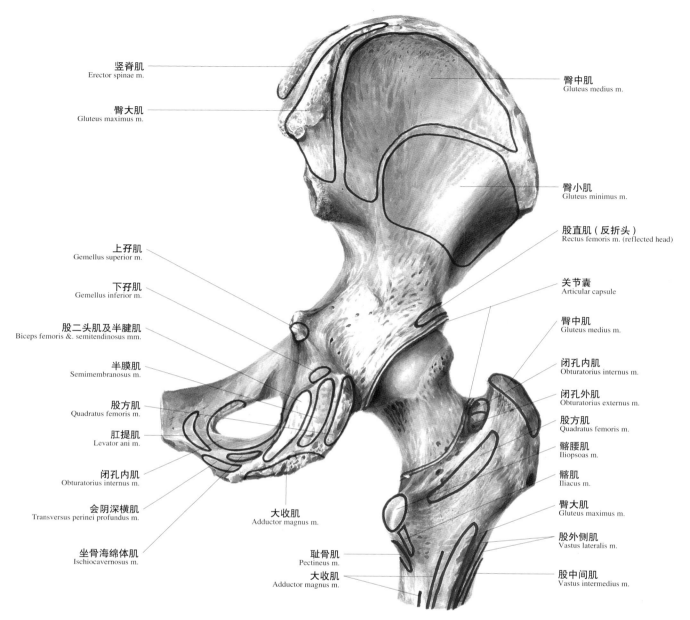

竖脊肌
Erector spinae m.

臀大肌
Gluteus maximus m.

上孖肌
Gemellus superior m.

下孖肌
Gemellus inferior m.

股二头肌及半腱肌
Biceps femoris & semitendinosus mm.

半膜肌
Semimembranosus m.

股方肌
Quadratus femoris m.

肛提肌
Levator ani m.

闭孔内肌
Obturatorius internus m.

会阴深横肌
Transversus perinei profundus m.

坐骨海绵体肌
Ischiocavernosus m.

臀中肌
Gluteus medius m.

臀小肌
Gluteus minimus m.

股直肌（反折头）
Rectus femoris m. (reflected head)

关节囊
Articular capsule

臀中肌
Gluteus medius m.

闭孔内肌
Obturatorius internus m.

闭孔外肌
Obturatorius externus m.

股方肌
Quadratus femoris m.

髂腰肌
Iliopsoas m.

髂肌
Iliacus m.

臀大肌
Gluteus maximus m.

股外侧肌
Vastus lateralis m.

股中间肌
Vastus intermedius m.

大收肌
Adductor magnus m.

耻骨肌
Pectineus m.

大收肌
Adductor magnus m.

83. 髋骨和股骨上端（后面）
The hip bone and the upper end of the femur (Posterior aspect)

与髂前上棘延续型（男12.9%，女5%）。

自髂前上棘向下至髋臼边缘为髂嵴前缘，其下部的隆起为髂前下棘（Anterior inferior iliac spine），是股直肌直头起点，有一个牵引骨骺发生。

髂嵴后缘自髂后上棘移行于坐骨体后缘。髂后上棘下方有一锐薄突起，为髂后下棘（Posterior inferior iliac spine），居骶髂关节最下部，有骶髂背侧韧带附着。

髂骨翼的臀面（Gluteal surface）光滑，有下、前、后三条粗线，臀下线（Inferior gluteal line）起自髂前下棘，弯向后下，终于坐骨大切迹中部。臀前线（Anterior gluteal line）起自髂前上棘，弓形弯向后下，达坐骨大切迹上部。臀后线（Posterior gluteal line）几乎呈垂直位

行于髂后上棘和髂后下棘稍前方。这三条臀线将臀面分为四区。臀下线与髋臼缘之间的窄长部位为股直肌反折头和髂股韧带的起点，臀前线与臀下线之间的区域为臀小肌起点，臀前线与臀后线之间为臀中肌起点，臀后线后方为臀大肌与骶结节韧带起点。

髂骨翼的骶盆面（Sacropelvic surface）分前后两部。前部为髂窝（Iliac fossa）光滑而凹陷，有髂肌附着，髂窝深度平均男13.6mm，女12.4mm。髂窝下方以弓状线与髂骨体为界。后部为粗糙的耳状面（Auricular surface）与骶骨相关节，耳状面周缘有关节囊及骶髂前韧带附着，后上方的粗面为髂粗隆（Iliac tuberosity），有竖脊肌、多裂肌、骶髂骨间韧带和骶髂背侧短韧带附着。

二、坐骨

坐骨（Ischium）居髋骨后下部，分坐骨体和坐骨支两部。

坐骨体（Body of ischium）呈三棱柱状，为坐位时支持身体重量的部分，可分前后缘及内外面。前缘锐利，形成闭孔后界；后缘肥厚，向上移行于髂骨后缘，构成坐骨大切迹（Greater ischiadic notch）的下部。坐骨大切迹高度，平均男36.9mm，女34.5mm。其下方有一三角形突起，为坐骨棘（Ischiadic spine），有肛提肌、尾骨肌、上孖肌及骶棘韧带附着；棘下方形成坐骨小切迹（Lesser ischiadic notch），向下续于坐骨结节。坐骨体内面光滑，构成小骨盆侧壁，有闭孔内肌附着；

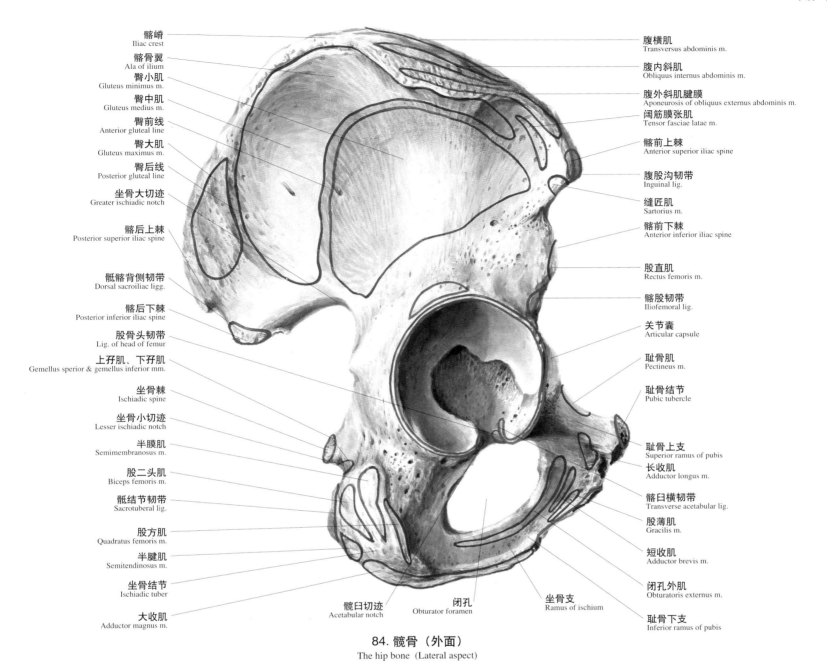

髂嵴
Iliac crest

髂骨翼
Ala of ilium

臀小肌
Gluteus minimus m.

臀中肌
Gluteus medius m.

臀前线
Anterior gluteal line

臀大肌
Gluteus maximus m.

臀后线
Posterior gluteal line

坐骨大切迹
Greater ischiadic notch

髂后上棘
Posterior superior iliac spine

骶髂背侧韧带
Dorsal sacroiliac ligg.

髂后下棘
Posterior inferior iliac spine

股骨头韧带
Lig. of head of femur

上孖肌、下孖肌
Gemellus sperior & gemellus inferior mm.

坐骨棘
Ischiadic spine

坐骨小切迹
Lesser ischiadic notch

半膜肌
Semimembranosus m.

股二头肌
Biceps femoris m.

骶结节韧带
Sacrotuberal lig.

股方肌
Quadratus femoris m.

半腱肌
Semitendinosus m.

坐骨结节
Ischiadic tuber

大收肌
Adductor magnus m.

腹横肌
Transversus abdominis m.

腹内斜肌
Obliquus internus abdominis m.

腹外斜肌腱膜
Aponeurosis of obliquus externus abdominis m.

阔筋膜张肌
Tensor fasciae latae m.

髂前上棘
Anterior superior iliac spine

腹股沟韧带
Inguinal lig.

缝匠肌
Sartorius m.

髂前下棘
Anterior inferior iliac spine

股直肌
Rectus femoris m.

髂股韧带
Iliofemoral lig.

关节囊
Articular capsule

耻骨肌
Pectineus m.

耻骨结节
Pubic tubercle

耻骨上支
Superior ramus of pubis

长收肌
Adductor longus m.

髋臼横韧带
Transverse acetabular lig.

股薄肌
Gracilis m.

短收肌
Adductor brevis m.

闭孔外肌
Obturatoris externus m.

耻骨下支
Inferior ramus of pubis

髋臼切迹
Acetabular notch

闭孔
Obturator foramen

坐骨支
Ramus of ischium

84. 髋骨（外面）
The hip bone (Lateral aspect)

外面朝前外下方，有闭孔外肌附着。

坐骨体与坐骨支的移行部，骨质粗糙肥厚，为坐骨结节 (Ischiadic tuber)。坐骨结节外观呈卵圆形，被横嵴分上下两部。上部为半膜肌附着，下部为股二头肌、半腱肌和部分大收肌附着。随着这些肌肉的牵引，这里产生一牵引骺。此外，下孖肌附于坐骨结节的上缘，股方肌附于结节的外侧缘，骶结节韧带附于结节的内侧缘下部。

坐骨支 (Ramus of ischium) 弯向前上内，移行于耻骨下支，上缘锐薄，下缘钝圆，内面有会阴深横肌和坐骨海绵体肌等附着，外面有闭孔外肌和大收肌附着。

三、耻骨

耻骨 (Pubis) 居前下部，分耻骨体、耻骨上支和耻骨下支三部。

耻骨体 (Body of pubis) 构成髋臼前下部，其与髂骨体会合处，为粗糙的髂耻隆起 (Iliopectineal eminentia)。耻骨上支 (Superior ramus of pubis) 自体伸向前内下方，内端移行为耻骨下支，移行部的内面为长圆形的耻骨联合面 (Symphysial surface)。

耻骨上支 (Superior ramus of pubis) 可分二缘及三面。上缘锐薄，为耻骨梳 (Pecten of pubis)，有腹股沟镰、腔隙韧带及腹股沟韧带附着，耻骨梳向后移行于界线 (Terminal line)(弓状线 Arcuate line)，向前终于耻骨结节 (Pubic tubercle) 亦有腹股沟韧带附着。前缘称闭孔嵴 (Obturator crest)，前方终于耻骨结节，后方终于髋臼切迹，此处有耻股韧带附着；下缘围成闭孔。前面

呈三角形，有长收肌及闭孔外肌附着；后面光滑，构成小骨盆前壁，有肛提肌等附着；下面不整，有由后外向前内通行的闭孔沟 (Obturator groove)，供闭孔血管神经通过。沟的两岸有闭孔前结节 (Anterior obturator tubercle) 和闭孔后结节 (Posterior obturator tubercle)。

耻骨下支 (Inferior ramus of pubis) 扁薄，分前后面及内外缘，前面有长收肌、短收肌、股薄肌及闭孔外肌附着，后面有闭孔内肌附着。内侧缘与对侧合成耻骨弓 (Pubic arch)，外侧缘围成闭孔。

四、髋臼

髋臼 (Acetabulum) 为髋骨外面中部的半球形深窝，位于髂前上棘与坐骨结节的连线中间，直径 3.5 cm，

腹内斜肌 Obliquus internus abdominis m.	髂嵴 Iliac crest
腹横肌 Transversus abdominis m.	腰方肌 Quadratus lumborum m.
髂窝 Iliac fossa	髂腰韧带 Iliolumbar lig.
髂肌 Iliacus m.	耳状面 Auricular surface
髂前上棘 Anterior superior iliac spine	竖脊肌和多裂肌 Erector spinae & multifidus mm.
腹股沟韧带 Inguinal lig.	骶髂骨间韧带 Interosseous sacroiliac lig.
缝匠肌 Sartorius m.	髂后上棘 Posterior superior iliac spine
股直肌 Rectus femoris m.	关节囊 Articular capsule
髂前下棘 Anterior inferior iliac spine	坐骨大切迹 Greater ischiadic notch
腰小肌 Psoas minor m.	闭孔内肌 Obturator internus m.
髂股韧带 Iliofemoral lig.	坐骨棘 Ischial spine
弓状线 Arcuate line	骶棘韧带 Sacrospinous lig.
耻骨肌 Pectineus m.	坐骨小切迹 Lesser sciatic notch
耻骨梳 Pecten of pubis	尾骨肌 Coccygeus m.
耻骨上支 Superior ramus of pubis	下孖肌 Gemellus inferior m.
耻骨结节 Pubic tubercle	骶结节韧带 Sacrotuberal lig.
腹股沟韧带 Inguinal lig.	坐骨结节 Ischiadic tuber
耻骨上韧带 Superior pubic lig.	大收肌 Adductor magnus m.
肛提肌 Levator ani m.	会阴深横肌 Transversus perinei profundus m.
耻骨联合面 Symphysial surface	阴茎脚和坐骨海绵体肌 Crus of penis & ischiocavenosus m.
耻骨下支 Inferior ramus of pubis	闭孔 Obturator foramen

85. 髋骨（内面）
The hip bone（Internal aspect）

朝向前外下方，由髂、耻、坐三骨的体构成。髋臼的顶非常坚厚，由髂骨体构成，占全部面积的 2/5，此部向上延至骶髂关节，作为强有力的支重点，直立时可将躯干的重量传递到股骨头。髋臼的后下部由坐骨体构成，亦占球面的 2/5，坐骨体呈三棱柱状，为另一支重点，坐位时传递身体重量至坐骨结节。髋臼的前壁由耻骨体构成，占髋臼面积的 1/5。

髋臼并非全部覆以关节软骨。窝的中央深而粗糙，为髋臼窝（Acetabular fossa），未覆关节软骨，不与股骨头相贴，被股骨头韧带所占据。这里骨壁很薄，

可因疾病受到破坏，或因外伤被股骨头穿通。窝的周围有蹄铁形关节面，称月状面（Lunate surface），上覆关节软骨，其上部因承受最大压力，宽而且厚，前后部略窄。月状面在髋臼切迹处中断。髋臼缘（Acetabular limbus）呈堤状，非常坚实，缘的后部隆起，前部低下，其下缘有宽而深的缺陷，叫髋臼切迹（Acetabular notch），向上与髋臼窝相连，这里是股骨头韧带附着处。

五、闭孔

闭孔（Obturator foramen）为坐骨与耻骨围成的骨环，上界耻骨上支，内界耻骨下支，外界坐骨体，下界坐骨支，闭孔边缘为闭孔膜附着。闭孔长度男平均 36.3 mm，女平均 37.5 mm，宽度男平均 44.6 mm，女平均 44.2 mm，闭孔指数为 124.47。闭孔形状多呈三角形（男 90.32%，女 90%），余为卵圆形。形状的变化取决于耻骨支夹角的大小。呈锐角者男性出现率为 22.58%，女性出现率为 70%；钝角男性出现率为 14.52%，女性无此型出现；直角男性出现率为 62.92%，女性出现率为 30%。直角、锐角有非常显著的性差。用耻骨支夹角判定性别较为方便可靠。

股骨头 Head of femur
臀小肌 Gluteus minimus m.
臀中肌 Gluteus medius m.
大转子 Greater trochanter
股外侧肌 Vastus lateralis m.
转子间线 Intertrochanteric line
臀大肌 Gluteus maximus m.
臀肌粗隆 Gluteal tuberosity
股中间肌 Vastus intermedius m.
股骨颈 Neck of femur

股骨头凹 Fovea capitis femoris
梨状肌 Piriformis m.
转子窝 Trochanteric fossa
闭孔内、外肌 Obturator internus & externus mm.
股方肌 Quadratus femoris m.
转子间嵴 Intertrochanteric crest
小转子 Lesser trochanter
髂腰肌 Iliopsoas m.
耻骨肌 Pectineus m.
关节囊 Articular capsule
耻骨肌线 Pectineal line

86. 股骨上端（外侧面和内侧面）
The upper end of the femur (Lateral and medial aspect)

股骨上端

股骨上端弯向前上内方，由股骨头、股骨颈、大转子和小转子组成。

1. 股骨头 (Head of femur) 呈球形，朝向内上前方，有关节面与髋臼相关节，头的中央稍下有一小窝，名股骨头凹 (Fovea capitis femoris)，为股骨头韧带附着处。

2. 股骨颈 (Neck of femur) 为头下方的较细部，与股骨干形成约 128°的角，叫内倾角 (Angle of inclination) 或颈干角 (Cervicofemoral angle)，这一角度有利于下肢的活动。

股骨颈上下两缘呈圆形，上缘近乎水平，微凹向上，向外移行于大转子；前上缘靠近股骨头处有时出现股骨颈窝，男性出现率为 63.1%，女性出现率为 43.4%。下缘向后下外方斜行，在小转子附近与股骨干相续。

前面平坦，与体相接处显一粗线，为转子间线；后面平滑而凹陷，与体接合处显一圆嵴，名转子间嵴。

3. 大转子 (Greater trochanter) 呈方形隆起，位颈与体相接处的上外部，供大部臀肌附着。大转子上缘肥厚，有梨状肌腱附着，上缘后部突向上内，明显高耸出颈的后面。内侧面前有闭孔内肌及孖肌腱抵止，后有一粗糙深窝，为转子窝 (Trochanteric fossa)，为闭孔外肌腱附着处。转子窝内有外生骨疣，即窝内的骨刺，男性出现率为 60.0%，女性出现率为 43.0%。前缘转宽，有一粗涩压迹，供臀小肌附着，外侧面宽广粗糙，被一由后上斜向前下的斜嵴分成两部，前上部较大，为臀中肌附着，其前上方骨面借臀中肌转子囊与臀中肌腱相隔，后方区域为臀大肌深纤维覆盖，有臀大肌转子囊介于其间。

4. 小转子 (Lesser trochanter) 为一锥形隆起，从颈的后下缘与体的连接处突向内后上方。小转子尖及前面粗糙，为腰大肌附着，底及其宽广的内侧面及前面为髂肌附着；后面平滑，被大收肌覆盖，有时有一滑膜囊居于其间。

5. 转子间线 (Intertrochanteric line) 是一隆起粗涩的嵴，起自大转子前缘上内部，向下内达于小转子下缘。靠近下端常出现另一结节。其下方延续为耻骨肌线 (Pectineal line)。转子间线有关节囊前壁附着；髂股韧带上束和下束分别止于转子间线的外侧部和内侧部；股外侧肌的最上方纤维起自线的上端，股内侧肌的最上方纤维起自线的下端。

6. 转子间嵴 (Intertrochanteric crest) 是一平滑的圆嵴，位颈与干的接合处。起自大转子后上角，向下内终于小转子，转子间嵴的中部有一结节，为股方肌抵止，结节的上部、下部和股方肌本身，皆为臀大肌覆盖。

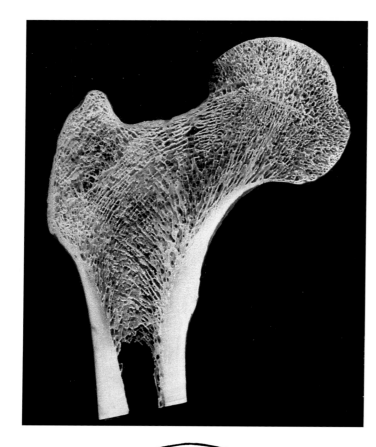

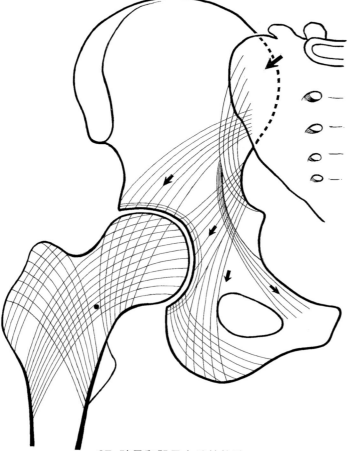

87. 髋骨和股骨上端的构造
Structure of the hip bone and upper end of the femur

髋骨和股骨上端的构造

股骨宛如起重机或路灯架，身体重力通过骶髂关节、髋臼、股骨头、颈传递到下肢。髋骨与股骨上端随着负重和行走，骨松质出现交叉系梁。股骨颈如同杠杆臂，为防止作用于股骨颈的剪力和弯曲应力引起骨折，股骨上端的松质小梁采取一特定形式的配布，具有机械学意义。

使骨产生变形的外力通常有三种，即压力 (Compression force)、张力 (Tension force) 和剪力 (Shear force，平切力、错位力)。压力使骨内诸分子彼此靠近，张力使之分离，剪力则使它们滑开即发生错位。股骨承担着身体负荷，由于股骨颈形成约130°内倾角，因此，所传递的压力具有相当的张力和剪力成分。生活中的人体，骨除接受体重作用外，还接受外界撞击力和内部肌肉作用力。肌肉作用力比身体重力要大得多。髋关节在走跑跳时所受的肌力实为身体重力许多倍。肌肉和韧带的牵拉作用，对骨也是一保护机制。当长骨受到重压时，不仅发生压力和张力，还发生使骨弯曲的屈力 (Bending force)，它是一更危险的因素，而附于股骨上端的肌肉和髂胫束则能抵抗此屈力。

骨的构造适于抵抗它所承受的力量，并符合用最少材料取得最大力量的原则。股骨上端的松质骨板，排列成与力线一致的两种小梁系统，一为压力系统，一为张力系统。

一、压力系统

压力系统 (Compression system) 即内侧较为垂直的小梁系统，它适应压力作用，或称支持束 (Supporting bundle)。此组小梁起自股骨干内侧皮质和股骨颈下面皮质，可分主群与副群。主群 (上群) 小梁坚固而厚，垂直向上放散，终于股骨颈上面和股骨头上面的皮质。副群 (下群) 小梁纤细而薄，排列较为疏松，向外上呈弓形放散达大转子以及附近的颈区皮质，又称转子束 (Trochanteric bundle)。

二、张力系统

张力系统 (Tension system) 即外侧的弓形小梁系统，适应于张应力，或称弓状束 (Arcuate bundle)。此组小梁起自股骨干外侧皮质，亦分主群和副群。主群呈弯向上内的弓形曲线，与压力系统直角相交，终于股骨头下面和颈下面皮质。副群为不太重要的成分，居大转子内并与大转子表面相平行。

依上述，压力系统和张力系统的小梁形成两组交叉。一组在股骨颈和头部，压力系统的上群小梁与张力系统的弓状束相交。在交叉点，骨板致密坚固，这一小梁系统并受到股骨颈下面较厚皮质及股骨距的坚强支持。另一组发生于大转子和转子间线的平面，由压力系统的下群小梁 (转子束) 与张力系统的弓状束交叉形成，骨板亦较致密，惟内侧柱的重力负荷系统可因老年性骨质疏松变成薄弱。上述两组交叉之间，在股骨颈前后壁即大转子、小转子和转子间嵴中间的小区缺乏骨小梁，这个薄弱地带称 Ward 三角或股内三角，是股骨颈骨折的好发部位。

髋骨的小梁亦呈现规律性配列，因为骨盆形成一个闭锁的骨环，身体的垂直重力通过骶髂关节一方面传递到髋臼，一方面传递到坐骨结节。因此，相应地有两个主要的小梁系统。一为由骶髂关节至髋臼的系统，一为由骶髂关节至坐骨的系统。

骶髋臼小梁 (Sacro-acetabular trabeculae) 有两组，一组起自骶髂关节面上部，向下集聚于坐骨大切迹后缘，继反折向外，呈扇形放散到髋臼下部，于此，与股骨的张力小梁系统 (弓状束) 相延续。另一组起自关节面下部，在臀下线平面会聚，形成髂骨弓状线的骨隆起，由此反折向外，放散到髋臼上部，与股骨颈的压力系统相延续。

骶坐骨小梁 (Sacro-ischial trabeculae) 起自骶髂关节面，下行达坐骨，它们与自髋臼缘的小梁相交叉，这组小梁在坐位时承担身体重量。

此外，由坐骨大切迹和由髂骨弓状线起始的小梁，可一道前行进入耻骨上支，从而构成骨盆环。

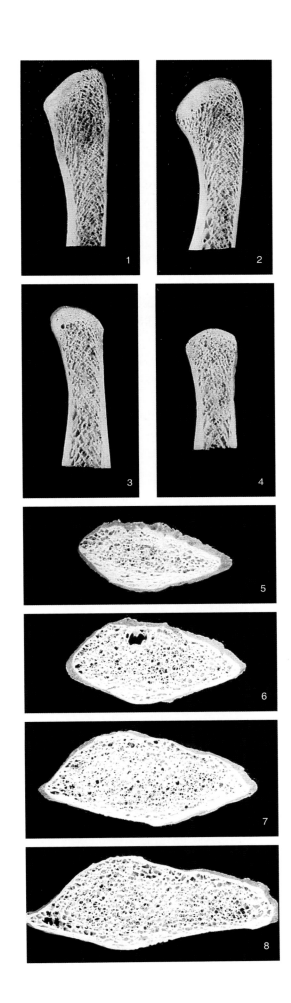

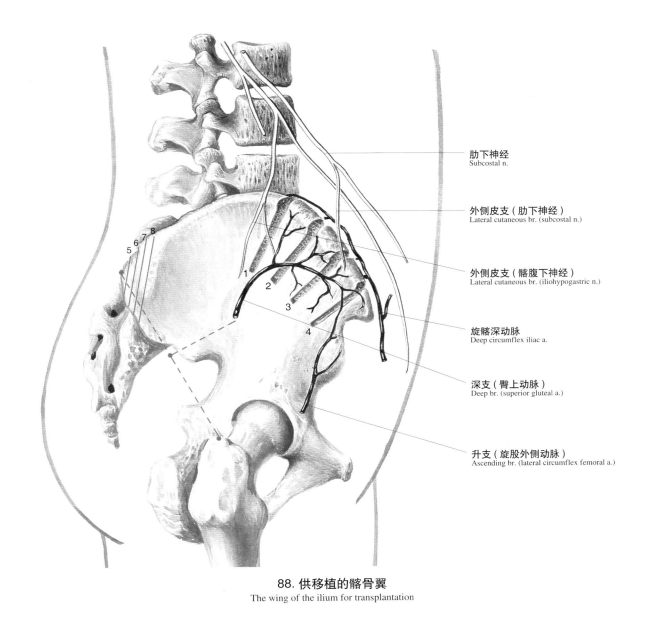

88. 供移植的髂骨翼
The wing of the ilium for transplantation

肋下神经
Subcostal n.

外侧皮支（肋下神经）
Lateral cutaneous br. (subcostal n.)

外侧皮支（髂腹下神经）
Lateral cutaneous br. (iliohypogastric n.)

旋髂深动脉
Deep circumflex iliac a.

深支（臀上动脉）
Deep br. (superior gluteal a.)

升支（旋股外侧动脉）
Ascending br. (lateral circumflex femoral a.)

髂 骨 翼

　　髂骨翼为植骨术的良好取材部位。因为它面积大，兼有松质与皮质，较坚硬，能起支持作用；且位置表浅，暴露容易，适于修复四肢或脊柱骨质缺损，对兼有大面积皮肤撕脱的复合伤，髋部亦是良好的骨-皮供区。

　　髂腹下神经和肋下神经外侧皮支越过髂嵴浅面。髂嵴和髂骨翼内外面有腹肌、髂肌和臀肌等附着。

　　髂嵴前部的血运来自臀上动脉深支的上支、旋髂深动脉、旋髂浅动脉深支和旋股外侧动脉升支。

　　臀上动脉深上支外径 2.9 mm，在髂后上棘与大转子尖连线中点上方 6 mm、前方 5～20 mm 处发出，弓形向前，沿途分支滋养髂嵴前部外侧面。

　　1. 带旋髂深动脉的髂骨瓣　该动脉滋养髂嵴前部内侧面，因此可以单独以旋髂深血管为蒂作游离髂骨移植。尤其髂骨翼呈弧形弯曲，特别适用于修复前足，恢复足弓。

　　2. 以旋髂浅动脉为蒂的髂骨瓣　通常将髂嵴前 1/4 的髂骨移植较为安全，且只有同时移植皮肤，骨质才能获得较多血供，一定要在髂骨上保留 1 cm 厚的肌袖。

　　3. 带旋股外侧动脉升支的髂骨瓣　采用髋前 Smith-Paterson 切口，在阔筋膜张肌与股直肌的间隙、髂前上棘下方 10.5 cm 处，可找到升支（外径 2.6～3.1 mm）。注意避免损伤其前方的股神经股四头肌支。血管蒂应带有至髂嵴和至臀中肌的分支，骨瓣也应多带些臀中肌，这样有利于成活。

股 骨 距

股骨上段的内部负重结构由一完整的小梁系统构成，股骨距为其组成部分之一。股骨距 (Femoral calcar) 位于股骨颈、体连接部的内后方，是位于小转子深部的纵行致密骨板，有人把它描述为"真正的股骨颈"。其下极与小转子下方的股骨体后内侧骨皮质融合，沿小转子前外侧垂直向上，上极与股骨颈的后侧皮质融合。股骨距实际上是股骨体后内侧皮质向松质内的延伸，向外放射达臀肌粗隆。经小转子切开股骨并移除股骨颈的松质后，即可见到股骨距。它像突入松质的孤立骨板，如以股骨距板状面轴线与股骨髁轴线的交角表示股骨距的走向，此角可称距髁角 (Calcocondylar angle)。成人距髁角为 29.1°，它与前倾角显著相关。

按说，股骨干骺部的构造应与骨干同样，具有同等厚薄的骨管，但由于压应力及张应力的配布及多块肌肉的附着，导致大、小转子牵引骨骺的产生，使这里的管状结构发生变化，外侧皮质变薄，内侧骨板紧密堆积、披裂或分层，从而形成股骨距。它的存在加强了干骺部承受应力的能力，缩短了股骨颈这一"悬梁"的力臂，与压力和张力小梁形成一完整的合理的负重系统。从顶面观，股骨距与髋外旋肌的作用方向基本一致，也与髂腰肌和臀大肌的合力方向大体一致，具有对抗上述肌肉加于股骨上段的压缩力的作用。

从临床上看，股骨距的存在对股骨颈和转子间骨折的移位、嵌插、分型和治疗有很大关系。骨折时，股骨距如依然完整或保持正常对位，一般认为是稳定性骨折；股骨距如断裂、分离或小转子撕脱，则为不稳定性骨折。对骨折上段做金属钉内固定时，如能使钉贴近股骨距而获得支撑，可提高固定效果；做人工股骨头置换术时，如能注意保全股骨距，有利于防止假体下陷和松动。

髋关节正位片 X 线像上不能显示股骨距，当股骨外旋 30° 以上时，方能在片上较清晰地显示出。股骨距的疏松过程较周围组织出现慢且程度轻，老年人股骨颈骨折发生率高可能由于股骨上段骨质疏松的进程不平衡，在较致密的股骨距与其周围极为疏松的小梁系统间出现薄弱部位所致。

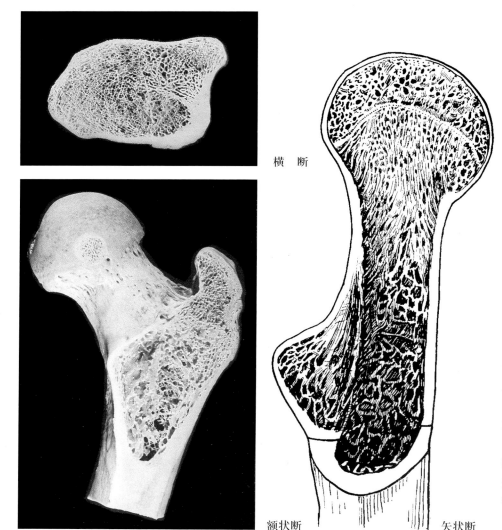

横断

额状断   矢状断

89. 股骨距
Femoral calcar

股 骨 头、颈 的 测 量

a ——股骨头直径：平均 45.0 mm，变动于 33.8 ~ 55.0 mm 之间。

b ——股骨颈头颈交界处上下径：平均 32.2 mm，变动于 28.8 ~ 35.6 mm 之间。

c ——股骨颈中段上下径：平均 26.1 mm，变动于 23.1 ~ 28.7 mm 之间。

d ——股骨颈颈干交界处上下径：平均 36.3 mm，变动于 33.1 ~ 39.5 mm 之间。

e ——股骨转子下距：平均 24.7 mm，男性平均 25.7 mm，女性平均 17.1 mm。分布于 16.0 ~ 35.0 mm 之间者占 86.35%。

f ——股骨头颈轴长度：平均 93.4 mm，变动于 70.0 ~ 109.0 mm 之间。

b′ ——股骨颈头颈交界处面积：平均 627.8 mm²，变动于 492.6 ~ 763.0 mm² 之间。

c′ ——股骨颈中段面积：平均 677.8 mm²，变动于 539.4 ~ 816.2 mm² 之间。

d′ ——股骨颈颈干交界处面积：平均 713.2 mm²，变动于 568.4 ~ 858.0 mm² 之间。

股骨颈各段横断面的形状，近似椭圆形者占 80.55%，近似圆形者占 19.44%。股骨头基本上是圆形。股骨头颈口径及面积的测量可为制造人工股骨头和钉入三翼钉提供一些数据，同时与探讨髋关节生物力学有关。

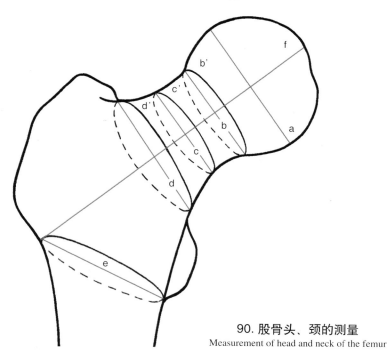

90. 股骨头、颈的测量
Measurement of head and neck of the femur

股骨颈前倾角

股骨颈轴斜向前上内，它与额状面形成的锐角，叫倾斜角 (Declination angle)，或叫扭转角 (Torsion angle)。换言之，倾斜角就是股骨颈轴线与股骨两髁间连线所成的角度，即股骨颈轴线对膝关节横轴的向前或向后扭转。股骨颈轴线在股骨髁横轴之前为前倾 (Anteversion)，以"+"表示，在股骨髁横轴之后为后倾 (Retroversion)，以"−"表示。股骨颈前倾角动摇于 30°～−10°之间。国内各作者数值为 10.14°（杨定焯等，1980）；男 11.95°、女 12.80°（张怀琚等，1980）；13.14°（苗华，1964）；11.18°（孙启福等，1964）；男 7.88°、女 9.37°（雷琦，1957）；7.44°（李学愚等，1953）。

儿童前倾角较大，平均为 24.4°（45°～8°）。出生后，随增龄前倾角不断减小，大约每增长一岁，减小 1°，到 15 岁左右接近成人（2～4 岁——左，31.0°，右，27.0°；4～6 岁——左，31.8°，右，24.2°；6～9 岁——左，23.7°，右，20.3°）。

测量股骨颈前倾角，对先天性髋关节脱位、人工髋关节的功能及股骨颈骨折的诊治等均有参考价值。先天性髋关节脱位的病人，其前倾角普遍大于正常人，在 40°～50°以上。女性前倾角普遍大于男性，所以先天性髋关节脱位的发病率，女性高于男性 5～8 倍。左侧前倾角普遍大于右侧，所以左侧发病率高于右侧 1.3～2.0 倍。扁平髋的前倾角较大，平均为 27.6°。特大的前倾角，其股骨处于内旋位，很可能与"内八字"步态有关；前倾角减小或成为后倾角者，常见于先天性髋内翻患者，此时，股骨干处于外旋位，可能与"外八字"步态有关。股骨头骨骺滑脱的病人，前倾角显著降低，有时为 0，甚至可达后倾。

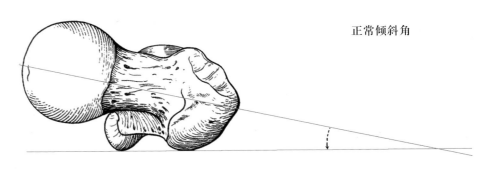

正常倾斜角

前 倾

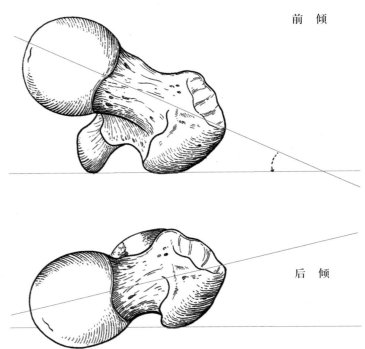

后 倾

91. 股骨颈前倾角
Anteversion angle of the femoral neck

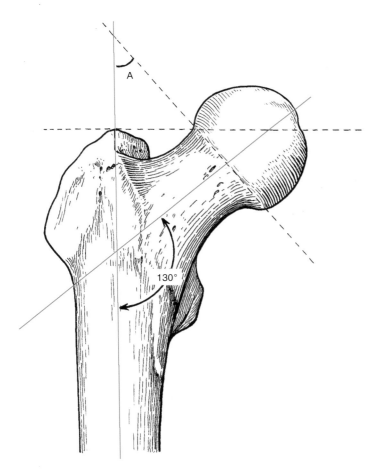

92. 股骨内倾角
Introversion angle of the femur

股骨内倾角

股骨颈与股骨干之间形成的角度，称内倾角 (Introversion angle of femur)，或称颈干角 (Cervicofemoral angle)。股骨内倾角正常范围在 110°～140°之间，平均约为 128°（128.36°、128.46°、132.6°、137.87°），男性平均为 132.1°，女性平均为 127.1°。儿童内倾角较大，为 150°～160°，随增龄而逐渐减小。内倾角的存在可增加下肢的运动范围，并使躯干的力量传达到较宽的基底部，此系由于人采取直立姿势的结果。

通过股骨头关节面基部的线与股骨干轴延长线所形成的角 (A)，为 Alsberg 角，正常为 41.5°。

内倾角小于正常限度者，为髋内翻 (Coxa vara)；大于正常限度者，为髋外翻 (Coxa valga)。

治疗股骨颈或转子间骨折时，必须注意保持正常的内倾角，否则会遗留髋内翻畸形，影响髋的运动功能。

93. 髋内翻
Coxa vara

94. 髋外翻
Coxa valga

髋 内 翻

股骨内倾角小于正常限度，约在 110° 以下者为髋内翻 (Coxa vara)，或为先天性，或因髋滑脱而引起，或因佝偻病而产生。髋内翻时，股骨头常只超过圆球的一半，股骨颈较正常短而粗，前倾角也较小（约在 10° 以下），大转子位置较正常高，大转子尖的水平线通过股骨头凹的上方。当内倾角减至 90° 时，Alsberg 角变成 0°。所见的最小的内倾角为 60°。髋内翻常伴同大而阔的骨盆，髋关节运动范围减小，运动速度降低，关节强度大。

随内倾角减小，股骨头负荷区上移至头的上 1/4 区，股骨干轴与股骨机构轴之间的角度增大，弯曲力距增大，被体重和肌肉牵引所引起的屈力 (Bending force) 也增大，并超过压应力。

随内倾角的减小，大转子尖居于 Nelaton 线上方，大转子易碰撞髂骨，加上耻股韧带紧张，所以大腿外展受限。

随股骨颈前倾角的减少，股骨干变成外旋，因之，大腿内旋亦受限制。

随前倾角的减小甚至成为后倾，增大了髂股韧带的紧张，髋不可能充分伸展，常处于屈曲位。这样，常增大骨盆倾斜度和增加腰椎前凸进行代偿，当患者直立时，这种现象颇为明显。

髋 外 翻

股骨内倾角大于 130° 的正常限度，如在 140° 以上者，叫髋外翻 (Coxa valga)。可由脊髓灰质炎后的肌麻痹、膝关节僵直、佝偻病、骨质软化以及某些原因的髋不全脱位等而引起，可分先天性、损伤性和肌麻痹性几种。髋外翻时，股骨头常较大，有时超过圆球的 2/3，Alsberg 角大于 40°，股骨颈细长，前倾角增大（约在 25° 以上），大转子尖水平线通过股骨头凹下方，大转子尖与股骨头上极之间的距离加大，股骨头与股骨颈的直径也减小。

随着内倾角增大，股骨颈陡翘，头的负荷区上移到头的上内区。股骨机构轴与颈干结合点距离减小，适合于传递垂直重力，使得压应力增大，剪应力和弯曲应力减小。

与髋内翻相反，髋外翻时，骨骼没有碰撞，运动范围不受限制。然而肢体加长，引起骨盆倾斜，受累侧的髋处于内收位，同时髋呈现不全脱位。

股 骨 头 骺 脱 离

多发生于 12～16 岁男孩。此期间，骨骺尚未愈合，骺板干骺侧的血运活跃。骺脱离可分急性型和慢性型两种。急性型多因中度或轻度外伤引起，股骨颈向上移位缩短并外旋，以致头的创面与颈的后下缘接触，在 X 线片上可见头的周径重叠于颈内；髋关节呈内收外旋畸形，又称骨骺性髋内翻 (Epiphysial coxa vara)。慢性型是逐渐的，没有明显外伤，常在 1～3 年内完成滑脱。颈可发生保护性增宽，头因负重不平衡和缺血，也可发生变形和坏死。

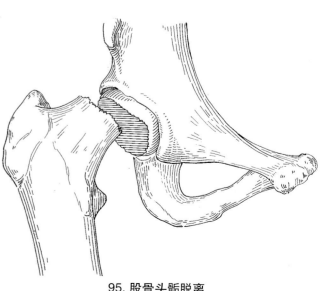

95. 股骨头骺脱离
Epiphysiolysis of head of the femur

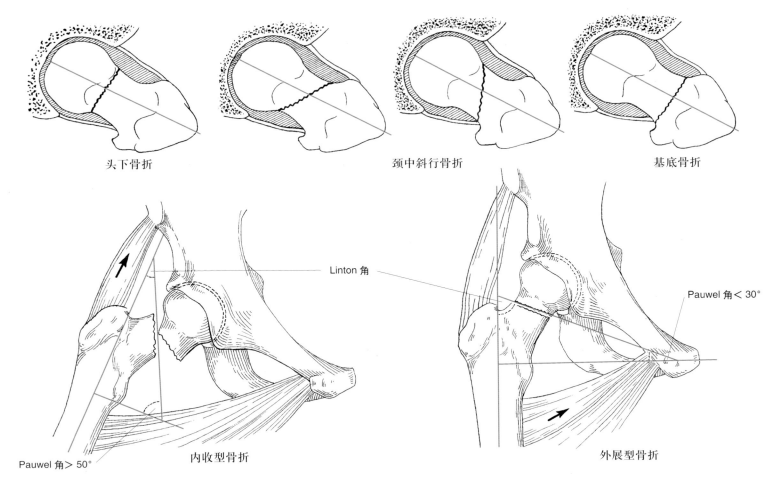

头下骨折　　　　颈中斜行骨折　　　　基底骨折

Linton 角

Pauwel 角＜ 30°

Pauwel 角＞ 50°　　内收型骨折　　　　外展型骨折

96. 股骨颈骨折
Femoral neck fractures

股骨颈骨折

按发生部位可分为头下骨折 (Subcapital fracture)、颈中骨折 (Midcervical fracture) 和基底骨折 (Basilar fracture)。前两种的骨折线都发生在关节囊内，所以叫囊内骨折 (Intracapsular fracture)。后者因骨折线的后部在关节囊外，叫囊外骨折 (Extracapsular fracture)。

依受伤姿势和 X 线片表现，股骨颈骨折可分内收型和外展型。

1. **外展型骨折** (Abduction fracture)　是在股骨急骤外展及内收肌牵引下产生外旋引起的。头多居外展位，折片无明显移位，多为横行线状骨折或嵌顿外展骨折。比较稳定，血运破坏较少，愈合率较高。

2. **内收型骨折** (Adduction fracture)　是在股骨急骤内收及外展肌群 (臀中、小肌) 牵引下产生外旋引起的。头居内收位，或先内收后因远折片向上移位时受到牵拉而外展，远折片外展外旋，髌和足尖朝向前外方，肢体可短缩 2～3 cm。此种骨折移位较大，断端极少嵌顿，血运破坏较大，愈合率较低。如骨折位属头下型或头颈

型，则后上支持带动脉损伤机会多，会增加头的坏死率。

Pauwel 角为折线与股骨干轴线的垂线所成之角。可判断骨折的稳定程度。此角小，意味着折线横行，剪力小，角大，则折线纵行，剪力大。Linton 角为折线与股骨干轴线所成之角，亦可视为移位指数。

股骨头缺血性坏死是个严重问题，坏死率一般在 20%～35%，坏死的范围可累及股骨头的一部分或大部分，多发生在股骨头的外上方。坏死出现的时间最早在伤后 2～3 个月，最迟可达 4 年。股骨头是否会发生缺血性坏死，主要决定于股骨头供血路线的破坏程度和侧副循环的代偿能力。

转子区骨折

转子区骨折皆为关节囊外骨折，占全身骨折的 1.38%，男女发病率之比约为 1.5 : 1，左右侧几乎相等。患者多为老年人，比股骨颈骨折平均年龄还大 5～6 岁。由于老人骨质疏松，肢体不灵活，轻微的暴力如突然扭转、外展、内收或大转子直接受暴力冲击，均可造

成骨折。转子区血运丰富，骨折很少发生不愈合或缺血坏死等情况。转子区骨折大致有下列各型。

A. **转子间骨折** (Intertrochanteric fracture)　骨折线大致沿转子间线或转子间嵴走行，一般不穿越两转子，股骨距保持完整，支撑作用较好。根据暴力大小，可从裂隙状态到移位，远端因下肢重量而外旋。

B. **经转子骨折** (Pertrochanteric fracture)　暴力较大或骨质过于脆弱，骨折线进入大转子，两断端分离，远折段呈外旋移位，股骨距未破坏，小转子仍完整。

C. **经转子骨折** (Pertrochanteric fracture)　大转子分离，小转子及股骨距也有骨折，骨折线凹向上方，髋内翻严重，远折段明显上升，患肢外旋。

D. **经转子骨折** (Pertrochanteric fracture)　大转子及股骨距骨折，小转子撕脱。

E. **转子下骨折** (Infratrochanteric fracture)　骨折线位于大、小转子下方，横行或斜行，近折段可能屈曲、外展和外旋，远折段呈内旋或外旋移位。

F. **大转子骨折** (Greater trochanteric fracture)　由于受到直接暴力，大转子可因肌肉牵拉于骨骺线上被撕脱，而向上移位。远折片很少变位。

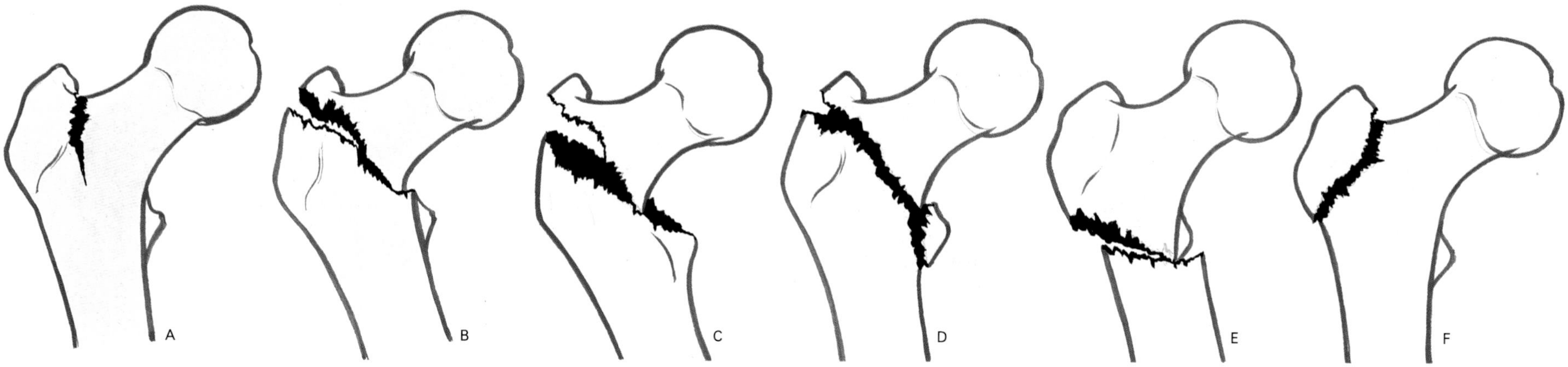

97. 转子区骨折
Fractures of the trochanteric region

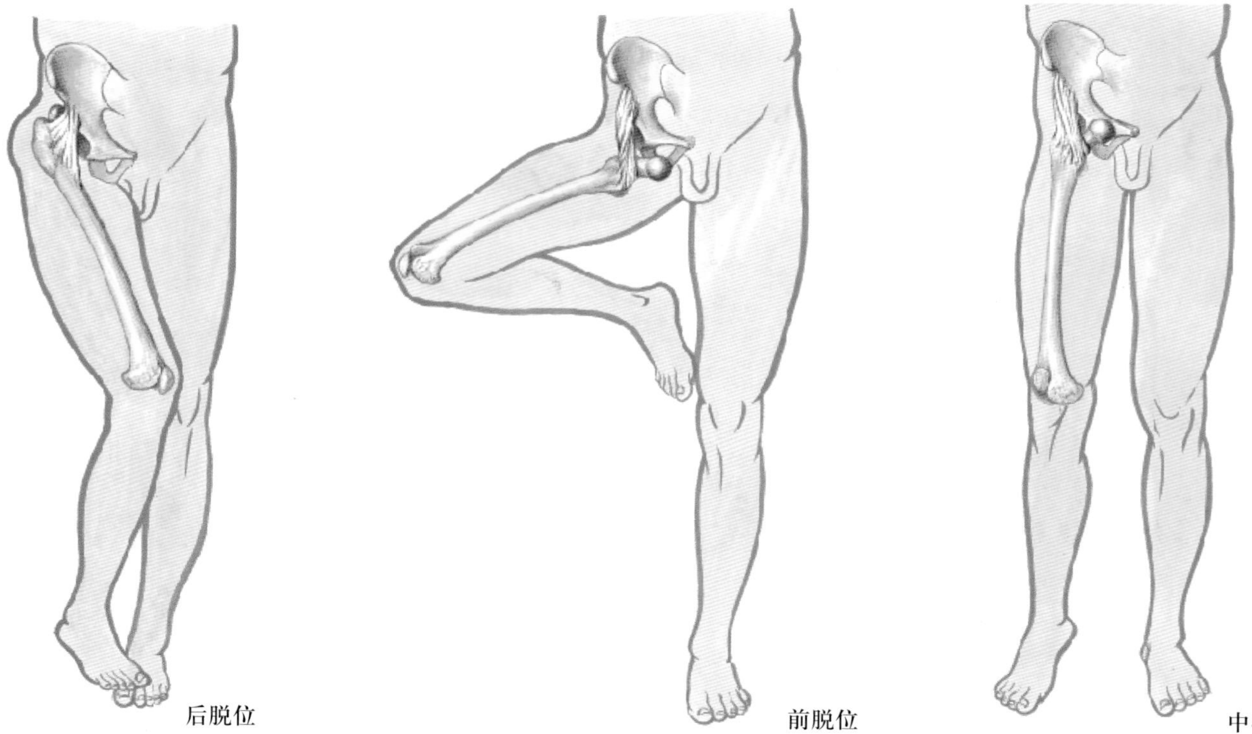

后脱位

前脱位

中心脱位

98. 髋关节脱位
Dislocation of the hip joint

髋关节脱位

髋关节脱位占四大关节脱位的第三位，患者多为活动力很强的青壮年男子。依脱位后股骨头的位置，可分前脱位、后脱位和中心脱位，以后脱位最常见。

1. **髋关节后脱位**　当髋关节屈曲、内收时（如坐着时一侧大腿搁在另一侧大腿上的姿势），多由间接暴力所引起。股骨头由外侧已越出髋臼后缘，股骨颈前面紧接髋臼前缘，此处可作为支点。如有强大暴力撞击膝前方（例如汽车突然刹车，乘客膝部撞到前排座椅上等），股骨头可因杠杆作用穿破关节囊后壁，脱出髋臼，形成

后脱位，股骨头停留在坐骨大切迹前方的髂骨翼后面。如果下肢内收较少，暴力将使股骨头撞击髋臼后缘，而合并髋臼后缘或股骨颈骨折。

脱位后，患肢短缩 3～6 cm，臀部膨隆，可摸到上移的股骨头，患肢呈明显屈曲、内收、内旋畸形。治疗可采用各种方法复位。合并骨折时，需手术复位。

2. **髋关节前脱位**　较少见。当髋关节过度外展外旋时，大转子尖与髋臼上缘相接触，此处可作为支点，如遭受外展暴力或外旋暴力，股骨头就可能突破关节囊前下方的薄弱部而发生前脱位，髂股韧带一般保持完整。脱位后的股骨头位于闭孔处者，称闭孔脱位；

股骨头向前上方移位停留在耻骨处者，称耻骨脱位，此时可引起股动静脉循环障碍。前脱位时，患肢呈明显外展、外旋、屈曲畸形，在闭孔或腹股沟附近可摸到股骨头。

3. **髋关节中心脱位**　较少见，是暴力直接作用于大转子所引起。在暴力作用下，股骨头向内撞击髋臼，引起臼底骨折，股骨头亦随同折片内移。髋关节轻度屈曲外展位，暴力顺着股骨纵轴的冲击，也可引起中心脱位。移位不多者，无特殊体位畸形，往往只有局部疼痛和轻度活动障碍。脱位严重者，患肢可能短缩，大转子不易摸到，阔筋膜张肌及髂胫束松弛。

第十一节　髋部入路

髋前入路

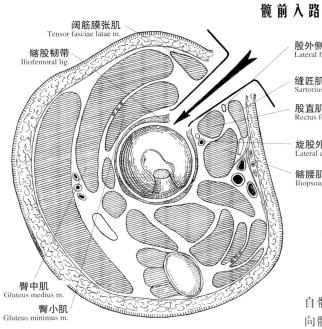

阔筋膜张肌
Tensor fasciae latae m.

髂股韧带
Iliofemoral lig.

股外侧皮神经
Lateral femoral cutaneous n.

缝匠肌
Sartorius m.

股直肌
Rectus femoris m.

旋股外侧动静脉
Lateral circumflex femoral a. & v.

髂腰肌
Iliopsoas m.

臀中肌
Gluteus medius m.

臀小肌
Gluteus minimus m.

前

外 —— 内

后

99. 髋前入路
Anterior approach of the hip (Smith-Peterson)
通过髋关节的斜切面（外上－内下）

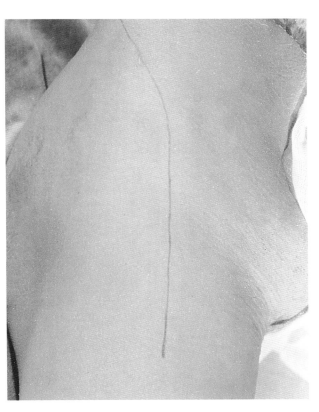

▶ 99-1. 切口起自髂嵴中部（如较多暴露可随意起自髂嵴中后部），向前经髂前上棘，再向远侧偏外，向髌骨外缘方向延伸 5～15 cm。此入路适用于髋关节融合术、髋关节成形术、人工髋关节置换术、先天性髋关节脱位切开复位术、髂骨切骨术及髋关节病灶清除术等。

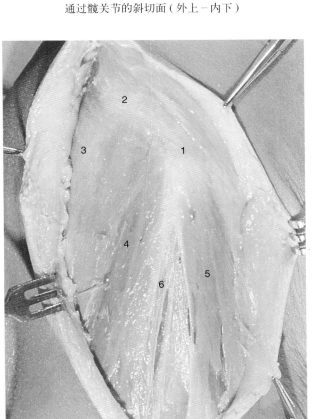

◀ 99-2. 将皮肤及皮下组织翻向两侧。在切口近端，显露髂前上棘[1]和髂嵴前部[2]。阔筋膜起自髂嵴，向下覆盖着臀中肌[3]、阔筋膜张肌[4]和缝匠肌[5]。辨认并保护股外侧皮神经[6]，此神经于髂前上棘远侧 2.5 cm 处穿出阔筋膜。

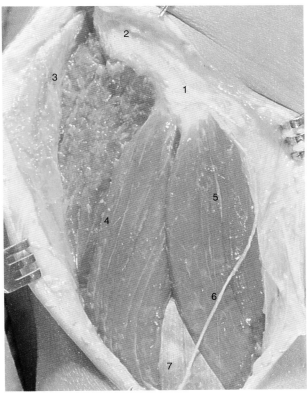

▶ 99-3. 显露缝匠肌[5]、阔筋膜张肌[4]、股直肌[7]和臀中肌[3]。臀中肌浅部纤维起始于阔筋膜（即臀中肌筋膜）上。股外侧皮神经[6]被牵向内侧。

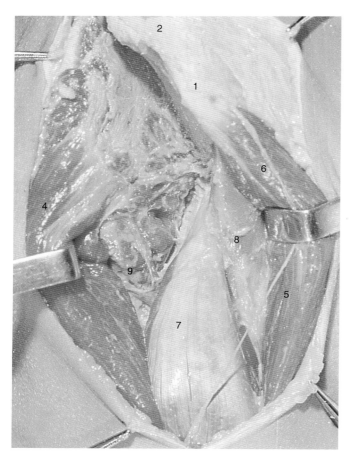

◀ 99-4. 将骨膜伴同臀中肌、臀小肌和阔筋膜张肌一道从髂嵴外面剥离，翻向下外。将阔筋膜张肌 (4) 拉向外；将缝匠肌 (5) 和股外侧皮神经 (6) 拉向内，显露股直肌 (7) 和髂腰肌 (8)。注意旋股外侧动脉升支 (9)，它位于髋关节下方 5 cm 处。

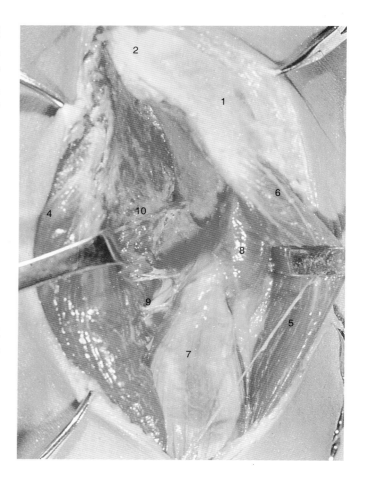

▶ 99-5. 进一步解剖，更清楚地显露股直肌 (7) 和髂腰肌 (8)。旋股外侧动脉升支 (9) 与行于臀小肌和髂骨外面的臀上动脉深支 (10) 吻合。

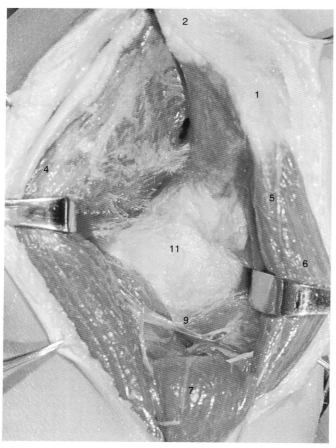

◀ 99-6. 将股直肌起端切断并翻向下，可充分显露髋关节囊前部 (11)。注意勿损伤旋股外侧动脉升支 (9) 及股直肌肌支，需要时可牢固结扎血管。

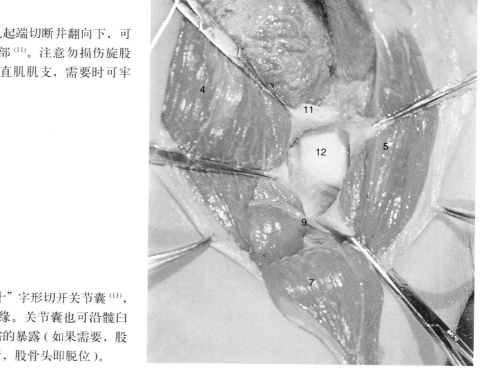

▶ 99-7. 横向或"十"字形切开关节囊 (11)，显露股骨头 (12) 及髋臼缘。关节囊也可沿髋臼缘处切断，以获得所需的暴露（如果需要，股骨头韧带可用弯刀切断，股骨头即脱位）。

髋外侧入路

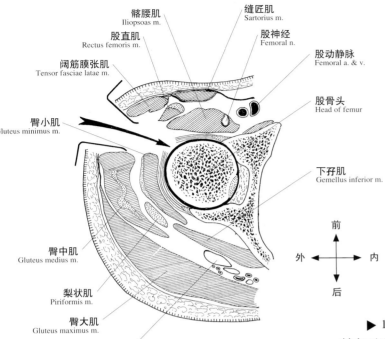

髂腰肌
Iliopsoas m.

缝匠肌
Sartorius m.

股直肌
Rectus femoris m.

股神经
Femoral n.

阔筋膜张肌
Tensor fasciae latae m.

股动静脉
Femoral a. & v.

臀小肌
Gluteus minimus m.

股骨头
Head of femur

下孖肌
Gemellus inferior m.

臀中肌
Gluteus medius m.

梨状肌
Piriformis m.

臀大肌
Gluteus maximus m.

坐骨神经
Sciatic n.

前
外 内
后

100. 髋外侧入路
Lateral approach of the hip (Watson-Jones)

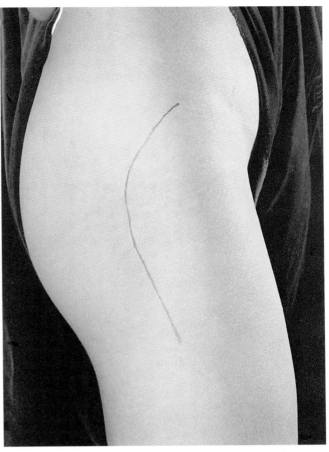

▶ 100-1. 切口起自髂前上棘下后方 2.5 cm，转向下后方，越过大转子和股骨干外面，达转子基部远侧 5 cm。此入路适用于股骨颈骨折切开复位及三翼钉内固定术、转子间截骨术、髋关节切开引流术等。

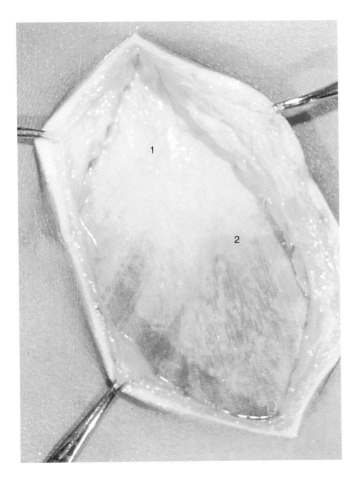

◀ 100-2. 将皮瓣及皮下组织翻向两侧，显露阔筋膜。确定臀中肌及阔筋膜张肌的分界。此界限可依据肌纤维粗细和方向而确定。臀中肌纤维粗大 [1]，向后下行，阔筋膜张肌 [2] 纤维细小、向下行。

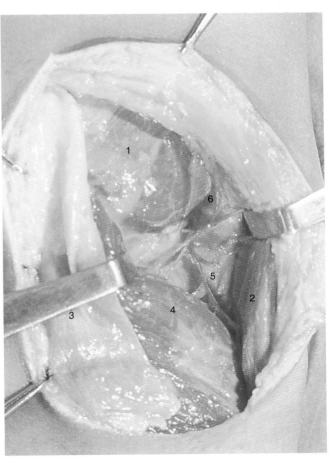

▶ 100-3. 切除阔筋膜，将阔筋膜张肌 [2] 拉向前，将臀大肌 [3] 拉向后。在切口近侧部显露臀中肌 [1]，在远侧部显露股外侧肌 [4]。旋股外侧动脉升支 [5] 于髋前方上行，与臀上动脉深支 [6] 吻合。

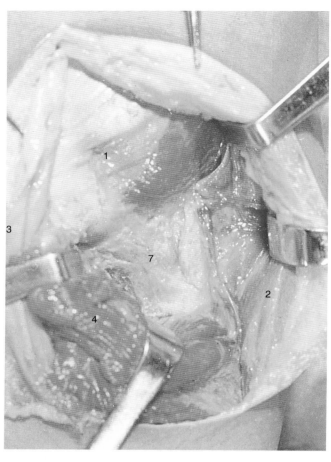

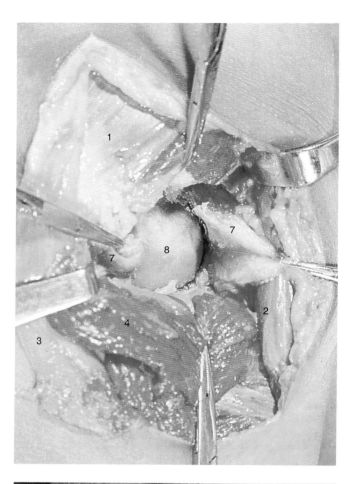

◀ 100-4. 臀中肌 (1) 显露得更为清晰。股外侧肌 (4) 于起始处被切断并翻向远侧，髋关节囊 (7) 得到较充分暴露。

▶ 100-5. 沿股骨颈前面纵行或"十"字形切开关节囊 (7)，显露股骨头 (8)。

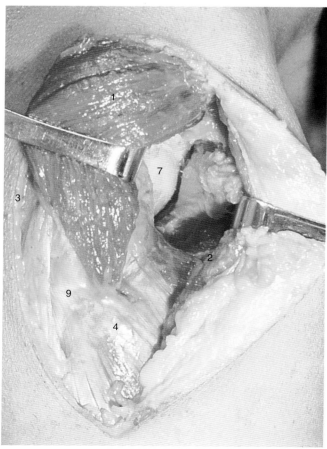

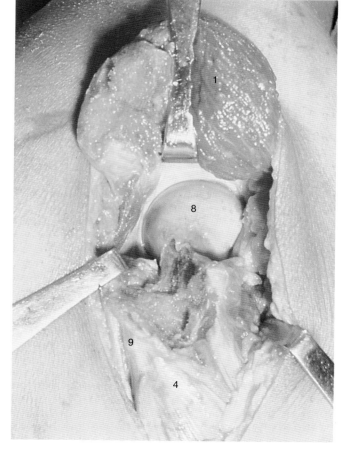

◀ 100-6. 此图像取自另一材料，显露大转子 (9)、臀中肌 (1)、阔筋膜张肌 (2)、臀大肌 (3)、股外侧肌 (4) 和髋关节 (7)。

▶ 100-7. 为获得广泛暴露区，从大转子切断臀中肌 (1)(或伴同转子骨切除)，将之翻向近侧，即可暴露股骨颈前上面。

髋后外侧入路

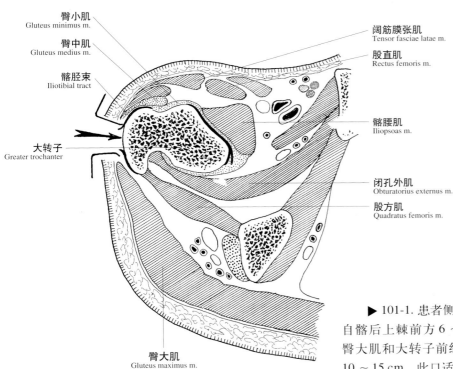

臀小肌
Gluteus minimus m.

臀中肌
Gluteus medius m.

髂胫束
Iliotibial tract

大转子
Greater trochanter

阔筋膜张肌
Tensor fasciae latae m.

股直肌
Rectus femoris m.

髂腰肌
Iliopsoas m.

闭孔外肌
Obturatorius externus m.

股方肌
Quadratus femoris m.

臀大肌
Gluteus maximus m.

101. 髋后外侧入路
Posterolateral approach of the hip (Gibson)

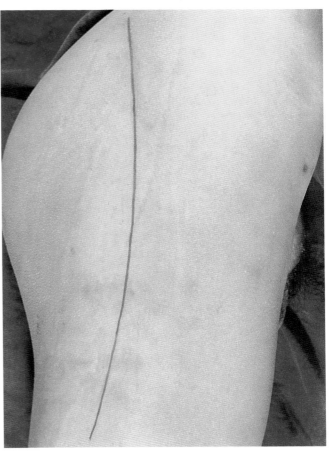

▶ 101-1. 患者侧卧位，患侧在上。切口起自髂后上棘前方 6～7 cm，在髂嵴稍下，沿臀大肌和大转子前缘向远侧延伸。切口全长 10～15 cm。此口适用于髋关节成形术、臼盖成形术、髋关节外伤性脱位切开复位术、人工股骨头置换术等。

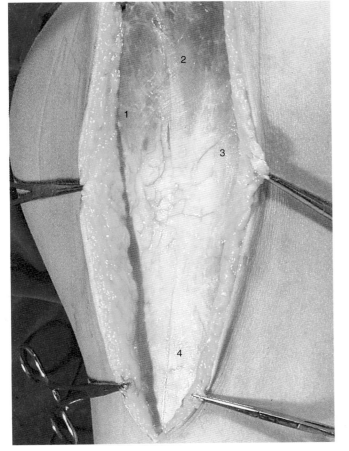

◀101-2. 将皮瓣及皮下组织翻向两侧，显露后方的臀大肌及其筋膜 (1)、中间的臀中肌及其筋膜 (2) 和前方的阔筋膜张肌及其筋膜 (3)。上述各筋膜向下会聚形成髂胫束 (4)。

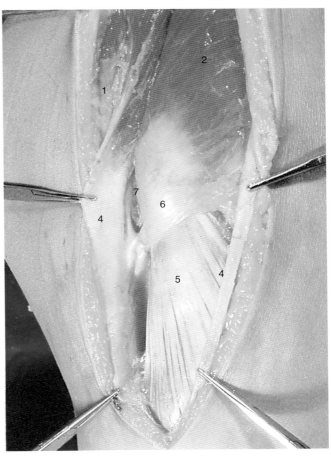

▶ 101-3. 在臀大肌前缘和阔筋膜张肌后缘之间纵行切开髂胫束 (4)，并将之翻向前、后方，显露臀中肌 (2)，股外侧肌 (5) 和大转子 (6)。

在臀中肌止腱浅面，常存在一臀中肌转子囊 (7)。注意从臀中肌后缘走出的臀上动脉浅支（未显露）。

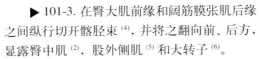

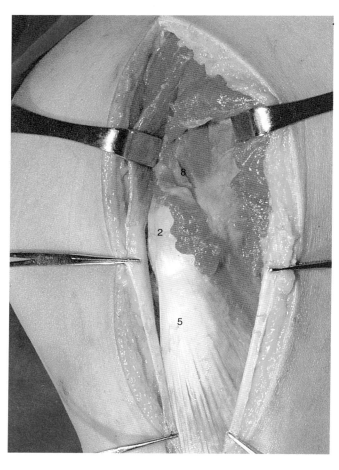

▶ 101-4. 将臀中肌后缘与梨状肌钝性分离。在臀中肌 (2) 抵于大转子稍上处，切断臀中肌并将之翻向前上（为保持肌肉完整，可做大转子切骨术，随同臀中、小肌翻向上，而后将转子骨片复位），显露臀小肌 (8)。注意勿损伤臀中、小肌之间的臀上动脉深支的下支和臀上神经（未显露）。

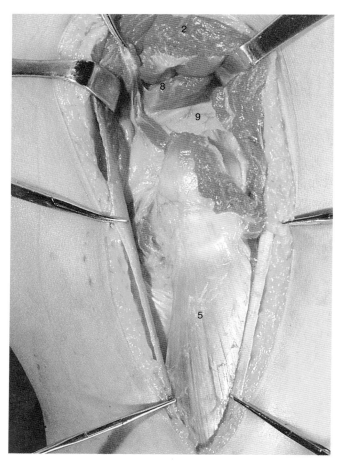

▶ 101-5. 于臀小肌止点的上方切断臀小肌 (8)，将其翻向前上，显露髋关节囊前上部 (9)。

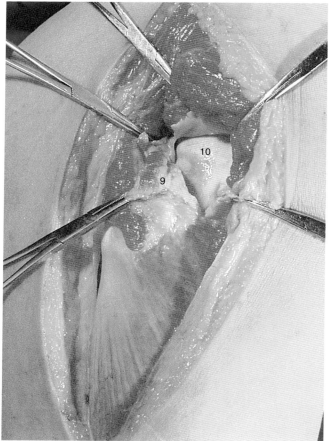

◀101-6. 沿股骨颈轴切开关节囊，显露股骨头颈 (10)，可尽量沿关节线和转子间线将囊切开。如需广泛暴露，可更多地切断肌肉。切断程度依所需范围、软组织紧张状态和关节挛缩与否而定。

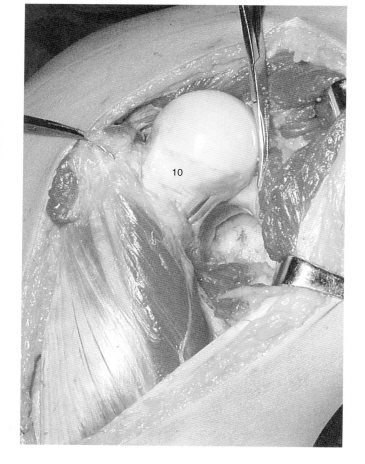

▶ 101-7. 屈髋、屈膝并外展、外旋大腿，可使髋脱位，股骨头、颈 (10) 可得到充分显露。

髋 后 入 路

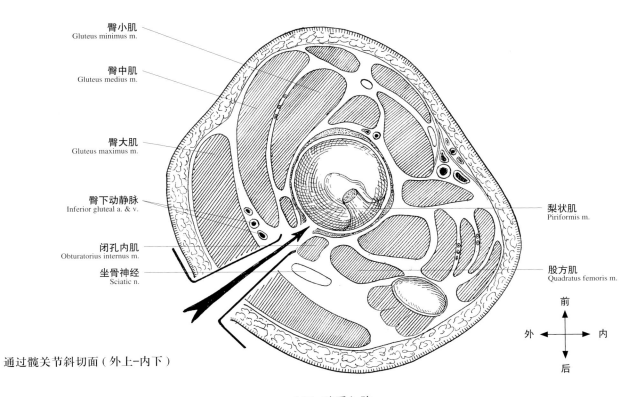

臀小肌
Gluteus minimus m.

臀中肌
Gluteus medius m.

臀大肌
Gluteus maximus m.

臀下动静脉
Inferior gluteal a. & v.

闭孔内肌
Obturatorius internus m.

坐骨神经
Sciatic n.

梨状肌
Piriformis m.

股方肌
Quadratus femoris m.

前
外 ← → 内
后

通过髋关节斜切面（外上-内下）

102. 髋后入路
Posterior approach of the hip (Moore)

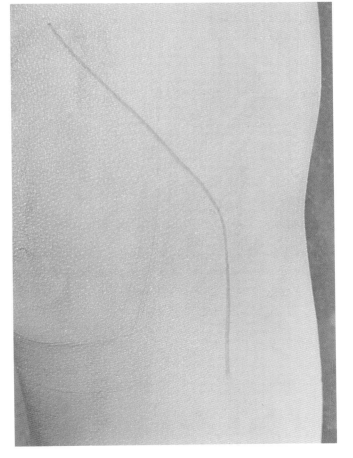

◀102-1. 病人侧卧位，患侧向上。切口起自髂后上棘外下方约5 cm，向下外延伸与臀大肌纤维平行，达大转子后上方，再沿大转子后缘和股骨干向远侧延伸5 cm。后入路适用于髋关节后脱位或合并髋臼后上缘骨折的复位手术、髋关节成形术以及偶尔涉及股骨颈后面的肿瘤等。

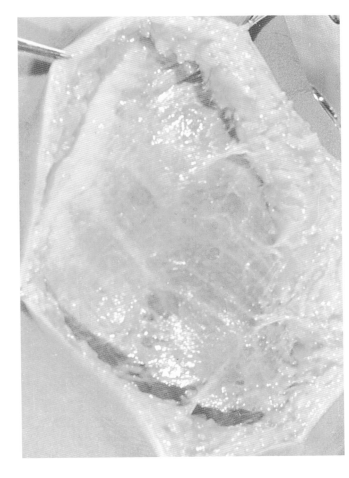

▶ 102-2. 将皮肤及皮下组织翻向两侧，显露覆盖臀大肌的深筋膜。

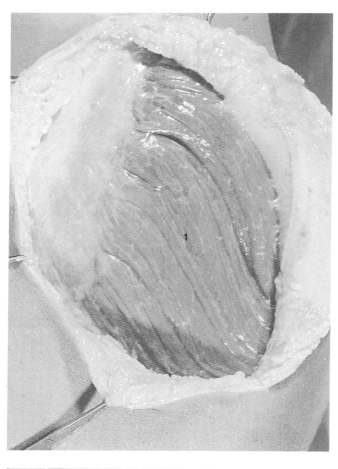

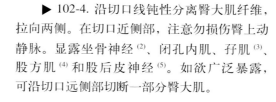

◀102-3. 沿皮肤切口线切开深筋膜，清晰显露臀大肌纤维 (1)。

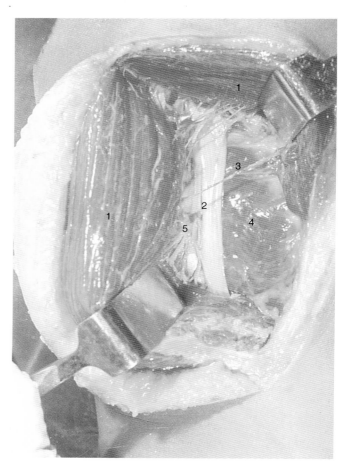

▶ 102-4. 沿切口线钝性分离臀大肌纤维，拉向两侧。在切口近侧部，注意勿损伤臀上动静脉。显露坐骨神经 (2)、闭孔内肌、孖肌 (3)、股方肌 (4) 和股后皮神经 (5)。如欲广泛暴露，可沿切口远侧部切断一部分臀大肌。

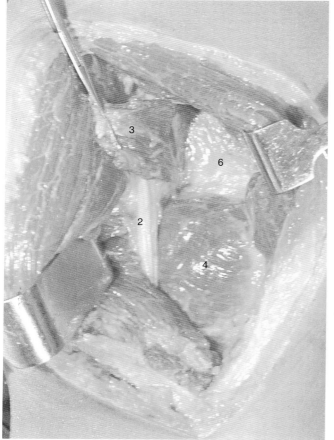

◀102-5. 细心向内牵拉坐骨神经 (2)。切断闭孔内肌和孖肌 (3) 在股骨的抵止，将它们翻向外侧 (如果需要可切断梨状肌止腱)，髋关节囊后部 (6) 即得到很好暴露。

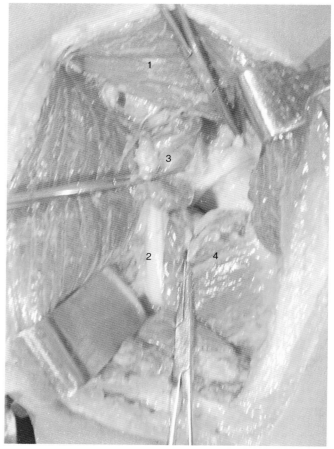

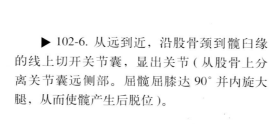

▶ 102-6. 从远到近，沿股骨颈到髋臼缘的线上切开关节囊，显出关节 (从股骨上分离关节囊远侧部。屈髋屈膝达 90° 并内旋大腿，从而使髋产生后脱位)。

髋内侧入路

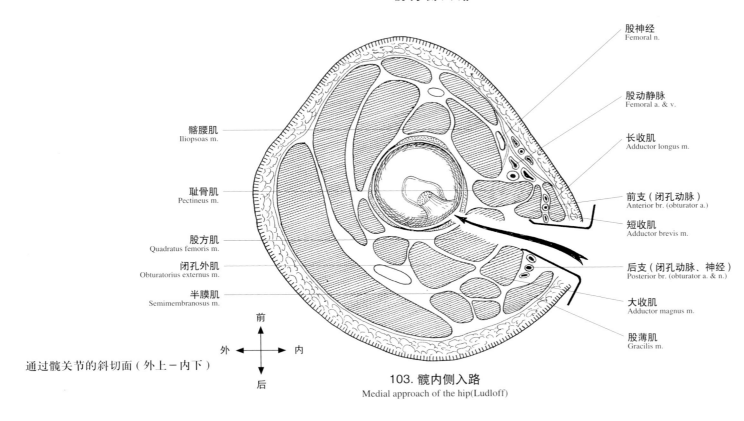

髂腰肌
Iliopsoas m.

耻骨肌
Pectineus m.

股方肌
Quadratus femoris m.

闭孔外肌
Obturatorius externus m.

半膜肌
Semimembranosus m.

股神经
Femoral n.

股动静脉
Femoral a. & v.

长收肌
Adductor longus m.

前支（闭孔动脉）
Anterior br. (obturator a.)

短收肌
Adductor brevis m.

后支（闭孔动脉、神经）
Posterior br. (obturator a. & n.)

大收肌
Adductor magnus m.

股薄肌
Gracilis m.

前
外 ←→ 内
后

通过髋关节的斜切面（外上－内下）

103. 髋内侧入路
Medial approach of the hip(Ludloff)

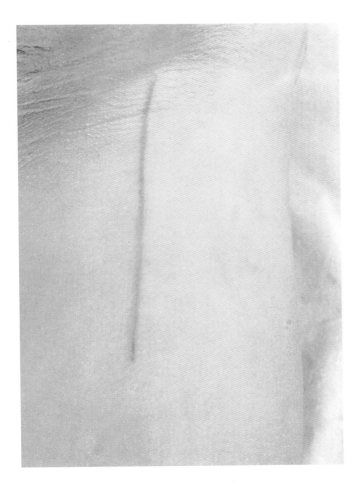

◀103-1. 切口起自耻骨结节远侧 2.5 cm，跨越长收肌和股薄肌之间的间隙，全长约 10 cm。此入路可用于髋屈曲、外展、外旋的先天性髋脱位复位手术及切除小转子附近的肿瘤等。在此位置从皮肤到股骨头和小转子内侧面的距离约为髋中立位时的一半。

▶ 103-2. 将皮肤及浅筋膜翻向两侧，显露阔筋膜。

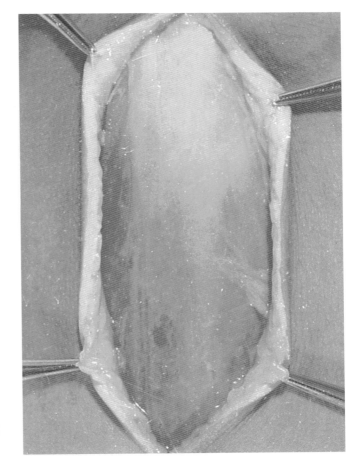

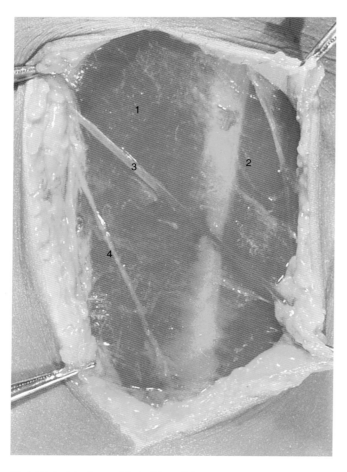

▲ 103-3. 显露前方的长收肌 (1) 和后方的股薄肌 (2)。其浅面有大隐静脉属支 (3) 和闭孔神经 (4) 分布。

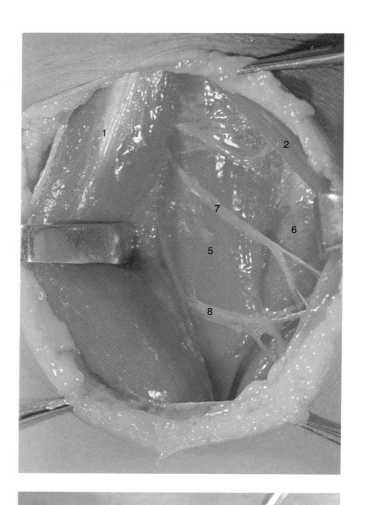

▶ 103-4. 长收肌 (1) 拉向前方，股薄肌 (2) 拉向后方，显露短收肌 (5) 和大收肌 (6)。闭孔神经前支 (7) 于长收肌和短收肌之间下降，支配长收肌、短收肌和股薄肌。闭孔动脉前支 (8) 滋养邻近肌肉。

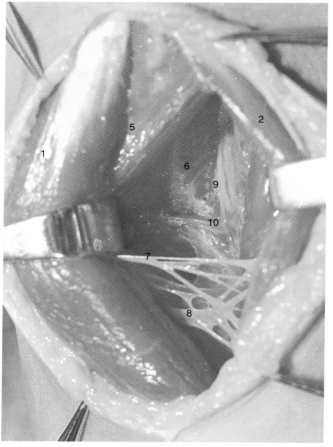

◀ 103-5. 将短收肌 (5) 拉向前，股薄肌 (2) 拉向后，显露大收肌 (6)、闭孔神经后支 (9) 和闭孔动脉后支 (10)。两者行于短收肌和大收肌之间。

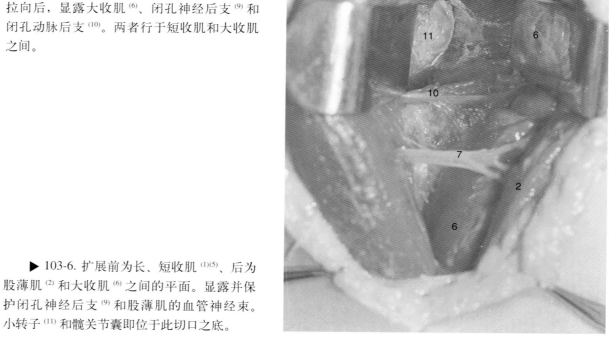

▶ 103-6. 扩展前为长、短收肌 (1)(5)、后为股薄肌 (2) 和大收肌 (6) 之间的平面。显露并保护闭孔神经后支 (9) 和股薄肌的血管神经束。小转子 (11) 和髋关节囊即位于此切口之底。

第十二节　髋部 X 线像

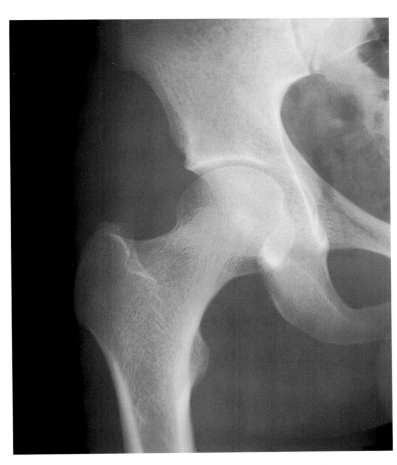

1. 髂前上棘
   Anterior superior iliac spine
2. 髂前下棘
   Anterior inferior iliac spine
3. 髋臼
   Acetabulum
4. 髋臼缘
   Acetabular limbus
5. 髋臼窝
   Acetabular fossa
6. 坐骨结节
   Ischiadic tuber
7. 坐骨支
   Ramus of ischium
8. 坐骨大切迹
   Greater ischiadic notch
9. 坐骨棘
   Ischiadic spine
10. 耻骨上支
    Superior ramus of pubis
11. 股骨头
    Head of femur
12. 股骨颈
    Neck of femur
13. 大转子
    Greater trochanter
14. 小转子
    Lesser trochanter
15. 转子窝
    Trochanteric fossa
16. 闭孔
    Obturator foramen
17. 股骨头凹
    Fovea capitis femoris

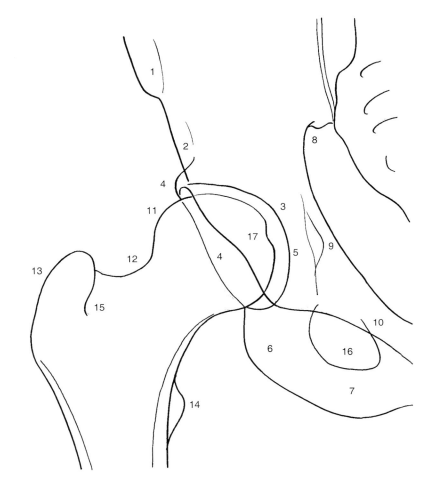

104. 成人髋的 X 线像（前后位）
Radiograph of an adult hip（Anterior posterior view）

成人髋关节的 X 线测量

1. CE 角（Center-Edge angle）　自股骨头中心（C）至髋臼缘即髋臼顶的外缘（E）画一线，另通过股骨头中心作一垂线，两线所夹之角即 CE 角，正常为 30°。此角表示股骨头与髋臼的关系，作为股骨头在髋臼内稳定的指数。检查髋关节有无再脱位时可测 CE 角。正常成人 CE 角应大于最小值 20°，半脱位或关节间隙消失，CE 角即改变。内侧关节间隙加宽表明髋关节有半脱位，CE 角减小。在任何年龄，髋关节内侧间隙宽度不应超过外侧间隙 7 mm。如果股骨头关节面与髋臼关节面不相平行，则表示股骨头外移。

2. Shenten 线　为股骨颈下缘与闭孔上内缘所构成的连续弧形曲线。髋关节脱位时，此曲线的完整性受到破坏。

3. 髂颈线（Calve 线）　髋关节正位，髂前下棘外方的髂骨外缘与股骨颈外缘所连成的光滑曲线为髂颈线，又称 Calve 线。髋脱位或股骨颈骨折时，此曲线的完整性受到破坏。

4. 大转子间水平线（Skinner 线）　髋关节正位，由大转子尖引一水平线，向内延伸，通过或略低于股骨头凹。此线主要反映股骨头、颈的病变。股骨颈骨折、大转子骨折或股骨头骺滑脱时，此水平线常通过股骨头凹之上。

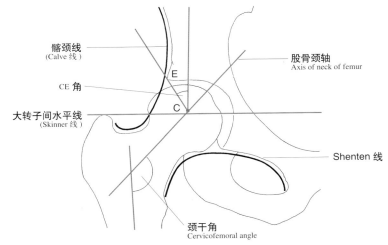

髂颈线（Calve 线）
股骨颈轴 Axis of neck of femur
CE 角
大转子间水平线（Skinner 线）
Shenten 线
颈干角 Cervicofemoral angle

105. 成人髋的 X 线测量
Radiographic measurement of the adult hip

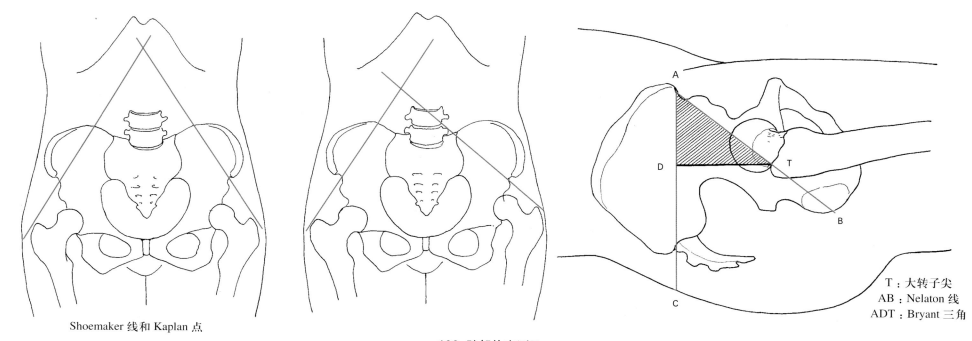

Shoemaker 线和 Kaplan 点

106. 髋部体表测量
Surface measurement in the hip region

T：大转子尖
AB：Nelaton 线
ADT：Bryant 三角

髋 部 体 表 测 量

1. **Shoemaker 线和 Kaplan 点**　仰卧位，两髋伸直，两侧髂前上棘连线应与身体纵轴相垂直。从大转子至髂前上棘的连线称 Shoemaker 线。两侧 Shoemaker 线向腹前壁的延长线相交之点，称 Kaplan 点。正常此点应位于脐上前正中线上。髋关节脱位或股骨颈骨折后，此点则相交于脐下对侧腹壁上。

2. **Nelaton 线**　仰卧或侧卧位，从髂前上棘 (A) 至坐骨结节中心 (B) 连一直线，即 Nelaton 线。坐骨结节在髋屈曲 45° 时最突出。正常时 Nelaton 线恰通过大转子 (T)。如股骨颈骨折或髋臼脱位，大转子尖上移，超出此线之上。惟超出 Nelaton 线 1 cm 以上者，才有诊断价值。

3. **Bryant 三角**　仰卧位，两腿平伸（如患肢有障碍即取对称体位）。从髂前上棘 (A) 画一垂线至床面 (AC)，再由转子尖向 AC 线画一垂直线 DT，即 Bryant 线。正常时，DT 线长度约 5 cm。由髂前上棘、大转子和 DT 线所成的三角形即 Bryant 三角。两相对比，如 DT 线短缩即表示大转子上移，可见于髋关节脱位或股骨颈骨折。

盆 股 角

对髋关节活动的精确测量，既可判定病患损害的性质和程度，且对采用转子下截骨术以改建髋的结构和应力有意义。

A. 矢状面上，盆股角 (Nelaton 线与股骨轴间向后下开放的角度) 最大伸展时为 50°（中性位为 80°）。

B. 最大屈曲时，盆股角约 125°。因此，髋全部屈伸范围约 75°。

C. 正常站立时，股骨机构轴与股间线（两股骨头连线）间形成 90° 角。股骨解剖轴与股间线间形成 80° 角。

D. 髋外展时，盆股角约 135°；内收时，盆股角约 75°。

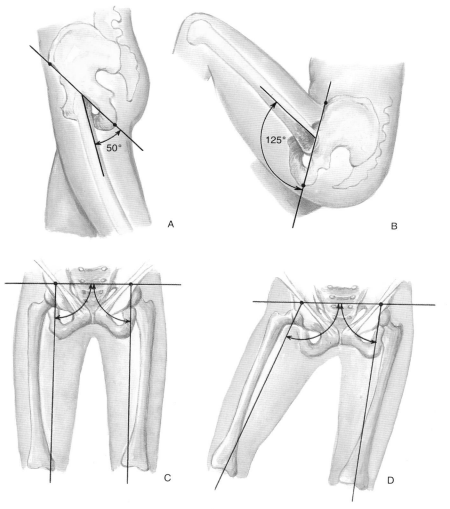

107. 盆股角
The pelvofemoral angle

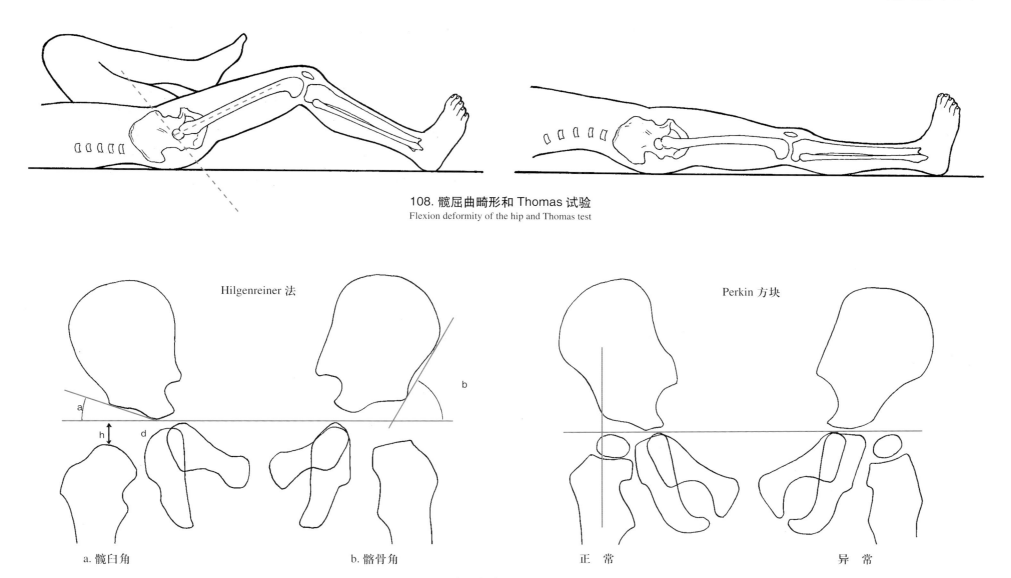

108. 髋屈曲畸形和 Thomas 试验
Flexion deformity of the hip and Thomas test

Hilgenreiner 法   Perkin 方块

a. 髋臼角   b. 髂骨角   正 常   异 常

109. 成长中的髋的 X 线测量
Radiographic measurement of the hip joint during development

髋 屈 曲 畸 形 和 Thomas 试 验

Thomas 试验可检查髋屈曲畸形的程度。正常时，屈一侧髋、膝关节，另侧下肢能保持伸直，仍紧贴床面，为 Thomas 征阴性。若屈健侧髋、膝关节时，患侧下肢亦随之屈曲，此为 Thomas 征阳性。患侧下肢与台面所成的角度，表示髋屈曲畸形的程度。腰大肌或髋关节有病变时即为阳性，但正常盆股角不变。

成 长 中 的 髋 关 节 的 X 线 测 量

1. 髋臼角 (Acetabular angle) 此角用以测量髋臼的深度和斜度。髋关节正位，髋臼上外缘的切线与两侧"Y"形软骨连线所形成的侧方夹角，即髋臼角 (a)。新生

儿小于 34°，一岁以后小于 25°。此角如增大，表示髋臼浅在。髋臼发育不良者，此角可达 50°~ 60°，是髋脱位的标志之一。

2. Hilgenreiner 法 用以测定股骨头骨化核出现前髋臼脱位的程度。髋关节正位，先画一通过两侧"Y"形软骨顶点的连线，再测由股骨干顶点至上述连线的垂直距离即髋间距离 (h)，即可知股骨头向上移位的程度。正常新生儿此距离为 1 cm，由此交点至髋臼底的距离 (d)，表明股骨头向外移位情况，正常 d 为 1.2 cm。有先天性髋脱位倾向时，d 值增大，h 值减小，甚至为零。

3. Perkin 方块 自髋臼外缘作垂线 (又称 Martin 线)，再作两侧"Y"形软骨上缘的连线，把髋关节分成四个方块，以测定股骨头的移位情况。正常时，股骨头的骨化点在此交点内下方，有脱位者在外下方，更严重者在外上方。

4. 髂骨角 (Iliac angle) 髂前下棘至髋臼外上缘间连线与"Y"形软骨水平线间的外侧夹角 (b)，为髂骨角，新生儿为 55°，范围在 43°~ 67° 之间。此角减小时为异常。

胚胎 8 ~ 9 周
Embryo 8 ~ 9 w.

胚胎 4 ~ 5 个月
Embryo 4 ~ 5 mon.

胚胎 4 个月
Embryo 4 mon.

髂嵴的次级骨化点
Secondary ossification of iliac crest
出现时　　　接合时
♂ 15 ~ 19 岁　19 ~ 24 岁
♀ 12 ~ 15 岁　18 ~ 24 岁

髂前下棘的次级骨化点
Secondary ossification of ant. inf. iliac spine
出现时　　　接合时
♂ 12 ~ 16 岁　16 ~ 17 岁
♀ 11 ~ 13 岁　13 ~ 17 岁

髋臼小骨
Acetabular ossicle
出现时　　　接合时
♂ 12 ~ 16 岁　16 ~ 17 岁
♀ 11 ~ 13 岁　13 ~ 17 岁

耻骨联合面次级骨化点
Secondary ossification of symphysial surface
出现时　　　接合时
♂ 12 ~ 13 岁　19 ~ 24 岁
♀ 13 ~ 15 岁　18 ~ 24 岁

坐骨结节次级骨化点
Secondary ossification of ischiadic tuber
出现时　　　接合时
♂ 15 ~ 19 岁　19 ~ 24 岁
♀ 12 ~ 15 岁　18 ~ 24 岁

110. 髋骨的发育
Development of the hip bone

髋 骨 的 发 育

　　髋骨有三个原发性骨化中心，髂骨的原发性骨化点位于坐骨大切迹上，出现于胚胎第 8 ~ 9 周；坐骨的骨化点位于坐骨体处，出现于胚胎第 4 个月；耻骨体的骨化点出现于胚胎 4 ~ 5 个月。其他于髂嵴、髂前下棘、坐骨结节、耻骨结节、联合面、髋臼等处，均有单独的次级骨化点发生。

　　诞生时，髋骨有三个部位由软骨组成，即全部髂嵴、髋臼和髋骨下缘的带形区域。此时，髋臼为一软骨杯，介于髂骨、耻骨和坐骨之间，此为 Y 型髋软骨板，此 Y 型软骨还包括髂前下棘。髋骨下缘的软骨带覆于坐骨结节表面，并将坐骨支与耻骨支借软骨连结起来，一直延续到耻骨联合面和耻骨结节。及至男性 5 ~ 11 岁，女性 5 ~ 8 岁，坐骨支与耻骨支骨化，在下方愈合，形成骨性的闭孔环。

　　在青春期左右，次级骨化中心开始出现，并在 18、19 岁以后与骨的其他部分接合。男性 12 ~ 16 岁、女性 11 ~ 13 岁，Y 型髋臼软骨中出现二个孤立的次级骨化点，分别位于髂骨与耻骨中间和髂骨与坐骨中间，它们常称髋臼小骨 (Acetabular ossicle)。髋臼小骨出现前后，髂、耻、坐骨体的骨面呈波浪形。女性在 13 ~ 17 岁、男性在 16 ~ 17 岁髋臼小骨融合，并扩及整个髋臼软骨骨化，三骨即接合一起，先是髂、耻二骨愈合，后是髂、坐二骨与耻、坐二骨愈合。髂前下棘可由髋臼软骨扩散而骨化，或出现单独骨化中心。髋臼上外缘有时因次级骨化中心不愈合形成一单独的骨，即髋臼骨。

　　髂嵴的次级骨化点女性于 12 ~ 15 岁、男性于 15 ~ 19 岁发生，由前向后扩展，与髂嵴平行。在 19 ~ 24 岁与髂骨愈合。女子髂嵴骨化点的出现与月经初潮期和第二手指末节指骨骨骺愈合的时间相近，皆在 13 ~ 14 岁，故月经初潮开始后，其髂嵴骨化中心已经出现。髂嵴骨化点的愈合与椎骨骨化几乎同时完成。因此，髂嵴骨骺与病人的脊柱侧弯的发生有关联。即在髂嵴骨骺开始出现至骨骺完成的期间，脊柱侧弯平均可增加 13°；在骨骺完成至骨骺愈合的期间，侧弯平均可增加 9°；骨骺愈合以后，侧弯平均可增加 8°。自此以后，绝大部分病人的侧弯曲度不变，因此，在青春期开始（女 12 ~ 15 岁、男 15 ~ 19 岁）防止脊柱侧弯的发生，具有重要意义。

　　坐骨结节的次级骨化中心与髂嵴骨化中心出现的时间一致，女 18 ~ 24 岁、男 19 ~ 24 岁坐骨结节与坐骨体愈合。

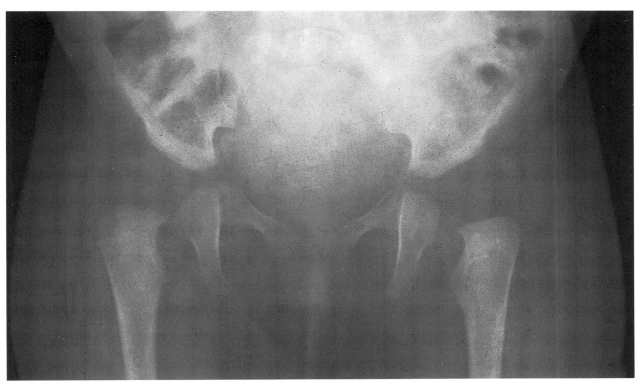

◀ 髂嵴在出生时光滑，肠内气泡与髂骨翼重叠，宛如空洞。耻骨指向前内下，坐骨指向直下，两骨形如钳状。髂、耻、坐三骨间软骨较多，X 线上呈分离状态，髋关节腔亦显得较宽，有时难以肯定髋关节脱位。尤其当进行下肢不对称投照时，可能被误认为脱位。通过 Shenton 线、髋臼角和髂骨角的测定可以排除。股骨头，大、小转子骨化点均未出现。股骨颈短而直。

D. 5 岁，男

▼ 股骨颈增长，指向上内方；股骨颈干骺端由杯形开始变成水平位。股骨头骨化点增大，呈半圆形，位于骺板之上。大转子已出现骨化点。大转子与骨干间的骺板较股骨头及股骨颈间的骺板为宽。

髂、耻、坐三骨增大，耻骨支和坐骨支已愈合成闭孔（男 5～11 岁，女 5～8 岁愈合），髋臼"Y"形软骨仍较大。

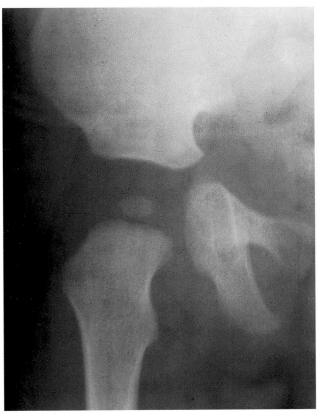

B. 1 岁，男

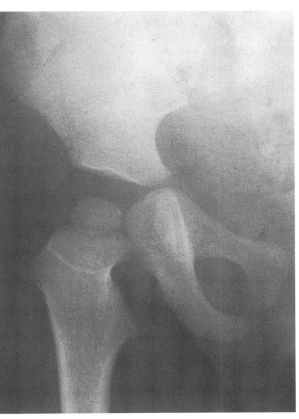

C. 2 岁，男

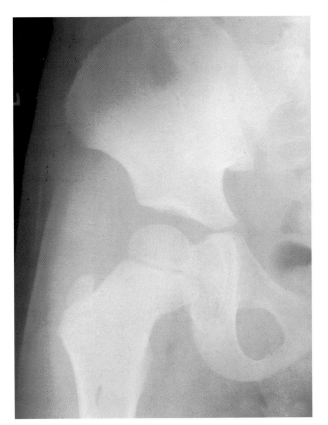

▲ 股骨颈短而直，股骨头开始出现骨化点，呈小卵圆形。髂、耻、坐三骨分离，髋关节隙仍较宽。

▲ 股骨头骨化核稍增大，呈卵圆形。股骨颈干骺端呈杯状，与卵圆形的股骨头相对。髂、耻、坐三骨增大，Y 形软骨减小。髋关节腔减小，但闭孔仍未闭合。大、小转子尚未出现骨化点。

111. 成长中的髋关节 X 线像（前后位）（A~H）
Radiographs of the hip joint during development (Anteroposterior position)

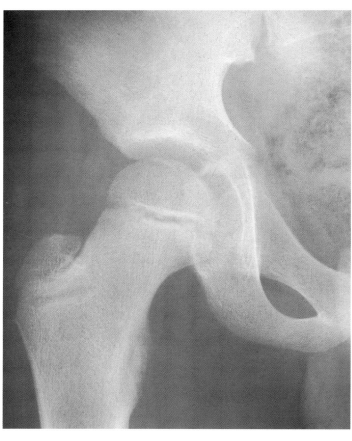

E. 7 岁，男

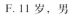股骨头骨化点呈半圆形，头颈间的骺板仍呈水平状。大转子骨化核增大，与股骨干间的骺板稍变薄。髋臼边缘逐渐整齐。

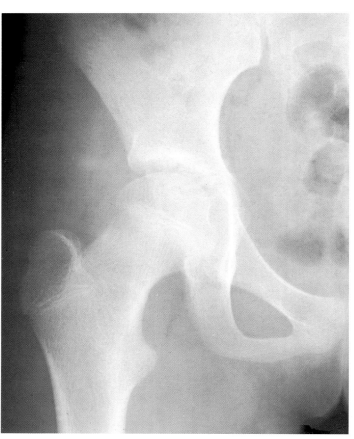

F. 11 岁，男

▶股骨头继续增大，股骨颈干骺端稍呈凸形，而股骨头远缘稍呈凹形，覆于颈上。从股骨颈上缘做一延长线，将分割部分股骨头。此分割线在前后位像上，对诊断早期骨骺脱离甚为重要。股骨头顶部有一半圆形凹陷为股骨头凹。大转子骨化核增大，与骨干尚未愈合。小转子出现骨化点。

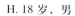

G. 13 岁，男

◀股骨头、大转子、小转子骨化接近完成，但尚未与股骨干愈合。
髋臼"Y"形软骨已经接合。

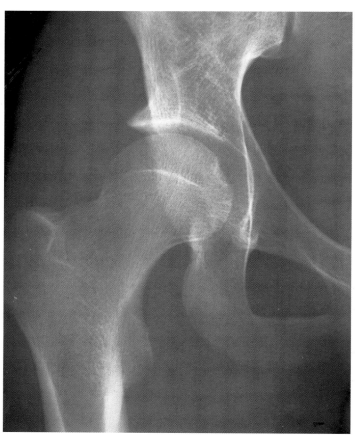

H. 18 岁，男

▶股骨头、大转子、小转子骨化完成，皆与骨干愈合。坐骨结节次级骨化点出现。髋臼各骨愈合。坐骨棘和髂前下棘次级骨化点已经出现并愈合。

111. 成长中的髋关节 X 线像（前后位）（A~H）（续）
Radiographs of the hip joint during development（Anteroposterior position）

第十三节　髋部运动

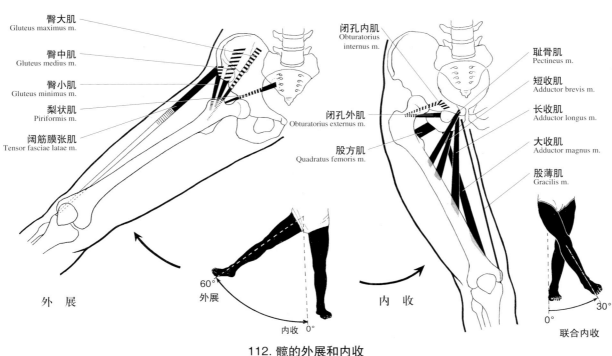

112. 髋的外展和内收
Abduction and adduction of the hip

髋 的 外 展 和 内 收

1. **髋的外展** (Abduction of the hip)　是下肢向外离开正中面的运动。范围 0°～60°。极度外展时，骨盆向支持侧倾斜 45°，脊柱亦弯向支持侧。实际上，一侧下肢外展必伴以对侧下肢类似的外展，在外展 30° 后更为明显。此时，两侧髂前上棘连线变得倾斜。髂股韧带、耻股韧带和股收肌可限制下肢外展。外展达极度时，股骨颈和大转子将碰撞髋臼缘而发生交锁。为此，大腿需外旋，大转子才不起阻碍作用。舞蹈家和运动员外展可达 120°～130°。双腿形成近 180° 的大劈腿动作，已不限于单纯外展，而伴以骨盆前倾、腰椎过伸，大腿实际上居于外展外旋屈曲位。

参与外展的肌肉为臀中肌、臀小肌和阔筋膜张肌，臀大肌上纤维和梨状肌亦起辅助作用。臀中肌为主要外展肌，其全部纤维皆参与外展，仅当髋极度前屈时，其最前纤维转为内收。臀中肌横断面为 40 cm²，收缩距离为 11 cm，能产生相当于 16 kg 的力，它与臀小肌共同收缩可在额状面上有效地稳定骨盆。臀小肌横断面 15 cm²，收缩距离为 9 cm，可产生 5 kg 的力，约为臀中肌力的 1/3。阔筋膜张肌除屈大腿外，还可使大腿外展，

肌力相当于 7.6 kg，杠杆臂比臀中肌为长。因此，单腿站立时，阔筋膜张肌是一重要稳定者，可防止骨盆倾向对侧。

髋三角肌 (Deltoid of the hip) 系前方的阔筋膜张肌和后方的臀大肌浅纤维的合称。该两肌分别止于髂胫束前后缘，形成一广阔的扇形，覆盖髋的外面，宛如肩部三角肌，故名。髋三角肌两部协调收缩牵拉髂胫束，可使大腿单纯外展。

髋外展肌可分两组，前组包括髋额状面前方的阔筋膜张肌、臀中肌前纤维和臀小肌，它们单独或相伴收缩可使大腿外展－屈曲－内旋；后组包括臀中肌后纤维和臀大肌浅纤维，可使大腿外展－后伸－外旋。这两组互为协同肌和拮抗肌，为获得单纯外展，它们必须作为一对平衡的力偶而活动。

2. **髋的内收** (Adduction of the hip)　是下肢从任一外展位朝向身体正中面的运动，范围 60°～0°。两下肢相贴时，不发生内收。当一侧下肢跨越支持腿的前方或后方向对侧运动时，则为内收兼屈曲或内收兼伸的联合运动；如果一侧下肢内收伴有另侧下肢外展时（如舞蹈中的躯体侧弯），则涉及骨盆倾斜和躯干侧弯；当一腿叠落在另一腿上坐位时，则为内收伴以屈曲和外旋。这一切联合运动中，最大的内收范围为 0°～30°。双脚站

立时，内收肌的主要作用是稳定骨盆；"立正"姿势时，内收肌强力收缩使两腿紧贴；在某些运动（如骑马、滑雪、攀缘、蛙泳）中，内收肌起重要作用。

髋内收肌位于髋关节矢状面内侧、矢状轴内下方，呈扇状由骨盆行向大腿或小腿，包括耻骨肌、长收肌、短收肌、大收肌和股薄肌。此外，臀大肌、股方肌、闭孔内肌、闭孔外肌和腘绳肌也有内收大腿的作用。

大收肌是最强大的内收肌，其纤维可分两部。起自坐骨支的内侧部纤维居浅层，呈扇形行向下外，以宽腱膜止于股骨粗线中部及内上髁近侧，此斜行部纤维受闭孔神经后支支配。起自坐骨结节的外侧部纤维居深位，肌束很厚，在大腿下 1/3 部成为腱索，向下止于收肌结节。此垂直部纤维受坐骨神经的胫神经支配。此种排列容许大腿有较大范围外展而又保持大收肌的内收效应。大收肌可产生 13 kg 的力。因此肌居髋关节额状轴后方，它还有后伸大腿或使骨盆后倾（大腿固定时）的作用，此外，大收肌还有使髋外旋和内旋的作用。长收肌近似三角形，其内收大腿的力量不低于大收肌，此外，它还有内旋大腿和前屈大腿的作用。耻骨肌位于髋关节额状轴前方，除内收大腿外，还可使大腿屈曲和外旋。股薄肌为双关节肌，还能使小腿屈曲和内旋。

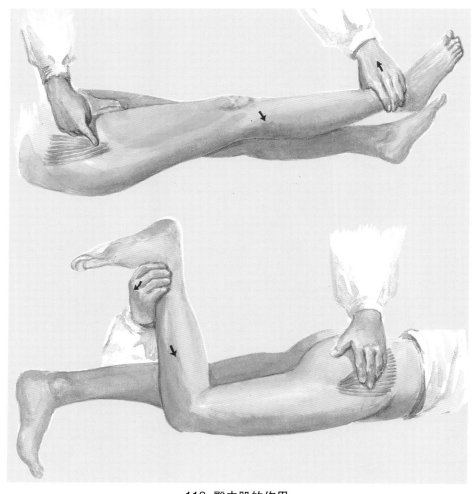

113. 臀中肌的作用
Action of the gluteus medius

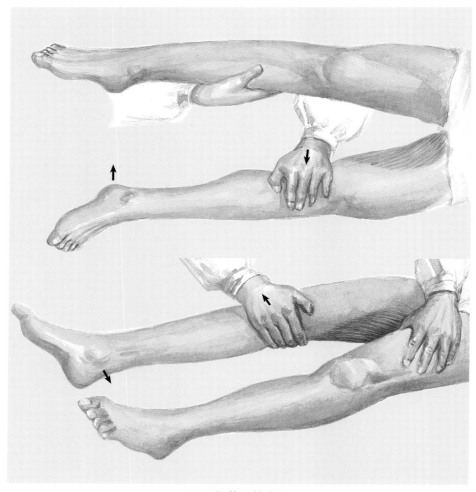

114. 股收肌的作用
Action of the femoral addutcors

臀中肌的作用

臀中肌为主要的髋外展肌。被检者仰卧，两腿伸直并外展大腿，检查者于膝下方或踝上方施予阻力，可于髂骨外面大转子上方扪到臀中肌收缩。当臀中肌微弱时，被检者有时以臀大肌等外旋肌收缩来补偿外展。故外展大腿时应排除外旋，还要排除骨盆侧倾和大腿屈曲以充作外展。故可让被检者采取俯卧位、膝屈曲时外展大腿进行检查。

股收肌的作用

股内收肌包括大收肌、长收肌、短收肌、耻骨肌和股薄肌等。被检者侧卧位，被试腿居下方，将上腿支持在外展 25°位，令下腿向上靠拢，检查者在膝上方下压大腿给予阻力，此时可见大腿内面的股内收肌收缩。如股内收肌微弱，可令被检者仰卧位进行。

髋关节在额状面的平衡

1. **双脚站立时**　双脚站立时，身体重心居额状面上，即在双髋轴线上方、第二腰椎稍前方。此时，双髋关节形成两个支点，体重平均分配于两腿，每侧髋关节承受其以上的体重的 1/2，或全部体重的 1/3。

髋关节为球窝关节，骨盆必须在股骨头光滑的球面上保持平衡。为便于探讨，假设身体重心与负重的髋关节中心处于同一额状面上，骨盆在额状面上的稳定借两侧的内收肌和外展肌来维持。内收肌使躯体向中线运动，外展肌使躯体偏离中线，它们既协同又对抗，当内收肌和外展肌产生同等张力作用趋于平衡时，骨盆稳定于对称位，如立正姿势。当重心线偏向一侧时，肌肉张力即不同，如一侧外展肌占优势，另侧内收肌

占优势时，骨盆将倾向内收肌占优势的那一侧，如"稍息"姿势。

身体重心与足支撑面的关系对身体稳固具有影响。身体虽有偏斜、重心线仍落于双足支撑面内时，即或一侧内收肌或外展肌麻痹，病人仍能用双脚站立。不过身体左右幌动，侧方调整受到限制，在额状面上缺乏稳定性。当身体偏斜到使重心线超出双足支撑面以外时，稳定性较小，内收肌外展肌必须大力调整，如一侧的内收肌或外展肌麻痹，身体将倾倒于该侧。

2. **单脚站立时**　单腿负重如各种表演艺术和体操的单肢站立、走路的单腿支持相和跑步的大跨步等，重心偏向支撑腿，骨盆亦歪向支持髋，身体必须在负重的股骨头上保持平衡，属第 I 型杠杆。此时，干扰力为体重 (W)，它的重心线外移，经常通过髋关节内侧；恢复力为外展肌的牵拉 (M)，它由大转子作用于髂骨翼外面 (ED)。为保持骨盆居水平位，臀中、小肌和阔筋膜张肌等必须抵消体重的影响。因此，单腿负重时，

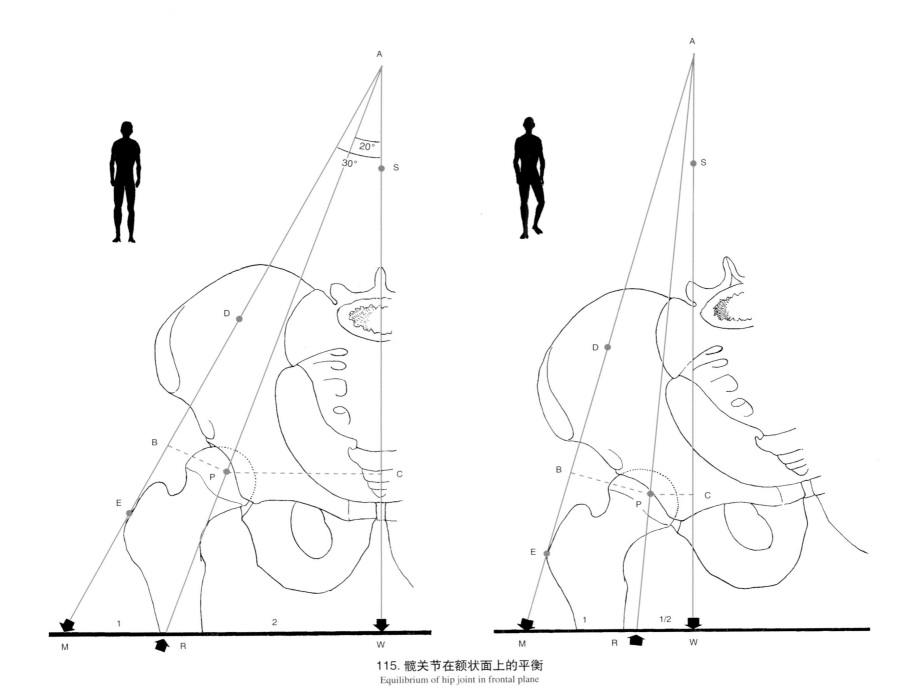

115. 髋关节在额状面上的平衡
Equilibrium of hip joint in frontal plane

骨盆的稳定主要靠同侧外展肌维持。

　　作为一简单杠杆系统，支点两侧的力距相等。重力 × 重臂 = 力 × 力臂，即 W·PC = M·PB。作用于髋关节的合力 (R)，为体重与外展肌牵拉力之和。这一合力 (R) 的作用方向不是垂直的，而与垂直轴呈 20°。此点表明，体重不是垂直作用于股骨头，而与股骨颈压力小梁的方向一致。合力的作用很大，为体重的 2.5 ~ 4.0 倍。如果某人体重为 70 kg，那么，作用于股骨头上的合力约为 200 kg。这是因为：① 躯干和另侧下肢的重量集中于负重的股骨头上，约 70 kg。② 髂周围肌（包括外展肌）一方面牵骨盆向下，另一方面产生一向上牵拉股骨的力量，譬如，一腿离地时，各肌肉一方面以躯干为中心牵拉股骨，另一方面能牵拉股骨头上的骨盆，使之倾斜 20°。肌肉对骨盆的这种静力压，一般为体重的 1.5 倍以上。

　　单脚站立时，同侧外展肌主要维持骨盆的稳定。外展肌所耗肌力的大小决定于身体姿势。如身体重心落于中线时，内、外侧力臂之比约为 2∶1，为防止骨盆朝对侧下倾，单独臀中肌的牵引力即达 105 kg；如重心完全落于负重的髋关节上，内侧力臂缩短为 0，此时不需外展肌的牵拉即可保持平衡；如身体向另侧倾斜，内侧力臂加大，所需外展肌肌力也增大；如重心落于髋关节外侧，外展肌变得松弛，轮到内收肌收缩来维持平衡。

　　臀中、小肌麻痹时，如果患肢较长时间悬垂，易引起髋关节囊扩张，股骨头易从髋臼内脱出。如以患侧站立，则出现 Trendelenburg 阳性征，即站侧髂前上棘升高，对侧髂前上棘降低，骨盆朝对侧倾斜。走路时，则出现 Trendelenburg 步态，即骨盆不稳，患肢着地时，重心移向患侧下肢，身体大幅度摆向患侧，呈跛行，即所谓臀中肌步态。

髋 的 屈 曲 与 伸 展

一、髋的屈曲

髋的屈曲 (Flexion of hip) 是大腿前面贴近躯干的运动，屈曲范围决定于膝的姿势。膝伸直时，由于腘绳肌紧张，主动屈曲可达 80°，被动屈曲约 120°。膝屈曲时，腘绳肌松弛，主动屈曲可达 120°，被动屈曲可超过 140°。

髋屈肌位于髋关节额状面上屈伸轴的前方，有髂腰肌、股直肌、阔筋膜张肌、缝匠肌和耻骨肌。其中最强有力的为髂腰肌，其最长纤维上起第十二胸椎，在髂耻隆起平面约呈 45° 角转向下后外方，止于靠近下肢机构轴上的小转子。此肌收缩可使大腿屈曲、外旋 (有谓在步行支撑期，髂腰肌可使大腿内旋)，与髂股韧带一道，限制大腿后伸；如大腿固定，可前弯躯干 (如从躺卧位转为坐位时)。髂腰肌腱行于关节囊前方，可向上压股骨头于髋臼底，使头在臼内稳定。此肌可视为活动的髋臼前壁，可减少前倾角的效果。髂腰肌对形成腰椎前凸起重要作用，它松弛时，腰椎前凸减小，坐位时即这样；紧张时，腰椎前凸增大。它与腹直肌一道紧张时，可形成一胸腰部后凸 (如直角支撑时)。缝匠肌是双关节肌，可使大腿和小腿屈曲，由于此肌的螺旋形走向，还可使大腿旋外、小腿旋内。缝匠肌可产生 2 kg 的张力，但 9/10 的力消耗于屈曲活动中。股直肌可产生 5 kg 的张力，也是一双关节肌，行路时，它发挥屈髋伸膝的联合作用。髋关节极度伸展时，它有外展作用，极度屈曲时，它兼有内收作用。阔筋膜张肌除作为外展肌稳定骨盆外，还是一有力屈肌，在矢状面上对身体进行调整。

除上述外，还有一些辅助屈肌，如臀中、小肌前纤维、长收肌、股薄肌等，它们协助产生收、展、旋转动作。髋屈肌与臀中、小肌联合收缩，可使大腿屈曲、外展和内旋 (如用足外缘攀球或用足外缘踢毽等动作)；髂腰肌、耻骨肌与长收肌等联合收缩，可产生屈曲、内收和外旋 (如用足跟内缘踢球或踢毽)。这两组肌肉可作为协同拮抗肌而活动。

二、髋的伸展

髋的伸展 (Extension of hip) 是下肢向额状面后方伸展的运动，因受髂股韧带和髋屈肌紧张的限制，伸展范围比屈曲范围小，主动伸展一般为 20°，强力被动伸展时可达 30°。膝屈曲状态下后伸大腿比膝伸直时后伸大腿的范围稍小，这是由于腘绳肌的收缩效能大部分用于屈膝动作上。应当注意，髋的伸展可因骨盆前倾、腰椎过度前凸而增大。为了精确测量，可测定盆股角，即 Nelaton 线与股骨轴之间向后开放的角度。髋最大伸展时，此角为 50°，髋最大屈曲时，此角为 125°，因此，髋的全部屈伸范围在 70° 左右。

髋伸肌居髋关节额状面上屈伸轴的后方，可分两组。一组是由骨盆外后面抵于股骨的臀大肌和臀中肌后纤维，另组是由坐骨结节抵于膝部的腘绳肌和大收肌。

臀大肌是最有力的伸肌，人由于直立姿势而特别发达。此肌横断面约 66 cm²，收缩距离为 15 cm，可产生相当 238 kg 的力，总工作能达 34 kg·M。通常走路时，臀大肌不起太大作用，只腘绳肌伸大腿；当跑、跳、上楼或爬山时，臀大肌强力收缩，臀中肌亦协助其发挥作用。臀大肌麻痹时，身体向后倾斜，患者常以一手托患侧的臀部帮助行走。陈旧性股骨颈骨折患者或髋脱位患者，臀大肌虽完好，因大转子上移，臀大肌过分松弛，也不能充分发挥伸腿的作用。

腘绳肌和大收肌坐骨部亦是髋的有力伸肌，腘绳肌可产生约 22 kg 的力，为臀大肌肌力的 2/3。作为双关节肌，它们可屈膝关节。腘绳肌与股四头肌协同，固定膝于伸直位时，可增强它们后伸大腿的作用。股二头肌和半膜肌对髋关节的作用比对膝关节的作用稍大，而半腱肌对两个关节同等重要。腘绳肌受 L4、5 和 S1、2、3 前支的支配，马尾部病变 (如马尾本身肿瘤或受肿瘤压迫) 常引起腘绳肌挛缩；终丝症候群或晚期脊椎滑脱使马尾受到牵引或刺激，亦可引起腘绳肌的紧张或痉挛。

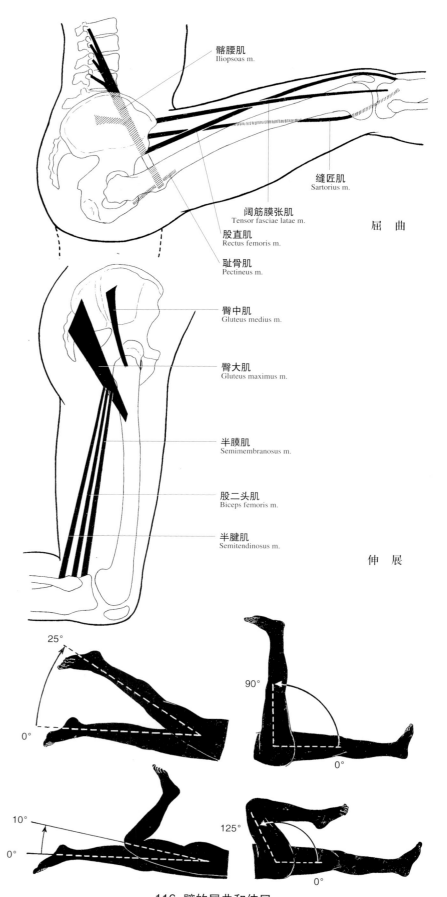

髂腰肌
Iliopsoas m.

缝匠肌
Sartorius m.

阔筋膜张肌
Tensor fasciae latae m.

股直肌
Rectus femoris m.

耻骨肌
Pectineus m.

屈 曲

臀中肌
Gluteus medius m.

臀大肌
Gluteus maximus m.

半膜肌
Semimembranosus m.

股二头肌
Biceps femoris m.

半腱肌
Semitendinosus m.

伸 展

25°
0°
90°
0°
10°
0°
125°
0°

116. 髋的屈曲和伸展
Flexion and extension of the hip

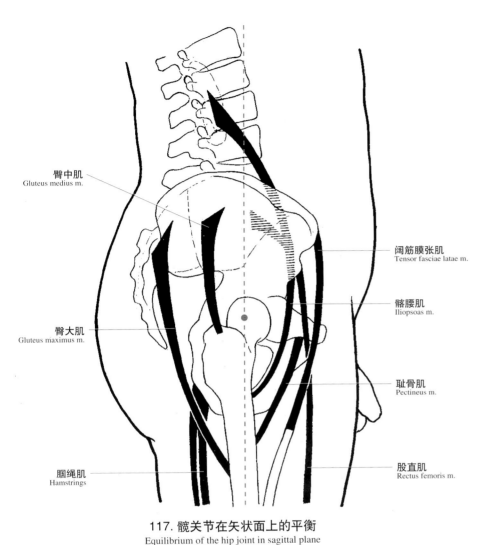

臀中肌
Gluteus medius m.

阔筋膜张肌
Tensor fasciae latae m.

髂腰肌
Iliopsoas m.

臀大肌
Gluteus maximus m.

耻骨肌
Pectineus m.

腘绳肌
Hamstrings

股直肌
Rectus femoris m.

117. 髋关节在矢状面上的平衡
Equilibrium of the hip joint in sagittal plane

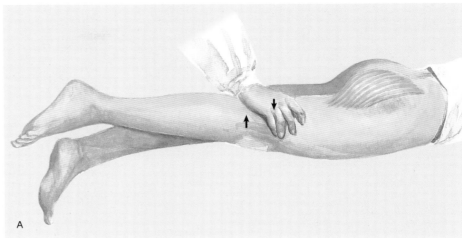

A

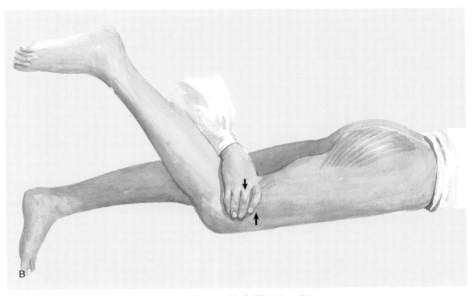

B

118. 臀大肌的作用（A、B）
Action of the gluteus maximus

髋关节在矢状面上的平衡

在前后方向上，身体的平衡由髋关节横轴前方的屈肌和后方的伸肌以及韧带等维持，其中臀大肌和髂腰肌在稳定骨盆上起更重要的作用。在各种姿态的站立和走步中，骨盆都保持在髋关节上的动态平衡。

当躯干重心线通过髋、膝、踝中心时（如平静站立），髋屈肌和髋伸肌都没有明显活动。此时，所有上位环节对于下位环节（如骨盆对于大腿、大腿对于小腿、小腿对于足）都好像处于不稳定的平衡状态中，身体必然会产生向前向后幌动，屈肌或伸肌也处于紧张状态，忽前忽后地随时进行调整，防止身体俯仰。

当躯干后倾、骨盆稍前移、身体重心通过髋关节横轴后方和膝、踝横轴前方时，髂股韧带起着特殊作用，由于其坚韧肥厚，甚至没有肌肉参与活动时能单独支持住躯干的重量，防止骨盆后倾。当然，髂腰肌、股直肌、缝匠肌和阔筋膜张肌都可协助工作。

当躯干前移，重心通过髋、膝、踝三个关节横轴前方时，腘绳肌首先收缩以牵制骨盆（当然髋膝后方的韧带和小腿三头肌等也紧张）。如骨盆更大幅度前倾时，臀大肌则强力收缩，臀中肌各部纤维也收缩以保持身体平衡。

臀大肌的作用

俯卧位，稳定骨盆，双腿伸直，令被检者后伸大腿。检查者在腘窝上方下压大腿，施予阻力。此时，在臀部可摸到臀大肌收缩。与此同时，腘绳肌亦起作用。如果被检者后伸大腿的同时，稍微屈小腿以减少腘绳肌的动作，检查者在腘窝上方施予阻力，此时，大腿后伸主要是臀大肌在起作用。由于屈小腿引起股直肌紧张，所以大腿后伸范围比小腿伸直时受到限制。

臀大肌收缩时，臀部变窄，肌的上份和下份可被摸到。有时，患者臀大肌微弱，为了从床面上抬起大腿，却同时提高骨盆，伸直腰椎，以腘绳肌的收缩支持腿的后伸。因此，必须稳定被检者骨盆，使运动发生在髋关节。

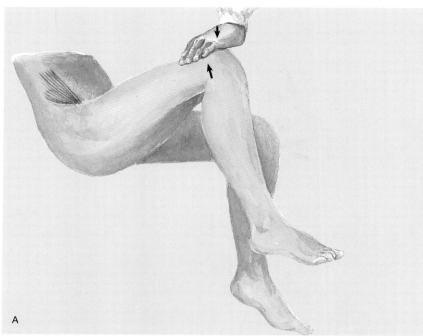

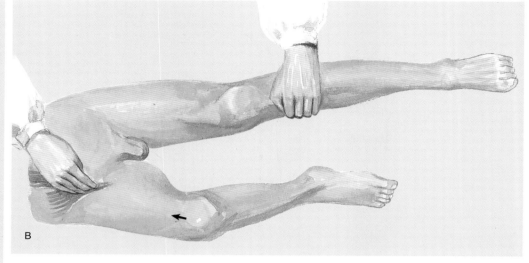

119. 髂腰肌的作用 (A、B)
Action of the iliopsoas

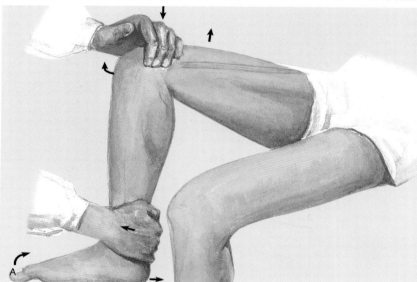

髂 腰 肌 的 作 用

被检者坐位，上抬大腿，在膝关节上方施予抵抗，于大腿根部可摸到髂腰肌收缩。在这一动作中，还有股直肌、缝匠肌、耻骨肌和阔筋膜张肌等同时收缩。如果髂腰肌微弱或轻瘫，可令被检者侧卧，检查者用手支持上腿，令患者屈下方的髋。如果髂腰肌微弱或麻痹，髋屈曲由缝匠肌代替时，将引起大腿内旋和外展。

缝 匠 肌 的 作 用

缝匠肌起自髂前上棘，跨过髋、膝关节，止于胫骨粗隆内后方。收缩时，可屈大腿、屈膝，并使大腿外展外旋。被检者坐位或仰卧位，屈髋屈膝，并做大腿外展外旋的动作。检查者一手放于膝上方对抗髋的屈曲和外展，另手放在踝上方对抗膝的屈曲和髋的外旋，此时在大腿前面可看到和摸到缝匠肌的收缩。

髋 的 外 旋 与 内 旋

髋的回旋是下肢围绕下肢机构轴（与经髋关节中心的垂直轴一致）所进行的自身旋转运动，运动发生在髋关节。膝伸直时，趾尖朝内的运动为内旋（Internal rotation），趾尖朝外的活动为外旋（External rotation）。当一人坐桌边，髋、膝皆屈曲 90° 时（或俯卧位小腿屈曲 90° 时），小腿向外活动称内旋，范围约 30°；小腿向内活动称外旋，范围约 60°，运动亦发生在髋关节。盘腿端坐的姿势是髋的外旋伴以屈曲和外展。髋屈曲时外旋范围比伸直时稍大，这是由于髂股韧带和耻股韧带在髋屈曲时变得松弛，放松了对外旋的限制。

髋外旋肌很多，有梨状肌、闭孔内肌和孖肌、闭孔外肌、股方肌、臀大肌等。这些肌肉从骨盆抵于大转子，或称骨盆转子肌（Pelvitrochanteric muscles），皆居髋关节垂直轴后方，它们的收缩引起股骨外旋。臀大肌包括其浅深纤维除伸大腿外，亦是有力的外旋肌。

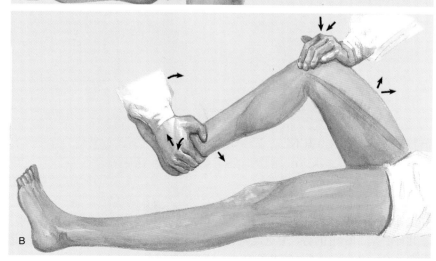

120. 缝匠肌的作用 (A、B)
Action of the sartorius

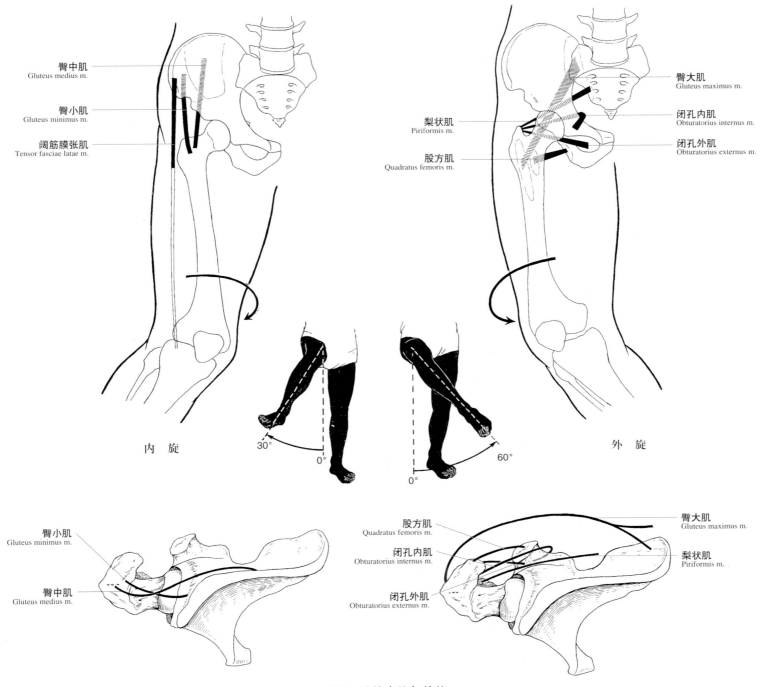

121. 髋的内旋与外旋
Internal and external rotation of the hip

髋内旋肌数量比外旋肌少，主要有阔筋膜张肌、臀中肌，臀小肌和耻骨肌。总肌力为 54 kg，约为外旋肌肌力的 1/3。阔筋膜张肌位于旋转轴前方，全部纤维皆可产生内旋。一般内旋时，臀中肌前部纤维收缩，抗阻力内旋时，前中后纤维皆活动。耻骨肌和长收肌有屈髋、内收和内旋大腿的作用。在走路摆动相中，耻骨肌和长收肌收缩起着抬腿和稳定髋的作用，在负重相时，起着内旋大腿的作用。

大收肌亦有回旋大腿的作用。其前部斜行纤维越过身体重心垂线而达股骨后方，收缩时可使髋外旋，其功能与短收肌类似。后部垂直纤维向下止于重心垂线内侧或靠近垂线，收缩时可使髋内旋，在功能上与腘绳肌类似。

对髂腰肌的回旋作用认识不一。有谓内旋，有谓外旋，或无旋转作用。临床上由于此肌挛缩变短，切断该肌后，可改进大腿的内旋状态。在走路向前抬腿迈步时，髂腰肌必须屈髋并携带躯干向前移动，同时使髋关节外旋。从这些方面分析，髂腰肌应具有外旋作用。亦有人认为，在支撑腿动作时，髂腰肌即起内旋肌的作用，因其附着部位在髋关节中心的外侧。此外，股二头肌和缝匠肌亦有外旋大腿的功能。外旋肌总共可产生 146 kg 的力，它远比内旋肌肌力强大。可能由于为维持站立和走路时的平衡，扩大身体支撑面，下肢较多处于外旋位的缘故。

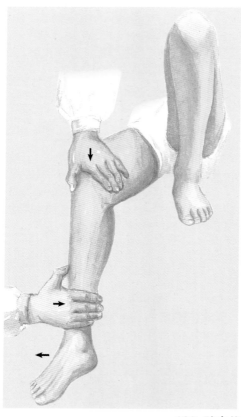
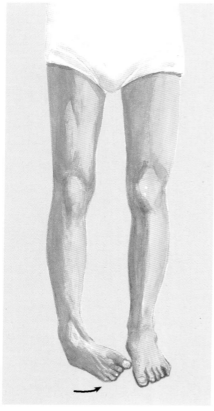

122. 髋内旋肌的作用
Action of the internal rotators

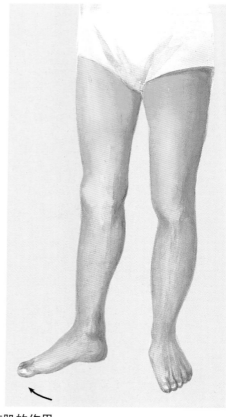

123. 髋外旋肌的作用
Action of the external rotators

仰卧位，被试腿跨出桌边并内旋（即小腿向外），另腿屈髋屈膝，足置于桌上，以稳定骨盆，以防止被检者试图抬起骨盆以帮助内旋。检查者在膝关节上方稳定大腿，另手在踝关节上方向内推小腿，施予阻力，此时内旋肌强力收缩。内旋肌包括臀中、小肌和阔筋膜张肌。如内旋肌微弱或轻瘫，被检者可立位或仰卧位自动内旋大腿，不施予阻力。

仰卧位，被试腿跨出桌边并外旋（即小腿向内），另腿屈髋屈膝，足置于桌上以稳定骨盆，以防止被检者试图抬高骨盆帮助外旋。检查者一手在膝上方稳定大腿，另手在踝上方外拉小腿施予阻力，此时外旋肌强力收缩。如外旋肌微弱或轻瘫，被检者可立位或仰卧位自动外旋大腿，不施予阻力。髋外旋肌包括梨状肌、闭孔内肌、闭孔外肌、股方肌、臀大肌等。

124. 髋松弛、内旋伴有膝后弓畸形
Deformity of laxity and internal rotation of the hip with genu recurvatum

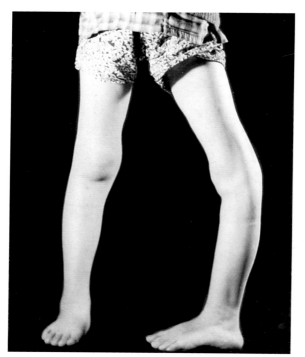

◀髋部肌肉广泛瘫痪，韧带和关节囊松弛，常造成髋关节麻痹性半脱位。由于长期麻痹，缺乏生理性负重，使髋臼变浅、斜度增加、颈干角加大、前倾角消失，常引起下肢短缩。患者在行动时往往需用腋杖辅助。本例由于外旋肌（梨状肌，闭孔内、外肌）麻痹，内旋肌（臀中、小肌等）紧张，产生大腿内旋，同时伴有膝后弓。

125. 髋松弛、外旋伴有足外翻畸形
Deformity of laxity and external rotation of the hip with talipes valgus

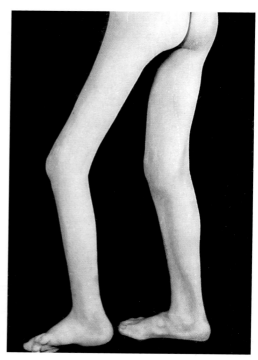

▶髋部肌肉广泛瘫痪，韧带和关节囊松弛，常造成髋关节麻痹性半脱位。由于肌力不平衡，内旋肌麻痹，外旋肌紧张，大腿产生外旋。又由于胫骨前肌麻痹，伴有足外翻畸形。

第三章　股　　部

第一节　股　前　区

股 前 区 表 面 解 剖

缝匠肌[1]自髂前上棘起始，向下内达胫骨，在大腿屈曲和外旋时特别明显。股内侧隆起部，相当于耻骨肌[2]和长收肌[3]。大腿强力内收时，长收肌内缘甚为清晰，其圆形肌腱一直可摸到耻骨结节。

腹股沟韧带[4]、缝匠肌内缘和长收肌内缘围成股三角[5]。于腹股沟韧带中点向下压，可触及股动脉搏动。在股三角内尚可触及腹股沟浅淋巴结。肌肉发达的人，从股三角尖到股骨内侧髁的线上有一沟[6]，此沟相当于股内侧肌[7]和大收肌[8]的分界。于缝匠肌外侧及髂前上棘的远侧，有一三角形凹陷[9]，此凹陷相当于股直肌近端，其外缘为阔筋膜张肌[10]。

髌骨上方为股直肌[11]的扁平凹面，其内侧大而低的圆形隆起为股内侧肌[7]。由髌骨外缘向上至股中部另有一沟，为股直肌与股外侧肌[12]的分界。

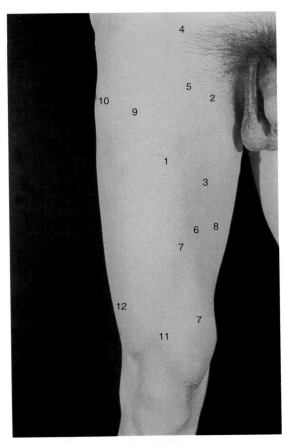

126. 股前区表面解剖
Surface anatomy of the anterior femoral region

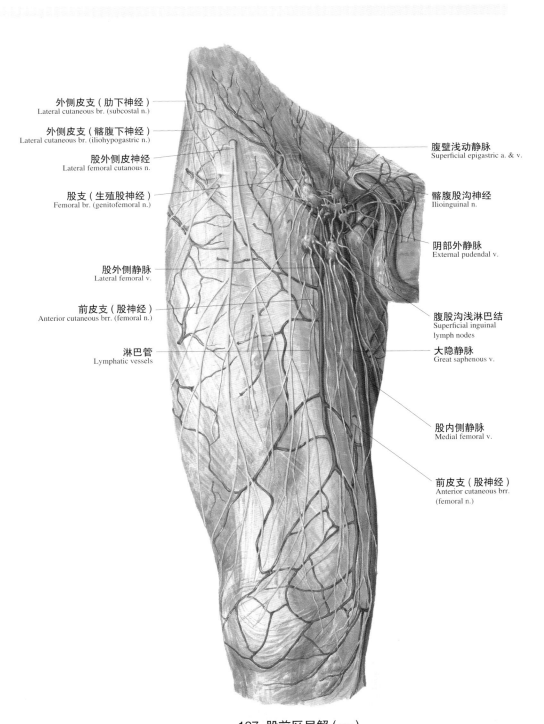

外侧皮支（肋下神经）Lateral cutaneous br. (subcostal n.)
外侧皮支（髂腹下神经）Lateral cutaneous br. (iliohypogastric n.)
股外侧皮神经 Lateral femoral cutaneous n.
股支（生殖股神经）Femoral br. (genitofemoral n.)
股外侧静脉 Lateral femoral v.
前皮支（股神经）Anterior cutaneous brr. (femoral n.)
淋巴管 Lymphatic vessels
腹壁浅动静脉 Superficial epigastric a. & v.
髂腹股沟神经 Ilioinguinal n.
阴部外静脉 External pudendal v.
腹股沟浅淋巴结 Superficial inguinal lymph nodes
大隐静脉 Great saphenous v.
股内侧静脉 Medial femoral v.
前皮支（股神经）Anterior cutaneous brr. (femoral n.)

127. 股前区局解（一）
Topography of the anterior femoral region

股前区局解（一）

1. 浅筋膜 在腹股沟韧带下方分浅、深两层，浅层含有脂肪，上续腹壁的 Camper 筋膜，深层为膜性，上续腹壁的 Scarpa 筋膜，并与大腿阔筋膜融合，内附耻骨结节和耻骨弓，最后与会阴 Colles 筋膜、阴茎筋膜和阴囊肉膜延续。浅、深两层之间有皮神经、皮血管和浅淋巴结。

2. 深筋膜 又称阔筋膜 (Fascia lata)，包裹整个股部。上部及外侧部很厚，内侧部及后部较薄。上方围绕肢体附着于髂前上棘、腹股沟韧带、耻骨结节、耻骨弓、坐骨结节、骶结节韧带和骶尾骨背面，并延续为臀筋膜而抵于髂嵴外唇。下方附着于胫骨粗隆、胫骨内、外侧髁、膝周围韧带和肌腱。阔筋膜在股内侧部及后部较薄弱，在股外侧部甚为发达，称髂胫束 (Iliotibial tract)。

3. 股外侧皮神经 (Lateral cutaneous femoris n.)(L2、3)
经腹股沟韧带深面至股部，分前、后两支，前支在髂前上棘下方 3 ~ 5 cm 处穿出阔筋膜，在皮下组织中下降，常分两支供应股前外侧皮肤。其末梢可与股神经前皮支和隐神经髌下支吻合形成髌丛。后支在较高平面穿出阔筋膜，分布股外侧和臀下部皮肤。由于此神经浅位及它行于缝匠肌起端外侧或穿过该肌，因此施行髋前外侧手术入路时，注意勿损伤此神经。当股外侧皮神经受到压迫或其他损伤时，股前外侧面皮肤可出现感觉异常（如蚁走感、烧灼感等）或感觉减退、丧失。

4. 股神经前皮支 (Anterior cutaneous brr. of femoral n.)
可分两部分，即股中间皮神经和股内侧皮神经。股中间皮神经常由腹股沟韧带下 7 ~ 10 cm 处沿股中线穿出阔筋膜，常分两支下降，供应股前面中、下部皮肤，终支加入髌神经丛。股内侧皮神经分前、后两支，前支在股中部 1/3 处穿出阔筋膜，沿大隐静脉外侧下降，达膝前方，参与髌神经丛。后支沿缝匠肌后缘下降，至膝内侧穿出阔筋膜，分数支达小腿中部。

5. 生殖股神经股支 (Femoral br. of genitofemoral n.)
由 L1、2 组成，在腹股沟韧带中点下 2.5 cm 处穿出阔筋膜，分布于股三角部皮肤。

6. 髂腹股沟神经 (Ilioinguinal n.) 穿出皮下环，分布于股上部内侧皮肤。

7. 大隐静脉 (Great saphenous v.) 自髌骨内缘一手掌处，沿股前内侧面上升，穿入隐静脉裂孔，途中收纳股内侧静脉、股外侧静脉、腹壁浅静脉、旋髂浅静脉和阴部外静脉。

8. 股部浅淋巴管 前内侧组淋巴干有 10 ~ 12 条，沿大隐静脉上升，注入腹股沟浅淋巴结；外侧组浅淋巴管有 2 ~ 12 条，大部汇入前内侧组淋巴管，小部分直接注入浅淋巴结。

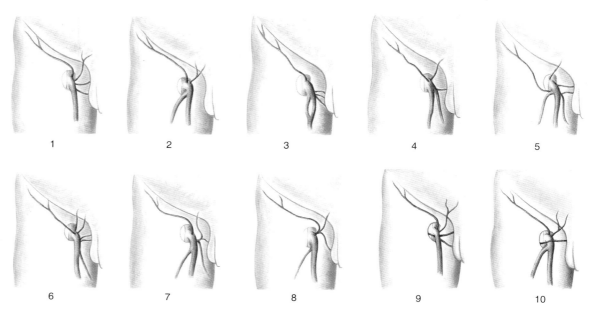

128. 大隐静脉属支类型
Types of tributaries of the great saphenous vein

1. 腹壁浅静脉、旋髂浅静脉和双阴部外静脉单干汇入大隐静脉
2. 旋髂浅静脉、腹壁浅静脉和股外侧静脉单干汇入大隐静脉，无阴部外静脉
3. 只存在旋髂浅静脉和阴部外静脉
4. 旋髂浅静脉、腹壁浅静脉和股内侧静脉汇入大隐静脉，阴部外静脉汇入股内侧静脉
5. 大隐静脉属支全部出现，惟阴部外静脉汇入股内侧静脉中
6. 腹壁浅静脉和阴部外静脉各为 2 支，直接汇入大隐静脉。无股外侧静脉
7. 腹壁浅静脉、阴部外静脉和股内侧静脉共干汇入大隐静脉
8. 旋髂浅静脉、腹壁浅静脉和阴部外静脉共干汇入大隐静脉
9. 阴部外动脉行于大隐静脉深面
10. 阴部外动脉行于大隐静脉浅面

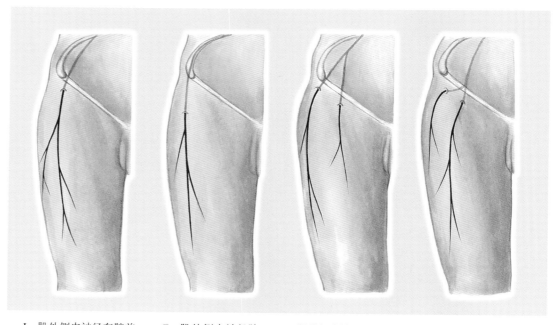

Ⅰ. 股外侧皮神经在髂前上棘内侧通过腹股沟韧带深面，并在棘的下方穿出阔筋膜，分 2 支占 71.3%

Ⅱ. 股外侧皮神经跨过髂前上棘表面甚至棘的外侧至股部，占 5.33%

Ⅲ. 股外侧皮神经在盆腔内部即分为内、外两支，内侧支较小，往往通过腹股沟韧带中 1/3 深面至股部，占 4.67%

Ⅳ. 股外侧皮神经通过腹股沟韧带中部深面至股部，有时位于股神经前方，占 2.0%

129. 股外侧皮神经位置变异
Positional variation of the lateral femoral cutaneous nerve

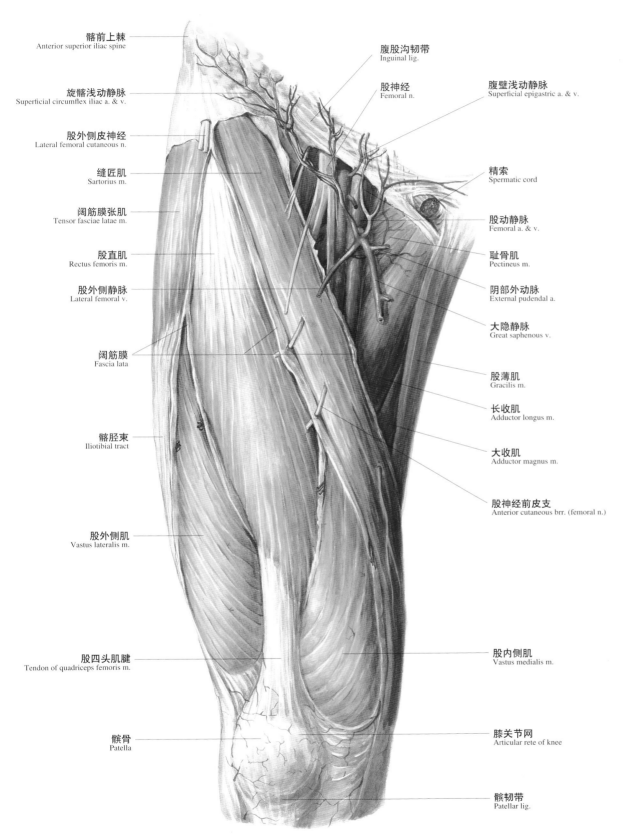

髂前上棘
Anterior superior iliac spine

旋髂浅动静脉
Superficial circumflex iliac a. & v.

股外侧皮神经
Lateral femoral cutaneous n.

缝匠肌
Sartorius m.

阔筋膜张肌
Tensor fasciae latae m.

股直肌
Rectus femoris m.

股外侧静脉
Lateral femoral v.

阔筋膜
Fascia lata

髂胫束
Iliotibial tract

股外侧肌
Vastus lateralis m.

股四头肌腱
Tendon of quadriceps femoris m.

髌骨
Patella

腹股沟韧带
Inguinal lig.

股神经
Femoral n.

腹壁浅动静脉
Superficial epigastric a. & v.

精索
Spermatic cord

股动静脉
Femoral a. & v.

耻骨肌
Pectineus m.

阴部外动脉
External pudendal a.

大隐静脉
Great saphenous v.

股薄肌
Gracilis m.

长收肌
Adductor longus m.

大收肌
Adductor magnus m.

股神经前皮支
Anterior cutaneous brr. (femoral n.)

股内侧肌
Vastus medialis m.

膝关节网
Articular rete of knee

髌韧带
Patellar lig.

130. 股前区局解（二）
Topography of the anterior femoral region

股 前 区 局 解（二）

阔筋膜切除，显示浅层肌肉、血管和神经。

1. **阔筋膜张肌**（Tensor fasciae latae m.） 位髋和大腿外侧，下延髂胫束。

2. **缝匠肌**（Sartorius m.） 为身体最长的带状肌，被阔筋膜包裹。起自髂前上棘，斜跨股前面全长，经收肌结节后方，至膝内侧成一扁腱，止于胫骨内面上部。缝匠肌平均长 529 mm，宽 25.3 mm，厚 10.5 mm。此肌上部构成股三角的外侧界，下部构成收肌管的顶，其外缘的斜线上为一些股神经前皮支的穿出部位。缝匠肌可供游离肌瓣移植和骨髓炎的填充剂之用。

缝匠肌有动脉 5～13 支，多为 6～7 支，每隔 7.0 cm 即有一支动脉分布。肌的上部，距髂前上棘 15 cm 以内，主要由股深-缝匠肌动脉和旋股外-缝匠肌动脉供应。肌的中部动脉较短，主要来自股动脉的直接分支。肌的下部，恒定地由膝降动脉分支供给。少数来自股动脉和腘动脉。伴行静脉多为 1 支，少数为 2 支。

3. **股直肌**（Rectus femoris m.） 呈梭形，起腱有二：直头（Straight head）起自髂前下棘，反折头（reflected head）起自髋臼上缘，两头以锐角连结扩大成肌腹，继缩为窄而厚的腱，与股内侧肌、股外侧肌和股中间肌相合成一总腱，附于髌骨上缘和侧缘，向下延续为髌韧带，止于胫骨粗隆。全肌平均长 392.6 mm，肌腹最宽为 38.3 mm，厚为 13.5 mm。起腱（平耻骨结节）宽为 13.7 mm，止腱宽为 13.7 mm。股直肌纤维从起腱前面，呈羽状分离，绕过肌的各缘，终于止腱后方。借这样排列增加了纤维数量和肌力。股直肌亦可被选为游离肌瓣移植。

4. **股三角**（Femoral triangle） 位股前面上部。上界腹股沟韧带，外界缝匠肌内缘，内界长收肌内缘。股三角表面覆以阔筋膜，底为一浅槽，其内侧斜坡由耻骨肌和长收肌形成，外侧斜坡由髂腰肌和股内侧肌形成，而髂腰肌和耻骨肌间又形成一小三角形窝，称髂耻窝（Iliopectineal fossa）。股三角的尖距腹股沟韧带约 10 cm，由此延续收肌管。股三角中含有股神经、股动脉、股静脉、股管、腹股沟深淋巴结及股深动静脉等结构。股动静脉裹以股血管鞘。在股三角上部，动脉居外，静脉居内，近三角尖时，股静脉转至动脉后方。其投影线相当于腹股沟韧带中点稍内至收肌结节的连线上。

股前区局解（三）

阔筋膜张肌及髂胫束切除。来自旋股外侧动脉升支、经股直肌深面滋养阔筋膜张肌的血管被切断。

1. **缝匠肌 (Sartorius m.)** 于起端被切断并翻向内，可见来自旋股外侧动脉、股深动脉和股动脉的血管呈节段滋养缝匠肌。股神经发出 1 ~ 2 支（占 70%，最多可达 5 支）进入肌的上部。

2. **股直肌 (Rectus femoris m.)** 被翻向外，可见支配肌的血管神经。股直肌动脉有 1 ~ 4 支，2 支者占 63.25%，3 支者占 23.0%，3 支时可称股直肌上、中、下动脉。下动脉为主要滋养动脉。通常股直肌有两个血管神经门。

第一血管神经门：为来自旋股外侧动脉降支的股直肌下动脉入肌处，部位在肌腹上、中 1/3 交界处，动脉长 56.8 mm，起始处外径 24.4 mm。下静脉多为 1 支 (73%)，外径 3.4 mm，多汇入旋股外侧静脉降支。神经来自股神经最外侧，先成一总干，干长 44.7 mm，继分出上、中、下支，伴随动脉呈锐角入肌。下支神经平均长 84.8 mm，平均宽 17.0 mm。

第二血管神经门：由来自旋股外侧动脉降支或升支的股直肌中动脉组成，于股直肌上 1/3 下份后内侧入肌，中动脉平均长 27.1 mm，外径为 1.6 mm，静脉多为 1 支，外径 1.9 mm。神经长 43.7 mm，宽 1.5 mm。神经和血管于肌的上 1/4 区后面入肌。

股直肌上、中、下动脉起始处至腹股沟韧带中点距离分别为 7.12 cm、8.2 cm 和 8.8 cm。入肌点至腹股沟韧带中点距离分别为 6.8 cm、8.6 cm 和 12.8 cm。

3. **股内侧肌 (Vastus medialis m.)** 位股前内侧部，起自转子间线下部、粗线内侧唇和股内侧肌间隔。其附着部内外分别与股中间肌和内收肌粘连。纤维斜向前下延为腱膜，织入股四头肌腱并抵于髌骨内侧缘。滋养股内侧肌的血管来自股动脉和旋股内侧动脉的肌支及膝降动脉关节支。股神经发出的股内肌支，经缝匠肌深面，伴隐神经外侧下降，在股收肌腱板浅面分数支进入股内侧肌的内面。常有一支沿股内侧肌前面下降至膝关节。

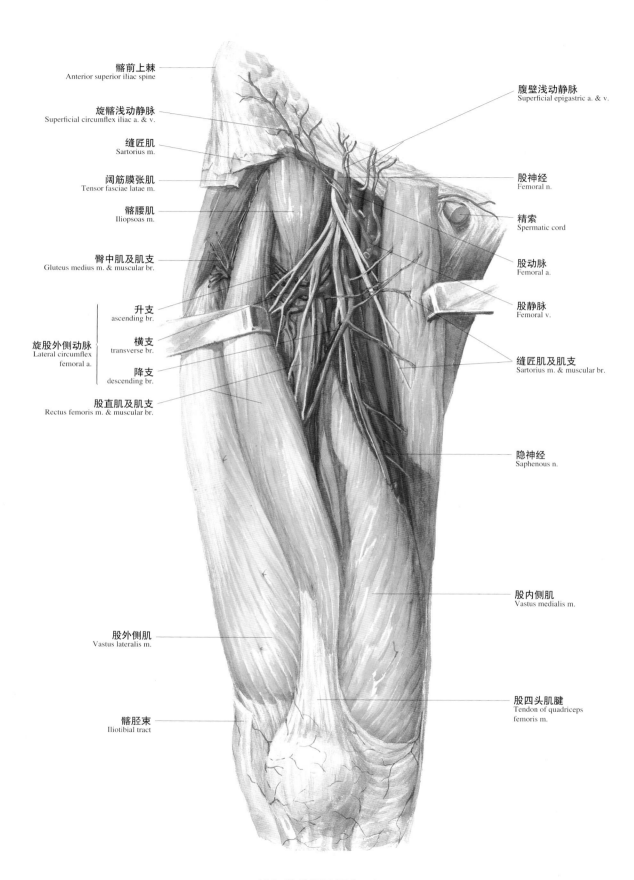

131. 股前区局解（三）
Topography of the anterior femoral region

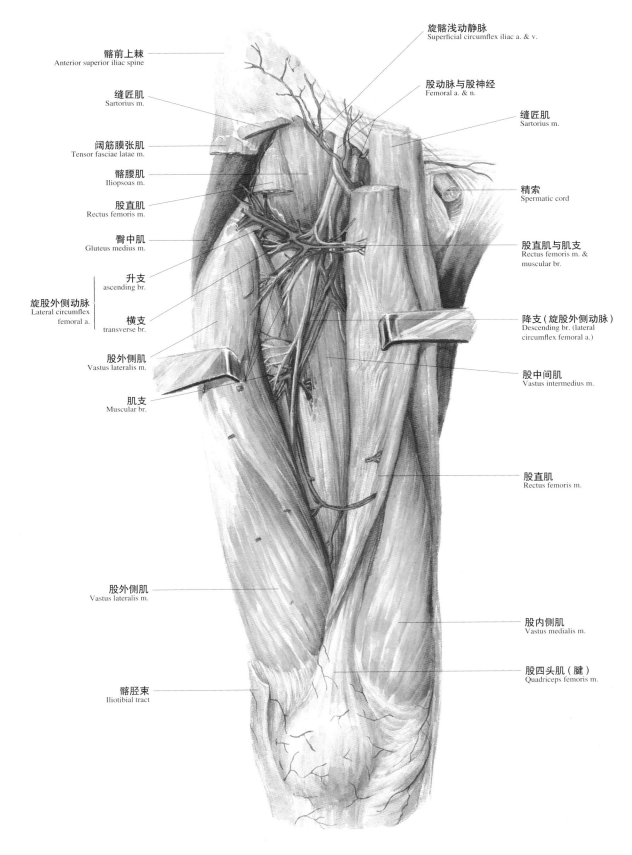

髂前上棘
Anterior superior iliac spine

缝匠肌
Sartorius m.

阔筋膜张肌
Tensor fasciae latae m.

髂腰肌
Iliopsoas m.

股直肌
Rectus femoris m.

臀中肌
Gluteus medius m.

升支
ascending br.

旋股外侧动脉
Lateral circumflex femoral a.

横支
transverse br.

股外侧肌
Vastus lateralis m.

肌支
Muscular br.

股外侧肌
Vastus lateralis m.

髂胫束
Iliotibial tract

旋髂浅动静脉
Superficial circumflex iliac a. & v.

股动脉与股神经
Femoral a. & n.

缝匠肌
Sartorius m.

精索
Spermatic cord

股直肌与肌支
Rectus femoris m. & muscular br.

降支（旋股外侧动脉）
Descending br. (lateral circumflex femoral a.)

股中间肌
Vastus intermedius m.

股直肌
Rectus femoris m.

股内侧肌
Vastus medialis m.

股四头肌（腱）
Quadriceps femoris m.

132. 股前区局解（四）
Topography of the anterior femoral region

股 前 区 局 解 （四）

股直肌于起端切断被翻向内，股外侧肌翻向外，显示血管神经及股四头肌。

1. **股外侧肌 (Vastus lateralis m.)** 亦是大而扁平的肌肉，比股内侧肌更为坚强。起自转子间线上部，环绕大转子基部，覆盖股骨体前面及外侧面，循臀肌粗隆至粗线外侧唇。有些纤维还起自股外侧肌间隔。肌的外侧部覆有广阔的腱膜。肌束走向下内，掩盖并贴连股中间肌，最后以腱膜织入股四头肌腱并抵于髌骨外侧缘。至股外侧肌的血管来自旋股外侧动脉的降支和横支。降支至股外侧肌的分支多为 1 支 (95.0%)，由起始至肌门的长度平均 107.7 mm，近肌门处的外径平均 2.01 mm，肌门至髂前上棘的距离平均为 206.6 mm。横支至股外侧肌的长度平均 59.1 mm，外径平均 1.7 mm，入肌点至髂前上棘的距离平均 141.0 mm。支配股外侧肌的神经来自股神经，分上、下两支，上支分布到股外侧肌和股中间肌，下支伴旋股外侧动脉降支，长度平均为 145.4 mm，外径平均为 1.9 mm。

2. **旋股外侧动脉 (Lateral circumflex femoral a.)** 起自股动脉外侧壁，外行穿股神经分支间，经缝匠肌、股直肌深面和髂腰肌浅面，分为升支、横支和降支。升支 (Ascending br.) 在股直肌深面上升，至阔筋膜张肌和臀中肌。横支 (Transverse br.) 发自升支根部，经髂腰肌和股中间肌之间绕至股后部，与旋股内侧动脉、臀下动脉和第一穿动脉吻合。降支 (Descending br.) 在股直肌后方下降，除滋养股直肌、股外侧肌和股中间肌外，并分布于膝关节及股前外面皮肤。

3. **股神经 (Femoral n.)** 自腹股沟韧带中点下方进入股三角后，行 1 cm 迅呈马尾状分支。除前皮支和隐神经外，发支支配耻骨肌、缝匠肌、股四头肌和膝关节肌。

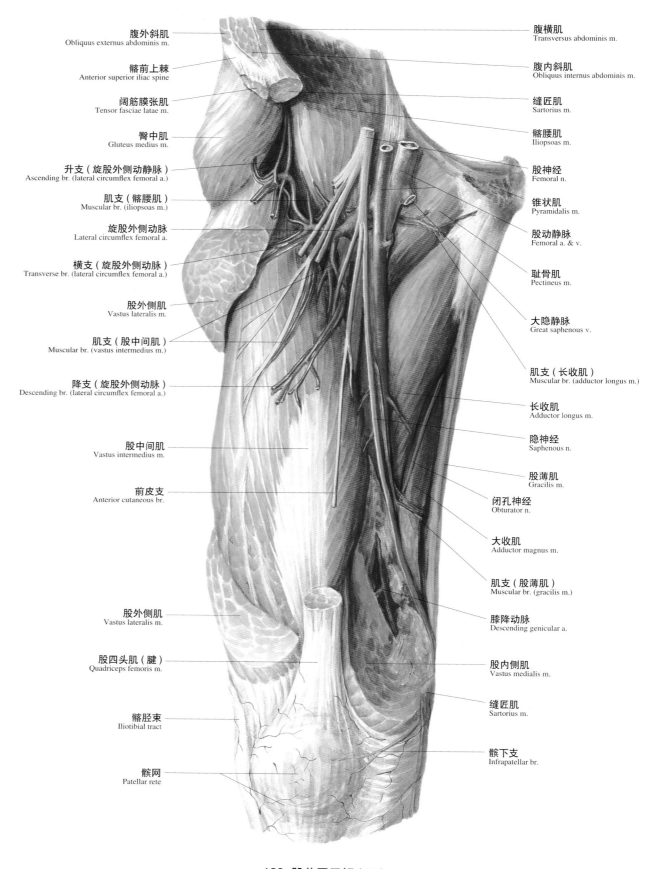

腹外斜肌
Obliquus externus abdominis m.

腹横肌
Transversus abdominis m.

髂前上棘
Anterior superior iliac spine

腹内斜肌
Obliquus internus abdominis m.

阔筋膜张肌
Tensor fasciae latae m.

缝匠肌
Sartorius m.

臀中肌
Gluteus medius m.

髂腰肌
Iliopsoas m.

升支（旋股外侧动静脉）
Ascending br. (lateral circumflex femoral a.)

股神经
Femoral n.

肌支（髂腰肌）
Muscular br. (iliopsoas m.)

锥状肌
Pyramidalis m.

旋股外侧动脉
Lateral circumflex femoral a.

股动静脉
Femoral a. & v.

横支（旋股外侧动脉）
Transverse br. (lateral circumflex femoral a.)

耻骨肌
Pectineus m.

股外侧肌
Vastus lateralis m.

大隐静脉
Great saphenous v.

肌支（股中间肌）
Muscular br. (vastus intermedius m.)

肌支（长收肌）
Muscular br. (adductor longus m.)

降支（旋股外侧动脉）
Descending br. (lateral circumflex femoral a.)

长收肌
Adductor longus m.

股中间肌
Vastus intermedius m.

隐神经
Saphenous n.

股薄肌
Gracilis m.

前皮支
Anterior cutaneous br.

闭孔神经
Obturator n.

大收肌
Adductor magnus m.

肌支（股薄肌）
Muscular br. (gracilis m.)

股外侧肌
Vastus lateralis m.

膝降动脉
Descending genicular a.

股四头肌（腱）
Quadriceps femoris m.

股内侧肌
Vastus medialis m.

髂胫束
Iliotibial tract

缝匠肌
Sartorius m.

髌下支
Infrapatellar br.

髌网
Patellar rete

股 前 区 局 解（五）

股直肌、股外侧肌和股内侧肌皆切除，显示股中间肌及股血管和股神经。

股中间肌（Vastus intermedius m.）为扁平羽状肌，深居股骨表面。其前面呈腱性稍凹陷，容纳股直肌，侧缘与股内侧肌和股外侧肌密不可分。它起自股骨前面及外侧面上 2/3，纤维由后方走向前下，在股直肌、股外侧肌和股内侧肌覆盖下紧贴股骨干前面，并与股内、外侧肌部分融合。向下合于股四头肌腱。股中间肌一些深部纤维向下止于膝关节囊，形成膝关节肌。股中间肌受股神经支配。股神经分支行于股直肌深面、股中间肌浅面，分上下支入股中间肌。股中间肌的血管由旋股外侧动脉降支供应。

133. 股前区局解（五）
Topography of the anterior femoral region

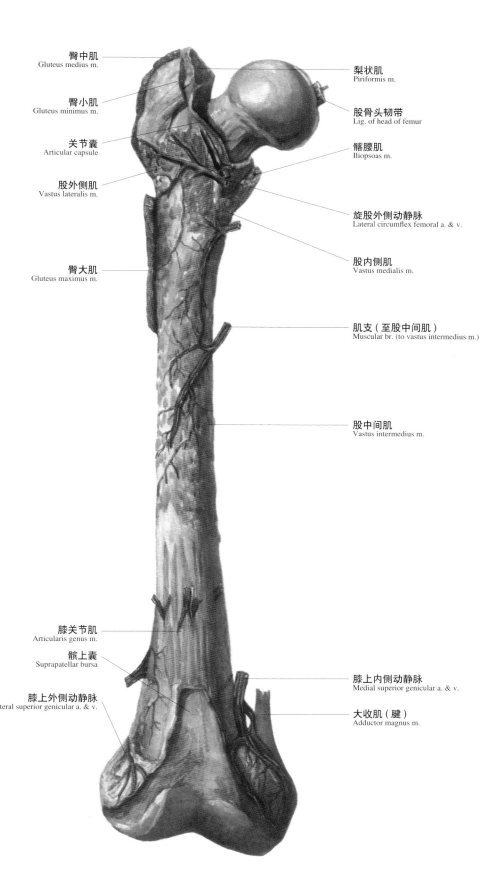

臀中肌
Gluteus medius m.

臀小肌
Gluteus minimus m.

关节囊
Articular capsule

股外侧肌
Vastus lateralis m.

臀大肌
Gluteus maximus m.

膝关节肌
Articularis genus m.

髌上囊
Suprapatellar bursa

膝上外侧动静脉
Lateral superior genicular a. & v.

梨状肌
Piriformis m.

股骨头韧带
Lig. of head of femur

髂腰肌
Iliopsoas m.

旋股外侧动静脉
Lateral circumflex femoral a. & v.

股内侧肌
Vastus medialis m.

肌支（至股中间肌）
Muscular br. (to vastus intermedius m.)

股中间肌
Vastus intermedius m.

膝上内侧动静脉
Medial superior genicular a. & v.

大收肌（腱）
Adductor magnus m.

134. 股前区局解（六）
Topography of the anterior femoral region

股 前 区 局 解 （六）

股前群肌皆切除，只留肌、腱、关节囊和血管末梢在股骨前面的附着和分布。

髂腰肌抵于股骨小转子。

梨状肌抵于大转子上缘。

臀中肌抵于大转子外面的斜嵴。

臀小肌抵于大转子前面外侧的嵴。

股内侧肌的最上纤维起于转子间线的下部。

股外侧肌的最上纤维起于转子间线的上部和大转子基部。

股中间肌的纤维起自股骨体上 2/3 的前外侧面。

膝关节肌 (Articularis genus m.) 为几个小肌束，常由股中间肌分离，起自股骨体下部前面，止于髌上囊。其作用可牵引髌上囊，避免膝运动时囊被挟挤。

大收肌腱抵于收肌结节。

第二节　股　后　区

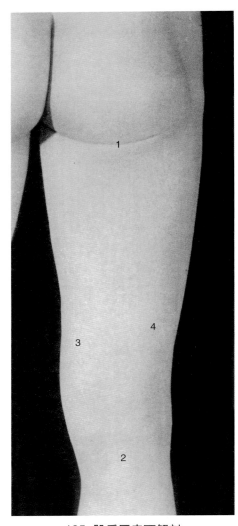

135. 股后区表面解剖
Surface anatomy of the posterior femoral region

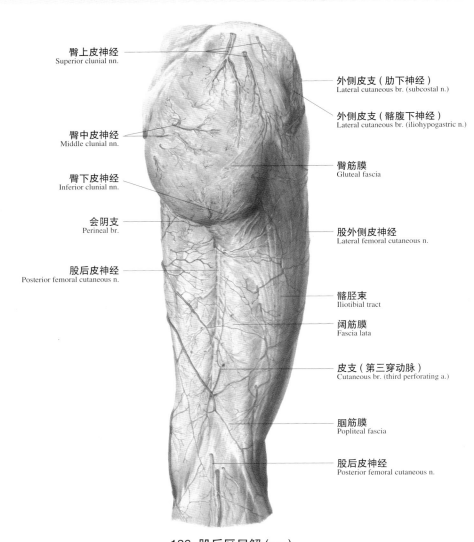

136. 股后区局解（一）
Topography of the posterior femoral region

股后区表面解剖

股后面上界臀沟⁽¹⁾，下达腘窝⁽²⁾。在股后上 1/3 部，有腘绳肌隆起。腘绳肌向下分歧为内、外两个隆起，分别构成腘窝上内界和上外界。上内隆起可摸及半膜肌和半腱肌腱⁽³⁾，上外隆起可摸及股二头肌腱⁽⁴⁾。

股后区局解（一）

股后部阔筋膜较薄，上附坐骨结节、骶结节韧带

和骶尾骨背面，阔筋膜外侧增厚，形成髂胫束。

图中臀区分布有臀上皮神经、臀中皮神经和臀下皮神经。股后区分布有股后皮神经。另有肋下神经外侧皮支和髂腹下神经外侧皮支分布于髋外侧区。臀筋膜和臀区皮神经已如前述。

股后皮神经（Posterior femoral cutaneous n.）由 S1、2 后股和 S2、3 前股合成，由梨状肌下孔出盆腔。在臀大肌深面，沿坐骨神经后内侧下降。在股后部，神经干行于阔筋膜深面、股二头肌长头浅面，达腘窝，穿出深筋膜。终支伴小隐静脉下降，达小腿后面中部并与腓肠神经相交通。

股后皮神经的分支有：

1. **臀下皮神经（Inferior clunial nn.）**　有 3～4 支，平臀大肌下缘发出后，绕该肌下缘返折上行，分布于臀大肌下外部的表面皮肤。

2. **会阴支（Perineal br.）**　以小支分布于股上内侧皮肤。有一长支越腘绳肌起始部绕向前方，在坐骨结节之下穿出阔筋膜，行于会阴浅筋膜下方，分布阴囊（或大阴唇）部的皮肤。有时与会阴神经的阴囊后支和肛门神经相交通。

3. **股后皮支和小腿后皮支**　为由神经干两侧发出的许多细支，穿出阔筋膜后，分布于股后部、腘窝和小腿后上部皮肤。

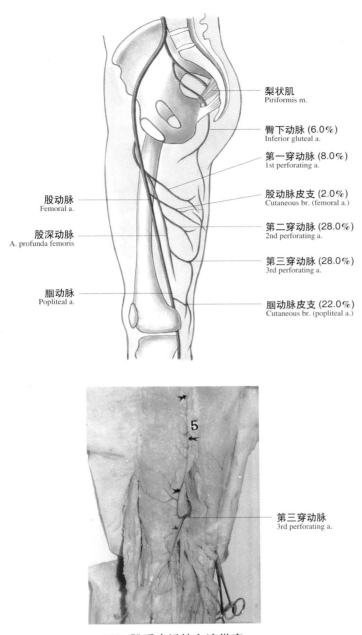

梨状肌
Piriformis m.

臀下动脉 (6.0%)
Inferior gluteal a.

第一穿动脉 (8.0%)
1st perforating a.

股动脉
Femoral a.

股深动脉
A. profunda femoris

腘动脉
Popliteal a.

股动脉皮支 (2.0%)
Cutaneous br. (femoral a.)

第二穿动脉 (28.0%)
2nd perforating a.

第三穿动脉 (28.0%)
3rd perforating a.

腘动脉皮支 (22.0%)
Cutaneous br. (popliteal a.)

第三穿动脉
3rd perforating a.

137. 股后皮瓣的血液供应
Blood supply of the posterior femoral flap

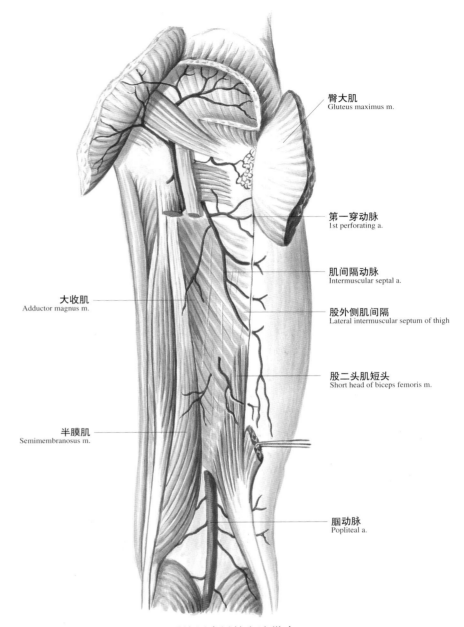

臀大肌
Gluteus maximus m.

第一穿动脉
1st perforating a.

肌间隔动脉
Intermuscular septal a.

股外侧肌间隔
Lateral intermuscular septum of thigh

股二头肌短头
Short head of biceps femoris m.

大收肌
Adductor magnus m.

半膜肌
Semimembranosus m.

腘动脉
Popliteal a.

138. 股后外侧皮瓣的血液供应
Blood supply of the posterolateral femoral flap

股后区皮瓣的血管分布

　　大腿后区皮肤可被认为一游离皮瓣供区,即大腿后部皮瓣。此区的皮动脉,多数来自股深动脉的穿动脉 (64.0%),少数来自腘动脉 (22.0%)、臀下动脉 (6.0%) 和股动脉 (2.0%)。在穿动脉中,来自第一穿动脉者占 8.0%,来自第二穿动脉者占 28.0%,来自第三穿动脉者占 28.0%。其中,第三穿动脉和第二穿动脉为股后区皮瓣的主要血液来源。

　　主要皮动脉起点多数在股骨内、外上髁连线上方 9.5 cm 处,后正中线两侧各 10 mm 范围内 (占 96.0%)。皮动脉起点口径平均为 2.1 mm,血管平均长 35.3 mm。多数在股骨内、外上髁连线上方 7.1 cm 处穿出深筋膜 (96.0%),然后发出升支、降支和侧支。升支平均长 141.9 mm,降支平均长 53.3 mm,侧支细小,数量较多。

　　股后区皮瓣的静脉多数注入股深静脉 (63.8%),少数注入腘静脉 (19.0%)、小隐静脉 (10.3%)、臀下静脉 (5.2%) 和股静脉 (1.7%)。静脉外径平均 2.4 mm。

股后外侧皮瓣的血管分布

　　供应股后外侧皮肤的血管有 8 ~ 12 支之多,它们来自第一穿动脉和腘动脉分支,经行股外侧肌间隔而到达皮肤。因此,切取皮瓣时易于暴露和分离,可得一较长的血管蒂,尤以股后外侧中 1/3 区皮瓣的血管蒂最好。此区血管为第一穿动脉分支,恒定出现 (97.1%),口径较粗,向下外沿股外侧肌间隔斜行,通常在臀大肌止点下方到达皮下,供应股后外侧面中 1/3 段 10 cm×20 cm 大小的皮区。如需要长而粗的血管蒂,可循肌间隔分离。此区皮瓣的感觉神经可利用股后正中线阔筋膜深面的股后皮神经,此神经距外侧肌间隔 20.0 ~ 25.0 mm,神经横径为 2.0 ~ 3.0 mm。

股后区局解（二）

　　臀筋膜及阔筋膜切除，显示股后群肌及股后皮神经干。

　　股后皮神经行于股二头肌长头浅面达腘窝，沿途发出会阴支及多数皮支。

　　1. **半腱肌 (Semitendinosus m.)**　为一细长扁肌，位大腿后内侧皮下，外邻股二头肌，深面为半膜肌，起自坐骨结节，肌束向下逐渐集中移行于一长腱，经股骨内侧髁后面，在缝匠肌和股薄肌深面止于胫骨结节内侧。半腱肌长度平均为 442.7 mm，上、中 1/3 交界处宽度平均为 27.3 mm，厚度平均为 14.6 mm。

　　2. **半膜肌 (Semimembranosus m.)**　位于半腱肌深面偏内侧。

　　3. **股二头肌 (Biceps femoris m.)**　股二头肌位于大腿后外侧皮下，有长头和短头，两头在大腿下份愈合，移行于肌腱，止于腓骨头。

　　股二头肌长头 (Long head) 与半腱肌以共同腱起于坐骨结节和骶结节韧带下份。起腱平均长 40.3 mm，宽 8.5 mm，厚 2.8 mm。肌腹呈梭形，远达股骨外侧髁平面，肌腹平均长 267.0 mm，后面中份宽 30.6 mm，厚 22.1 mm。肌腹内侧面邻接半腱肌，外侧面邻接臀大肌和股二头肌短头，后面稍朝外，与浅筋膜和皮肤相连。止腱扁平，与短头肌质相连并包绕肌质后外面，腱平均长 82.3 mm，止端宽 16.1 mm，厚 2.6 mm。

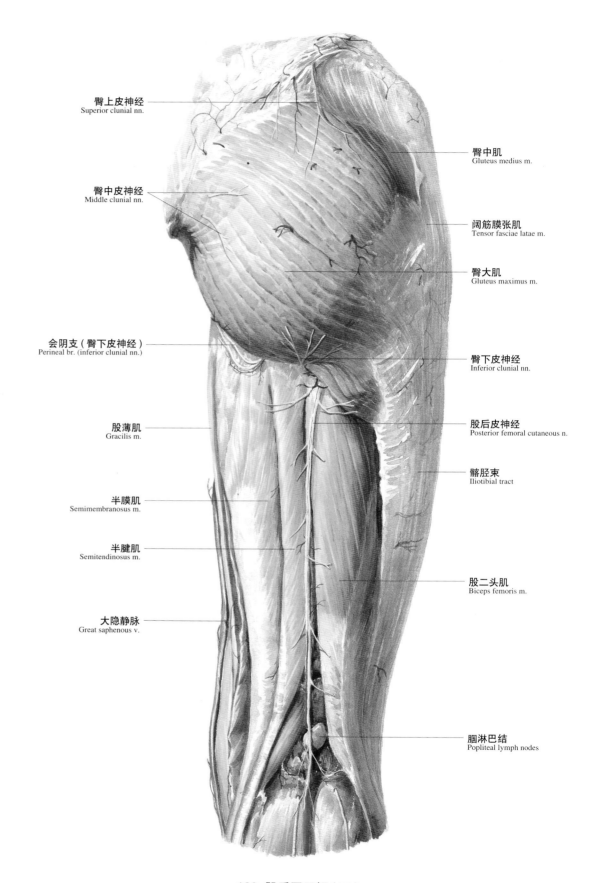

臀上皮神经
Superior clunial nn.

臀中皮神经
Middle clunial nn.

会阴支（臀下皮神经）
Perineal br. (inferior clunial nn.)

股薄肌
Gracilis m.

半膜肌
Semimembranosus m.

半腱肌
Semitendinosus m.

大隐静脉
Great saphenous v.

臀中肌
Gluteus medius m.

阔筋膜张肌
Tensor fasciae latae m.

臀大肌
Gluteus maximus m.

臀下皮神经
Inferior clunial nn.

股后皮神经
Posterior femoral cutaneous n.

髂胫束
Iliotibial tract

股二头肌
Biceps femoris m.

腘淋巴结
Popliteal lymph nodes

139. 股后区局解（二）
Topography of the posterior femoral region

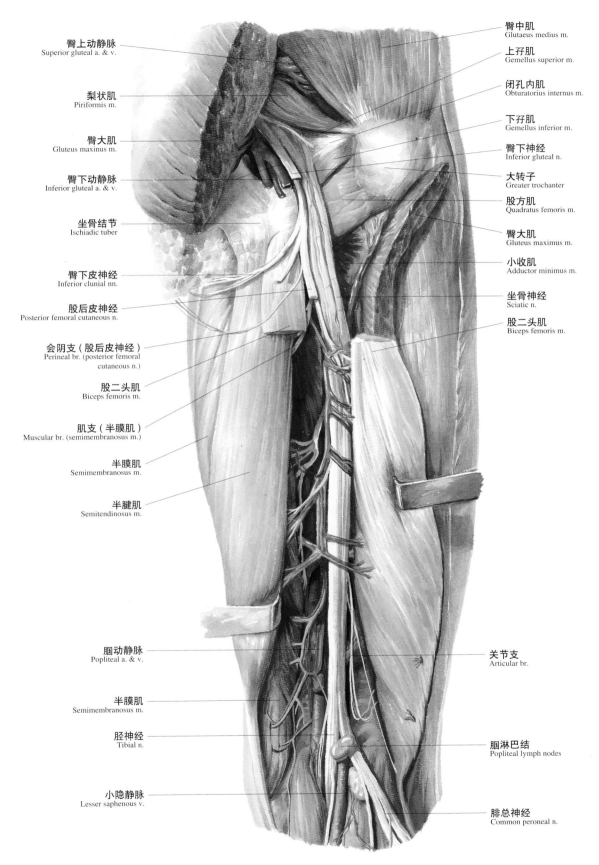

臀上动静脉
Superior gluteal a. & v.

梨状肌
Piriformis m.

臀大肌
Gluteus maximus m.

臀下动静脉
Inferior gluteal a. & v.

坐骨结节
Ischiadic tuber

臀下皮神经
Inferior clunial nn.

股后皮神经
Posterior femoral cutaneous n.

会阴支（股后皮神经）
Perineal br. (posterior femoral cutaneous n.)

股二头肌
Biceps femoris m.

肌支（半膜肌）
Muscular br. (semimembranosus m.)

半膜肌
Semimembranosus m.

半腱肌
Semitendinosus m.

腘动静脉
Popliteal a. & v.

半膜肌
Semimembranosus m.

胫神经
Tibial n.

小隐静脉
Lesser saphenous v.

臀中肌
Glutaeus medius m.

上孖肌
Gemellus superior m.

闭孔内肌
Obturatorius internus m.

下孖肌
Gemellus inferior m.

臀下神经
Inferior gluteal n.

大转子
Greater trochanter

股方肌
Quadratus femoris m.

臀大肌
Gluteus maximus m.

小收肌
Adductor minimus m.

坐骨神经
Sciatic n.

股二头肌
Biceps femoris m.

关节支
Articular br.

腘淋巴结
Popliteal lymph nodes

腓总神经
Common peroneal n.

140. 股后区局解（三）
Topography of the posterior femoral region

股后区局解（三）

臀大肌切除，股二头肌长头在起端被切断并牵向外侧，半腱肌牵向内侧，显示坐骨神经及滋养股后群肌的神经和血管。

坐骨神经（Sciatic n.）　自梨状肌下孔出盆，约在坐骨结节与大转子之间的中点下降至股部，包围在一团脂肪组织中，初行于股二头肌长头深面与大收肌浅面，继行于股二头肌短头与半膜肌中间，通常在股下 1/3 平面（腘窝上角）分成胫神经和腓总神经（42.0%）。坐骨神经在股上、中份分歧者占 14.0%，再高位分歧者占 44.0%。坐骨神经出盆后的长度平均为 29.9 cm，出梨状肌下孔时的宽度为 13.4 mm。

坐骨神经从内侧发出肌支支配半腱肌、半膜肌、股二头肌长头和大收肌坐骨部，至股二头肌短头之支发自神经的外侧。因之，自神经外侧的手术入路较为安全。

半腱肌的神经有两支，下支神经与血管伴行，在肌的 3/4 区入半腱肌。

半膜肌的神经多由一干分两支入肌。干长 30.3 mm，横径 1.6 mm，上支在肌的 2/4 区入肌，下支在 3/4 区入肌，基本与血管伴行。

股二头肌长头的神经有两支，上支长 44.4 mm，宽 1.2 mm，在 1/4 区入肌。下支长 83 mm，宽 1.3 mm，主要在中点入肌。短头的神经发自坐骨神经或腓总神经，神经长 52.6 mm。

此外，坐骨神经还发出膝关节支。

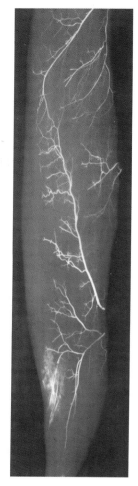

臀下动脉
Inferior gluteal a.

臀大肌
Gluteus maximus m.

旋股内侧动脉
Medial circumflex femeral a.

第一穿动脉
1st perforating a.

坐骨神经
Sciatic n.

第二穿动脉
2nd perforating a.

大收肌
Adductor magnus m.

第三穿动脉
3rd perforating a.

短头（股二头肌）
Short head (biceps femoris m.)

长头（股二头肌）
Long head (biceps femoris m.)

腘动脉
Popliteal a.

1/4

2/4

3/4

4/4

141. 半腱肌的血液供应
Blood supply of the semitendinosus

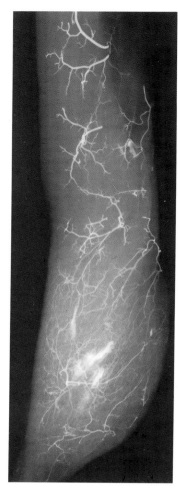

臀下动脉
Inferior gluteal a.

旋股内侧动脉
Medial circumflex femoral a.

第一穿动脉
1st perforating a.

肌支（大收肌）
Muscular br. (adductor magnus m.)

第二穿动脉
2nd perforating a.

第三穿动脉
3rd perforating a.

半膜肌
Semimembranosus m.

腘动脉及肌支
Popliteal a. & muscular br.

1/4

2/4

3/4

4/4

142. 半膜肌的血液供应
Blood supply of the semimembranosus

半腱肌的血管神经供应

半腱肌的血管主要来源于第一穿动脉和第二穿动脉，其次来源于旋股内侧动脉、臀下动脉、股深动脉、股动脉和腘动脉等。血管呈节段分布于肌腹。为应用和描述方便，将半腱肌从坐骨结节至肌腹末端分成四等分，即 1/4、2/4、3/4、4/4 区。

肌 1/4 区的血管主要来自第一穿动脉，其次来自旋股内侧动脉和臀下动脉。旋股内侧动脉经坐骨结节内侧，出现于股方肌下缘和大收肌上缘之间，斜向下外，分布于半腱肌和股二头肌长头。臀下动脉分布于此肌的多为降支。血管入肌点集中于 1/4 区的上、中份。

肌 2/4 区的血管较少，平均不足 1 支，主要来源于第一穿动脉（59.1%）。动脉长度为 49.7 mm，外径为 1.5 mm，静脉多为 2 支，外径为 2.0 和 1.2 mm，血管经前缘入肌，入肌点多在此区的上、下份。

肌 3/4 区的血管是半腱肌的主要血管。每肌约为 1 支，血管多来源于第一、二穿动脉（92.2%），其余来源

于股深动脉、臀下动脉和第三穿动脉。动脉长度为 60.8 mm，外径为 1.7 mm，静脉多为 2 支，外径为 2.2 mm 和 1.8 mm，血管沿肌前缘入肌，多在此区的上、下份。

肌 4/4 区的血管很少，来源分散。

因此，可以认为半腱肌中点上、下份是主要血管集中的部位，也是手术中寻找主要血管的部位。

半腱肌的神经来自坐骨神经，有上、下 2 支，出现率分别为 82.8% 和 92.2%。下支为该肌的主要神经，与肌的主要血管束（3/4 区）伴行，入肌点也很相近。

半膜肌的血管神经供应

半膜肌的血管呈节段分布，平均每肌 3.8 支。按四等份进行描述。

肌 1/4 区的动脉不足 1 支，来自股深动脉大收肌支（85.1%）、第一穿动脉和旋股内侧动脉。动脉长 26.2 mm，外径 0.9 mm，伴行静脉多为 2 条。大收肌

支在肌的前面入肌，第一穿动脉和旋股内侧动脉支在肌的后面和外侧面入肌。入肌点在 1/4 区的下份（57.5%）和上份（29.8%）。

肌 2/4 区的动脉平均 1.2 支，来自大收肌支（57.9%）和穿动脉（42.1%）。动脉长 37.9 mm，外径 1.3 mm，入肌点多在此区下份（52.7%）的前面和外缘。

肌 3/4 区的动脉平均 1.25 支，可来自股动脉、股深动脉或穿动脉。动脉平均长 44.1 mm，外径 1.5 mm，静脉多为两条。入肌点在 3/4 区上份（58.8%）和下份（33.8%）。

肌 4/4 区的动脉平均 0.64 支，多来自腘动脉（75.6%）。动脉长 34.9 mm，外径 1.2 mm，静脉多为一条。入肌点多在此区上份（68.3%）。

综观肌的主要血管束位于肌腹中部，即 2/4 区下份和 3/4 区上分，多来自穿动脉。半膜肌的神经来自坐骨神经，多为一干，斜向内下，干长 32.5 mm，横径 1.6 mm，常分上、下两支（88.5%），与血管伴行，在 2/4 区和 3/4 区入肌。

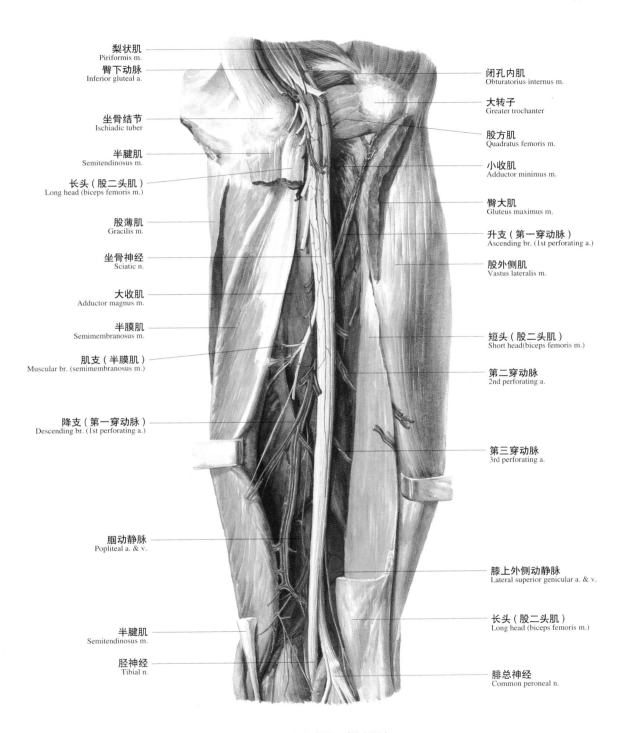

梨状肌
Piriformis m.

臀下动脉
Inferior gluteal a.

坐骨结节
Ischiadic tuber

半腱肌
Semitendinosus m.

长头（股二头肌）
Long head (biceps femoris m.)

股薄肌
Gracilis m.

坐骨神经
Sciatic n.

大收肌
Adductor magnus m.

半膜肌
Semimembranosus m.

肌支（半膜肌）
Muscular br. (semimembranosus m.)

降支（第一穿动脉）
Descending br. (1st perforating a.)

腘动静脉
Popliteal a. & v.

半腱肌
Semitendinosus m.

胫神经
Tibial n.

闭孔内肌
Obturatorius internus m.

大转子
Greater trochanter

股方肌
Quadratus femoris m.

小收肌
Adductor minimus m.

臀大肌
Gluteus maximus m.

升支（第一穿动脉）
Ascending br. (1st perforating a.)

股外侧肌
Vastus lateralis m.

短头（股二头肌）
Short head(biceps femoris m.)

第二穿动脉
2nd perforating a.

第三穿动脉
3rd perforating a.

膝上外侧动静脉
Lateral superior genicular a. & v.

长头（股二头肌）
Long head (biceps femoris m.)

腓总神经
Common peroneal n.

143. 股后区局解（四）
Topography of the posterior femoral region

股后区局解（四）

半腱肌和股二头肌长头已切除，显示半膜肌、股二头肌短头、大收肌及股后区的神经血管。

1. **半膜肌** (Semimembranosus m.) 以窄的腱膜起自坐骨结节，腱膜向下变宽，斜位移行于肌腹的外上缘，肌腹向下抵止于胫骨髁内侧面。肌腹呈梭形，可分内侧面、前面和后面。内侧面与皮下组织和皮肤相贴，前面邻接大收肌，后面凹陷，与腱膜一起构成凹槽，容纳半腱肌。肌全长平均 463 mm，腱膜平均长 140.4 mm，平均宽 26.8 mm，外缘稍厚，平均为 2.1 mm，呈条索状。从腱膜与肌腹交接线中点至肌腹末端长 183.4 mm，肌腹内侧面宽 23.0 mm，厚 27.1 mm。

2. **股二头肌短头** (Short head of biceps femoris m.) 以肌质起自股骨粗线外侧唇和股外侧肌间隔，分后内面与前外面。上部扁薄，向下增厚，与长头汇合成一个肌腹，向下延续为腱。短头平均长 229.1 mm，与长头汇合前平均宽 27.6 mm，平均厚 8.1 mm，汇合处距腓骨头平均为 55.2 mm。

坐骨神经发肌支至半膜肌，半膜肌支多为一干，斜向下内，干长 32.5 mm，横径 1.6 mm，常分上、下两支入肌 (88.5%)。

股二头肌短头的神经常来自坐骨神经，神经平均长 52.6 mm，发出后呈弧形上升入肌。

坐骨神经的血液供应

四肢中最大的神经滋养血管是坐骨神经在臀区和股区的滋养动脉。它们主要是小动脉型的直接滋养动脉，由臀下动脉、旋股内侧动脉和穿动脉等提供。滋养动脉从浅面、深面到达神经，有时立刻进入神经，有时在神经表面行一短距离后再分细支入神经干内。在不同间隔进入神经的血管，于神经表面呈"T"形分支，有一升支和降支。在臀区降支比升支长些，在股区，穿动脉的升支有时比降支长些。这些升支和降支在神经表面互相吻合，形成长的血管链。

1. **臀下动脉** 坐骨神经臀区主要由臀下动脉供应。臀下动脉沿神经内侧下降，滋养动脉从本干或肌支发出，多数从内侧到达神经。其中有一细长分支，为坐骨神经伴行动脉 (Companion a. of sciatic n.)。

2. **十字吻合** 在股方肌附近，有由十字吻合发来的 1～6 支滋养动脉，多数来自旋股内侧动脉，少数来自第一穿动脉升支或旋股外侧动脉。

3. **阴部内动脉和臀上动脉** 有时发出小支分布坐骨神经。

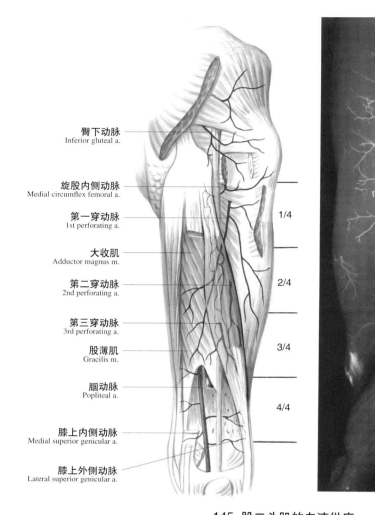

144. 坐骨神经的血液供应
Blood supply of the sciatic nerve

臀下动脉
Inferior gluteal a.

阴部内动脉
Internal pudendal a.

臀大肌支
Br. to gluteus maximus

坐骨神经伴行动脉
Companion a. of sciatic n.

第一穿动脉
1st perforating a.

第二穿动脉
2nd perforating a.

第三穿动脉
3rd perforating a.

145. 股二头肌的血液供应
Blood supply of the biceps femoris

臀下动脉
Inferior gluteal a.

旋股内侧动脉
Medial circumflex femoral a.

第一穿动脉
1st perforating a.

大收肌
Adductor magnus m.

第二穿动脉
2nd perforating a.

第三穿动脉
3rd perforating a.

股薄肌
Gracilis m.

腘动脉
Popliteal a.

膝上内侧动脉
Medial superior genicular a.

膝上外侧动脉
Lateral superior genicular a.

1/4 2/4 3/4 4/4

4. **穿动脉**　坐骨神经股段恒定地由来自第一、二、三穿动脉的多数分支供给，滋养动脉通常从神经的前外面进入。看不出哪个穿动脉为主要供应者，因为滋养动脉在神经表面形成血管链。

5. **腘动脉及其分支**　在腘窝，胫神经与腘动脉关系密切，有多数小支来自腘动脉。腓总神经向下外斜行远离腘动脉，其滋养动脉可来自腘动脉、肌支、皮支或膝上外侧动脉。

股 二 头 肌 的 血 液 供 应

股二头肌长头血管来自第一、二穿动脉、旋股内侧动脉、臀下动脉、股动脉和腘动脉等。从坐骨结节至股骨外侧髁上缘将长头分成四等份描述。

1/4 区的血管多为一支，来源于旋股内侧动脉(58.5%)、臀下动脉(27.7%)和第一穿动脉(13.9%)。旋股内侧动脉经坐骨结节内侧、股方肌和大收肌之间外行入肌。动脉长 31.4 mm，外径 1.3 mm，静脉多为 2 支，分别为 1.7 mm 和 1.6 mm。臀下动脉支可来自臀下动脉或其降支，经长头腱与坐骨神经之间下行入肌，动脉长 48.8 mm(从坐骨结节起)，外径 1.8 mm，血管入肌点可在 1/4 区上份(38%)、中份(35.4%)和下份(26.2%)。

2/4 区的血管多为 1 支，来自第一穿动脉(75%)、第二穿动脉(14.06%)、旋股内侧动脉(6.25%)或股深动脉(4.69%)。动脉平均长 58.7 mm，外径 0.7 mm，静脉多为 2 条，外径为 2.3 mm 和 1.7 mm。

3/4 区的血管来自第二穿动脉(42.6%)或第一穿动脉(35.2%)。动脉长 55.9 mm，外径 1.5 mm，静脉为 2 条，外径 2.0 mm 和 1.7 mm。血管经肌前缘或内外面入肌。

4/4 区的血管出现率为 12%，来自第三穿动脉或腘动脉，动脉长 37.9 mm，外径 1.3 mm。血管埋于腘窝脂肪中。

综观，2/4 区和 3/4 区的血管便于肌瓣移植，从肌的中点上下沿肌前缘即可找到主要血管束。长头神经来自坐骨神经，有 2 支(43.8%)或 1 支(56.2%)。第一支出现率为 57.8%，长 44.4 mm，宽 1.2 mm，在 1/4 区入肌；第二支长 83 mm，宽 1.3 mm，在肌的中点上下入肌(94.4%)。

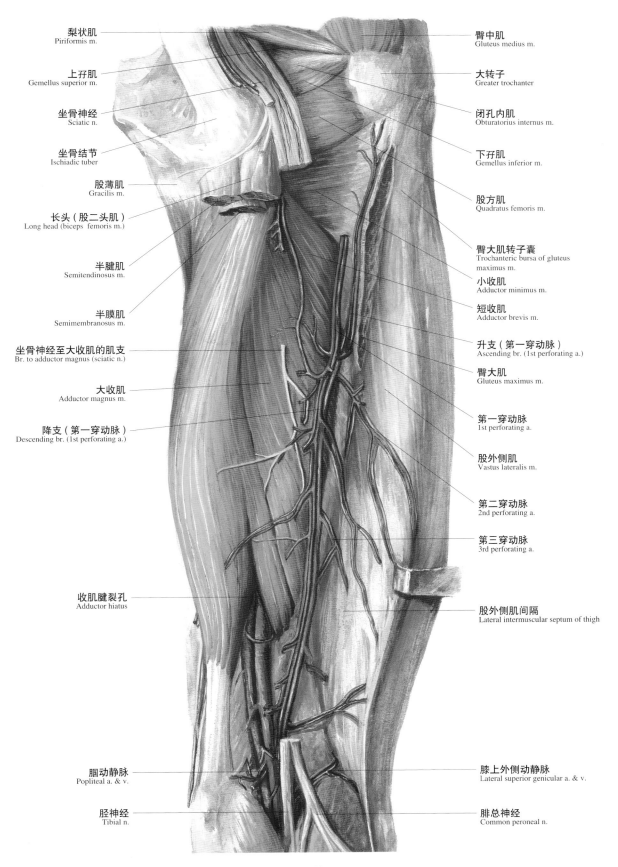

梨状肌
Piriformis m.

上孖肌
Gemellus superior m.

坐骨神经
Sciatic n.

坐骨结节
Ischiadic tuber

股薄肌
Gracilis m.

长头（股二头肌）
Long head (biceps femoris m.)

半腱肌
Semitendinosus m.

半膜肌
Semimembranosus m.

坐骨神经至大收肌的肌支
Br. to adductor magnus (sciatic n.)

大收肌
Adductor magnus m.

降支（第一穿动脉）
Descending br. (1st perforating a.)

收肌腱裂孔
Adductor hiatus

腘动静脉
Popliteal a. & v.

胫神经
Tibial n.

臀中肌
Gluteus medius m.

大转子
Greater trochanter

闭孔内肌
Obturatorius internus m.

下孖肌
Gemellus inferior m.

股方肌
Quadratus femoris m.

臀大肌转子囊
Trochanteric bursa of gluteus maximus m.

小收肌
Adductor minimus m.

短收肌
Adductor brevis m.

升支（第一穿动脉）
Ascending br. (1st perforating a.)

臀大肌
Gluteus maximus m.

第一穿动脉
1st perforating a.

股外侧肌
Vastus lateralis m.

第二穿动脉
2nd perforating a.

第三穿动脉
3rd perforating a.

股外侧肌间隔
Lateral intermuscular septum of thigh

膝上外侧动静脉
Lateral superior genicular a. & v.

腓总神经
Common peroneal n.

146. 股后区局解（五）
Topography of the posterior femoral region

股后区局解（五）

股后群肌及坐骨神经全部切除，显示股后区的血管——穿动脉及股外侧肌间隔。

一、穿动脉

穿动脉 (Perforating a.) 是股深动脉发出的滋养股后区的重要血管，一般为 3 支，少数为 2～4 支。

1. **第一穿动脉** (1st perforating a.) 粗大。在耻骨肌下缘穿短收肌和大收肌腱至股后部，出现于大转子下缘下方 57 mm 处，位大收肌、臀大肌和股二头肌长头之间。一般分升支和降支。升支走向外上方，分布于臀大肌下部和大转子等处；降支走向下内方，先发出外侧肌间隔支，向下外滋养股后外侧皮肤。继又过坐骨神经深面走向内下，沿途发多数分支至股二头肌长头、半腱肌和半膜肌。

2. **第二穿动脉** (2nd perforating a.) 在短收肌止点下方穿大收肌腱至股后部，行于大收肌和股二头肌短头之间，分支滋养股二头肌和股外侧肌间隔。此支或隐于短头肌质内，或行于短头与股外侧肌间隔之间。

3. **第三穿动脉** (3rd perforating a.) 经长收肌和大收肌腱至股后部，行于坐骨神经下外方，或隐于短头肌质内，或行于短头与股外侧肌间隔之间。

4. **第四穿动脉** (4rd perforating a.) 常为股深动脉终支，穿大收肌腱至股后部，滋养股二头肌短头和股外侧肌。

穿动脉紧贴股骨干，股骨干骨折时，穿动脉易受损。

二、股外侧肌间隔

股外侧肌间隔 (Lateral intermuscular septum of thigh) 介于前方的股外侧肌和后方的股二头肌短头之间，内附着于股骨粗线外侧唇，上起臀肌粗隆，下延股骨外侧髁。由于有臀大肌纤维织入，较为强韧。

三、大收肌

大收肌 (Adductor magnus m.) 后部的纤维起自坐骨结节，直向下行，以圆腱止于股骨收肌结节。于股骨下 1/3 部，大收肌的后部纤维与起自耻骨支的前纤维之间形成腱裂孔 (Tendinous hiatus)，有股动静脉通过。大收肌坐骨部的纤维如同股后群肌，亦受坐骨神经肌支支配。故大收肌坐骨部亦可属于腘绳肌。

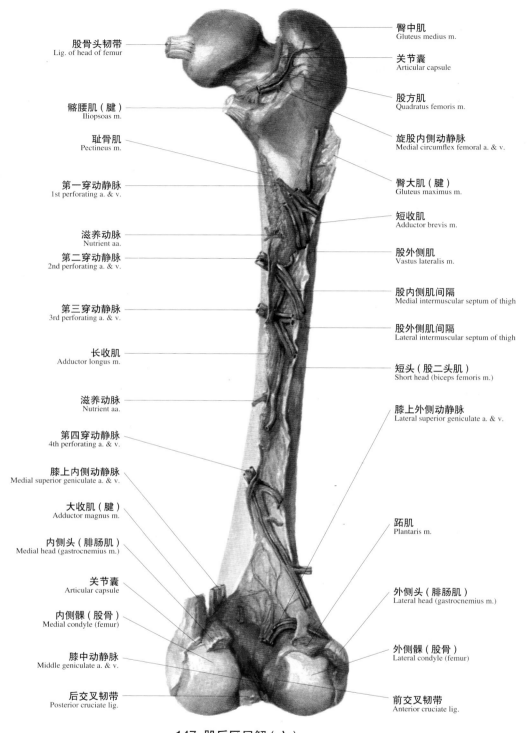

股骨头韧带
Lig. of head of femur

臀中肌
Gluteus medius m.

关节囊
Articular capsule

髂腰肌（腱）
Iliopsoas m.

股方肌
Quadratus femoris m.

耻骨肌
Pectineus m.

旋股内侧动静脉
Medial circumflex femoral a. & v.

第一穿动静脉
1st perforating a. & v.

臀大肌（腱）
Gluteus maximus m.

短收肌
Adductor brevis m.

滋养动脉
Nutrient aa.

股外侧肌
Vastus lateralis m.

第二穿动静脉
2nd perforating a. & v.

股内侧肌间隔
Medial intermuscular septum of thigh

第三穿动静脉
3rd perforating a. & v.

股外侧肌间隔
Lateral intermuscular septum of thigh

长收肌
Adductor longus m.

短头（股二头肌）
Short head (biceps femoris m.)

滋养动脉
Nutrient aa.

膝上外侧动静脉
Lateral superior geniculate a. & v.

第四穿动静脉
4th perforating a. & v.

膝上内侧动静脉
Medial superior geniculate a. & v.

大收肌（腱）
Adductor magnus m.

跖肌
Plantaris m.

内侧头（腓肠肌）
Medial head (gastrocnemius m.)

外侧头（腓肠肌）
Lateral head (gastrocnemius m.)

关节囊
Articular capsule

内侧髁（股骨）
Medial condyle (femur)

外侧髁（股骨）
Lateral condyle (femur)

膝中动静脉
Middle geniculate a. & v.

后交叉韧带
Posterior cruciate lig.

前交叉韧带
Anterior cruciate lig.

147. 股后区局解（六）
Topography of the posterior femoral region

股后区局解（六）

股后、内、前群肌皆切除，只保留肌、腱和血管在股骨后面的附着和分布。股内侧肌、耻骨肌、短收肌、大收肌和股内侧肌间隔附着于股骨粗线内侧唇。臀大肌附着于臀肌粗隆。

股外侧肌、股二头肌短头和股外侧肌间隔附着于股骨粗线外侧唇。

股中间肌附着于股骨体外侧面及前面。

第一、二、三、四穿动静脉皆穿过股收肌和股内侧肌间隔靠近股骨附着处至股后部。穿越平面分别是：第一穿动静脉平耻骨肌下缘；第二穿动静脉平短收肌下缘，在股骨体上 1/3 部；第三穿动静脉平长收肌和大收肌，在股骨体中 1/3 部；第四穿动静脉穿大收肌，在股骨体下 1/3 部。

股骨滋养动脉有两支，分别于股骨上 1/3 部和中 1/3 部的粗线附近进入股骨。

第三节　股外侧面

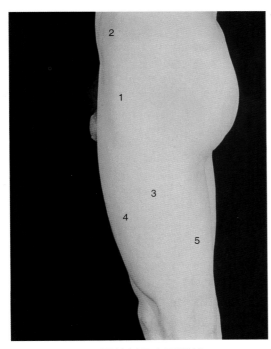

148. 股外侧面表面解剖
Surface anatomy of the lateral femoral aspect

股外侧面表面解剖

大腿外侧面的前上方隆起为阔筋膜张肌 [1]，该肌起自髂前上棘 [2]。肌隆起向下呈扁平凹陷，直达股骨和胫骨外侧髁，此扁平凹陷为髂胫束 [3] 所在。立正姿势时，髂胫束扪之极为强硬。深筋膜由束走向深面，发出股外侧肌间隔达股骨粗线，将大腿屈伸肌群分隔。扁平凹陷的前方隆起为股外侧肌 [4]，后方隆起为股二头肌 [5]。

股外侧面局解（一）

1. 阔筋膜张肌 (Tensor fasciae latae m.)　　位股外侧，介于臀中肌和缝匠肌之间。肌腹扁平，起自髂前上棘、髂嵴外唇和阔筋膜等处，上厚下薄，移行于髂胫束。肌肉长度平均为 163.9 mm，平均宽 32.3 mm，平均厚 11.2 mm。阔筋膜张肌的血管主要来自旋股外侧动脉升支，亦可来自臀上动脉深支上股和旋髂深动脉分支。此肌适于肌瓣和肌皮瓣的游离移植。

2. 髂胫束 (Iliotibial tract)　　是阔筋膜外侧肥厚部，紧张于髂嵴前部与胫骨外侧髁之间。此束通过髋关节横轴的前外侧和膝关节横轴的后外侧，对维持人体直立甚为重要。

在大转子平面，阔筋膜张肌和臀大肌腱织入髂胫束中。大腿前屈时，阔筋膜张肌牵髂胫束向前，腿后伸时，臀大肌牵此束向后。因之，站立和行走时，阔筋膜张

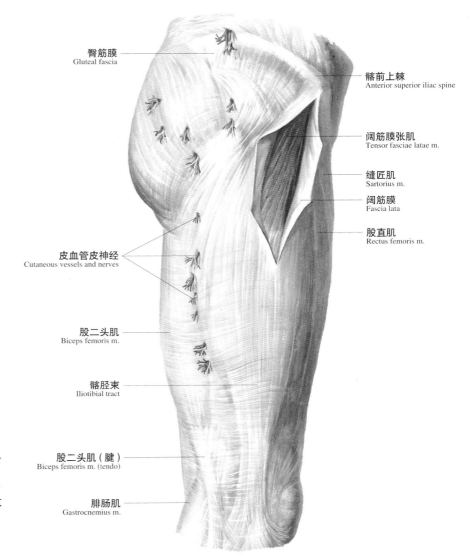

149. 股外侧面局解（一）
Topography of the lateral femoral aspect

臀筋膜　Gluteal fascia
髂前上棘　Anterior superior iliac spine
阔筋膜张肌　Tensor fasciae latae m.
缝匠肌　Sartorius m.
阔筋膜　Fascia lata
股直肌　Rectus femoris m.
皮血管皮神经　Cutaneous vessels and nerves
股二头肌　Biceps femoris m.
髂胫束　Iliotibial tract
股二头肌（腱）　Biceps femoris m. (tendo)
腓肠肌　Gastrocnemius m.

肌和臀大肌收缩使髂胫束紧张，从而维持下肢的稳定。

在股部，髂胫束与股外侧肌间隔紧密相连，间接固定于股骨粗线上。因之，髂胫束不能作任何纵向运动，而只有少许的前后移位。

髂胫束向下变厚，抵于股骨和胫骨外侧髁，并呈扇形向前与髌骨外侧缘和髌外侧支持带相连，向后与股二头肌腱相连，向下止于腓骨头和膝关节囊。对膝关节起稳定作用。伸膝时，束可随髌骨前移，屈膝时后移，但髂胫束不引起膝的任何运动。

髂胫束平均长（从肌下端至束的止点）316.0 mm，髂胫束在肌下端的平均宽 33.4 mm，平均厚 0.9 mm。髂胫束在髌骨上缘平均宽 19.7 mm，平均厚 1.6 mm，止端平均宽 15.9 mm。阔筋膜张肌长度与髂胫束长度之比为 1：1.89。髂胫束几乎等于肌肉长度的两倍。

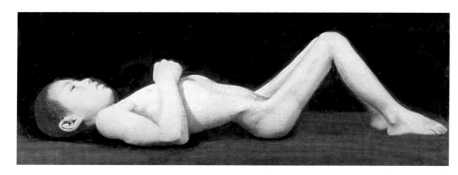

150. 髂胫束挛缩
Contracture of the iliotibial tract

髂胫束挛缩

髂胫束挛缩是脊髓灰质炎较常见的后遗症，可引起髋屈曲、外展和外旋，膝屈曲和外翻、小腿外旋，并可由此导致足下垂、内翻、骨盆倾斜、脊柱侧弯等畸形。实际上，髂胫束本身系一被动结构，不应过高估价它对畸形的作用，而畸形的产生系髋屈肌、阔筋膜张肌、髋外展肌和股二头肌等挛缩后继发引起的。如能及时矫正肌肉挛缩，充分运动关节，软组织保持足够长度和弹性，髂胫束挛缩可被防止。本图为髋、膝屈曲挛缩型。

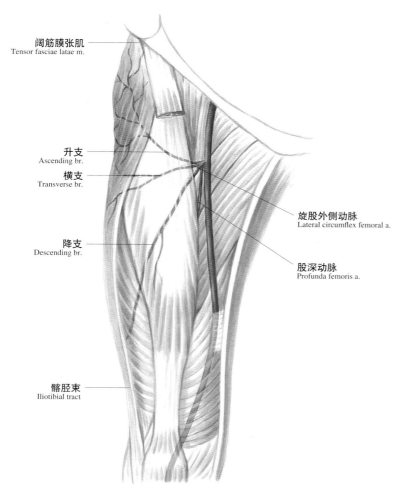

阔筋膜张肌
Tensor fasciae latae m.

升支
Ascending br.

横支
Transverse br.

降支
Descending br.

旋股外侧动脉
Lateral circumflex femoral a.

股深动脉
Profunda femoris a.

髂胫束
Iliotibial tract

151. 阔筋膜张肌和股前外侧面皮肤的血供
Blood supply of the tensor fasciae latae and skin of anterolateral aspect of the thigh

阔筋膜张肌皮瓣

以旋股外侧动脉升支为蒂的阔筋膜张肌肌筋膜皮瓣部位隐蔽，解剖恒定，操作安全，可以剥离出一个岛状皮瓣 (15 cm×40 cm)，皮肤的面积可为肌肉大小的 3 倍。

一、阔筋膜张肌的血供

主要来自旋股外侧动脉升支 (81.82%)，其余可来自横支、臀上动脉深上支和旋髂深动脉分支。升支分叉点在髂前上棘下方 7～8 cm 处，升支平均长 43.8 mm，经股直肌深面与髂腰肌之间走向上方。多数在耻骨结节平面下方，通常分 3 支入肌，入肌前 1～2 cm 处的外径 1.97 mm，在肌中发出 5～7 条穿支 (口径 0.8～1.0 mm) 进入覆盖该肌的浅筋膜和皮肤。此外，升支还发出前、后缘支，从肌的前、后缘浅出，进入股前外侧面皮肤，属直接皮动脉。

阔筋膜张肌皮瓣有两条感觉神经，一为第十二胸神经外侧皮支，于髂前上棘后方约 6 cm 处下行，口径 0.5～2.0 mm，有 2～3 支，分布于髂嵴区和肌肉上部皮肤。另一为股外侧皮神经，于髂前上棘下方 3～5 cm 处进入皮肤，口径 2.0～3.0 mm，分布于股前外侧皮肤。阔筋膜张肌的肌支为臀上神经后股的一个分支，从后方经臀中、小肌之间进入阔筋膜张肌深面，神经外径 1.2 mm。

二、髂胫束血供

髂胫束上部血供来源于旋股外侧动脉和股深动脉第二、三穿支，下部来源于膝上外侧动脉和第四穿动脉，上下部血供通过旋股外侧动脉降支形成吻合。膝关节网也是其血供的一个来源。

膝上外侧动脉于腓骨头直上 5.2 cm(4.0～6.1 cm) 处单独起自腘动脉 (80%) 或与膝中动脉共干发出 (20%)。起始处外径 1.8 mm (1.5～2.5 mm)，上行 3～4 cm 分升、降支，两支从股外侧肌和股二头肌短头之间的股外侧肌间隔穿出 (图 152、191、194)，供应股外侧肌、股二头肌短头、股骨外侧髁、髂胫束中下部及大腿前外侧面皮肤。伴行静脉有两条，外径为 2.0 mm 和 1.8 mm。

三、髂胫束组织瓣移植

以膝上外侧血管为蒂的髂胫束皮瓣可修复跟腱伴跟区皮肤缺损，也可带股外侧肌瓣用于填充跟腱缺损区残腔，有利于抗感染，还可携带股骨外侧髁骨瓣，一并修复跟腱伴跟骨缺损。可将髂胫束段 U 形折叠或围成套筒，以增加跟腱的坚固性。将髂胫束远端埋于骨瓣与跟骨残端之间，用松质螺钉固定，可达到重建跟腱止点的目的。若将膝上外侧皮瓣的股外侧皮神经与受区腓肠神经吻合，可使修复后的跟腱区皮肤获得感觉功能。

四、股前外侧皮瓣

是以旋股外侧动脉降支的肌皮动脉穿支为血管蒂的皮肤筋膜瓣。血管恒定，口径较粗，皮瓣范围大，适于修复同侧足部皮肤软组织缺损。

旋股外侧动脉降支在股直肌深面与股中间肌之间走向下外，沿途发出若干肌皮动脉穿支，穿过股外侧肌及阔筋膜，营养股前外侧面皮肤，还有少数肌间隙皮支亦至该区皮肤。其中，第一肌皮动脉穿支是该皮瓣的主要血管，外径 0.5～1.0 mm，有两条伴行静脉。该动脉可作为血管蒂，其投影点位于髂前上棘至髌骨外缘连线的中点，可以该点为轴，向下循连线设计所需皮肤。下界可达髌上 7 cm，内界可达股直肌外缘，外界可达股外侧肌间隔。操作时可先内牵股直肌，在股中间肌与肌内侧肌之间找出旋股外侧动脉降支血管束，然后将第一肌皮动脉穿支从股外侧肌中分离出来，带蒂从内向外切取皮瓣。注意保护好股外侧皮神经。

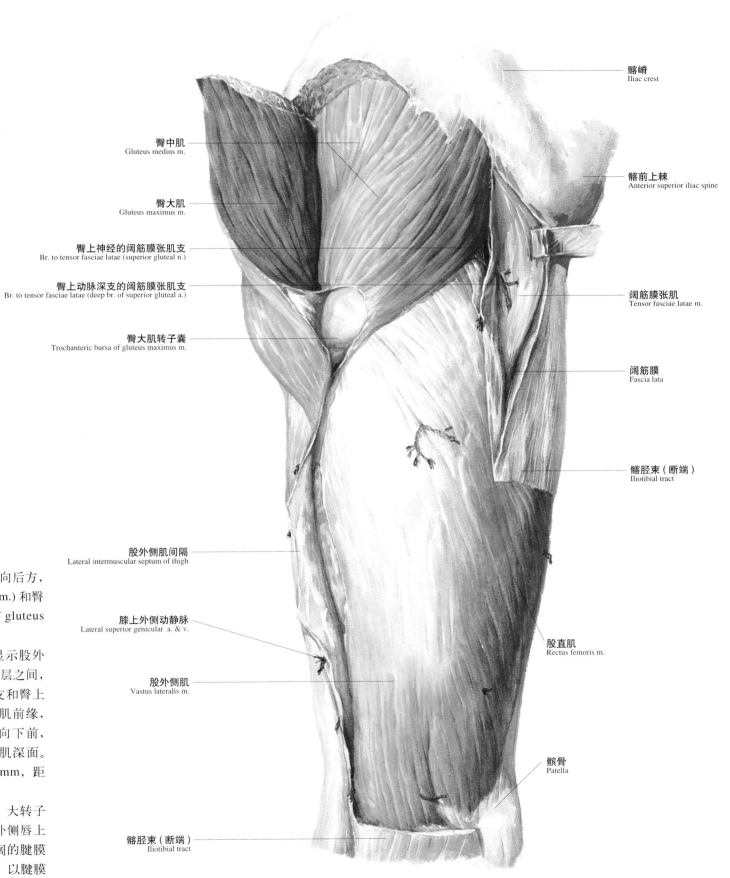

髂嵴
Iliac crest

臀中肌
Gluteus medius m.

臀大肌
Gluteus maximus m.

臀上神经的阔筋膜张肌支
Br. to tensor fasciae latae (superior gluteal n.)

臀上动脉深支的阔筋膜张肌支
Br. to tensor fasciae latae (deep br. of superior gluteal a.)

臀大肌转子囊
Trochanteric bursa of gluteus maximus m.

髂前上棘
Anterior superior iliac spine

阔筋膜张肌
Tensor fasciae latae m.

阔筋膜
Fascia lata

髂胫束（断端）
Iliotibial tract

股外侧肌间隔
Lateral intermuscular septum of thigh

膝上外侧动静脉
Lateral superior genicular a. & v.

股外侧肌
Vastus lateralis m.

股直肌
Rectus femoris m.

髌骨
Patella

髂胫束（断端）
Iliotibial tract

股外侧面局解（二）

臀大肌起端前部被切断，并掀向后方，显示深面的臀中肌 (Gluteus medius m.) 和臀大肌转子囊 (Trochanteric bursa of gluteus maximus m.)。

阔筋膜及大部髂胫束切除，显示股外侧肌。阔筋膜张肌包裹于阔筋膜两层之间，可见臀上动脉深支的阔筋膜张肌支和臀上神经的阔筋膜张肌支出现于臀中肌前缘，于髂前上棘后下方 25.1 mm 处弯向下前，穿过阔筋膜后层，潜入阔筋膜张肌深面。血管支很小，神经支扁薄，宽 2.3 mm，距髂前上棘 46.7 mm 处入肌。

股外侧肌起自转子间线上部、大转子前下缘、臀肌粗隆外侧唇、粗线外侧唇上部和股外侧肌间隔等处。有一宽阔的腱膜覆盖着肌肉的 3/4，肌束走向下前，以腱膜止于股四头肌腱和髌骨的外侧缘。股外侧手术入路需切断此肌。

152. 股外侧面局解（二）
Topography of the lateral femoral aspect

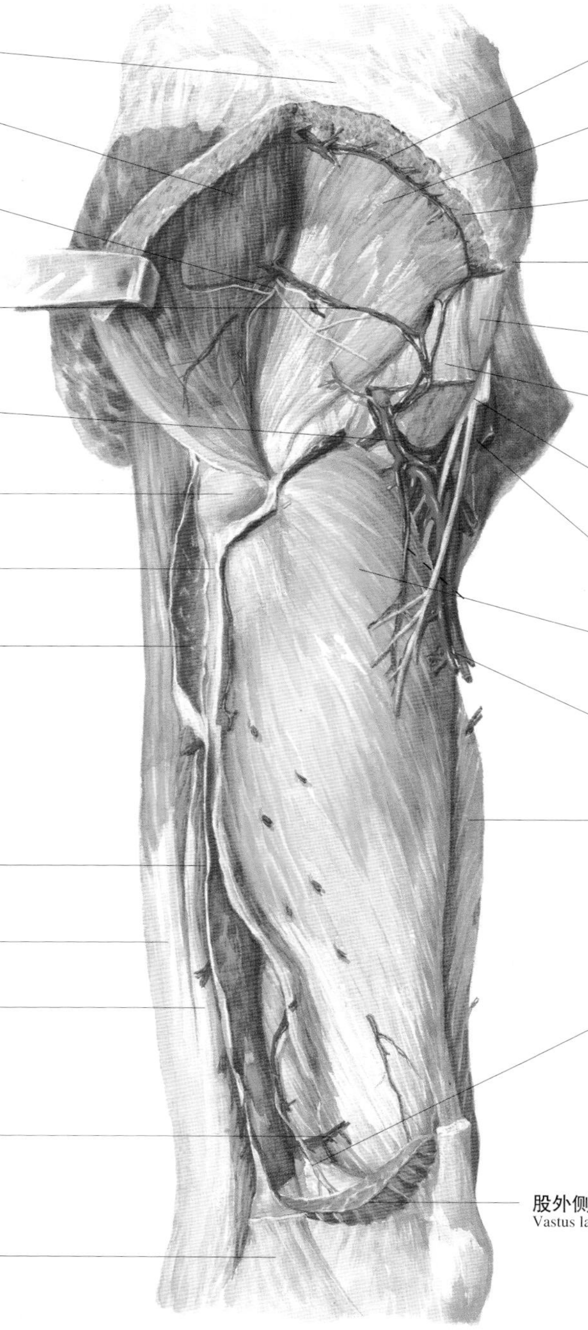

髂嵴
Iliac crest

臀中肌
Gluteus medius m.

臀上神经
Superior gluteal n.

下支（臀上动脉深支）
Inferior br. (deep br. of superior gluteal a.)

升支（旋股外侧动静脉）
Ascending br. (lateral circumflex femoral a. & v.)

大转子
Greater trochanter

臀大肌（止腱）
Gluteus maximus m.

股外侧肌（起端）
Vastus lateralis m.

股外侧肌间隔
Lateral intermuscular septum of thigh

长头（股二头肌）
Long head (biceps femoris m.)

短头（股二头肌）
Short head (biceps femoris m.)

膝上外侧动静脉
Lateral superior genicular a. & v.

髂胫束
Iliotibial tract

上支（臀上动脉深支）
Superior br. (deep br. of superior gluteal a.)

臀小肌
Gluteus minimus m.

阔筋膜张肌
Tensor fasciae latae m.

髂前上棘
Anterior superior iliac spine

髂腰肌
Iliopsoas m.

股直肌（直头）
Rectus femoris m. (straight head)

股神经
Femoral n.

股动静脉
Femoral a. & v.

股中间肌及肌支
Vastus intermedius m. & muscular br.

降支（旋股外侧动脉）
Descending br. (lateral circumflex femoral a.)

股内侧肌
Vastus medialis m.

髌下支（股神经）
Infrapatellar br. (femoral n.)

股外侧肌（止腱）
Vastus lateralis m.

153. 股外侧面局解（三）
Topography of the lateral femoral aspect

股外侧面局解（三）

臀大肌大部分切除，只留有一部起端和止腱。臀中肌亦自起端前部切断并掀向后，显示臀小肌和臀上动脉深支。

1. 臀上动脉深支 发出上支和下支行于臀小肌浅面。上支 (R. superior) 沿臀小肌起端弓形向前。此动脉外径平均 2.9 mm，至髂前上棘外缘附近与旋股外侧动脉升支吻合。沿途发支滋养臀小肌、髂嵴及髂前上棘。

下支 (R. inferior) 于臀中肌和臀小肌之间前行，亦与旋股外侧动脉升支吻合。沿途发支滋养臀中、小肌，并有分支穿过臀小肌至转子窝滋养髋关节，并与臀下动脉和旋股内侧动脉深支吻合。

图中可见股直肌直头起自髂前下棘。

2. 股中间肌 起自股骨体上 2/3 部及股外侧肌间隔，肌束向下，终于表层腱膜，此腱膜形成股四头肌腱深部，止于髌骨上外缘和胫骨外侧髁。

股外侧肌切除，只留有起腱和止腱，显示股中间肌。

3. 旋股外侧动脉升支 (Ascending br. of lateral circumflex femoral a.) 于股直肌深面向上外行，与臀上动脉深支的上支和下支吻合。降支 (Descending br.) 于股中间肌浅面下降，滋养股外侧肌和股中间肌。股神经肌支与之伴行。股前外侧入路手术中，宜注意此血管神经束。

4. 股外侧肌间隔 (Lateral intermuscular septum of thigh) 附着于股骨粗线外侧唇，此隔分隔股外侧肌与股二头肌短头。

第四节　股内侧面

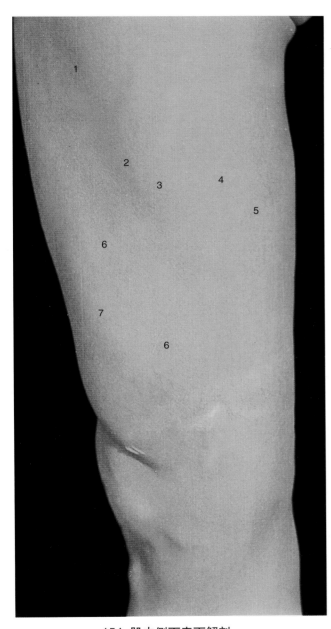

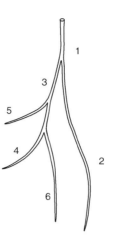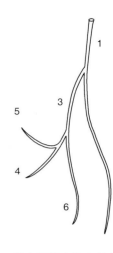

Ⅰ. 股内侧肌支由膝降动脉发出 (60%)　　Ⅱ. 股内侧肌支发自关节支 (30%)

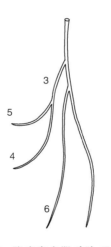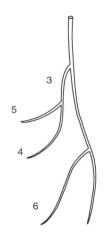

Ⅲ. 隐支发自股动脉 (7.5%)　　Ⅳ. 隐支发自腘动脉 (2.5%)

155. 膝降动脉分支类型
Types of branches of the descending genicular a.

1. 股动脉 Femoral a.	3. 膝降动脉 Descending genicular a.	5. 股内侧肌支 Br. to vastus medialis m.
2. 腘动脉 Popliteal a.	4. 关节支 Articular br.	6. 隐支 Saphenous br.

154. 股内侧面表面解剖
Surface anatomy of the medial femoral aspect

股内侧面表面解剖

　　于股内侧面前上方可见一凹陷，为股三角[1]，下方延续一浅沟。此凹陷及浅沟的后界为长收肌[2]和股薄肌[3]，再后方为大收肌[4]和半膜肌半腱肌[5]。凹陷及沟的前界为缝匠肌[6]，再前方为股内侧肌[7]。

有时可见大隐静脉于股内侧面循行。

　　膝降动脉（Descending geniculate a.） 在收肌结节上方7~8 cm处，由股动脉经收肌管时发出（90%）。短干平均长12.3 mm(5~15 mm)，外径1.9 mm(1.5~2.9 mm)，于管内发出关节支和隐支。

　　（1）关节支：沿股内侧肌和大收肌腱之间的沟中

下行，发出恒定的大支——股内侧肌支，终支分布收肌结节和股骨内侧髁骨膜，并参与膝关节网。

　　（2）隐支：穿股收肌腱板后伴隐神经下行，起始部外径1.3 mm（1.0~1.9 mm），近端有分支至缝匠肌和股薄肌，末端分布小腿内侧面上部皮肤，并与胫后动脉分支吻合。

髂外动静脉
External iliac a. & v.

闭孔神经
Obturator n.

闭孔动静脉
Obturator a. & v.

耻骨联合面
Symphysial surface

耻骨下支
Inferior ramus of pubis

长收肌
Adductor longus m.

缝匠肌
Sartorius m

闭孔神经与股内侧皮神经和隐神经的交通支
Communicating br. of obturator n. with medial femoral cutaneous n.
and saphenous n.

缝匠肌下丛
Subsartorial plexus

股直肌
Rectus femoris m.

前皮支(股神经)
Anterior cutaneous br. (femoral n.)

股内侧肌
Vastus medialis m.

骶骨
Sacrum

闭孔内肌及肌支
Obturatorius internus m. & muscular br.

阴部神经
Pudendal n.

阴部内动静脉
Internal pudendal a. & v.

臀大肌
Gluteus maximus m.

会阴支(股后皮神经)
Perineal br. (posterior femoral cutaneous n.)

大收肌
Adductor magnus m.

股内侧静脉
Medial femoral v.

股薄肌
Gracilis m.

皮支(闭孔神经)
Cutaneous br. (obturator n.)

半膜肌
Semimembranosus m.

隐神经
Saphenous n.

大隐静脉
Great saphenous v.

156. 股内侧面局解(一)
Topography of the medial femoral aspect

股内侧面局解(一)

阔筋膜切除,皮神经、皮静脉仍保留,同时显出浅层肌肉。

股神经前皮支依次沿缝匠肌外侧缘的斜线上穿出缝匠肌和阔筋膜至皮下。

1. 隐神经 (Saphenous n.) 是股神经较大的皮支,于股下部缝匠肌和股薄肌之间穿出至皮下,伙同大隐静脉沿膝内侧下降。

2. 闭孔神经皮支 (Cutaneous br. of obturator n.) 在股中部经长收肌与股薄肌之间穿至浅层,支配股内侧下 2/3 的皮肤。

本例中,可见闭孔神经前支于长收肌下缘与股内侧皮神经和隐神经吻合,形成缝匠肌下丛 (Subsartorial plexus),然后,作为皮支持续沿缝匠肌后缘下降,至膝的内侧。

3. 股后皮神经会阴支 (Perineal br.) 支配股内侧面的皮肤。

股内收肌中,可见长收肌、股薄肌和大收肌。

4. 股薄肌 (Gracilis m.) 是股内侧一条扁长带状肌,通常以 14 mm 长的薄腱膜起自耻、坐骨支,向下逐渐变窄,多于髌骨上缘平面(82.0%)形成扁圆形腱,位于缝匠肌止腱的深面止于胫骨粗隆内侧。股薄肌全长平均 43.0 cm,肌腹平均长 33.5 cm,止腱平均长 12.5 cm。肌腹在耻骨联合下方 10 cm 范围内平均宽 27.0 mm,平均厚 4.6 mm,在髌骨上缘上方 10 cm 处平均宽 17.9 mm,厚 5.2 mm。股薄肌曾用于臀屈肌、肛门外括约肌、表情肌瘫痪时的游离移植。

股薄肌血管有 2 ~ 7 支,以股深动脉的肌支为主,其他有由股动脉、腘动脉、膝降动脉、旋股内侧动脉发来的分支。

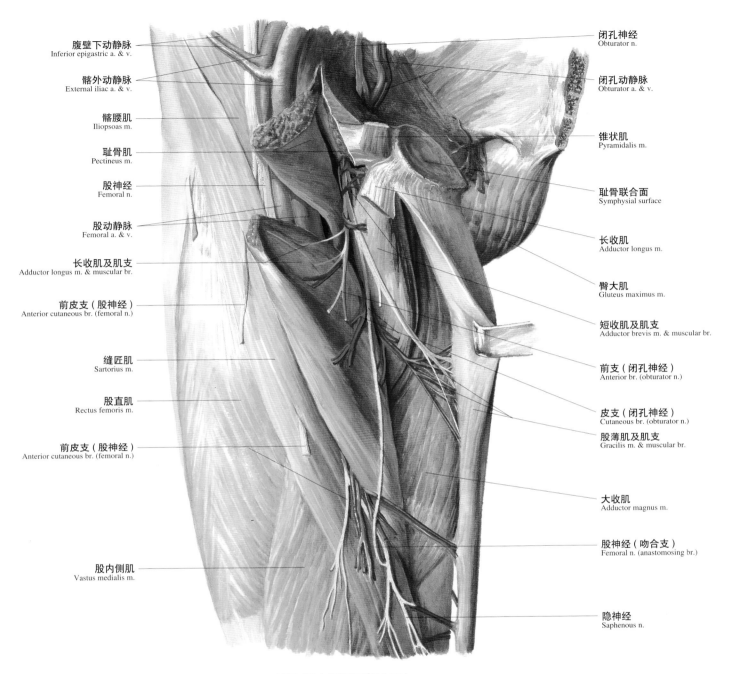

腹壁下动静脉
Inferior epigastric a. & v.

髂外动静脉
External iliac a. & v.

髂腰肌
Iliopsoas m.

耻骨肌
Pectineus m.

股神经
Femoral n.

股动静脉
Femoral a. & v.

长收肌及肌支
Adductor longus m. & muscular br.

前皮支（股神经）
Anterior cutaneous br. (femoral n.)

缝匠肌
Sartorius m.

股直肌
Rectus femoris m.

前皮支（股神经）
Anterior cutaneous br. (femoral n.)

股内侧肌
Vastus medialis m.

闭孔神经
Obturator n.

闭孔动静脉
Obturator a. & v.

锥状肌
Pyramidalis m.

耻骨联合面
Symphysial surface

长收肌
Adductor longus m.

臀大肌
Gluteus maximus m.

短收肌及肌支
Adductor brevis m. & muscular br.

前支（闭孔神经）
Anterior br. (obturator n.)

皮支（闭孔神经）
Cutaneous br. (obturator n.)

股薄肌及肌支
Gracilis m. & muscular br.

大收肌
Adductor magnus m.

股神经（吻合支）
Femoral n. (anastomosing br.)

隐神经
Saphenous n.

157. 股内侧面局解（二）
Topography of the medial femoral aspect

股内侧面局解（二）

耻骨肌和长收肌于起端切断并外翻，股薄肌内牵，显示股内收肌及闭孔神经和血管的前支。

1. **耻骨肌 (Pectineus m.)** 为股三角深部的长方形扁肌，外界髂腰肌，内界长收肌，后界闭孔外肌、短收肌和髋关节囊。此肌起自耻骨梳和耻骨上支前面，肌束斜向后外下方，绕股骨颈向后，以扁腱止于小转子下方的耻骨肌线，部分纤维可止于髋关节囊。耻骨肌可接受股神经和闭孔神经分支的双重支配。

2. **长收肌 (Adductor longus m.)** 为一三角形扁肌，位耻骨肌内侧，与之居于同一平面上。以扁腱起自耻骨上、下支交角的前方。肌束斜向下外，移行于宽阔的扁腱，止于股骨粗线内侧唇的中 1/3。闭孔神经前支和闭孔动脉前支分布于此肌。

3. **闭孔神经前支 (Anterior br. of obturator n.)** 起自 L2、3、4 的闭孔神经，在闭膜管内分前后两支。前支行于耻骨肌、长收肌深面和闭孔外肌、短收肌的浅面。在长收肌下缘有分支与股内侧皮神经和隐神经吻合，形成缝匠肌下丛。前支发肌支支配长收肌、股薄肌、耻骨肌和短收肌。

4. **闭孔动脉前支 (Anterior br. of obturator a.)** 闭孔动脉出闭膜管后分前、后两终支，前支在闭孔膜与闭孔外肌之间沿闭孔前缘下降，并与后支吻合形成动脉环，发支营养闭孔外肌、耻骨肌、长收肌、短收肌和股薄肌等。

股神经
femoral n.

耻骨上支
Superior ramus of pubis

闭孔动静脉
Obturator a. & v.

股动静脉
Femoral a. & v.

后支（闭孔神经）
Posterior br. (obturator n.)

缝匠肌
Sartorius m.

阴部内动静脉
Internal pudendal a. & v.

耻骨肌
Pectineus m.

阴部神经
Pudendal n.

前支（闭孔神经）
Anterior br. (obturator n.)

闭孔内肌
Obturatorius internus m.

短收肌
Adductor brevis m.

闭孔外肌
Obturatorius externus m.

肌支（闭孔动脉）
Muscular br. (obturator n.)

臀大肌
Gluteus maximus m.

股直肌
Rectus femoris m.

耻骨下支
Inferior ramus of pubis

坐骨支
Ramus of ischium

肌支（闭孔神经）
Muscular br. (obturator n.)

股动静脉
Femoral a. & v.

大收肌
Adductor magnus m.

半膜肌
Semimembranosus m.

隐神经
Saphenous n.

长收肌
Adductor longus m.

股内侧肌
Vastus medialis m.

收肌管
Adductor canal

股收肌腱板
Vastoadductor aponeurotic plate

皮血管
Cutaneous vessels

膝降动静脉
Descending genicular a. & v.

大收肌（腱）
Adductor magnus m.

腘动脉
Popliteal a.

膝上内侧动静脉
Medial superior genicular a. & v.

隐神经
Saphenous n.

关节支
Articular br.

膝降动静脉
Descending genicular a. & v.

隐支
Saphenous br.

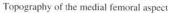

158. 股内侧面局解（三）
Topography of the medial femoral aspect

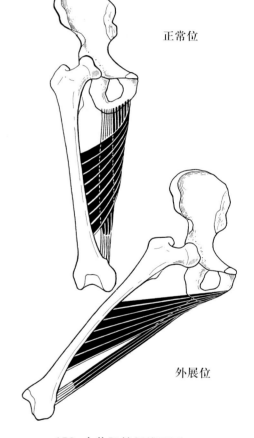

正常位

外展位

159. 大收肌的纤维配列
Arrangement of fibres of the adductor magnus

股内侧面局解（三）

缝匠肌切除，显示收肌管及股收肌腱板。长收肌和股薄肌切除，耻骨肌和短收肌翻向内，显示闭孔神经后支和大收肌。耻骨上、下支沿闭孔切断，闭孔内肌亦切除一部。

1. 短收肌 (Adductor brevis m.) 为三角形扁肌，位于前为耻骨肌和长收肌、后为大收肌之间。起自耻骨下支，肌束向外下变宽，止于粗线内侧唇上1/3。短收肌由闭孔动脉前支的肌支和闭孔神经前支分布。

2. 大收肌 (Adductor magnus m.) 前界短收肌和长收肌，后界半腱肌和半膜肌。起自耻、坐骨支前面和坐骨结节外缘，止于股骨粗线全长直达收肌结节。其纤维配列颇为巧妙。内侧的起于耻、坐骨支的纤维，斜向下外，居浅层，抵于粗线内侧唇中部；外侧的起于坐骨结节的纤维，下行，居深层，抵于粗线最远部并以短腱止于收肌结节。抵于粗线和收肌结节两个腱束间的裂隙，与股骨共同形成收肌腱裂孔 (Adductor hiatus)，供股血管通过（图159）。大收肌纤维的这种配列，有利于大腿的外展。因外展时，股骨远端至耻、坐骨相应部位的距离比股骨近端至耻、坐骨相应部位的距离为大。这样，可缩小肌纤维的被动延长幅度，容许有较大范围的外展而又保持肌肉的效应。大收肌受闭孔神经后支和坐骨神经分支的双重支配。

3. **收肌管 Adductor canal(Hunter)** 为缝匠肌深面肌肉之间的三棱形间隙，前壁为紧张于股内侧肌和大收肌之间的股收肌腱板 (Vastoadductor aponeurotic plate)，由两肌分出的腱纤维构成，内侧壁为大收肌，外侧壁为股内侧肌。管有上、下二口，上口位于股骨前内侧，由腱板上缘、股内侧肌和长收肌围成，上通股三角尖，有股血管、神经进入。下口为大收肌形成的腱裂孔，股血管经此入腘窝。管长 5～6 cm，管内通行有股动脉、股静脉和隐神经，神经在前，动脉居中，静脉在后。

4. **皮瓣** 大收肌腱呈扁阔的腱膜形 (75%) 或前宽后窄的锥形 (25%)，平均长 59.8 mm(10～120 mm)，平均宽 17 mm(10～30 mm)，厚 4.2～7.6 mm(锥形) 或 1.1～1.5 mm(腱膜形)。膝降动脉关节支分布大收肌腱和股骨内侧髁，隐支供应缝匠肌下 1/3 和小腿内侧面中上皮肤。据此，可设计各种组织瓣以修复跟腱缺损。

(1) 大收肌腱骨瓣：以膝降动脉关节支－大收肌腱－骨瓣进行游离移植，以修复跟腱伴小面积跟骨缺损，但需将隐支和股内侧肌支结扎。

(2) 大收肌腱－骨皮瓣：切取带隐血管的小腿内面上部皮肤和带关节支的大收肌腱－骨瓣，以修复跟骨、跟腱伴跟区皮肤缺损。

(3) 大收肌腱－骨肌皮瓣：依需要，可切取一段股内侧肌(带肌支)、缝匠肌下段(带隐支)形成大收肌腱－骨肌皮瓣，既可填充受区、改善血供、增加强度，对跟腱跟骨缺陷的修复有重要意义。

上述手术不要损伤髌上囊、膝关节囊和隐神经。

股内侧面局解（四）

缝匠肌、耻骨肌、长收肌、短收肌和股薄肌皆切除，只留大收肌。显示股深动脉及其分支。收肌管亦行敞开。

1. **隐神经 (Saphenous n.)** 于股三角内沿股动脉外侧下降，经股三角尖进入收肌管。此时，跨股动脉前面至其内侧。于收肌管下端，与膝降动脉一道穿股收肌腱板出管。在膝内侧缝匠肌和股薄肌之间穿深筋膜，伴大隐静脉下降至小腿和足。隐神经在股中部发支加入缝匠肌下丛；在缝匠肌下端发髌下支 (Infrapatellar br.) 加入髌丛。

2. **股深动脉 (A. profunda femoris)** 于腹股沟韧带

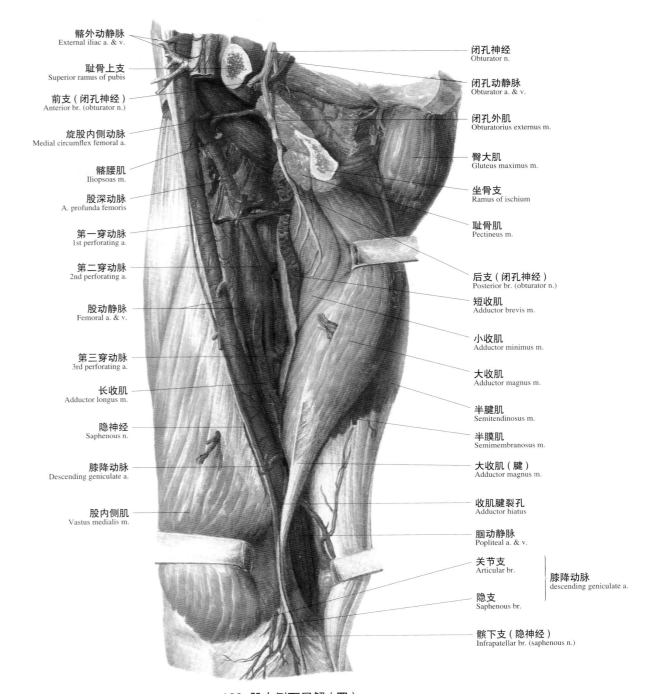

髂外动静脉 External iliac a. & v.
耻骨上支 Superior ramus of pubis
前支（闭孔神经） Anterior br. (obturator n.)
旋股内侧动脉 Medial circumflex femoral a.
髂腰肌 Iliopsoas m.
股深动脉 A. profunda femoris
第一穿动脉 1st perforating a.
第二穿动脉 2nd perforating a.
股动静脉 Femoral a. & v.
第三穿动脉 3rd perforating a.
长收肌 Adductor longus m.
隐神经 Saphenous n.
膝降动脉 Descending geniculate a.
股内侧肌 Vastus medialis m.

闭孔神经 Obturator n.
闭孔动静脉 Obturator a. & v.
闭孔外肌 Obturatorius externus m.
臀大肌 Gluteus maximus m.
坐骨支 Ramus of ischium
耻骨肌 Pectineus m.
后支（闭孔神经） Posterior br. (obturator n.)
短收肌 Adductor brevis m.
小收肌 Adductor minimus m.
大收肌 Adductor magnus m.
半腱肌 Semitendinosus m.
半膜肌 Semimembranosus m.
大收肌（腱） Adductor magnus m.
收肌腱裂孔 Adductor hiatus
腘动静脉 Popliteal a. & v.
关节支 Articular br.
隐支 Saphenous br.
髌下支（隐神经） Infrapatellar br. (saphenous n.)
膝降动脉 descending geniculate a.

160. 股内侧面局解（四）
Topography of the medial femoral aspect

下方 2～5 cm 处发自股动脉外壁或后壁。先居股动脉外侧，继经其后方转至股动脉内侧，依次走在耻骨肌与长收肌之间、长收肌与短收肌之间、长收肌与大收肌之间。最后穿过大收肌与腘动脉肌支吻合。

旋股内侧动脉由股深动脉后壁发出，经髂腰肌与耻骨肌之间后行。

第一穿动脉在耻骨肌下缘穿短收肌和大收肌腱至股后部。

第二穿动脉穿过短收肌和大收肌止点至股后部。

第三穿动脉于短收肌下缘穿过大收肌腱至股后部。

第五节　股部断面及筋膜间隙

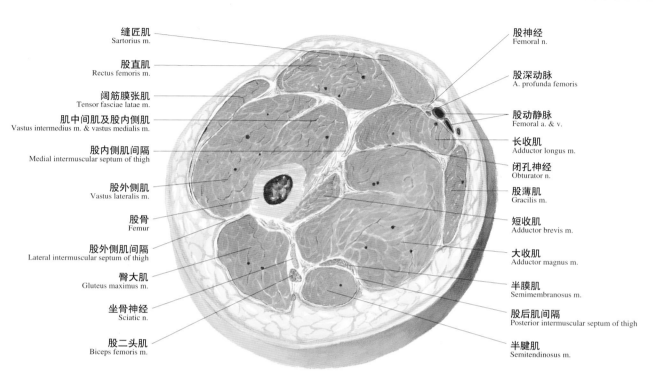

缝匠肌
Sartorius m.

股直肌
Rectus femoris m.

阔筋膜张肌
Tensor fasciae latae m.

肌中间肌及股内侧肌
Vastus intermedius m. & vastus medialis m.

股内侧肌间隔
Medial intermuscular septum of thigh

股外侧肌
Vastus lateralis m.

股骨
Femur

股外侧肌间隔
Lateral intermuscular septum of thigh

臀大肌
Gluteus maximus m.

坐骨神经
Sciatic n.

股二头肌
Biceps femoris m.

股神经
Femoral n.

股深动脉
A. profunda femoris

股动静脉
Femoral a. & v.

长收肌
Adductor longus m.

闭孔神经
Obturator n.

股薄肌
Gracilis m.

短收肌
Adductor brevis m.

大收肌
Adductor magnus m.

半膜肌
Semimembranosus m.

股后肌间隔
Posterior intermuscular septum of thigh

半腱肌
Semitendinosus m.

161. 通过右股骨上端与干接合处断面
Section through the junction of the upper end and the shaft of the right femur

通过右股骨上端与骨干之间的断面

此断面通过股三角中部和阔筋膜张肌下部。股内侧、外侧和后肌间隔将此部分成三个间隙。前间隙中有缝匠肌、阔筋膜张肌和股四头肌，股动静脉和股神经行于长收肌浅面股三角中，神经居外侧，静脉居内侧，动脉居中间。内侧间隙中有长收肌、短收肌、大收肌和股薄肌，闭孔神经于收肌之间下行。后间隙中有臀大肌、股二头肌长头、半膜肌和半腱肌。坐骨神经于股二头肌长头深面下降。股内侧浅筋膜中的大隐静脉上行将汇入股静脉中。

通过右股骨上 1/3 的断面

此断面通过股三角下部、臀大肌止点下方。股内侧肌间隔、股外侧肌间隔和股后肌间隔将此断面分成3 个间隙。前间隙中有股四头肌、缝匠肌和股血管，内侧间隙中有内收肌、闭孔神经和股深动静脉。后间隙中有腘绳肌和坐骨神经。股后皮神经行于腘绳肌浅面、深筋膜深面。大隐静脉沿内侧皮下上升。

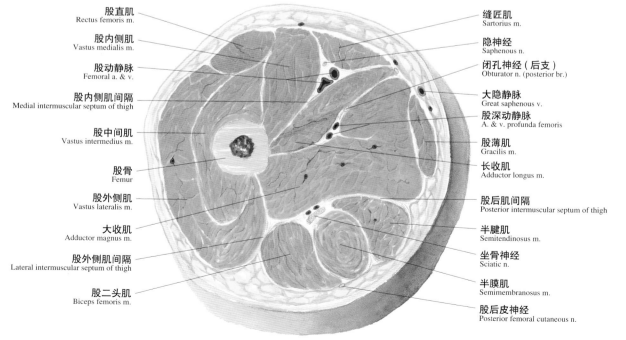

股直肌
Rectus femoris m.

股内侧肌
Vastus medialis m.

股动静脉
Femoral a. & v.

股内侧肌间隔
Medial intermuscular septum of thigh

股中间肌
Vastus intermedius m.

股骨
Femur

股外侧肌
Vastus lateralis m.

大收肌
Adductor magnus m.

股外侧肌间隔
Lateral intermuscular septum of thigh

股二头肌
Biceps femoris m.

缝匠肌
Sartorius m.

隐神经
Saphenous n.

闭孔神经（后支）
Obturator n. (posterior br.)

大隐静脉
Great saphenous v.

股深动静脉
A. & v. profunda femoris

股薄肌
Gracilis m.

长收肌
Adductor longus m.

股后肌间隔
Posterior intermuscular septum of thigh

半腱肌
Semitendinosus m.

坐骨神经
Sciatic n.

半膜肌
Semimembranosus m.

股后皮神经
Posterior femoral cutaneous n.

162. 通过右股骨干上 1/3 断面
Section through the upper third of the shaft of the right femur

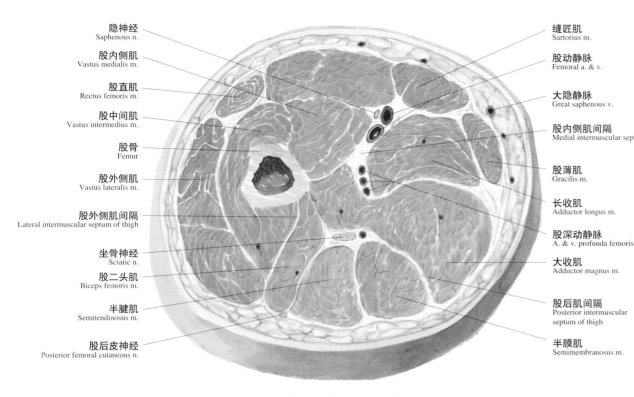

隐神经
Saphenous n.

股内侧肌
Vastus medialis m.

股直肌
Rectus femoris m.

股中间肌
Vastus intermedius m.

股骨
Femur

股外侧肌
Vastus lateralis m.

股外侧肌间隔
Lateral intermuscular septum of thigh

坐骨神经
Sciatic n.

股二头肌
Biceps femoris m.

半腱肌
Semitendinosus m.

股后皮神经
Posterior femoral cutaneous n.

缝匠肌
Sartorius m.

股动静脉
Femoral a. & v.

大隐静脉
Great saphenous v.

股内侧肌间隔
Medial intermuscular septum of thigh

股薄肌
Gracilis m.

长收肌
Adductor longus m.

股深动静脉
A. & v. profunda femoris

大收肌
Adductor magnus m.

股后肌间隔
Posterior intermuscular septum of thigh

半膜肌
Semimembranosus m.

通过右股骨中 1/3 的断面

此断面恰通过股三角尖部。股动静脉行于长收肌浅面，动脉居静脉前方。股深动静脉行于长收肌深面，贴近股骨下行。短收肌在此断面已消失。前、内、后3 个间隙所含肌肉、血管、神经与上一断面大致相同。

163. 通过右股骨中 1/3 断面
Section through the middle third of the right femur

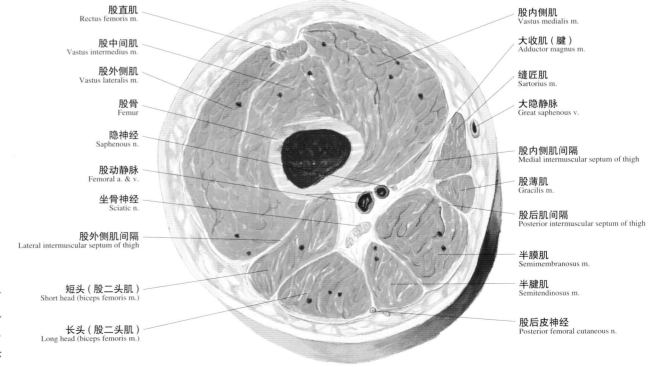

股直肌
Rectus femoris m.

股中间肌
Vastus intermedius m.

股外侧肌
Vastus lateralis m.

股骨
Femur

隐神经
Saphenous n.

股动静脉
Femoral a. & v.

坐骨神经
Sciatic n.

股外侧肌间隔
Lateral intermuscular septum of thigh

短头（股二头肌）
Short head (biceps femoris m.)

长头（股二头肌）
Long head (biceps femoris m.)

股内侧肌
Vastus medialis m.

大收肌（腱）
Adductor magnus m.

缝匠肌
Sartorius m.

大隐静脉
Great saphenous v.

股内侧肌间隔
Medial intermuscular septum of thigh

股薄肌
Gracilis m.

股后肌间隔
Posterior intermuscular septum of thigh

半膜肌
Semimembranosus m.

半腱肌
Semitendinosus m.

股后皮神经
Posterior femoral cutaneous n.

通过右股骨干与股骨下端之间的断面

此断面相当于腘窝上界。前间隙中股直肌已移行于腱，四头肌腱将融为一体。内侧间隙中只余大收肌腱和股薄肌。缝匠肌已移行于股内侧，居股薄肌前方。股动静脉已穿过收肌管进入腘窝。后间隙中，股二头肌短头已出现。坐骨神经与股血管并行于腘窝深部，神经居血管浅面。股后皮神经行于腘绳肌浅面、深筋膜深面，已逐渐变细。大隐静脉沿股内侧浅筋膜中上行。

164. 通过右股骨干与下端接合处断面
Section through the junction of the shaft and the lower end of the right femur

坐骨神经
Sciatic n.

股后皮神经
Posterior femoral cutaneous n.

股后肌间隔
Posterior intermuscular septum of thigh

股外侧肌间隔
Lateral intermuscular septum of thigh

股内侧肌间隔
Medial intermuscular septum of thigh

股外侧肌间隔
Lateral intermuscular septum of thigh

股外侧肌间隔
Lateral intermuscular septum of thigh

股神经
Femoral n.

股动脉
Femoral a.

闭孔神经
Obturator n.

股深动静脉
A. & v. profunda femoris

隐神经
Saphenous n.

大隐静脉
Great saphenous v.

股后肌间隔
Posterior intermuscular septum of thigh

股内侧肌间隔
Medial intermuscular septum of thigh

股后肌间隔
Posterior intermuscular septum of thigh

股内侧肌间隔
Medial intermuscular septum of thigh

165. 股部筋膜鞘（模式图）
A diagram showing the fascial sheath in the femoral region

股 部 筋 膜 鞘

　　股部肌肉被阔筋膜包绕，阔筋膜向深部发出 3 个肌间隔达股骨粗线，形成 3 个骨性纤维性鞘（区格）。

　　前鞘中包含髋屈肌和膝伸肌（缝匠肌、股四头肌），受股神经支配。后鞘中包含髋伸肌和膝屈肌（半腱肌、半膜肌和股二头肌），受坐骨神经支配。内侧鞘中包含髋内收肌，受闭孔神经支配。各鞘之间不完全独立，一鞘内发生感染，脓液可蔓延至其他二鞘。

　　股外侧肌间隔最为发达，介于股外侧肌和股二头肌短头之间，附于粗线外侧唇。股内侧肌间隔较薄弱，介于股内侧肌与股收肌之间，附于粗线内侧唇。股后肌间隔不明显，介于大收肌与半膜肌之间。

　　在股骨上端，尚有受臀上神经支配的髋外展肌（臀中肌、臀小肌和阔筋膜张肌），但臀中、小肌居大转子平面以上，阔筋膜张肌借髂胫束止于胫骨。因此，只有三组肌肉围拥股骨体。前组股四头肌包蔽股骨体各面，只有后方的粗线突出，供股内侧肌、股外侧肌、股内收肌、股二头肌短头以腱膜附着。

　　了解筋膜鞘构造，可得知感染蔓延的途径。在脊柱结核、骶髂关节结核及腹膜后淋巴结感染时，脓液可经腹股沟韧带深面的肌腔隙至股前筋膜鞘，亦可经梨状肌上、下孔至臀部。

　　大腿前脓肿可分浅、深两种。浅脓肿位于阔筋膜与股四头肌之间，深脓肿位于股直肌和股中间肌之间或股中间肌与股骨中间。髋关节脓液可向下蔓延至股直肌周围或股中间肌深面，或经梨状肌上、下孔和闭膜管入盆腔。如波及髂腰肌间隙，可扩散至小转子或就近流入髂窝。

第六节　股骨及骨折

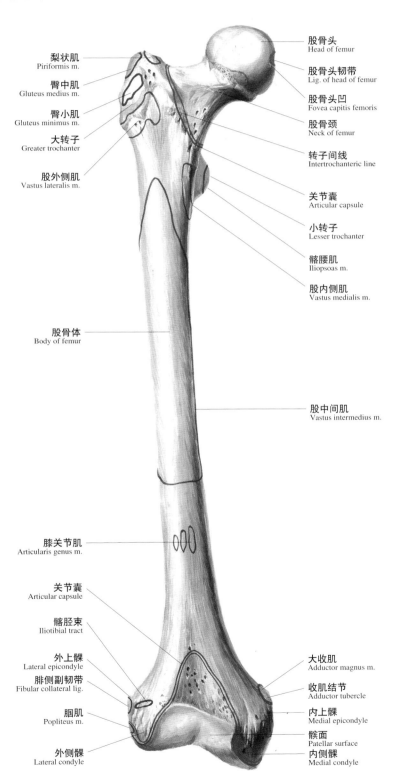

梨状肌
Piriformis m.

臀中肌
Gluteus medius m.

臀小肌
Gluteus minimus m.

大转子
Greater trochanter

股外侧肌
Vastus lateralis m.

股骨体
Body of femur

股中间肌
Vastus intermedius m.

膝关节肌
Articularis genus m.

关节囊
Articular capsule

髂胫束
Iliotibial tract

外上髁
Lateral epicondyle

腓侧副韧带
Fibular collateral lig.

腘肌
Popliteus m.

外侧髁
Lateral condyle

股骨头
Head of femur

股骨头韧带
Lig. of head of femur

股骨头凹
Fovea capitis femoris

股骨颈
Neck of femur

转子间线
Intertrochanteric line

关节囊
Articular capsule

小转子
Lesser trochanter

髂腰肌
Iliopsoas m.

股内侧肌
Vastus medialis m.

大收肌
Adductor magnus m.

收肌结节
Adductor tubercle

内上髁
Medial epicondyle

髌面
Patellar surface

内侧髁
Medial condyle

166. 股骨前面（右）
The femur (Anterior aspect. Right)

股　骨　体

股骨体 (Body of femur) 是身体中最长和最坚强的管状骨。右股骨平均长为 42.48 cm，左股骨平均长为 42.39 cm，股骨体宽扁指数平均为 102.29。股骨体由上外向下内倾斜，女性由于骨盆较宽，倾斜度较大，股骨长轴与胫骨垂直轴的倾斜角一般为 10°。体呈前弯弧形，上、下股骨干轴之间呈 170° 交角，且内旋扭转 30°。

体中部较细，为三面圆柱形。前面圆隆光滑，两侧面钝圆，后方显一粗嵴，名股骨粗线 (Linea aspera)。粗线分内侧唇 (Medial lip) 和外侧唇 (Lateral lip)，为肌肉和肌间隔附着处。前面和外侧面的上 3/4 部有股中间肌附着，膝关节肌起于前面下部。在髌面上方 5～6 cm 处，髌上囊介于肌肉与骨面之间。

体的上 1/3 部呈四边棱柱状，后面内侧有一粗涩窄线，名耻骨肌线 (Pectineal line)，上与转子间线相续，下与粗线内侧唇相连，耻骨肌抵于其上。短收肌抵于肌线下方，延及粗线上部。后面外侧有一粗糙的宽嵴，名臀肌粗隆 (Gluteal tuberosity)，上接大转子根部，下续粗线外侧唇，臀大肌下半深纤维抵于其上。臀肌粗隆上部有时特殊膨大，形成第三转子 (Third trochanter)，男性出现率为 22.0%，女性为 20.5%。臀肌粗隆与股骨体外缘之间有时出现转子下窝 (Infratrochanteric fossa)，男性出现率为 34.0%，女性为 30.1%。

体的下 1/3 也呈四面棱柱状。粗线二唇向下逐渐分开，外侧唇经外上髁线，终于外上髁，内侧唇经内上髁线，终于内上髁。内上髁线在上端有一段中断，此处骨面平坦，有股动静脉通过。内、外上髁线中间的扁平三角区，为腘面 (Popliteal surface)。腘面构成腘窝上部的底，有脂肪组织覆于其上，并使腘动脉与骨面分隔。内侧髁上方的腘面，显一压迹，为腓肠肌内侧头起始处；外侧髁上方的腘面，有一小的压迹，为跖肌起始处。

股内侧肌、股外侧肌、长收肌、大收肌和股二头肌短头在股骨皆有一线性起始或抵止。股内侧肌的起始线自转子间线下端，经耻骨肌线和粗线内侧唇，向下达内上髁线的上部。股外侧肌的起始线自大转子根部前方，经臀肌粗隆外侧缘，向下达粗线外侧唇。大收肌的抵止线自臀肌粗隆内侧缘，经粗线达内上髁线的上部，其余纤维形成一坚固的腱止于股骨收肌结节，并发一腱膜止于内上髁线的下部。长收肌起于粗线内侧唇的中、下部，介于股内侧肌和大收肌之间。股二头肌短头起于粗线外侧唇的中、下部和股外侧肌间隔。股内、外侧肌间隔分别附丽于粗线的内、外侧唇。

股骨周围肌肉甚多，尤其上部和后部，故股骨体不易从体表摸到。大腿外侧无重要神经血管，且肌层较薄，暴露股骨往往从外侧进行。

股骨有 1～3 个滋养孔，成人呈单孔者占 20.6%，双孔 65.0%，3 孔者 4.2%。上孔一般位于股骨上、中 1/3 交界处稍下方，下孔一般位于中点稍上方。上、下孔居股骨粗线上者占 50.6%，位粗线内侧者占 44.0%，位粗线外侧者占 5.36%。了解滋养孔的位置可防止手术中损伤滋养动脉。

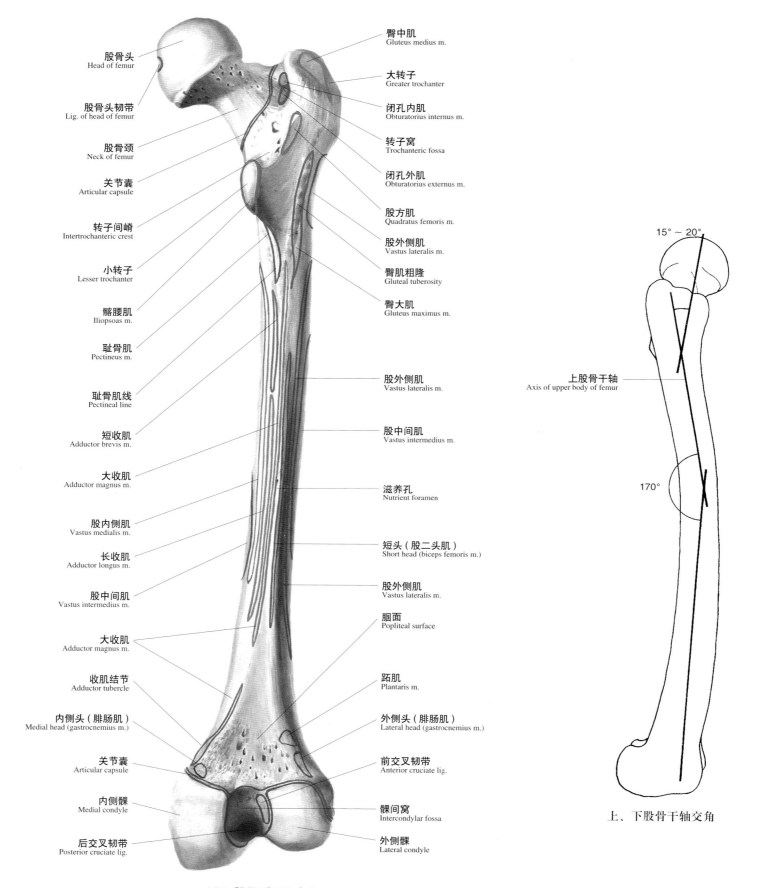

股骨头
Head of femur

股骨头韧带
Lig. of head of femur

股骨颈
Neck of femur

关节囊
Articular capsule

转子间嵴
Intertrochanteric crest

小转子
Lesser trochanter

髂腰肌
Iliopsoas m.

耻骨肌
Pectineus m.

耻骨肌线
Pectineal line

短收肌
Adductor brevis m.

大收肌
Adductor magnus m.

股内侧肌
Vastus medialis m.

长收肌
Adductor longus m.

股中间肌
Vastus intermedius m.

大收肌
Adductor magnus m.

收肌结节
Adductor tubercle

内侧头（腓肠肌）
Medial head (gastrocnemius m.)

关节囊
Articular capsule

内侧髁
Medial condyle

后交叉韧带
Posterior cruciate lig.

臀中肌
Gluteus medius m.

大转子
Greater trochanter

闭孔内肌
Obturatorius internus m.

转子窝
Trochanteric fossa

闭孔外肌
Obturatorius externus m.

股方肌
Quadratus femoris m.

股外侧肌
Vastus lateralis m.

臀肌粗隆
Gluteal tuberosity

臀大肌
Gluteus maximus m.

股外侧肌
Vastus lateralis m.

股中间肌
Vastus intermedius m.

滋养孔
Nutrient foramen

短头（股二头肌）
Short head (biceps femoris m.)

股外侧肌
Vastus lateralis m.

腘面
Popliteal surface

跖肌
Plantaris m.

外侧头（腓肠肌）
Lateral head (gastrocnemius m.)

前交叉韧带
Anterior cruciate lig.

髁间窝
Intercondylar fossa

外侧髁
Lateral condyle

167. 股骨后面（右）
The femur (Posterior aspect. Right)

15°～20°

上股骨干轴
Axis of upper body of femur

170°

上、下股骨干轴交角

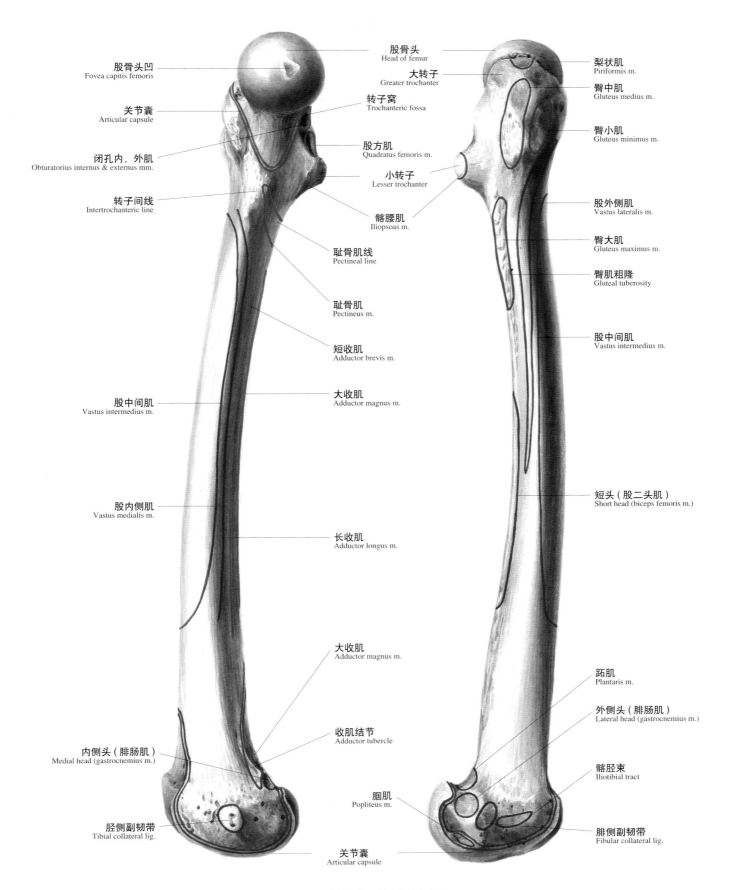

股骨头凹
Fovea capitis femoris

股骨头
Head of femur

梨状肌
Piriformis m.

关节囊
Articular capsule

大转子
Greater trochanter

臀中肌
Gluteus medius m.

转子窝
Trochanteric fossa

闭孔内、外肌
Obturatorius internus & externus mm.

股方肌
Quadratus femoris m.

臀小肌
Gluteus minimus m.

转子间线
Intertrochanteric line

小转子
Lesser trochanter

股外侧肌
Vastus lateralis m.

髂腰肌
Iliopsoas m.

臀大肌
Gluteus maximus m.

耻骨肌线
Pectineal line

臀肌粗隆
Gluteal tuberosity

耻骨肌
Pectineus m.

股中间肌
Vastus intermedius m.

短收肌
Adductor brevis m.

大收肌
Adductor magnus m.

股中间肌
Vastus intermedius m.

短头（股二头肌）
Short head (biceps femoris m.)

股内侧肌
Vastus medialis m.

长收肌
Adductor longus m.

大收肌
Adductor magnus m.

跖肌
Plantaris m.

外侧头（腓肠肌）
Lateral head (gastrocnemius m.)

收肌结节
Adductor tubercle

内侧头（腓肠肌）
Medial head (gastrocnemius m.)

髂胫束
Iliotibial tract

腘肌
Popliteus m.

胫侧副韧带
Tibial collateral lig.

腓侧副韧带
Fibular collateral lig.

关节囊
Articular capsule

168. 股骨内、外侧面（右）
The femur (Medial and lateral aspect. Right)

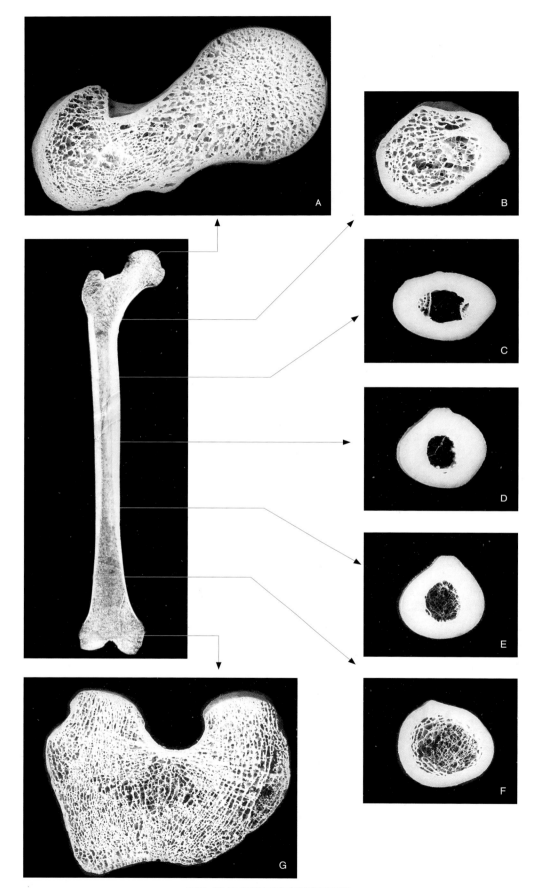

169. 股骨纵断面和横断面图像
Photographs of longitudinal and transverse sections of the femur

股骨纵断面和横断面图像

1. **股骨头、颈长轴断面（A）**　头、颈皮质很薄，大转子基部外侧面皮质较厚。头部松质较密，颈部小梁稍疏松，大转子后部及转子窝处小梁也很疏松。

2. **转子区断面（B）**　股骨干后内侧皮质呈纵板状，向松质内延伸，为股骨距。此平面的管状构造已发生变化，外侧皮质变薄，内侧皮质增厚，腔内充满松质。

3. **股骨干断面（C、D、E、F）**　由密质组成圆柱形，具较大的髓腔。在中 1/3 部（D），骨径较窄，皮质最厚，髓腔较大，粗线向后突出成嵴状。在上、下 1/3 部（C、E、F），圆柱稍扁，皮质较薄，髓腔逐渐充以松质小梁。机械因素对骨干壁的厚薄具有影响。依 X 线测量，运动员股骨体横径平均为 35 mm，径赛运动员股骨干内侧壁平均厚 12 mm，外侧壁平均厚 10 mm，髓腔横径平均为 13 mm。举重运动员内侧壁厚 11 mm，外侧壁厚 12 mm，髓腔横径为 12 mm。由此看出，动力因素和静力因素影响骨的成型。

4. **股骨髁平面（G）**　皮质极薄，松质垂直小梁与水平小梁呈直角交叉，形成方格状。

股骨干骨折

　　股骨干骨折包括转子下 4～5 cm 及股骨髁上 4～5 cm 的股骨骨折。约占全身骨折的 6%，男女发生率之比为 2.8：1，左右约相等，患者以 10 岁以下儿童最多，约占半数。

　　股骨干皮质肥厚，表面光滑。干呈轻度向前外突出的弧形，骨折整复时，应尽量保持此弧形，以利于股四头肌发挥伸膝作用。骨干后面有一隆起的粗线，为骨折对位的重要标志。

　　股骨干周围被三群肥厚的肌肉所包围，骨干的直径较小，故单纯外固定不可能保持整复后的位置，有时需加牵引治疗。由于骨干外侧没有足以与内收肌群相对抗的外展肌群，所以远折段经常有内收移位的倾向。当骨端对位后，又有向外凸出成角的倾向，

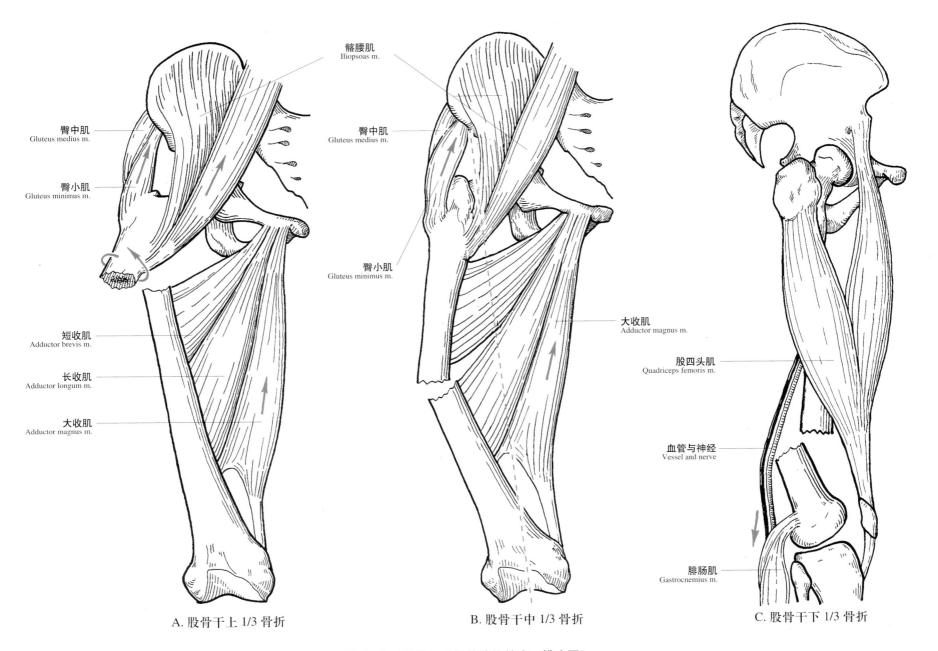

臀中肌
Gluteus medius m.

髂腰肌
Iliopsoas m.

臀小肌
Gluteus minimus m.

臀中肌
Gluteus medius m.

短收肌
Adductor brevis m.

臀小肌
Gluteus minimus m.

长收肌
Adductor longum m.

大收肌
Adductor magnus m.

大收肌
Adductor magnus m.

股四头肌
Quadriceps femoris m.

血管与神经
Vessel and nerve

腓肠肌
Gastrocnemius m.

A. 股骨干上 1/3 骨折   B. 股骨干中 1/3 骨折   C. 股骨干下 1/3 骨折

170. 肌肉对股骨干骨折的移位效应（模式图）
A diagram showing displacing effect of muscles in fracture of the shaft of the femur

这种移位和成角的倾向，在治疗中宜注意纠正和防止。股骨前外面的股四头肌和髂胫束犹如一张力支架，它可吸收股骨所承受的弯曲应力，是对股骨的有力支持。股骨干骨折后，局部有广泛出血，加上持久的固定，因此应注意防止股四头肌发生纤维变性、粘连或挛缩，以免失去弹性和活动功能。

股骨的血运由股动脉、股深动脉和四条穿动脉的分支滋养，沿粗线进入股骨。骨折时，这些分支容易断裂，造成软组织内出血。因此手术时，应避免损伤股骨后侧。如进行髓内钉固定，髓腔内的滋养动脉必遭破坏。因此，骨的愈合只能依靠骨外膜的毛细血管，形成外骨痂，骨折愈合时间将延长。

股骨干可因直接暴力如重物击伤、车轮辗轧、火器伤等引起横行或粉碎骨折；或因间接暴力的杠杆、扭转作用如高处跌下、机器绞伤而引起斜行或螺旋骨折；儿童的骨皮质柔弱，骨折时可折断一侧皮质，而对侧皮质无恙，称为青枝骨折。

骨折断端因受暴力作用、肌群的收缩、下肢本身的重力及搬运的影响，可以发生各种不同的移位。

A. **股骨干上 1/3 骨折** 其移位方向是较有规律的。近折段受髂腰肌、臀中肌、臀小肌及外旋诸肌的牵拉呈屈曲、外展、外旋位，远折段受内收肌的牵拉而呈向上、向后、向内移位。

B. **股骨干中 1/3 骨折** 两断端除有重叠外，无一定规律的移位，视暴力的方向而成角；当骨折断端尚有接触而无重叠时，远折段可因内收肌的牵拉向外成角。

C. **股骨干下 1/3 骨折** 近折段移位不大，远折段因膝关节囊及腓肠肌的牵拉可向后倾斜，从而有压迫腘动、静脉和坐骨神经的危险。

第七节　股部入路局解

股骨中部前外侧入路

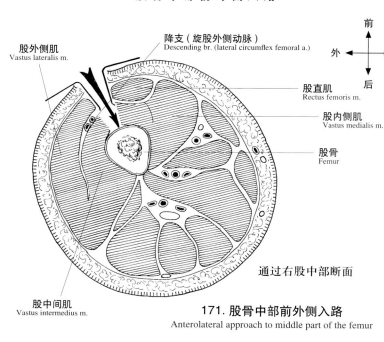

股外侧肌
Vastus lateralis m.

降支（旋股外侧动脉）
Descending br. (lateral circumflex femoral a.)

前
外　内
后

股直肌
Rectus femoris m.

股内侧肌
Vastus medialis m.

股骨
Femur

通过右股中部断面

股中间肌
Vastus intermedius m.

171. 股骨中部前外侧入路
Anterolateral approach to middle part of the femur

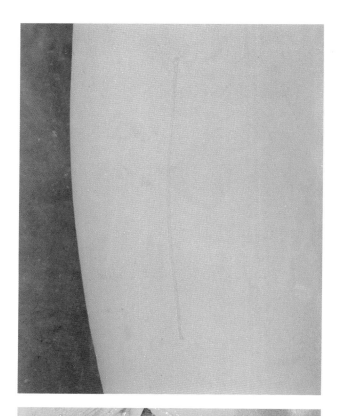

▶ 171-1. 在髂前上棘和髌骨外缘之间的线上，切开股骨中 1/3 表面的皮肤。此入路可用于骨折切开复位术、骨折不愈合的治疗和骨肿瘤切除术等。但股四头肌各肌之间及股中间肌与股骨之间术后发生粘连可限制膝的屈曲，因此，对股四头肌必须精心操作。

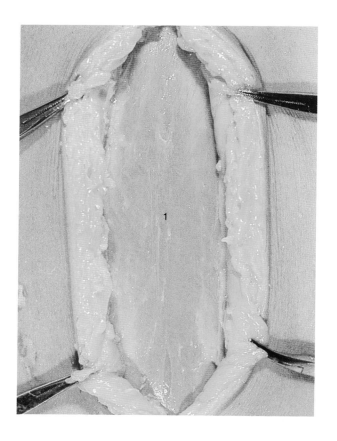

◀ 171-2. 将皮肤及浅筋膜翻向两侧，显露阔筋膜[1]。

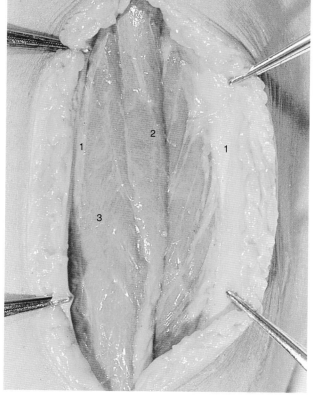

▶ 171-3. 切开阔筋膜[1] 翻向两侧。显露内侧的股直肌[2] 和外侧的股外侧肌[3]。

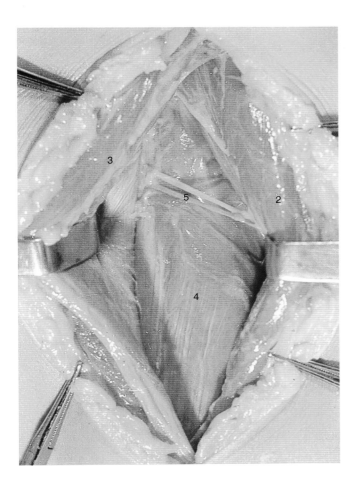

◀171-4. 沿肌间隔分开股直肌 [2] 和股外侧肌 [3]，于是见到股中间肌 [4] 和旋股外侧动脉降支 [5]。

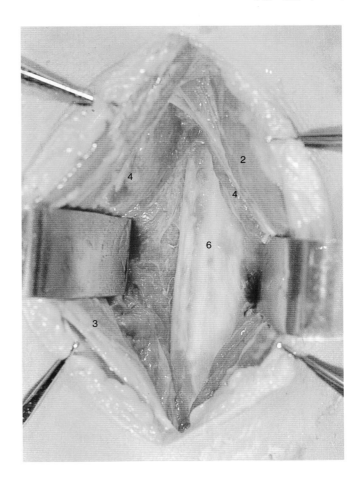

▶171-5. 结扎血管，顺着肌纤维分开股中间肌 [4] 达股骨 [6]。然后在骨膜下翻开切断的股中间肌显露股骨。

股骨中部外侧入路

▶172-1. 在大腿外侧面大转子至股骨外侧髁的线上做一所需长度的切口。此入路可用于骨折切开复位术、骨折不愈合的治疗等。切开皮肤，显露阔筋膜。

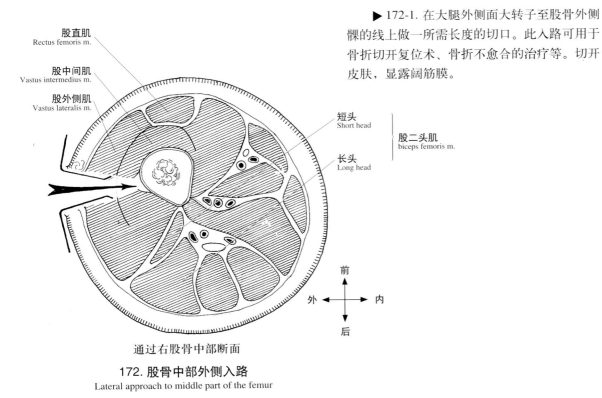

股直肌
Rectus femoris m.

股中间肌
Vastus intermedius m.

股外侧肌
Vastus lateralis m.

短头
Short head

长头
Long head

股二头肌
biceps femoris m.

前
外　内
后

通过右股骨中部断面

172. 股骨中部外侧入路
Lateral approach to middle part of the femur

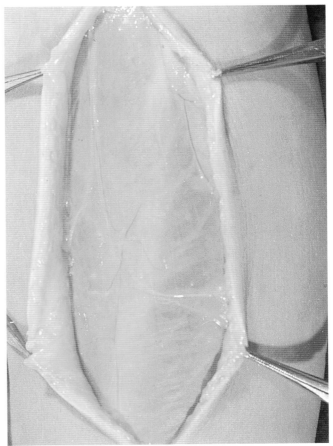

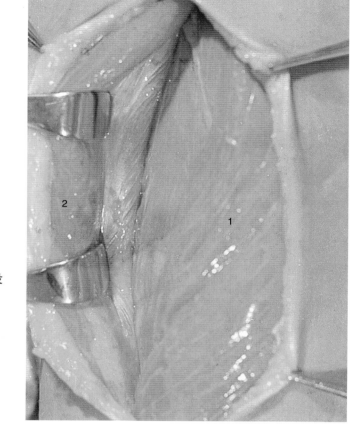

▲172-2. 切开阔筋膜，并将之翻向两侧。显露前方的股直肌 (1) 和后方的股外侧肌 (2)。

▶172-3. 将股外侧肌拉向后，充分显露股直肌 (1)。

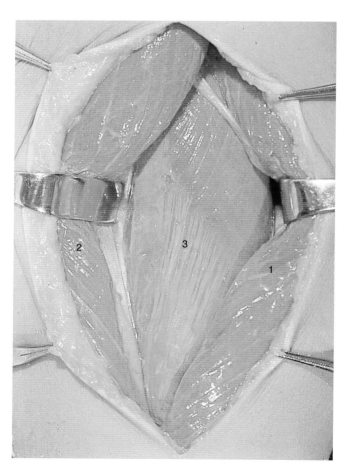

◀172-4. 将股直肌 (1) 拉向前，显露股中间肌 (3)。

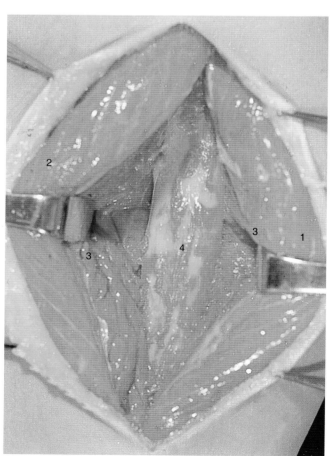

▶172-5. 劈开股中间肌，并将之拉向两侧，显露股骨骨膜 (4)。

股骨后外侧入路

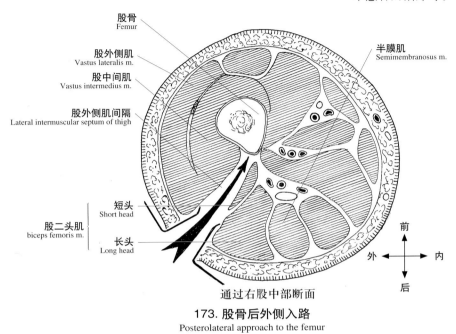

- 股骨 Femur
- 股外侧肌 Vastus lateralis m.
- 股中间肌 Vastus intermedius m.
- 股外侧肌间隔 Lateral intermuscular septum of thigh
- 半膜肌 Semimembranosus m.
- 股二头肌 biceps femoris m.
  - 短头 Short head
  - 长头 Long head

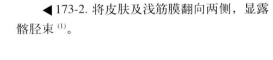

前 后 外 内

通过右股中部断面

173. 股骨后外侧入路
Posterolateral approach to the femur

▶ 173-1. 从大转子基底沿股骨后缘作长约 15 cm 长的切口，向远侧达股骨外侧髁上方。此口适用于骨髓炎病灶清除术、良性肿瘤切除术、骨折切开复位术和骨折不愈合的治疗等。

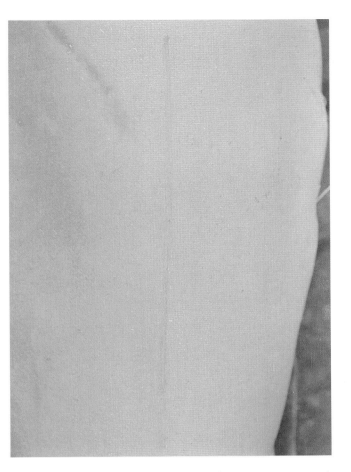

◀173-2. 将皮肤及浅筋膜翻向两侧，显露髂胫束 (1)。

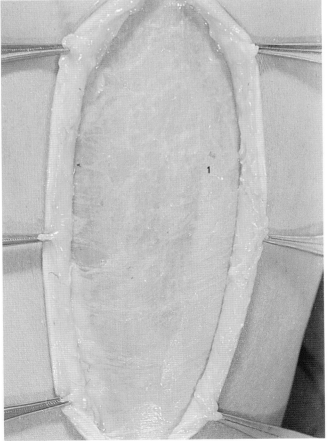

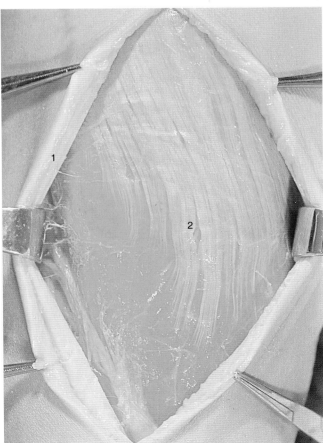

▶ 173-3. 沿髂胫束后缘切开阔筋膜，显露股外侧肌 (2) 后部。

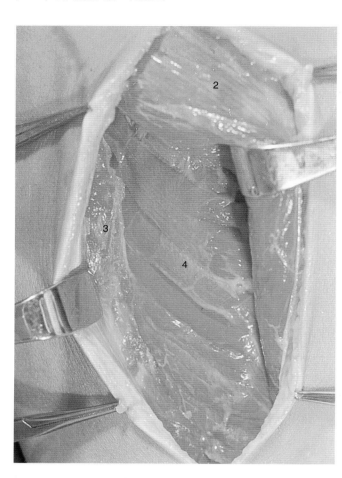

◄173-4. 将股外侧肌 (2) 从股外侧肌间隔 (3) 分离，并拉向前方，显露股中间肌 (4)。

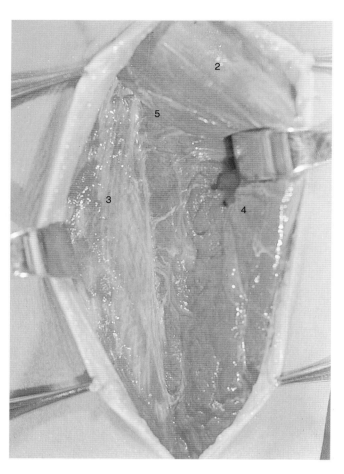

►173-5. 持续沿股外侧肌间隔 (3) 前面解剖，向下达股骨。此肌间隔止于股骨粗线。向前牵拉股中间肌 (4)，注意第二穿动脉 (5) 穿外侧肌间隔至股后部，结扎并切断此血管。

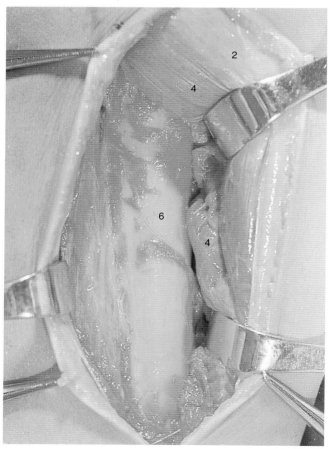

◄173-6. 将股中间肌拉向前，显露股骨骨膜 (6)。

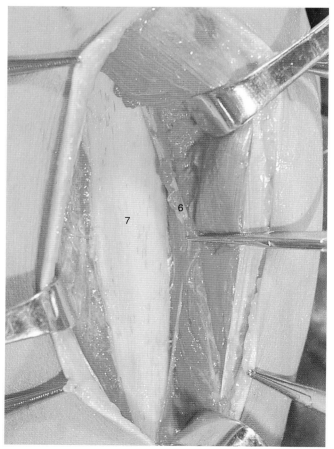

►173-7. 沿切口线劈开骨膜 (6)，显露股骨 (7)。

股骨中部后入路

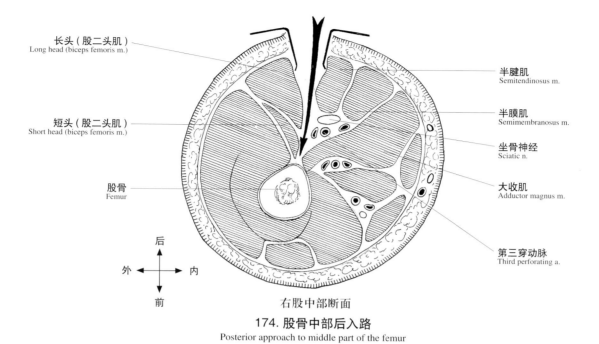

长头（股二头肌）
Long head (biceps femoris m.)

短头（股二头肌）
Short head (biceps femoris m.)

股骨
Femur

半腱肌
Semitendinosus m.

半膜肌
Semimembranosus m.

坐骨神经
Sciatic n.

大收肌
Adductor magnus m.

第三穿动脉
Third perforating a.

后
外 ← → 内
前

右股中部断面

174. 股骨中部后入路
Posterior approach to middle part of the femur

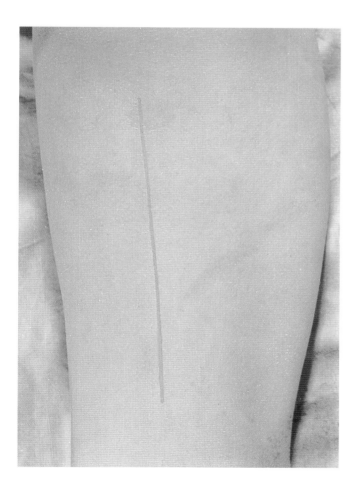

◀ 174-1. 病人俯卧位，于大腿后面中线作 15 cm 长的纵切口。此入路可用于骨髓炎病灶清除术和良性肿瘤切除术等。

▶ 174-2. 切开皮肤及浅筋膜，暴露阔筋膜。可见股后皮神经[1]于阔筋膜深面下降。

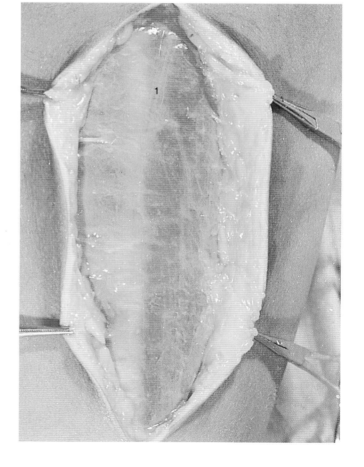

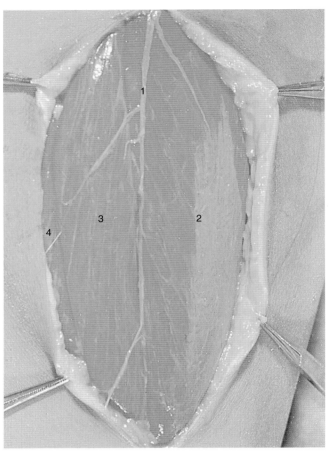

◀174-3. 打开阔筋膜，避免损伤股后皮神经 (1)。显露外侧的股二头肌长头 (2)、内侧的半腱肌 (3) 和半膜肌 (4)。

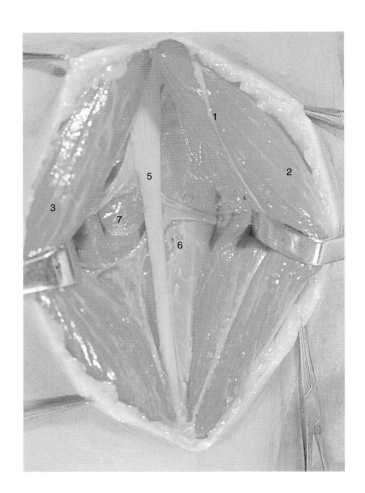

▶174-4. 将股二头肌 (2) 和股后皮神经 (1) 拉向外，将半腱肌 (3) 和半膜肌拉向内，显露出坐骨神经 (5) 及其肌支。必须仔细保护坐骨神经，避免粗暴摆弄和牵拉。股外侧肌 (6) 和大收肌 (7) 位坐骨神经深面。

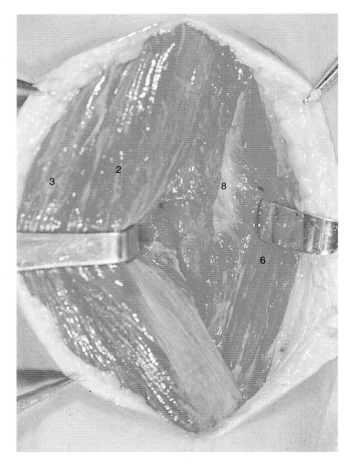

◀174-5. 钝性分离股二头肌 (2) 外缘，扩大股二头肌与股外侧肌 (6) 之间的筋膜面，将股二头肌和坐骨神经拉向内，可摸到并显露股骨粗线 (8)。

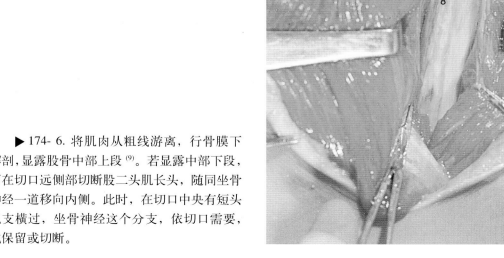

▶174- 6. 将肌肉从粗线游离，行骨膜下解剖，显露股骨中部上段 (9)。若显露中部下段，可在切口远侧部切断股二头肌长头，随同坐骨神经一道移向内侧。此时，在切口中央有短头肌支横过，坐骨神经这个分支，依切口需要，或保留或切断。

股内侧入路

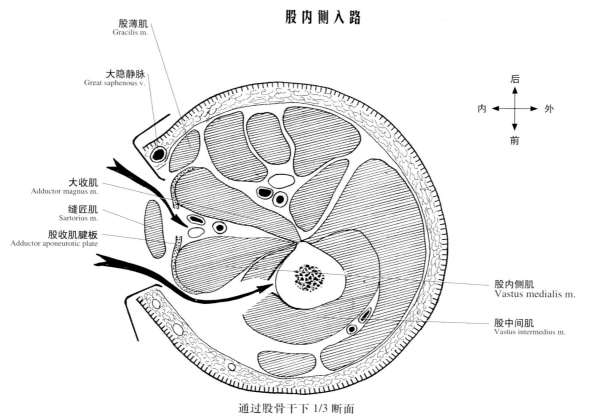

股薄肌
Gracilis m.

大隐静脉
Great saphenous v.

后

内 ← → 外

前

大收肌
Adductor magnus m.

缝匠肌
Sartorius m.

股收肌腱板
Adductor aponeurotic plate

股内侧肌
Vastus medialis m.

股中间肌
Vastus intermedius m.

通过股骨干下 1/3 断面

175. 股内侧入路
Medial approach to the femur

◀175-1. 切口位于耻骨结节到胫骨内侧髁连线的中部，长约 15 cm。此入路可显露收肌管、股血管及股骨中段。可进行股血管手术、股骨内侧良性肿瘤切除术和骨髓炎病灶清除。

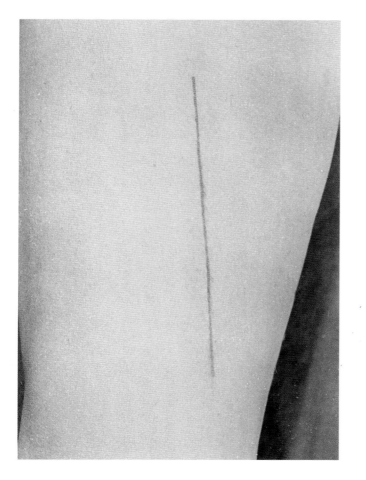

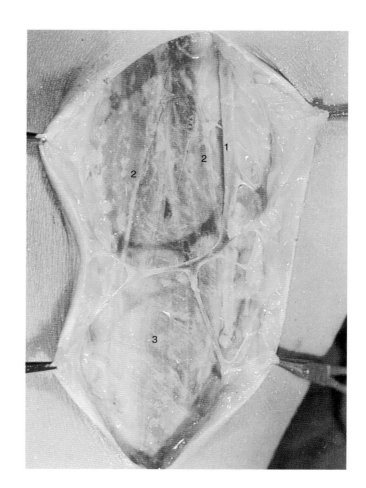

▶175-2. 将皮肤及浅筋膜翻向两侧，显露大隐静脉[1]、股内侧皮神经[2]和阔筋膜[3]。

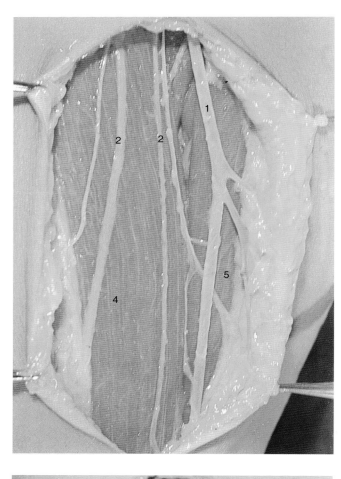

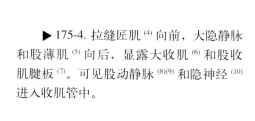

◀175-3. 切除阔筋膜, 保留大隐静脉 (1) 和股内侧皮神经 (2), 显露前方的缝匠肌 (4) 和后方的股薄肌 (5)。

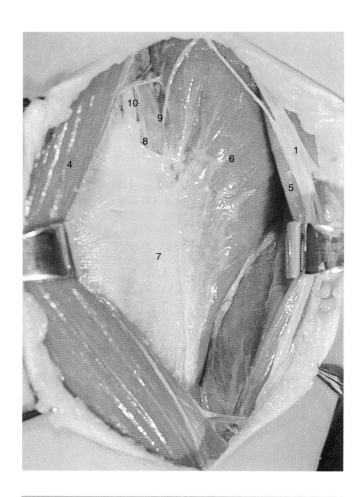

▶175-4. 拉缝匠肌 (4) 向前, 大隐静脉和股薄肌 (5) 向后, 显露大收肌 (6) 和股收肌腱板 (7)。可见股动静脉 (8)(9) 和隐神经 (10) 进入收肌管中。

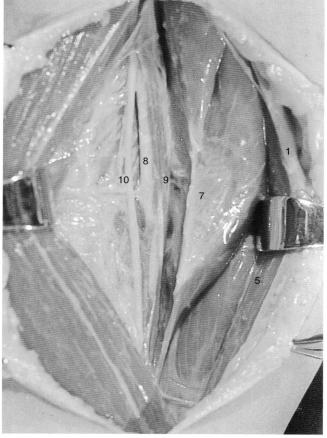

◀175-5. 切开股收肌腱板 (7), 显露收肌管内容: 前为隐神经 (10), 中为股动脉 (8), 后为股静脉 (9)。

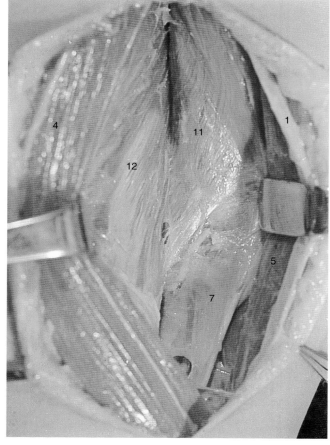

▶175-6. 将股内侧肌 (11) 连同股血管神经束一并翻向后方, 显露股中间肌 (12)。

▲175-7. 纵切股中间肌[12]达股骨，行骨膜下解剖，显露股骨干中下段[13]。

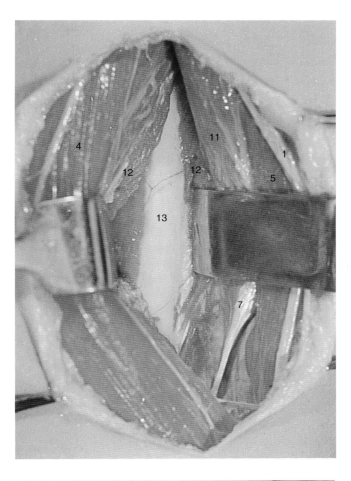

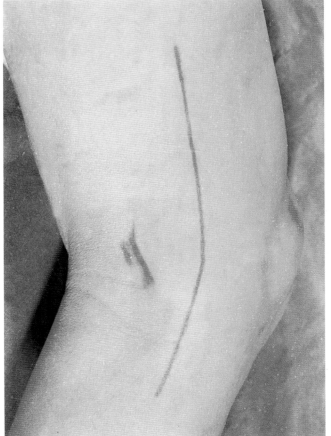

腘间隙股骨腘面外侧入路

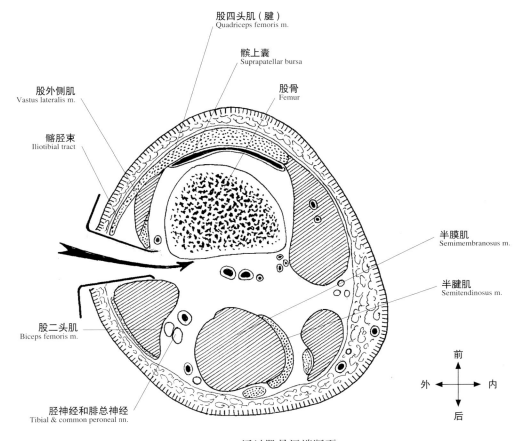

股四头肌（腱）
Quadriceps femoris m.

髌上囊
Suprapatellar bursa

股骨
Femur

股外侧肌
Vastus lateralis m.

髂胫束
Iliotibial tract

半膜肌
Semimembranosus m.

半腱肌
Semitendinosus m.

股二头肌
Biceps femoris m.

胫神经和腓总神经
Tibial & common peroneal nn.

前
外 内
后

通过股骨远端断面

176. 腘间隙股骨腘面外侧入路
Lateral approach to popliteal surface of femur in popliteal space

▲176-1. 膝稍屈曲，切口起自髂胫束后缘股骨外侧髁上方 8 ～ 10 cm，循膝屈曲角度达腓骨头，长 15 cm。

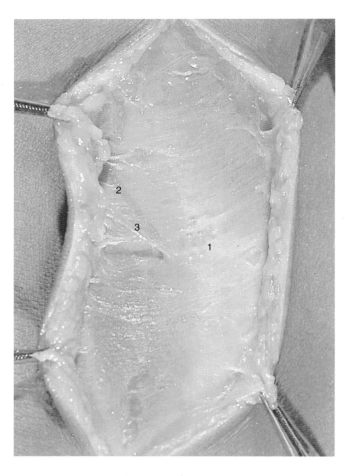

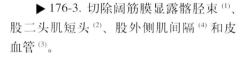

◀176-2. 翻开皮肤及浅筋膜，阔筋膜覆盖前方的髂胫束 (1) 和后方的股二头肌短头 (2)，有皮肤血管 (3) 从髂胫束后缘穿出。

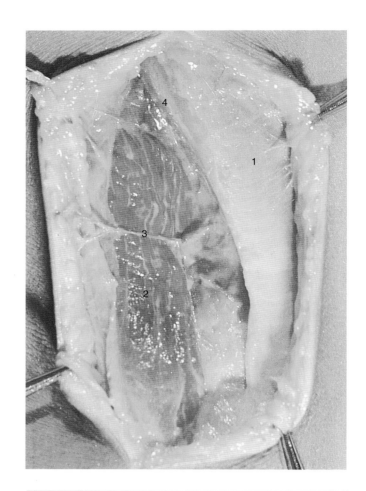

▶176-3. 切除阔筋膜显露髂胫束 (1)、股二头肌短头 (2)、股外侧肌间隔 (4) 和皮血管 (3)。

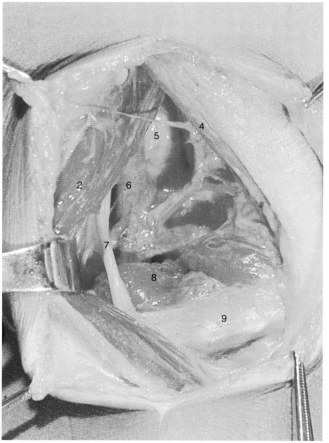

◀176-4. 将股二头肌短头 (2) 从股外侧肌间隔 (4) 分离并拉向后，显露股骨远端 (5)、腘血管 (6) 腓总神经 (7)、腓肠肌外侧头 (8) 和腓侧副韧带 (9)。

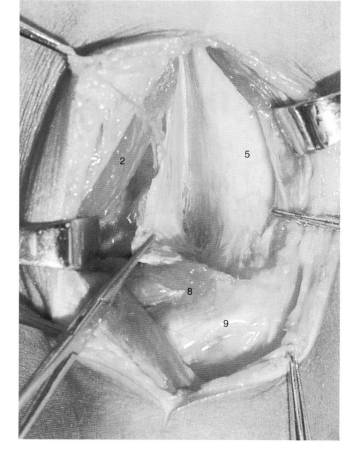

▶176-5. 切开骨膜、显露股骨腘面外侧部 (5)。

腘间隙股骨腘面内侧入路

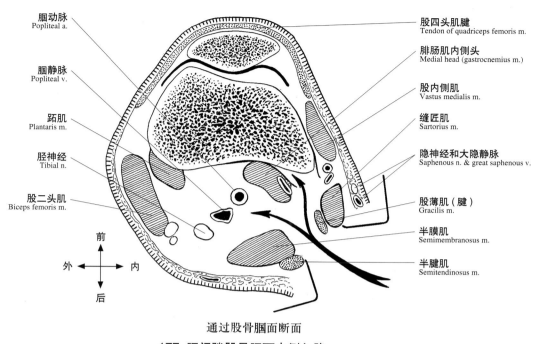

腘动脉
Popliteal a.

腘静脉
Popliteal v.

跖肌
Plantaris m.

胫神经
Tibial n.

股二头肌
Biceps femoris m.

前

外 ← → 内

后

股四头肌腱
Tendon of quadriceps femoris m.

腓肠肌内侧头
Medial head (gastrocnemius m.)

股内侧肌
Vastus medialis m.

缝匠肌
Sartorius m.

隐神经和大隐静脉
Saphenous n. & great saphenous v.

股薄肌（腱）
Gracilis m.

半膜肌
Semimembranosus m.

半腱肌
Semitendinosus m.

通过股骨腘面断面

177. 腘间隙股骨腘面内侧入路
Medial approach to popliteal surface of femur in popliteal space

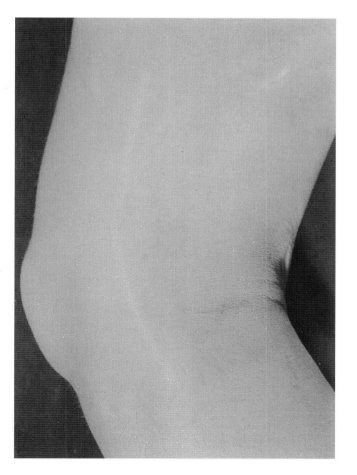

◀177-1. 切口起自收肌结节近侧 15 cm，沿大收肌腱远行，随膝的屈曲，达收肌结节远方 5 cm。此入路可用于股骨远端骨折切开复位术、良性或恶性肿瘤切除术等。

▶177-2. 翻开皮肤及皮下组织及阔筋膜，显露大隐静脉[1]、隐神经[2]和缝匠肌[3]。

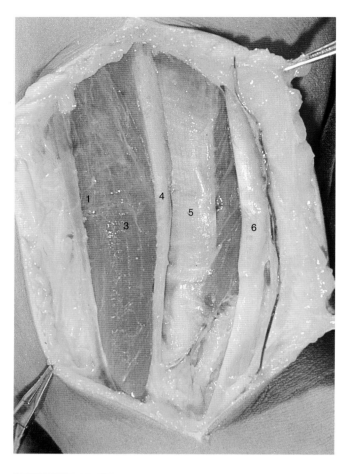

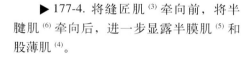

◀177-3. 切除深筋膜，进一步显露缝匠肌 (3)、股薄肌 (4)、半膜肌 (5) 和半腱肌 (6)。

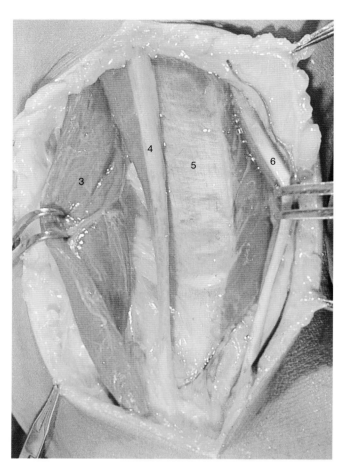

▶177-4. 将缝匠肌 (3) 牵向前，将半腱肌 (6) 牵向后，进一步显露半膜肌 (5) 和股薄肌 (4)。

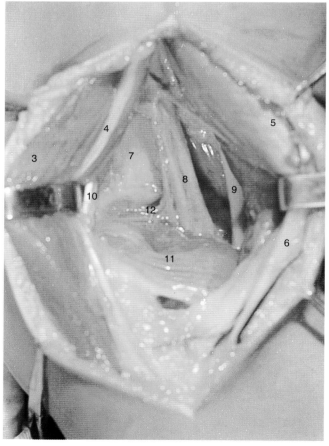

◀177-5. 膝屈曲，将缝匠肌 (3) 和股薄肌 (4) 牵向前，将半膜肌 (5) 和半腱肌 (6) 牵向后，显露股骨腘面 (7)、腘动静脉 (8)、胫神经 (9)、大收肌腱 (10)、腓肠肌内侧头 (11) 和膝上内侧动脉 (12)。

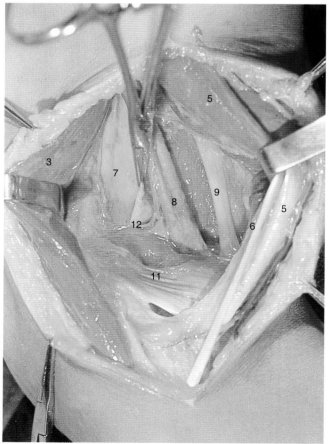

▶177-6. 切开骨膜，显露股骨 (7)。

第四章 膝 部

第一节 膝 前 区

膝前面表面解剖

中央隆起为髌骨 (1)，界限明显。髌骨上延股四头肌腱 (2)，下续髌韧带 (3)，直达胫骨粗隆 (4)。在股四头肌腱中间，可摸及股直肌腱，长约 5 cm，恰位于膝正中线上。股直肌两侧有两个隆起，为股内侧肌 (5) 和股外侧肌 (6) 肌纤维扩张部，其中，股内侧肌隆起较低。

伸膝或屈膝时，髌骨相对变位，但髌骨下缘与胫骨粗隆始终保持一定距离。

股骨髁几乎全在皮下，外侧髁较内侧髁显著。屈膝时，能摸到股骨髌关节面，该面内外缘有一隆起的嵴。

胫骨髁不但能摸到，而且能看到。胫骨粗隆外上方约 4 cm 处，在胫骨外侧髁表面可触得一结节，为髂胫束主要附着处。

屈膝时，在髌韧带两侧，可触知一横沟，为股骨髁和胫骨髁所形成的膝关节裂隙。腓骨头在胫骨外侧髁后外方，与胫骨粗隆处于同一平面上。

髌骨与股骨两髁之间，有内、外侧髌旁沟 (7)，如皮下脂肪较多，此沟即消失。膝关节内如有积液，髌旁沟亦消失，呈现浮髌现象。跪立时，髌骨与胫骨粗隆支持大部体重。髌韧带深面与胫骨上端间有一髌下滑液囊，发炎时向两侧隆起。

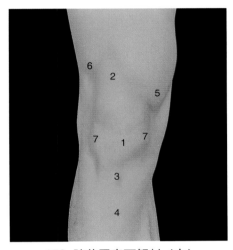

178. 膝前区表面解剖（左）
Surface anatomy of anterior region of the knee (Left)

膝关节前面（一）

膝前面筋膜薄而疏松，并有一髌前皮下囊（Prepatellar subcutaneous bursa），髌骨可自由在皮下滑动。

1. **髌网（Patellar rete）** 位于膝前面，由膝关节网延续形成。膝上内侧动脉和膝上外侧动脉于髌骨上缘两侧穿出，分布于髌骨上部和股四头肌腱上，膝下内侧动脉和膝下外侧动脉出现于膝关节线附近，在髌韧带两侧进入膝关节，进而行于髌韧带深面，形成髌下动脉丛，滋养髌骨下部。还有分支在髌韧带前方吻合，向上参与髌网。膝降动脉关节支沿股内侧肌与大收肌之间的沟中下降，发数支，一支滋养股骨内侧髁，一支滋养股内侧肌，还有一支行向髌骨，参与组成髌网。胫前返动脉（Anterior tibial recurrent a.）穿小腿骨间膜和胫骨前肌后出现于胫骨粗隆外方，除滋养邻近诸肌及髌韧带外，向上参加髌网。

此外，膝降动脉隐支（Saphenous br.）于缝匠肌和股薄肌之间穿出深筋膜，滋养该两肌及小腿内侧面皮肤。

膝前面的皮神经有股外侧皮神经、股中间皮神经、股内侧皮神经（后两者为股神经前皮支）和隐神经髌下支（Infrapatellar br.），它们在膝关节前面形成髌神经丛。

2. **髂胫束（Iliotibial tract）** 于外侧抵于股骨和胫骨外侧髁，并与髌骨外侧缘和髌外侧支持带相连，向下还止于腓骨头和膝关节囊，对膝关节起稳定作用。

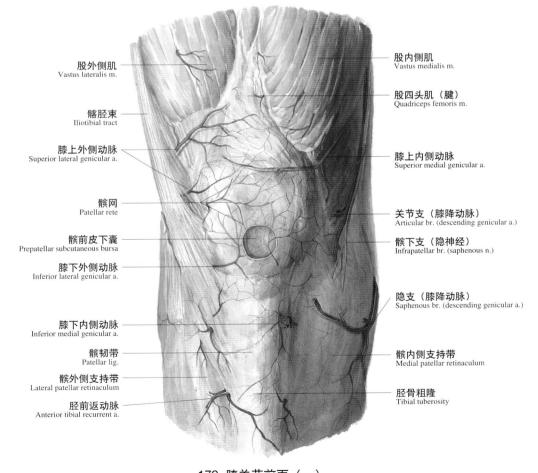

股外侧肌 Vastus lateralis m.	股内侧肌 Vastus medialis m.
髂胫束 Iliotibial tract	股四头肌（腱）Quadriceps femoris m.
膝上外侧动脉 Superior lateral genicular a.	膝上内侧动脉 Superior medial genicular a.
髌网 Patellar rete	关节支（膝降动脉）Articular br. (descending genicular a.)
髌前皮下囊 Prepatellar subcutaneous bursa	髌下支（隐神经）Infrapatellar br. (saphenous n.)
膝下外侧动脉 Inferior lateral genicular a.	隐支（膝降动脉）Saphenous br. (descending genicular a.)
膝下内侧动脉 Inferior medial genicular a.	髌内侧支持带 Medial patellar retinaculum
髌韧带 Patellar lig.	胫骨粗隆 Tibial tuberosity
髌外侧支持带 Lateral patellar retinaculum	
胫前返动脉 Anterior tibial recurrent a.	

179. 膝关节前面（一）
The knee joint (Anterior aspect)

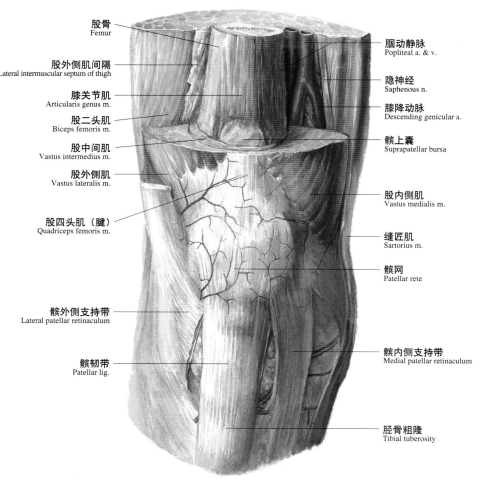

股骨
Femur

腘动静脉
Popliteal a. & v.

股外侧肌间隔
Lateral intermuscular septum of thigh

隐神经
Saphenous n.

膝关节肌
Articularis genus m.

膝降动脉
Descending genicular a.

股二头肌
Biceps femoris m.

髌上囊
Suprapatellar bursa

股中间肌
Vastus intermedius m.

股外侧肌
Vastus lateralis m.

股内侧肌
Vastus medialis m.

股四头肌（腱）
Quadriceps femoris m.

缝匠肌
Sartorius m.

髌网
Patellar rete

髌外侧支持带
Lateral patellar retinaculum

髌内侧支持带
Medial patellar retinaculum

髌韧带
Patellar lig.

胫骨粗隆
Tibial tuberosity

180. 膝关节前面（二）
The knee joint (Anterior aspect)

膝关节前面（二）

股四头肌切除一部，显露膝关节肌和髌上囊等结构。

1. **髌韧带（Patellar lig.）** 为一强韧扁纤维带，起自髌骨下缘和后面下部，其内侧起点约低于外侧 1 cm，向下止于胫骨粗隆上部。髌韧带长 6～7 cm，在髌尖处宽约 3 cm，在胫骨粗隆处宽约 2.5 cm，厚约 7.0 mm，其方向略平行于下肢长轴，但由上向下略向外偏斜，因之使髌骨稍偏向外。

股四头肌腱的浅纤维越过髌骨前方，借垂直和交叉纤维与髌韧带延续。髌韧带后面借髌下脂体与膝关节滑膜相隔，并借髌下深囊与胫骨隔开。髌韧带可被锐器直接切断或因间接外力（如股四头肌强力收缩）从髌骨下缘撕脱或在腱的中部断裂，两侧的支持带也一并破裂，从而引起伸膝功能消失。

2. **髌内、外侧支持带（Medial & lateral patellar retinaculum）** 为一强韧支持组织，位髌骨及髌韧带两侧，与股四头肌腱和髌韧带共同组成伸膝装置。髌支持带上起股四头肌腱的内、外侧纤维，向下抵于胫骨上端内外面，内附髌骨侧缘前面，外与副韧带相连。髌支持带可分两层：浅层纤维束垂直，连结股四头肌腱与胫骨；深层纤维束水平，从髌骨侧缘连到股骨内、外上髁，又称髌股韧带（Patello femoral ligaments）。此外，髌外侧支持带还与髂胫束和膝固有筋膜交织，髌内侧支持带还与半膜肌、缝匠肌腱纤维和膝固有筋膜交织。因之，髌支持带可使髌骨得到进一步固定，并使膝关节囊前壁得到加强。但髌外侧支持带与膝关节囊之间隔有脂肪和血管神经。

髌韧带在髌尖部的附丽

髌韧带在髌尖部的附丽，可分腱止点和中间区两部。

1. **腱止点** 主要附于髌尖及稍背侧部。髌韧带在此区由远及近包括：①呈波浪走行的腱纤维层（Fibrous layer）。②纤维软骨层（Fibrocartilaginous layer）。③潮线（Tidal line）。④钙化软骨层（Calcifi-cartilaginous layer）。其中纤维软骨层和钙化软骨层起加固止点的作用。腱纤维借这几层及最后的 Sharpey 纤维抵于骨质，抵止处没有骨膜。髌腱周围有腱围（Paratenon），腱围与腱之间极为滑润，容易剥离，但与腱一起活动。

2. **中间区** 位腱止点与髌关节面之间，又分三部。靠近髌腱的部分由脂肪层、纤维软骨层、潮线和钙化软骨层组成；中间部由三层即脂肪层、纤维软骨层和钙化层组成；与腱止点不同的是，纤维不构成腱而进入脂肪垫或横行入第二层。最靠近关节缘的部分没有钙化层，这里的纤维与关节软骨边缘延续，既有固定关节软骨、又有骨膜形成层的作用，因而可称形成层（Layer of formation）。

髌尖痛（或髌腱腱围炎）在跳高、跳远及篮球运动员中较常见，属"末端病"之类，即腱附着区损伤（如网球肘、肩袖损伤、坐骨腱止点损伤、跟腱腱围炎、小转子及耻骨腱止点损伤等）。因髌韧带在髌尖部承受的拉力最大，据调查，跳高、跳远的起跳瞬间，髌韧带承受的拉力为 285 kg、185.2 kg 和 528 kg 不等（依体重

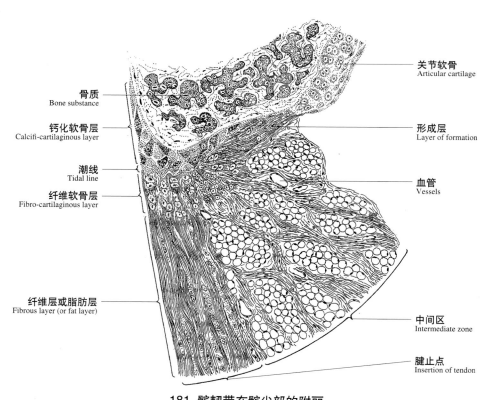

关节软骨
Articular cartilage

骨质
Bone substance

钙化软骨层
Calcifi-cartilaginous layer

形成层
Layer of formation

潮线
Tidal line

血管
Vessels

纤维软骨层
Fibro-cartilaginous layer

纤维层或脂肪层
Fibrous layer (or fat layer)

中间区
Intermediate zone

腱止点
Insertion of tendon

181. 髌韧带在髌尖部的附丽
Attachment of the patellar ligament on the apical part of the patella

而异）。如此长期作用，髌尖部即可出现骨唇或鹰咀样改变，即纤维软骨层透明化，钙化软骨层扩张、外移，潮线"涨潮"。随后，髓腔中的破骨细胞蚕食钙化软骨，成骨细胞添加骨质。此系一种生理性适应，可加固腱止点，增加髌骨与股骨间的力距，使髌骨纵轴延长，从而节约伸膝力量。但由于运动不当产生拉伤（一次或重复劳损）及局部营养障碍等可引起病理改变，导致髌尖痛。一般采用姑息疗法，严重时可手术治疗。

髌 骨 的 稳 定 与 脱 位

一、髌骨的自然脱位倾向

（1）膝伸直时，由于上方的骨盆宽阔，所以股骨和胫骨不在一直线上，形成向外的170°角，髌骨位于此角的中心。女性骨盆较宽，股骨内倾稍大，此角比男性小，但髌骨向外脱位的概率较大。

（2）膝伸直时，股四头肌与髌韧带的轴线不在一直线上，也在髌骨处形成一角。髌骨被髌韧带牵引，其长轴指向下外。髌骨的稳定因素稍有变化，其向外活动性即增大。加之，股骨在固定的胫骨上内旋，或胫骨在固定的股骨上外旋，便增加了不稳定因素。

（3）髌骨关节面内侧部小，外侧部大。膝屈曲度越大，髌股关节接触区越小，甚至仅其内面与股骨髁间切迹内缘相接，较不稳定。

二、髌骨的稳定结构

髌骨在解剖安排上虽有上述情况，但实际脱位并不很多。膝关节囊松弛薄弱，不足以将髌骨稳定于股骨上，髌骨的稳定主要靠肌肉、肌腱、韧带、筋膜等动静力装置增强。列举如下。

1. **髌底** 股四头肌腱以3个分离层抵于髌底。①髌底前部及前面上1/3有股直肌抵止，其最浅纤维直行或斜行，越过髌前面，形成一延续的纤维组织桥，达髌韧带。②髌底中部由股内侧肌和股外侧肌腱膜形成一扁腱膜带，抵于股直肌抵止的后方。③髌底后部有股中间肌腱纤维抵止，关节囊滑膜沿关节面边缘附丽。

2. **髌尖** 髌韧带起自髌骨的下缘及后面下部，内侧起点比外侧起点低约1 cm。

3. **髌内侧缘** 内侧髌股韧带（Medial patellofemoral ligament）（髌内侧支持带深层）起自髌骨内侧缘，向后止于股骨内侧髁，可被动限制髌向外侧移位。内侧半月板髌韧带（Medial meniscopatellar ligament）起自内侧半月板前内侧缘，向前止于髌内侧缘下1/3部。膝固有筋膜较薄，附着于髌内侧缘前面。

4. **髌外侧缘** 髂胫束及阔筋膜部分纤维止于髌骨外缘前面。外侧髌股韧带（Lateral patellofemoral ligament）（髌外侧支持带深层）自髌骨外缘向后，止于股骨外侧髁；它不如内侧髌股韧带明显，但与外侧半月板髌韧带和髂胫束融合在一起，形成一比内侧更为强韧的纤维组织带，于体表扪之可被确认。外侧半月板髌韧带（Lateral meniscopatellar ligament）起自外侧半月板前外缘，向前止于髌外侧缘下1/3，比内侧者发达。

上述结构中，股四头肌为稳定髌骨的动力成分，其中股内侧肌更为重要。因其附于髌骨上缘和内缘上2/3（股外侧肌仅附于髌骨上缘），当其收缩时，有向上内牵引髌骨的作用。它可视为髌骨的内收肌，对防止髌骨脱位起重要作用。髌骨关节面纵嵴与股骨凹形滑车面相对应，可阻止髌骨左右滑动。

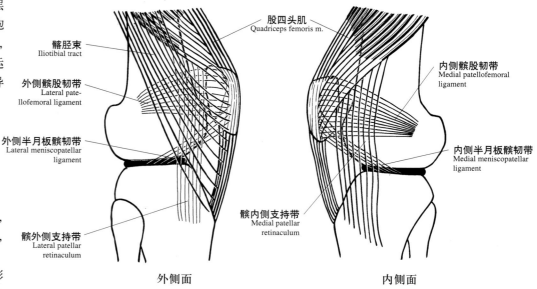

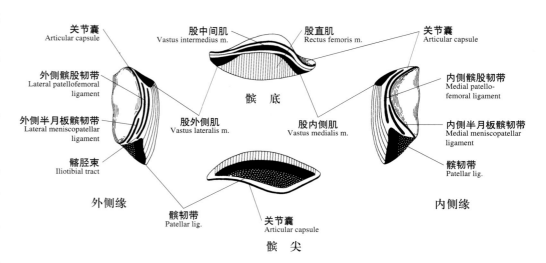

182. 髌骨的稳定结构
Stabilizers of the patella

三、创伤性和习惯性髌骨脱位

创伤性髌骨脱位可因股四头肌（尤其股外侧肌）、髂胫束或股外侧肌间隔损伤，形成瘢痕粘连而引起；髌手术切口吻合不良也可引起。当胫骨强度外展、外旋，外力加于髌骨内缘时，膝内侧关节囊被撕裂，髌骨可完全脱于股骨外侧髁之外。髌内侧脱位也有，但极罕见。

习惯性髌骨脱位多是在膝关节局部结构先天发育畸形的基础上，伴有轻度外伤而引起的。有以下原因：髌骨发育小而平，股骨外侧髁发育不良，髂胫束挛缩和少数股二头肌挛缩，股外侧肌止点低或另有肌腹或索条直接连于髌骨，膝外翻引起髌韧带附着点外移，髌骨内半发育不全影响股内侧肌附着，胫骨髁外旋股骨髁内旋，膝内侧软组织松弛，膝关节半脱位等。基于上述，治疗方法有100余种，治疗原则在于减少外拉力量，纠正畸形。例如，髌韧带和胫骨结节移位术（Hauser）、半侧髌韧带内移术（Roux与Goldthwair）、股骨外髁抬高术（Albee）、股骨髁上截骨术、肌腱移位加强股内侧肌力量、用阔筋膜将髌骨固定于股骨内侧髁上（Gallia）、髌股关节成形术等。

第二节 胭 窝

胭窝的表面解剖

　　膝后面为菱形的胭窝，是血管神经通行之处。胭窝界限在屈膝时甚为清楚。上外界为股二头肌 [1]，上内界为半腱肌和半膜肌 [2]（缝匠肌、股薄肌及大收肌腱亦构成一部分）。股二头肌腱和半膜肌、半腱肌腱均可扪及。下内界为腓肠肌内侧头 [3]，下外界为腓肠肌外侧头 [4]。

　　皮静脉发达的人，可见小隐静脉 [5] 沿小腿后面上行，跨越胭窝下部，汇入胭静脉。

　　可隐约扪及胭窝内容，由浅及深为胫神经、胭静脉和胭动脉。如以手指捺压，在瘦人可感到动脉搏动。胭动脉的体表投影是，上方一点在收肌结节平面以上 7.6 cm、胭窝中线以内 0.9 cm 处，下方一点在腓骨头平面以下 2.5 cm、胭窝中线以外 0.9 cm 处。上下两点连一直线即为胭动脉的体表投影。腓总神经行于股二头肌内侧，然后经肌肉浅面绕行腓骨头，也可摸到。

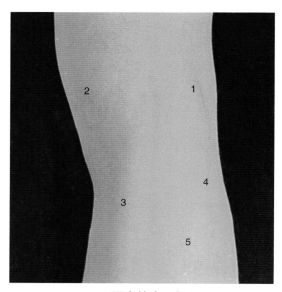

183. 胭窝的表面解剖
Surface anatomy of the popliteal fossa

胭 窝 局 解 （一）

　　深筋膜及蜂窝组织已切除，显示胭窝及其内容。

　　1. 胭窝（Popliteal fossa） 为一菱形窝，上外界为股二头肌，上内界为半膜肌和半腱肌（缝匠肌、股薄肌和大收肌腱亦组成一部分），下外界为腓肠肌外侧头，下内界为腓肠肌内侧头。胭窝顶由胭筋膜覆盖。胭筋膜为大腿阔筋膜的延续，向下移行于小腿固有筋膜。此筋膜由致密的纵、横纤维交织而成，很为坚韧。胭窝如有脓肿，不能向后扩张，而压迫其内的神经，极为疼痛。

　　小隐静脉沿腓肠肌两头中间上行，穿胭筋膜注入胭静脉，其深面有胫神经皮支——腓肠内侧皮神经，由胭筋膜穿出与之伴行。

　　胭窝中的重要结构为胭血管神经鞘，鞘中由浅及深为胫神经、胭静脉和胭动脉。腓总神经行于股二头肌内缘，继经其浅面绕过腓骨头，腓总神经在胭窝中发出腓肠外侧皮神经和腓神经交通支。

　　2. 胭浅淋巴结（Superficial popliteal lymph nodes） 位于胭筋膜深面小隐静脉末端附近，收纳小腿后外侧面和足外侧缘的淋巴，输出管注入胭深淋巴结。

　　胭窝向上沿坐骨神经周围疏松组织与股后间隙相通，向下经比目鱼肌腱弓所围成的孔与小腿后深间隙相通，炎症等可经此蔓延。

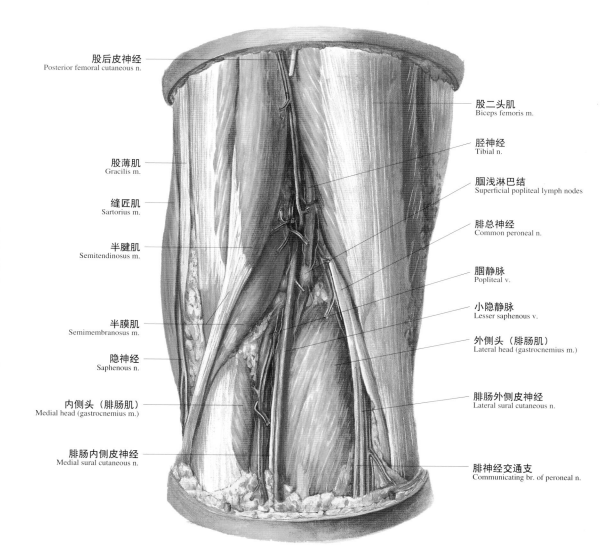

股后皮神经
Posterior femoral cutaneous n.

股薄肌
Gracilis m.

缝匠肌
Sartorius m.

半腱肌
Semitendinosus m.

半膜肌
Semimembranosus m.

隐神经
Saphenous n.

内侧头（腓肠肌）
Medial head (gastrocnemius m.)

腓肠内侧皮神经
Medial sural cutaneous n.

股二头肌
Biceps femoris m.

胫神经
Tibial n.

胭浅淋巴结
Superficial popliteal lymph nodes

腓总神经
Common peroneal n.

胭静脉
Popliteal v.

小隐静脉
Lesser saphenous v.

外侧头（腓肠肌）
Lateral head (gastrocnemius m.)

腓肠外侧皮神经
Lateral sural cutaneous n.

腓神经交通支
Communicating br. of peroneal n.

184. 胭窝局解 （一）
Topography of the popliteal fossa

半腱肌
Semitendinosus m.

半膜肌
Semimembranosus m.

腘深淋巴结
Deep popliteal lymph nodes

胫神经
Tibial n.

腘动静脉
Popliteal a. & v.

内侧头（腓肠肌）及肌支
Medial head (gastrocnemius m.) & muscular br.

腓肠内侧皮神经
Medial sural cutaneous n.

股二头肌
Biceps femoris m.

腘静脉
Popliteal v.

小隐静脉
Lesser saphenous v.

腓总神经
Common peroneal n.

外侧头（腓肠肌）及肌支
Lateral head (gastrocnemius m.) & muscular br.

腓肠外侧皮神经
Lateral sural cutaneous n.

腓神经交通支
Communicating br. of peroneal n.

肌支（至比目鱼肌）
Muscular br. to soleus m.

185. 腘窝局解（二）
Topography of the popliteal fossa

腘 窝 局 解 （三）

半腱肌及股二头肌切断，进一步牵向两侧。腓肠肌内、外侧头切断亦牵向两侧，胫神经和腘静脉切除一部，显示腘窝底、腘动脉及其分支、腘深淋巴结、跖肌及比目鱼肌诸结构。

1. 腘动脉（Popliteal a.）　自收肌管下口（腱裂孔）开始，贴股骨腘面下降至腘窝（骨面与血管之间有脂肪组织和腘深淋巴结），继沿膝关节囊和腘肌下行，至腘肌下缘（或比目鱼肌腱弓）分为胫前动脉与胫后动脉两个终支。腘动脉平均长 16.6 cm（13.4 ～ 20 cm），上段（腱裂孔至内、外上髁连线中点）平均长 10.3 cm（6.9 ～ 14.5 cm），下段（内、外上髁连线中点至比目鱼肌腱弓）平均长 6.64 cm（2.9 ～ 9.8 cm）。腘动脉始端口径平均为 7.6 mm（5.0 ～ 10.0 mm），腘动脉末端口径平均为 6.4 mm（4.0 ～ 9.0 mm）。

腘动脉发出多数肌支滋养股二头肌、股外侧肌、半膜肌、腓肠肌（该肌支称腓肠动脉）、腘肌、跖肌等。

腘动脉发出的关节支有：膝上外侧动脉经股二头肌深面，沿股骨外侧髁上方至膝前面；膝上内侧动脉经半膜肌和大收肌深面与骨面之间至膝前面；膝中动脉穿腘斜韧带及膝关节囊入膝关节，滋养交叉韧带及滑膜皱襞等结构；膝下外侧动脉经腓肠肌外侧头深面至膝前方。

2. 腘静脉（Popliteal v.）　与腘动脉偕行。腘静脉始端位腘动脉外侧者占 90.7%，位腘动脉后外侧者占 6.1%，位腘动脉后侧者占 3.0%。在末端，腘静脉大部分二条夹持腘动脉，占 90.7%，腘静脉仍为一条者占 9.2%。腘静脉始端口径平均为 8.8 mm（4.4 ～ 14.0 mm），末端外侧支口径平均为 7.4 mm（4.0 ～ 10.0 mm）。

腘 窝 局 解 （二）

腘窝四界牵向外方，进一步显示血管神经。可见腘动脉肌支分布于股二头肌、半腱肌、半膜肌等肌肉。

1. 胫神经　于腘窝发出腓肠内侧皮神经（沿腓肠肌两头之间下降）、腓肠肌内侧头支（有 1 ～ 2 支，由内上髁上方或下方发出）、腓肠肌外侧头支（2 支）和比目鱼肌支等。

2. 腓总神经　沿股二头肌内缘下行，并发出腓肠外侧皮神经和腓神经交通支。

3. 腘深淋巴结（Deep popliteal lymph nodes）　位于腘动静脉旁、股骨髁上平面深部，收纳足和小腿深淋巴管及腘浅淋巴结的淋巴。

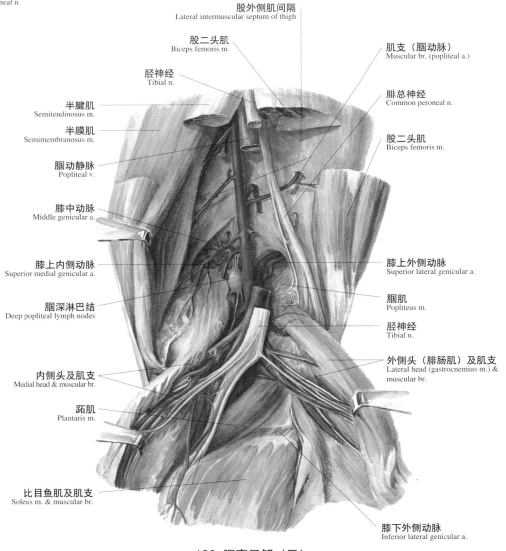

股外侧肌间隔
Lateral intermuscular septum of thigh

股二头肌
Biceps femoris m.

胫神经
Tibial n.

半腱肌
Semitendinosus m.

半膜肌
Semimembranosus m.

腘动静脉
Popliteal v.

膝中动脉
Middle genicular a.

膝上内侧动脉
Superior medial genicular a.

腘深淋巴结
Deep popliteal lymph nodes

内侧头及肌支
Medial head & muscular br.

跖肌
Plantaris m.

比目鱼肌及肌支
Soleus m. & muscular br.

肌支（腘动脉）
Muscular br. (popliteal a.)

腓总神经
Common peroneal n.

股二头肌
Biceps femoris m.

膝上外侧动脉
Superior lateral genicular a.

腘肌
Popliteus m.

胫神经
Tibial n.

外侧头（腓肠肌）及肌支
Lateral head (gastrocnemius m.) & muscular br.

膝下外侧动脉
Inferior lateral genicular a.

186. 腘窝局解（三）
Topography of the popliteal fossa

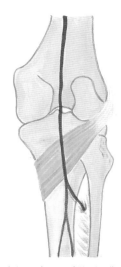 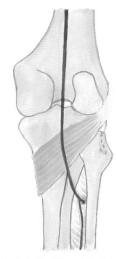 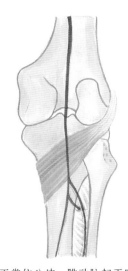 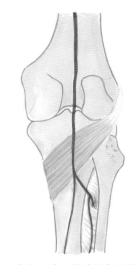 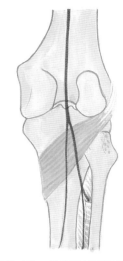

A. 正常位分歧 腘动脉于腘肌下缘分为胫前动脉和胫后动脉，94.2%

B. 正常位分歧 胫后动脉甚细，其下端为腓动脉或交通支代替，1.28%

C. 正常位分歧 腓动脉起于腘动脉下端，0.64%

D. 正常位分歧 腓动脉起于胫前动脉，0.64%

E. 高位分歧 腓动脉起于胫前动脉，1.92%

187. 腘动脉终末类型
Types of the termination of the popliteal artery

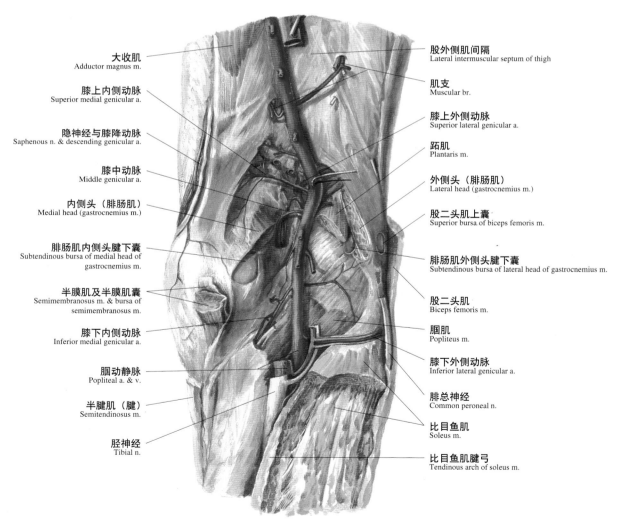

大收肌
Adductor magnus m.

膝上内侧动脉
Superior medial genicular a.

隐神经与膝降动脉
Saphenous n. & descending genicular a.

膝中动脉
Middle genicular a.

内侧头（腓肠肌）
Medial head (gastrocnemius m.)

腓肠肌内侧头腱下囊
Subtendinous bursa of medial head of gastrocnemius m.

半膜肌及半膜肌囊
Semimembranosus m. & bursa of semimembranosus m.

膝下内侧动脉
Inferior medial genicular a.

腘动静脉
Popliteal a. & v.

半腱肌（腱）
Semitendinosus m.

胫神经
Tibial n.

股外侧肌间隔
Lateral intermuscular septum of thigh

肌支
Muscular br.

膝上外侧动脉
Superior lateral genicular a.

跖肌
Plantaris m.

外侧头（腓肠肌）
Lateral head (gastrocnemius m.)

股二头肌上囊
Superior bursa of biceps femoris m.

腓肠肌外侧头腱下囊
Subtendinous bursa of lateral head of gastrocnemius m.

股二头肌
Biceps femoris m.

腘肌
Popliteus m.

膝下外侧动脉
Inferior lateral genicular a.

腓总神经
Common peroneal n.

比目鱼肌
Soleus m.

比目鱼肌腱弓
Tendinous arch of soleus m.

188. 腘窝局解（四）
Topography of the popliteal fossa

腘窝局解（四）

除腘肌外，腘窝周围肌肉皆切除。

腓肠肌内侧头起端下方有腓肠肌内侧头腱下囊（Subtendinous bursa of medial head of gastrocnemius m.）腓肠肌外侧头起端下方有腓肠肌外侧头腱下囊（Subtendinous bursa of lateral head of gastrocnemius m.），股二头肌与腓肠肌外侧头之间有股二头肌上囊（Superior bursa of biceps femoris m.），半膜肌止端下方有半膜肌囊（Bursa of semimembranosus m.）。

腘动脉发出五个关节支滋养膝关节。

腘肌（Popliteus m.）为一三角形扁肌，构成腘窝下部的底。此肌特点是起自肌腱止于肌质。它以2.5 cm长的粗腱起自股骨外侧髁一压迹，此腱居膝关节滑膜外方和纤维膜深面。第二部分起自腘弓状韧带（有谓腘弓状韧带即属腘肌腱本身而非一分离结构，因之，此部即起自腓骨头）。第三部纤维与膝关节囊交织，起自外侧半月板后角。肌腱斜向内下，经股二头肌腱和腓侧副韧带深面与外侧半月板之间，以肌质抵于胫骨腘线以上的骨面。在腱与关节囊之间有一恒定的腘肌下隐窝（Subpopliteal recess）与膝关节腔相通。腘肌由一厚的筋膜覆盖，此膜大部由半膜肌腱扩展而来。腘肌由胫神经分支支配。

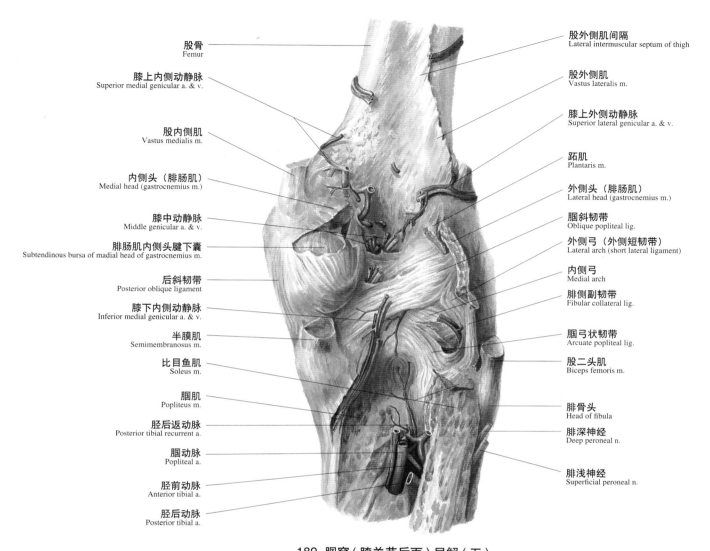

股骨 Femur	股外侧肌间隔 Lateral intermuscular septum of thigh
膝上内侧动静脉 Superior medial genicular a. & v.	股外侧肌 Vastus lateralis m.
股内侧肌 Vastus medialis m.	膝上外侧动静脉 Superior lateral genicular a. & v.
内侧头（腓肠肌） Medial head (gastrocnemius m.)	跖肌 Plantaris m.
膝中动静脉 Middle genicular a. & v.	外侧头（腓肠肌） Lateral head (gastrocnemius m.)
腓肠肌内侧头腱下囊 Subtendinous bursa of madial head of gastrocnemius m.	腘斜韧带 Oblique popliteal lig.
后斜韧带 Posterior oblique ligament	外侧弓（外侧短韧带） Lateral arch (short lateral ligament)
膝下内侧动静脉 Inferior medial genicular a. & v.	内侧弓 Medial arch
半膜肌 Semimembranosus m.	腓侧副韧带 Fibular collateral lig.
比目鱼肌 Soleus m.	腘弓状韧带 Arcuate popliteal lig.
腘肌 Popliteus m.	股二头肌 Biceps femoris m.
胫后返动脉 Posterior tibial recurrent a.	腓骨头 Head of fibula
腘动脉 Popliteal a.	腓深神经 Deep peroneal n.
胫前动脉 Anterior tibial a.	腓浅神经 Superficial peroneal n.
胫后动脉 Posterior tibial a.	

189. 腘窝（膝关节后面）局解（五）
Topography of the popliteal fossa (posterior aspect of the knee joint)

腘窝（膝后面）局解（五）

肌肉及腘血管切除，显示腘窝底及膝关节囊后壁。

腓肠肌内、外侧头分别起于股骨内、外侧髁后面，其起始深面皆有一滑液囊，为腓肠肌内、外侧头腱下囊，两头并发纤维增强关节囊后壁。

半膜肌止于胫骨内侧髁关节缘下方，一部纤维反折形成腘斜韧带，一部纤维向下内延续形成腘肌筋膜。腱止点深面有半膜肌囊。

1. **腘斜韧带（Oblique popliteal lig.）** 可认为半膜肌反折部，为膝关节囊后壁的纤维增厚。从半膜肌胫骨抵止点起始，斜向上外与腘肌平行，其外缘并跨越腘弓状韧带内侧弓，最后止于股骨髁间线外侧部和股骨外侧髁。腘斜韧带被一些进入膝关节的血管神经（如膝中动静脉）所贯穿，致使韧带纤维被分隔，形成一

些孔道。此韧带的功能在于增强膝关节囊后部，防止膝关节过伸。腘动脉与腘斜韧带相贴。

2. **后斜韧带（Posterior oblique ligament）** 为内侧关节囊韧带后 1/3 部的增厚，位半膜肌内前方，后斜韧带发纤维止于胫骨内侧髁后内缘及半膜肌腱上。

腘肌从膝关节囊纤维膜的裂隙中穿出，其上缘被腘弓状韧带内侧弓环绕。肌深面有腘肌下隐窝，与关节腔相通。

3. **腘弓状韧带（Arcuate popliteal lig.）** 为膝关节囊后外侧的一个"Y"形纤维系统，上方有两个弓，即内侧弓和外侧弓。内侧弓（后弓）起自胫骨髁间窝后缘，有些纤维起自腘斜韧带中部下缘，向外下跨过腘肌表面，与外侧弓相合；外侧弓（前弓）起自腓肠肌外侧头稍下，沿腓侧副韧带后方下行，于腘肌表面与内侧弓相合。二弓会合，向下止于腓骨头。膝下外侧血管越过腘弓状韧带外侧弓，沿关节囊表面，行于腓侧副

韧带深面。

4. **外侧短韧带（Short lateral ligament）** 为腘弓状韧带外侧弓的另一名称，或被认为腓侧副韧带的深部。此韧带上端与腘肌的股骨附着部融合，其游离后缘贴于腘肌筋膜上。外侧短韧带在功能上可增强腓侧副韧带，但此韧带有时缺如或不明显。常与后关节囊融合而不能分开。

5. **小豆腓骨韧带（Fabellofibular ligament）** 当小豆骨（即腓肠肌外侧头籽骨）存在时，外侧短韧带（即腘弓状韧带外侧弓）即变成一坚强韧带，称小豆腓骨韧带（Fabellofibular ligament）。由小豆骨起始，经跖肌与腓肠肌外侧头之间，向下达腓骨头。此韧带存在时，与腓侧副韧带大小相等并与之平行，其籽骨起点距腓侧副韧带起点后方约 2 cm，止点距股二头肌腱止点后部约 1.5 cm。小豆腓骨韧带亦可辅助腓侧副韧带增强膝关节的稳定。

第三节　膝外侧面

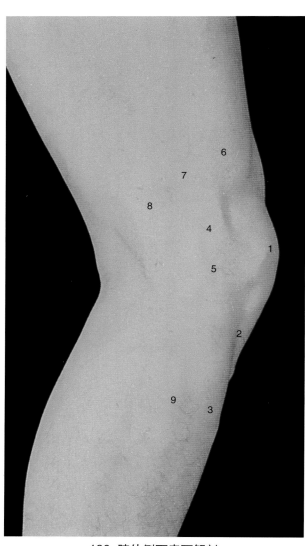

190. 膝外侧面表面解剖
Surface anatomy of lateral aspect of the knee

膝外侧面局解（一）

皮肤切除，胭筋膜切开一部并牵向后，显示髂胫束及股二头肌腱。

1. **髂胫束（Iliotibial tract）** 为阔筋膜的增厚部，在膝部位股二头肌及其腱的前方。附着于股骨外侧髁并抵于髌骨外侧缘、胫骨外侧髁、腓骨头和膝关节囊等部。髂胫束在髌骨上缘平均宽 19.7 mm，平均厚 1.6 mm，止端平均宽 15.9 mm。

2. **股二头肌** 在膝平面上方 7～10 cm 处，长头成一扁平腱，短头仍为肌质，在达腓骨头上方短头才以腱融合于长头腱深面。总腱向下前行，跨腓侧副韧带前，分浅、中、深三层抵止。

在膝上 5～7 cm 处，有一纤维带从股二头肌腱前行，抵于髂胫束下部后缘，这一强韧的腱膜样联系可帮助髂胫束下部在屈膝时紧张，从而髂胫束在膝的各种姿势时皆绷紧。

前方的髌骨[1]、髌韧带[2] 和胫骨粗隆[3]，后方的股骨外侧髁[4] 和胫骨外侧髁[5] 均可于皮下扪及。膝伸直时，于髌骨上方可见股外侧肌抵止部[6]，此隆起后部为髂胫束[7] 所掩。髂胫束在立正姿势下扪之颇为紧张，通常显一凹槽。髂胫束后方为股二头肌腱[8]，构成胭窝上外界。屈膝时，此腱变得明显。沿股二头肌腱向下，即可摸及腓骨头[9]，它与胫骨粗隆居同一平面上。腓骨头上方 2 cm 处，为膝关节线所在。腓总神经初行于股二头肌腱内侧，后经其表面绕腓骨头至小腿前面，石膏固定时应垫以缓冲物，不能压迫过紧，避免其损伤。

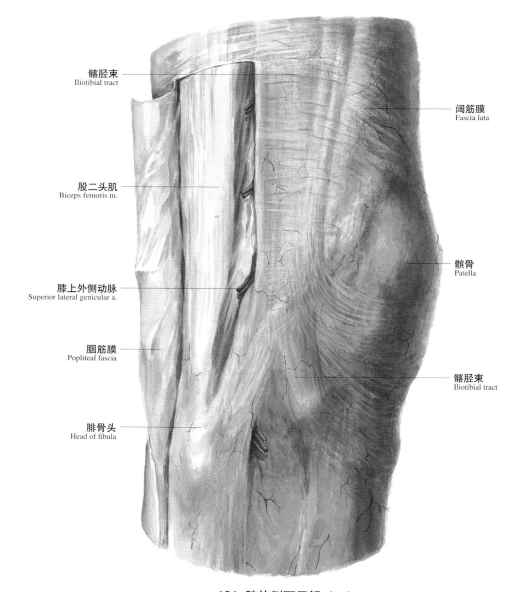

髂胫束
Iliotibial tract

阔筋膜
Fascia lata

股二头肌
Biceps femoris m.

髌骨
Patella

膝上外侧动脉
Superior lateral genicular a.

胭筋膜
Popliteal fascia

髂胫束
Iliotibial tract

腓骨头
Head of fibula

191. 膝外侧面局解（一）
Topography of lateral aspect of the knee

膝外侧的稳定结构

膝的支持结构可以分为两种：①静力稳定者——韧带，包括囊韧带和非囊韧带。②动力稳定者——肌腱及腱膜。膝外侧面的稳定结构包括前、中、后三部。前 1/3 部从髌骨及髌韧带外缘至髂胫束前缘，由囊韧带和髌外侧支持带组成，两者融为一层，上续股外侧肌扩张部，下附胫骨关节缘。中 1/3 部由髂胫束及其深面的囊韧带组成，近侧附于股骨外侧髁，远侧抵于胫骨关节缘，是一强大的静力支持结构，尤其在膝屈曲 30°时。后 1/3 部由腘弓状韧带、腘肌腱、腓侧副韧带组成，并接受股二头肌、腘肌和腓肠肌外侧头的动力增强。

一、股二头肌腱

股二头肌腱在跨过腓侧副韧带之前，分浅、中、深 3 层。

1. **浅层** 位于腓侧副韧带浅面，扩展成前、中、后 3 部。前部纤维较薄，呈扇形散开，沿小腿下降 15 cm，与小腿前筋膜交织。并发出一些深纤维，在胫骨前肌深面与深层融合，抵于胫骨外侧结节（Gerdy 结节）。中部纤维附于腓侧副韧带下部和腓骨头，并与腓骨长肌筋膜交织。后部纤维与小腿后面筋膜交织。

2. **中层** 较薄，围绕腓侧副韧带远侧 1/4，并借滑膜囊与之相隔，但常有一纤维束抵于韧带后缘。

3. **深层** 居腓侧副韧带深面，在腓骨头上方分叉。一分叉向前，与浅层融合，抵于胫骨外侧结节，并有纤维增强胫腓关节囊前壁和膝关节囊后外面，另一分叉抵于腓骨头上面。

股二头肌腱可维持膝的外侧稳定。具体为：浅层起屈曲杠杆和小腿外旋肌的作用，其前部纤维坚韧，有强大外旋力量，浅层被牵拉时使小腿屈曲和外旋。中层围拥着腓侧副韧带，膝屈曲时，可向后牵拉变松的腓侧副韧带使之紧张，而有助于膝的稳定。腱的深层居膝关节额状轴后方，被牵拉时引起膝关节屈曲。同时向后牵拉膝关节囊，防止囊被嵌夹于股、胫二骨中间。

二、腓侧副韧带

腓侧副韧带（Fibular collateral lig.）为一长约 5 cm 的强韧圆索，上附股骨外侧髁、紧靠腘肌腱沟上方，向下后止于腓骨头稍前。全长不与关节囊相连，在韧带与关节囊之间，隔以腘肌腱及其滑膜囊，并有膝下外侧动静脉和神经通过。腓侧副韧带大部被股二头肌腱掩盖。腱的中层从内、后、外三面围拥着韧带。

腓侧副韧带对膝的稳定不像胫侧副韧带那么重要。膝全伸时，韧带紧张，斜向下后，因其位膝横轴后方，还可防止膝过伸。膝屈曲时，腓侧副韧带松弛，方向指向下前。此时，小腿可有少量旋转活动。但股二头肌腱可牵拉韧带向后，避免其过度松弛。

三、髂胫束

髂胫束（Iliotibial tract）位于股二头肌腱和腓侧副韧带前方与之平行，在膝伸直时绷紧；膝屈曲时，髂胫束与腓侧副韧带交叉，并借抵于其后缘的股二头肌腱纤维的帮助，亦较紧张。所以髂胫束是膝外侧的重要动力稳定结构。髂胫束与腓侧副韧带在功能上也互为补充。当膝屈曲 10°~ 30°时，髂胫束最为紧张，腓侧副韧带稍松弛；膝伸直时，腓侧副韧带最为紧张，髂胫束稍为放松。

四、腘肌腱

腘肌腱起自股骨外侧髁压迹，向后下内行，经股二头肌腱和腓侧副韧带深面，并有纤维与外侧半月板相连，抵于胫骨上端后面。腘肌除可使股骨外旋或胫骨内旋外，可保持膝关节稳定。例如下蹲动作时，它通过后交叉韧带和板股后韧带的牵拉可防止股骨向前脱位。

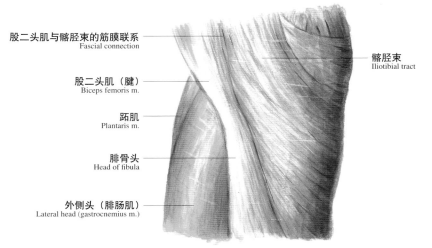

股二头肌与髂胫束的筋膜联系
Fascial connection
髂胫束
Iliotibial tract
股二头肌（腱）
Biceps femoris m.
跖肌
Plantaris m.
腓骨头
Head of fibula
外侧头（腓肠肌）
Lateral head (gastrocnemius m.)

股二头肌腱浅层

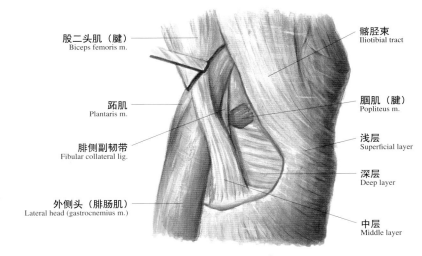

股二头肌（腱）
Biceps femoris m.
髂胫束
Iliotibial tract
跖肌
Plantaris m.
腘肌（腱）
Popliteus m.
腓侧副韧带
Fibular collateral lig.
浅层
Superficial layer
深层
Deep layer
外侧头（腓肠肌）
Lateral head (gastrocnemius m.)
中层
Middle layer

股二头肌腱中层

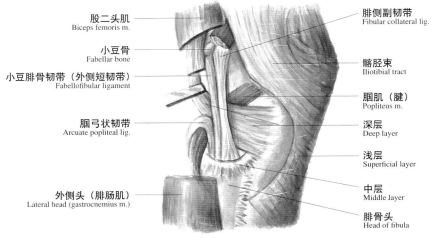

股二头肌
Biceps femoris m.
腓侧副韧带
Fibular collateral lig.
小豆骨
Fabellar bone
髂胫束
Iliotibial tract
小豆腓骨韧带（外侧短带）
Fabellofibular ligament
腘肌（腱）
Popliteus m.
腘弓状韧带
Arcuate popliteal lig.
深层
Deep layer
浅层
Superficial layer
外侧头（腓肠肌）
Lateral head (gastrocnemius m.)
中层
Middle layer
腓骨头
Head of fibula

股二头肌腱深层

192. 膝外侧面的稳定结构
Stabilizers of lateral aspect of the knee

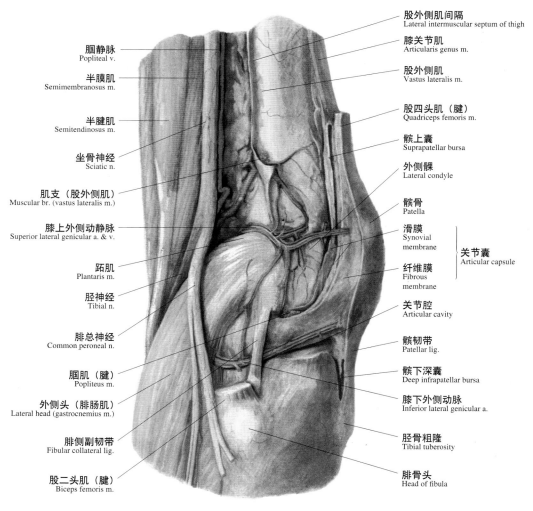

193. 腓侧副韧带损伤
Lesion of the fibular collateral ligament

腓侧副韧带损伤

　　腓侧副韧带在膝伸直时因关节囊和肌肉的保护，不易受损。膝屈曲时，腓侧副韧带松弛，髂胫束和股二头肌的紧张亦可防止关节内收，腓侧副韧带损伤机会也少。除非暴力加于膝关节内侧，或小腿强度内收，方能引起腓侧副韧带断裂。轻者韧带劳损，重者韧带自腓骨头撕脱或发生撕脱骨折，多合并外侧关节囊、髂胫束、股二头肌、腓肠肌外侧头等撕裂。腓总神经亦可受到牵扯或断裂，产生所谓韧带－腓总神经综合征。足下垂，足背及小腿外侧麻木。

　　腓侧副韧带损伤后，膝外侧出现肿胀、疼痛，被动内收运动检查时为阳性，膝表现侧方不稳。施行双膝加枕拍正位片时，可见膝外侧间隙加宽。

膝外侧面局解（二）

　　股二头肌、股外侧肌、髂胫束、髌外侧支持带和膝关节囊已切除，显露出膝关节腔。

　　一、膝上外侧动脉

　　膝上外侧动脉（Superior lateral genicular a.）沿股骨外侧髁骨面及腓肠肌外侧头上缘前行，发出骺动脉滋养股骨髁，并前行参加髌网。

　　二、膝下外侧动脉

　　膝下外侧动脉（Inferior lateral genicular a.）沿外侧半月板平面前行，经腓侧副韧带深面，发支滋养半月板，并前行参加髌网。

　　跖肌、腓肠肌外侧头、腓侧副韧带及腘肌腱由上向下依次起于股骨外侧髁。腘肌腱居膝关节滑膜外方，并经腓侧副韧带深面向后下行。

膕静脉
Popliteal v.

半膜肌
Semimembranosus m.

半腱肌
Semitendinosus m.

坐骨神经
Sciatic n.

肌支（股外侧肌）
Muscular br. (vastus lateralis m.)

膝上外侧动静脉
Superior lateral genicular a. & v.

跖肌
Plantaris m.

胫神经
Tibial n.

腓总神经
Common peroneal n.

腘肌（腱）
Popliteus m.

外侧头（腓肠肌）
Lateral head (gastrocnemius m.)

腓侧副韧带
Fibular collateral lig.

股二头肌（腱）
Biceps femoris m.

股外侧肌间隔
Lateral intermuscular septum of thigh

膝关节肌
Articularis genus m.

股外侧肌
Vastus lateralis m.

股四头肌（腱）
Quadriceps femoris m.

髌上囊
Suprapatellar bursa

外侧髁
Lateral condyle

髌骨
Patella

滑膜
Synovial membrane

纤维膜
Fibrous membrane

关节囊
Articular capsule

关节腔
Articular cavity

髌韧带
Patellar lig.

髌下深囊
Deep infrapatellar bursa

膝下外侧动脉
Inferior lateral genicular a.

胫骨粗隆
Tibial tuberosity

腓骨头
Head of fibula

194. 膝外侧面局解（二）
Topography of lateral aspect of the knee

膝关节　外面敞开

膝关节已从外面敞开，显露股骨髁和胫骨髁关节面、外侧半月板、髌关节面、髌上囊、髌下滑膜襞、髌下脂体、髌下深囊等结构。

一、膝上外侧动脉

膝上外侧动脉分布于股骨外侧髁，膝中动脉分布于外侧半月板等结构。

二、胫前返动脉

胫前返动脉（Anterior tibial recurrent a.）在胫前动脉穿过小腿骨间膜后发出，上行穿过胫骨前肌，参加膝关节网和髌网。

三、腓总神经

腓总神经分出腓浅和腓深神经，腓深神经发出返支分布胫腓关节和胫骨前外面，并有分支至膝关节，支配髌下脂体和邻近关节囊。

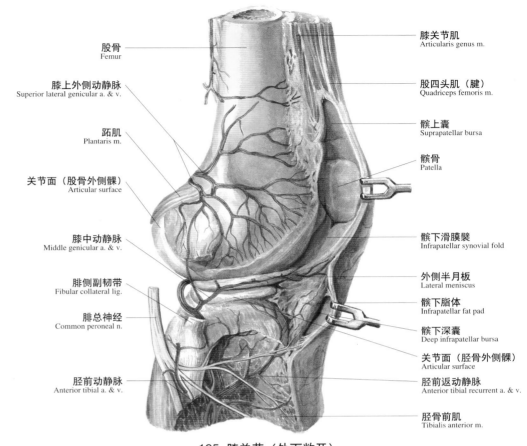

股骨
Femur

膝上外侧动静脉
Superior lateral genicular a. & v.

跖肌
Plantaris m.

关节面（股骨外侧髁）
Articular surface

膝中动静脉
Middle genicular a. & v.

腓侧副韧带
Fibular collateral lig.

腓总神经
Common peroneal n.

胫前动静脉
Anterior tibial a. & v.

膝关节肌
Articularis genus m.

股四头肌（腱）
Quadriceps femoris m.

髌上囊
Suprapatellar bursa

髌骨
Patella

髌下滑膜襞
Infrapatellar synovial fold

外侧半月板
Lateral meniscus

髌下脂体
Infrapatellar fat pad

髌下深囊
Deep infrapatellar bursa

关节面（胫骨外侧髁）
Articular surface

胫前返动静脉
Anterior tibial recurrent a. & v.

胫骨前肌
Tibialis anterior m.

195. 膝关节（外面敞开）
The knee joint（Opened from lateral aspect）

第四节　膝内侧面

膝内侧面表面解剖

前为隆起的髌骨[1]、髌韧带[2]及胫骨粗隆[3]，后为股骨外侧髁和胫骨外侧髁，它们在皮下皆可扪及。用指尖沿股骨内侧缘向下按摸，首先遇到的骨隆起，即为收肌结节，其位置平齐髌线，是大收肌远端纤维抵止处。

髌骨上内方的隆起是股内侧肌扩张部[4]，股骨内侧髁后部，有缝匠肌、股薄肌及半腱肌腱越过。此三肌腱向下止于胫骨内侧髁内面，称鹅足（Pes anserinus）。

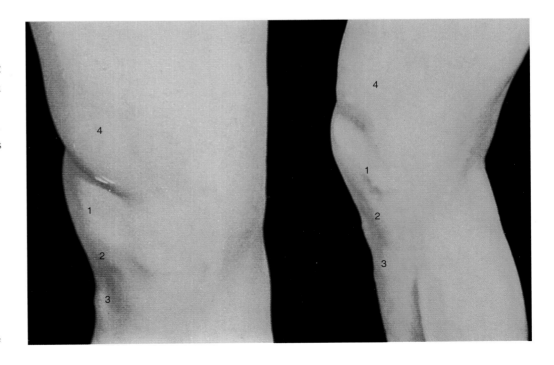

196. 膝内侧面表面解剖
Surface anatomy of medial aspect of the knee

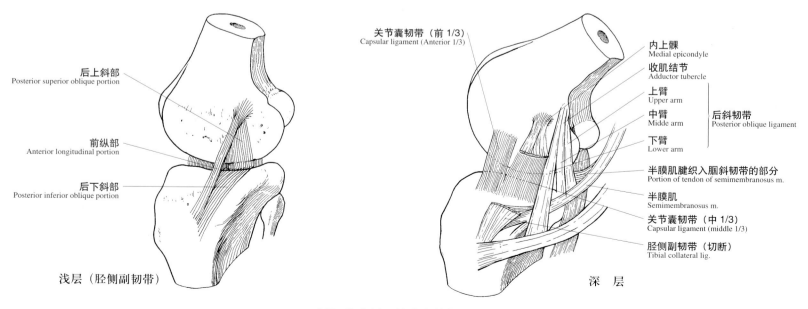

膝内侧面局解（一）

膝内侧面浅层诸结构，前方为股内侧肌扩张部、髌骨和髌韧带，稍后为髌内侧支持带和大隐静脉，最后为缝匠肌、股薄肌和半腱肌，此三肌大多移行于腱，抵于胫骨内侧髁内面，三肌止腱相互愈着，状如鹅掌，称鹅足（Pes anserinus），其与骨面之间有鹅足囊（Anserine bursa）。

股薄肌后方、半腱肌深面有半膜肌，经膝关节后内侧，抵于胫骨内侧髁上缘和腘斜韧带，并延续于腘肌筋膜。止点下有半膜肌囊。

图中缝匠肌被牵向前，显露膝降动脉和隐神经。两者穿股收肌腱板后，于缝匠肌深面偕行向下。隐神经发髌下支（Infrapatellar br.），穿出深筋膜参与髌丛。膝降动脉发出关节支和隐支，关节支参加髌网，隐支滋养小腿内侧面。

缝匠肌
Sartorius m.

股内侧肌
Vastus medialis m.

隐支（膝降动脉）
Saphenous br. (descending genicular a.)

股薄肌
Gracilis m.

隐神经
Saphenous n.

髌骨
Patella

半膜肌
Semimembranosus m.

半腱肌
Semitendinosus m.

关节支（膝降动脉）
Articular br. (descending genicular a.)

腓总神经
Common peroneal n.

髌下支（隐神经）
Infrapatellar br. (saphenous n.)

胫骨粗隆
Tibial tuberosity

外侧头
Lateral head

内侧头
Medial head

腓肠肌
gastrocnemius m.

膝降动脉
Descending genicular a.

大隐静脉
Great saphenous v.

197. 膝内侧面局解（一）
Topography of medial aspect of the knee

后上斜部
Posterior superior oblique portion

前纵部
Anterior longitudinal portion

后下斜部
Posterior inferior oblique portion

关节囊韧带（前 1/3）
Capsular ligament (Anterior 1/3)

内上髁
Medial epicondyle

收肌结节
Adductor tubercle

上臂
Upper arm

中臂
Midde arm

下臂
Lower arm

后斜韧带
Posterior oblique ligament

半膜肌腱织入腘斜韧带的部分
Portion of tendon of semimembranosus m.

半膜肌
Semimembranosus m.

关节囊韧带（中 1/3）
Capsular ligament (middle 1/3)

胫侧副韧带（切断）
Tibial collateral lig.

浅层（胫侧副韧带）

深层

198. 膝内侧面的稳定结构
Stabilizers of medial aspect of the knee

膝内侧面的稳定结构

膝内侧面的支持结构亦分前、中、后3部。前1/3部由薄的囊韧带和膝内侧支持带构成，两者融为一体，上续股内侧肌扩张部，下附胫骨关节缘。中1/3部由较强的囊韧带和浅层的胫侧副韧带组成，两者紧密融合，囊韧带与内侧半月板相连，可分半月板股部和半月板胫部。后1/3部，囊韧带较厚，名为后斜韧带 (Posterior oblique ligament)，它的支持机能由半膜肌腱及其腱膜和腘斜韧带而得到增强。

一、胫侧副韧带

胫侧副韧带 (Tibial collateral ligament) 居膝关节内侧。过去将此韧带分浅、深两层，近年来，胫侧副韧带专指浅层而言，深层则称内侧关节囊韧带。

胫侧副韧带起自股骨内上髁收肌结节下方，止于胫骨内侧面关节缘下方4~5cm处。全体呈扁宽三角形，基底向前，尖向后。基底部纤维纵行，长约10cm，向下稍前，称前纵部。前纵部与胫骨上端之间有膝下内侧动脉和神经通过，并常有一滑液囊，关节屈曲时，韧带可向后滑动4mm。鹅足斜跨其下部，并有鹅足囊介于其间。后部位于关节线上下，由短纤维构成，分为后上斜部和后下斜部。后上斜部起于前纵部上端后缘，斜向后下，止于胫骨内侧髁后缘和内侧半月板后缘。后下斜部起于前纵部下端后缘，斜向后上，越过半膜肌腱，止点与后上斜部相同。因之，胫侧副韧带在内侧半月板表面的部分最宽。胫侧副韧带与深面的关节囊韧带似乎紧密融合，但一些地方彼此分开，损伤时它们可在不同平面撕裂。

胫侧副韧带在保持膝关节内侧稳定及调节关节活动上起重要作用，其紧张度随关节位置而变化。膝关节全伸位 (180°) 时，韧带全部绷紧；膝全屈位时，韧带前纵部紧张，后上斜部和后下斜部松弛；膝半屈位时，韧带大部弛缓，此时，小腿可有少许外展和旋转活动。由于它与内侧半月板密切相连，可稍限制半月板的活动范围。胫侧副韧带紧张时，其传入神经冲动可使膝关节周围肌肉反射性收缩，以增强关节的稳定。

二、内侧关节囊韧带

内侧关节囊韧带 (Medial capsular ligament) 较短，构成关节囊一部。起自股骨内侧髁，止于胫骨内侧髁内面和关节边缘，可分前、中、后3部。前部伸膝时略松弛，屈膝时紧张。中部与内侧半月板相连，可分半月板股部和半月板胫部。前者稍紧张，使半月板与股骨联系较紧，后者稍松弛，允许半月板与胫骨平台之间产生活动。

三、后斜韧带

后斜韧带 [Posterior oblique ligament (Hughston & Eilers)]，后部即后斜韧带。后斜韧带近端附于收肌结节，远端附于胫骨和囊的后面。有3个臂；上臂与后关节囊和腘斜韧带相续，中臂附于胫骨后关节缘及半膜肌上缘中点，下臂不甚明显，附于半膜肌腱鞘。后斜韧带对膝关节起静力和动力稳定作用。膝屈曲时，半膜肌收缩，使后斜韧带紧张 (尤其是中臂)，可稳定膝于屈曲姿势，并向外牵拉内侧半月板后角，使它避免嵌于两骨髁中间。

胫 侧 副 韧 带 损 伤

胫侧副韧带损伤较为常见，多为膝轻度屈曲时小腿突然外展的结果。当外力撞击小腿或膝外侧时，股骨内收内旋，胫骨外展，膝内侧间隙增大，遂导致胫侧副韧带撕裂。当足球运动员的支持腿向内侧倾斜，身体处于不平衡状态时，如重力砸于膝关节外侧，可致胫侧副韧带损伤；又如初滑冰者小腿不恰当地外翻或内、外旋时，也易引起胫侧副韧带撕裂。外力较轻时可发生韧带劳损或部分纤维撕裂，严重时可发生完全撕裂或合并前交叉韧带或半月板的撕裂或撕脱骨折，韧带断端可窜入关节间隙，挠乱关节活动。

胫侧副韧带破裂后，膝外侧肿胀、疼痛，检查被动外展运动时为阳性，膝表现侧方不稳。充分伸膝时，小腿仍可出现异常的外展运动。

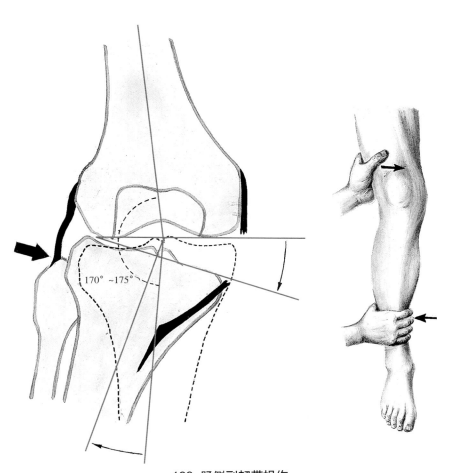

199. 胫侧副韧带损伤
Lesion of the tibial collateral ligament

膝关节肌
Articularis genus m.

股四头肌
Quadriceps femoris m.

髌上囊
Suprapatellar bursa

关节腔
Articular cavity

髌骨
Patella

内侧髁关节面
Articular surface of medial condyle

翼状襞
Alar folds

内侧半月板
Medial meniscus

髌韧带
Patellar lig.

胫骨粗隆
Tibial tuberosity

鹅足
Pes anserinus

大收肌
Adductor magnus m.

股骨
Femur

膝上内侧动脉
Superior medial genicular a.

腘动脉
Popliteal a.

关节支（胫神经）
Articular br. (tibial n.)

关节囊（附着缘）
Articular capsule

半膜肌（腱）
Semimembranosus m.

收肌结节
Adductor tubercle

腘斜韧带
Oblique popliteal lig.

胫侧副韧带
Tibial collateral lig.

鹅足囊
Anserine bursa

腘肌
Popliteus m.

200. 膝内侧面局解（二）
Topography of medial aspect of the knee

膝关节内面敞开

胫侧副韧带及关节囊全部切除，从内面展示敞开的膝关节。

膝降动脉、膝上内侧动脉和膝下内侧动脉等血管分布于股骨髁和胫骨髁内面，并发支滋养内侧半月板等结构。

膝内侧面局解（二）

关节囊前部切除，关节腔敞开，显露膝关节肌、髌上囊、翼状襞、内侧半月板、股骨髁及胫骨髁关节面诸结构。

大收肌腱向下抵于收肌结节。其下方有胫侧副韧带（Tibial collateral lig.）起始。胫侧副韧带呈扁三角形，与关节囊紧密相贴。

缝匠肌、股薄肌和半腱肌的抵止腱形成鹅足（Pes anserinus），其深面有鹅足囊（Anserine bursa）。

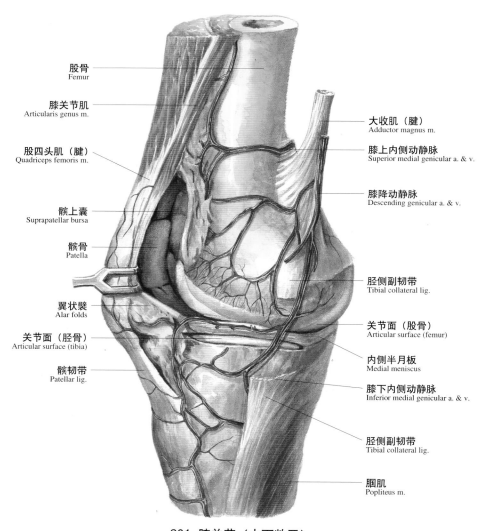

股骨
Femur

膝关节肌
Articularis genus m.

股四头肌（腱）
Quadriceps femoris m.

髌上囊
Suprapatellar bursa

髌骨
Patella

翼状襞
Alar folds

关节面（胫骨）
Articular surface (tibia)

髌韧带
Patellar lig.

大收肌（腱）
Adductor magnus m.

膝上内侧动静脉
Superior medial genicular a. & v.

膝降动静脉
Descending genicular a. & v.

胫侧副韧带
Tibial collateral lig.

关节面（股骨）
Articular surface (femur)

内侧半月板
Medial meniscus

膝下内侧动静脉
Inferior medial genicular a. & v.

胫侧副韧带
Tibial collateral lig.

腘肌
Popliteus m.

201. 膝关节（内面敞开）
The knee joint (Opened from medial aspect)

第五节　膝部动脉和造影

膝部动脉分布

膝部动脉主干为腘动脉。腘动脉有 30 支以上口径不等的分支。它们可分滋养膝关节的关节支和滋养邻近肌肉的肌支两类。关节支与其他动脉的分支在膝关节周围形成丰富的动脉吻合——膝关节网和髌网。

一、膝关节网

膝关节网（Genicular articular rete）由腘动脉发出的膝上内侧动脉、膝上外侧动脉、膝下内侧动脉、膝下外侧动脉和膝中动脉以及由膝降动脉关节支、旋股外侧动脉降支和胫前返动脉等组成。上述腘动脉的五个关节支大而恒定，单干或共干发出，除膝下外侧动脉越过腘肌腱外，其余皆紧贴骨面绕行。膝下外侧动脉位置较高，贴外侧半月板绕行，膝下内侧动脉绕胫骨内侧髁前行，两者在髌韧带下方形成髌下动脉丛。上述各动脉在髌骨前面形成髌网（Patellar rete）。膝关节网和髌网发出骺支滋养股骨下端、胫骨上端、髌骨和膝关节。

二、腘动脉肌支

腘动脉肌支通常有 6 ~ 12 支，可分升支和降支。升支向上外或上内走行，滋养股后肌群，并与股深动脉的第三穿动脉、股动脉分支和坐骨神经伴行动脉等吻合。降支下行入小腿后肌群，最粗大者是腓肠动脉（Sural arteries），为数 2 ~ 5 支，平膝关节线或以上发出，腓肠动脉可与股动脉肌支、第三穿动脉、膝关节动脉、胫后动脉分支和腓动脉分支等吻合，此动脉对小腿侧支循环有很大意义。

腘动脉损伤是一个较严重问题，如损伤后即刻结扎，多发生小腿坏疽，伤后数天结扎，血肿形成，则稍好些；如发展成假性动脉瘤，数月后进行结扎，则危险性较小。结扎腘动脉宜在膝关节线以上、腘窝上部进行，可保留腓肠动脉的侧支循环。在腘窝内侧切开皮肤和皮下组织，暴露大隐静脉和隐神经，打开深筋膜，将缝匠肌、半膜肌和上述神经血管牵向后，将大收肌腱牵向前，在此间隙深入即可找到腘血管神经鞘，腘动脉在腘静脉的前内侧。

三、膝部骨骼的动脉供应

膝部骨骼的动脉供应股骨内、外侧髁由膝上内侧、外侧动脉和膝降动脉关节支等分布，它们在股骨髁上形成扇形分支，并形成致密的动脉吻合网。由它们发出骺动脉，从侧方进入股骨髁，还有一后髁间辐状动脉，由股骨髁间切迹上方进入，滋养髁的大部。

胫骨内、外侧髁由膝下内侧、外侧动脉、膝中动脉和胫前返动脉供给，它们沿胫骨髁绕行，形成动脉网，发出后髁间辐状动脉、骺动脉、前髁间辐状动脉和前降骺动脉等滋养胫骨髁骨质。

髌骨的血运由髌下动脉丛发出的髌骨下极动脉和由髌网发出的髌骨中央滋养动脉供应。前者从髌尖部稍后进入，滋养髌骨下部；后者由髌骨前面进入，滋养髌骨上中部。

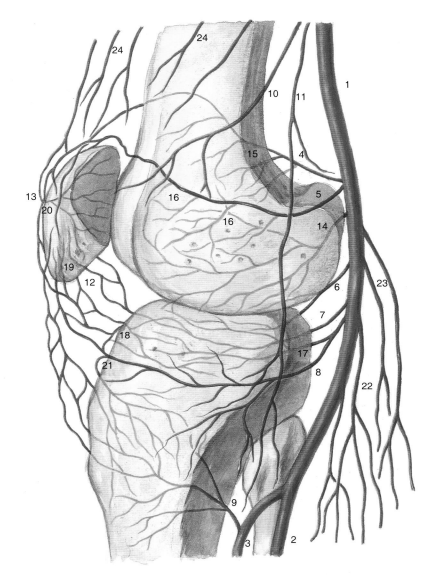

1. 腘动脉
   Popliteal a.
2. 胫后动脉
   Posterior tibial a.
3. 胫前动脉
   Anterior tibial a.
4. 膝上外侧动脉
   Superior lateral genicular a.
5. 膝上内侧动脉
   Superior medial genicular a.
6. 膝中动脉
   Middle genicular a.
7. 膝下外侧动脉
   Inferior lateral genicular a.
8. 膝下内侧动脉
   Inferior medial genicular a.

9. 胫前返动脉
   Anterior tibial recurrent a.
10. 关节支（膝降动脉）
    Articular br. (descending genicular a.)
11. 隐支（膝降动脉）
    Saphenous br. (descending geniclular a.)
12. 髌下动脉丛
    Infrapatellar arterial plexus
13. 髌网
    Patellar rete
14. 股骨髁间辐状动脉
    Intercondylar radiate artery of femur
15. 骺动脉（膝上外侧动脉）
    Epiphysial arteries
16. 骺动脉（膝上内侧动脉）
    Epiphysial arteries

17. 胫骨后髁间辐状动脉
    Posterior intercondylar radiate artery of tibia
18. 胫骨前髁间辐状动脉
    Anterior intercondylar radiate artery of tibia
19. 髌骨下极动脉
    Arteries to inferior pole of patella
20. 髌骨中央滋养动脉
    Central nutrient arteries of patella
21. 胫骨前降骺动脉
    Anterior descending epiphysial artery of tibia
22. 腓肠动脉
    Sural arteries
23. 小腿皮动脉
    Cutaneous arteries of leg
24. 股四头肌动脉
    Arteries to the quadriceps femoris

202. 膝部动脉分布（半模式图）
Arterial distribution of the knee region (Semidiagram)

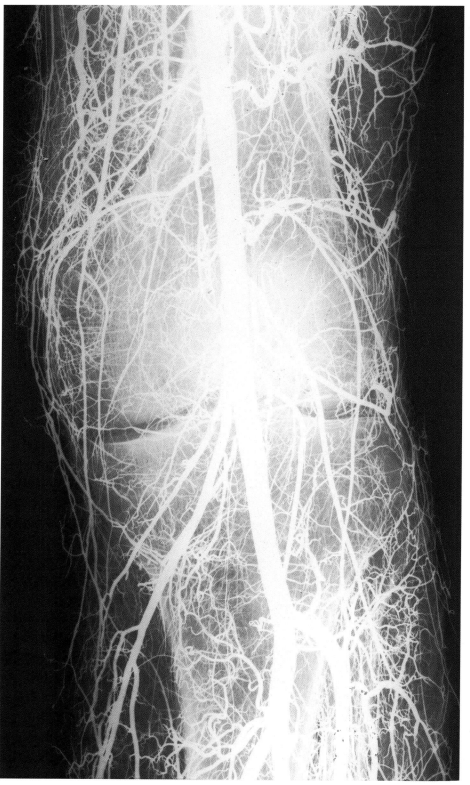

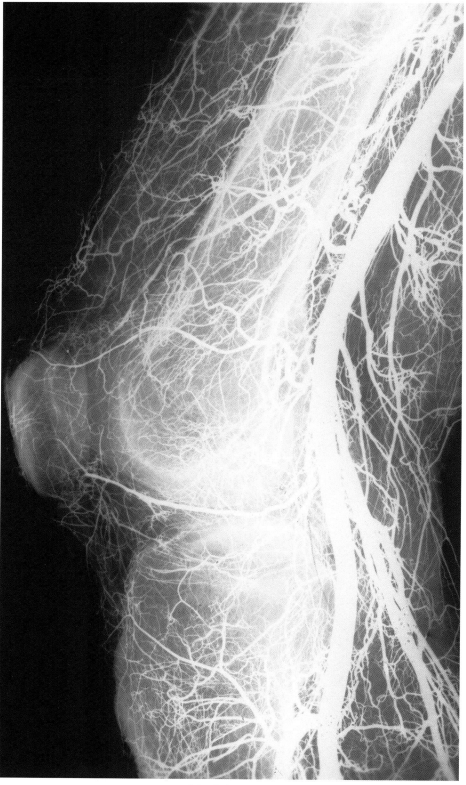

203. 膝部动脉造影（前后位）
An arteriogram of the knee region （Anterior posterior view）

204. 膝部动脉造影（侧位）
An arteriogram of the knee region （Lateral view）

第六节 膝 关 节

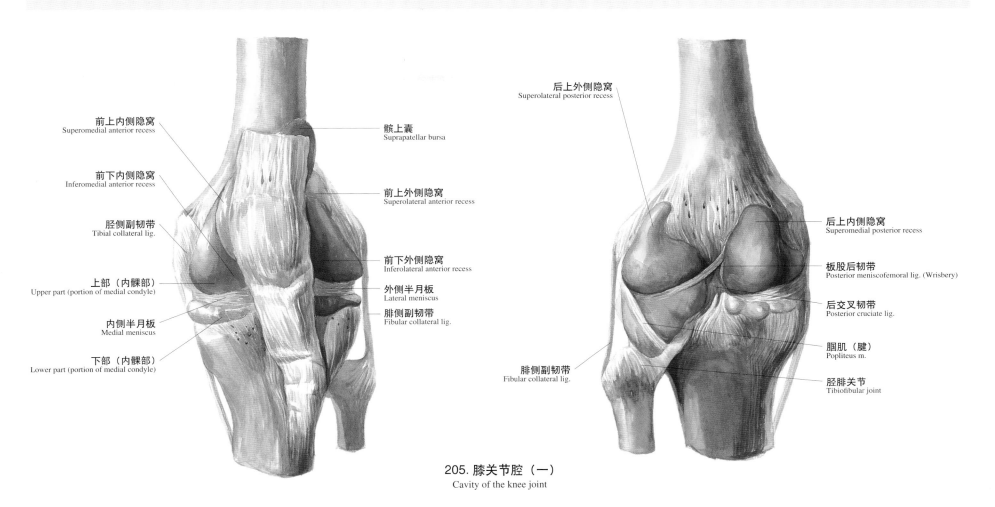

前上内侧隐窝
Superomedial anterior recess

前下内侧隐窝
Inferomedial anterior recess

胫侧副韧带
Tibial collateral lig.

上部（内髁部）
Upper part (portion of medial condyle)

内侧半月板
Medial meniscus

下部（内髁部）
Lower part (portion of medial condyle)

髌上囊
Suprapatellar bursa

前上外侧隐窝
Superolateral anterior recess

前下外侧隐窝
Inferolateral anterior recess

外侧半月板
Lateral meniscus

腓侧副韧带
Fibular collateral lig.

后上外侧隐窝
Superolateral posterior recess

后上内侧隐窝
Superomedial posterior recess

板股后韧带
Posterior meniscofemoral lig. (Wrisbery)

后交叉韧带
Posterior cruciate lig.

腘肌（腱）
Popliteus m.

胫腓关节
Tibiofibular joint

腓侧副韧带
Fibular collateral lig.

205. 膝关节腔（一）
Cavity of the knee joint

膝关节腔

膝关节腔（Cavity of the knee joint）由股骨、胫骨、髌骨的关节面和周围的滑膜围成。膝关节的滑膜是全身关节中面积最大者，本身形成一些皱襞和绒毛，分泌滑液，滑膜中分布有丰富的感觉神经终末，受到刺激时引起疼痛。

1. 膝关节腔的分布 胚胎期间，膝关节腔可分二部，即内、外髁部。内、外髁部中间有一隔障，此隔上缘前方游离，自髌骨下缘起始，向后附于股骨髁间切迹前缘；下缘附于胫骨髁间结节。诞生前，膝关节腔即由此两部构成，前大后小。诞生后，髌部与髁部之间的界限逐渐消失，中隔的前缘留有翼状襞的痕迹，同时在中隔上出现一个裂隙，这样，隔即分为前后两部，前部为髌下滑膜襞，后部即膝前、后交叉韧带。

成人膝关节腔可分三部，即内、外髁部和一个髌部。内、外髁部以髁间隔为界，髌部与髁部之间借髌下滑膜襞和翼状襞上方的裂隙相通。因之，内、外髁部之间也借髌部和髁间隔上的裂隙相通。除此之外，两个髁部没有别的通路。

2. 髌部 髌部除髌上囊外，尚包括前上内侧隐窝、前上外侧隐窝、前下内侧隐窝和前下外侧隐窝。

髌上囊从髌底向上延伸 6～7 cm，80% 以上的人，髌上囊与膝关节腔相交通。

髌股关节的四个隐窝由髌股关节周围的滑膜形成，滑膜从髌骨侧缘和股四头肌扩张部移行于股骨髁前面。这里的滑膜最易暴露，膝关节镜检查和膝关节腔穿刺常于膝前外侧髌韧带旁进行。临床上，髌股关节由于先天异常、外伤等原因，髌股关节滑膜皱襞可嵌入髌骨和股骨髌面之间，产生髌股关节滑膜嵌入症（Synovial interposing），引起关节疼痛（半蹲疼、跳起疼、髌骨

压疼、抗阻伸膝疼），运动员有时发生此症，为膝关节内紊乱的重要原因之一。

3. 内、外髁部 内、外髁部因有半月板介于其间，每部又分为上、下两部。上、下部只能借半月板凹游离缘相交通。半月板外缘则有冠状韧带附着于胫骨关节缘下方约 6 mm 处。内、外髁部在股骨髁后方也存在两个隐窝，即后上内侧隐窝和后上外侧隐窝，两窝借后交叉韧带和板股后韧带分开。有炎症时，这两部分可以分隔。

膝关节腔中充有滑液，为一种黏稠和滑润的淡黄色液体，滑液量很少，仅 0.5～3.0 ml，pH8.2～8.4，比重 1.040，黏度 10.7～20，固体成分占 4%～4.4%，每立方毫米中含细胞 60 个左右，很少超过 200 个，95% 为单核细胞，5% 为多形核细胞。滑液保持关节面润滑并供应软骨以适当营养，在屈伸运动时，关节面经常浴于新鲜的滑液中。

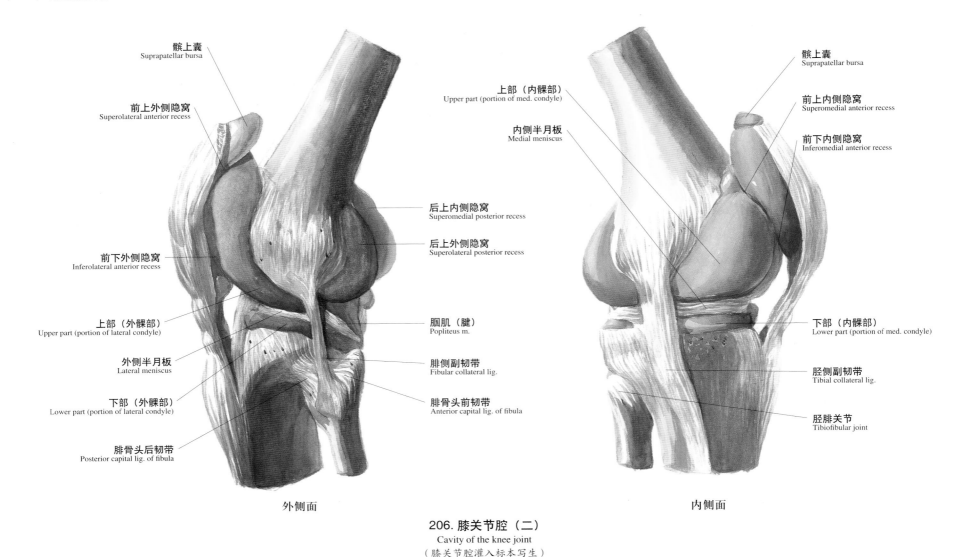

外侧面

髌上囊
Suprapatellar bursa

前上外侧隐窝
Superolateral anterior recess

前下外侧隐窝
Inferolateral anterior recess

上部（外髁部）
Upper part (portion of lateral condyle)

外侧半月板
Lateral meniscus

下部（外髁部）
Lower part (portion of lateral condyle)

腓骨头后韧带
Posterior capital lig. of fibula

上部（内髁部）
Upper part (portion of med. condyle)

内侧半月板
Medial meniscus

后上内侧隐窝
Superomedial posterior recess

后上外侧隐窝
Superolateral posterior recess

腘肌（腱）
Popliteus m.

腓侧副韧带
Fibular collateral lig.

腓骨头前韧带
Anterior capital lig. of fibula

髌上囊
Suprapatellar bursa

前上内侧隐窝
Superomedial anterior recess

前下内侧隐窝
Inferomedial anterior recess

下部（内髁部）
Lower part (portion of med. condyle)

胫侧副韧带
Tibial collateral lig.

胫腓关节
Tibiofibular joint

内侧面

206. 膝关节腔（二）
Cavity of the knee joint
（膝关节腔灌入标本写生）

在病理条件下，如关节炎症、积血、积脓或关节出血，关节腔容易增大，液体可蓄积于髌上囊及上述各隐窝中。液体在腔内的分布依膝关节的位置而变化。伸膝时，液体蓄积于髌上囊和膝前隐窝中；屈膝时，髌上囊由于股四头肌腱的压迫，液体则被推入膝后隐窝中；半屈位时，膝关节腔容量最大，可容 88 ml 液体（为最大容量位）。此时，腔内液体处于最小张力下，病人感到疼痛最小。因此，有渗出性膝关节炎的病人经常采取半屈位。

膝关节炎症时，膝前部和后部的隐窝可因炎症而相互隔开，液体被阻遏。因此，仅切开关节囊前壁不能充分排脓，必须同时切开后隐窝。

膝关节后隐窝常与周围滑膜囊相交通。如膝后内侧隐窝可与腓肠肌内侧头滑膜囊和半膜肌滑膜囊相通，膝后外侧隐窝可与腘肌下隐窝相通。因此，膝化脓性关节炎时，脓液可以扩散至膝周围的滑膜囊，常常形成关节旁脓肿。

膝关节囊的附着

膝关节囊由外层的纤维膜和内层的滑膜构成，构造复杂，囊壁薄而坚韧，但大部分被周围的韧带、肌腱和肌肉增强。膝关节的滑膜也是人体关节中最广阔最复杂的结构。

膝关节囊的形态，犹如连结股骨和胫骨的一个圆筒，但筒的后壁向前凹入，成一中隔，几乎把关节腔分成内外两半。筒的前壁有一圆窗容纳髌骨。

一、关节囊在股骨髁和胫骨髁的附着

1. 在前方 囊附着于股骨髌面上方浅窝的边缘，关节囊的滑膜由此向上突出，形成髌上囊，有膝关节肌抵于囊顶。髌上囊前壁与股内、外侧肌疏松相贴，

此囊仅由滑膜形成，没有纤维膜。关节囊的滑膜自髌向下抵于胫骨关节面远侧 3～6 mm。在髌骨和髌韧带两侧，关节囊被髌内、外侧支持带所增强，而髌外侧支持带又被髂胫束增强。

2. 在两侧 囊附着于构成髌旁隐窝的股骨髌面边缘，继沿股骨髁关节面边缘后行，高出关节面边缘约 12.5 mm，内、外上髁居关节囊之外。囊向下抵于胫骨髁关节面远方 3～6 mm。在内侧面，囊与胫侧副韧带后部交织；在内上髁与内侧半月板凸缘之间，囊增厚形成内侧关节囊韧带，居胫侧副韧带深层。在外侧面，纤维膜附着于腘肌起点的上方，滑膜附着于腘肌起点的下方。因之，腘肌腱居于纤维性关节囊之内，但腓侧副韧带与关节囊分离。

3. 在后方 囊附着于股骨髁关节后上缘，恰在腓肠肌两个头起始处下方，因之，囊衬于肌肉深面并把肌肉与股骨髁分开。囊在此区增厚形成所谓"髁板"

（Condylar plate）。在髁间切迹处，滑膜沿股骨髁关节面后缘，向前达切迹深部，附于两髁对面。在股骨内侧髁外面，囊附于后交叉韧带起点下方，在外侧髁内面，囊附着于前交叉韧带起点下方与关节面之间。

囊从股骨向下附于胫骨。在两侧止于胫骨关节面远方3～6 mm处。但在中央部，滑膜沿胫骨髁间后窝边缘向前凹入，然后行于两个髁间结节中间，达髁间前窝，并包绕前交叉韧带的抵止处。因之，前、后交叉韧带及其在股骨和胫骨的起止皆被滑膜所包裹，换言之，皆居于膝关节腔之外。

膝关节囊后壁，上方被腓肠肌两个头增强，中部被腘斜韧带增强，在腘斜韧带之下，关节囊被由关节腔内出现的腘肌腱所贯穿。

膝关节囊的纤维膜，深面附着于内、外侧半月板周缘，连结半月板与胫骨的纤维常称冠状韧带（Coronary ligament）。

股骨下端的骺线位于膝关节腔中，只有它的两侧部位于关节囊外。胫腓骨上端的骺线皆位于关节囊外。

二、膝关节囊滑膜的特殊分布

1. 在关节前上方 滑膜突出于纤维膜之外，在股骨髌面和股四头肌之间形成一个隐窝，名髌上囊（Suprapatellar bursa），与关节腔相通。

2. 在后壁 滑膜围绕腘肌腱并随其突出于纤维膜之外，在外侧半月板后缘与腘肌腱之间形成腘肌下隐窝（Subpopliteal recess）。有10%的人，此隐窝与胫腓关节腔相通。

3. 在髌下方 滑膜借髌下脂体（Intrapatellar fat pad）与髌韧带相隔，因此，滑膜覆盖着髌下脂体突入于关节腔中，形成两个大的翼状襞（Alar folds）。于两个翼状襞中间，滑膜集聚成一长带，连于股骨髁间切迹前方，形成髌下滑膜襞（Infrapatellar synovial fold）。

4. 在两侧 滑膜衬于关节囊内面并附着于半月板周缘，而半月板上下面没有滑膜覆盖。

三、交叉韧带与滑膜的关系

前、后交叉韧带被从后方凹入的滑膜所包绕，滑膜从前方及两侧覆盖着韧带。在后方，滑膜从后交叉韧带两侧反折到邻近的纤维囊上，纤维囊后部中央没有滑膜衬贴。因之，膝交叉韧带属于滑膜外纤维膜内的结构，容藏在双层滑膜皱襞内。实际上，交叉韧带如同外部韧带，增厚关节囊壁，不过这种增厚发生在膝的中央部。

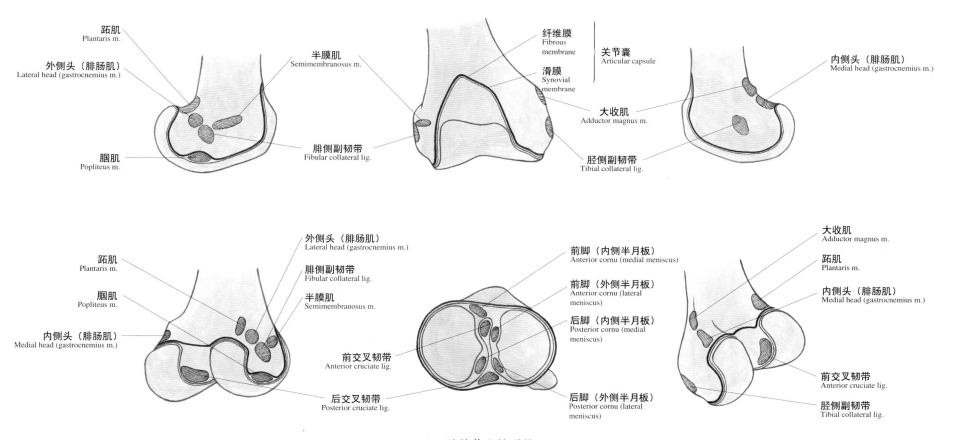

207. 膝关节囊的附着
Attachment of capsule of the knee joint

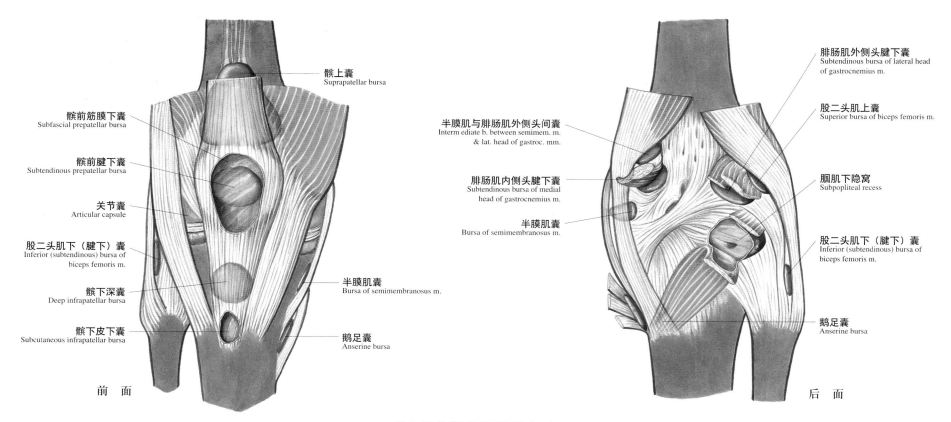

髌上囊
Suprapatellar bursa

髌前筋膜下囊
Subfascial prepatellar bursa

髌前腱下囊
Subtendinous prepatellar bursa

关节囊
Articular capsule

股二头肌下（腱下）囊
Inferior (subtendinous) bursa of biceps femoris m.

髌下深囊
Deep infrapatellar bursa

髌下皮下囊
Subcutaneous infrapatellar bursa

半膜肌囊
Bursa of semimembranosus m.

鹅足囊
Anserine bursa

腓肠肌外侧头腱下囊
Subtendinous bursa of lateral head of gastrocnemius m.

股二头肌上囊
Superior bursa of biceps femoris m.

半膜肌与腓肠肌外侧头间囊
Interm ediate b. between semimem. m. & lat. head of gastroc. mm.

腘肌下隐窝
Subpopliteal recess

腓肠肌内侧头腱下囊
Subtendinous bursa of medial head of gastrocnemius m.

半膜肌囊
Bursa of semimembranosus m.

股二头肌下（腱下）囊
Inferior (subtendinous) bursa of biceps femoris m.

鹅足囊
Anserine bursa

前 面

后 面

208. 膝关节周围滑膜囊（一）
Synovial bursae around the knee joint

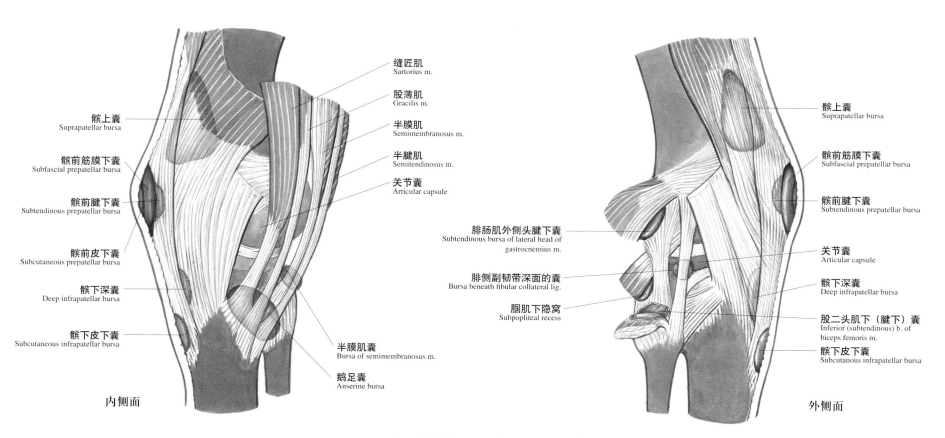

髌上囊
Suprapatellar bursa

髌前筋膜下囊
Subfascial prepatellar bursa

髌前腱下囊
Subtendinous prepatellar bursa

髌前皮下囊
Subcutaneous prepatellar bursa

髌下深囊
Deep infrapatellar bursa

髌下皮下囊
Subcutaneous infrapatellar bursa

缝匠肌
Sartorius m.

股薄肌
Gracilis m.

半膜肌
Semimembranosus m.

半腱肌
Semitendinosus m.

关节囊
Articular capsule

半膜肌囊
Bursa of semimembranosus m.

鹅足囊
Anserine bursa

腓肠肌外侧头腱下囊
Subtendinous bursa of lateral head of gastrocnemius m.

腓侧副韧带深面的囊
Bursa beneath fibular collateral lig.

腘肌下隐窝
Subpopliteal recess

髌上囊
Suprapatellar bursa

髌前筋膜下囊
Subfascial prepatellar bursa

髌前腱下囊
Subtendinous prepatellar bursa

关节囊
Articular capsule

髌下深囊
Deep infrapatellar bursa

股二头肌下（腱下）囊
Inferior (subtendinous) b. of biceps femoris m.

髌下皮下囊
Subcutanous infrapatellar bursa

内侧面

外侧面

209. 膝关节周围滑膜囊（二）
Synovial bursae around the knee joint

膝关节周围的滑膜囊

膝关节承负重荷,运动量大,肌肉和肌腱布满四周,因之,滑膜囊较多。滑膜囊的存在对肌腱运动起缓冲作用,与关节腔相通的滑膜囊同时可扩大滑膜分泌和散热的面积,但滑膜囊也常为病变发生的部位。

一、膝前侧滑膜囊

位于髌骨及髌韧带周围,有4个,即髌上囊、髌前皮下囊、髌下皮下囊和髌下深囊。

1. **髌上囊(Suprapatellar bursa)** 为膝部最大的滑膜囊,位髌底上方及股四头肌腱深面,通常与膝关节滑膜腔广阔相通,可视为膝关节滑膜腔的一部分。

髌上囊高出髌底6~7cm,位于股四头肌腱与股骨前面之间。囊前壁紧密黏附于腱的中央部,两侧借少量脂肪与股内侧肌和股外侧肌相贴;后方借脂肪垫覆于股骨前面;囊的上缘和两侧接受少许来自股四头肌的迷离肌束,称膝关节肌(Articularis genus m.),或称滑膜张肌(Tensor synovialis m.),可向上牵引髌上囊。80%的人囊下方与膝关节腔广泛交通,20%的人此通道被一残留的胚胎隔或完整的膜与膝关节腔分开。此纤维环称髌上滑膜襞(Suprapatellar synovial fold),在两侧特别显著,它距髌底侧缘约1.5 cm。由于髌上囊向上延伸,当膝前方手术时,切口即使距髌骨上缘相当远,也容易误入膝关节腔。

2. **髌前皮下囊(Subcutaneous prepatellar bursa)** 相当于鹰嘴皮下囊,位于髌骨前方的深层皮下组织内,在髌骨下半和髌韧带上半与皮肤之间。有时可高过髌骨,位股四头肌腱前方。膝伸直时,髌骨前方的皮肤很为松弛;屈膝时,松弛的皮肤变得紧张,皱褶消失。髌前皮下囊的存在可使膝前皮肤自由滑动,免受摩擦。由于囊位置表浅,膝前面如经常遭受压迫和摩擦,皮下囊可肿大。

髌前皮下囊的位置有浅深不同。有时位于阔筋膜的深面与股四头肌腱之间,称髌前筋膜下囊(Subfascial prepatellar bursa);有时位于股四头肌腱覆盖髌骨上的部分与髌骨骨膜之间,称髌前腱下囊(Subtendinous prepatellar bursa)。

3. **髌下皮下囊(Subcutanous infrapatellar bursa)** 在胫骨粗隆下半与皮肤之间,跪位时与地面接触者即为胫骨粗隆、髌韧带及髌尖等部位。此时,髌下皮下囊可减少摩擦。

4. **髌下深囊(Deep infrapatellar bursa)** 位于髌韧带深面与胫骨之间,是恒定的大囊,在胚胎时期即出现,不与关节腔相通。

二、膝外侧滑膜囊

(1) 股二头肌下(腱下)囊 [Inferior (subtendinous) bursa of biceps femoris m.] 在股二头肌腱附着点与腓侧副韧带之间,通常新生儿即出现。

(2) 腓肠肌外侧头腱下囊(Subtendinou bursa of lateral head of gastrocnemius m.) 在腓肠肌外侧头起始处的深面,出现率为1/6,有时与膝关节腔相通。

(3) 腘肌下隐窝(Subpopliteal recess) 常为膝关节滑膜的延伸,此隐窝介于腘肌起始部、外侧半月板、胫骨外侧髁和胫腓关节之间。恰靠半月板边缘,与关节腔交通。此隐窝可使膝关节腔在半月板上下相通。腘肌腱借伸展的滑液囊与外侧半月板、胫骨上端及胫腓关节相隔。有时,此隐窝与胫腓关节腔相通。

(4) 腓侧副韧带与腘肌腱之间的滑膜囊。

三、膝内侧滑膜囊

(1) 鹅足囊(Anserine bursa) 位于缝匠肌腱、股薄肌腱、半腱肌腱与胫侧副韧带之间,由于此三肌腱借致密的纤维膜相连,形似鹅足,故名。此囊大而恒定,胎儿时即出现。

(2) 半膜肌囊(Bursa of semimenbranosus m.) 位半膜肌腱附着点与胫骨内侧髁和腓肠肌内侧头之间,有时与膝关节腔相通,或与腓肠肌内侧头腱下囊相通。

(3) 腓肠肌内侧头腱下囊(Subtendinous bursa of medial head of gastrocnemius m.) 位腓肠肌内侧头深面与覆盖股骨内侧髁的关节囊之间,与膝关节腔的内髁部相通,还与半膜肌囊相通。

(4) 胫侧副韧带深面与关节囊之间,胫侧副韧带与内侧半月板之间,胫侧副韧带与胫骨之间有一些小囊存在。

(5) 腓肠肌内侧头浅面与半膜肌腱之间,半膜肌腱与胫侧副韧带之间,有时亦存在滑膜囊。

膝关节滑膜囊数量之多少依人有所不同,记述也不一致,此与肌肉发达程度、囊的交通融合情况不一有关。

腘窝囊肿(Popliteal cyst) 又称腘窝滑膜囊炎(Popliteal synovitis) 常继发于膝关节病变,因关节积液、压力增高、滑膜向后突出而成。囊肿通关节者,名滑膜憩室,不通者为滑囊炎。在腓肠肌与半膜肌间的滑膜憩室占全部腘窝滑膜憩室的70%,一般发生于腘窝后内侧,与腓肠肌及半膜肌的腱性部密切相关。开口的位置相当于腓肠肌半膜肌滑膜囊与关节囊的交通口,紧贴腓肠肌内侧头之下。

膝关节腔前部诸结构

人膝关节发展最为完善,在滑膜构造上得到反映,表现为:滑膜面积大,分泌区最广,滑膜包裹的脂肪垫大而多,填充了多余的空间,滑膜与关节周围结构(如肌腱)明显分开,周围病变不易蔓延到关节。膝关节腔前部即存在由滑膜形成的特殊结构。

一、髌下脂体

髌下脂体(Infrapatellar fat pad) 系一团脂肪组织充填于股骨髁下部、胫骨髁间前方、髌骨及髌韧带后方的空隙内。呈四角锥体形,底栖于髌韧带深面,向上可延及髌关节面中点,向两侧可超出髌骨侧缘1 cm。此体上覆滑膜,脂肪连同滑膜突向关节腔内,呈游离翼状突起充填于前部空隙,称此突起为翼状襞。

脂肪垫并非单纯的填充体,当股四头肌收缩时,脂肪垫的内压随之升高,形成一更坚硬的实体。在膝关节负荷达到高峰时,可遏制膝的过度活动并可吸收震荡。

二、翼状襞

翼状襞(Alar folds) 左右各一,边缘薄而游离,基底宽阔,具有衬垫及滑润作用,可防止摩擦,但反复损伤时可引起膝内疾患,如被嵌夹、压迫、出血、肥大等。

三、髌下滑膜襞

髌下脂体上覆滑膜,除形成翼状襞外,其中一部分滑膜自髌骨下缘呈三角形向后延伸,形成一悬垂突出带,抵于股骨髁间切迹前缘,此滑膜带称髌下滑膜襞(Infrapatellar synovial fold)。它可将髌下脂体联系并固定于股骨,与髋关节的股骨头韧带类似,内有血管导入股骨,手术时对其中的血管必需予以结扎,以免过多出血。

四、髌上滑膜襞

髌上滑膜襞(Suprapatellar synovial fold) 为滑膜包裹髌前上脂肪垫形成。髌上脂垫位于股四头肌腱后方及髌上囊前壁之间。此襞可延及髌底两侧1.5 cm 远。

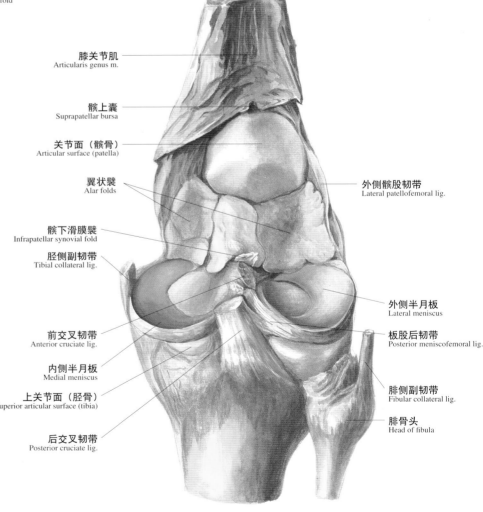

髌上囊
Suprapatellar bursa

髌面
Patellar surface

关节囊
Articular capsule

外侧髁（股骨）
Lateral condyle (femur)

内侧髁（股骨）
Medial condyle (femur)

髌下滑膜襞
Infrapatellar synovial fold

腓侧副韧带
Fibular collateral lig.

胫侧副韧带
Tibial collateral lig.

翼状襞
Alar folds

髌上滑膜襞
Suprapatellar synovial fold

关节面（髌骨）
Articular surface (patella)

股内侧肌
Vastus medialis m.

股外侧肌
Vastus lateralis m.

髌上囊
Suprapatellar bursa

210. 膝关节内景（前面敞开）
The interior view of the knee joint (Opened from the front)

膝关节肌
Articularis genus m.

髌上囊
Suprapatellar bursa

关节面（髌骨）
Articular surface (patella)

翼状襞
Alar folds

外侧髌股韧带
Lateral patellofemoral lig.

髌下滑膜襞
Infrapatellar synovial fold

胫侧副韧带
Tibial collateral lig.

外侧半月板
Lateral meniscus

前交叉韧带
Anterior cruciate lig.

板股后韧带
Posterior meniscofemoral lig.

内侧半月板
Medial meniscus

腓侧副韧带
Fibular collateral lig.

上关节面（胫骨）
Superior articular surface (tibia)

腓骨头
Head of fibula

后交叉韧带
Posterior cruciate lig.

211. 膝关节内景（后面观）
The interior view of the knee joint (Posterior view)
（股骨下端已切除，后关节囊切除）

前交叉韧带

一、形态

前交叉韧带（Anterior cruciate lig.），从前面打开关节囊，首先见到前交叉韧带。平均长 39 mm（37～41 mm），平均宽 11 mm（10～12 mm）。起自胫骨髁间前窝内侧部、内侧髁间结节的前方凹陷处，并与外侧半月板前角相连。起始部前后长度为 15 mm，其前缘距胫骨平台前缘为 8 mm。前交叉韧带可分三束，即前内束、中间束和后外束。韧带起始后，经两个半月板前角之间，向上后外行，呈扇形止于股骨外侧髁内侧面后部。其在股骨的附着点呈圆弧状，长约 15 mm。前缘为直线形，与股骨干纵轴相交成 25°角，后缘呈向后凸出的弧线形，与股骨髁弧形关节面平行。附着点在收肌结节水平线下方 12 mm，在股骨干后侧皮质延长线后方 8 mm。韧带的前内束止于弧线上，后外束止于直线上，中间束则居于中央。

前交叉韧带的胫骨附着点比股骨附着点面积宽大，所以韧带在股骨附着点损伤较多见。膝伸直位时，前交叉韧带斜向后上方，呈扁平状；膝屈曲时，韧带呈逆时针方向扭转，而且趋向水平位，经过两个髁间结节中间。前交叉韧带与后交叉韧带的胫骨附着点间相距约 4 mm，在股骨附着点间相距约 17 mm。在水平面上观察，前交叉韧带内缘与后交叉韧带外缘相平行。

膝由伸直位屈曲时，前交叉韧带前内束紧张，后外束松弛。这是由于胫骨附着点居膝关节屈伸轴前方，股骨附着点居屈伸轴后方，当膝屈曲时，后外束的两骨附着点靠近，前内束的两骨附着点远离所致。关于膝交叉韧带（包括后交叉韧带）在膝屈伸运动中的紧张度有着不同见解。另种看法认为由于股骨髁关节面弧度不同，屈率半径不同，以及股骨髁在胫骨平台上兼有滚动和滑动的特点，所以在屈伸运动中，它们各部始终处于紧张状态。

二、作用

1. 限制胫骨前移　实验切断前交叉韧带后，无论伸膝位或屈膝位前抽屉试验均为阳性。胫骨可前移数毫米。

2. 限制膝关节过伸　限制膝过伸的静力结构有后关节囊、后交叉韧带和前交叉韧带，有的作者认为首先是前交叉韧带，尤其是它的前内束。

3. 限制外旋和内旋　较一致的意见是限制小腿外旋首先是胫侧副韧带，其次是前交叉韧带。前交叉韧带限制小腿外旋的作用大于限制内旋的作用。

4. 限制膝外展和内收　限制膝内收、外展活动首先是胫、腓侧副韧带和关节囊韧带，其次是交叉韧带。前交叉韧带限制小腿外展的作用比限制内收活动明显，尤其是后外束。

后交叉韧带

一、形态

后交叉韧带（Posterior cruciate lig.）居膝关节腔后部，粗而稍短，其强度相当于前交叉韧带或胫侧副韧带强度的两倍，为膝关节伸及旋转活动的主要稳定者，而且起旋转轴的作用。后交叉韧带平均长 38 mm，平均

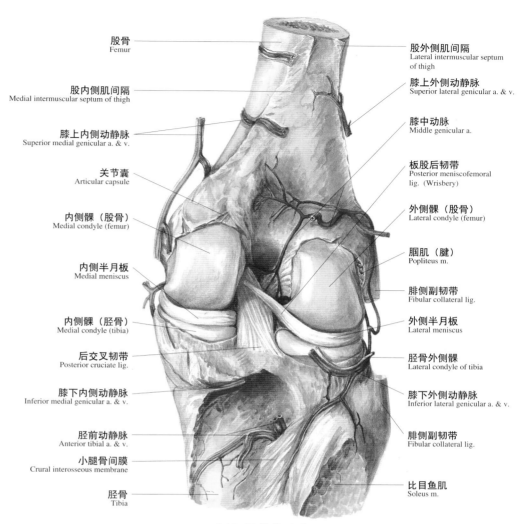

股骨
Femur

股外侧肌间隔
Lateral intermuscular septum
of thigh

股内侧肌间隔
Medial intermuscular septum of thigh

膝上外侧动静脉
Superior lateral genicular a. & v.

膝上内侧动静脉
Superior medial genicular a. & v.

膝中动脉
Middle genicular a.

关节囊
Articular capsule

板股后韧带
Posterior meniscofemoral
lig. (Wrisbery)

内侧髁（股骨）
Medial condyle (femur)

外侧髁（股骨）
Lateral condyle (femur)

腘肌（腱）
Popliteus m.

内侧半月板
Medial meniscus

腓侧副韧带
Fibular collateral lig.

内侧髁（胫骨）
Medial condyle (tibia)

外侧半月板
Lateral meniscus

后交叉韧带
Posterior cruciate lig.

胫骨外侧髁
Lateral condyle of tibia

膝下内侧动静脉
Inferior medial genicular a. & v.

膝下外侧动静脉
Inferior lateral genicular a. & v.

腓侧副韧带
Fibular collateral lig.

胫前动静脉
Anterior tibial a. & v.

小腿骨间膜
Crural interosseous membrane

比目鱼肌
Soleus m.

胫骨
Tibia

212. 膝关节（后面观）
The knee joint（Posterior view）

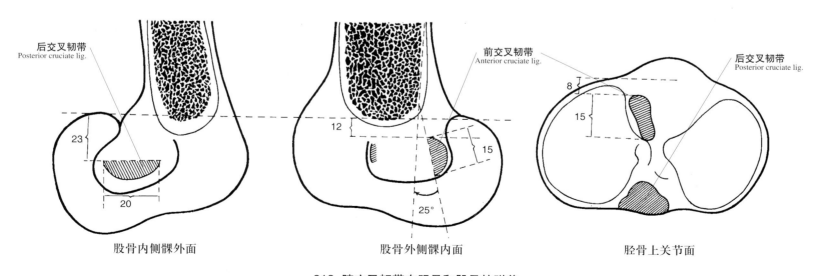

后交叉韧带
Posterior cruciate lig.

前交叉韧带
Anterior cruciate lig.

后交叉韧带
Posterior cruciate lig.

23

20

12

15

25°

8
7

15

股骨内侧髁外面

股骨外侧髁内面

胫骨上关节面

213. 膝交叉韧带在胫骨和股骨的附着
Attachment of the cruciate ligaments to the tibia and the femur

宽 13 mm。起自胫骨髁间后窝后部，并掩盖胫骨平台后缘，约达关节面下方 5 mm 处。纤维向前上内行，止于股骨内侧髁外侧面后部。附着点也呈圆弧状，长约 20 mm，上界水平，距收肌结节水平线下方 23 mm，下界呈弧形，与股骨髁关节面下缘平行。

后交叉韧带分前束和后束。在胫骨附着部前束居外侧，后束居内侧。韧带中部最窄，向上逐渐增宽呈扇形，在股骨附着部前束居前方，后束居后方。因此，后交叉韧带在走行过程中，本身稍有扭转。

后交叉韧带与内侧半月板无联系，而与外侧半月板后角常有韧带相连。板股后韧带（Posterior menisco-femoral lig.），又称 Wrisbery 韧带，起自外侧半月板后角，上行贴附后交叉韧带，止于股骨内侧髁外面前部。板股前韧带（Anterior menisco-femoral lig.）又称 Humphery 韧带，起自外侧半月板后角，贴附后交叉韧带前方，斜向上行，止于股骨内侧髁外面前部。上述两个韧带不同时出现，且 30% 的人两韧带缺如，余 70% 的人，以板股后韧带（Wrisbery）较为常见。

后交叉韧带从伸直位到屈曲位过程中，其纵轴呈顺时针方向扭转，前束从前方移向后上方，韧带趋于垂直。

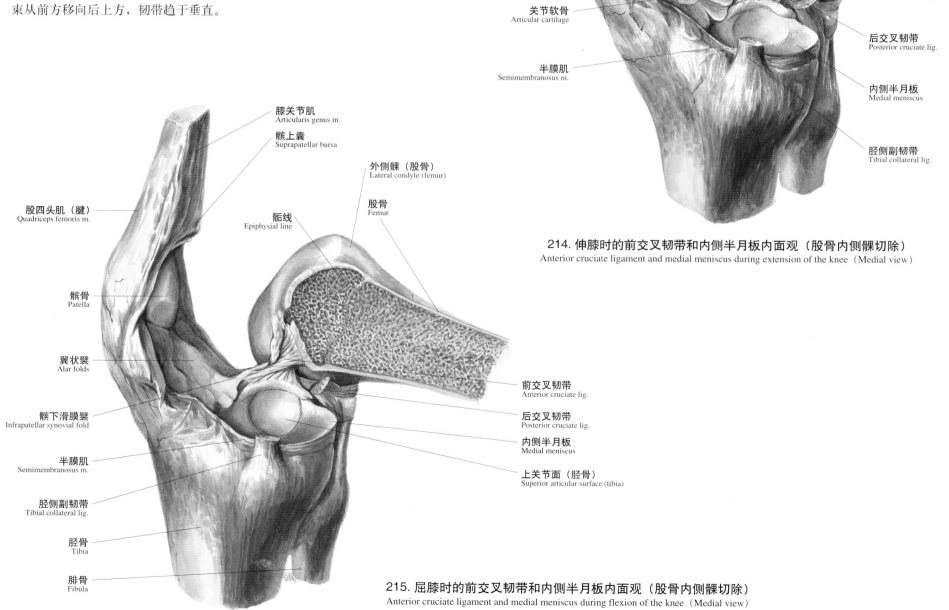

214. 伸膝时的前交叉韧带和内侧半月板内面观（股骨内侧髁切除）
Anterior cruciate ligament and medial meniscus during extension of the knee（Medial view）

215. 屈膝时的前交叉韧带和内侧半月板内面观（股骨内侧髁切除）
Anterior cruciate ligament and medial meniscus during flexion of the knee（Medial view）

二、作用

1. 限制胫骨后移 一般认为后交叉韧带限制胫骨后移，尤其在屈膝位时这种作用更为重要。单纯后交叉韧带损伤或实验性单纯切断后交叉韧带可出现中立位后抽屉试验阳性，胫骨可后移数毫米，同时还可出现外旋位后抽屉试验阳性（即后外侧旋转不稳定）。

2. 限制膝过伸 在此一作用中，以前交叉韧带为主，后交叉韧带居于次要地位。

3. 限制小腿内旋 后交叉韧带在小腿内旋时紧张，使得股骨髁和胫骨髁关节面紧密对合，同时它也是稳定膝关节的重要结构。后交叉韧带相当于膝关节旋转活动的轴，该韧带损伤，膝关节将发生不稳定。

4. 限制膝的内收和外展 后交叉韧带在限制膝关节侧方（内收或外展）活动中与前交叉韧带同等重要，当然，胫侧和腓侧副韧带和关节囊韧带亦起着重要作用。

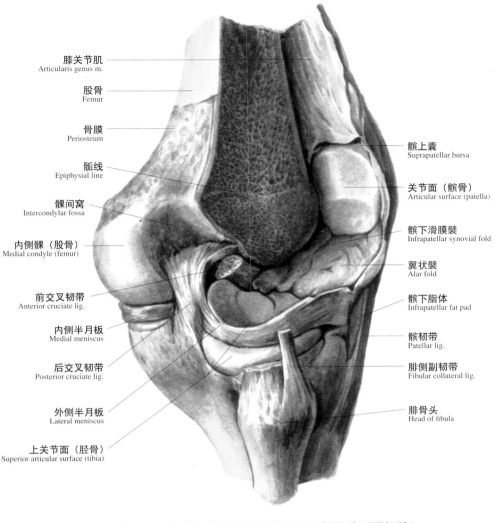

膝关节肌
Articularis genus m.

股骨
Femur

骨膜
Periosteum

骺线
Epiphysial line

髁间窝
Intercondylar fossa

内侧髁（股骨）
Medial condyle (femur)

前交叉韧带
Anterior cruciate lig.

内侧半月板
Medial meniscus

后交叉韧带
Posterior cruciate lig.

外侧半月板
Lateral meniscus

上关节面（胫骨）
Superior articular surface (tibia)

髌上囊
Suprapatellar bursa

关节面（髌骨）
Articular surface (patella)

髌下滑膜襞
Infrapatellar synovial fold

翼状襞
Alar fold

髌下脂体
Infrapatellar fat pad

髌韧带
Patellar lig.

腓侧副韧带
Fibular collateral lig.

腓骨头
Head of fibula

216. 伸膝时的后交叉韧带和外侧半月板外面观（股骨外侧髁切除）
Posterior cruciate ligament and lateral meniscus during extension of the knee　Lateral view

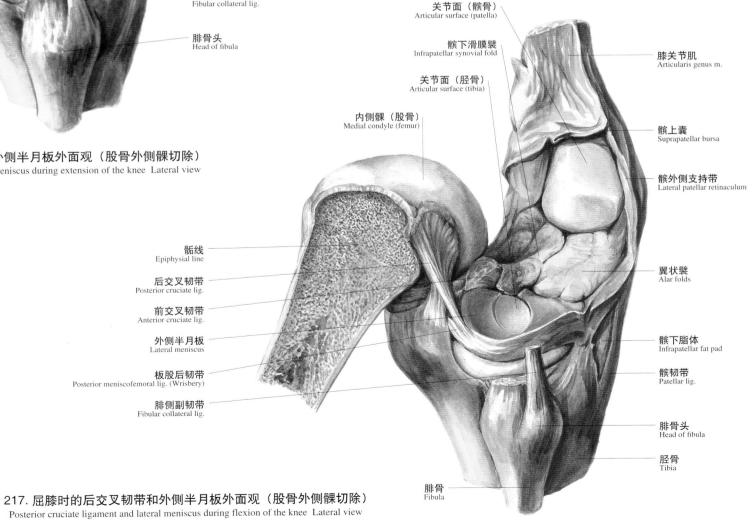

关节面（髌骨）
Articular surface (patella)

髌下滑膜襞
Infrapatellar synovial fold

关节面（胫骨）
Articular surface (tibia)

内侧髁（股骨）
Medial condyle (femur)

骺线
Epiphysial line

后交叉韧带
Posterior cruciate lig.

前交叉韧带
Anterior cruciate lig.

外侧半月板
Lateral meniscus

板股后韧带
Posterior meniscofemoral lig. (Wrisbery)

腓侧副韧带
Fibular collateral lig.

膝关节肌
Articularis genus m.

髌上囊
Suprapatellar bursa

髌外侧支持带
Lateral patellar retinaculum

翼状襞
Alar folds

髌下脂体
Infrapatellar fat pad

髌韧带
Patellar lig.

腓骨头
Head of fibula

胫骨
Tibia

腓骨
Fibula

217. 屈膝时的后交叉韧带和外侧半月板外面观（股骨外侧髁切除）
Posterior cruciate ligament and lateral meniscus during flexion of the knee　Lateral view

前交叉韧带损伤

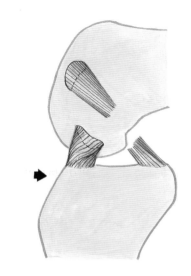

单纯前交叉韧带损伤可发生于非负重条件下膝强力过伸时（如用力踢时未遇到抵抗），或小腿固定、暴力使股骨向后时。单纯前交叉韧带损伤少见，多合并胫侧副韧带、半月板的损伤，此三结构的复合伤在膝部韧带损伤中最为常见（占52%）。损伤多发生于韧带中部（占72%），少数发生于股骨附着点撕脱骨折（18%）或胫骨附着点撕脱骨折（4%）。损伤后关节内出血、疼痛、活动受限、前抽屉试验阳性。

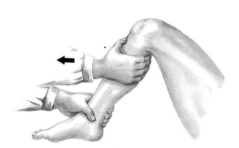

218. 前交叉韧带损伤
Injury of the anterior cruciate ligament

后交叉韧带损伤

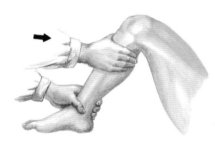

屈膝位时胫骨上端受到由前向后的外力，常见于汽车、摩托车事故中的屈膝位致伤或足球运动中屈膝时来自前方外力而受伤，可发生单纯后交叉韧带损伤。由于屈膝位时后关节囊松弛，除非胫骨向后移位明显，否则，后关节囊损伤机会较少。如果后关节囊损伤，血肿可经裂孔进入腓肠肌或比目鱼肌，引起跟腱紧张，有时可误诊为小腿深静脉栓塞。合并骨折脱位时，后交叉韧带损伤有可能漏诊，常表现为胫骨平台后缘撕脱骨折。

外力作用于膝上方迫使膝关节过伸时，也可损伤后关节囊和后交叉韧带。

后交叉韧带损伤后，关节内积血、疼痛、活动受限，后抽屉试验阳性。

219. 后交叉韧带损伤
Injury of the posterior cruciate ligament

髌韧带
Patellar lig.

髌内侧支持带
Medial patellar retinaculum

内侧囊韧带前 1/3 部
Ant. 1/3 portion of medial capsular lig.

胫侧副韧带
Tibial collateral lig.

内侧囊韧带中 1/3 部
Middle 1/3 portion of medial capsular lig.

后斜韧带
Posterior oblique lig.

半膜肌（腱）
Semimembranosus m.

髌外侧支持带
Lateral patellar retinaculum

外侧囊韧带前 1/3 部
Ant. 1/3 portion of lat. capsular lig.

髂胫束
Iliotibial tract

外侧囊韧带中 1/3 部
Middle 1/3 portion of lateral capsular lig.

股二头肌（腱）
Biceps femoris m.

腓侧副韧带
Fibular collateral lig.

腘肌
Popliteus m.

腘弓状韧带（外侧囊韧带后 1/3 部）
Arcuate popliteal lig.

腘斜韧带
Oblique popliteal lig.

220. 膝关节的韧带（模式图）
Ligaments of the knee joint (Diagram)

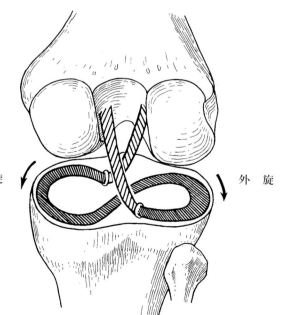

内 旋   外 旋

221. 膝交叉韧带的制导作用
Guiding rein of the cruciate ligaments of the knee

韧带对膝关节运动的限制作用和制导作用

膝交叉韧带、侧副韧带和内、外、后侧关节囊韧带形成韧带关节囊网，是保持膝关节稳定的基本因素，它们既将膝关节运动限制在一定范围，又能引导膝关节运动按一定规律进行。前一种起限制作用（Restricting role），后一种作用称为制导（Guiding rein）。

一、限制作用

韧带和关节囊对膝关节运动的限制作用首先通过韧带 - 肌肉反射机制。当韧带内张力增高时，韧带内的无髓感觉纤维将冲动传向中枢，反射性地引起相关肌肉收缩，肌肉与韧带一道将膝关节朝某一方向的运动控制在生理限度内，从而维持关节稳定。如果肌肉控制失效，韧带继续发挥其机械限制作用。

各个韧带的限制作用不是孤立的，它们依解剖位置和机械作用有机地组合和协作，对这一或那一运动产生制约。目前对各组韧带限制方位的认识尚不完全一致，大致列举如下。

膝关节韧带对运动的限制作用

运动方位	起限制作用的韧带（依主次排列）
膝伸直位外翻	胫侧副韧带 - 前交叉韧带 - 内侧关节囊韧带 - 后交叉韧带
膝屈曲位外翻	胫侧副韧带 - 前交叉韧带 - 后交叉韧带
膝伸直位内翻	前交叉韧带 - 腓侧副韧带 - 后交叉韧带
膝屈曲位内翻	腓侧副韧带
膝过伸	前交叉韧带 - 后交叉韧带
胫骨前移	前交叉韧带 - 胫侧副韧带
胫骨后移	后交叉韧带
膝屈曲位外旋	胫侧副韧带 - 前交叉韧带 - 腓侧副韧带 - 内侧关节囊韧带
膝伸直位外旋	前交叉韧带 - 胫侧副韧带
膝屈曲位内旋	前交叉韧带 - 后交叉韧带 - 腓侧副韧带
膝伸直位内旋	前交叉韧带 - 腓侧副韧带 - 后交叉韧带

二、制导作用

交叉韧带与半月板之间在解剖关系上存在着联系，并表现一定连续性。前交叉韧带纤维与内侧半月板前角相连，两半月板前角又有膝横韧带相连。外侧半月板后角发出板股后韧带（Wrisbery），与后交叉韧带相合抵于股骨内侧髁外面。因之，内、外侧半月板与前、后交叉韧带在膝关节内形成一 "8" 字形的导绳结构，以制导膝关节的旋转运动。当小腿在膝屈曲位顺时针方向外旋时，两交叉韧带分离，同居于矢状面上且稍松弛。外侧半月板移至胫骨平台前部，内侧半月板移至平台后部，此时，胫骨稍离开股骨。当小腿逆时针方向内旋时，两交叉韧带轴缘相贴并互相缠绕、变短，两半月板向相反方向移位，胫骨紧压于股骨髁上，内旋仅进行 10° 即受到制止。

韧带损伤引起的膝关节不稳定

膝关节韧带损伤后，韧带的制导及限制作用遭到破坏，如未及时修复或修复不当，或某组韧带失效后因长期慢性牵拉，继发其他韧带松弛，膝关节在某种活动状态下即可能出现不稳定。不稳定基本上可分两大类：直向不稳定及旋转不稳定。直向不稳定又分为侧方直向不稳定及前后直向不稳定，分别表示在额状面上或矢状面上的异常活动。1968 年，Slocum 提出膝内侧韧带（包括胫侧副韧带和内侧关节囊韧带）损伤后引起胫骨内侧髁向前半脱位的概念，称之为前内侧旋转不稳定。此后，即相继以胫骨某一髁向前或向后旋转半脱位的非生理运动，统称为旋转不稳定。此时，旋转轴（垂直轴）必然发生相应移动，单纯旋转范围增加而无旋转轴移位时，不能称为旋转不稳定。

膝关节不稳定分类

性 质	方 位	表现形式	主要检查手段	主要韧带损伤
直向不稳定	内侧直向	外翻	伸膝 0°、30°位外翻应力试验（+）	膝内侧韧带、前（或后）交叉韧带
	外侧直向	内翻	伸膝 0°、30°位内翻应力试验（+）	膝外侧韧带、前（或后）交叉韧带
	前直向	前移	30°、90°位前抽屉试验（+）	前交叉韧带、膝内侧韧带
	后直向	后移	后抽屉试验（+）	后交叉韧带
旋转不稳定	前内侧旋转	胫骨内侧髁向前半脱位	外旋 15°位前抽屉试验（+）	膝内侧韧带、前交叉韧带
	前外侧旋转	胫骨外侧髁向前半脱位	内旋 30°位前抽屉试验（+）	前交叉韧带、膝外侧韧带
	后外侧旋转	胫骨外侧髁向后半脱位	外旋 15°位后抽屉试验（+）	后交叉韧带、膝外侧韧带
	后内侧旋转	胫骨内侧髁向后半脱位	内旋 30°位后抽屉试验（+）	膝外侧韧带、后交叉韧带

1. **内侧直向不稳定（Medial vertical instability）** 为膝关节在额状面上出现外翻，系因膝内侧韧带与前交叉韧带或膝内侧韧带与后交叉韧带联合损伤引起的。在膝伸直位（0°位）或屈曲 30°位做外翻应力检查时出现阳性，与健侧对比表现过度的外翻活动。因为交叉韧带参与侧方稳定作用，所以只有交叉韧带相伴损伤时，才出现 0°位外翻应力试验（+）。当 0°位（-），30°位（+）时，可能是只有内侧韧带损伤或内侧及交叉韧带都是部分损伤。

2. **外侧直向不稳定（Lateral vertical instability）** 膝关节在额状面上出现内翻，系由于膝外侧韧带与前交叉韧带或后交叉韧带联合损伤引起的。单独的外侧韧带（包括腓侧副韧带和外侧关节囊韧带）断裂，只在膝伸直位（0°位）出现内翻应力试验（+）。它与前或后交叉韧带联合损伤时才出现 0°位和 30°位的内翻应力试验阳性。

3. **前直向不稳定（Anterior vertical instability）** 为膝关节在矢状面上出现的胫骨非生理性前移，系由于前交叉韧带与膝内侧韧带损伤引起的。在伸膝 30°位和屈膝 90°位时前抽屉试验阳性。两韧带都损伤才出现前抽屉试验（+），当前抽屉试验（-）时，不能排除前交叉韧带损伤。前交叉韧带由前内束和后外束纤维组成，前内束在伸膝 0°及 30°位时较紧张，后外束在 90°位时较松弛，因此需在两个体位检查，以判断是否部分损伤。

4. **后直向不稳定（Posterior vertical instability）** 为膝关节在矢状面上出现的胫骨非生理性后移，在后交叉韧带撕裂时发生，后斜韧带和腘弓状韧带也可能产生松弛或撕裂。出现后抽屉试验（+）。

5. **前内侧旋转不稳定（Anteromedial rotatory instability）** 旋转轴移向前外侧，

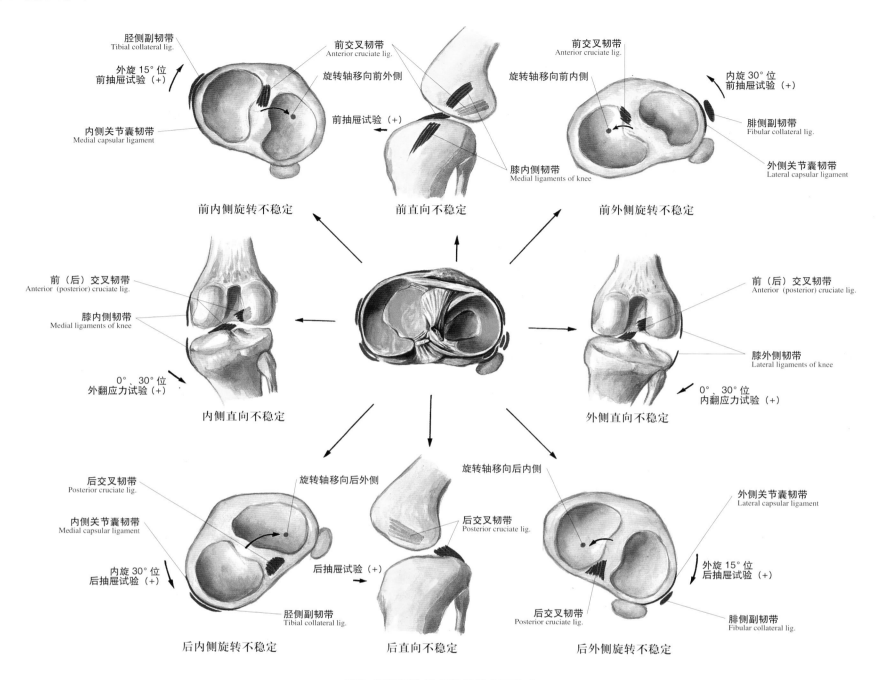

前内侧旋转不稳定
- 胫侧副韧带 Tibial collateral lig.
- 外旋 15°位 前抽屉试验（+）
- 内侧关节囊韧带 Medial capsular ligament

前直向不稳定
- 前交叉韧带 Anterior cruciate lig.
- 旋转轴移向前外侧
- 前抽屉试验（+）
- 膝内侧韧带 Medial ligaments of knee

前外侧旋转不稳定
- 前交叉韧带 Anterior cruciate lig.
- 旋转轴移向前内侧
- 内旋 30°位 前抽屉试验（+）
- 腓侧副韧带 Fibular collateral lig.
- 外侧关节囊韧带 Lateral capsular ligament

内侧直向不稳定
- 前（后）交叉韧带 Anterior (posterior) cruciate lig.
- 膝内侧韧带 Medial ligaments of knee
- 0°、30°位 外翻应力试验（+）

外侧直向不稳定
- 前（后）交叉韧带 Anterior (posterior) cruciate lig.
- 膝外侧韧带 Lateral ligaments of knee
- 0°、30°位 内翻应力试验（+）

后内侧旋转不稳定
- 后交叉韧带 Posterior cruciate lig.
- 内侧关节囊韧带 Medial capsular ligament
- 内旋 30°位 后抽屉试验（+）
- 旋转轴移向后外侧
- 胫侧副韧带 Tibial collateral lig.

后直向不稳定
- 旋转轴移向后内侧
- 后交叉韧带 Posterior cruciate lig.
- 后抽屉试验（+）

后外侧旋转不稳定
- 外侧关节囊韧带 Lateral capsular ligament
- 外旋 15°位 后抽屉试验（+）
- 后交叉韧带 Posterior cruciate lig.
- 腓侧副韧带 Fibular collateral lig.

222. 韧带损伤引起的膝关节不稳定
Knee instabilities caused by the ligamentous injuries

胫骨内侧髁向前旋转半脱位，临床上最常见。多因膝关节过度外展外旋造成，其损伤顺序一般是内侧关节囊韧带中 1/3－胫侧副韧带－后斜韧带（即内侧关节囊韧带后 1/3）－前交叉韧带－内侧半月板。由于受伤时姿势不同，损伤的组织和顺序也会有异。当膝屈曲较多，易伤及内侧关节囊韧带前部，接近伸直时则易伤及后部。检查可发现外旋 15°位前抽屉试验（+）。单纯膝内侧韧带损伤而前交叉韧带完整时，仅可增加膝不同屈伸位的旋转活动范围，内翻应力试验（+），但不能造成旋转不稳定，外旋 15°位前抽屉试验不明显。

6. **前外侧旋转不稳定**（Anterolateral rotatory instability） 旋转轴移向前内侧，胫骨外侧髁向前旋转半脱位。屈膝 90°、内旋 30°位前抽屉试验（+）。多因前交叉韧带及外侧结构的断裂所造成。另一种情况是在接近伸直位出现的不稳定，膝跳试验（Jerk 试验）为其重要诊断依据。即膝关节在内旋外翻位自屈而伸至 30°时，股骨外侧髁向前半脱位，自伸而屈时自行复位。这种不稳定主要是由于前交叉韧带失效后，或在出现前内侧旋转不稳定后，逐渐引起外侧结构继发松弛而造成的。

7. **后外侧旋转不稳定**（Posterolateral rotatory instability） 旋转轴移向后内侧，胫骨外侧髁向后旋转半脱位。此种不稳定是由于膝强力内收、内旋及过伸时引起外侧结构及后交叉韧带损伤所致。单独的后交叉韧带损伤也可引起。除在外旋 15°位后抽屉试验（+）外，外旋过伸试验表现出患膝过伸、胫骨外侧髁后移及外旋。

8. **后内侧旋转不稳定**（Posteromedial rotatory instability） 旋转轴移向后外侧，胫骨内侧髁向后旋转半脱位。内侧韧带及后交叉韧带损伤后可出现这种少见的不稳定。于内旋30°位后抽屉试验（+）。

9. **复合不稳定（Complex instabilities）** 不稳定经常是复合的，较常见的复合形式有：内侧－前内侧、内侧－前内侧－前外侧、前－前内侧－前外侧、前外侧－后外侧以及外侧－前外侧等。

对各种不稳定的形成及其创伤解剖尚存在认识上的分歧，尤其对后交叉韧带的损伤与旋转不稳定的关系以及存在后内侧旋转不稳定等有较多争论。

半月板的稳定结构

半月板随膝关节运动而移位，它本身借下列装置得到稳定。

1. **前后角韧带（Ligg. of ant. & post. cornu of menisci）** 两半月板前后角借韧带附着于胫骨髁间区而不附着于关节面上可增加牢固性。内侧半月板开口大，前后角距离远，外侧半月板如环形，两角距离近。因之，外侧半月板比内侧半月板运动灵活。

2. **膝横韧带（Transverse genicular lig.）** 在多数例中，两半月板前角借膝横韧带相连，而膝横韧带借髌下脂体中一些纤维束附于髌骨上。

3. **关节囊韧带** 半月板周缘与关节囊韧带相连，其中，内侧关节囊韧带后1/3部坚韧，称后斜韧带（Posterior oblique lig.），它的一部分纤维附于内侧半月板后角。外侧关节囊韧带后1/3部称胭弓状韧带（Arcuate popliteal lig.），借一部分纤维与外侧半月板后角相连。

4. **冠状韧带（Coronary lig.）** 半月板周缘借斜行而松弛的冠状韧带连于胫骨关节面周缘，使半月板较稳固地栖于胫骨平台上。冠状韧带并与关节囊交织。

5. **内、外侧半月板髌韧带（Meniscopatellar ligaments）** 为关节囊的增厚，其纤维将两半月板外缘连结到髌骨外缘上，伸膝时，可牵半月板向前。

6. **胫侧副韧带（Tibial collateral lig.）** 其后上斜部和后下斜部纤维紧密与内侧半月板后外缘相连，前纵部则借疏松组织与内侧半月板和关节囊相隔。这样，内侧半月板既牢固附着，又能做有限的运动。

7. **胭肌（Popliteus m.）** 外侧半月板不与腓侧副韧带相连，中间隔以胭肌腱及胭肌下隐窝。这一重要特征使外侧半月板可作较大范围的运动。但胭肌及其筋膜连同胭弓状韧带发出一些纤维连于外侧半月板后缘，当小腿内旋时，它们的纤维可曳外侧半月板向后，免使它嵌夹于两骨髁之间。

8. **板股后韧带 [Posterior meniscofemoral lig.（Wrisbery）]** 为后交叉韧带分离出的纤维连于外侧半月板后角，膝运动时可帮助外侧半月板移位。

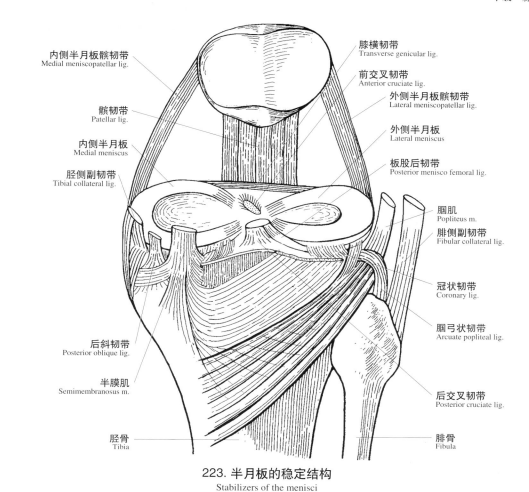

223. 半月板的稳定结构
Stabilizers of the menisci

224. 半月板（上面）
The menisci (Superior surface)

9. 半膜肌（Semimembranosus m.） 半膜肌抵于胫骨内侧髁，中途发一些纤维附于内侧半月板后缘，膝屈曲时可曳内侧半月板向后。

半 月 板

半月板（Meniscus）为两个半月形的纤维软骨盘，介于股骨和胫骨之间，为膝关节的缓冲装置，并弥补膝关节面的不相适应。每个半月板断面呈三角形，有3个面：边缘面如圆柱状，肥厚而突隆，与关节囊纤维膜深面相贴，滑膜附于其上下缘，并有冠状韧带连于胫骨髁边缘；上面光滑凹陷，可加深胫骨平台深度，与股骨髁相接；下面平坦光滑，栖于胫骨平台上。半月板内缘锐薄而凹入。每一半月板约覆盖胫骨平台的2/3区。

半月板实际上仅表层覆以纤维软骨，其内部混有大量弹力纤维和胶原纤维，纤维排列方式使半月板有较大弹性以抵抗压迫，但有时因卷曲而折断。半月板由膝关节血管支获得丰富血运。膝下外侧动脉沿外侧半月板而行，膝下内侧动脉沿内侧半月板下方而行，但半月板仅周边部血运良好，血管网由邻近关节囊及滑膜进入半月板上下面和周边凸缘，并向内伸入短距离，中央部及凹缘实际上缺乏血管，营养来自滑膜。

半月板的神经随血管而分布。神经装置由有髓及无髓神经纤维组成，分布半月板的前后角及半月板体部的边缘表面。

一、内侧半月板

形如"C"形，比外侧半月板大而薄，开口很大。后部宽阔，前部狭窄，前角（Ant. cornu）附着于髁间前窝，在前交叉韧带附着部前方。此角于髌韧带上部内侧可触知，其后纤维与膝横韧带相延续。后角（Posterior cornu）附着于髁间后窝，恰在后交叉韧带附着部前方，半月板周缘与内侧关节囊韧带愈合。

内侧半月板前角呈如下附着情况：①最常见的是一个附着点，其强度不同。②存在膝横韧带（Transverse genicular lig.）连接两半月板前缘，膝横韧带出现率为55.3%。③借纤维向后附着于前交叉韧带。

内侧半月板可分成侧、后两部分，两份之间在中央缘上常显一近90°的夹角。半月板的后份远较侧份为宽。侧、后份宽度之比为1:2以上的占53.0%，为1:1.5以上的占44.3%，为1:1.5以下的占2.7%。婴幼儿的侧、后份宽度之比以1:1为主（占95%）。

内侧半月板按其后份宽度与整个长度之比，可分五型。婴幼儿以窄型为主，占62%，成人以中型为主（后

份宽度占整个半月板长度的1/3～2/5），占59.3%。

内侧半月板的形状，初生儿以"C"形最多，占47.0%，成人以"G"形最多，占70.0%。内侧半月板的开口随增龄而扩大。初生儿以封闭型为主（占72%），成人以中间型为主（占48.7%）。

二、内侧半月板

近似环形，有前后两角，两角之间有一较小的开口。中部宽阔，前后部较窄。前角（Anterior cornu）附着于外侧髁间结节前方，恰在前交叉韧带附着部后外侧，并有一部分与前交叉韧带愈着（占65%）。后角（Posterior cornu）紧附于外侧髁间结节后方、内侧半月板附着处之前。

外侧半月板后端发出一坚强的斜行纤维束，附着于股骨外侧髁，紧与后交叉韧带相贴。此韧带如在后交叉韧带之后，称板股后韧带 [Posterior meniscofemoral lig. (Wrisberg)]；如在后交叉韧带之前，则称板股前韧带 [Anterior meniscofemoral lig. (Humphery)]。半月板股韧带出现率为98.67%。其中板股后韧带的出现率为94.7%，板股前韧带出现率为13.0%。只有板股后韧带而无板股前韧带的占85.7%。

如将内、外侧半月板进行比较，可以看出，它们的形状、大小、宽度及附着点均不同，在与关节囊的关系上也有区别。内侧半月板与关节囊紧密相连，外伤时较易破裂。外侧半月板与关节囊之间隔以腘肌腱，活动较自如。内侧半月板所围绕的圆形区较外侧半月板大得多，故股骨与胫骨内侧髁的接触面较外侧者为大。有板股前韧带而无板股后韧带的占4.0%，两者兼有的占9.0%。板股韧带的强弱不同，强者占81.3%，中等的占11.3%，弱者占6.0%。由此看出，外侧半月板与股骨之间联系较为密切。

外侧半月板的侧份相对宽度（即侧份宽度与整个半月板宽度之比），随生长发育逐渐增大，3岁以后又逐渐减小。成人外侧半月板按侧份宽度可分6型，其中侧份宽度占整个半月板宽度1/2～1/3者最多，占48.0%。

外侧半月板开口（半月板上面前角尖至后角尖的距离）与外周缘长度（不包括缺口）的关系比例可分6型，以标志开口的大小。其中以Ⅲ型，即开口距离为外周缘长的1/8～1/9.9的出现率最高，占52.3%。Ⅱ型(1/6～1/7.9)占19.0%，Ⅳ型（1/10～1/11.9）占17.0%。此开口随生长发育逐渐减小，7岁以后又逐渐增大。

三、半月板的测量

下述男性数值比女性的大，但各项男女间的比值都在0.80～0.93，因此男女半月板之间只有大小的差别，不存在各部分比例上的差异。

半月板的测量

	共同最大横径	69.5 mm （♂71.9，♀63.1）
内侧半月板	矢状径	38.8 mm （♂41.8，♀36.8）
	横径	25.6 mm （♂27.8，♀24.7）
	侧份宽	8.5 mm
	后份宽	15.3 mm （♂16.5，♀14.2）
	后份厚	5.4 mm （♂5.7，♀4.7）
	外周缘长	80.6 mm （♂84.4，♀73.9）
	开口长	25.9 mm （♂27.1，♀24.1）
外侧半月板	矢状径	31.6 mm （♂34.5，♀30.6）
	横径	27.5 mm （♂29.7，♀25.8）
	侧份宽	11.3 mm （♂11.9，♀10.3）
	侧份厚	5.5 mm （♂5.7，♀5.3）
	外周缘长	84.1 mm （♂90.1，♀79.9）
	开口长	9.5 mm （♂10.3，♀8.2）
	腘肌沟宽	8.2 mm （♂8.6，♀7.5）

四、半月板的功能

1. **使股骨髁和胫骨髁的关节面更相适合** 屈伸运动时，关节面移位的变化可得到补偿。半月板宛如一活动的楔状体，正好弥补股骨与胫骨间的不相称，可以防止关节囊及滑膜窜入并嵌夹于关节面中间。胫骨髁的加深使膝关节更为稳定，并可减少来自关节侧方的打击。

2. **对股骨髁和胫骨髁关节面起保护作用** 半月板可视为缓冲装置，吸收向下传递的震荡。这种衬垫作用，特别在从高处落下承担较大压力时如此。此时，半月板的厚度可从5 mm压缩至2.5 mm，压力被半月板吸收，如同弹簧储存能量，并将压力分散到较大平面，但依然保持弹性。当运动朝相反方向进行时，能量又被半月板的弹回力量所释放，因此，使步态具有一定弹性。半月板尚可保护关节边缘，膝被压缩时，半月板厚的周围部对关节边缘起弹性保护作用，并能更好地支持滑膜囊，使其免遭压迫。关节屈曲时，半月板向后滑动，可保护关节的后缘。

3. **增强滑润，减少摩擦** 半月板表面布有滑液，具滑润作用，以减少与股骨髁和胫骨平台之间的摩擦。犹如一列滚珠，有助于膝的屈伸和旋转，又像车轮下的垫木，起急刹车作用，防止股骨在胫骨上向前滑动。

4. **调节关节内压** 当膝关节压力减小时，半月板向内移动，压力加大时向外移动，使关节内压获得平衡。

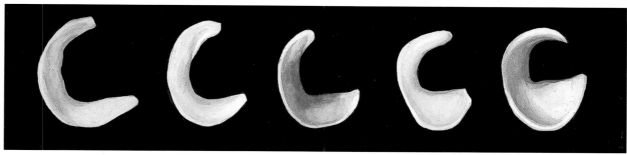

225. 内侧半月板类型
Types of the medial meniscus

A. 极窄型 后份宽不及全长的 1/4，占 0.33%

B. 窄型 后份宽为全长的 1/4～1/3，占 10.67%

C. 中型 后份宽为全长的 1/3～2/5，约占 59.33%

D. 宽型 后份宽为全长的 2/5～1/2，约占 28.33%

E. 极宽型 后份宽为全长的 1/2 以上，占 1.33%

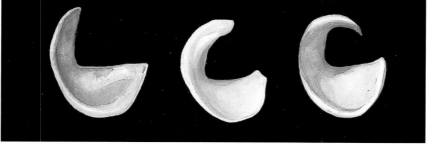

226. 内侧半月板开口类型
Types of the opening of the medial meniscus

A. 开放型 半月板上面前角尖未到达半月板本身长轴，占 31.54%

B. 封闭型 半月板上面前角尖超过半月板本身长轴，占 19.71%

C. 中间型 半月板上面前角尖恰在半月板本身长轴上或内外 2 mm 范围，占 48.71%

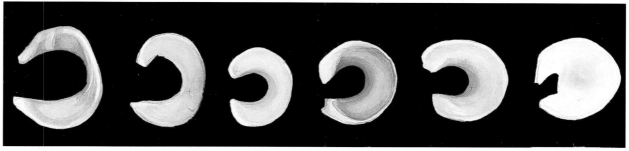

227. 外侧半月板类型
Types of the lateral meniscus

A. 极窄型 侧份宽不及全宽的 1/4，占 2.33%

B. 窄型 侧份宽为全宽的 1/4～1/3，占 32.67%

C. 中型 侧份宽为全宽的 1/3～1/2，占 48.00%

D. 宽型 侧份宽为全宽的 1/2～2/3，占 11.33%

E. 极宽型 侧份宽为全宽的 2/3 以上，占 2.00%

F. 盘型 半月板呈圆盘状，中央缘向外凸出，没有缺口存在，占 3.67%

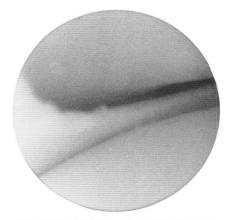

228. 膝关节镜照片示左外侧半月板中部
Arthrography of the knee joint showing the middle part of the left lateral meniscus

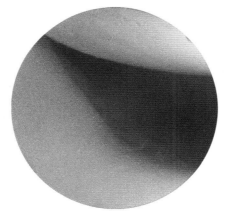

229. 膝关节镜照片示左髌股关节
Arthrography of the knee joint showing the left patellofemoral joint

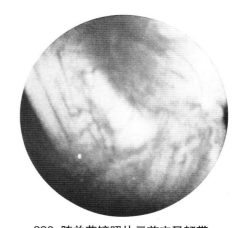

230. 膝关节镜照片示前交叉韧带
Arthrography of the knee joint showing the anterior cruciate lig.

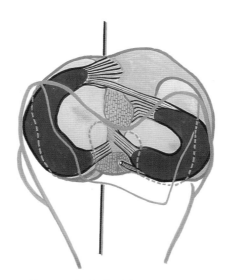
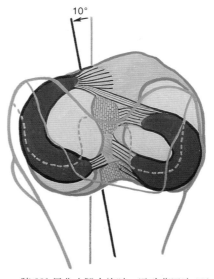
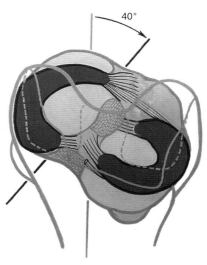

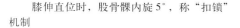

胫骨髁矢状轴
Sagittal axis of
condyle of the tibia

股骨髁矢状轴
Sagittal axis of
condyle of the femur

膝伸直位时，股骨髁内旋 5°，称"扣锁"机制

膝 90°屈曲时，股骨胫骨两轴相合，两半月板后移

膝 90°屈曲小腿内旋时，运动范围达 10°，内侧半月板移至胫骨平台前部，外侧半月板移至胫骨平台后部

膝 90°屈曲小腿外旋时，运动范围达 40°，外侧半月板移至胫骨平台前部，内侧半月板移至胫骨平台后部

231. 膝运动时半月板的移位（黄色图案为胫骨平台，粉色轮廓为股骨髁）
Displacement of the menisci during movement of the knee

膝运动时半月板的移位

半月板将膝关节腔分为上下两部。膝屈伸运动时，半月板固定在胫骨上，随胫骨一道对股骨运动，股骨髁沿半月板上面向前后滚动，运动发生于关节腔上部。膝关节屈曲位旋转时，半月板与股骨一道对胫骨运动，半月板在胫骨上面滑动，运动发生于膝关节腔下部。

膝关节由伸直位屈曲时，股骨髁与胫骨平台的接触点向后移位，半月板亦向后移动，半月板后半压于股骨髁和胫骨平台后部之间。内侧半月板后移范围较小，一般为 6 mm，外侧半月板后移范围较大，一般为 12 mm。这是因为：外侧半月板前后角在胫骨髁间区的附着点靠近，内侧半月板前后角附着点距离很远；外侧半月板与腓侧副韧带分离，内侧半月板与胫侧副韧带连结较为紧密。

半月板的向后移位一方面由于股骨髁这个"轮子"将半月板被动地推向后，同时，还被一些结构所牵制：内侧半月板被附于其后缘的半膜肌纤维曳向后，外侧半月板被腘肌和腘弓状韧带附于其后缘的纤维曳向后。板股后韧带（Wrisbery）亦帮助牵外侧半月板向后，防止其卷入股骨胫骨间。

当膝开始屈曲时，半月板不动，仅当屈曲 20°后半月板才后移。屈 90°时，半月板后部即夹于股骨髁和胫骨平台间。外侧半月板后移距离较大，一直持续到充分屈曲前。如果进一步过屈，两半月板后段即突出胫骨平台后缘至少 10 mm，其形状亦相应发生改变，外

侧半月板尤其。这样，半月板可免于压在两骨髁间。然而髌韧带、膝关节囊、绷紧的交叉韧带以及骨骼、肌肉等因素将阻止膝进一步屈曲，使半月板不致受到损害。日常生活中半月板移位范围比上述要小，只有当关节负重或蒙受异常应力时才发生对半月板的压迫。半月板向后运动时扭曲程度较大。

膝屈曲时，股骨髁关节面的弧度半径最小，半月板仅部分与股骨两髁接触，加上腓侧副韧带松弛，这样，膝关节便失去牢固的稳定而允许做轻度的内收、外展和不同程度的旋转运动。

膝关节由屈曲位伸直时，股骨髁和胫骨髁接触点向前移动，半月板亦被动地被股骨髁推向前，其前半正好嵌于股骨髁和胫骨平台前部之间。半月板虽像垫于车轮前后的楔子，但因其表面光滑，犹如在冰面上急刹车失效那样被推向前。同时，半月板髌韧带和膝横韧带因髌骨向前移动所牵引，亦拉半月板向前。外侧半月板后角也被板股后韧带（Wrisberg）随后交叉韧带绷紧所产生的张力拉向前方。

小腿轴性旋转时，半月板准确地随股骨髁移位，从中立位开始，两个半月板在胫骨平台上朝相反的方向活动。

小腿外旋时，外侧半月板移至胫骨平台前部，内侧半月板移至胫骨平台后部。内旋时，内侧半月板移至前部，外侧半月板移至后部。外侧半月板的全部运动范围为内侧半月板的两倍。由于旋转轴靠近股骨内侧髁，所以内侧髁所画的弧度小，内侧半月板运动范

围也小。在运动时，半月板对其前后角的附着点再度发生扭转。

轴性旋转时，半月板的移位大部分被股骨髁推进，但也有一些结构，如半月板髌韧带、板股后韧带、腘弓状韧带、半膜肌等纤维可帮助牵拉半月板向前后运动。

半月板损伤

半月板损伤多见于 45 岁以下的运动员、搬运工人和矿工等，男性略多于女性。常由于在膝屈曲或半屈状态下扭转暴力引起的。内侧半月板损伤多于外侧半月板。一般地说，当膝作屈伸运动时，如果半月板不能随股骨髁在胫骨平台上运动，即可受到损伤。例如踢足球时，膝屈曲和外展状态下，内侧半月板向膝的中央和后方移位。此时，足固定于地面，如果上身突然向对侧扭转，股骨内髁急骤内旋并伸直，内侧半月板即被嵌夹于股骨髁和胫骨平台之间受到辗轧，在强度内旋牵拉下即产生破裂。其他如蹲位或盘腿坐位进行运动时，也可产生此种情况。如膝关节处于半屈曲和内收位时（如跪位），股骨下端突然外旋伸直，外侧半月板也可发生破裂。因此，半月板产生破裂的机制必须具有下列因素。

（1）膝关节处于半屈曲位时，关节韧带肌肉松弛，半月板产生移位。

（2）足部固定，膝关节内收、外展，同时作旋转活动。

（3）半月板卡在股骨髁和胫骨平台中间时，忽然伸直和旋转膝关节。

人体如过度负重、肌肉发育不良或平时甚少锻炼一旦剧烈活动时，均易引起半月板损伤。

内侧半月板较大，与韧带连结紧密，活动范围小，因此，其损伤机会比外侧半月板多，但有的作者观察，外侧半月板损伤的机会也不少。

半月板受伤后、关节间隙有压痛点；关节积液和积血，产生肿胀，膝关节不能伸直；或伸直前有"咔嗒"声；如破裂移位的半月板游离于关节间隙，影响关节活动，产生关节交错；有时有滑落感，走路时感到关节不平。如有软骨片游离于关节，作膝关节过伸实验，将引起剧烈疼痛。半月板后角破裂时，膝关节过屈试验也将引起剧烈疼痛。

半月板依损伤程度、位置及与滑膜的关系，其预后有所不同。如本身破裂、嵌顿，发生关节交错，则需手术整复或切除。半月板切除后，如关节韧带及肌肉装置良好，膝关节仍可恢复正常功能。

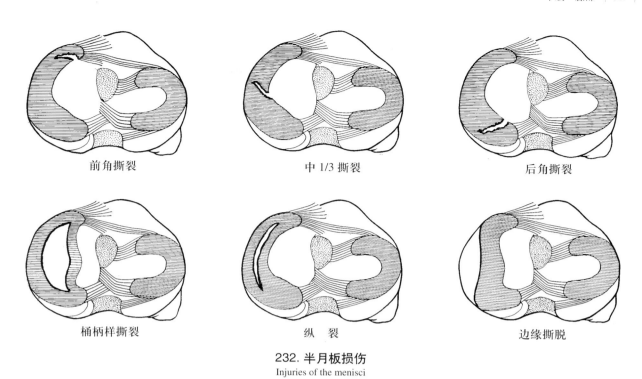

前角撕裂　　　　中 1/3 撕裂　　　　后角撕裂

桶柄样撕裂　　　　纵　裂　　　　边缘撕脱

232. 半月板损伤
Injuries of the menisci

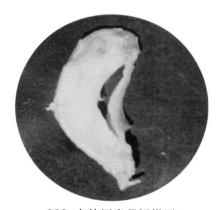

233. 左外侧半月板纵裂
Longitudinal tear of the left lateral meniscus

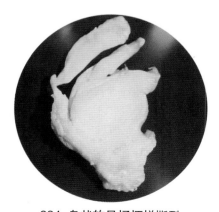

234. 盘状软骨桶柄样撕裂
"Bucket-handle" type tear of the discoid cartilage

盘 状 软 骨

膝关节盘状软骨（Discoid cartilage）为一种畸形。国内有人治疗 88 例盘状软骨，约占同期治疗的半月板损伤的 1/3，其中外侧盘状软骨占总数的 25.3%，内侧盘状软骨只占总数的 0.57%。

一、成因

盘状软骨形成的原因有不同解释。多数作者认为，在胚胎早期半月板都呈盘状，随着发育，盘中央因受股骨髁压迫，逐渐吸收而成半月板。股骨内侧髁较大，内侧半月板中央吸收较多，故内侧半月板较窄。股骨外侧髁较小，外侧半月板中央吸收较少，故外侧半月板较宽。如因某些原因，软骨盘中央生理吸收停顿，则软骨不再形成正常的半月板，而呈不同程度的盘状。胎儿在子宫内，膝部多呈内翻位，外侧半月板所受压力较小，因此盘状软骨多发生于外侧而少见于内侧。

二、分型

盘状软骨可呈圆形、卵圆形、方形或逗点形等，覆盖整个胫骨平台关节面，其内缘稍扁平，沿髁间隆起及交叉韧带附着。Smillie 将盘状半月板分 3 型，即原始型、幼儿型及中间型。

1. 原始型　呈完全盘状，盘的中部厚可达 8 mm，与周边厚度相同。股骨髁与胫骨髁的相对关节面完全被分开。

2. 幼儿型　在结构方面与正常者相近，与足月胎儿的半月板相似，即外侧半月板中部宽度特别增大。

3. 中间型　较原始型小，近乎盘状，中央部甚薄。

三、临床表现和 X 线解剖

有时盘状软骨上面呈两个小面，中有一横嵴，膝屈伸时股骨髁越过横嵴使横嵴向前向后移位引起声响，即所谓弹响。膝屈曲时，股骨髁与嵴后小面接触，膝伸直时，股骨髁滑过嵴与嵴前小面接触，犹如车轮越过一个高岗而发生弹响。其他如半月板体积小、半月板本身坚度不同、半月板有撕裂或撕裂后部分重叠等也可产生弹响。弹响的大小与盘状软骨的大小、厚薄、隆起的高低、周围附着的松弛程度等有关。

在 X 线解剖方面，原始型和中间型的外侧关节间隙比正常稍宽，股骨外侧髁关节面多呈双层显影或胫骨外侧髁关节面多呈明显凹陷，腓骨头位置比正常为高，头顶点至胫骨外侧髁关节面水平距离，成人平均为 10.9 mm，而正常者平均为 13.1 mm。股骨内、外侧髁大小差别明显，胫骨内、外侧髁发育常不对称。上述表现中，关节间隙较宽和股、胫骨外侧髁的形状以及腓骨头较高均系适应盘状软骨的先天发育和形状所致。

四、盘状软骨损伤

盘状半月板不如正常半月板坚韧，不能适应膝关节各种运动。如果侧副韧带比较松弛，盘状软骨即很难作为一完整结构而活动，轻微扭伤即容易造成撕裂。例如厚的盘状软骨相对游离的上面与相对固定的下面之间持续活动即可造成水平撕裂。盘状软骨的破裂可以有多种多样，有的在前角或后角有一长的边缘撕裂，有的在中央发生撕裂，有的上下面均被磨通，形如带孔制钱，破裂多位于软骨下面。

第七节　膝部骨骼和骨折变位

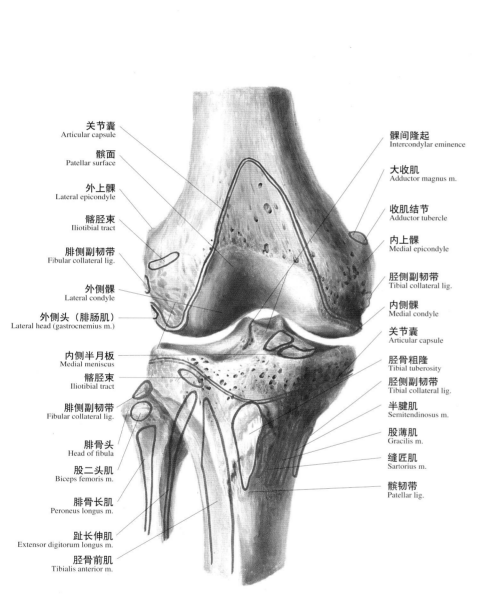

235. 股骨远端和胫腓骨近端前面（右）
The distal end of the femur and the proximal end of the tibia and the fibula（Right. Anterior aspect）

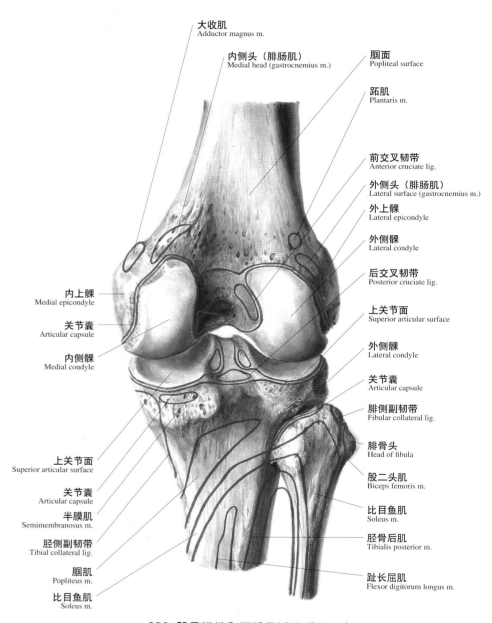

236. 股骨远端和胫腓骨近端后面（右）
The distal end of the femur and the proximal end of the tibia and the fibula（Right. Posterior aspect）

股 骨 远 端 和 胫 腓 骨 近 端

一、股骨远端

髁间窝（Intercondylar fossa），作为腘窝的底，此处皮质甚厚，骨面粗糙，被许多血管孔贯穿。髁间窝与腘面之间，介一粗涩的髁间线（Intercondylar line），为关节囊及腘斜韧带附着处。

股骨下端有很多分散的血管孔供髓血管通行，远较骨干的 1～2 个滋养孔丰富而且重要，这些血管孔可分为 3 群。

1. **髁上孔**　位于干骺部四周。前群有 15～20 个孔位于髌面上方，主要是膝降动脉和膝上内、外侧动脉干骺支进入；后群有相同数量的孔位于腘面上方，由膝降动脉、膝上内、外侧动脉和膝中动脉分支等进入。在内、外上髁区，可见一些分散的小孔，有小血管进入。上述血管主要营养骨干的远端。

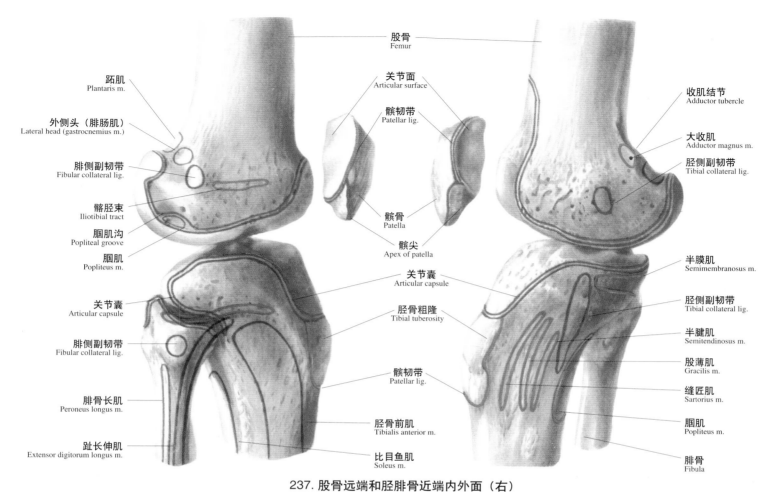

237. 股骨远端和胫腓骨近端内外面（右）
The distal end of the femur and the proximal end of the tibia and the fibula（Right. Medial and lateral aspect）

2. **髁孔** 约 10 余个，位于髁区腓肠肌内外侧头和腘肌腱附着以外的区域，相邻的孔借一些沟相连。外侧髁的孔主要由膝上外侧动脉分支进入，内侧髁的孔主要由膝上内侧动脉分支进入。血管行于沟中，并经孔入于骨内，呈辐辏状向中心分布，滋养股骨髁。

3. **髁间孔** 有 15～25 个孔分布于髁间窝部，有几个大孔与股骨干滋养孔相等，其余孔中等大小。多数分布于髁间窝前下部中央、两交叉韧带附着点之间，此处存在一直径 3～8 mm、深 3～5 mm 的窝，窝内有 6～12 个孔，主要由膝中动脉的终支进入。髁间窝中的这个血管筛状窝由于局部凹陷、皮质薄及小梁少，在某些儿童 X 线片上呈现稀疏区。对此不要误诊为炎症、损伤或肿瘤。

髌面（Patellar surface）又称滑车，居两髁前面，在外侧髁上所占面积较大。纵向呈沟状，沟的外侧部比内侧部稍高，此面与髌骨关节面相合，并可防止髌骨向外脱位。

两髁的远端关节面为光滑凸面，但形状不同，外侧髁关节面狭长，前方较为突出，轴线垂直向前；内

侧髁关节面较宽广，轴线斜向内下；股骨垂直时，内侧髁位置较低，但因股骨体向内倾斜，故两髁平面大致相等。如外侧髁过短，则膝将外翻，且髌骨位置不稳。从关节面形状来看，外侧髁形状便于屈伸，内侧髁形状便于旋转。两髁关节面前部与髌面临界处有二斜行浅沟，外侧沟比内侧沟明显，此二沟在膝伸直时，可容纳内、外侧半月板前缘。

内侧髁（Medial condyle）的内面突隆粗糙，易于扪及。最上部有一隆起，名收肌结节（Adductor tubercle）为大收肌腱抵止处。结节后方有一三角形小面，为腓肠肌内侧头附着部。结节前下方最隆起之点，为内上髁（Medial epicondyle），为胫侧副韧带附着部。

内侧髁的外侧面构成髁间窝内侧壁，粗糙略凹陷，上后部有一扁平压迹，为后交叉韧带上端附着部。

外侧髁（Lateral condyle）较内侧髁肥厚强壮，其位置方向与股骨干居于同一轴线上，在传递重力上可能起更大作用。外面扁平，最隆起之点名外上髁（Lateral epicondyle），有腓侧副韧带附着。外上髁后上方的压

迹，为腓肠肌外侧头起始部；前下方的压迹，为腘肌起始部；外上髁下方有一深沟，名腘肌沟（Popliteal groove），屈膝时，腘肌腱经过此处。

二、胫骨近端

胫骨近端宽厚，又称胫骨平台（Tibial plateau），提供广阔负荷面以传递身体重力，亦由两个肥厚的骨髁——内侧髁及外侧髁组成。两髁上面各有卵圆形的上关节面（Superior articular surface），上关节面与胫骨干呈向后倾斜 5°～6° 的角，婴儿及儿童此倾斜较为显著，约向后开放 20°。两髁中间为髁间隆起，两髁前方稍下有胫骨粗隆。胫骨髁主要由松质构成，仅有薄层皮质罩于其上，远不如股骨髁坚强，因此，胫骨平台为膝关节内骨折好发处。

1. **内侧髁（Medial condyle）** 较大，上关节面呈卵圆形，中部微凹；外侧髁（Lateral condyle）较小，上关节面呈三角形，中部微凸。胫骨髁上关节面与股骨髁关节面构成关节，但形状不相称，中间镶以半月板。胫骨髁大部由骨松质骨构成，仅表面罩以薄层皮质，比股骨髁易于骨折。

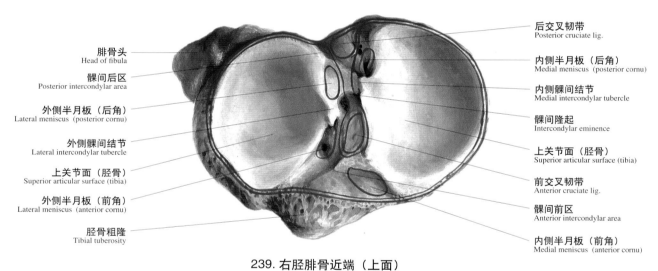

髌面
Patellar surface

关节囊
Articular capsule

前交叉韧带
Anterior cruciate lig.

后交叉韧带
Posterior cruciate lig.

外侧髁
Lateral condyle

内侧髁
Medial condyle

238. 右股骨远端（下面）
The distal end of the right femur（Inferior aspect）

腓骨头
Head of fibula

后交叉韧带
Posterior cruciate lig.

髁间后区
Posterior intercondylar area

内侧半月板（后角）
Medial meniscus（posterior cornu）

外侧半月板（后角）
Lateral meniscus（posterior cornu）

内侧髁间结节
Medial intercondylar tubercle

外侧髁间结节
Lateral intercondylar tubercle

髁间隆起
Intercondylar eminence

上关节面（胫骨）
Superior articular surface（tibia）

上关节面（胫骨）
Superior articular surface（tibia）

外侧半月板（前角）
Lateral meniscus（anterior cornu）

前交叉韧带
Anterior cruciate lig.

胫骨粗隆
Tibial tuberosity

髁间前区
Anterior intercondylar area

内侧半月板（前角）
Medial meniscus（anterior cornu）

239. 右胫腓骨近端（上面）
The proximal end of the right tibia and the fibula（Superior aspect）

胫骨两髁上关节面中间的粗涩隆起，称髁间隆起（Intercondylar eminentia）。隆起的内外侧部有两个结节，为内侧髁间结节（Medial intercondylar tubercle）和外侧髁间结节（Lateral intercondylar tubercle），高低常有变异，中借小沟分开。髁间隆起的前后变得宽阔，为髁间前区和髁间后区。

2. 髁间前区（Anterior intercondylar area） 前部最宽，前内侧部的压迹有内侧半月板前角附着，其后方相当平滑的压迹为前交叉韧带下端附着部。后者的外侧小区，为外侧半月板附着部。

3. 髁间后区（Posterior intercondylar area） 坡向后下，外侧髁间结节后坡有外侧半月板后角附着；内侧髁间结节后方，有内侧半月板后角附着，最后方区域为后交叉韧带下端附着部，后方直达关节囊附着线。

髁间结节的存在可防止股骨及胫骨向侧方移动。髁间结节的骨折，常伴有交叉韧带和半月板损伤。

内侧髁后内面恰在关节缘下方，有一水平的粗涩沟，此沟为半膜肌抵止处，沟的上唇有关节囊及胫侧副韧带附着；内侧髁内前面分布有许多血管孔，此处为髌内侧支持带附着处。

4. 外侧髁 前外面有一明显压迹，为髂胫束抵止；后外面有一小关节面，指向后外下方，为腓关节面（Fibular articular surface），与腓骨头相接。腓关节面上方和内侧有腘肌腱通行的沟；腓关节面前上方与腓骨头一起，为股二头肌的抵止处；稍下方有趾长伸肌和腓骨长肌最上纤维的起始点。

胫骨上端与体相接处前面有一三角形粗隆，为胫骨粗隆（Tibial tuberosity），粗隆被一嵴分成上下两部，

此嵴为髌线所在部位。粗隆上半凸隆而光滑，有髌韧带附着，髌韧带上纤维可延伸到嵴；下半粗糙，位于皮下，有髌下皮下囊和纤维脂肪组织充填其间。

胫骨髁和髁间隆起可有一些变异。有的胫骨平台扁平，髁间结节不明显；有的髁间结节甚为突出；有的髁间隆起低下，髁间结节稍微高出。胫骨平台、髁间隆起和髁间结节的高低位置关系对关节运动及损伤较为重要。

三、腓骨近端

即腓骨头（Head of fibula），呈锥形膨大，向前、外、后方向突出。腓骨头关节面（Articular surface of head of fibula）近于环状，转向上前内方与胫骨腓关节面相关节。关节面与腓骨长轴的交角平均为 53.9°。头外侧面有一粗隆，并向上呈钝形突出，为腓骨头尖

（Apex of head of fibula），出现率为97.7%，粗隆及尖为股二头肌腱及腓侧副韧带附着处。

腓骨上端的骺线在头的远侧，因居关节囊之外，故腓骨干结核甚少波及胫腓关节。胫骨上端则相反，因骺线在关节腔内，故胫骨上端结核易蔓延至关节腔。

头下方的扼细部为腓骨颈（Neck of fibula），颈的最小周径平均为3.4 cm，有腓总神经绕过，腓骨头骺分离时，往往引起腓总神经损伤。

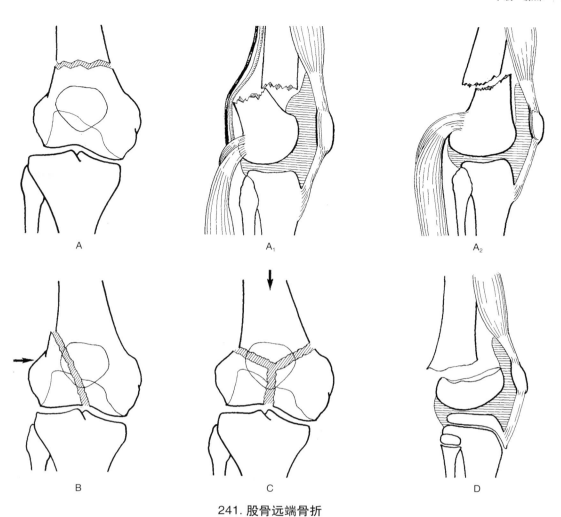

241. 股骨远端骨折
Fractures of the distal end of the femur

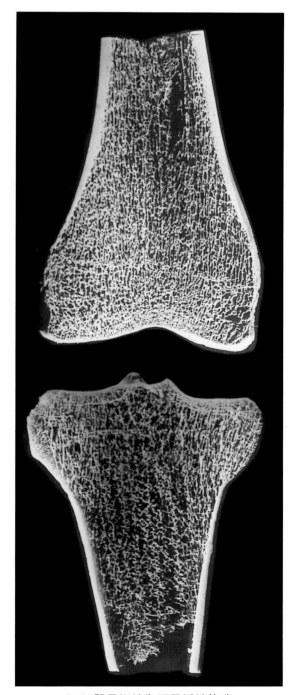

240. 股骨远端和胫骨近端构造
Structure of distal end of the femur and proximal end of the tibia

股骨远端骨折

A. 股骨髁上骨折（Supracondylar fracture of femur）发生于股骨干下端皮质变薄、扩张形成股骨髁的部位，虽然它与股骨干下1/3骨折没有严格界限，但治疗方法不同。股骨髁上骨折多由高处跌下，足部或膝部着地的间接暴力或因直接打击和扭伤引起。在膝关节强直的病例，因废用性骨质疏松及膝部应力增加，也容易发生髁上骨折。髁上骨折可分屈曲型和伸直型两种。

A₁. 屈曲型髁上骨折（Type of flexion） 呈横断或从后上走向前下的斜行折线，远侧段因受腓肠肌的牵拉和关节囊的紧缩向后移位，其锐利折端有刺伤腘血管神经的危险。近侧段向前移位，可刺破髌上囊及附近皮肤。整复时可采取股骨髁牵引法，防止膝关节过伸。

A₂. 伸展型髁上骨折（Type of extension） 呈横断或从前上走向后下的斜行折线，远侧段稍向前移位，

与近侧段稍为重叠。整复时可采取胫骨粗隆牵引法，增大膝屈曲的角度。

B. 股骨单髁骨折（Uni-condylar fracture） 较少见，多因冲击性暴力加于股骨内侧髁或外侧髁引起，强度膝内收性损伤可发生内髁骨折，强度外展性损伤可发生外髁骨折，均可发生移位。

C. 股骨双髁骨折或"T"形骨折（Bi-condylar or T-shaped fracture of femur） 发生机制与髁上骨折类似，多因高处坠下，足跟触地，先发生股骨髁上骨折，如暴力继续，则股骨髁劈分为内外两块，成"T"或"Y"形骨折。"T"形骨折为关节囊内骨折，关节腔有大量积血，常有严重移位。整复时，必须良好对位，保证关节面平坦。

D. 儿童股骨下骺脱离（Lower epiphysiolysis of child femur） 此种损伤少见，多见于8～14岁青少年。膝关节过伸性损伤可使股骨下端干骺脱离，下骺可向前移位至股骨干骺端前方。如因直接暴力作用于膝关节前部或侧面，分离的骨骺可向后或侧方移位。

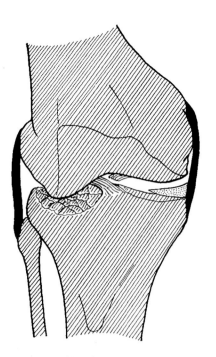
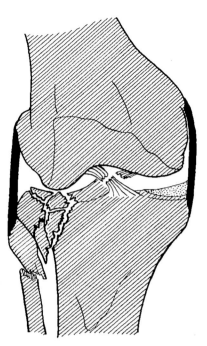
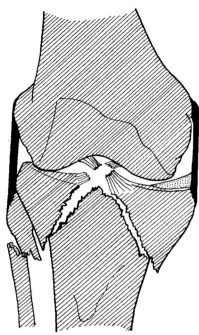

A. 胫骨外侧髁劈裂骨折　　　　B. 胫骨平台塌陷骨折　　　　C. 胫骨平台移位骨折　　　　D. 双髁骨折或倒"V"形骨折

242. 胫骨髁骨折
Fractures of the condyles of the tibia

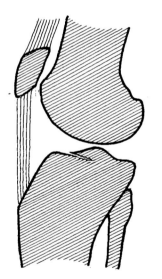
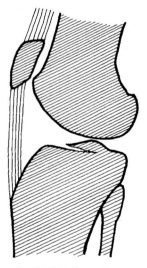
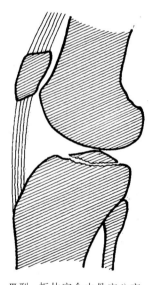

Ⅰ型：损伤轻微，折片稍有变位　　Ⅱ型：骨折片前 1/3 或 1/2 部　　Ⅲ型：折片完全由骨床分离，
　　　　　　　　　　　　　从髁间隆起分离移位，　　　　或发生翻转，除开放复
　　　　　　　　　　　　　在侧位 X 线片中，呈　　　　位外，不易愈合
　　　　　　　　　　　　　喙状变形

243. 胫骨髁间隆起骨折
Fractures of the intercondylar eminence of the tibia

胫 骨 骨 折

　　胫骨髁为骨松质，皮质薄，骨折概率远比股骨髁多，如受到股骨髁直接暴力的压挤或冲击，胫骨内、外侧髁可发生压迫性、劈裂性或粉粹性骨折。

　　当膝伸直位时，暴力撞击膝关节内侧或外侧，使膝关节产生内翻或外翻，此时

可发生两种情况，一是胫侧副韧带或腓侧副韧带断裂，另一是以胫侧副韧带为支点，股骨髁向下冲击，而致胫骨外侧平台发生劈裂性或塌陷性骨折，严重时可伴有膝交叉韧带和半月板等损伤。治疗时，应尽量使胫骨平台恢复解剖位，保护患肢直至骨折愈合，以保全膝关节活动功能。

　　根据暴力不同，胫骨平台骨折可分下列几种。

　　A. 胫骨外侧髁劈裂骨折（Split fracture of lateral condyle of tibia）　胫骨外侧髁出现裂缝，没有或有很小移位，也无嵌顿或成角，胫骨平台保持完整，腓骨无骨折。

　　B. 胫骨平台塌陷骨折（Collapsed fracture of the tibial plateau）　发生于外侧平台较多，凹陷和粉碎性骨折局限于外侧平台的前方居中，边缘和后侧仍完整。

　　C. 移位骨折（Displacement fracture）　胫骨平台关节面有显著破裂，外围有明显移位。由于伴有腓骨颈骨折、胫侧副韧带和前交叉韧带断裂，膝关节很不稳定。

　　D. 双髁骨折或倒"V"形骨折（Fracture of both condyles or inverted 'V' form fracture）　多因膝关节受纵向暴力压挤，内、外髁所受压力大致相等，两髁垂直劈裂，向两侧分开，形成倒"V"形骨折，股骨髁向下插入胫骨平台中。

　　胫骨髁间隆起骨折

　　为关节内骨折，多发生于 8 ～ 13 岁的儿童和青年，成人髁间隆起骨折常伴发其他软组织损伤，病情较青年人严重。

　　前交叉韧带和内、外侧半月板的韧带端皆抵于髁间隆起，前交叉韧带可防止小腿过度内旋；当暴力迫使胫骨内旋时，韧带受到扭伤同时引起髁间隆起骨折。

　　青年前期胫骨上骺尚未骨化，关节面覆以软骨，髁间隆起的韧带附着区没有软骨覆盖，它突向股骨髁间窝，也不与股骨髁关节面接触，因此，儿童和青年前期发病率大。成人胫骨上骺完全骨化，胫骨关节面皆覆以骨皮质，一旦发生暴力，髁间隆起骨折多伴以其他软组织损伤。

胫骨粗隆骨骺炎或骨骺分离

胫骨粗隆骨骺一般为胫骨上骺的舌状延长部分，有时也自成一单独骨化中心，30 岁时完全接合，故骨骺为髌腱抵止部的弱点，可因股四头肌腱和髌韧带的牵拉造成急性撕脱或慢性骨骺炎。14 ～ 16 岁的青少年，因胫骨粗隆尚未发育完全，股四头肌剧烈收缩时（如踢足球、跳跃），可能将胫骨粗隆撕脱，称此为 Osgood Schlatter 病。此病髌韧带肥厚、肿胀、胫骨粗隆膨隆、密度增加、明显压痛，在膝伸直运动或上下楼梯时，胫骨粗隆疼痛明显。胫骨粗隆可表现为舌状突起的多节段撕裂或前上缘的局限性碎裂，碎裂的骨片不一定坏死，它可接受髌韧带或周围软组织的营养，组织反而增大。同时，碎裂的骨片可被髌韧带牵引发生移位，形成髌韧带内的骨化阴影；有时，胫骨粗隆的前上缘尚可见到骨刺。

胫骨粗隆骨骺炎症状不严重的，应减少其运动量；撕脱折块无移位的一般可行姑息疗法（如石膏固定）；移位明显的也可切开缝合固定。

髌 骨

髌骨（Patella）是身体中最大的籽骨，包围在股四头肌腱中。呈扁平三角形。上缘宽阔肥厚，称髌底（Base of patella），有股四头肌附着；内外两缘较薄，有股四头肌腱和髌内、外侧支持带附着；侧缘向下移行为髌尖（Apex of patella），有髌韧带附着。髌骨前面（Anterior surface）凸隆而粗糙，有许多血管孔，此面被股四头肌腱膜所覆盖；后面光滑，称关节面（Articular surface），完全为软骨所覆盖。关节面借一纵嵴分为内小、外大两部，内外两部又各分为上、中、下 3 个小关节面，内侧部 3 个关节面的更内侧还有一纵行小关节面，这样，即有 7 个小关节面，在不同位置与股骨髁接触，可减少摩擦，对运动有利。

在内部构造上，髌骨浅部的骨小梁与股四头肌作用方向和髌韧带的纤维方向一致，深部小梁与关节面成直角。

髌骨的存在可保护膝关节，特别是保护股骨髌面和股骨髁；髌骨可使髌韧带远离轴线，增加股四头肌的作用力距，减少伸膝时所需力量；髌骨并保护膝关节在半屈位时的稳定性，防止膝关节的异常内收、外展及前后活动。

髌骨骨折

髌骨骨折多发生于 30 ～ 50 岁成人，儿童少见。可分两大类，即横行骨折和粉碎骨折。

横行骨折系股四头肌强度收缩所致的牵拉性损伤，例如，膝关节处半屈位时，髌骨关节面与股骨滑车接触点成为支点，股四头肌突然强力收缩，髌骨即可发生骨折，横裂为两半。犹如利用三点压力折断木棍的作用一样。随着髌骨分离的程度，关节囊和髌骨两侧的腱膜也有不同程度的破裂。如不进行修补，伸膝功能将严重受累。

粉碎骨折主要由于暴力直接冲击髌骨，如撞伤、踢伤、髌骨着地等。骨折多为粉碎型，移位较少，关节囊及髌旁腱膜的撕裂也较小，但髌骨的关节面和股骨髁有较严重的创伤，将影响日后功能。

髌骨骨折系关节内骨折，关节内有大量积血，局部有压痛、肿胀和皮下瘀斑。膝关节不能伸直，不能负重。

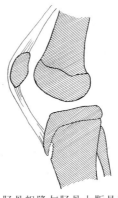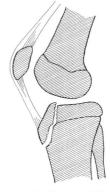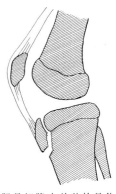

A. 胫骨粗隆与胫骨上骺具有共同的骨化点，胫骨粗隆为上骺前方的舌状延长，此延长部从胫骨前面撕脱，基底仍保持联系

B. 胫骨上骺的前方舌状延长全部自胫骨前面撕脱，基底部亦出现骨折

C. 胫骨粗隆由单独的骨化点发育而成，粗隆的骨骺被撕脱，并拉向上方

244. 胫骨粗隆骨骺分离（Osgood Schlatter 病）
Epiphysiolysis of the tibial tuberosity

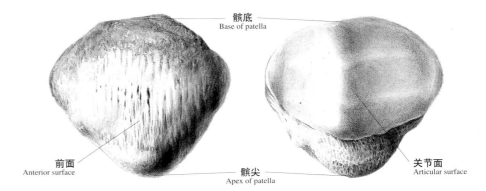

髌底
Base of patella

前面
Anterior surface

髌尖
Apex of patella

关节面
Articular surface

245. 右髌骨
The right patella

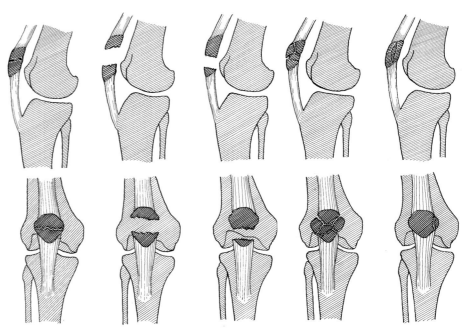

A. 无移位的髌骨中部横行骨折

B. 有移位的髌骨横行骨折

C. 髌骨下段骨折

D. 粉碎性骨折

E. 髌骨边缘骨折

246. 髌骨骨折
Fractures of the patella

第八节　膝部断面

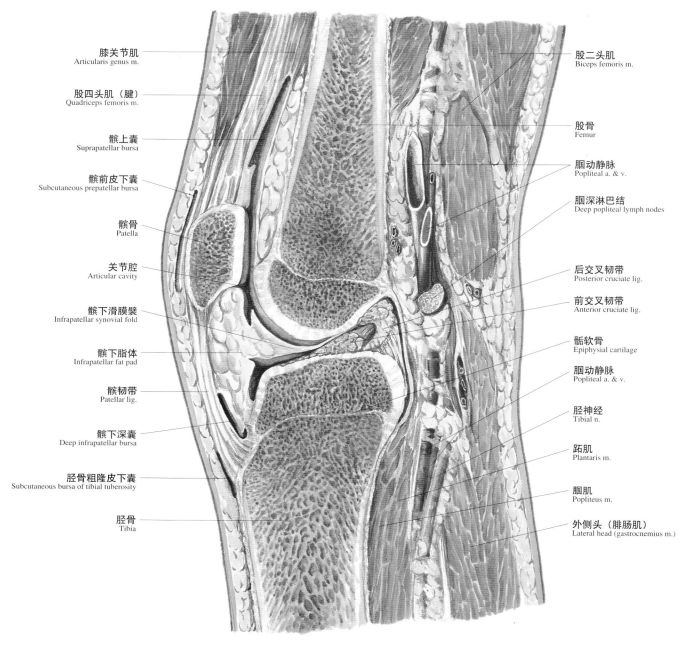

膝关节肌
Articularis genus m.

股四头肌（腱）
Quadriceps femoris m.

髌上囊
Suprapatellar bursa

髌前皮下囊
Subcutaneous prepatellar bursa

髌骨
Patella

关节腔
Articular cavity

髌下滑膜襞
Infrapatellar synovial fold

髌下脂体
Infrapatellar fat pad

髌韧带
Patellar lig.

髌下深囊
Deep infrapatellar bursa

胫骨粗隆皮下囊
Subcutaneous bursa of tibial tuberosity

胫骨
Tibia

股二头肌
Biceps femoris m.

股骨
Femur

腘动静脉
Popliteal a. & v.

腘深淋巴结
Deep popliteal lymph nodes

后交叉韧带
Posterior cruciate lig.

前交叉韧带
Anterior cruciate lig.

骺软骨
Epiphysial cartilage

腘动静脉
Popliteal a. & v.

胫神经
Tibial n.

跖肌
Plantaris m.

腘肌
Popliteus m.

外侧头（腓肠肌）
Lateral head (gastrocnemius m.)

247. 膝关节正中矢状切面
Median sagittal section of the knee joint

膝关节正中矢状切面

在前方，可见股四头肌腱、髌骨及髌韧带，髌骨前方有髌前皮下囊，髌韧带止端和胫骨粗隆前方有胫骨粗隆皮下囊，髌韧带深面有髌下深囊。

在中部，恰通过股骨下端较窄的髁间窝和胫骨粗隆稍内侧。髌上囊突出于髌底上方6~7cm，囊前壁与股四头肌腱相贴，囊后壁借脂肪组织与股骨前面相对，囊顶有膝关节肌悬吊。关节腔中部可见与髁间窝前缘相连的髌下滑膜襞与髌韧带深侧的髌下脂体。前、后交叉韧带皆被切断。两半月板前、后角未触及。

在后方，紧贴关节囊的为腘动脉和腘深淋巴结，其后为腘静脉和胫神经。上方可见股中间肌和股二头肌，下方可见腘肌和腓肠肌外侧头。

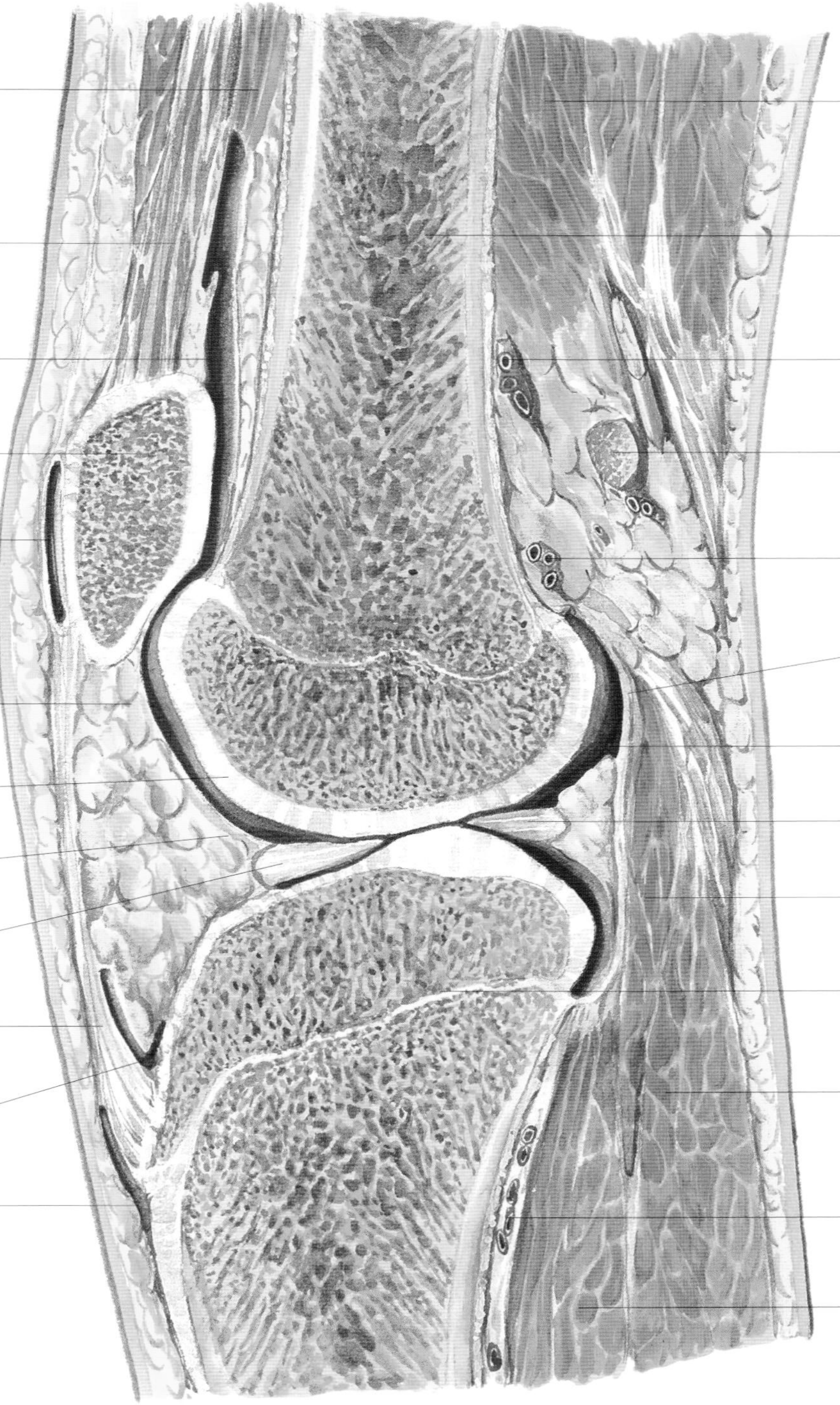

膝关节肌
Articularis genus m.

股二头肌
Biceps femoris m.

股四头肌（腱）
Quadriceps femoris m.

股骨
Femur

髌上囊
Suprapatellar bursa

第三穿动脉
3rd perforating a.

髌骨
Patella

腘深淋巴结
Deep popliteal lymph nodes

髌前皮下囊
Subcutaneous prepatellar bursa

膝上外侧动静脉
Superior lateral genicular a. & v.

髁板
Condylar plate

髌下脂体
Infrapatellar fat pad

关节腔
Articular cavity

股骨外侧髁
Lateral condyle

后角（外侧半月板）
Posterior cornu (lateral meniscus)

翼状襞
Alar folds

跖肌
Plantaris m.

前角（外侧半月板）
Anterior cornu (lateral meniscus)

骺软骨
Epiphysial cartilage

髌外侧支持带
Lateral patellar retinaculum

腓肠肌外侧头
Lateral head (gastrocnemius m.)

髌下深囊
Deep infrapatellar bursa

胫骨粗隆皮下囊
Subcutaneous bursa of tibial tuberosity

胫后返动静脉
Posterior tibial recurrent a. & v.

腘肌
Popliteus m.

248. 膝关节外侧矢状切面（经股骨外侧髁）
Lateral sagittal section of the knee joint （through lateral condyle of the femur）

膝关节外侧矢状切面

在前方，可见股四头肌腱、髌骨和髌外侧支持带，髌骨前方有髌前皮下囊，髌外侧支持带深面有髌下深囊。

在中部，可见膨大的股骨外侧髁和胫骨外侧髁，两髁中间夹有外侧半月板前、后角。关节腔前部依然可见髌上囊和膝关节肌；中部可见髌下脂体和翼状襞。外侧髁后方的关节囊增厚成髁板（Condylar plate）。

在后方，可见第三穿动静脉、膝上外侧动静脉和胫后返动静脉贴骨表面而行，未触及腘动脉和胫神经。上方可见股二头肌，下方可见跖肌、腓肠肌外侧头和腘肌。

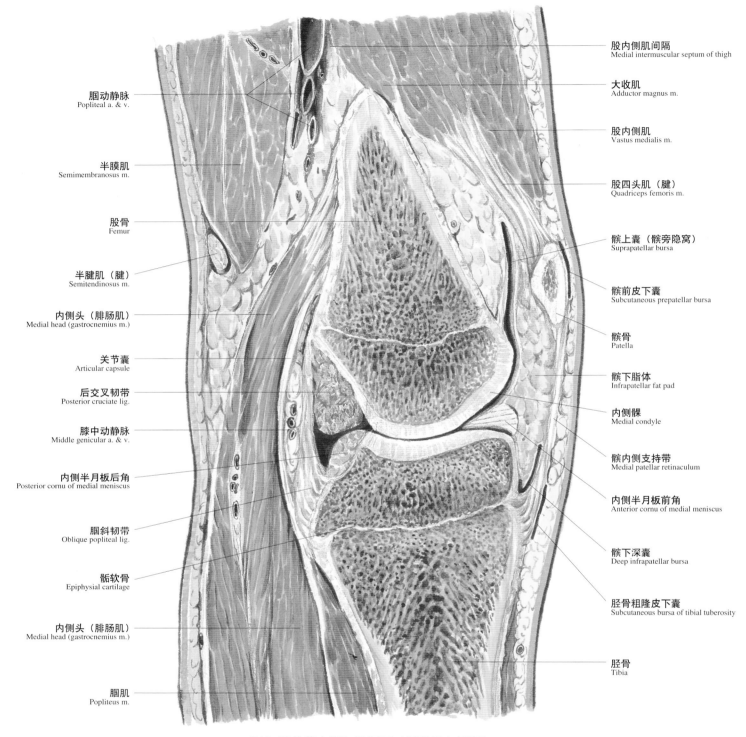

腘动静脉
Popliteal a. & v.

半膜肌
Semimembranosus m.

股骨
Femur

半腱肌（腱）
Semitendinosus m.

内侧头（腓肠肌）
Medial head (gastrocnemius m.)

关节囊
Articular capsule

后交叉韧带
Posterior cruciate lig.

膝中动静脉
Middle genicular a. & v.

内侧半月板后角
Posterior cornu of medial meniscus

腘斜韧带
Oblique popliteal lig.

骺软骨
Epiphysial cartilage

内侧头（腓肠肌）
Medial head (gastrocnemius m.)

腘肌
Popliteus m.

股内侧肌间隔
Medial intermuscular septum of thigh

大收肌
Adductor magnus m.

股内侧肌
Vastus medialis m.

股四头肌（腱）
Quadriceps femoris m.

髌上囊（髌旁隐窝）
Suprapatellar bursa

髌前皮下囊
Subcutaneous prepatellar bursa

髌骨
Patella

髌下脂体
Infrapatellar fat pad

内侧髁
Medial condyle

髌内侧支持带
Medial patellar retinaculum

内侧半月板前角
Anterior cornu of medial meniscus

髌下深囊
Deep infrapatellar bursa

胫骨粗隆皮下囊
Subcutaneous bursa of tibial tuberosity

胫骨
Tibia

249. 膝关节内侧矢状切面（经股骨内侧髁）
Medial sagittal section of the knee joint（through medial condyle of the femur）

膝关节内侧矢状切面

在前部，可见股内侧肌、股四头肌腱、髌骨内缘、髌内侧支持带、髌前皮下囊、胫骨粗隆皮下囊和髌下深囊。

在中部，断及股骨内侧髁外缘和胫骨内侧髁。两髁中间夹有内侧半月板前、后角。在股骨内侧髁后外缘的髁间窝中，可见后交叉韧带断面。关节腔前上部为髌旁隐窝所在，其下方有髌下脂体。囊后壁的增厚处为腘斜韧带。

在后部，上方可见股动静脉断端、半膜肌和半腱肌，下方可见腓肠肌内侧头（包括其肌支）和腘肌。关节囊后方可见膝中动静脉。

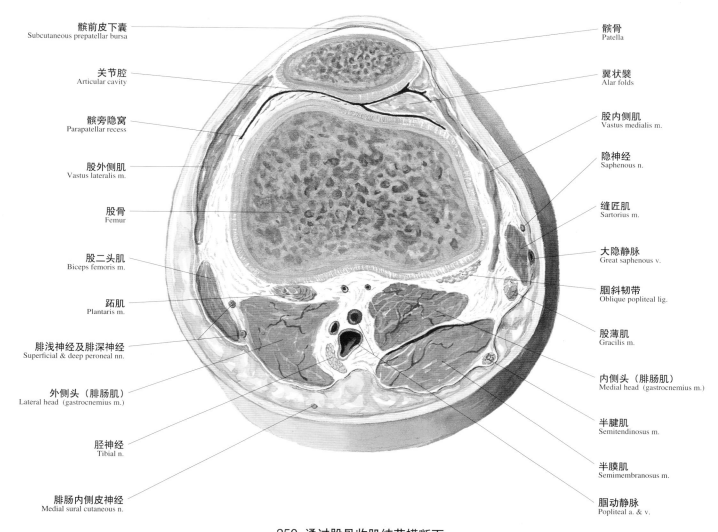

髌前皮下囊
Subcutaneous prepatellar bursa

关节腔
Articular cavity

髌旁隐窝
Parapatellar recess

股外侧肌
Vastus lateralis m.

股骨
Femur

股二头肌
Biceps femoris m.

跖肌
Plantaris m.

腓浅神经及腓深神经
Superficial & deep peroneal nn.

外侧头（腓肠肌）
Lateral head (gastrocnemius m.)

胫神经
Tibial n.

腓肠内侧皮神经
Medial sural cutaneous n.

髌骨
Patella

翼状襞
Alar folds

股内侧肌
Vastus medialis m.

隐神经
Saphenous n.

缝匠肌
Sartorius m.

大隐静脉
Great saphenous v.

腘斜韧带
Oblique popliteal lig.

股薄肌
Gracilis m.

内侧头（腓肠肌）
Medial head (gastrocnemius m.)

半腱肌
Semitendinosus m.

半膜肌
Semimembranosus m.

腘动静脉
Popliteal a. & v.

250. 通过股骨收肌结节横断面
Transverse section through the adductor tubercle of the femur

通 过 股 骨 收 肌 结 节 横 切 面

　　在前部，恰通过股骨髁上平面和髌骨中部，可见髌股关节。关节中有翼状襞，关节腔侧部为髌旁隐窝。髌骨前方有髌前皮下囊。髌股关节侧方可见股内侧肌和股外侧肌扩张部。

　　在后部，股骨腘面后方为腘窝。腘窝内侧半有腓肠肌内侧头、半膜肌、半腱肌、股薄肌和缝匠肌，腘窝外侧半有跖肌、腓肠肌外侧头和股二头肌，腓总神经分出的腓浅、深神经行于股二头肌内侧缘深面。腘窝中央由前及后为腘动脉、腘静脉和胫神经。

　　大隐静脉和隐神经行于股骨髁内侧的浅筋膜中。

股外侧肌
Vastus lateralis m.

外侧髁
Lateral condyle

前交叉韧带
Anterior cruciate lig.

腓侧副韧带
Fibular collateral lig.

股二头肌
Biceps femoris m.

腘肌（腱）
Popliteus m.

腘动静脉
Popliteal a. & v.

跖肌
Plantaris m.

胫神经
Tibial n.

外侧头（腓肠肌）
Lateral head (gastrocnemius m.)

内侧头（腓肠肌）
Medial head (gastrocnemius m.)

髌韧带
Patellar lig.

髌下脂体
Infrapatellar fat pad

翼状襞
Alar folds

股内侧肌
Vastus medialis m.

内侧髁
Medial condyle

后交叉韧带
Posterior cruciate lig.

胫侧副韧带
Tibial collateral lig.

缝匠肌
Sartorius m.

大隐静脉
Great saphenous v.

股薄肌
Gracilis m.

半膜肌
Semimembranosus m.

半腱肌
Semitendinosus m.

前
外 ← → 内
后

251. 通过膝关节线横断面（股骨髁下面）
Transverse section through the line of the knee joint（inferior surface of the femoral condyles）

通过膝关节线横切面
（股骨髁远端）

在前部，可见髌韧带、髌前皮下囊下端和髌下脂体。两侧有股内侧肌和股外侧肌扩张部。

在中部，股骨远端关节面呈马蹄铁形。髁间窝中，内侧通行有后交叉韧带，外侧通行有前交叉韧带。内侧关节囊上有与囊部分相贴的胫侧副韧带；外侧髁外侧有与囊分离的腓侧副韧带、腘肌腱和股二头肌。

在后部，内侧髁后内方和后方通行有缝匠肌、股薄肌、半腱肌、半膜肌和腓肠肌内侧头，外侧髁后方通行有跖肌和腓肠肌外侧头和腓总神经。腓肠肌内、外侧头中间的深面，通行有腘动脉、腘静脉和胫神经，大隐静脉行于内侧髁内后侧的浅筋膜中。

通过膝关节线横切面
（胫骨髁上面）

中部可见胫骨平台和内、外侧半月板，在两半月板中间，居前内侧者为前交叉韧带，居后外侧者为后交叉韧带。

前部可见髌韧带及其深部的髌下脂体和翼状襞。

后部为腘窝，内侧半有腓肠肌内侧头、半膜肌、半腱肌、股薄肌和缝匠肌，大隐静脉和隐神经行于内面浅筋膜中。外侧半有跖肌、腓肠肌外侧头和股二头肌，腓总神经行于股二头肌内侧缘深面。中间有腘动脉、腘静脉和胫神经。

腓总神经
Common peroneal n.

外侧头（腓肠肌）
Lateral head (gastrocnemius m.)

股二头肌
Biceps femoris m.

跖肌
Plantaris m.

后交叉韧带
Posterior cruciate lig.

腓侧副韧带
Fibular collateral lig.

外侧半月板
Lateral meniscus

股外侧肌
Vastus lateralis m.

前交叉韧带
Anterior cruciate lig.

翼状襞
Alar folds

胫神经
Tibial n.

内侧头（腓肠肌）
Medial head (gastrocnemius m.)

腘动静脉
Popliteal a. & v.

缝匠肌
Sartorius m.

半腱肌
Semitendinosus m.

内侧半月板
Medial meniscus

半膜肌
Semimembranosus m.

股薄肌
Gracilis m.

胫侧副韧带
Tibial collateral lig.

股内侧肌
Vastus medialis m.

髌下脂体
Infrapatellar fat pad

髌韧带
Patellar lig.

后
外 ← → 内
前

252. 通过膝关节线横断面（胫骨髁和半月板上面）
Transverse section through the line of the knee joint（superior surface of the tibial condyles and the menisci）

第九节　膝部入路局解

膝前内侧入路

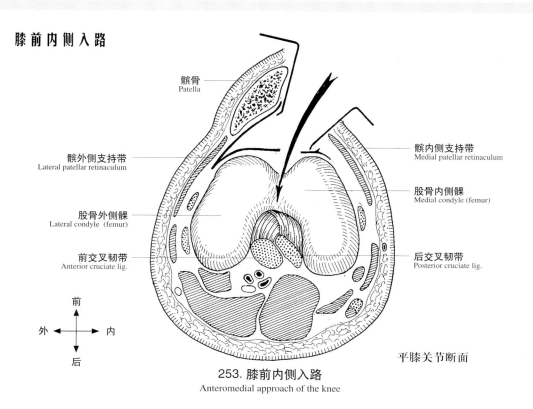

髌骨
Patella

髌外侧支持带
Lateral patellar retinaculum

髌内侧支持带
Medial patellar retinaculum

股骨内侧髁
Medial condyle (femur)

股骨外侧髁
Lateral condyle (femur)

前交叉韧带
Anterior cruciate lig.

后交叉韧带
Posterior cruciate lig.

前

外 ← → 内

后

平膝关节断面

253. 膝前内侧入路
Anteromedial approach of the knee

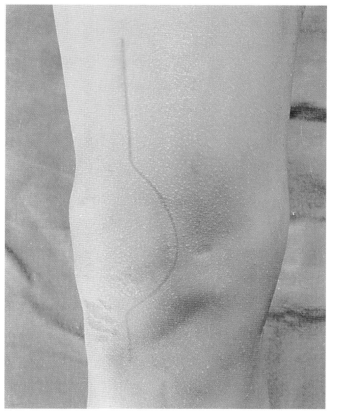

◀ 253-1. 切口起自髌骨上方 7～10 cm、股四头肌内缘处，弓形绕过髌骨内缘，终于胫骨粗隆或其远侧。此入路可用于膝关节滑膜切除术、游离体摘除术、滑膜良性肿瘤切除术、半月板探查及摘除术、膝关节囊粘连松解术等。

▶ 253-2. 翻开皮肤及浅筋膜，在切口上方显露股内侧肌 [1]，在切口下方可见小静脉支。

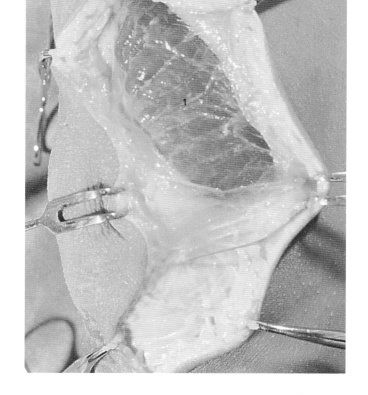

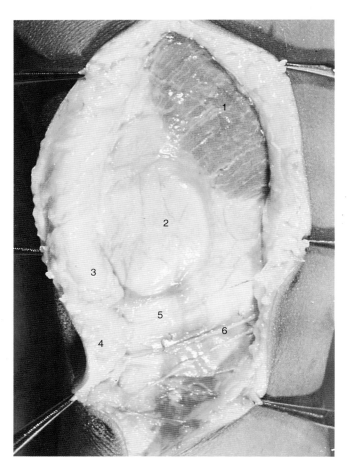

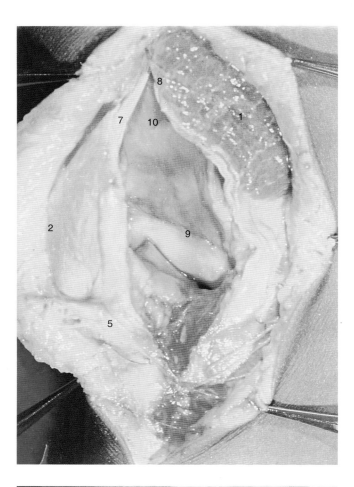

◀ 253-3. 显露髌骨及髌网⁽²⁾、髌前皮下囊⁽³⁾、髌下皮下囊⁽⁴⁾、髌腱⁽⁵⁾及隐神经髌下支⁽⁶⁾。

▶ 253-4. 沿股四头肌腱⁽⁷⁾、髌骨⁽²⁾和髌腱⁽⁵⁾内缘，切开关节囊和滑膜，显露髌上囊⁽⁸⁾、股骨髁⁽⁹⁾和股骨髌面⁽¹⁰⁾。

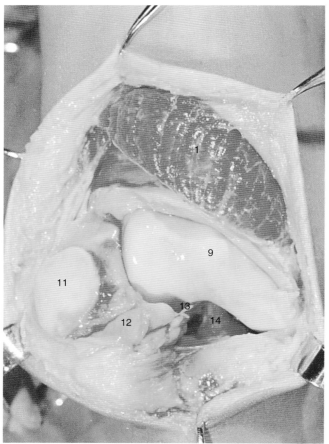

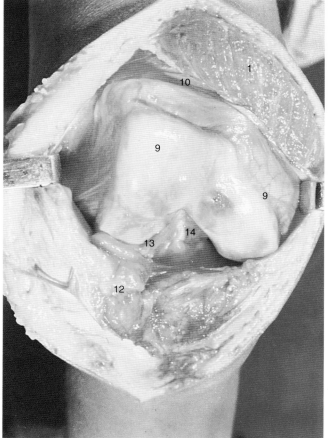

◀ 253-5. 将髌骨翻向外，显露髌骨后关节面⁽¹¹⁾、翼状襞⁽¹²⁾、髌下滑膜襞⁽¹³⁾和前交叉韧带⁽¹⁴⁾。

▶ 253-6. 进一步显露股骨髁⁽⁹⁾、股骨髌面⁽¹⁰⁾、翼状襞⁽¹²⁾、髌下滑膜襞⁽¹³⁾和前交叉韧带⁽¹⁴⁾。

膝后入路

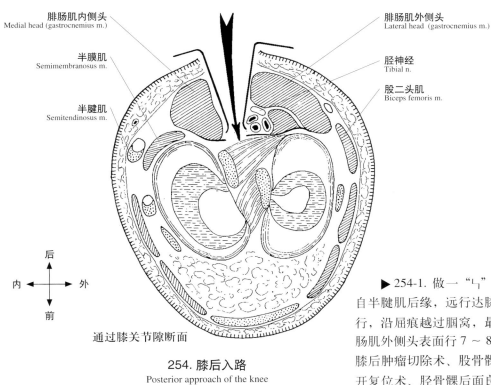

腓肠肌内侧头
Medial head (gastrocnemius m.)

半膜肌
Semimembranosus m.

半腱肌
Semitendinosus m.

腓肠肌外侧头
Lateral head (gastrocnemius m.)

胫神经
Tibial n.

股二头肌
Biceps femoris m.

后
内 ← → 外
前

通过膝关节隙断面

254. 膝后入路
Posterior approach of the knee

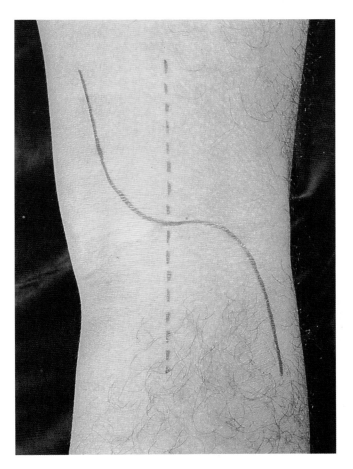

▶254-1. 做一"凵"形切口，其近段起自半腱肌后缘，远行达膝关节平面，折向外行，沿屈痕越过腘窝，最后转向远侧，在腓肠肌外侧头表面行 7 ～ 8 cm。此入路适用于膝后肿瘤切除术、股骨髁部及髁上部骨折切开复位术、胫骨髁后面良性肿瘤切除术、腘血管神经手术等。

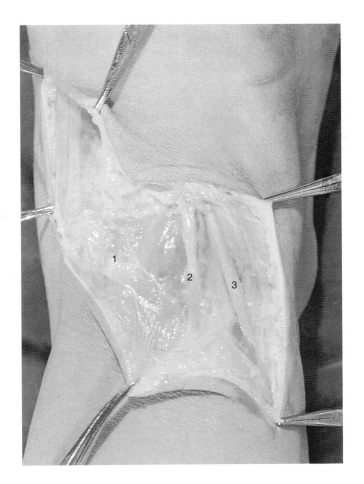

◀254-2. 翻开皮肤及浅筋膜，显露腓肠外侧皮神经[2]、腓总神经[3]和腘筋膜[1]。注意小隐静脉，这里未显现出。

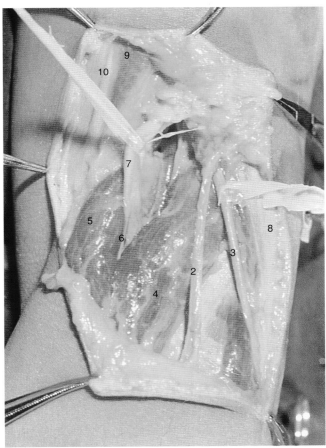

▶254-3. 切除腘筋膜。显露腓肠肌外侧头[4]、内侧头[5]和腓肠内侧皮神经[6]，此神经位于腓肠肌两头之间，可把它追踪到从胫神经[7]的起始。一旦此神经定位，腘窝各成分即能精确地和安全地进行解剖。在切口内外部，还显露股二头肌[8]、半膜肌[9]和半腱肌[10]。

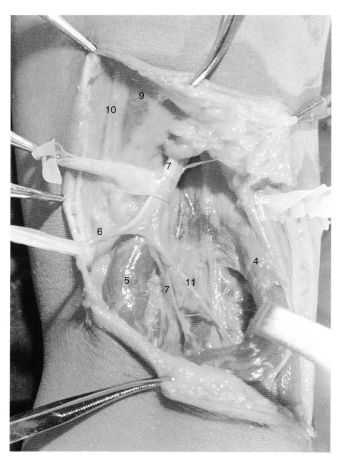

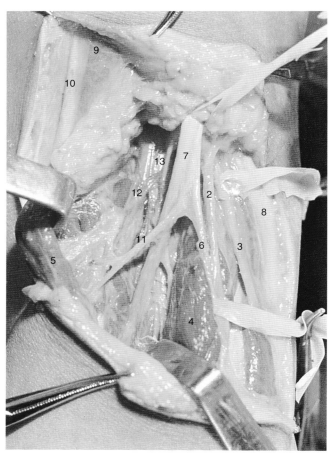

◀254-4. 外拉腓肠肌外侧头⁽⁴⁾，小心牵拉胫神经⁽⁷⁾。显露腓肠肌内、外侧头肌支⁽¹¹⁾。

▶254-5. 显露腘静脉⁽¹²⁾和腘动脉⁽¹³⁾，它们位于胫神经的前方和内侧。

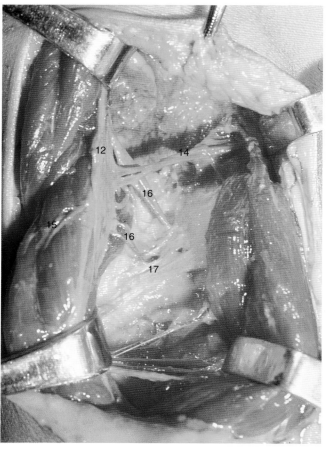

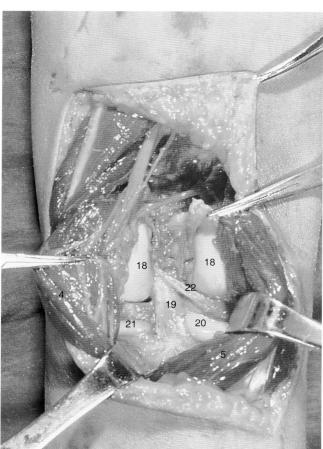

◀254-6. 轻轻牵拉腘动静脉。找出并追寻膝上外侧动脉⁽¹⁴⁾和膝上内侧动脉⁽¹⁵⁾，两者通过两侧腘绳肌下方，恰在腓肠肌起始头的近侧。显露膝中动脉⁽¹⁶⁾和腘斜韧带⁽¹⁷⁾。膝中动脉穿过腘斜韧带，供应膝交叉韧带和膝关节滑膜。

▶254-7. 膝伸展时，打开关节囊后部，并在膝稍屈曲时进行探查。显露股骨髁⁽¹⁸⁾、后交叉韧带⁽¹⁹⁾、外侧半月板⁽²⁰⁾、内侧半月板⁽²¹⁾和板股后韧带⁽²²⁾等，结扎一个或多个膝血管，可安全地进行更多暴露。

膝后内侧入路

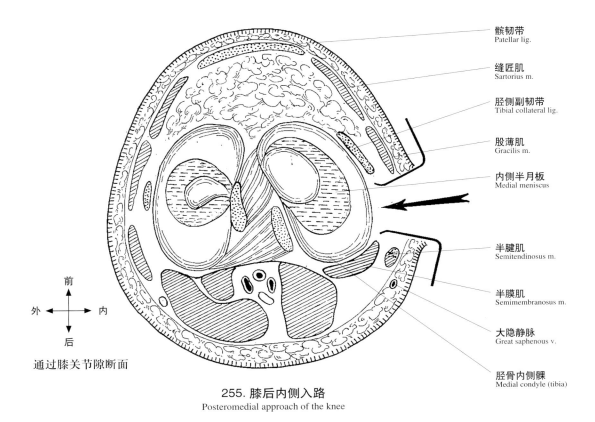

髌韧带
Patellar lig.

缝匠肌
Sartorius m.

胫侧副韧带
Tibial collateral lig.

股薄肌
Gracilis m.

内侧半月板
Medial meniscus

半腱肌
Semitendinosus m.

半膜肌
Semimembranosus m.

大隐静脉
Great saphenous v.

胫骨内侧髁
Medial condyle (tibia)

前
外 — 内
后

通过膝关节隙断面

255. 膝后内侧入路
Posteromedial approach of the knee

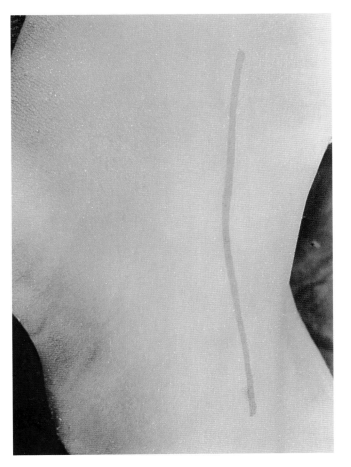

◀ 255-1. 膝屈曲 45°～ 90°。切口起自收肌结节上后方，沿胫侧副韧带前缘向远侧，终于关节线远侧胫骨结节平面。此入路可用于游离体摘除术、良性滑膜瘤切除术、内侧半月板或其后角切除术等。

▶ 255-2. 翻开皮肤及浅筋膜。显露隐神经髌下支 (1) 和大隐静脉属支 (2)。

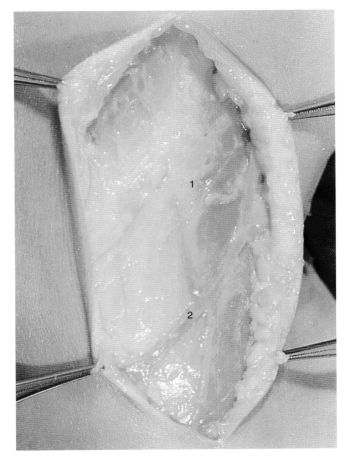

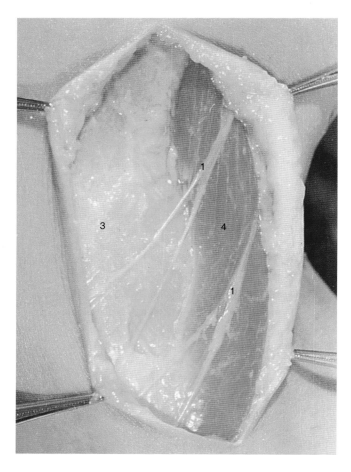

◀255-3. 切除深筋膜，保留隐神经髌下支⁽¹⁾。显露前方的髌内侧支持带⁽³⁾和后方的缝匠肌⁽⁴⁾。

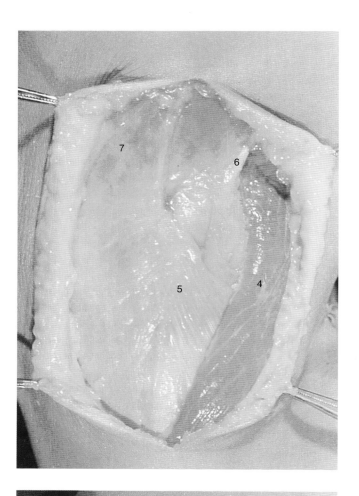

▶255-4. 切除隐神经髌下支。缝匠肌⁽⁴⁾稍后移，显露抵于收肌结节的大收肌止腱⁽⁶⁾和深面的胫侧副韧带⁽⁵⁾。前上方为股内侧肌⁽⁷⁾。

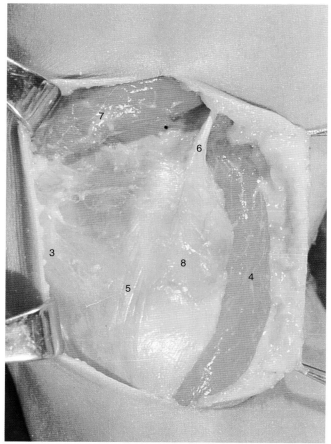

◀255-5. 将股内侧肌⁽⁷⁾牵向前，进一步显露膝关节囊⁽⁸⁾和胫侧副韧带⁽⁵⁾。

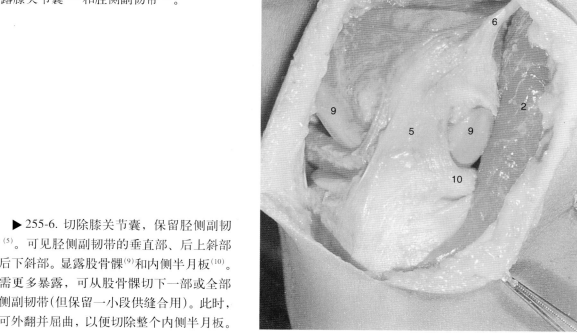

▶255-6. 切除膝关节囊，保留胫侧副韧带⁽⁵⁾。可见胫侧副韧带的垂直部、后上斜部和后下斜部。显露股骨髁⁽⁹⁾和内侧半月板⁽¹⁰⁾。如需更多暴露，可从股骨髁切下一部或全部胫侧副韧带(但保留一小段供缝合用)。此时，膝可外翻并屈曲，以便切除整个内侧半月板。

膝后外侧入路

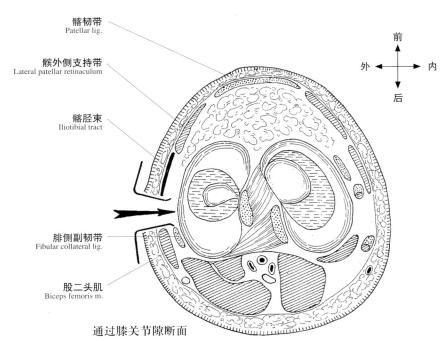

髌韧带
Patellar lig.

髌外侧支持带
Lateral patellar retinaculum

髂胫束
Iliotibial tract

腓侧副韧带
Fibular collateral lig.

股二头肌
Biceps femoris m.

前

外 ← → 内

后

通过膝关节隙断面

256. 膝后外侧入路
Posterolateral approach of the knee

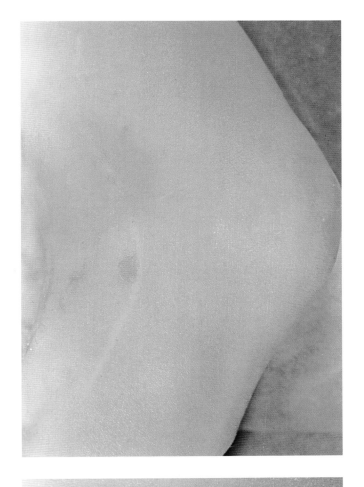

▶ 256-1. 膝稍屈曲。弓形切口起自股骨外侧髁近端，沿股二头肌和腓骨头前缘，终于胫骨粗隆平面。此入路可用于外侧半月板切除术、游离体摘除术等。

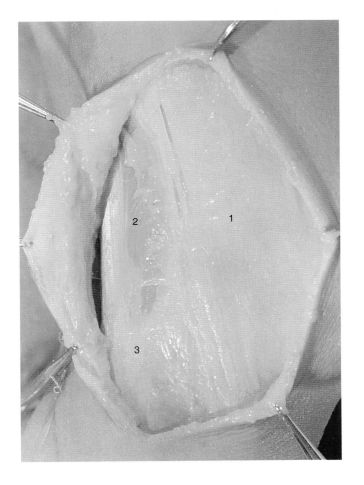

◀256-2. 翻开皮肤及皮下组织。显露前方的髂胫束 (1) 和后方的股二头肌 (2)。股二头肌向下止于腓骨头 (3)。

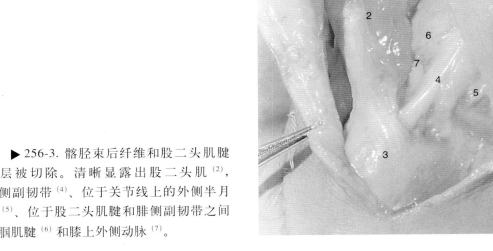

▶ 256-3. 髂胫束后纤维和股二头肌腱浅层被切除。清晰显露出股二头肌 (2)、腓侧副韧带 (4)、位于关节线上的外侧半月板 (5)、位于股二头肌腱和腓侧副韧带之间的腘肌腱 (6) 和膝上外侧动脉 (7)。

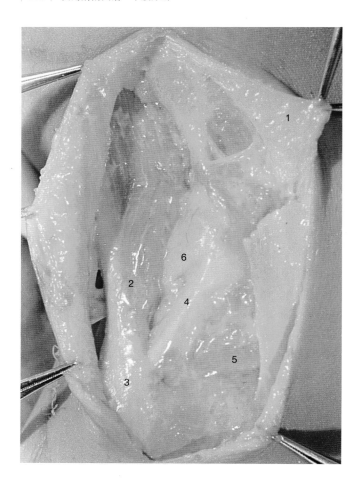

◀256-4. 切断一部髂胫束并翻起，进一步显示上述结构。

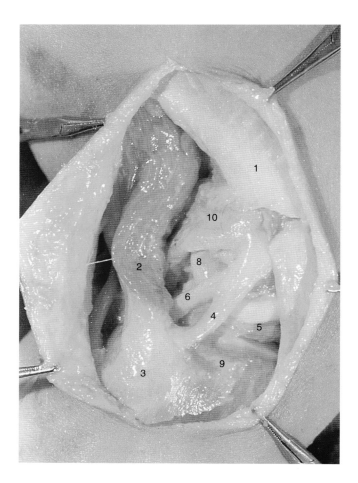

▶256-5. 膝进一步屈曲，切除膝关节囊。清晰地显露腘肌腱⁽⁶⁾、股骨外侧髁⁽⁸⁾、胫骨外侧髁⁽⁹⁾、外侧半月板⁽⁵⁾和腓肠肌外侧头⁽¹⁰⁾。

第十节　膝部 X 线像

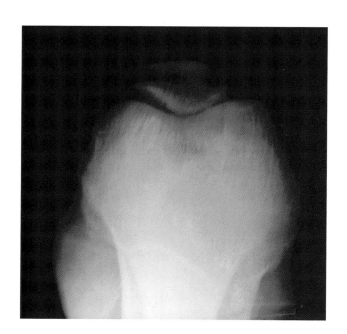

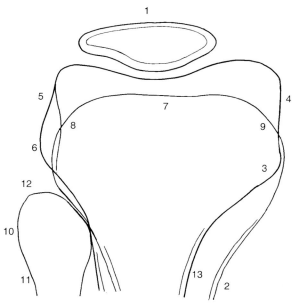

1. 髌骨
   Patella
2. 股骨
   Femur
3. 内上髁
   Medial epicondyle
4. 内侧髁（股骨）
   Medial condyle
5. 外侧髁（股骨）
   Lateral condyle
6. 外上髁
   Lateral epicondyle
7. 髁间隆起
   Intercondylar eminence
8. 外侧髁（胫骨）
   Lateral condyle
9. 内侧髁（胫骨）
   Medial condyle
10. 腓骨头
    Head of fibula
11. 腓骨颈
    Neck of fibula
12. 腓骨头尖
    Apex of head of fibula
13. 胫骨体
    Body of tibia

257. 髌骨切线位像
Radiography of the patella in tangential position

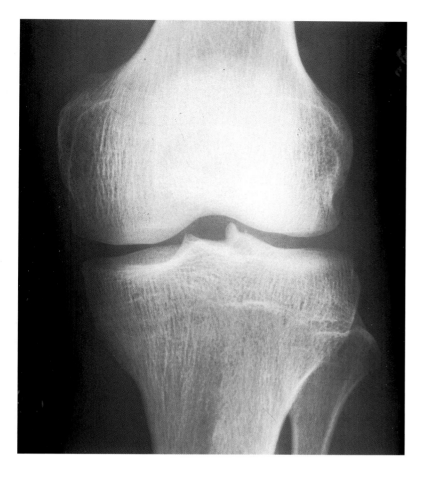

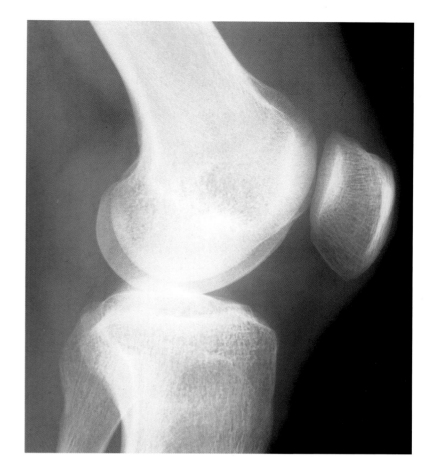

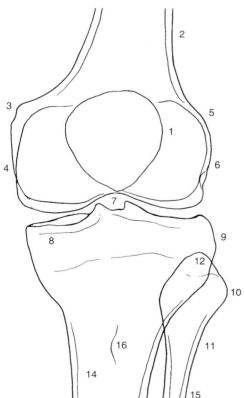

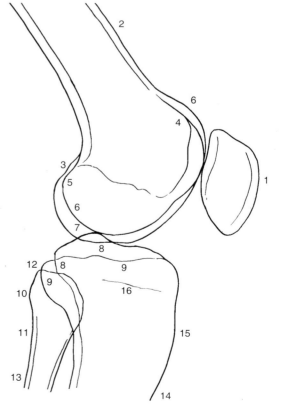

1. 髌骨
   Patella
2. 股骨
   Femur
3. 内上髁
   Medial epicondyle
4. 内侧髁（股骨）
   Medial condyle
5. 外上髁
   Lateral epicondyle
6. 外侧髁（股骨）
   Lateral condyle
7. 髁间隆起
   Intercondylar eminence
8. 外侧髁（胫骨）
   Lateral condyle
9. 内侧髁（胫骨）
   Medial condyle
10. 腓骨头
    Head of fibula
11. 腓骨颈
    Neck of fibula
12. 腓骨头尖
    Apex of head of fibula
13. 腓骨体
    Body of fibula
14. 胫骨体
    Body of tibia
15. 胫骨粗隆
    Tibial tuberosity
16. 骺线
    Epiphysial line

258. 成人膝的 X 线像（前后位）
Radiograph of the adult knee（Anteroposterior position）

259. 成人膝的 X 线像（侧位）
Radiograph of the adult knee（Lateral position）

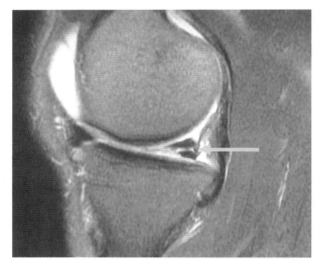

内侧半月板后角损伤

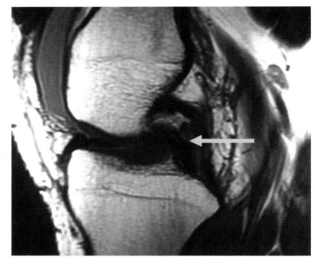

内侧半月板后角损伤

内侧半月板桶柄样撕裂

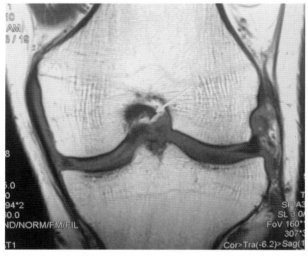

内侧半月板桶柄样撕裂（髁间窝半月板影像）

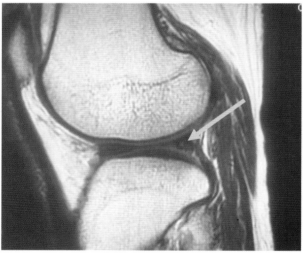

外侧半月板后角损伤

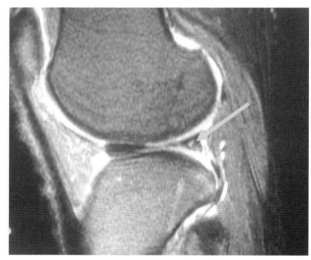

外侧半月板后角损伤

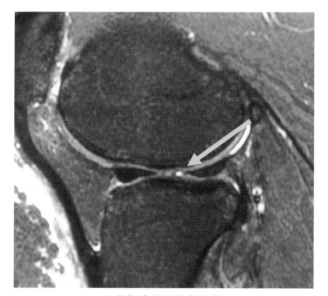

外侧半月板体部损伤

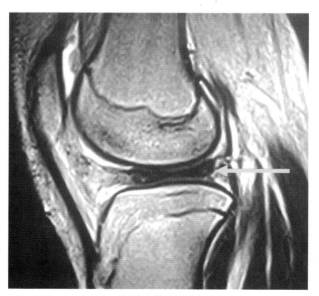

外侧盘状半月板

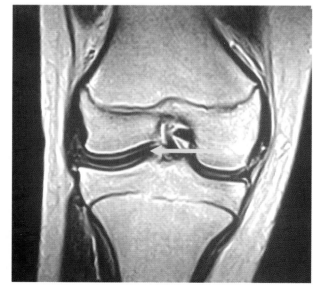

外侧盘状半月板

260. 膝关节损伤 MRI 显像
MRI image of the knee joint injuries

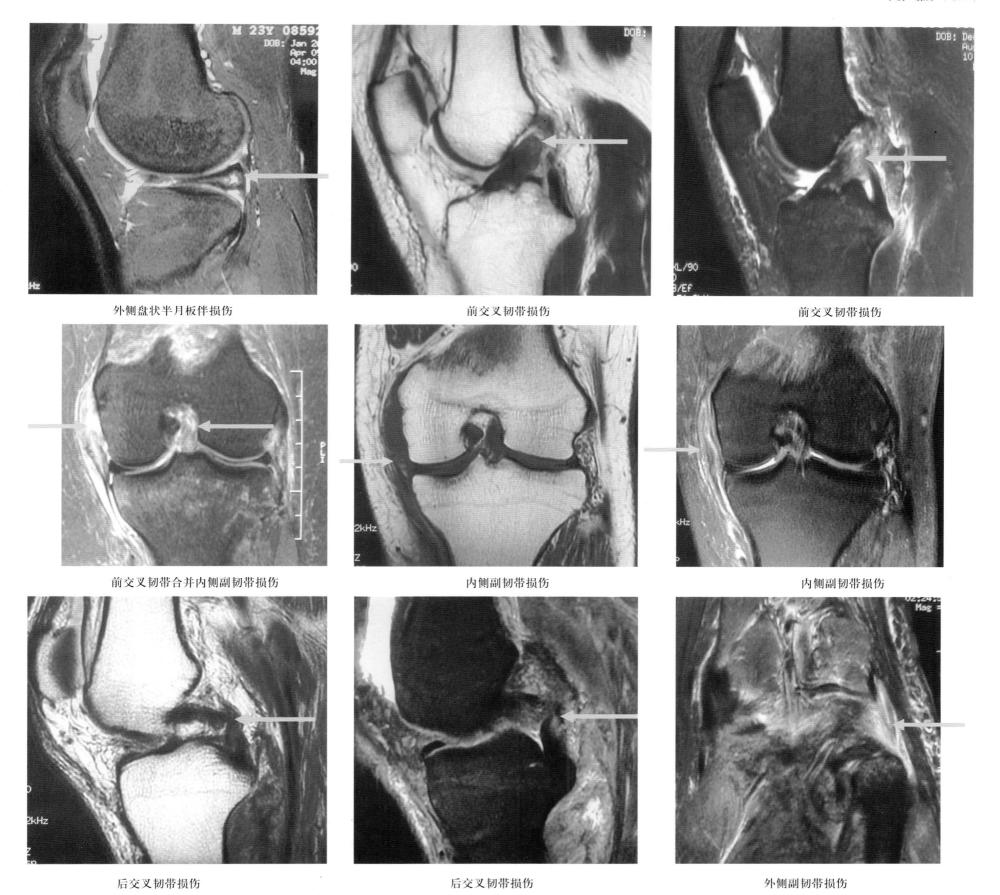

外侧盘状半月板伴损伤　　　　　　前交叉韧带损伤　　　　　　　前交叉韧带损伤

前交叉韧带合并内侧副韧带损伤　　　内侧副韧带损伤　　　　　　　内侧副韧带损伤

后交叉韧带损伤　　　　　　　后交叉韧带损伤　　　　　　　外侧副韧带损伤

260. 膝关节损伤 MRI 显像（续）
MRI image of the knee joint injuries

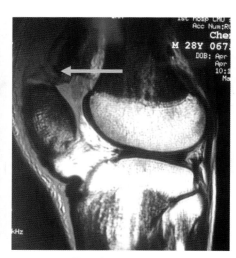

股四头肌腱断裂

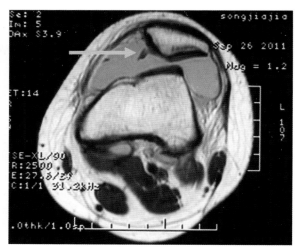

股四头肌腱断裂

髌股关节脱位合并骨折

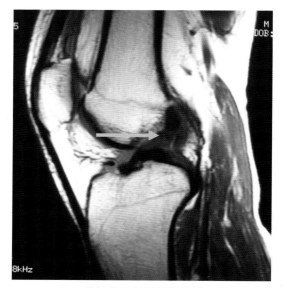

外侧半月板桶柄样撕裂

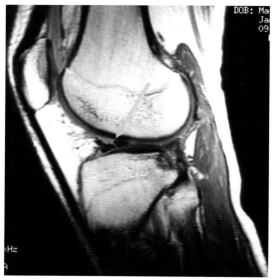

外侧半月板桶柄样撕裂

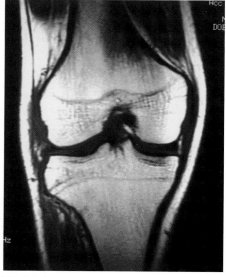

外侧半月板桶柄样撕裂（髁间窝半月板影像）

260. 膝关节损伤 MRI 显像（续）
MRI image of the knee joint injuries

腓肠肌籽骨（小豆骨）

　　膝部籽骨除髌骨外，尚有腓肠肌籽骨（或称小豆骨 Fabella），位腓肠肌内侧头前面，借夏贝纤维附着于腓肠肌肌腱与膝关节后面韧带上。出现率为 29.6%，无侧别差异，有时对称出现。放射片测量，籽骨距股骨外侧髁下缘平均为 17.0 mm（10～23 mm），距股骨外上髁平均 5 mm（−1～8 mm），多呈椭圆形，平均长 8.2 mm（4～14 mm），平均宽 5.5 mm（2～10 mm）。

　　腓肠肌籽骨（小豆骨）有时被误认为关节内游离体，宜根据大小、形状及对称情况予以鉴别。关节充气造影亦便于诊断在关节内或关节外。小豆骨尚应与骨折、髁旁或半月板的钙化与骨化、淋巴结或血管钙化相区别。小豆骨位置如移动，尚可帮助诊断膝关节后部软组织肿瘤或囊肿。

261. 腓肠肌籽骨（小豆骨）
Sesamoid of the gastrocnemius（Fabella）

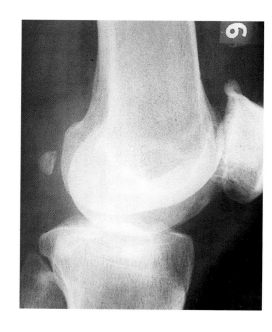

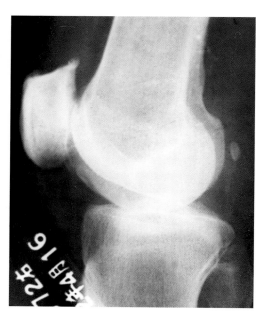

▶1 岁，男

股骨下端骨化点早在胎生 9 月至出生时即出现，依一般观察，骨化点出现愈早者，其愈合愈迟。股骨下端骨骺于 17 ~ 22 岁始与骨干愈合。这个骨骺对下肢生长有极大关系，它每年生长 1.0 cm，占股骨长度的 70%。股骨下端常是感染和肿瘤易发生之处。年幼患者如施行关节切除术，即使去除不多，亦将影响骨骼的生长。

胫骨上骺也在出生或稍前出现，到 17 ~ 22 岁始与骨干愈合。上骺每年生长 0.55 cm，占胫骨长度的 55% ~ 60%。腓骨上端和髌骨尚未出现骨化点，完全由透明软骨构成。

▶2 岁，男

股骨远端骨化点增大，在横方向上扩展成鞋底形，成为内、外侧髁。胫骨上端骨化点呈扁椭圆形，髌骨骨化点刚刚出现。

▶5 岁，男

股骨下端和胫骨上端骨化点继续增大。
髌骨出现 3 个骨化点。
腓骨头开始出现骨化点。

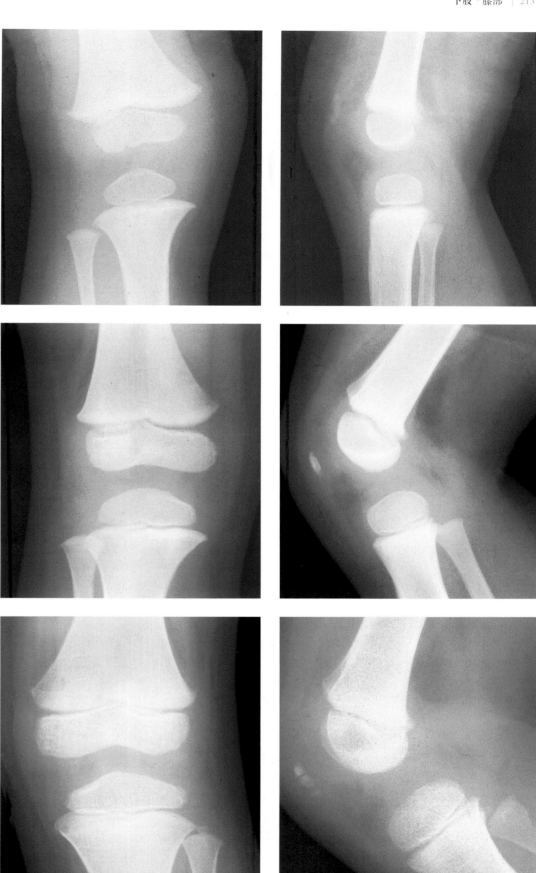

262. 成长中的膝关节 X 线像
Radiographs of the knee joint during development

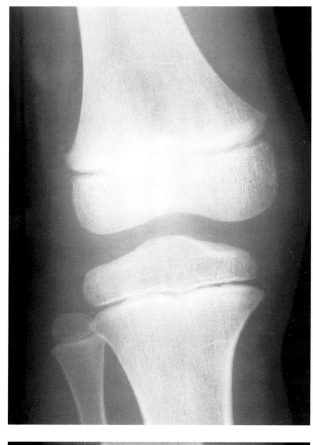 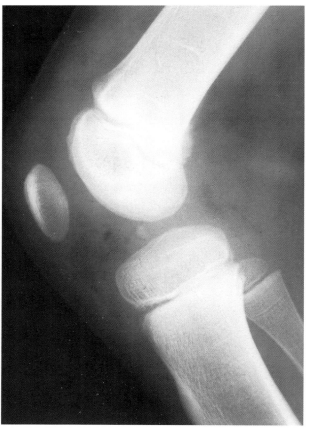

◀ 7 岁，男

股骨下端、胫骨上端、髌骨和腓骨头骨化点继续增大。股骨髁间窝深而宽，侧位像上表现为局部透明区。

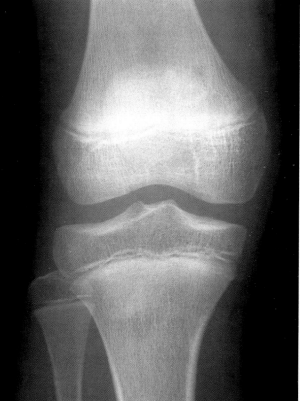 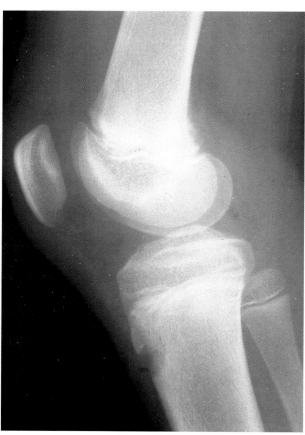

◀ 9 岁，男

股骨远端骨化点增大如股骨髁外形。骺板变薄。在侧位像上，髁间窝呈局部透明区。股骨远端背侧在骺线以上有 3 cm 长的一段呈不规则锯齿状，系由于肌腱附着处的血管进入骨内所形成。

胫骨近端骨化点发育成胫骨髁外形，出现髁间隆起。胫骨粗隆骨化点为胫骨近端骨化点的一部分，有时为独立的骨化点，有时在粗隆处的骨干部有一深切迹。这些情况使鉴别胫骨粗隆骨折或缺血性坏死较为困难。

腓骨头骨松质较多，局部密度降低。

262. 成长中的膝关节 X 线像（续）
Radiographs of the knee joint during development

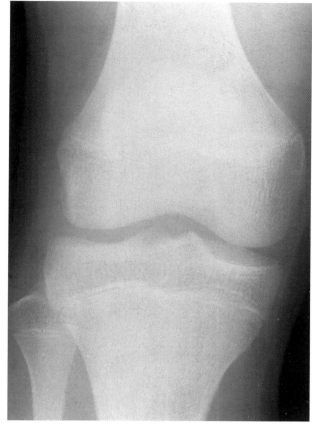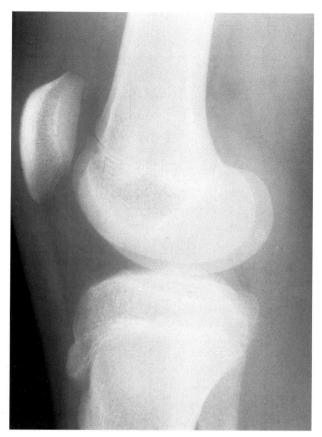

▶ 16岁，男

　　股骨下端骨骺尚未与骨干愈合，留有薄的骺板。胫骨下端和腓骨头骨骺也未与骨干愈合。

　　髌骨骨化接近完成。髌骨一般只有一个骨化点，但有时可有一个或数个次级骨化中心，在 10～14 岁时出现，通常在 15 岁左右愈合。

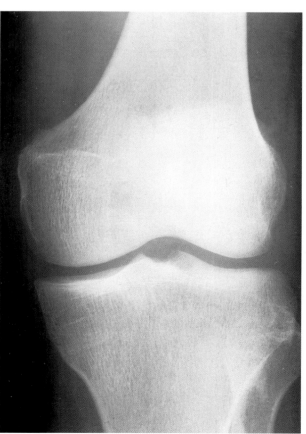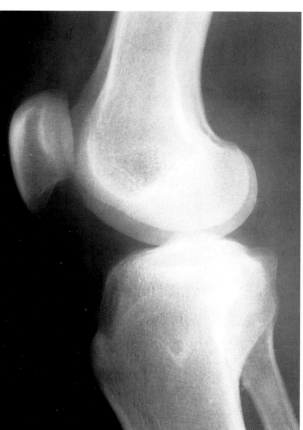

▶ 20岁，男

　　股骨下骺骨质愈合，遗留为骺线。此骺线横行，前面在髌面上缘，后面在髁间线，内侧至收肌结节，外侧至外上髁。恰好把股骨两髁、两上髁、髌面、髁间窝与骨干分开。骺线在侧面虽居囊外，距关节囊尚有一段距离，但前面和后面皆在囊内。因此，干骺端的感染易波及前后面，而不易波及侧面。胫腓骨上骺亦愈合。

262. 成长中的膝关节 X 线像（续）
Radiographs of the knee joint during development

第十一节　膝部运动

膝屈伸运动轴

膝的屈伸运动系围绕横轴在矢状面上进行的，其运动轴不在膝关节线上，而是贯穿两股骨髁的后上方，并且运动轴不是固定的，随屈伸运动而移位。

股骨髁不是正圆形，中部扁平，曲率半径较大，后部和前部近似圆形，曲率半径较小。两个髁关节面的曲度亦不同，内侧髁最后方的曲率半径长为 17 mm，向中部递增至 38 mm，再向前逐渐减至 15 mm。外侧髁最后方的曲率半径长为 12 mm，向中部递增达 60 mm，再向前逐渐减至 16 mm。将股骨髁不同弧度的曲率半径的中心点连接起来，形成两个背靠背的螺旋线，其中，后半的螺旋线即是膝关节由伸到屈过程中运动轴由前向后移动的轨迹。此螺旋线称渐屈线（Evolute line）或暂时中心曲线（Instant center curve）。两螺旋线之间有一陡尖，尖的曲率半径相当于股骨髁前后两段之间的转移点 T（Transmition point）。此点代表股骨髁最突出点。T 点后方是股胫关节的部分，T 点前方是髌股关节的部分。而前半螺旋线则为髌股关节运动轴移动的轨迹。

当安装长腿支具或大腿假肢时，膝关节的枢轴应装置在膝关节线上方及股骨髁中、后 1/3 交界处。以此点作为关节的中心，才能使支具或假肢的活动较为符合生理的实际。

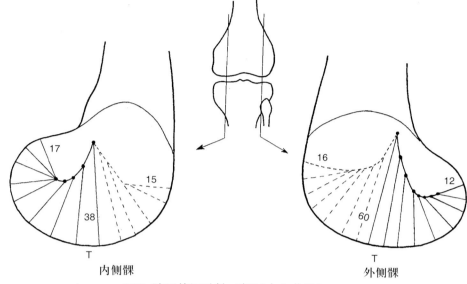

263. 膝屈伸运动轴（暂时中心曲线）
Axis of motion of flexion and extension of the knee（Instant centre curve）

膝的运动——滚动和滑动

一个物体沿一固定横轴进行运动，称转动。当物体转动时，运动轴亦向前移动，则构成滚动（Rolling）。如一物体转动时，其表面许多点与对面静止物体的某一点相接触，则为滑动（Gliding）。股骨髁在胫骨髁上的运动即兼有滚动和滑动两种形式。

一般认为，膝由伸到屈过程中，在头 20°（180°～160° 位）范围内，股骨髁在胫骨平台上滚动，没有滑动（更确切地说，股骨外侧髁在屈曲头 20° 内发生滚动，股骨内侧髁在屈曲头 15° 内发生滚动）。在 160° 位以后，滚动逐步被滑动所代替，直到屈曲最后阶段，股骨髁只在胫骨平台上滑动，没有滚动。膝由屈到伸的过程中，情况基本相同，即先滑动，到最后 20° 滚动。有趣的是，开始滚动的 15°～20° 相当于通常走路时屈伸运动的正常范围。

已知，股骨髁关节面的长度（参与股胫关节的部分）为胫骨平台关节面长度的两倍。如果股骨髁只有滚动（像车轮在地上转动那样），则膝屈曲一定程度后，股骨髁将跨出胫骨平台后缘之外而脱位；如果股骨髁只有滑动而无滚动，则膝屈曲时，胫骨平台后缘将碰撞股骨腘面而使屈曲受阻。滚动与滑动两种形式在膝关节运动中的存在是受膝关节的韧带和关节面的形状所决定的。

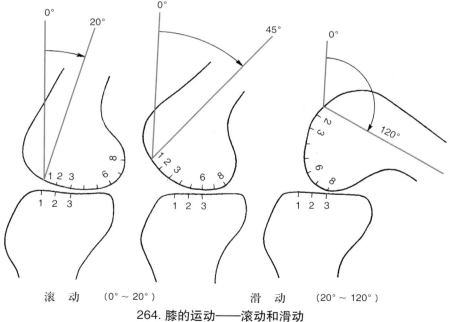

滚　动（0°～20°）　　　　滑　动（20°～120°）

264. 膝的运动——滚动和滑动
Movements of the knee——rolling and gliding

膝 的 运 动——扣 锁 机 制

当膝关节伸直至最后 10°～15° 时（即 165°～180° 时），股骨内侧髁发生内旋，胫骨相对外旋。每伸直 1° 股骨约有 0.5° 的内旋。膝完全伸直时，这一旋转活动也停止，共内旋 5°～10°。这一过程有如拧紧螺丝钉的动作，称为扣锁机制（Mechanism of screw hole）。扣锁机制完成后，膝关节非常稳定，一切收展、旋转活动都不可能发生。此时，股骨髁与胫骨髁的负重面最大，承受压力也最大。

扣锁机制的产生系由于股骨内侧髁关节面比外侧髁长且呈螺旋形，外侧髁的长轴与矢状面基本一致，内侧髁长轴与矢状面约呈 22° 角；外侧髁从 160° 位由滑动变为纯粹滚动，内侧髁则从 165°～170° 位开始滚动，比外侧髁稍晚。当外侧髁由屈到伸滚动完毕时，内侧髁尚有一段关节面未走完全程，其剩余部分遂沿胫骨髁间结节的斜坡向内旋转，这种内旋既由于前交叉韧带的紧张而发生，又受前交叉韧带的限制而终止。此时，膝内、外侧副韧带和髌韧带均紧张，给予支持，适应于扣锁机制的完成。

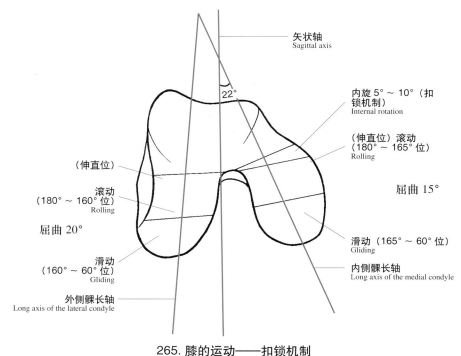

265. 膝的运动——扣锁机制
Movement of the knee— Mechanism of screw hole

膝 的 屈 曲 和 伸 展

一、概念和运动范围

1. **膝的伸展（Extension of knee）** 是小腿后面离开大腿后面的运动或身体远离地面的运动，可发生于走、跑、跳中的摆动腿向前跨步时、踢足球时以及由蹲位或坐位起立时等。运动范围从 120° 或 130°～0° 或从任一屈曲位到 0°。

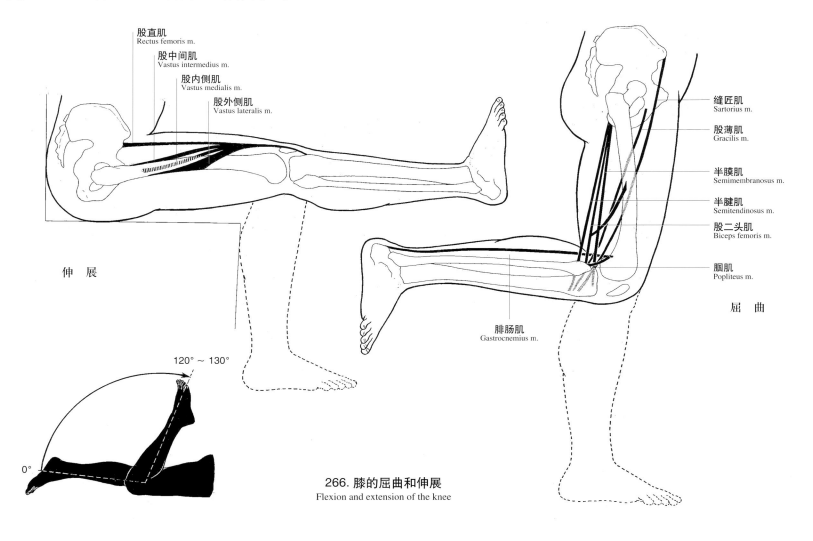

266. 膝的屈曲和伸展
Flexion and extension of the knee

有时伸展可达 -5°～-10°，称过伸（Hyperextension）（如下山时足置于斜坡上膝的状态），过伸如异常明显，则属于病理性的膝后弓（Genu recurvatum）。

2. **膝的屈曲（Flexion）** 为小腿后面接近大腿后面的运动，可发生于走、跑、跳中的支撑足离地时、下蹲动作时等。运动范围可因髋关节的位置及主动或被动屈曲而不同。髋屈曲时，膝主动屈曲可达140°（如下蹲动作），髋伸展时，由于腘绳肌松弛，失去部分效应，主动屈曲可达120°左右。膝的被动屈曲可达160°左右。通常，屈曲被小腿肚和股后部的软组织所限制。由于胫骨长轴不与股骨长轴处于一条直线上（两骨长轴形成一向外开放174°的钝角），胫骨长轴居于下肢机构轴上，因此，膝充分屈曲时，小腿轴居于股骨轴后内方，足跟则与坐骨结节和臀部相贴。

二、膝的伸肌

膝的伸肌为股四头肌（Quadriceps femoris m.），它是人体中最强有力的肌肉之一，包含四块肌肉，通过总腱、髌骨和髌韧带抵于胫骨粗隆。其中，股直肌为双关节肌，兼有屈髋和伸膝的功能，股内侧、外侧、中间肌为单关节肌，是纯粹的伸膝肌。四头肌横断面约148 cm²，收缩距离为8 cm，可产生相当于42 kg的力，比屈肌强3倍，可以想像，它足以与体重效应相对抗。据调查，在跳高、跳远的起跳瞬间，髌韧带承受的牵张力为285～528 kg不等。

股四头肌的作用是伸小腿。在下肢支撑体重时（如稍息姿势的重力腿、立正姿态的双腿、下蹲及起立时等），股四头肌与腘绳肌一道，共同强固膝关节。在下肢不支撑体重时，如走路摆动腿的后步越过垂直腿向前迈步的瞬间，虽有小腿本身的惯力作用,但股四头肌的伸膝作用是主要的。在大腿垂直位进行小腿的慢屈和慢伸动作，股四头肌未出现电位活动，可能小腿因地心引力而下降，不需股四头肌收缩。而在坐位时，无论慢屈和慢伸小腿，股四头肌都出现电位活动。

股直肌仅提供股四头肌肌力的1/5，活动时间短，不能靠它收缩使膝充分伸展，但双关节性赋予股直肌以特殊意义。它作为屈髋肌和伸膝肌的双重作用是互为影响的。即伸膝的效应依髋的位置而定，屈髋的效应依膝的位置而定。已知，髂前上棘至髌骨的距离在屈髋时比伸髋时为短。因此，在屈髋时，股直肌相对延长和松弛，不如其他三头对伸膝有效。但当走路中支撑腿即将离地时，股直肌充分收缩可提供推进力使腿向前摆动，迅速引起髋的屈曲和膝的伸展。

股内侧肌的作用也值得探讨。许多作者认为它是股四头肌的重要部分，附着于胫骨内面，可使胫骨外旋，与伸膝最后15°即扣锁机制有关；有的认为在扣锁机制中股内侧肌可牵拉髌骨向内从而稳定膝关节。因此，人们把股内侧肌称为"膝关节的键"，此肌变弱，膝关节即不稳。从解剖关系来看，股内侧肌可分两部：近侧3/4的纤维长且垂直，与股骨纵轴成15°～18°角；远侧1/4部的纤维短且倾斜，与股骨轴成50°～55°角，下界较低，覆盖它的筋膜也较薄。两部之间有一分裂线，中间隔以纤维脂肪组织，并受单独神经支配。临床上见到膝关节损伤的病人，股内侧肌萎缩和膝关节软弱是同时发生的，但肌电图尚未充分证实股内侧肌的上述特殊功能。

股四头肌麻痹是脊髓灰质炎常见的后遗症之一。走路不能主动伸小腿，更不能负重，关节不稳，需手术治疗。手术原则是将屈膝肌腱止点前置，加强伸肌力量，以增强膝的稳定。办法是将股二头肌止点和半腱肌止点前置；如股四头肌麻痹伴有下肢外旋，则可将半腱肌、半膜肌和腓肠肌内侧头前置；腓肠肌内侧头神经长48 mm，横径2.4 mm，神经可向上分离124 mm，这样，可将内侧头带着原神经转移到大腿前，倒缝于髌骨上缘和髂前上棘连线间，以代替股四头肌。如股四头肌麻痹伴下肢内旋（较少见），可选用股二头肌前置或采用腓肠肌外侧头前置。如果股四头肌与腘绳肌肌力均为2～3级，或膝关节有轻度后弓，则不宜做上述手术。

三、膝的屈肌

膝屈肌位于膝后，原发膝屈肌为腘绳肌（股二头肌、半腱肌、半膜肌），辅助膝屈肌有腘肌、缝匠肌、股薄肌和腓肠肌。除股二头肌短头和腘肌外，皆为双关节肌。

下蹲时，主要支配肌是股四头肌而不是腘绳肌，因为顺地心引力运动时，股四头肌收缩以抗重力，从而维持关节的稳定。同时，腓肠肌亦收缩。

由蹲位起立时，股四头肌、腘绳肌和腓肠肌皆收缩。

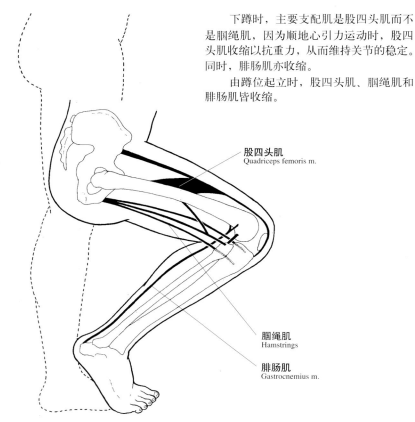

267. 下蹲及起立时膝周围肌肉的活动
Action of the muscles around the knee joint during squatting down and standing to up

膝屈肌全部肌力相当于15 kg，约为伸肌肌力的1/3。

腘绳肌可屈膝关节并辅助伸髋关节，它们屈膝的效能依髋的位置而定。髋屈曲时，腘绳肌的起止距离（自坐骨结节至胫腓骨近端）增大，肌肉受到牵拉，变得紧张，从而屈膝的效能增强；相反，髋最大限度伸展时，腘绳肌起止距离短缩，肌肉松弛，丧失了膝屈肌的作用。例如，髋屈曲90°时，腘绳肌起止距离增大，变得紧张，稍影响膝的伸展，但有助于膝的屈曲。髋屈曲超过90°，膝则停留在屈曲位，很难做到充分伸展，只有训练有素的运动员、舞蹈家等借腘绳肌的充分弹性才能达到。

在站立时（稍息姿势的重力腿和立正姿势的双腿），腘绳肌在腓肠肌协同下，对抗股四头肌，共同强固膝关节，但内侧的半腱肌比外侧的股二头肌电位活动较大。在由蹲位起立时，腘绳肌牵拉小腿上端向后，间接参与膝的伸展。在大腿垂直姿势时作小腿慢屈和慢伸动作，腘绳肌出现电位活动；在坐位时慢屈和慢伸小腿，腘绳肌不出现电位活动，这是因为小腿随重力回到原位，无需腘绳肌的收缩。

腓肠肌对膝关节亦起作用。有的作者观察到儿童从站立到行走过程中，腓肠肌起点稍向上移位，这说明它有利于强固膝关节，防止膝过伸，起屈膝作用。临床观察表明，腓肠肌麻痹可引起膝过伸，如腘绳肌麻痹腓肠肌不麻痹，则可防止过伸，也说明腓肠肌的屈膝作用。

肌电图研究表明，在下肢支撑体重时（如立正站立、下蹲时和由蹲位起立时），腓肠肌皆出现电位活动，这说明腓肠肌不但在屈膝而且在伸膝动作中皆起作用。在站立位身体前倾时，腓肠肌与比目鱼肌皆出现明显的电位活动。在下肢垂直姿势下慢屈和慢伸小腿时以及在坐位慢屈和慢伸小腿时，腓肠肌都不出现电位活动。

腘肌的构造特点是起端为腱性，止端为肌性，并附于外侧半月板。肌电图证明此肌在屈膝开始时为小腿内旋肌，可使膝关节卡紧（扣锁）的位置松开，并且当屈膝时使外侧半月板后撤，以及当屈膝时维持旋转稳定性，防止股骨在胫骨上向前移位。

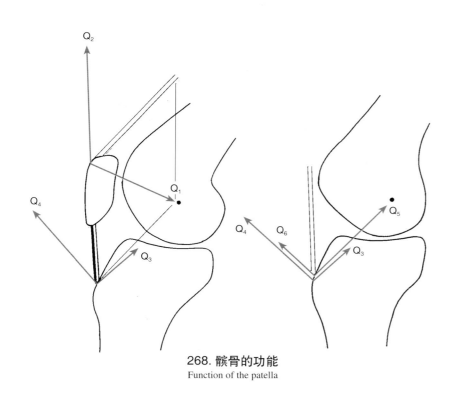

268. 髌骨的功能
Function of the patella

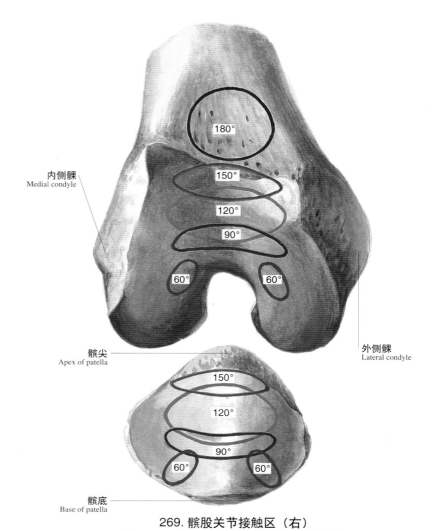

269. 髌股关节接触区（右）
The contact areas in the patellofemoral joint（Right）

髌 骨 的 功 能

（1）髌骨是埋于股四头肌腱中的一个籽骨，可保护股骨髁和胫骨髁关节面免受损伤。

（2）髌骨组成伸膝装置，在伸膝过程中起杠杆作用。髌骨可使髌韧带远离轴线，增加股四头肌的力距；同时可改变股四头肌作用力的牵引方向，从而提高股四头肌的效应。尤其在伸膝 150°～180° 时作用更为明显。

分析一下，髌骨存在时，股四头肌作用于髌骨的力可分解成两个向量。分力 Q_1 指向膝屈伸轴，使髌骨压于股骨上；分力 Q_2 沿髌韧带方向行使力量，作用于胫骨粗隆，此力可再分解成两个彼此垂直的向量；分力 Q_3 指向屈伸轴，可维持胫骨紧贴股骨；正切力 Q_4 则牵引胫骨粗隆，使小腿在股骨下伸展。如果髌骨切除，股四头肌的力直接作用于胫骨粗隆上，则使胫骨紧贴于股骨的分力 Q_5 比 Q_3 显著增大，而牵引胫骨粗隆伸小腿的分力 Q_6 显著减小，其效应比 Q_4 可降低一倍余。

（3）髌骨可保护膝关节于半屈位的稳定性，防止产生膝内翻或膝外翻。当半蹲位时，膝屈曲，小腿常外展外旋，侧副韧带松弛，膝的稳定主要靠股四头肌和髌骨维持。屈膝时，胫骨粗隆稍外移，髌韧带向外倾斜，与股四头肌作用力方向构成角度，其合力迫使髌骨外移并压迫于股骨髌面上，从而保持膝的稳定。膝越屈曲，髌骨对股骨的压力越大。

髌骨切除后，膝的功能将受到影响。

首先，股四头肌将变得软弱无力，体积减小，膝最后 5°～15° 的伸直常不能完成，伸膝所需肌力将增大。髌骨的存在，犹如借助滑车从井内拉出水桶，缺少滑车时，只能沿井边用力拖拉水桶，所用力量显然不同。有的患者在一般动作中不显症状，但步行耐力降低，上下坡易疲乏，不能跑，在凹凸地面上行走不稳。膝下蹲时亦不稳。

其次，股骨髁关节面得不到保护，患者虽可屈膝并作跪下动作，但因疼痛不愿作此动作。久之，关节面受到摩擦可发生退行性变性，亦有引起损伤性关节炎的可能。

膝屈伸时，髌骨沿股骨髌面中央沟和髁间窝上下移位，髌股关节面接触部位和范围不同。

1. 膝伸直位 180° 时　髌骨的位置最高，完全居股骨髌面上方，髌骨关节面中部与髌面上方凹窝相贴。髌骨的内下缘约平对股骨内侧髁上缘，髌骨外缘中部约平对股骨外侧髁上缘。

2. 膝屈曲 150° 时　髌骨关节面下部正好与股骨髌面相对，髌骨关节面外半与股骨外侧髁相贴，内半与内侧髁相贴，嵴与髌面中央沟相对。但屈曲未达到 150° 时，接触区只发生于髌骨外半关节面与股骨外侧髁之间。

3. 膝屈曲 120° 时　髌骨关节面上半与股骨髌面中央沟相贴，位于 150° 接触区下方，而且比 150° 接触区为大，一部分是由于压应力比 150° 时较大的缘故。

4. 膝屈曲 90° 时　髌骨关节面上部与股骨髁间窝上方的髌面接触，髌骨关节面下部游离，并被脂襞包绕。

5. 膝屈曲至 60° 时　髌骨几呈水平位，髌骨嵴朝向髁间窝，髌关节面上部两侧支撑于股骨髁上，因此，在股骨髁间窝的每一侧，有两个分离的接触区。

髌股关节接触区的定位，在股四头肌不同的负荷情况下基本相同，而接触区的大小随负荷的增加而稍有增大。股四头肌最大负荷时，髌股接触区范围是：膝 160° 屈曲时（如走路）接触面积为 120 mm²；屈曲 120° 时（如上、下楼梯），接触面积增加至 480 mm²；屈曲 60° 时，接触面积下降到 360 mm²。

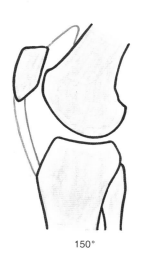 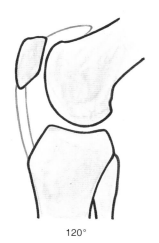 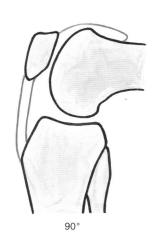 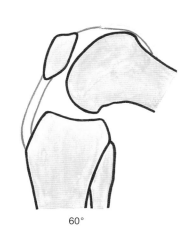

180°　　　　150°　　　　120°　　　　90°　　　　60°

270. 髌股关节的运动
Movement of the patellofemoral joint

髌 股 关 节 的 运 动

髌股关节由髌骨关节面与股骨髌面形成。股骨髌面和髁间切迹形如凹槽，伸膝装置——股四头肌腱、髌骨和髌韧带，犹如滑车上的缆绳。膝屈伸时，髌骨即沿股骨髌面的中央沟上下移位。上升时可达髌面上方凹窝，下降时可达髁间窝。髌骨上下活动范围可超过髌骨本身长度的 2 倍，约 8 cm。实际上，髌骨对股骨的运动为圆周运动，膝伸直时，髌骨居股骨前方，关节面朝后；膝屈曲时，髌骨移至股骨远端，其关节面正对着股骨髁。髌骨进行这种大幅度移位时关节囊必须有足够的长度，即髌上囊和髌旁隐窝在髌骨下移时展开，被拉向下方。当髌上囊和髌旁隐窝炎症粘连时，腔闭塞，滑膜不能展开，髌骨不能向下滑动，此即损伤或感染后膝僵硬的原因之一。伸膝时，髌骨向上移位，如果膝关节肌不能牵拉髌上囊向上，囊将卡于髌骨和股骨之间。

髌骨对胫骨来说，可有两型运动：①当膝屈伸时，髌骨以胫骨粗隆为中心，以髌韧带长度为半径，在此弧度上作前后运动。髌骨能向后移位是因为膝屈曲时股骨髁和胫骨平台的接触点后移所致。②当小腿轴性回旋时，髌骨作侧方移位。小腿内旋时，髌骨和髌韧带斜向下内；外旋时，髌骨和髌韧带斜向下外，比中立位时斜度还大。

作 用 于 膝 关 节 的 力

一、作用于股胫关节的力

1. **双足站立时**　双膝支持身体膝上的部分，此部重量为体重的 85.6%（Branne & Fischer）。身体重心位于第三腰椎高度，居双髋连线的冠状面上，重力通过骨盆、双侧大腿、膝和踝，传到地面；在矢状面上，重力则通过两侧髋、膝、踝的中心。如果支持对称，重荷几乎通过双膝中间，方向垂直。体重如为 60 kg，每膝负荷为 25.7 kg，接近体重的 43%。

2. **单足站立时**　负荷膝支持着头、躯干、双上肢，对侧下肢和负荷膝以上的部分，占体重的 93%。重心居于全身重心稍上方。在冠状面上，重心线通过负荷膝的内侧，为防止股骨在胫骨平台上向内倾斜，膝外侧的肌肉和韧带紧张以维持平衡。作用于膝外侧的肌肉为盆三角肌（即阔筋膜张肌和臀大肌的浅纤维），起自骨盆，借髂胫束抵于胫骨外侧髁，覆盖着髋、膝两关节。它们的紧张得以维持身体的平衡。身体 93% 的重力和盆三角肌的肌力共同作用于负荷膝。两者向量的合力（R）必须通过支撑足的内、外踝中间。体重 60 kg 的个体，单膝支撑着 129.5 kg 的力，比体重的两倍还多，此力线约与垂直面倾斜 5°。

3. **步行周期中**　身体的重心永不居于支持足上方，而是在足的前方、后方或内侧。身体的加速、减速引起的惯性力维持着身体的动力平衡。支撑腿在跟着地期作用于股胫关节的力为体重的 2 ~ 3 倍，此数值为地面的反作用力（体重加惯性力）加上股四头肌收缩敷予髌韧带的张力，还有腘绳肌和盆三角肌收缩产生应力的总和。股四头肌收缩使小腿向前伸展，腘绳肌收缩使前进速度减慢，两者又起稳定膝关节的作用。支撑腿在膝开始屈曲时（支撑中期稍后），作用于股胫关节的力约为体重的 2 倍，此力与股四头肌收缩以对抗膝的屈曲有关。在趾离地前，作用于股胫关节的力达到峰值，为体重的 2 ~ 4 倍，此与腓肠肌收缩产生的后蹬力（前推力）有关。在摆动期，作用于股胫关节的力约等于体重。

二、股胫关节的负荷面和压应力

作用于膝关节的各种力皆通过膝关节负荷面。股骨髁的曲率半径不同，其载荷情况较髋关节的规则球面稍为复杂，但膝关节面间介在半月板，半月板既可传递载荷，并可扩大负荷面。膝关节充分伸展时，负荷面平均 20.13 cm²（18.22 ~ 21.95 cm²）。膝屈曲时，负荷面在胫骨平台上后移并逐渐减小，平均 11.61 cm²（屈曲 90° ~ 110° 时），内侧平台负荷面较外侧者稍大。走路时，膝的负荷面变动于 9.9 ~ 17 cm² 之间。半月板切除后，股骨髁和胫骨平台的接触区减小，关节软骨可稍被压缩。

股胫关节负荷面的压应力变动于支撑期的 19.3 kg/cm² 和摆动期的 3 kg/cm² 之间（髋关节的最大压应力为 16 ~ 20 kg/cm²）。半月板切除后，股胫关节负荷面的压应力为切除前的 3 倍。

膝关节韧带所承载的力比胫骨平台上的力要小，而且主要是张力。后交叉韧带在行走中所承受的力，最高约为体重的一半，峰值发生在跟着地后和趾离地前。

三、髌股关节的压应力

此力与股四头肌收缩和膝的屈曲程度相关。膝屈曲度越大，股四头肌越强力收缩，髌股关节的压应力越大。平地行走时，膝屈曲度小，肌收缩力也小，髌股关节的压应力较低，约为体重的 0.5 倍。静力下蹲时，身体重心线通过髋关节前方、膝关节后方，落于前足支撑点，重力倾向于前拉骨盆和使踝背屈。因此，腘绳肌和腓肠肌收缩以维持身体在矢状面的平衡。腘绳肌力和身体重心的合力（F_1）通过股骨头中心和膝后方，倾向于屈膝；与此同时，腓肠肌力和上述合力（F_1）的合力（F_2）也倾向于屈膝，因之，股四头肌和髌腱即变得紧张，需中和上述各力（腘绳肌力、腓肠肌力和身体重力）才能蹲得稳。此时髌股关节压应力约为体重的 3 倍。上楼梯时，膝屈曲达 90°，髌股关节的压应力可达体重的 3.5 倍，几乎相当平地行走时的 7 倍。髌股关节紊乱的患者在膝屈曲活动中疼痛增加，为此，可先在小于 20° 范围内进行抗阻力锻炼。

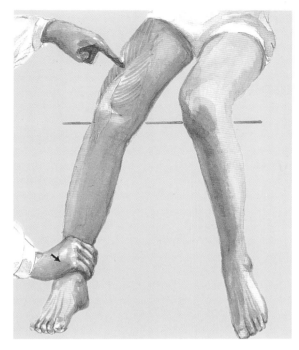

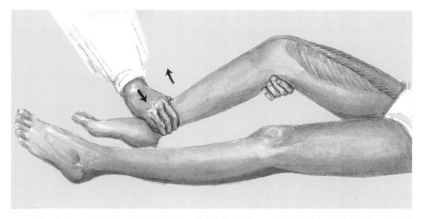

仰卧位，被试腿跨出桌边，并用力伸膝，另腿屈髋、膝关节，足置于桌上以稳定骨盆，检查者在膝上方稳定大腿，另手在踝关节上方施予抵抗，此时大腿前面的股四头肌强力收缩。如股四头肌微弱或轻瘫，可让被检者取坐位或侧卧位进行。

271. 股四头肌的作用
Action of the quadriceps femoris

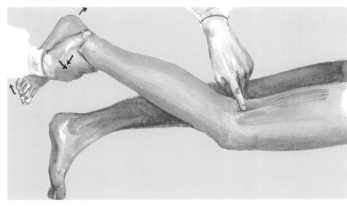

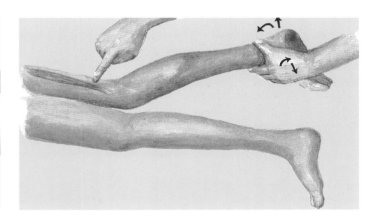

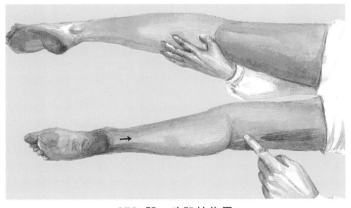

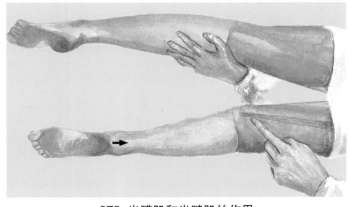

272. 股二头肌的作用
Action of the biceps femoris

273. 半膜肌和半腱肌的作用
Action of the semimembranosus and semitendinosus

股二头肌长头起自坐骨结节，短头起自股骨粗线下部，跨过膝关节后外侧，止于腓骨头，可屈小腿。被检者取俯卧位，双腿伸直，稳定骨盆，屈膝并稍使腿外旋。检查者握住踝上方施予阻力，此时可于膝后外侧见到并摸到股二头肌腱绷紧。如股二头肌微弱或轻瘫，可于侧卧姿势下进行，检查者一手支持上腿，令被检者下腿屈膝，可于膝后外侧摸到股二头肌腱绷紧。

半膜肌和半腱肌皆起自坐骨结节，止于胫骨内侧髁前内面和后内面，可屈小腿。俯卧位，双腿伸直，稳定骨盆，被检者屈膝并稍使小腿内旋。检查者握住踝上方施予阻力，此时可于膝后内侧见到并摸到半膜肌和半腱肌腱绷紧。如果半膜肌或半腱肌轻瘫，收缩微弱，被检者可侧卧，检查者一手支持上腿，令下腿屈曲，于膝后内侧可摸到半膜肌和半腱肌收缩。

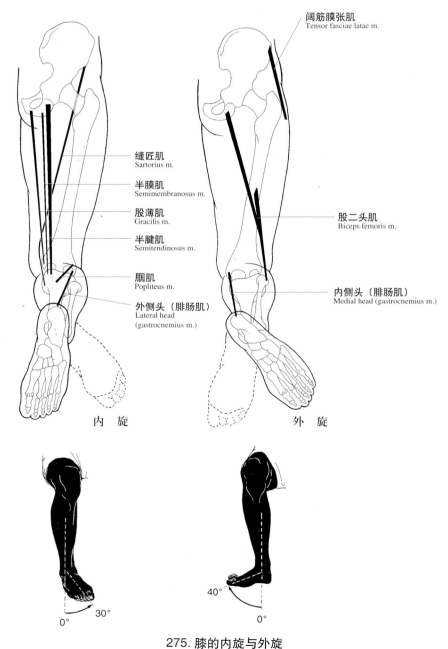

膝后弓（Genu recurvatum） 与膝屈曲挛缩相反，膝呈过伸状态。常由脊髓灰质炎引起，有两型。

第一型系因股四头肌麻痹、骨结构继发改变所致。由于缺少股四头肌肌力，走路时膝停留于伸展位。起初，腘绳肌和小腿三头肌仍正常，重力作用于下肢时，小腿三头肌可限制踝背屈，并可防止膝产生后弓，维持膝的稳定。但持久的重荷终将使胫骨变形。胫骨平台向后延伸，平台前缘比后缘受到更大压力，胫骨平台与胫骨干轴的前方夹角小于90°，胫骨干近侧1/3出现后弓，甚至胫骨可发生不全脱位。

第二型系因腘绳肌尤其是腓肠肌微弱和麻痹、膝后软组织松弛所致。膝后韧带和肌肉受到牵拉产生后弓，同时并发仰趾足或仰趾外翻足畸形，步态特征是没有跳跃相。第二型膝后弓比第一型发展得更为迅速。

膝后弓的矫正要根据病因。第一型膝后弓应矫正骨骼变形，恢复正常力线，并将部分股后肌腱前置于髌骨。第二型膝后弓宜施行肌腱（如腘绳肌腱、腓骨长肌腱）、韧带（如胫侧副韧带）和筋膜的转移手术，以增强屈膝力量。但效果不如第一型理想。

274. 膝后弓
Genu recurvatum

膝 的 内 旋 与 外 旋

膝在屈曲状态下，小腿可围绕其长轴进行回旋。人坐在床边，膝屈曲成直角，小腿下垂，此时，足尖向内转动为内旋（Internal rotation），范围约30°。足尖向外转动为外旋（Lateral rotation），范围约40°。

为什么小腿轴性回旋仅能发生于膝屈曲状态时？这是由于：①膝屈曲时，具有较短曲率半径的股骨髁后部与胫骨平台相贴，从而膝周围的韧带稍为松弛，赋予膝以活动的余地；②随膝的屈曲，胫骨髁间结节恰好与股骨髁间切迹相对，并活动于髁间切迹的间隙中。当膝伸展时，胫骨髁间结节的任何活动将被股骨髁阻止。

膝外旋稍大于内旋，系受交叉韧带的影响。膝中立位上面观时，前交叉韧带居前外方，后交叉韧带居后内方。小腿外旋时，两交叉韧带分开且变得松弛，胫骨可稍离开股骨。小腿内旋时，两交叉韧带轴缘相贴，互相钩绕、绷紧，胫骨紧压于股骨上，因之，限制小腿内旋。膝交叉韧带的损伤将引起小腿旋转异常。

小腿外旋时，股骨外侧髁移位于胫骨外侧平台的后方，股骨内侧髁移位于胫骨内侧平台的前方，小腿内旋时与之相反。股骨两髁在胫骨平台上的前后移动距离不同，外侧髁移动范围比内侧髁大一倍。这是由于胫骨内侧髁间结节比外侧髁间结节稍高，而且内侧平台和内侧结节的内侧面凹陷，外侧平台和外侧结节的外侧面凸出，这样，当股骨内侧髁停留于内侧结节上方时，股骨外侧髁很容易滑过外侧结节。因之，小腿回旋时，其轴心不位于两结节中间，而是通过内侧结节，即以内侧结节作为回旋的中轴。

膝的屈肌同时也是小腿回旋肌，依位置可分两群。位于小腿回旋轴外方者为外旋肌，计有股二头肌、阔筋膜张肌和腓肠肌内侧头。它们的肌力相当于1.8 kg。股二头肌和髂胫束止于胫骨髁外侧面和腓骨头，它们收缩可使小腿外旋，使踇尖转向外。膝屈曲时，阔筋膜张肌是一膝屈肌和外旋肌；膝伸展时，此肌丧失旋转作用而成一伸肌，使膝交锁于伸展位。股二头肌短头为单关节肌，它外旋小腿的功能不受髋位置的影响。位于膝回旋轴内侧者为内旋肌，计有缝匠肌、股薄肌、半腱肌、半膜肌、腘肌和腓肠肌外侧头。它们的肌力相当于2.0 kg。缝匠肌、股薄肌、半腱肌形成鹅足，止于胫骨粗隆内侧，半膜肌亦止于胫骨髁内侧面，它们共同牵拉胫骨髁内侧面，使之向内旋转，因而足尖朝向内。腘肌是单关节肌，从股骨外侧髁斜向后内，止于胫骨髁后面，它收缩时可使小腿内旋。

阔筋膜张肌
Tensor fasciae latae m.

缝匠肌
Sartorius m.

半膜肌
Semimembranosus m.

股薄肌
Gracilis m.

半腱肌
Semitendinosus m.

腘肌
Popliteus m.

外侧头（腓肠肌）
Lateral head
(gastrocnemius m.)

股二头肌
Biceps femoris m.

内侧头（腓肠肌）
Medial head (gastrocnemius m.)

内 旋

外 旋

0° 30°

40° 0°

275. 膝的内旋与外旋
Internal and lateral rotation of the knee

第五章　小腿部

第一节　小腿前区

小腿前区表面解剖

从髌韧带向下摸到的骨隆起即胫骨粗隆 (1)，由此向下为胫骨前缘 (2)，紧贴皮下，微弯行，直至踝部。前缘上部锐利，下 1/3 部与圆形的胫骨干融合，可全部摸到。前缘外侧的隆起，由胫骨前肌、趾长伸肌和踇长伸肌 (3) 组成。踝背屈时，可摸到上述肌肉紧张。平胫骨粗隆向外后，可摸及腓骨头 (4)。前缘向内移行于胫骨内面 (5)，全部皆在皮下。大隐静脉 (6) 由内踝向上，经小腿内侧面和膝内侧面上行，静脉曲张多于此处发生。

小腿前区局解（一）

1. **小腿前筋膜**　小腿筋膜上续阔筋膜和腘筋膜，并附于膝周围骨突和韧带，即髌骨和髌韧带、胫骨粗隆、胫骨内、外侧髁和腓骨头。筋膜向下，在踝关节周围有横纤维增强，于踝前方形成伸肌上支持带 (Superior extensor retinaculum)，以约束伸肌腱。筋膜上部较厚，外有股二头肌腱、内有鹅足和半膜肌腱纤维增强。筋膜前内部较薄，与胫骨内面骨膜愈着，在与骨膜之间的缝隙中，充填有少量蜂窝组织。筋膜于胫骨外侧特别坚厚，覆盖着肌肉，并提供胫骨前肌和趾长伸肌在其深面的起始。

2. **大隐静脉 (Great saphenous v.)**　起自足背静脉弓内端，经内踝前缘与胫骨前肌腱的沟中沿小腿内侧面向上后行。至小腿中部，走在胫骨前嵴后方约 3.5 cm 处，再上行走在膝内后方，距股骨内上髁约 2 cm 处。

3. **小腿前静脉 (Anterior v. of the leg)**　在膝内侧汇入大隐静脉。

4. **后弓状静脉 (Posterior arch v.)**　起自内踝后方，与内踝穿静脉交通，上行越过小腿内面与大隐静脉相连。

5. **隐神经 (Saphenous n.)**　于膝上内侧穿出固有筋膜，伴大隐静脉下降，在小腿部平均长 309.8 mm，上部横径 2.2 mm，位大隐静脉前方或后方，相距不超过 1 cm。于膝平面发出髌下支 (Infrapatellar br.)，参与组成髌丛。于小腿下 1/3 处分两支，一支下降至内踝后方，另支随大隐静脉达足内缘和踇趾皮肤。

6. **腓浅神经 (Superficial peroneal n.)**　走在腓骨肌和趾长伸肌之间，于小腿下 1/3 高度穿出深筋膜下降，在伸肌上支持带浅面分为足背内侧皮神经和足背中间皮神经。腓浅神经从穿出深筋膜至分支处长度平均 101.2 mm，在穿筋膜处、中间部和分支部横径分别为 2.5 mm、2.7 mm 和 2.8 mm。

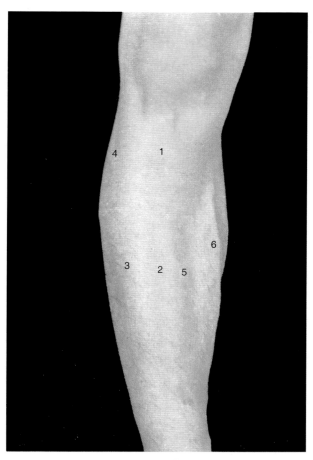

276. 小腿前区表面解剖
Surface anatomy of the anterior crural region

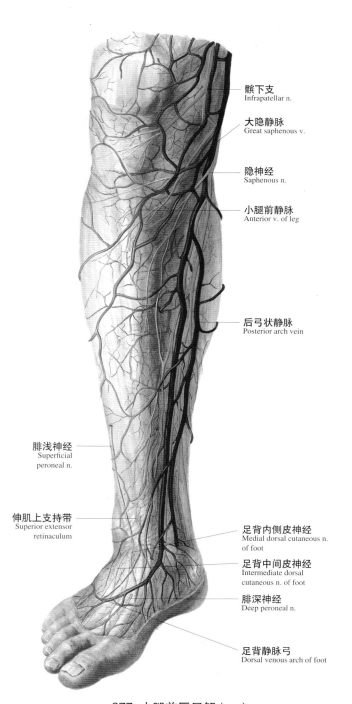

髌下支
Infrapatellar n.

大隐静脉
Great saphenous v.

隐神经
Saphenous n.

小腿前静脉
Anterior v. of leg

后弓状静脉
Posterior arch vein

腓浅神经
Superficial peroneal n.

伸肌上支持带
Superior extensor retinaculum

足背内侧皮神经
Medial dorsal cutaneous n. of foot

足背中间皮神经
Intermediate dorsal cutaneous n. of foot

腓深神经
Deep peroneal n.

足背静脉弓
Dorsal venous arch of foot

277. 小腿前区局解（一）
Topography of the anterior crural region

小腿内侧皮瓣

小腿内侧皮瓣又称小腿后下部皮瓣，是以胫后动脉为血供的肌间隔血管皮瓣，供应小腿内侧中下部皮肤。皮瓣顺行或逆行转移可修复由膝到足的创面，游离移植可修复颈、面及四肢的创面。但此皮瓣要牺牲胫后血管，故需严格掌握其用途。

胫后动脉上部为比目鱼肌所掩，位置较深，称掩盖部，长 13 ～ 14 cm；下部走行表浅，仅居深筋膜下，称显露部，长 12 ～ 13 cm。胫后动脉发出 2 ～ 7 支皮支，多从比目鱼肌与趾长屈肌间隙浅出，上部发 1 ～ 2 支，长 25 ～ 50 mm，下部发 3 ～ 4 支，长度仅 2 ～ 11 mm，外径 0.7 ～ 0.8 mm，供应小腿内侧中下部皮肤。皮支伴有一或二条皮静脉，回流至胫后静脉或大隐静脉。皮瓣感觉神经为隐神经。

以胫后动脉体表投影（自胫骨内侧髁后缘至内踝与跟腱中点的连线）为轴，确定皮瓣切取范围。从皮瓣前后缘切开皮肤及深筋膜，找到皮支血管，并从比目鱼肌和趾长屈肌间隙循皮血管追寻到胫后动静脉。依需要切断胫后血管，与供区血管吻接或形成岛状皮瓣。

膝和小腿内侧双蒂皮瓣

双蒂皮瓣是以上述小腿内侧皮瓣与以膝降动脉隐支为蒂的膝内侧皮瓣相衔接，可显著增加皮瓣面积，形成一块大皮瓣以适应需要。

皮瓣近侧部以隐支为蒂，隐支于收肌腱裂孔上方起自膝降动脉（68%）或股动脉（32%）。于缝匠肌与股薄肌之间发 1 ～ 5 皮支，于膝内侧浅出皮下，分布膝和小腿内侧上部皮肤。在缝匠肌与股内侧肌间隙可找到隐动静脉及其皮支。然后如上述分离出胫后动静脉及其皮支，结扎上述两个血管，游离皮瓣。

胫前皮瓣

胫前皮瓣是以胫前动脉皮支为血供的皮瓣，属动脉干网型血管皮瓣。皮质较好，血管位置恒定，口径较粗，用逆行转移修复足部软组织缺损为最佳选择。

胫前动脉初行于胫骨前肌与趾长伸肌之间，沿骨间膜下降，下段行于胫骨前肌与踇长伸肌之间，在踝上方经趾长伸肌与踇长伸肌之间移行至足背。平均长 29 cm，发出 1 ～ 5 皮支，以 3 支最多（37.5%），皮支外径 1.2 mm，（1.0 ～ 1.6 mm），多从小腿上半部发出（73.7%），大部分经踇长伸肌和腓骨长肌的间隙潜出（64.9%），穿深筋膜，分布小腿中上部皮肤、皮支伴有 1 ～ 2 条静脉，胫前动脉伴有 2 条胫前静脉（应与动脉一并剥离），并有腓深神经与之伴行，腓深神经主要发出肌支，勿损伤。皮瓣切取范围上平腓骨头，下至踝上方，内至胫骨前嵴，外可达腓骨头至外踝的连线。

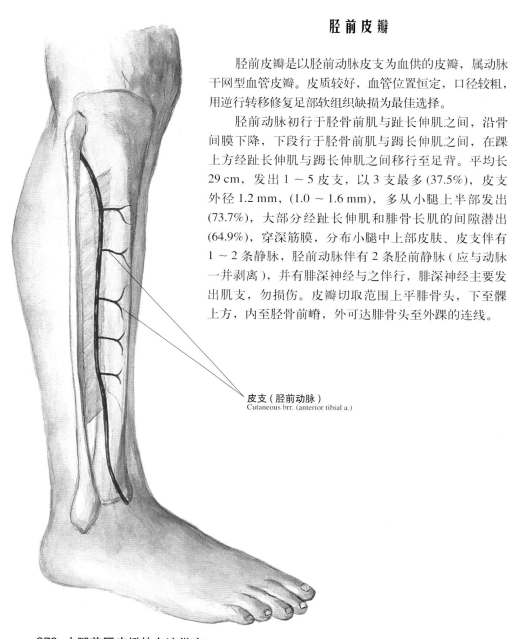

股四头肌 Quadriceps femoris m.
股动静脉 Femoral a. & v.
股内侧肌间隔 Medial intermuscular septum of thigh
缝匠肌 Sartorius m.
膝降动脉 Descending genicular a.
股二头肌 Biceps femoris m.
坐骨神经 Sciatic n.
半膜肌 Semimembranosus m.
半腱肌 Semitendinosus m.
大收肌 Adductor magnus m.
股薄肌 Gracilis m.
大隐静脉 Greater saphenous v.
隐神经 Saphenous n.
皮支（胫后动脉） Cutaneous brr. (posterior tibial a.)
皮支（胫前动脉） Cutaneous brr. (anterior tibial a.)

278. 膝和小腿内侧皮瓣的血管神经供应
Blood and nerve supply of the knee and the medial crural flap

279. 小腿前区皮瓣的血液供应
Blood supply of the anterior crural flap

外踝上皮瓣

外踝上皮瓣是以腓动脉在小腿骨间膜下端穿出的外踝支为供血的皮瓣,该皮瓣不损伤小腿主要血管,可顺行或逆行转移修复附近软组织缺损。

腓动脉在外踝上 5 cm 发出外踝支,经小腿骨间膜分浅支和深支,浅支在趾长伸肌和腓骨短肌之间的浅筋膜中上行,供应小腿下部胫骨前缘到腓骨后缘之间的皮肤。深支在深筋膜下走行并与外踝前动脉、跗外侧动脉、腓动脉穿支形成外踝网。

于外踝上方 2.5 cm 处测定腓动脉外踝支穿出点,并在趾长伸肌与腓骨短肌的间隙找出外踝支,注意保护腓浅神经,依需要切取皮瓣。

内踝上皮瓣

内踝上皮瓣是以胫后动脉在内踝上方发出的两大皮支为血管蒂。在小腿下 1/3 部,胫后动脉行于胫骨内侧缘后方、趾长屈肌与比目鱼肌之间的间隙内,位置表浅,发出 3 ~ 4 支皮动脉,一般在内踝上方 4 cm 及 6.5 cm 处发出的两支皮动脉较大,外径约 0.9 mm,长约 20 mm,内行穿出深筋膜,供应小腿内侧面下 1/3 皮肤。以这两条皮动脉为蒂的内踝上皮瓣两侧可达小腿前后正中线,可修复小腿及踝足部创面。操作时可于前缘切口,循深筋膜深面向后剥离,在跟腱与胫骨之间寻找胫后动脉及其皮支,再切开皮瓣后缘,依需要切取皮瓣。

小腿前区局解 (二)

深筋膜切除,显示小腿前群肌肉。由内向外为胫骨前肌、𧿹长伸肌和趾长伸肌。外侧群的腓骨长肌和腓骨短肌亦显露一部。腓浅神经在小腿下 1/3 部于腓骨肌和趾长伸肌之间浅出皮下。

胫骨前肌 (Tibialis anterior m.) 为三角形长肌,位于小腿前外侧皮下,紧贴胫骨外侧面。其外侧,上与趾长伸肌相邻,下与𧿹长伸肌相邻。起自胫骨外侧髁、胫骨体外侧面上 2/3、邻近的小腿骨间膜和小腿深筋膜深面。在小腿上半,此肌掩盖着胫前血管和腓深神经,肌肉垂直下行,在小腿下 1/3 前面移行为长腱,经伸肌上支持带和伸肌下支持带两层之间至足背,偏向内行,抵止于内侧楔骨内下面和相邻的第一跖骨底。肌抵止处的深面,常有一胫骨前肌腱下囊 (Subtendinous bursa of tibialis anterior m.)。

胫骨前肌可使足背屈、内翻,这两种动作的联合运动,如走路脚离地时相,其运动幅度最大,可提起内侧楔骨和第一跖骨,并使它们外旋。胫骨前肌由腓深神经支配。

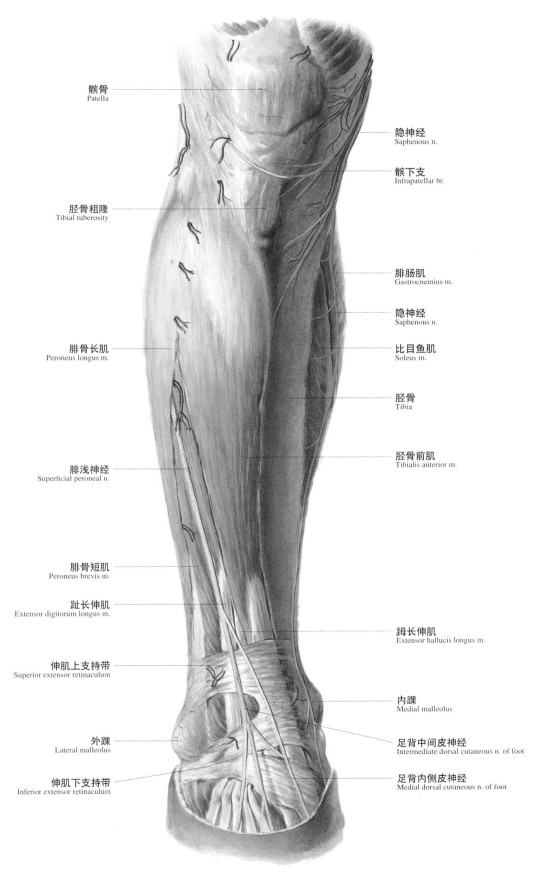

280. 小腿前区局解 (二)
Topography of the anterior crural region

小腿前区局解（三）

趾长伸肌和腓骨长肌于起始切断并翻向外，显示前群各肌、胫前血管和腓深神经。

1. **踇长伸肌** (Extensor hallucis longus m.) 为半羽状肌，位于胫骨前肌和趾长伸肌之间，其上端被该二肌掩盖，下端浅居皮下。起于腓骨内侧面中 2/4 和邻近的骨间膜，肌束向下移行为长腱，腱居肌的前缘。经伸肌上支持带深面并通过伸肌下支持带两层之间至足背。过踝关节时，肌腱跨过胫前血管至其内侧，抵止于远节趾骨底背面。肌腱内侧常有一腱膜扩展至近节趾骨底。此肌可伸踇趾并使足背屈和内翻。踇长伸肌由腓深神经支配。

2. **趾长伸肌** (Extensor digitorum longus m.) 为半羽状肌，位于小腿前外侧皮下，其内侧上邻胫骨前肌，下邻踇长伸肌，起于胫骨外侧髁、腓骨内面上 3/4、邻近的骨间膜、小腿深筋膜和小腿前肌间隔。肌束向下移行于一总腱，腱与腓骨第三肌一道行于伸肌上支持带深面至足背，旋即分为四腱行于伸肌下支持带两层之间，分别至第二～五趾，延续为趾背腱膜。

3. **腓骨第三肌** (Peroneus tertius m.) 为趾长伸肌的一部分，可视为趾长伸肌的第五腱，此腱的肌纤维起自腓骨内面下 1/3、邻近的骨间膜和小腿前肌间隔，腱行于伸肌上支持带深面及伸肌下支持带两层之间至足背，外行，抵于第五跖骨底背面内侧。腓骨第三肌可使足背屈及外翻。由腓深神经支配。

4. **胫前动脉** (Anterior tibial a.) 从腘动脉分出后，穿小腿骨间膜上端的裂孔至小腿前区。穿骨间膜的位置在腓骨头前 16 mm 再转向下 27 mm 处。上段行于胫骨前肌与趾长伸肌之间，沿骨间膜前面下降，下段行于胫骨前肌与踇长伸肌之间，沿胫骨外侧面下降。在踝间线上方又转至内侧的踇长伸肌和外侧的趾长伸肌之间，移行于足背动脉。胫前动脉在小腿前群肌之间的长度平均为 294.8 mm(272～320 mm)，其上端（胫前返动脉下方）、中部和下端的外径为 3.6 mm、2.9 mm 和 2.8 mm。沿途发出胫前返动脉、肌支和皮支。胫前返动脉 (Anterior tibial recurrent a.) 于腓骨头前 17.4 mm 再向下 30.6 mm 处由胫前动脉发出。多为共干 (62.5%)，向前外上行走，穿胫骨前肌，发支至肌肉及髌韧带，并与膝下内、外侧动脉和膝降动脉吻合，参与膝关节网和髌网。

5. **胫前静脉** (Anterior tibial vv.) 有 1～3 支，2 支者占 72.5%，先为 1 支后分 2 支者占 20%。内、外侧胫前静脉在起端、中部和下端的外径分别为 3.3 mm、2.0 mm 和 2.0 mm。

6. **腓深神经** (Deep peroneal n.) 为腓总神经的前终支。从腓骨头后下方起始，起端口径为 2.5 mm，在腓骨长肌起端深面向前内下行，靠近胫前血管。在趾长伸肌与胫骨前肌之间沿骨间膜下降；再经胫骨前肌与踇长伸肌之间，至足背分为内、外两终支。腓深神经与胫前血管的位置关系变异很大，以神经居于外前方较多，胫前动脉起点与后方的腓深神经的水平距离为 12.3 mm。做皮瓣游离移植切除胫前动脉干时，要注意保护腓深神经，以免造成小腿前群肌瘫痪。腓深神经沿途发出下列 3 个肌支。

（1）胫骨前肌支：有 2～4 支，第一支起自腓总神经分叉处，自起始至股骨内上髁距离为 45～101 mm，第二支在第一支下方 9～88 mm 处发出，第三支在第二支下方 13～132 mm 处发出。

（2）趾长伸肌支：有 2～4 支，第一支常起自腓总神经分叉处，距股骨内上髁 61～140 mm，第二支起自第一支下方 2～35 mm。

（3）踇长伸肌支：有 2～3 支，第一支起始至股骨内上髁距离为 61～209 mm。

281. 小腿前区局解（三）
Topography of the anterior crural region

腓肠内侧皮神经
Medial sural cutaneous n.

腓总神经
Common peroneal n.

腓肠外侧皮神经
Lateral sural cutaneous n.

腓骨长肌
Peroneus longus m.

趾长伸肌
Extensor digitorum longus m.

肌支（腓浅神经）
Muscular br. (superficial peroneal n.)

腓肠肌
Gastrocnemius m.

肌支（趾长伸肌）
Muscular br. (extensor digitorum longus m.)

腓肠内侧皮神经
Medial sural cutaneous n.

比目鱼肌
Soleus m.

趾长伸肌
Extensor digitorum longus m.

腓骨长肌
Peroneus longus m.

腓骨短肌
Peroneus brevis m.

腓肠神经
Sural n.

跟腱
Calcaneal tendon

腓骨第三肌
Peroneus tertius m.

关节支
Articular br.

胫前静脉
Anterior tibial v.

肌支（胫骨前肌）
Muscular br. (tibialis anterior m.)

腓深神经
Deep peroneal n.

胫前动脉
Anterior tibial a.

肌支（踇长伸肌）
Muscular br. (extensor hallucis m.)

肌支（胫骨前肌）
Muscular br. (tibialis anterior m.)

胫骨前肌
Tibialis anterior m.

腓深神经
Deep peroneal n.

踇长伸肌
Extensor hallucis longus m.

伸肌上支持带
Superior extensor retinaculum

伸肌下支持带
Inferior extensor retinaculum

小腿前区局解（四）

一、胫腓关节

胫腓关节（Tibiofibular joint）为一平面关节，由腓骨头前面的扁圆形关节面与胫骨外侧髁后外侧的腓关节面构成。有一小关节腔，关节囊附着于关节面周缘，囊的前壁较厚，后壁较薄，关节腔有时与腘肌囊和膝关节腔相交通。关节囊前后面被腓骨头韧带增强。腓骨头前韧带（Anterior lig. of head of fibula）起自腓骨头前面，斜向内上方，止于胫骨外侧髁前面；腓骨头后韧带（Posterior lig. of head of fibula）肥厚而强韧，起自腓骨头后面，斜向上方，止于胫骨外侧髁后面。关节囊的前面还覆盖有股二头肌腱于胫骨髁的纤维扩展。腓骨长肌和趾长伸肌的少量纤维也起于囊的前面。腘肌斜行于囊的后面，与腓骨头后韧带相贴。胫腓关节的动脉主要来自膝下外侧动脉和胫前、后返动脉。神经来自胫神经分布到腘肌的神经分支和腓总神经分支。

胫腓关节的形状、大小和方向可有较大变化，其方向可由近乎水平位到近于垂直位。当踝关节背屈或跖屈，引起胫腓骨下端分离或接近时，胫腓关节亦可产生少许摩擦运动。胫腓关节的脱位甚为罕见，其中前脱位为后脱位的 2 倍。如发生脱位，腓总神经可遭受损伤。

二、小腿骨间膜

小腿骨间膜（Interosseous membrane of leg）为一坚韧的纤维膜，连于胫腓二骨骨间嵴全长。此膜由薄而透明的腱纤维板构成。大部分纤维起自胫骨，斜向下外至腓骨；小部分纤维则自腓骨斜向上内达腓骨。骨间膜上部宽而较薄，上端有一卵圆形孔，通过胫前动脉，下部狭窄而略厚，移行于胫腓骨间韧带。下端也有一孔，腓动脉穿支经此孔走到前方。

骨间膜除连结胫腓二骨外，在负荷时，可传递部分应力到腓骨。骨间膜对腓骨起支持作用，防止腓骨因过多肌肉收缩牵引向下。有 9 块肌肉附于腓骨，除股二头肌向上牵拉外，其余 8 块（趾长伸肌、蹈长伸肌、腓骨第三肌、比目鱼肌、蹈长屈肌、胫骨后肌、腓骨长肌和腓骨短肌）均向下牵拉。踝关节运动时，骨间膜允许腓骨作各种运动并可防止腓骨弯曲。

此外，骨间膜还提供肌肉附着面，前面有胫骨前肌、趾长伸肌和蹈长伸肌起始，后面有胫骨后肌和蹈长屈肌起始。胫神经的小腿骨间支发多数小支到骨间膜。胫前血管和腓深神经沿其前面下行，腓动脉沿其后面下行。

三、胫腓连结

胫腓连结（Tibiofibular syndesmosis）由胫骨的腓骨切迹和腓骨下端内侧面构成。胫骨的腓骨切迹和腓骨粗隆的三角面没有关节软骨，均覆有骨膜，并借韧带牢固相连。因此，它不属于关节，而是一个韧带连结，非常有力，可维持踝关节的稳定。实际上，胫腓二骨并未直接接触，它们中间隔以纤维脂肪组织，在 X 线片上可以显现其中的裂隙。并且，腓骨突入于胫骨的腓骨切迹中，被切迹前缘叠掩 8 mm，被切迹后缘叠掩 2 mm。但是，胫腓连结偶尔于腓骨上有一小关节面，并形成一关节腔。其关节面与腓骨外踝关节面延续，其关节腔滑膜系由踝关节滑膜向上延伸而成。胫腓连结被下列韧带增强。

1. **胫腓前韧带**（Anterior tibiofibular lig.）为一坚强的三角形韧带，位胫腓两骨远端前面，起自胫骨下端前外角并与骨膜融合，向下外止于外踝前缘及附近骨面。此韧带前与腓骨第三肌相贴，后与距骨上关节面相贴。

2. **胫腓后韧带**（Posterior tibiofibular lig.）连结胫腓两骨远端后面，较前韧带坚韧且富有弹性。起自胫骨远端后外角，斜向下外，止于腓骨后缘远端 1.5 cm 范围内。后韧带突出于胫骨下关节面，加深了容纳距骨的关节窝，并可防止腓骨内旋。

3. **胫腓骨间韧带**（Interosseous tibiofibular ligament）为短而坚强的纤维，为骨间膜向下延伸部，填充了胫腓前、后韧带间。纤维由上向内下外斜行，连结胫腓两骨远端相对面，可加强腓骨的稳定。

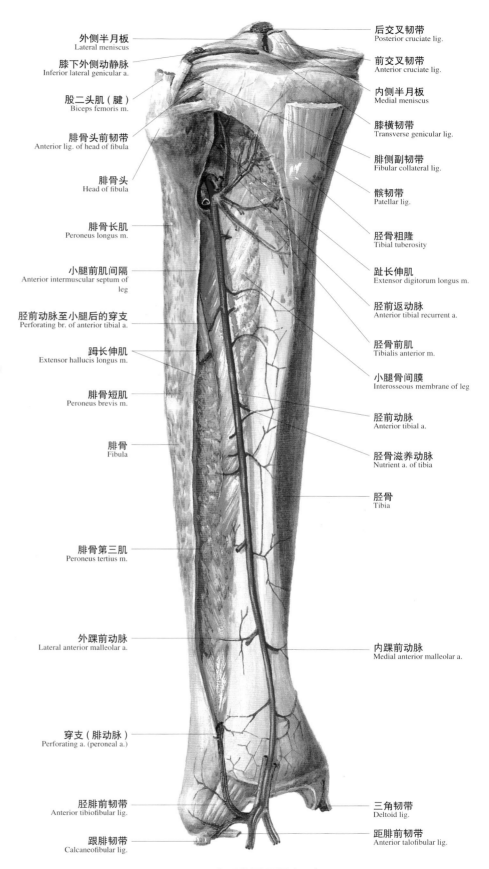

外侧半月板 Lateral meniscus
膝下外侧动静脉 Inferior lateral genicular a.
股二头肌（腱）Biceps femoris m.
腓骨头前韧带 Anterior lig. of head of fibula
腓骨头 Head of fibula
腓骨长肌 Peroneus longus m.
小腿前肌间隔 Anterior intermuscular septum of leg
胫前动脉至小腿后的穿支 Perforating br. of anterior tibial a.
蹈长伸肌 Extensor hallucis longus m.
腓骨短肌 Peroneus brevis m.
腓骨 Fibula
腓骨第三肌 Peroneus tertius m.
外踝前动脉 Lateral anterior malleolar a.
穿支（腓动脉）Perforating a. (peroneal a.)
胫腓前韧带 Anterior tibiofibular lig.
跟腓韧带 Calcaneofibular lig.

后交叉韧带 Posterior cruciate lig.
前交叉韧带 Anterior cruciate lig.
内侧半月板 Medial meniscus
膝横韧带 Transverse genicular lig.
腓侧副韧带 Fibular collateral lig.
髌韧带 Patellar lig.
胫骨粗隆 Tibial tuberosity
趾长伸肌 Extensor digitorum longus m.
胫前返动脉 Anterior tibial recurrent a.
胫骨前肌 Tibialis anterior m.
小腿骨间膜 Interosseous membrane of leg
胫前动脉 Anterior tibial a.
胫骨滋养动脉 Nutrient a. of tibia
胫骨 Tibia
内踝前动脉 Medial anterior malleolar a.
三角韧带 Deltoid lig.
距腓前韧带 Anterior talofibular lig.

282. 小腿前区局解（四）
Topography of the anterior crural region

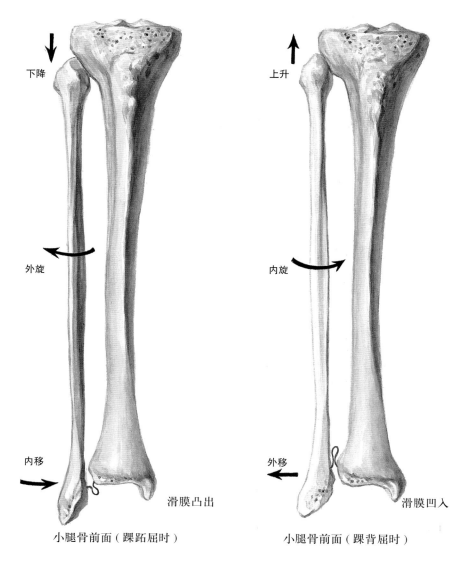

小腿骨前面（踝跖屈时）　　　　　小腿骨前面（踝背屈时）

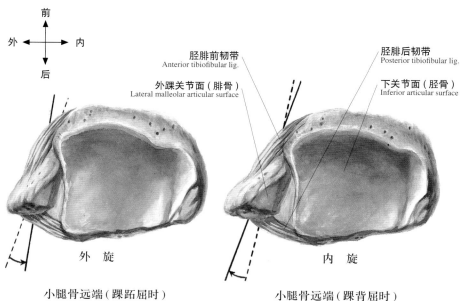

小腿骨远端（踝跖屈时）　　　　　小腿骨远端（踝背屈时）

283. 腓骨的功能和运动
Function and movement of the fibula

腓 骨 的 功 能 和 运 动

　　在较下等动物，腓骨被认为是小腿的一个重要支持结构。人由趾行进化到跖行，腓骨的功能降为次要地位。因此，有的解剖学者认为，作用于下肢的所有负荷，皆通过胫骨传递到足，腓骨仅作为一外侧支持物，不参与轴性负荷或重力负荷。然而，临床和实验表明，腓骨的功能并非如此简单和局限，约有1/6的静力负荷经腓骨作用于距腓关节传递到足，无论站立和行走，腓骨都参与踝的外侧稳定和轴性负荷。小腿骨间膜的斜纤维在负荷时也可传递部分应力到腓骨，但它主要防止腓骨呈弓形打弯，而使腓骨作为一个梁架以支撑胫骨的后外面。

　　踝关节具有相当弹性，腓骨亦具有一定活动性。踝关节的屈伸可同时引起胫腓关节和胫腓连结产生运动。因此，腓骨上下两端的连结在机械学上应与踝关节视为一个整体。

　　踝关节运动时，腓骨可产生上下、前后、侧方和旋转运动。这主要基于距骨滑车前部比后部宽 5 mm，滑车的内踝关节面基本呈矢状位，外踝关节面则斜向前外方。而腓骨细长、外踝突出而偏后、外踝关节面扁平等特点也保证了支持和运动的进行。足背屈时，距骨滑车宽广的前部容纳于胫腓骨踝穴中，两踝间的距离增大，足跖屈时，滑车较窄的后部容于踝穴中，踝间距离减小。无论何时，距骨滑车的内、外踝关节面都与内、外踝紧紧相贴，被牢牢地把持在踝穴中，两踝的间隙总在一定范围内发生变化。

　　1. **侧方运动**　踝关节屈伸时，外踝可发生远离和靠近胫骨的运动，范围约 2 mm。这种运动可吸收震荡，使距骨滑车的不同宽度得到适应。

　　2. **上下运动**　足背屈时，腓骨可稍上升；足跖屈时又被拉向下方，范围约数毫米。骨间膜和骨间韧带的方向一般由上内走向下外，允许腓骨作上下轻微活动。胫腓关节面大多有一定斜度，腓骨上升时，腓骨头关节面在胫骨平台下方向上外滑动数毫米。来自腓骨的轴压力可被吸收。

　　3. **前后运动**　一般较小，腓骨朝前后方向的运动范围各为 0.5～2.0 mm，随年龄增加而减少。前后运动受胫腓前韧带和骨间韧带的限制，此运动可吸收较小的震荡。

　　4. **旋转运动**　当腓骨远离或靠近胫骨时，外踝伴随轴性旋转，胫腓前韧带起枢轴作用。踝关节背屈时，腓骨和外踝处于内旋位，胫腓前韧带松弛，外踝外移，胫腓骨间的滑膜被吸进胫腓骨之间。踝关节从背屈位到跖屈位时，腓骨和外踝可外旋30°以上，此时，胫腓前韧带绷紧，胫腓骨间的滑膜被压力推向远方。

　　腓骨的运动综括如下：

　　踝关节背屈时，外踝外移，稍离开胫骨，腓骨稍上升，胫腓骨间韧带和小腿骨间膜的纤维趋向水平位，腓骨产生内旋。

　　踝关节跖屈时，两踝自动靠近。这是由于胫骨后肌起自胫腓二骨，此肌收缩时除使足跖屈外，并使胫腓二骨靠拢，两踝遂像钳子一样夹紧。踝关节无论居于何种位置，距骨体皆被牢固地夹在"踝钳"中。同时腓骨稍下降，胫腓骨间韧带和小腿骨间膜的纤维趋向斜位。腓骨和外踝稍呈外旋。

　　由于踝关节屈伸引起腓骨升降，也波及胫腓关节产生运动。腓骨上升时，腓骨头关节面滑向上方，关节间隙向下后方开放。

第二节 小腿外侧面

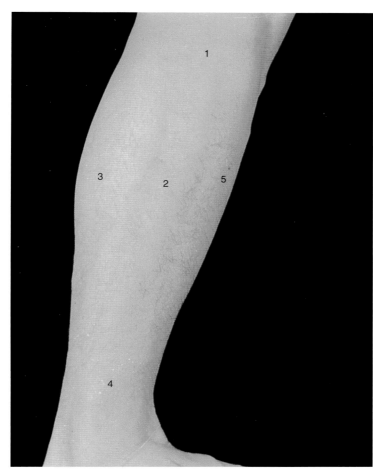

284. 小腿外侧面表面解剖
Surface anatomy of the lateral crural aspect

小腿外侧面表面解剖

胫骨粗隆外后方隆起为腓骨头[1]，头后有腓总神经绕过。腓骨上 3/4 被腓骨长肌包围，不易触及。踝跖屈、足外翻时，腓骨上部出现的隆起即为腓骨长肌[2]。其后方即毗邻小腿三头肌[3]。外面下部为腓骨长、短肌腱[4]。腓骨长肌前方的隆起为小腿前群肌[5]。

小腿外侧面局解（一）

深筋膜切除，显示小腿外侧群肌肉和腓浅神经。

1. 腓骨长肌 (Peroneus longus m.) 为双羽状肌，位于小腿外侧皮下，紧贴腓骨外侧面，前邻趾长伸肌，后界比目鱼肌，起自腓骨头、腓骨外侧面上 2/3 部、小腿深筋膜和小腿前、后肌间隔。肌纤维在腓骨头和腓骨体的附着点之间，有一间隙供腓总神经通过。肌束向下至小腿下 1/3 部移行于长腱，行于由外踝后沟和腓骨肌上支持带形成的骨纤维性管中。此时，腓骨短肌腱位于长腱前方，紧贴骨沟，二腱共同包裹于腓骨肌总腱鞘内，然后经跟骨外面转移至足底，抵于内侧楔骨和第一跖骨底外侧面。

2. 腓浅神经 (Superficial peroneal n.) 行于腓骨长肌和趾长伸肌之间，于小腿中、下 1/3 交界处穿过深筋膜浅出皮下，至足背分为足背内侧皮神经和足背中间皮神经。

在腘窝，腓总神经发出腓肠外侧皮神经，胫神经发出腓肠内侧皮神经，于踝部延续为腓肠神经。

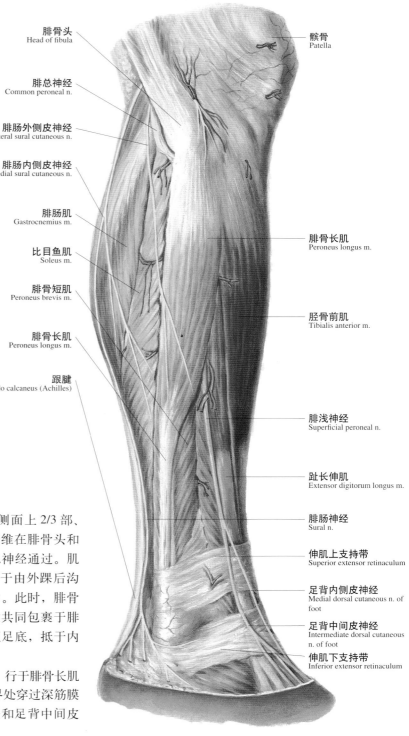

腓骨头
Head of fibula

髌骨
Patella

腓总神经
Common peroneal n.

腓肠外侧皮神经
Lateral sural cutaneous n.

腓肠内侧皮神经
Medial sural cutaneous n.

腓肠肌
Gastrocnemius m.

比目鱼肌
Soleus m.

腓骨短肌
Peroneus brevis m.

腓骨长肌
Peroneus longus m.

跟腱
Tendo calcaneus (Achilles)

腓骨长肌
Peroneus longus m.

胫骨前肌
Tibialis anterior m.

腓浅神经
Superficial peroneal n.

趾长伸肌
Extensor digitorum longus m.

腓肠神经
Sural n.

伸肌上支持带
Superior extensor retinaculum

足背内侧皮神经
Medial dorsal cutaneous n. of foot

足背中间皮神经
Intermediate dorsal cutaneous n. of foot

伸肌下支持带
Inferior extensor retinaculum

285. 小腿外侧面局解（一）
Topography of the lateral crural aspect

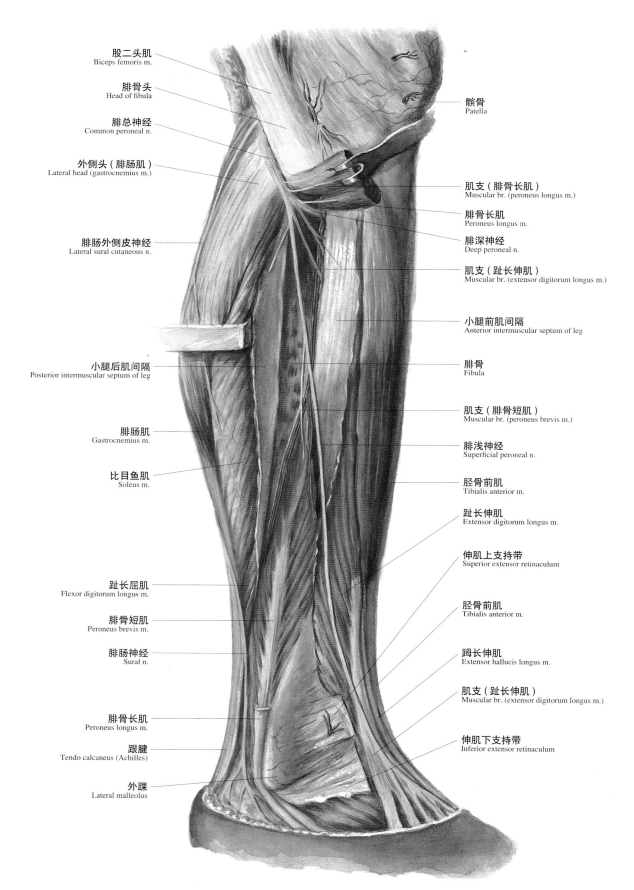

股二头肌
Biceps femoris m.

腓骨头
Head of fibula

腓总神经
Common peroneal n.

外侧头（腓肠肌）
Lateral head (gastrocnemius m.)

腓肠外侧皮神经
Lateral sural cutaneous n.

小腿后肌间隔
Posterior intermuscular septum of leg

腓肠肌
Gastrocnemius m.

比目鱼肌
Soleus m.

趾长屈肌
Flexor digitorum longus m.

腓骨短肌
Peroneus brevis m.

腓肠神经
Sural n.

腓骨长肌
Peroneus longus m.

跟腱
Tendo calcaneus (Achilles)

外踝
Lateral malleolus

髌骨
Patella

肌支（腓骨长肌）
Muscular br. (peroneus longus m.)

腓骨长肌
Peroneus longus m.

腓深神经
Deep peroneal n.

肌支（趾长伸肌）
Muscular br. (extensor digitorum longus m.)

小腿前肌间隔
Anterior intermuscular septum of leg

腓骨
Fibula

肌支（腓骨短肌）
Muscular br. (peroneus brevis m.)

腓浅神经
Superficial peroneal n.

胫骨前肌
Tibialis anterior m.

趾长伸肌
Extensor digitorum longus m.

伸肌上支持带
Superior extensor retinaculum

胫骨前肌
Tibialis anterior m.

踇长伸肌
Extensor hallucis longus m.

肌支（趾长伸肌）
Muscular br. (extensor digitorum longus m.)

伸肌下支持带
Inferior extensor retinaculum

286. 小腿外侧面局解（二）
Topography of the lateral crural aspect

小腿外侧面局解（二）

腓骨长肌切除，留有止腱，显示腓骨上段、腓骨短肌、小腿前肌间隔、小腿后肌间隔、腓总神经和腓浅神经。

1. **腓骨短肌 (Peroneus brevis m.)**　为双羽状肌，较短，位于腓骨长肌深面。起自腓骨外侧面下 2/3 部及小腿前、后肌间隔。此肌与腓骨长肌一同下降，先居其内，后居其前，至外踝上方始移行于腱。其后，肌腱行于外踝后方、腓骨长肌腱前方，二腱共同行于腓骨肌上支持带深面的腓骨肌总腱鞘中。最后经跟骨外面止于第五跖骨粗隆。

2. **小腿前、后肌间隔 (Anterior & posterior intermuscular septum of leg)**　在小腿外侧面，由深筋膜深面向腓骨前、后缘发出两个肌间隔，前方的叫小腿前肌间隔，介于趾长伸肌和腓骨长、短肌之间。后方的叫小腿后肌间隔，介于腓骨长、短肌和踇长屈肌之间。由小腿前、后肌间隔、小腿深筋膜和腓骨骨膜四个壁围成的腔隙称小腿外侧间隔 (Lateral compartment of the leg)。间隔中含有腓骨长、短肌及支配此二肌的腓浅神经。

3. **腓浅神经 (Superficial peroneal n.)**　为腓总神经的后终支，自腓骨颈平面发出后，在小腿上 1/3 通行于腓骨长肌与腓骨之间，离开肌腓骨上管后，行于腓骨短肌表面，并被腓骨长肌掩盖。在小腿中、下 1/3 交界处，腓浅神经穿出深筋膜变为皮神经。发支支配腓骨长、短肌。

4. **腓骨长肌支**　数支，第一支起自腓总神经、腓浅神经或腓深神经，自起始距股骨内上髁为 57 ～ 181.87 mm。

5. **腓骨短肌支**　多为 1 支，起自腓浅神经自起始距股骨内上髁为 135 ～ 248 mm。

6. **腓总神经卡压综合征**　腓总神经起自 L4 ～ S2 神经根，沿股二头肌内侧缘斜向下外，发出股二头肌短头支、膝关节支和腓肠外侧皮神经后，绕过腓骨颈，于腓骨长肌深面分为腓浅神经和腓深神经。绕腓骨颈时最易受到卡压损伤，如消瘦、长期卧床、小腿石膏、外力撞击、腓骨颈骨折、腓骨长肌形成纤维束带等。卡压损伤一般对腓深神经影响较重，表现为小腿无力，伸踇、伸趾力量弱，甚者，前、外侧肌群萎缩引起足下垂。一般保守疗法可痊愈，无效时可手术松解。

小腿外侧皮瓣

　　是以腓动脉及其皮支为蒂的皮瓣，可逆行移植修复足部皮肤软组织缺损。依需要确定皮瓣大小、形状和逆行转位的所需血管蒂长度，踝上 1～2 cm 可作为转移点（转移点每向远侧延伸 1 cm，皮瓣可下降 2 cm）。一般先从皮瓣后缘切开，切断比目鱼肌在腓骨的抵止，在小腿三头肌和腓骨长、短肌的间隙中找到腓动静脉。胫神经位于腓血管与胫后血管之间，认清胫神经和胫后血管后，切开皮瓣前缘，切断并结扎腓动静脉及其肌支，并向远侧分离，保护其皮支，一直分离到所需长度。皮瓣中包含腓肠外侧皮神经，注意皮瓣的静脉回流。

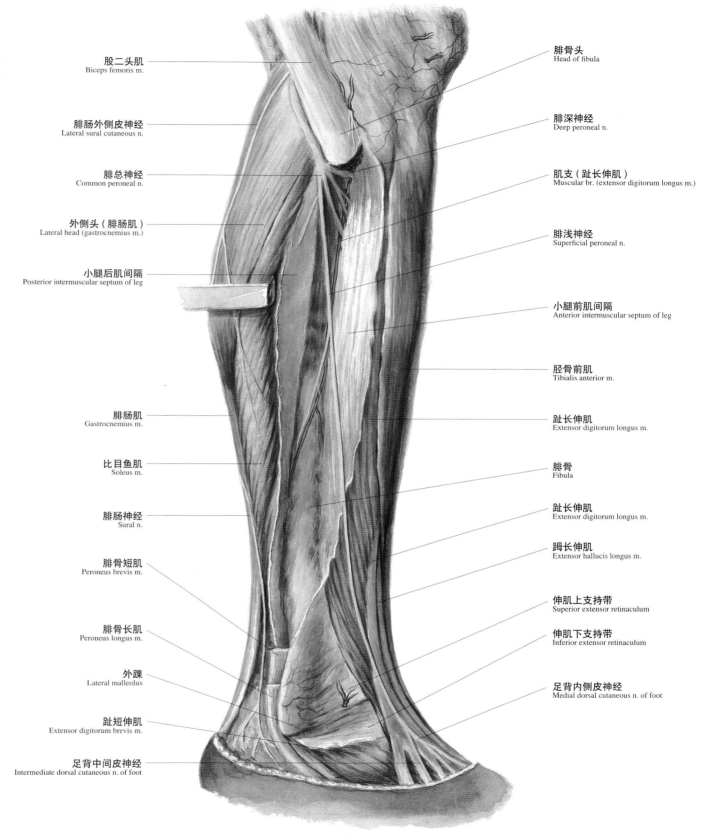

股二头肌
Biceps femoris m.

腓肠外侧皮神经
Lateral sural cutaneous n.

腓总神经
Common peroneal n.

外侧头（腓肠肌）
Lateral head (gastrocnemius m.)

小腿后肌间隔
Posterior intermuscular septum of leg

腓肠肌
Gastrocnemius m.

比目鱼肌
Soleus m.

腓肠神经
Sural n.

腓骨短肌
Peroneus brevis m.

腓骨长肌
Peroneus longus m.

外踝
Lateral malleolus

趾短伸肌
Extensor digitorum brevis m.

足背中间皮神经
Intermediate dorsal cutaneous n. of foot

腓骨头
Head of fibula

腓深神经
Deep peroneal n.

肌支（趾长伸肌）
Muscular br. (extensor digitorum longus m.)

腓浅神经
Superficial peroneal n.

小腿前肌间隔
Anterior intermuscular septum of leg

胫骨前肌
Tibialis anterior m.

趾长伸肌
Extensor digitorum longus m.

腓骨
Fibula

趾长伸肌
Extensor digitorum longus m.

跛长伸肌
Extensor hallucis longus m.

伸肌上支持带
Superior extensor retinaculum

伸肌下支持带
Inferior extensor retinaculum

足背内侧皮神经
Medial dorsal cutaneous n. of foot

287. 小腿外侧面局解（三）
Topography of the lateral crural aspect

腓骨短肌切除，显示腓骨、小腿前肌间隔、小腿后肌间隔和腓浅神经。

第三节 小腿后区

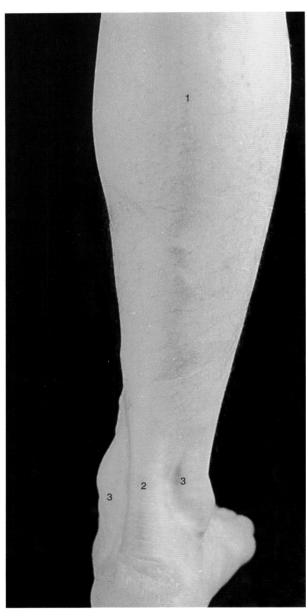

288. 小腿后区表面解剖
Surface anatomy of the posterior crural region

小腿后区表面解剖

小腿后区上部的钝圆隆起为腓肠肌和比目鱼肌肌腹所在，俗称小腿肚子 [1]。腓肠肌内、外侧头之间有一沟，为寻找小隐静脉的标志。腓肠肌与比目鱼肌向下合成跟腱 [2]，跟腱两侧有二纵沟，为踝后沟 [3]。

小腿后区局解（一）

小腿后区浅层的浅静脉和皮神经有：小隐静脉、腓肠内侧皮神经、腓肠外侧皮神经、腓神经交通支和腓肠神经。

1. **小隐静脉 (Small saphenous v.)** 起自足背静脉弓和足外侧缘静脉会合处，沿外踝后缘与跟腱之间上行，至内踝尖上方 5 cm 处恰在跟腱外侧。于此与腓肠神经伴行，居神经外侧 (39%)、内侧 (31.2%)、后方 (3%) 或由下外向上内跨过神经 (3%)。在小腿中部，小隐静脉沿小腿后正中线垂直上行，走在深筋膜两层之间，至腘窝下部，经腓肠肌两头间穿深筋膜入腘静脉。小隐静脉的口径在 4 ~ 12 mm 间。

2. **腓肠内侧皮神经 (Medial sural cutaneous n.)** 由胫神经发出，发自腘窝下部 (67.3%)、中部 (18.2%) 或上部 (14.5%)，伴小隐静脉在浅筋膜深部下降，行于腓肠肌两头之间的沟中 (71.3%) 或肌内 (28.7%)。神经平均宽 1.5 mm，约在小腿中部与腓神经交通支吻合成腓肠神经。

3. **腓肠外侧皮神经 (Lateral sural cutaneous n.)** 在腘窝发自腓总神经，沿腓肠肌外侧头浅面的浅筋膜中下降，分布于小腿远部外侧面皮肤。神经可有 1 支 (93.1%)、2 支 (4.9%) 或多支 (1.9%)。

4. **腓神经交通支 (Communicating br. of peroneal n.)** 在腘窝可发自腓总神经 (37.0%)、腓肠外侧皮神经 (34.7%)、与腓肠外侧皮神经共干 (25.9%) 或发自腓肠内侧皮神经 (2.1%)。发出高度可在腘窝上部 (53.1%)、中部 (38.3%) 或下部 (8.6%)。斜跨腓肠肌外侧头，约在小腿中部与腓肠内侧皮神经吻合形成腓肠神经。

5. **腓肠神经 (Sural n.)** 临床上可供移植之用。腓肠神经由腓肠内侧皮神经和腓神经交通支合成者占 84.2%，单独由腓神经交通支或腓肠内侧皮神经形成者占 15.8%。合成部位可在小腿后面下 1/3(49.5%)、中 1/3(43.2%) 或上 1/3(5.3%)。

腓肠神经行于浅筋膜深部，无论吻合与否，皆与小隐静脉伴行，可居小隐静脉外侧 (56%)、内侧 (22%)、深面 (12%) 或先在外侧后至内侧 (8%)。沿跟腱内缘下降，经外踝后下方，转向足背外侧缘，改名足背外侧皮神经。腓肠神经自合成至外踝平均长 134 mm (50 ~ 350 mm)，宽度为 3.6 mm(吻合部)、1.6 mm (中间部) 和 1.3 mm(外踝上方)。

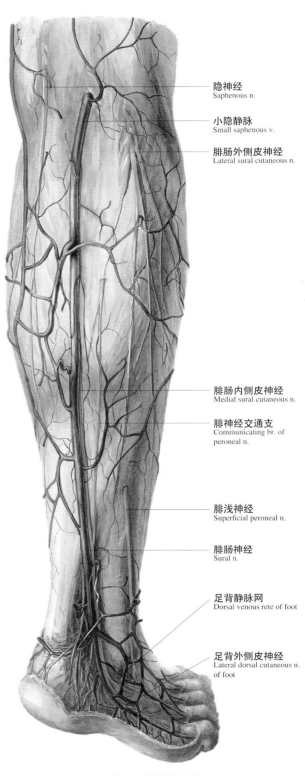

隐神经
Saphenous n.

小隐静脉
Small saphenous v.

腓肠外侧皮神经
Lateral sural cutaneous n.

腓肠内侧皮神经
Medial sural cutaneous n.

腓神经交通支
Communicating br. of peroneal n.

腓浅神经
Superficial peroneal n.

腓肠神经
Sural n.

足背静脉网
Dorsal venous rete of foot

足背外侧皮神经
Lateral dorsal cutaneous n. of foot

289. 小腿后区局解（一）
Topography of the posterior crural region

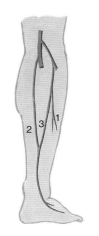
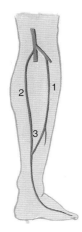
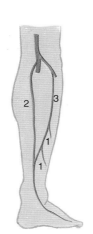
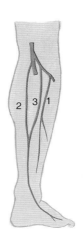
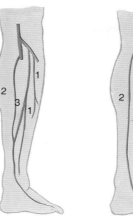
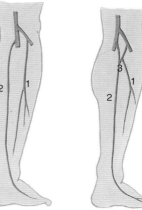
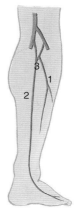
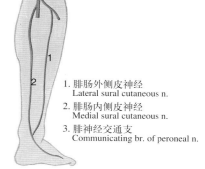

1. 腓肠外侧皮神经
   Lateral sural cutaneous n.
2. 腓肠内侧皮神经
   Medial sural cutaneous n.
3. 腓神经交通支
   Communicating br. of peroneal n.

Ⅰ. 腓神经交通支与腓肠外侧皮神经以共干起自腓总神经，占 49.3%

Ⅱ. 腓神经交通支是腓肠外侧皮神经的终支之一，占 21.9%

Ⅲ. 腓神经交通支由腓总神经发出，而腓肠外侧皮神经由腓神经交通支发出，占 16.0%

Ⅳ. 腓肠外侧皮神经和腓神经交通支分别由腓总神经发出，占 12.8%

Ⅴ. 腓神经交通支与腓肠外侧皮神经以共干起自腓总神经。另外，腓总神经又发出一条腓肠外侧皮神经

Ⅵ. 腓肠内侧皮神经与腓肠外侧皮神经不发生交通，占 20.7%

Ⅶ. 腓肠内、外侧皮神经在腘窝中发生交通

Ⅷ. 腓肠内、外侧皮神经在外踝附近交通，跟外侧支由腓肠内侧皮神经发出

290. 腓神经交通支类型
Types of the communicating branch of the peroneal nerve

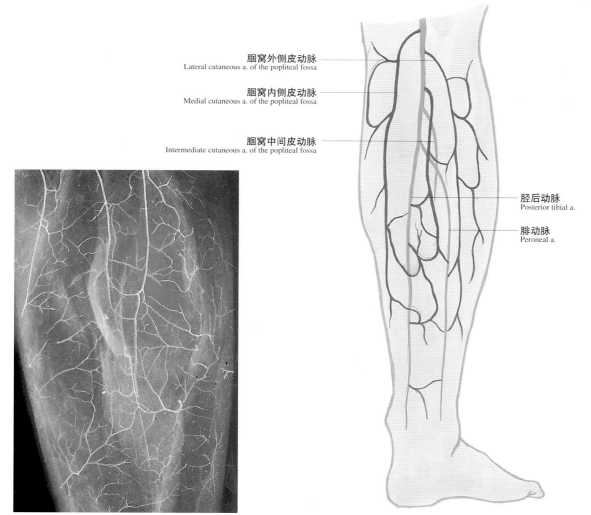

胭窝外侧皮动脉
Lateral cutaneous a. of the popliteal fossa

胭窝内侧皮动脉
Medial cutaneous a. of the popliteal fossa

胭窝中间皮动脉
Intermediate cutaneous a. of the popliteal fossa

胫后动脉
Posterior tibial a.

腓动脉
Peroneal a.

291. 小腿后区皮瓣的血液供应
Blood Supply of the posterior crural flap

小腿后部皮瓣

小腿后部皮瓣又称腓肠神经营养血管皮瓣，血供除来源于胭动脉发出的胭窝外侧、中间、内侧皮动脉外，还有腓肠神经营养血管系统。此系统与多个血管联系，形成血管网链，纵贯小腿后面全长，弥补了 3 个胭窝皮动脉较短的不足。

1. 胭窝外侧皮动脉 大部起自股骨内、外上髁连线上方 (72.5%)，主要发自胭动脉 (82.5%)，少数发自腓肠肌动脉 (15.0%)。动脉平均长 142.3 mm，口径平均 1.53 mm，伴行静脉口径平均 2.2 mm，血管蒂长度平均 26.6 mm。动脉多数在小腿后正中线外侧穿出深筋膜 (90.0%)。

2. 胭窝中间皮动脉 出现率为 60.0%。主要发自胭动脉 (79.2%)，少数发自腓肠肌动脉 (20.8%)。起点绝大部分在股骨内、外上髁连线及其上方 (84.93%)。动脉平均长 98.9 mm，口径平均 1.53 mm，伴行静脉口径平均 2.2 mm，血管蒂长 23.9 mm。胭窝中间皮动脉多数在后正中线外侧 (87.5%) 穿出深筋膜。

3. 胭窝内侧皮动脉 全部发自胭动脉主干，起点大部在股骨内、外上髁连线上方 (85.4%)。动脉平均长 61.4 mm，口径平均 1.35 mm，伴行静脉口径 1.9 mm，血管蒂长 24.1 mm。胭窝内侧皮动脉多数在后正中线内侧穿出深筋膜 (75.6%)。

腓肠神经由胫神经的腓肠内侧皮神经和腓总神经的腓神经交通支于小腿中下段吻合而成，浅出深筋膜，经踝后内侧走向足部。腓肠神经营养血管系统与周围的节段血管、营养血管、外周血管等相联系。胫后动脉和腓动脉的穿支和肌间隔穿支 (4～6 支，口径 1 mm) 是节

胫神经
Tibial n.

半膜肌
Semimembranosus m.

小隐静脉
Small saphenous v.

半腱肌
Semitendinosus m.

内侧头（腓肠肌）
Medial head (gastrocnemius m.)

腓肠内侧皮神经
Medial sural cutaneous n.

比目鱼肌
Soleus m.

腓骨长肌
Peroneus longus m..

跖肌
Plantaris m.

腓骨短肌
Peroneus brevis m.

腓肠神经
Sural n.

内踝
Medial malleolus

跟腱
Tendo calcaneus (Achilles)

小隐静脉
Small saphenous v.

腓总神经
Common peroneal n.

腘静脉
Popliteal v.

腓肠内侧皮神经
Medial sural cutaneous n.

腓肠外侧皮神经
Lateral sural cutaneous n.

外侧头（腓肠肌）
Lateral head (gastrocnemius m.)

腓神经交通支
Communicating br. of peroneal n.

292. 小腿后区局解（二）
Topography of the posterior crural region

段血管、营养血管和外周血管的主要来源，这样，神经营养血管上、下行支互相吻合，形成神经干内微血管网和链状的外膜血管网，成为纵贯小腿后面皮肤全长的供血轴心。腘窝内侧、外侧皮动脉分别与腓肠内侧、外侧皮神经伴行，它们除营养皮肤外，也参与各皮神经的营养血管系统和浅静脉（如小隐静脉）的营养血管系统，组成浅静脉旁血管网和浅静脉壁血管网，在皮瓣血供构成中也起一定作用。此外，浅筋膜和深筋膜血管网也有代偿作用。逆行皮瓣的静脉回流则通过小隐静脉、深筋膜静脉网和深浅静脉交通支完成。

设计皮瓣以腘窝中点至外踝顶点连线为轴，两侧可达小腿两侧中线。顺行或逆行转移可修复由膝到足的创面。

小腿后区局解（二）

深筋膜切除，显示腓肠肌和跟腱。

一、腓肠肌

腓肠肌（Gastrocnemius m.）为小腿三头肌的一部分，位小腿后群肌最浅层，形成小腿肚。腓肠肌有内、外两头。

1. 内侧头（Medial head） 较高，以扁腱起自股骨内侧髁的后上部（恰在收肌结节的后方）和腘平面的一小隆起区以及膝关节囊。肌腱向下扩展为腱膜，从后内面不同程度地包罩肌质。平腓骨头高度，腱膜平均宽16.7 mm，边缘平均厚5.4 mm。内侧全长平均261.4 mm，肌腹平均长221.5 mm，肌腹平均最大宽50.1 mm，平均厚12.3 mm，肌腹横断面5 cm²。肌腹深部的肌纤维附着于后面的腱板上，腱板向下同肌腹一道续为止腱。止腱的长度由内侧头肌腹下缘中点到跟结节，长191 mm（120 ~ 245 mm）。

2. 外侧头（Lateral head） 以扁腱起自股骨外侧髁外面、髁上线下部和膝关节囊。肌腱扩展成膜状，延续肌的后外面，很少包罩肌质。在腓骨头平面，腱膜平均宽13.7 mm，边缘平均厚3.3 mm。外侧头的肌质和止腱均比内侧头小。肌腹平均长215.7 mm，平均最大宽40.6 mm，平均厚101 mm，横断面3 cm²。肌腹深部的肌纤维亦附着于腱板上，腱板与肌质向下延续为止腱。外侧头肌腹的内侧缘部分被内侧头肌腹掩盖，外侧头止腱由外侧头肌腹下缘中点到跟结节，长199 mm（145 ~ 260 mm），止腱短于肌腹的占68.4%，长于肌腹的占27.9%，与肌腹相等的占3.8%。

二、跟腱

跟腱 [Tendo calcaneus（Achilles）] 为腓肠肌的止腱与比目鱼肌的止腱愈合而成，在内、外踝连线水平宽13.3 mm（6.5 ~ 19 mm），厚6.7 mm。

腓肠肌的血管神经供应

一、腓肠内侧动脉

腓肠内侧动脉 (Medial sural a.) 滋养内侧头，多单独起自腘动脉，平均长 41.7 mm，外径 2.3 mm。少数与腓肠外侧动脉共干，干长 11.5 mm，外径 3.7 mm。由于腘动脉比腘静脉位置深而偏左，因此，腓肠内侧动脉可与腘静脉交叉 (63.8%)，其中浅交叉占 33.8%，深交叉占 30.0%。腓肠内侧神经来自胫神经，多位腓肠内侧皮神经深面，伴血管入肌。神经平均长 46.4 mm，口径 1.9 mm，神经可向上分离 123.9 mm。

血管神经斜向内下行，接近肌肉时集中成束，神经居浅位上方，血管居深位下方。入肌点距肌起点平均 72.9 mm，距股骨内上髁 52.3 mm，距收肌结节水平线 58.6 mm，距腘中线 3.6 mm。从收肌结节水平线至神经起始 19.9 mm。

二、腓肠外侧动脉

腓肠外侧动脉 (Lateral sural a.) 滋养外侧头，平均长 31.1 mm，外径 1.9 mm，与腘静脉交叉者占 46.3%，多为深交叉，占 42.5%。神经起自胫神经，平均长 36.8 mm，外径 1.8 mm，神经可向上分离达 57.8 mm。血管神经入肌点与内侧头相似。

比目鱼肌的血管神经供应

比目鱼肌动脉发自胫后动脉最多 (55.4%)，其余可发自腘动脉、腓动脉、腓肠肌外侧头动脉和胫前动脉。动脉可从肌的上 1/3 部 (45.4%)、中 1/3 部 (37.5%) 和下 1/3 部 (17.1%) 入肌。从上 1/3 部入肌的动脉口径大，支数少，可认为是主要营养血管。静脉与动脉伴行。神经来自胫神经，平均长 56.6 mm，平均宽 1.8 mm，多为 1 支 (占 85.0%)，均从肌的上缘入肌。

小腿后区局解（三）

腓肠肌切除，显示比目鱼肌和跖肌。

一、比目鱼肌

比目鱼肌 (Soleus m.) 为一扁平阔肌，起自腓骨上 1/4 后面、腓骨头、胫骨腘线和胫骨体内缘中 1/3，起点为腱纤维增强，构成比目鱼肌腱弓，横架于胫腓二骨之上。胫神经和胫后血管从其下方通过。肌纤维排列成双羽状，下行，在小腿中部下方移行于扁腱，腱逐渐变得窄而厚，与腓肠肌腱合成跟腱。

跟腱 (Tendo calcaneus) 是人体中最长和最强大的肌腱，长约 15 cm，起始于小腿中部，止于跟骨结节后

面中点。跟腱由上向下逐渐增厚变圆，在跟骨上方 4 cm 处最窄，此后又稍扩展而抵达跟骨后面。跟腱在抵止处的宽度 1.2 ~ 2.5 cm。先天性跟腱短缩的人，易引起尖足症。

跟腱有两个鞘，外鞘由小腿固有筋膜形成，内鞘类似滑膜，直接贴附于腱。在跟腱与跟骨之间有一滑膜囊，称跟腱腱囊 (Bursa of tendo calcaneus)。在跟腱与足跟皮肤之间亦有一滑膜囊，称跟皮下囊 (Subcutaneous bursa of calcaneus)，此囊可发生炎症。跟腱前方尚有很厚的脂肪垫，胫后血管埋于其中。

跟腱血液有三个来源：①来自邻近肌支。②来自腱周结缔组织中的血管。③来自腱附着于跟骨处的骨

膜血管。跟腱血管造影表明，跟腱上部和下部血运良好，300 μm 以上的小血管较多，而在抵止上方 2 ~ 6 cm 处的血运较差，这可能是此部可产生闭合性断裂的一个原因。

二、跖肌

跖肌 (Plantaris m.) 与上肢掌长肌相当，起自股骨外侧髁髁上线下部及关节囊，从腓肠肌外侧头上方斜向下行，肌腹呈梭形，长为 7 ~ 10 cm，腱细长，平均长 30.8 cm (男) 和 28.8 cm (女)，平均宽 4.9 mm (男) 和 4.2 mm (女)。腱行于腓肠肌和比目鱼肌之间，移行于跟腱内侧缘或单独抵于跟骨。跖肌由胫神经分支支配。

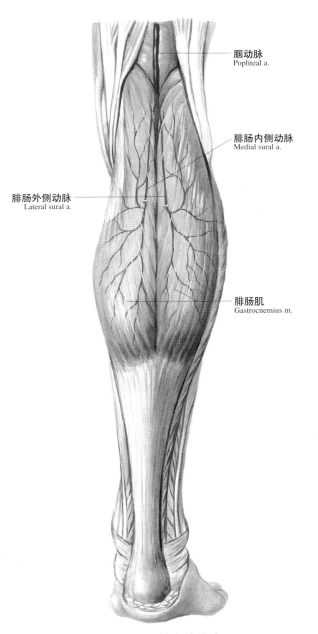

293. 腓肠肌的血管供应
Blood supply of the gastrocnemius

腘动脉
Popliteal a.

腓肠内侧动脉
Medial sural a.

腓肠外侧动脉
Lateral sural a.

腓肠肌
Gastrocnemius m.

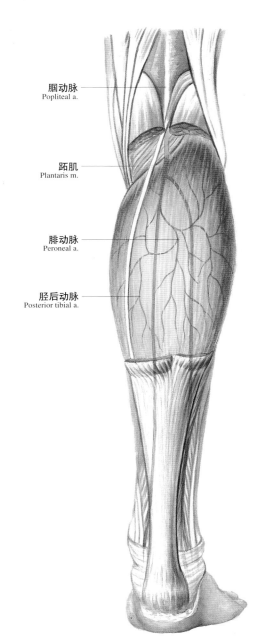

294. 比目鱼肌的血管供应
Blood supply of the soleus

腘动脉
Popliteal a.

跖肌
Plantaris m.

腓动脉
Peroneal a.

胫后动脉
Posterior tibial a.

膝上内侧动静脉
Superior medial genicular a. & v.

内侧头（腓肠肌）
Medial head (gastrocnemius m.)

膝下内侧动静脉
Inferior medial genicular a. & v.

胫神经
Tibial n.

跖肌（腱）
Plantaris m.

内侧头（腓肠肌）
Medial head (gastrocnemius m.)

跖肌
Plantaris m.

趾长屈肌
Flexor digitorum longus m.

内踝
Medial malleolus

胫后动静脉
Posterior tibial a. & v.

胫神经
Tibial n.

腘动静脉
Popliteal a. & v.

外侧头（腓肠肌）
Lateral head (gastrocnemius m.)

跖肌
Plantaris m.

膝下外侧动静脉
Inferior lateral genicular a. & v.

股二头肌
Biceps femoris m.

腓总神经
Common peroneal n.

比目鱼肌及肌支
Soleus m. & muscular br.

外侧头（腓肠肌）
Lateral head (gastrocnemius m.)

比目鱼肌
Soleus m.

腓骨长肌
Peroneus longus m.

跟腱
Tendo calcaneus (Achilles)

腓骨短肌
Peroneus brevis m.

腓肠神经
Sural n.

外踝
Lateral malleolus

小隐静脉
Small saphenous v.

295. 小腿后区局解（三）
Topography of the posterior crural region

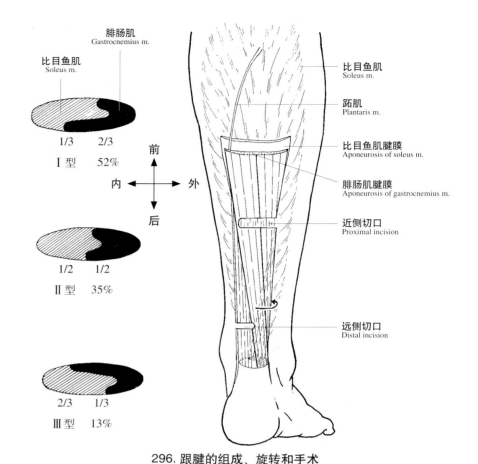

腓肠肌
Gastrocnemius m.

比目鱼肌
Soleus m.

前
内 外
后

1/3　2/3

Ⅰ型　52%

1/2　1/2

Ⅱ型　35%

2/3　1/3

Ⅲ型　13%

比目鱼肌
Soleus m.

跖肌
Plantaris m.

比目鱼肌腱膜
Aponeurosis of soleus m.

腓肠肌腱膜
Aponeurosis of gastrocnemius m.

近侧切口
Proximal incision

远侧切口
Distal incision

296. 跟腱的组成、旋转和手术
Constitution，rotation，and operation of the tendo calcaneus (Achilles)

跟 腱 的 组 成、旋 转 和 手 术

　　1. **组成**　跟腱由腓肠肌和比目鱼肌腱纤维构成，腓肠肌腱纤维起自肌腹下缘，纤维长 11 ～ 26 cm，向下会聚；比目鱼肌腱纤维较厚，纤维长 3 ～ 11 cm，起自肌质后面，与腓肠肌腱膜并列，两者借筋膜相连。跟腱两种成分可呈不同程度的分离，甚者，一直分离到足跟，但两腱间总是存在着腱束的交织。跖肌腱多数不参与跟腱，但临床上总认为它是跟腱的一个组成部分。

　　2. **旋转**　跟腱两种成分呈不同程度的旋转。跟腱整体由内向外旋转，后面观时，右侧是逆时针旋转，左侧是顺时针旋转。具体来说，腓肠肌腱纤维外侧束转移至跟腱前面，中间束转移至腱的外缘，内侧束转移至跟腱后面中部。比目鱼肌厚的腱膜带转移至跟腱的内侧部。旋转开始于跟腱抵止上方 12 cm 处，或比目鱼肌参与跟腱时，起初旋转缓慢，在抵止上方 2 ～ 5 cm 处变得明显。依旋转程度，可分 3 型：

　　Ⅰ 型　旋转少，比目鱼肌占腱后面内侧 1/3，腓肠肌占外侧 2/3，占 52%。

　　Ⅱ 型　中度旋转，跟腱后面每一成分各占一半，占 35%。

　　Ⅲ 型　旋转多，比目鱼肌占腱后面内侧 2/3，腓肠肌占外侧 1/3，占 13%。

　　3. **手术**　跟腱延长术是较常用的矫形手术之一，一般采用"Z"形切口，在腱的近侧和远侧各切断跟腱的一半。依形态分析，下述方法较为合适：在跟腱抵止上方 7 ～ 12 cm 处（依延长多少而定），切断跟腱后外侧 2/3 部（即腓肠肌腱部分），在跟腱抵止上方 3 ～ 4 cm 处切断腱内侧 2/3 部（比目鱼肌和跖肌腱部分），两切口的距离在 2.5 ～ 10.0 cm 之间。这样，两部纤维皆被单独切断，便于重新吻接。

跟 腱 断 裂

跟腱断裂大致有两种原因：①直接外力：如锐器切割伤，皮肤与跟腱多呈斜形断裂；跟腱紧张时，受到垂直暴力压砸，亦可断裂。②间接外力：多见于运动员和演员，在跳跃、空翻等弹跳动作中，足强力背屈，跟腱突然收缩，可导致跟腱完全或不完全断裂。

从功能上看，踝在中立位或背屈 60° 位弹跳时，由于跟结节距踝的轴心较远，跟腱紧张，而胫骨后肌和腓骨肌相对松弛，此时突然用力弹跳，跟腱产生断裂的概率较大。踝在跖屈位弹跳时，跟结节距踝的轴心较近，跟腱紧张度降低，而胫骨后肌、腓骨肌和跖屈肌收缩，弹跳动作由四组肌肉承担，跟腱断裂的概率大为降低。

跟腱完全断裂多发生于腱的窄部（即抵止上方 3～4 cm 处），断端如刀切或参差不齐，上段向上退缩，腱鞘膜内被血块充填。不完全断裂少见，多发生于肌-腱移行部。跟腱断裂后，小腿三头肌收缩反应被抑制，肌肉显著隆起，肌腹上移；足跟不能提起，尤其是将足跟提到 30°（主要靠跟腱作用）；足背屈范围较健侧增大。

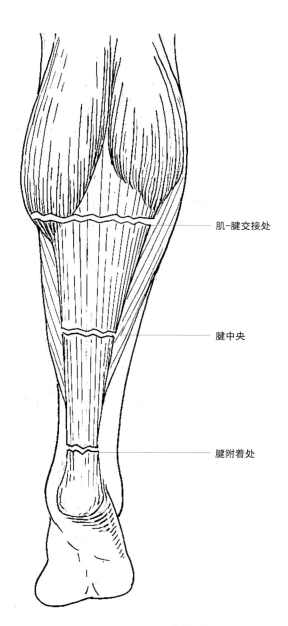

肌-腱交接处

腱中央

腱附着处

297. 跟腱断裂
Rupture of the tendo calcaneus (Achilles)

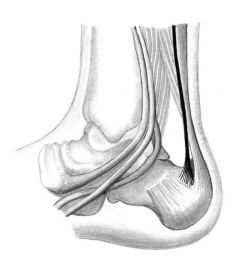

Ⅰ. 常见型。止点呈扇形扩展，抵于跟骨结节上内角或附于踇展肌起点，占 47%

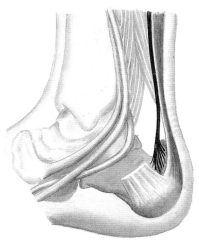

Ⅱ. 止于跟腱抵止前方 0.5～2.5 cm 处的跟骨上，增强了跟腱囊前壁，占 35%

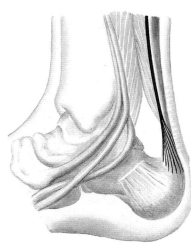

Ⅲ. 抵于跟骨，掩盖跟腱末段背内侧部，占 9%

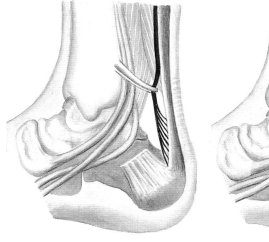

Ⅳ. 借纤维带止于跟腱内缘，有时前伸于跟骨体上面，占 6%

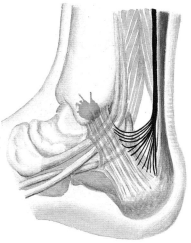

Ⅴ. 广泛止于屈肌支持带，占 3%

298. 踇肌腱抵止类型
Types of the tendinous insertion of the plantaris

小腿后区局解（四）

小腿三头肌切除，显示后群深肌和血管神经。

1. 拇长屈肌 (Flexor hallucis longus m.) 为小腿后面深层肌中最大的羽状肌，位于小腿三头肌深面，内界胫骨后肌，外界腓骨长、短肌，肌腹掩盖着胫骨后肌的大部分。肌纤维起自腓骨后面下 2/3（最下端 2.5 cm 除外）、邻近的骨间膜及小腿后肌间隔。纤维斜向内下续于肌腱，腱几乎占据肌的全长。肌腱经胫骨下端后面两踝连线的中点、距骨后突的拇长屈肌腱沟和跟骨载距突下面至足底。

2. 趾长屈肌 (Flexor digitorum longus m.) 为羽状肌，上窄下宽，位于胫骨后面、拇长屈肌和胫骨后肌的内侧，起自胫骨后面中 1/3 及小腿筋膜深层。肌束向下移行于长腱，腱几乎延续整个肌的后缘。在胫骨下端后面，趾长屈肌腱越过胫骨后肌腱浅面与之交叉，经内踝踝沟，继贴跟骨载距突内面，行于胫骨后肌腱与拇长屈肌腱之间，三条肌腱经过屈肌支持带深面的骨纤维管到达足底。

3. 胫骨后肌 (Tibialis posterior m.) 位于小腿三头肌深面、趾长屈肌和拇长屈肌之间，为深层三块肌肉中最长的羽状肌，并被两肌掩盖。肌束于小腿下部移行于腱，腱向内下，行于趾长屈肌深面，通过内踝后方的踝沟并包以腱滑液鞘。其后，腱行于三角韧带浅面、屈肌支持带深面的骨纤维管，进入足底内侧缘。

4. 胫后动脉 (Posterior tibial a.) 为腘动脉的直接延续。于股骨内、外上髁连线下方平均 101.5 mm 处的腘肌下缘起始，经比目鱼肌腱弓深面，下降于小腿后侧浅深两层屈肌之间，为比目鱼肌所掩。至小腿下 1/3 部，动脉行于拇长屈肌腱外缘与跟腱内缘之间，仅为小腿深筋膜所掩。向下至内踝与跟骨结节之间、拇展肌起端的深面，分歧为足底内侧动脉和足底外侧动脉。胫后动脉为比目鱼肌掩盖的部分，称掩盖部，下端仅覆以深筋膜的部分称显露部。

胫后动脉干全长平均 261.8 mm，掩盖部长 137.6 mm，显露部长 124.8 mm。动脉起点口径平均 3.0 mm，掩盖部与显露部交界处的口径平均 2.2 mm，显露部下端的口径平均 2.3 mm。

5. 胫后静脉 (Posterior tibial vv.) 多数为 2 条 (92.5%)。在掩盖部上端、两部交界处及显露部下端的口径分别为 3.6 mm、2.0 mm 和 2.1 mm。内、外侧静脉间平均有交通支 5.7 支。

6. 腓动脉 (Peroneal a.) 为供应腓骨及邻近肌肉皮肤的动脉干，也供应小腿伸肌。通常在腘肌下缘下方 2.9 cm 处起自胫后动脉，有两条静脉伴行，腓动脉起点外径平均 4.0 mm(1.7～6.7 mm)，向下外行，约距腓骨头尖平面 10.3 cm 处靠近腓骨，沿腓骨内侧下行，贴近小腿后肌间隔，居腓骨长肌和比目鱼肌之间。后牵比目鱼肌，即可显露腓动脉上段。其下段贴腓骨后侧下行，被拇长屈肌所掩，有时拇长屈肌发达，甚至将腓动脉全部覆盖，必须切开拇长屈肌内侧，才能露出血管。腓动脉远端终于跟支 (Calcaneanl br.)。

7. 胫神经 (Tibial n.) 居腘窝中间最浅面，与腘动静脉一道经比目鱼肌腱弓深面至小腿。在小腿上 2/3 部，行于胫骨后肌浅面；当小腿三头肌缩窄成跟腱时，胫神经伴同胫后血管贴胫骨后面下降，行于跟腱与内踝之间，仅为皮肤和深筋膜所掩。在内踝后方，神经血管共同穿过屈肌支持带深面进入足底。沿途发支支配后群深层各肌。有拇长屈肌支 (1～2 支)、趾长屈肌支 (1～3 支) 和胫骨后肌支 (1～4 支)。

比目鱼肌腱弓如果腱性结构过多或异常可卡压胫神经，而引起足底麻痛、感觉减退、踝跖屈时疼痛加重等，此时需与跗管综合征相鉴别。

299. 小腿后区局解（四）
Topography of the posterior crural region

胴动静脉 Popliteal a. & v.
膝上内侧动脉 Superior medial genicular a.
内侧头（腓肠肌）Medial head (gastrocnemius m.)
胴肌 Popliteus m.
膝下内侧动静脉 Inferior medial genicular a. & v.
胫神经 Tibial n.
趾长屈肌 Flexor digitorum longus m.
胫后动静脉 Posterior tibial a. & v.
胫骨后肌 Tibialis posterior m.
胫骨后肌 Tibialis posterior m.
趾长屈肌 Flexor digitorum longus m.
内踝 Medial malleolus
拇长屈肌 Flexor hallucis longus m.
跟腱 Tendo calcaneus
跟支 Calcaneal br.

外侧头（腓肠肌）Lateral head (gastrocnemius m.)
跖肌 Plantaris m.
膝下外侧动静脉 Inferior lateral genicular a. & v.
比目鱼肌 Soleus m.
腓总神经 Common peroneal n.
肌支（拇长屈肌）Muscular br. (flexor hallucis longus m.)
腓骨长肌 Peroneus longus m.
拇长屈肌 Flexor hallucis longus m.
腓动静脉 Peroneal a. & v.
腓骨长肌 Peroneus longus m.
腓骨短肌 Peroneus brevis m.
外踝 Lateral malleolus
穿支（腓动脉）Perforating br. (peroneal a.)
跟支 Calcaneal br.

小 腿 后 区 局 解 （ 五 ）

小腿后群肌肉切除，只余小腿骨间膜、胫后动脉、腓动脉和它们的分支。

1. **胫骨滋养动脉** (Nutrient a. of tibia) 通常在比目鱼肌深面起自胫后动脉 (67%)、胫前动脉 (28%)、腓动脉 (3%) 和胭动脉 (2%)。起点距膝关节线平均 7.2 cm (3.8～13.5 cm)。皆为 1 支，平均长 4.6 cm (0.9～6.9 cm)，起端口径 1.5 mm。胫骨滋养动脉发出后，在胫骨后肌上端穿入深部，沿胫骨后面垂直下行，通常于胫骨后面上、中 1/3 交界处进入胫骨滋养孔。看来，胫骨上 1/3 部骨折时易受损。取异体胫骨移植时，胫骨滋养动脉可考虑做吻接血管。滋养动脉通过斜行的滋养管进入髓腔，稍下行，分升支和降支，呈螺旋形弯曲，并分数支走向骺端。

2. **腓骨滋养动脉** (Nutrient a. of fibula) 起自腓动脉开口下方平均 6.7 cm (2.1～18.2 cm)，距腓骨头平均 13.8 cm (8.0～24.5 cm)，起点外径平均 1.2 mm，长度平均 7.9 mm。

腓骨血运一来自腓骨滋养动脉，二来自骨膜动脉。踇长屈肌支和腓骨肌支滋养腓骨后外面骨膜，腓动脉穿支滋养前内面骨膜。带蒂腓骨移植术取腓骨时，上锯口应不低于腓骨上 1/4 与下 3/4 交界处，下锯口应位于上 4/5 与下 1/5 交界处，这样，99% 的滋养血管可以保存。

3. **弓形动脉** (Arcuate aa.) 呈节段性由腓动脉发出，从后外前环绕腓骨，滋养腓骨骨膜并通过骨膜滋养腓骨，还滋养踇长屈肌和腓骨长、短肌及小腿后外侧皮肤。弓形动脉平均有 9 支 (4～15)，8 支以上者占 69%。第一、二弓形动脉起点变异较大。第一弓形动脉分布腓骨头，可起自胭动脉、膝下外侧动脉、胫前动脉、胫后动脉和腓动脉。第二弓形动脉分布腓骨颈，可起自腓动脉、胭动脉、胫后动脉和胫前动脉。第三弓形动脉以下皆分布腓骨体，大部起自腓动脉。腓骨体上段分布有 3～4 支，中段分布 4 支，下段分布 1～2 支，各支起点距离平均 4.4 cm (0.3～14.0 cm)。近侧支略呈水平走向，远侧支呈螺旋向下。有的弓形动脉末梢成为肌支，有的穿小腿固有筋膜成为皮支，有的甚至发出腓骨滋养动脉。

4. **交通支** (Communicating br.) 距外踝上方平均 6.2 cm (4.5～8.0 cm) 处发自腓动脉，向内侧经屈肌深面与胫后动脉交通。

5. **穿支** (Perforating br.) 自外踝上方 4～6 cm 处由腓动脉发出，穿骨间膜远侧部的裂孔至小腿前面，与外踝前动脉吻合。对小腿侧支循环的形成和血液供应有实用意义。腓动脉穿支有时粗大，代替足背动脉。

6. **肌支** (Muscular brr.) 滋养踇长屈肌、胫骨后肌、趾长屈肌和小腿三头肌等。腓动脉除发出上述穿支外，在小腿下 1/3 段或以上，还发出 2～7 支肌支（或称穿支），穿过骨间膜供应小腿前群肌肉，主要是趾长伸肌，并在肌肉中与胫前动脉分支吻合。因此，这些肌支也有助于形成侧支循环。

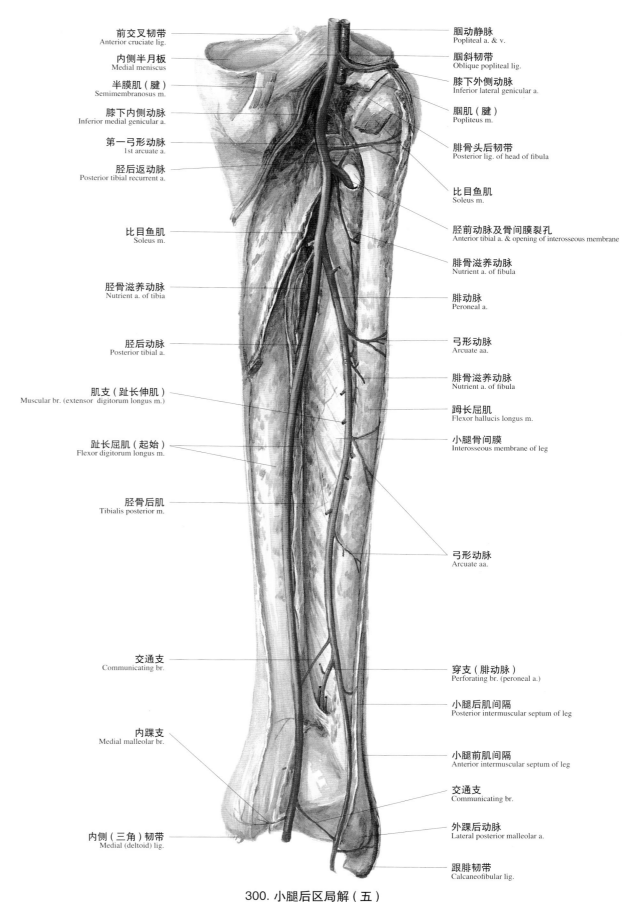

左侧标注（从上到下）：
前交叉韧带 Anterior cruciate lig.
内侧半月板 Medial meniscus
半膜肌（腱）Semimembranosus m.
膝下内侧动脉 Inferior medial genicular a.
第一弓形动脉 1st arcuate a.
胫后返动脉 Posterior tibial recurrent a.
比目鱼肌 Soleus m.
胫骨滋养动脉 Nutrient a. of tibia
胫后动脉 Posterior tibial a.
肌支（趾长伸肌）Muscular br. (extensor digitorum longus m.)
趾长屈肌（起始）Flexor digitorum longus m.
胫骨后肌 Tibialis posterior m.
交通支 Communicating br.
内踝支 Medial malleolar br.
内侧（三角）韧带 Medial (deltoid) lig.

右侧标注（从上到下）：
胭动静脉 Popliteal a. & v.
胭斜韧带 Oblique popliteal lig.
膝下外侧动脉 Inferior lateral genicular a.
胭肌（腱）Popliteus m.
腓骨头后韧带 Posterior lig. of head of fibula
比目鱼肌 Soleus m.
胫前动脉及骨间膜裂孔 Anterior tibial a. & opening of interosseous membrane
腓骨滋养动脉 Nutrient a. of fibula
腓动脉 Peroneal a.
弓形动脉 Arcuate aa.
腓骨滋养动脉 Nutrient a. of fibula
踇长屈肌 Flexor hallucis longus m.
小腿骨间膜 Interosseous membrane of leg
弓形动脉 Arcuate aa.
穿支（腓动脉）Perforating br. (peroneal a.)
小腿后肌间隔 Posterior intermuscular septum of leg
小腿前肌间隔 Anterior intermuscular septum of leg
交通支 Communicating br.
外踝后动脉 Lateral posterior malleolar a.
跟腓韧带 Calcaneofibular lig.

300. 小腿后区局解（五）
Topography of the posterior crural region

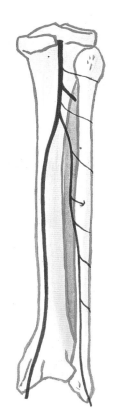
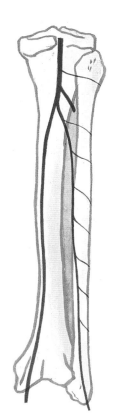
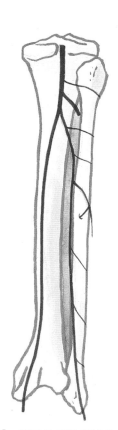
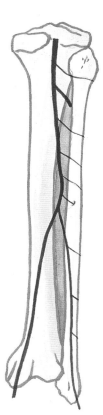
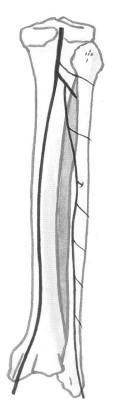
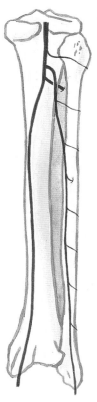
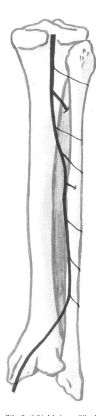

Ⅰa.腓动脉自胫后动脉发出后，沿腓骨内侧和后侧下行，73%

Ⅰb.腓动脉走行正常，但未发出滋养动脉，腓骨血供来自弓形动脉，8%

Ⅰc.腓动脉不紧靠腓骨，它的一个弓形动脉较粗，紧贴腓骨外缘下行，并发腓骨滋养动脉，8%

Ⅰd.腓动脉低位由胫后动脉发出，胫后动脉还发出弓形动脉，其中一条发出腓骨滋养动脉，1%

Ⅱ.腓动脉距腓骨头尖4.7 cm处发自胫前动脉，1%

Ⅲ.腓动脉距腓骨头尖3.3 cm处发自腘动脉，1%

Ⅳ.胫后动脉缺如，腓动脉初沿腓骨内缘下行，至踝关节上方转向内后，经三角韧带深面至足底，8%

301. 腓动脉分布类型
Types of distribution of the peroneal artery

腓骨的血供

腓骨有系统性血供，腓动脉是最重要的供血动脉，它发出的腓骨滋养动脉、弓形动脉、肌支、皮支、穿支等分布于腓骨、相邻肌肉和皮肤。还有膝下外侧动脉、腓浅动脉和胫前返动脉等也滋养腓骨。这些血管彼此吻合，构成丰富的骨膜动脉网，临床可依需要设计成单纯的骨瓣和各种复合瓣。

1. 腓骨上段血供　来自膝下外侧动脉、胫前返动脉、腓浅动脉腓骨头支及胫前、后动脉的旋腓骨头支等。

（1）膝下外侧动脉：起点位于腓骨头上方2.1 cm，在腓肠肌外侧头深面下外行，至股二头肌腱和腓侧副韧带深面发出2～3个下行支分布于腓骨头。起始外径1.5 mm，主干段长3.9 cm，下行支长1.1 cm，有2条伴行静脉。

（2）胫前返动脉：在胫前动脉穿骨间膜后发出（90%），起始外径1.3 mm，上行途中发1～3腓骨头支（外径0.5～0.6 mm），穿入趾长伸肌深面，分布腓骨头。胫前返动脉大多位于腓总神经或腓深神经及其分支的深

面、关系密切交织。

（3）腓浅动脉：90%在腓骨头下方6.9 cm处起自胫前动脉，外径1.4 mm，行经腓深神经肌支的浅面或深面，沿腓骨长肌与趾长伸肌的肌间隔与腓浅神经相伴下行，途中发出1～3个肌骨膜支、滋养腓骨长肌及腓骨头、颈的骨膜，并与膝下外侧动脉、胫前返动脉的腓骨头支形成骨膜动脉网。

2. 腓骨体的血供　来自腓动脉的腓骨滋养动脉、弓形动脉、肌支和穿支。腓动脉多在腓骨头尖下方6～7 cm处由胫后动脉发出（起始外径4.0 mm），起初进入趾长屈肌深面，常与胫神经发出的胫骨后肌肌支伴行，越下行越靠近腓骨，约在腓骨头下方14.2 cm（10.3～23.4）发出滋养动脉（长约1.8 cm，起始外径1.2 mm），进入腓骨滋养孔。腓动脉发出的弓形动脉平均9支（4～15），呈节段分布于腓骨体，支间距离3～4 cm，由后向外向前环绕腓骨。腓动脉还发出若干肌支（小腿三头肌支、𧿹长屈肌支、趾长屈肌支和胫骨后肌支）、3条恒定的皮支和由弓形动脉发出的肌间隔皮支和穿支等滋养腓骨体。

3. 腓动脉远段血供　主要由腓动脉远段分支供给。

腓骨瓣

腓骨形态笔直，质地坚硬，是修复长管状骨大段骨缺损的供体，也适合于短骨的修补。不仅可作吻合血管的腓骨移植，也可作带血管蒂的骨膜瓣、骨皮瓣和骨肌皮瓣。

1. 腓骨上段骨瓣　腓骨上段不参与膝关节，仅构成胫腓关节，负重作用小，腓骨近段有多组血管蒂，临床选择度大。例如，膝下外侧血管蒂腓骨头瓣可用于重建桡腕关节，又是儿童带骨骺移植的良好供区。取腓骨头骨瓣时需在腓骨头上保留一段关节囊，亦需切断股二头肌腱和腓侧副韧带在腓骨头上的抵止，需切断比目鱼肌、趾长屈肌和腓骨长肌于腓骨的附着，此时，需注意避免损伤绕腓骨颈的腓总神经、腓深神经和胫前血管。又如采用以腓浅血管为蒂的腓骨（皮）瓣，主要用于修复外伤性第一跖骨及软组织的缺损。

在距腓骨头 5 cm 处，切取带有深筋膜和骨膜的腓骨，分离骨体的肌肉，悉心保护腓浅动脉及其肌骨膜支，然后将移植体从神经分支中脱离出来。

胫前返血管位置深，长度不足 1 cm，且与神经交织，在截取 10 cm 以内的腓骨上段骨瓣时，宜慎重选用，但可采用以胫前动脉近端为蒂带骨骺的腓骨瓣，因其直接分出胫前返动脉和腓浅动脉供应骨骺，有利于骨骺与受区同步生长。缺点是牺牲一条主要动脉。

2. 腓骨中段骨瓣 腓骨中段血供丰富，又有肌肉附着，是骨瓣、骨膜瓣、骨肌皮瓣的良好取材部位，采取以腓血管为蒂的腓骨瓣可以修复胫骨及其他长骨的缺损，且不致影响腓骨残留段的血供。

3. 腓骨远段骨瓣 参与踝关节的组成并与胫骨远段组成胫腓韧带连结，不宜采用腓骨远段骨瓣，以保持踝关节的稳定。

胫 骨 的 血 液 供 应

胫骨血运有三个来源。

1. 骺端血管系统 在骺和干骺部，血管甚多，血运极为丰富。膝中动脉发一后辐状骺动脉 (Posterior radiate epiphysial a.)，在髁间隆起处进入胫骨，供应骺的后部。膝下内、外侧动脉和胫前返动脉等亦发出辐状骺动脉 (Radiate epiphysial a.)，如车轮轴条状从胫骨髁周围进入骺端。每一辐状骺动脉皆伴以静脉，并发出许多直角分支，在骺部形成致密的血管网，向近端直达胫骨平台关节面，远端与胫骨滋养动脉升支的终末吻合。

胫骨远端骺血管的排列与近端骺相似，由胫前动脉、胫后动脉和腓动脉及它们的分支发出辐状骺动脉，穿入胫骨远端骺。内踝也覆以骺网，由网发支进入内踝。辐状骺动脉近端沿骺板配列，成人则与胫骨滋养动脉降支的终末吻合。

2. 滋养动脉系统 胫骨滋养动脉 (Nutrient a. of tibia) 是分布于全身骨骼中最大者，也是胫骨血运的主要来源。多由胫后动脉发出（67%），平均长 4.6 cm，起端口径 1.5 mm。穿胫骨后肌入深部，沿胫骨后面骨膜下方的沟中走一小段距离，多数在胫骨上、中 1/3 交界处进入滋养管，在皮质内向下斜行 3～5 cm，在管中未发分支，但伴以两条薄壁静脉和 1 条有髓神经。入髓腔后，迅速分为 1～3 个升支和 1 个降支，升、降支又发小支呈放射状穿入皮质内膜面，随后供应哈弗管的血管。

约在滋养孔下方 1 cm 处有时存在副滋养孔，来自骨膜动脉的副滋养动脉沿此孔上升，入髓腔后马上与主滋养动脉吻合。

胫骨滋养静脉与滋养动脉和它的属支伴行，在滋养管中有两条静脉。在髓腔中，每一动脉只伴以 1 条静脉。静脉口径大，壁薄、粗而扭曲，只有二三层细胞，不具平滑肌，有的作者称薄壁的静脉为"窦"，但人的胫骨，没有明显的中央静脉窦。在皮质内，静脉呈稠密的丝状配列，在哈弗管内，可看到一些薄壁血管，为数 1～4 个，它们或为小静脉，或为小动脉后毛细管。它们与髓腔和骨膜面的血管相连。

3. 骨膜血管系统 胫骨骨膜有丰富的血管网，大部来自胫前动脉。胫前动脉沿骨间膜前面下降，规则地发出水平支，向内行，在骨间膜附于胫骨的边缘处呈环状分为两支，一支横行越过胫骨后面，另支横行越过胫骨外侧面，它们都在内侧面中变细。每支动脉伴以两条静脉。因此在一定间隔即有这样 3 条血管分布，呈阶梯状，并有小的纵行血管将此横的阶梯状血管连接起来。但在胫骨内侧面，血管即呈不规则的吻合。

上述三个系统彼此相连，功能上成一整体。营养动脉与干骺动脉自由吻合，为胫骨血运的主要来源。胫骨干骨折时，营养动脉多随之断裂，这段血运主要靠骨膜动脉，虽对骨折再生和营养起一定作用，但往往不易愈合。

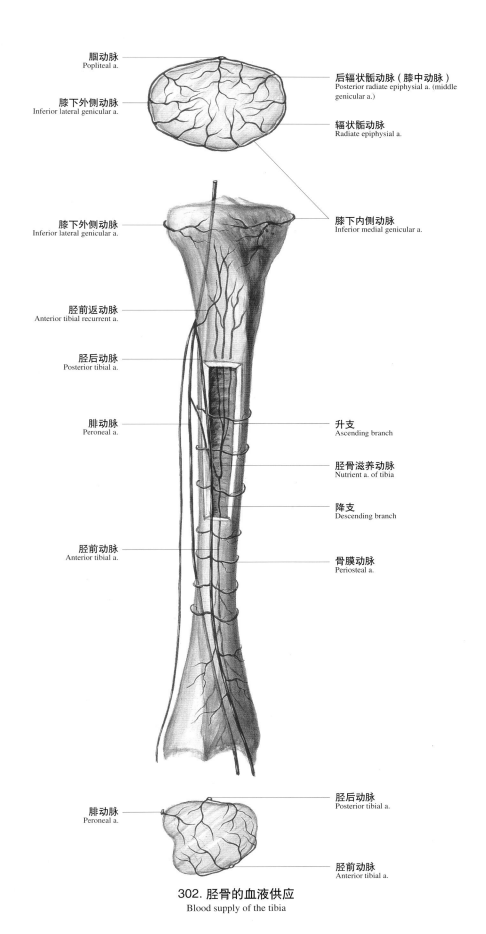

腘动脉
Popliteal a.

后辐状骺动脉（膝中动脉）
Posterior radiate epiphysial a. (middle genicular a.)

膝下外侧动脉
Inferior lateral genicular a.

辐状骺动脉
Radiate epiphysial a.

膝下外侧动脉
Inferior lateral genicular a.

膝下内侧动脉
Inferior medial genicular a.

胫前返动脉
Anterior tibial recurrent a.

胫后动脉
Posterior tibial a.

腓动脉
Peroneal a.

升支
Ascending branch

胫骨滋养动脉
Nutrient a. of tibia

降支
Descending branch

胫前动脉
Anterior tibial a.

骨膜动脉
Periosteal a.

腓动脉
Peroneal a.

胫后动脉
Posterior tibial a.

胫前动脉
Anterior tibial a.

302. 胫骨的血液供应
Blood supply of the tibia

第四节　小腿部断面及筋膜间隙

小腿间隔和间隔综合征

一、小腿筋膜鞘（间隔）

小腿借小腿深筋膜、胫腓骨、小腿骨间膜和肌间隔诸结构围成四个筋膜鞘（间隔）。

1. 胫前间隔 (Anterior tibial compartment)　中部最宽，由四壁围成。内为胫骨，外为小腿前肌间隔，前为小腿深筋膜，后为小腿骨间膜。上下部腔隙较小。胫前间隔中存在有内侧的胫骨前肌，外侧的趾长伸肌和腓骨第三肌，中间的踇长伸肌。胫前动静脉经骨间膜上缘进入胫前间隔，并沿骨间膜在肌肉中间下降，腓深神经绕过腓骨颈亦进入胫前间隔，发支支配小腿前群肌。小腿深筋膜上部坚韧，附着于胫骨髁、胫骨粗隆及腓骨头。胫骨前肌和趾长伸肌还起始于深筋膜深面。

2. 小腿外侧间隔 (Lateral compartment of the leg) 较窄，亦由四壁组成。前为小腿前肌间隔，后为小腿后肌间隔，外为小腿深筋膜，内为腓骨。小腿外侧间隔中有腓骨长肌和腓骨短肌，腓浅神经行于肌肉中间，并支配该二肌。

3. 小腿后间隔 (Posterior compartment of the leg) 小腿后间隔的界限，后为小腿深筋膜，前为胫腓骨和小腿骨间膜，外侧为小腿后肌间隔。小腿后间隔进一步被小腿横隔 (Transverse septum of leg) 分成浅、深区。浅区在小腿上中部较大，其中存在着腓肠肌和比目鱼肌肌腹。在小腿下 1/3 部，间隙变窄，仅围有跟腱。后深区前界胫腓骨和小腿骨间膜，后界小腿横隔，比目鱼肌的广泛起点围绕着此区的近端，并提供了胫后血管和胫神经的通道。后深区中包含有上方的腘肌，内侧的趾长屈肌、外侧的踇长屈肌和中间的胫骨后肌。趾长屈肌和踇长屈肌行于后深区的浅层中，胫后动静脉和胫神经经比目鱼肌腱弓深面亦进入此层。腘肌和胫骨后肌位于后深区的深层，紧贴小腿骨间膜。

二、小腿间隔综合征

小腿间隔的特点是壁较坚韧，缺乏弹性，极少伸缩余地。因此，间隔中结构一旦发生感染、栓塞、骨折后血肿等原因引起压力升高，即将产生血循环障碍和神经变性。例如：

(1) 剧烈运动或长途行军后，可引起细胞外液积聚，肌肉重量可增加 20%。运动后突然引起胫前部疼痛，上床休息时加重（急性型，曾称为"行军性坏死"）；或运动时疼痛，休息即好（慢性型）。

(2) 由小腿外伤引起，如胫腓骨上 1/3 骨折、扭伤或较严重的软组织挫伤后。这种病比上肢的 Volkmann 缺血性挛缩要多三四倍。

(3) 胫前后血管外伤或栓塞，严重者可引起肌肉坏死，产生疼痛。

小腿间隔综合征机制的较新解释，在于肌肉微循环障碍、减弱甚至丧失，造成红细胞集聚，体液由微血管外渗，组织肿胀，压力升高，反过来又影响微循环，最后导致肌肉坏死。这一机制在密闭的间隔中表现突出，临床上遇此情况应立即做筋膜切开减压术。

1. 胫前间隔综合征 (Anterior tibial compartment syndrome)　发病率较高。表现为小腿前间隔肿胀、肌硬、压痛、温度升高，局部皮肤显褐色红斑；足背屈趾背伸力量减弱，经过一段时间出现足下垂，第一、二趾间背面知觉障碍（腓深神经麻痹）。足背动脉可触及波动（因胫前动脉与胫后动脉和腓动脉在踝上方有交通支）。

2. 小腿外侧间隔综合征 (Lateral compartment syndrome of the leg)　发病率较少，有时并发于胫前间隔综合征。其表现为小腿外侧区肿胀、疼痛，有时有褐色瘀斑，足下垂，不能外翻，小腿前外侧及足背内侧有知觉障碍（腓浅神经麻痹）。

3. 小腿后深间隔综合征 (Deep posterior compartment syndrome of the leg)　主要体征为小腿后深区肿胀、疼痛；足底和足趾跖面感觉过敏，足趾屈曲力减弱，被动伸趾时疼痛（胫神经受压迫）。

小腿间隔综合征在运动外伤中应与胫腓骨疲劳性骨折或小腿扭伤鉴别，这一类损伤没有神经症状；还应与膝腓侧副韧带断裂、膝关节脱位、腓骨颈骨折、胫骨平台骨折、半月板囊肿等所引起的腓总神经损伤相鉴别，这一类损伤在间隔区无肿胀或压痛。但是，间隔综合征可与其他疾患并存。本病应早期诊断，尽早切开筋膜减压。

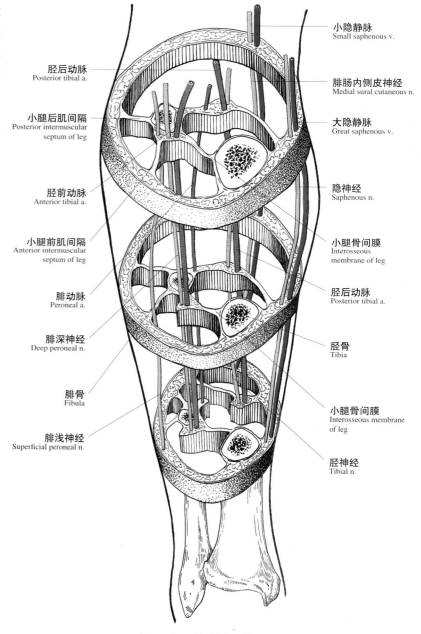

小隐静脉
Small saphenous v.

胫后动脉
Posterior tibial a.

腓肠内侧皮神经
Medial sural cutaneous n.

小腿后肌间隔
Posterior intermuscular
septum of leg

大隐静脉
Great saphenous v.

胫前动脉
Anterior tibial a.

隐神经
Saphenous n.

小腿前肌间隔
Anterior intermuscular
septum of leg

小腿骨间膜
Interosseous
membrane of leg

腓动脉
Peroneal a.

胫后动脉
Posterior tibial a.

腓深神经
Deep peroneal n.

胫骨
Tibia

腓骨
Fibula

小腿骨间膜
Interosseous membrane
of leg

腓浅神经
Superficial peroneal n.

胫神经
Tibial n.

303. 小腿筋膜鞘（模式图）
A schema showing the fascial sheaths of the crural region

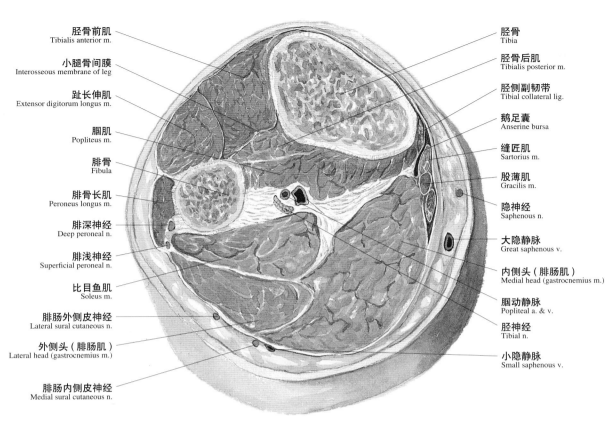

胫骨前肌
Tibialis anterior m.

小腿骨间膜
Interosseous membrane of leg

趾长伸肌
Extensor digitorum longus m.

腘肌
Popliteus m.

腓骨
Fibula

腓骨长肌
Peroneus longus m.

腓深神经
Deep peroneal n.

腓浅神经
Superficial peroneal n.

比目鱼肌
Soleus m.

腓肠外侧皮神经
Lateral sural cutaneous n.

外侧头（腓肠肌）
Lateral head (gastrocnemius m.)

腓肠内侧皮神经
Medial sural cutaneous n.

胫骨
Tibia

胫骨后肌
Tibialis posterior m.

胫侧副韧带
Tibial collateral lig.

鹅足囊
Anserine bursa

缝匠肌
Sartorius m.

股薄肌
Gracilis m.

隐神经
Saphenous n.

大隐静脉
Great saphenous v.

内侧头（腓肠肌）
Medial head (gastrocnemius m.)

腘动静脉
Popliteal a. & v.

胫神经
Tibial n.

小隐静脉
Small saphenous v.

304. 通过右胫骨粗隆横断面
Transverse section through the right tibial tuberosity

通过右胫骨粗隆横断面

胫骨、腓骨和小腿骨间膜横过断面中部。

前间隔中，内为胫骨前肌，外为趾长伸肌，姆长伸肌在此平面尚未出现。

外侧间隔中，只有腓骨长肌起始部，腓总神经已分歧为腓浅、腓深神经，行于腓骨长肌与腓骨之间。

后间隔中，深层可见胫骨后肌和腘肌。胫骨后肌起始于骨间膜和胫骨后面，腘肌抵止于胫骨腘线上方。腘肌浅面通行有腘动静脉和胫神经。浅层可见比目鱼肌和腓肠肌内、外侧头。

胫骨粗隆内侧有鹅足（缝匠肌、股薄肌、半腱肌三腱）即将抵止，鹅足深面与骨面之间有鹅足囊。

浅筋膜中，内侧有大隐静脉和隐神经，后侧有小隐静脉和腓肠内侧、外侧皮神经通行。

通过右小腿上 1/3 横断面

小腿前间隔中，内侧为胫骨前肌，外侧为趾长伸肌，中间为姆长伸肌，胫前动静脉和腓深神经沿骨间膜前面下降。

外侧间隔中，腓骨短肌开始出现，小腿前、后肌间隔明显。

后间隔中，深层中部为胫骨后肌，腘肌仅余最下止端，外侧的姆长屈肌上端起于腓骨。胫后血管和胫神经行于浅、深层肌肉之间。浅层为比目鱼肌和腓肠肌肌腹最发达部位。

浅筋膜中，内侧通行有大隐静脉和隐神经，后侧通行有小隐静脉和腓肠内、外侧皮神经。胫骨前面与皮肤仅隔以薄层疏松组织。

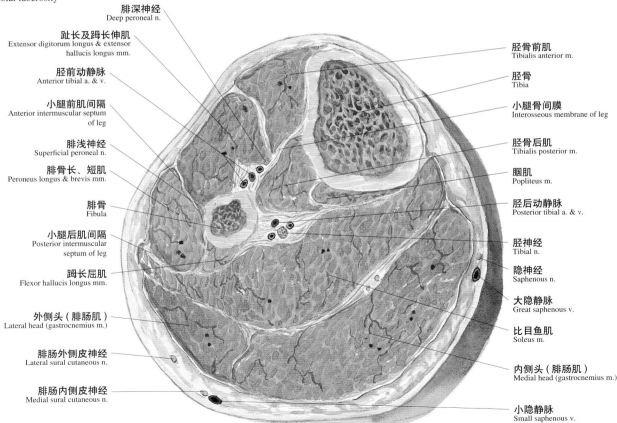

腓深神经
Deep peroneal n.

趾长及姆长伸肌
Extensor digitorum longus & extensor hallucis longus mm.

胫前动静脉
Anterior tibial a. & v.

小腿前肌间隔
Anterior intermuscular septum of leg

腓浅神经
Superficial peroneal n.

腓骨长、短肌
Peroneus longus & brevis mm.

腓骨
Fibula

小腿后肌间隔
Posterior intermuscular septum of leg

姆长屈肌
Flexor hallucis longus mm.

外侧头（腓肠肌）
Lateral head (gastrocnemius m.)

腓肠外侧皮神经
Lateral sural cutaneous n.

腓肠内侧皮神经
Medial sural cutaneous n.

胫骨前肌
Tibialis anterior m.

胫骨
Tibia

小腿骨间膜
Interosseous membrane of leg

胫骨后肌
Tibialis posterior m.

腘肌
Popliteus m.

胫后动静脉
Posterior tibial a. & v.

胫神经
Tibial n.

隐神经
Saphenous n.

大隐静脉
Great saphenous v.

比目鱼肌
Soleus m.

内侧头（腓肠肌）
Medial head (gastrocnemius m.)

小隐静脉
Small saphenous v.

305. 通过右小腿上 1/3 横断面
Transverse section through the upper third of the right leg

通过右小腿中 1/3 横断面

小腿前间隔中有胫骨前肌（内）、趾长伸肌（外）和踇长伸肌（中），胫前血管和腓深神经行于骨间膜前方。

外侧间隔中有腓骨长、短肌。

后间隔中，深层有胫骨后肌（中）、趾长屈肌（内）和踇长屈肌（外），浅层有比目鱼肌和腓肠肌。比目鱼肌肌腹较大，腓肠肌逐渐缩窄。浅深层间通行有胫后动静脉、胫神经和腓动静脉。

大隐静脉和隐神经行于内侧浅筋膜中。小隐静脉和腓肠内、外侧皮神经行于后侧浅筋膜中。

通过右小腿下 1/3 横断面

各间隔中结构同前。所不同者，腓骨长肌于此平面已延续于腱，腓肠肌亦延续于腱膜。

通过右胫骨干与下端接合处断面

此断面显著缩窄，因各肌肉肌腹缩小，逐渐移行于腱和腱膜。腓肠肌已移行于腱，比目鱼肌深层肌质减少，抵于浅层腱膜上。胫后动静脉和胫神经由中间位逐渐向内行，最后行于跟腱内缘。

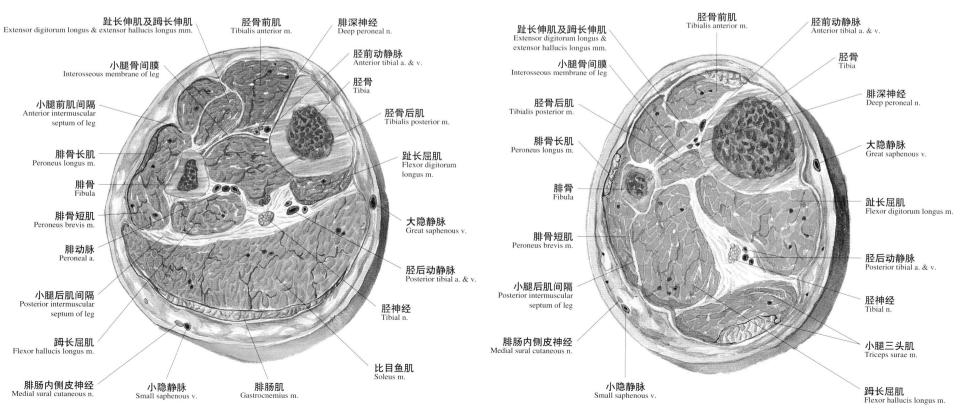

306. 通过右小腿中 1/3 横断面
Transverse section through the middle third of the right leg

307. 通过右小腿下 1/3 横断面
Transverse section through the lower third of the right leg

308. 通过右胫骨体与下端接合处断面
Section through the junction of the body and the lower end of the right tibia

第五节　小腿部骨骼和骨折变位

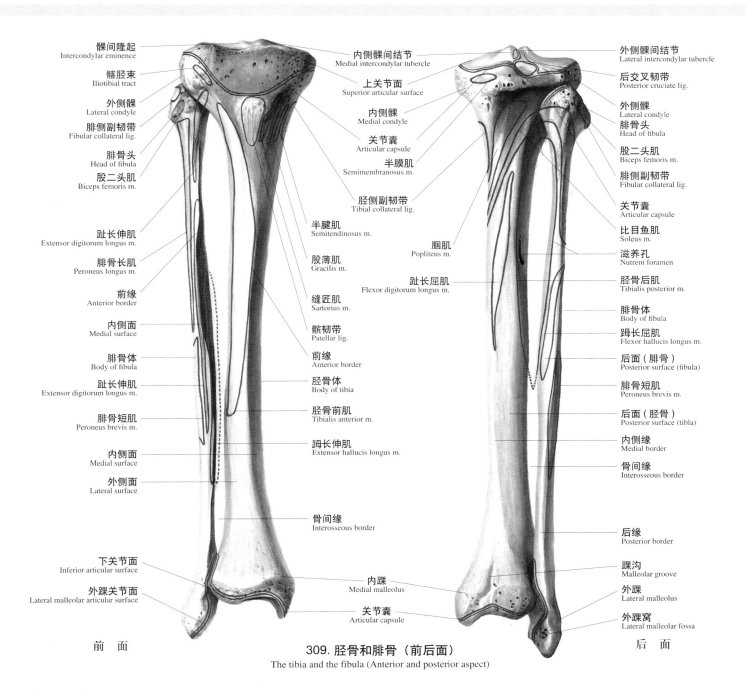

前面

左侧图标注（从上到下）：
髁间隆起 Intercondylar eminence
髂胫束 Iliotibial tract
外侧髁 Lateral condyle
腓侧副韧带 Fibular collateral lig.
腓骨头 Head of fibula
股二头肌 Biceps femoris m.
趾长伸肌 Extensor digitorum longus m.
腓骨长肌 Peroneus longus m.
前缘 Anterior border
内侧面 Medial surface
腓骨体 Body of fibula
趾长伸肌 Extensor digitorum longus m.
腓骨短肌 Peroneus brevis m.
内侧面 Medial surface
外侧面 Lateral surface
下关节面 Inferior articular surface
外踝关节面 Lateral malleolar articular surface

中间标注：
内侧髁间结节 Medial intercondylar tubercle
上关节面 Superior articular surface
内侧髁 Medial condyle
关节囊 Articular capsule
半膜肌 Semimembranosus m.
胫侧副韧带 Tibial collateral lig.
半腱肌 Semitendinosus m.
股薄肌 Gracilis m.
缝匠肌 Sartorius m.
髌韧带 Patellar lig.
前缘 Anterior border
胫骨体 Body of tibia
胫骨前肌 Tibialis anterior m.
蹬长伸肌 Extensor hallucis longus m.
骨间缘 Interosseous border
内踝 Medial malleolus
关节囊 Articular capsule

右侧标注（从上到下）：
外侧髁间结节 Lateral intercondylar tubercle
后交叉韧带 Posterior cruciate lig.
外侧髁 Lateral condyle
腓骨头 Head of fibula
股二头肌 Biceps femoris m.
腓侧副韧带 Fibular collateral lig.
关节囊 Articular capsule
比目鱼肌 Soleus m.
滋养孔 Nutrent foramen
胫骨后肌 Tibialis posterior m.
腓骨体 Body of fibula
蹬长屈肌 Flexor hallucis longus m.
后面（腓骨）Posterior surface (fibula)
腓骨短肌 Peroneus brevis m.
后面（胫骨）Posterior surface (tibla)
内侧缘 Medial border
骨间缘 Interosseous border
后缘 Posterior border
踝沟 Malleolar groove
外踝 Lateral malleolus
外踝窝 Lateral malleolar fossa

中间偏右：
腘肌 Popliteus m.
趾长屈肌 Flexor digitorum longus m.

后面

309. 胫骨和腓骨（前后面）
The tibia and the fibula (Anterior and posterior aspect)

胫　骨

　　胫骨全长左侧平均 34.1 cm，右侧 34.2 cm。这样的长管状骨承载身体巨大压力负荷，同时两端与它骨连接进行运动。适应这种功能，除内部构筑外，胫骨外形有如下特点。

　　（1）在矢状面上，胫骨与股骨相似，亦呈向前微凸、向后微凹的弧形，称此为后屈 (Retroflexion)。屈膝时，此二骨的后屈可容纳小腿肚的软组织。

　　（2）基于胫骨前弯，胫骨平台呈向后突出以进行代偿并扩大承载面，称此为后扭曲 (Retrotorsion)。

　　（3）基于胫骨前弯，胫骨平台关节面向后倾斜，与水平面呈 5°～6° 角，称为后倾 (Retroversion)。

　　（4）胫骨前面观也不完全垂直，上部稍凸向内，下部稍凸向外。

　　（5）基于外踝后位、踝关节横轴斜向外后方，遂导致胫骨体外旋扭转，称胫骨扭转 (Torsion of the tibia)。扭转角平均为 19.24°（10°～20° 占 51.2%，20°～30° 占 34.4%，4°～10° 占 8.8%，30°～40° 占 5.1%）。

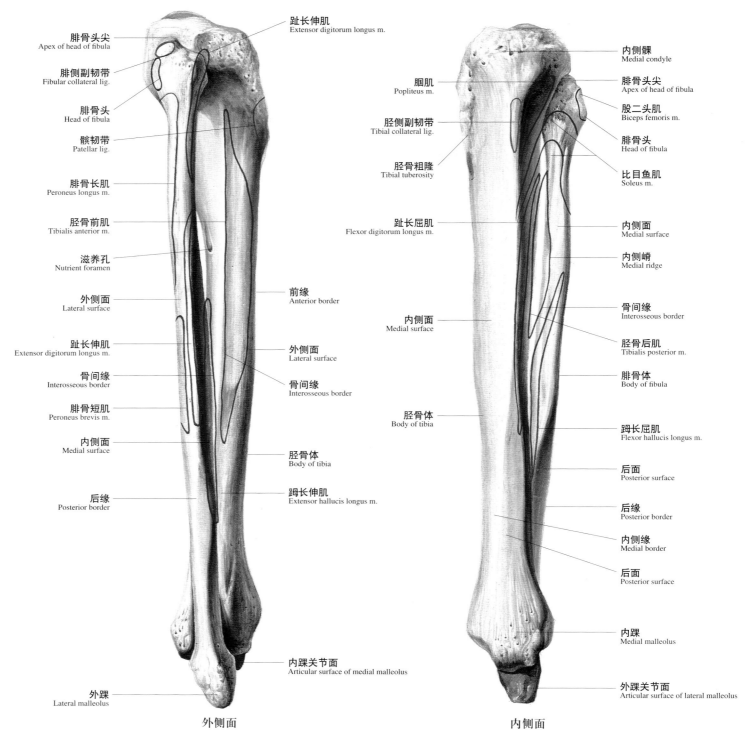

腓骨头尖
Apex of head of fibula

腓侧副韧带
Fibular collateral lig.

腓骨头
Head of fibula

髌韧带
Patellar lig.

腓骨长肌
Peroneus longus m.

胫骨前肌
Tibialis anterior m.

滋养孔
Nutrient foramen

外侧面
Lateral surface

趾长伸肌
Extensor digitorum longus m.

骨间缘
Interosseous border

腓骨短肌
Peroneus brevis m.

内侧面
Medial surface

后缘
Posterior border

外踝
Lateral malleolus

外侧面

趾长伸肌
Extensor digitorum longus m.

前缘
Anterior border

外侧面
Lateral surface

骨间缘
Interosseous border

胫骨体
Body of tibia

踇长伸肌
Extensor hallucis longus m.

内踝关节面
Articular surface of medial malleolus

内侧髁
Medial condyle

腘肌
Popliteus m.

胫侧副韧带
Tibial collateral lig.

胫骨粗隆
Tibial tuberosity

趾长屈肌
Flexor digitorum longus m.

内侧面
Medial surface

胫骨体
Body of tibia

腓骨头尖
Apex of head of fibula

股二头肌
Biceps femoris m.

腓骨头
Head of fibula

比目鱼肌
Soleus m.

内侧面
Medial surface

内侧嵴
Medial ridge

骨间缘
Interosseous border

胫骨后肌
Tibialis posterior m.

腓骨体
Body of fibula

踇长屈肌
Flexor hallucis longus m.

后面
Posterior surface

后缘
Posterior border

内侧缘
Medial border

后面
Posterior surface

内踝
Medial malleolus

外踝关节面
Articular surface of lateral malleolus

内侧面

310. 胫骨和腓骨（内外侧面）
The tibia and the fibula (Medial and lateral aspect)

胫 骨 体

1. **胫骨体 (Body of tibia)** 呈三棱柱状，有三缘（前缘、内侧缘和骨间缘）和三面（内侧面、外侧面和后面）。体在中、下 1/3 交界处最细，向上、下两端增粗。

2. **前缘 (Anterior border)** 起自胫骨粗隆，弯向内下方达内踝前缘，呈嵴状，全长可于皮下摸及，有小腿深筋膜附着。前缘下部变得圆滑，这是由于强大的胫骨前肌腱行于前缘浅面转向内侧，又因伸肌支持带未附于此所致。

3. **内侧缘 (Medial border)** 起自内侧髁后面，下降达内踝后缘，其上、下 1/4 部圆隆，中间部锐利。上部有腘肌筋膜、胫侧副韧带后纤维和半膜肌附着，中部有比目鱼肌起始和小腿横隔附着，下部有胫骨后肌腱通过。

4. 骨间缘 (Interosseous border) 起自外侧髁腓关节面前下，向下达腓骨切迹前缘，上方不如下方明显，全长有小腿骨间膜附着。

5. 内侧面 (Medial surface) 介于前缘和内侧缘之间，宽阔平滑，朝向前内，全长位于皮下。上部紧靠内侧缘处，有一长 5 cm、宽 1 cm 的粗涩区，供胫侧副韧带前部纤维抵止，稍前区域有缝匠肌、股薄肌、半腱肌抵止、三肌腱形成鹅足。大隐静脉沿内踝前面上行，斜过内侧面下部。

6. 外侧面 (Lateral surface) 介于前缘和骨间缘之间，宽阔平滑，上 2/3 部微凹，朝向前外，有胫骨前肌附着，下部微凸，朝向前方，没有肌肉附着，但由内向外依次为胫骨前肌、蹈长伸肌、胫前血管神经、趾长伸肌和腓骨第三肌跨过。

7. 后面 (Posterior surface) 介于骨间缘和内侧缘之间，上部最宽，有一斜嵴自腓关节面走向内下，名比目鱼肌线 (Soleal line)，有比目鱼肌、胴肌筋膜和小腿横隔附着。此线上端有一结节，为比目鱼肌腱弓内端附着处。线上方的三角区，有胴肌抵止；线下方有一垂直线将后面再分成内外两区，内侧区有趾长屈肌起始，外侧区有胫骨后肌起始，后面下 1/4 部没有肌肉附着，但紧贴骨面有胫骨后肌腱走向内踝后方的深沟，趾长屈肌由内向外跨过胫骨后肌，胫后血管神经及蹈长屈肌腱贴于后面外侧部。

小腿三头肌尤其是比目鱼肌对维持人体直立关系很大，其所附丽的比目鱼肌线也呈现各种形态。人体站立时，重心落于踝关节前方，比目鱼肌作为后方的支柱，可使小腿和足保持稳定，主要受力点便是比目鱼肌线。长期站立或从事下肢运动的人，由于长期肌肉牵拉，比目鱼肌线的隆起相对较高，甚至出现小赘生物、结节或宽底高骨嵴等形态，这些并非病理现象。比目鱼肌线的形态可分六型，其中粗涩线样型占 79.6%，矮嵴状型占 8.6%，连续赘生物型占 6.7%，多结节型占 3.7%。按线的高度，可分：1 mm 以下的矮平型占 79.6%，1.0 ～ 1.9 mm 高者占 15.2%，2.0 ～ 2.4 mm 高者占 2.6%，2.5 mm 以上的占 2.6%。临床 X 线检查中，应把过高的比目鱼肌线的正常存在与宽底性骨疣、骨膜的创伤、出血、炎症或氟骨症等鉴别。

8. 胫骨滋养孔 比较恒定，绝大多数仅有一个滋养孔 (98.4%)，二孔、三孔者少见 (1.6%)。滋养孔多位于胫骨后面 (95.2%)，少数位于外侧缘 (2.4%)、内侧缘 (1.6%) 和前面 (0.8%)。在纵向上，位于中 1/3(55.8%) 或上 1/3(42.6%)，换言之，位胫骨中点以上的占 97.4%，通常位于比目鱼肌线下方 (占 94.0%)，较少位于线上方 (5.9%)。两侧滋养孔多数对称 (73.9%)。滋养孔口径为 0.7 mm(80.0%)，孔的方向多通向远端 (99.2%)。

腓 骨 体

1. 腓骨 (Fibula) 为细长的管状骨，全长 34.32 cm，男性平均 35.2 cm，女性平均 32.2 cm。

腓骨体上端不直接与股骨相接，上 3/4 部为小腿肌肉附着，下端接近体表，为踝关节的组成部分。

2. 腓骨体 (Body of fibula) 一般有三缘 (前缘、骨间缘和后缘) 及三面 (外侧面、内侧面和后面)。后面上有一嵴，名内侧嵴 (Medial ridge)，延伸腓骨全长的上 2/3 ～ 3/4，腓骨体中部断面呈四边形者占 72.6%，呈三边形者占 27.4%。

3. 前缘 (Anterior border) 起自头的前面，下达外踝外侧面。上部锐薄，下部钝圆，有小腿前肌间隔附着；骨间缘 (Interosseous border) 位前缘内侧，在骨上部两缘紧相贴近，相距不过 1 mm，骨间缘有小腿骨间膜附着，使前侧的伸面和后侧的屈面分开；后缘 (Posterior border) 自头的后面，下续外踝后部腓骨踝沟的内侧，有小

腿后肌间隔附着。

4. 外侧面 (Lateral surface) 介于前缘与后缘之间，呈沟状，其下 1/4 部坡向背侧，与外踝后沟延续。上部有腓骨长肌附着，下部有腓骨短肌附着。内侧面 (Medial surface) 介于前缘与骨间缘之间，常朝向前，上半较窄，下部较宽，有趾长伸肌、蹈长伸肌和腓骨第三肌附着。后面 (Posterior surface) 最大，介于后缘与骨间缘之间，有比目鱼肌、胫骨后肌和蹈长屈肌附着。总计，腓骨有 9 块肌肉附着，除股二头肌向上外，余均向下。趾长伸肌、蹈长伸肌和腓骨第三肌走向下前，比目鱼肌、胫骨后肌和蹈长屈肌走向下后，腓骨长、短肌直接向下。腓骨体中部比较粗壮，腓骨的疲劳骨折多见于中下 1/3 和中上 1/3 交界部位。

5. 腓骨滋养孔 有 1 ～ 6 个。一孔占 49.7%，二孔 36.6%，三孔 11.4%，四孔占 1.9%。主孔位于腓骨中 2/4 段者占 95.0%，居第二个 1/4 段者占 71.3%。位于内侧嵴前 4 mm 至后 8 mm 范围内 (占 96.5%)。主孔方向全部向下，与骨面呈 5°～40° 交角，其中交角在 5°～20° 者占 97.6%。位于第三个 1/4 段的主孔方向向下者占 57.1%，与骨面交角 5°～80°，其中交角在 20° 以上者占 72.2%，方向向上者占 42.9%。可以看出，主孔位置越低，与骨面交角越大，有近半数方向朝上。主孔平均长 5.12 mm，口径平均 0.48 mm。

第二滋养孔多位于中段下 1/3 范围 (占 60%)，在内侧面数多，距主孔平均 7.57 cm，距腓骨下端 9.0 ～ 12.0 cm。口径平均 2.46 mm。

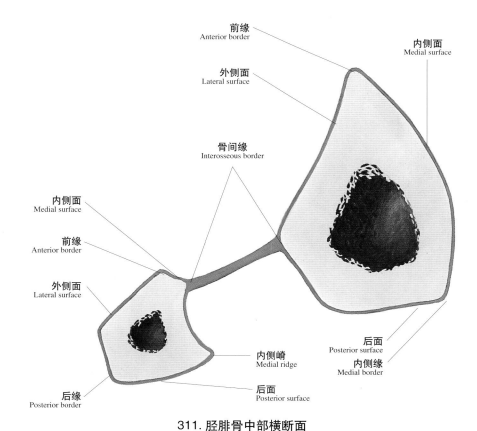

前缘
Anterior border

内侧面
Medial surface

外侧面
Lateral surface

骨间缘
Interosseous border

内侧面
Medial surface

前缘
Anterior border

外侧面
Lateral surface

后缘
Posterior border

内侧嵴
Medial ridge

后面
Posterior surface

后面
Posterior surface

内侧缘
Medial border

311. 胫腓骨中部横断面
Transverse section through the middle part of the tibia and the fibula

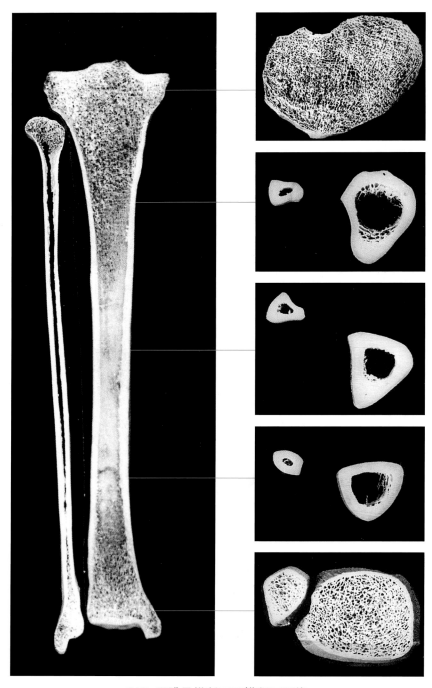

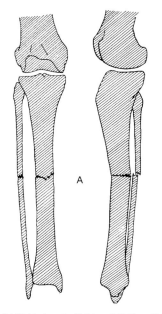

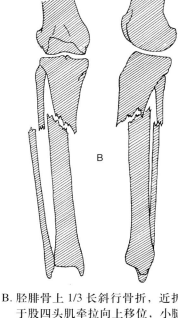

A. 胫腓骨中 1/3 骨折，无移位、重叠，轻度向后成角

B. 胫腓骨上 1/3 长斜行骨折，近折段由于股四头肌牵拉向上移位，小腿向外弯曲

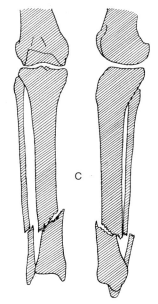

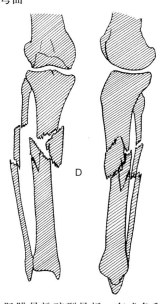

C. 胫腓骨短斜行骨折，远折段向上向内移位，肢体向内弯曲

D. 胫腓骨粉碎型骨折，有成角和旋转畸形，宜手术复位、固定和植骨

312. 胫腓骨纵断面及横断面照像

Photographs of the longitudinal and transverse sections of the tibia and the fibula

313. 胫腓骨体骨折

Fractures of the shaft of the tibia and the fibula

胫腓骨体骨折

　　胫腓骨骨折为管状骨骨折最多见者，约占全身骨折的 13.7%，10 岁以下儿童尤为多见。以胫骨单折较多，双折者次之，腓骨单折者较少。

　　胫骨中、下 1/3 交界处，是三棱形与四边形骨体的移行部，较细弱，为骨折好发部位。胫骨粗隆和胫骨前缘的锐利外形为良好的骨性标志，整复时应正确对位，并保持膝踝关节轴的对应关系。

　　胫骨滋养动脉多从上、中 1/3 交界处后侧进入骨内，先于皮质中下行 3～4 cm 而后进入髓腔。中段以下骨折可损伤滋养动脉，且骨体下 1/3 无肌肉附着，骨膜血

运也不充分，容易发生骨折延迟愈合。胫骨上 1/3 骨折移位易损伤胫前、后动脉；骨间膜上缘亦可造成对动脉的压迫。腓骨上端骨折易损伤腓总神经。小腿骨折还可形成小腿间隔综合征。

　　胫腓骨骨折可因直接暴力，如重物撞击、车轮辗轧、踢伤等产生横行、短斜形或粉碎骨折，两骨折线多居同一平面。或因间接暴力，如从高处跌下、扭伤或滑倒产生长斜形或螺旋形骨折；腓骨折线往往高于胫骨折线。无论何种原因的骨折，断端可重叠、成角或旋转移位。小腿重力可使骨折段向后倾斜，足的重力可使远折段外旋，肌肉收缩可致折段重叠。治疗应恢复小腿长度、正确对位，并以胫骨的复位和固定为主。

第六节　小腿部入路局解

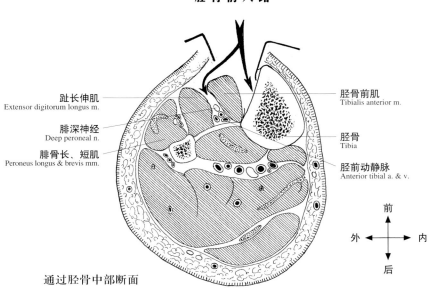

胫骨前入路

趾长伸肌
Extensor digitorum longus m.

腓深神经
Deep peroneal n.

腓骨长、短肌
Peroneus longus & brevis mm.

胫骨前肌
Tibialis anterior m.

胫骨
Tibia

胫前动静脉
Anterior tibial a. & v.

前

外 ← → 内

后

通过胫骨中部断面

314. 胫骨前入路
Anterior approach to the tibia

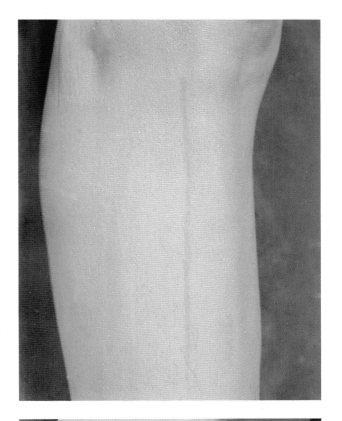

▶ 314-1. 胫骨是浅位骨，在前方容易暴露。于胫骨前缘外侧（或内侧）做一纵切口，长度依需要而定。此入路适用于胫骨和胫前血管疾患的手术。

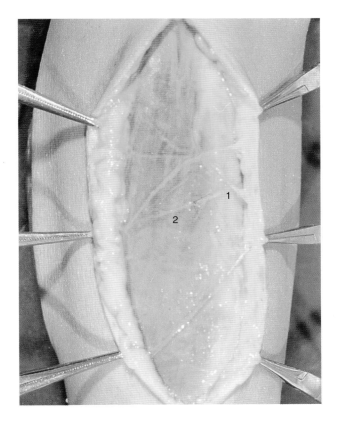

◀ 314-2. 翻开皮肤及浅筋膜。立即显露胫骨前缘 [1]、皮血管、皮神经支和胫骨前肌 [2]。

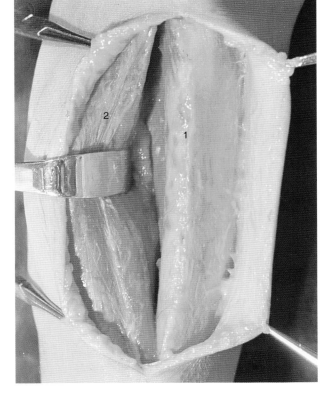

▶ 314-3. 部分切断胫骨前肌于胫骨的起始，外拉胫骨前肌 [2]，可充分显露胫骨 [1]。尽可能地少剥脱骨膜，因为骨膜循环是胫骨营养的一个来源。

胫骨内侧入路

胫后动静脉
Posterior tibial a. & v.

胫神经
Tibial n.

胫骨
Tibia

趾长屈肌
Flexor digitorum longus m.

比目鱼肌
Soleus m.

腓肠肌
Gastrocnemius m.

隐神经
Saphenous n.

大隐静脉
Great saphenous v.

前

外 ← → 内

后

通过胫骨中部断面

315. 胫骨内侧入路
Medial approach to the tibia

◀ 314-4. 辨认胫骨前肌与趾长伸肌之间的界限，内拉胫骨前肌 (2)；外拉趾长伸肌 (3)。显露胫前动静脉 (4)、腓深神经 (5) 和踇长伸肌 (6)。

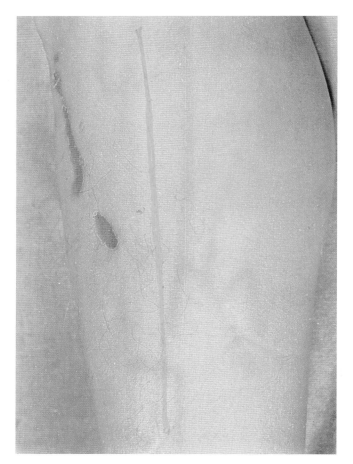

◀ 315-1. 在小腿内面沿胫骨后内缘做一纵切口，长度依需要而定。可用于胫骨骨折延期愈合或不愈合的手术、骨髓炎病灶清除术、胫后血管和神经手术等。

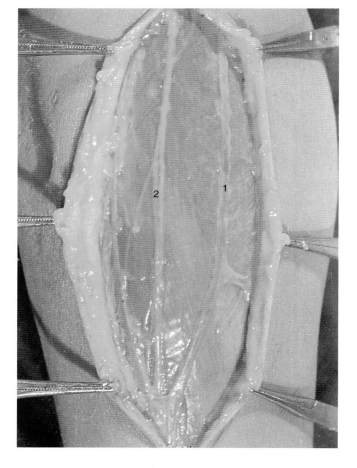

▶ 315-2. 切开皮肤及皮下组织。显露大隐静脉 (1)、隐神经 (2) 和小腿深筋膜。

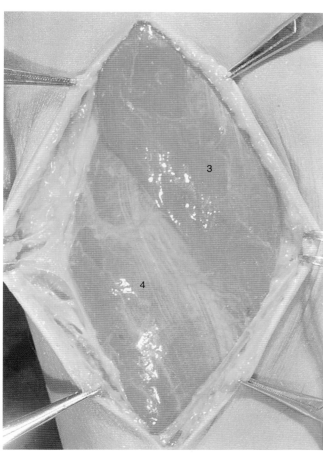

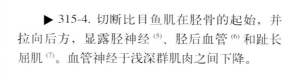

▲ 315-3. 切除深筋膜。显露腓肠肌 [3] 和比目鱼肌 [4]。

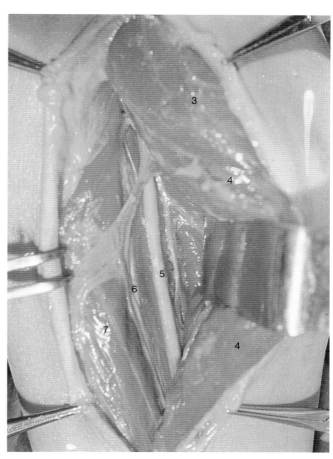

▶ 315-4. 切断比目鱼肌在胫骨的起始，并拉向后方，显露胫神经 [5]、胫后血管 [6] 和趾长屈肌 [7]。血管神经于浅深群肌肉之间下降。

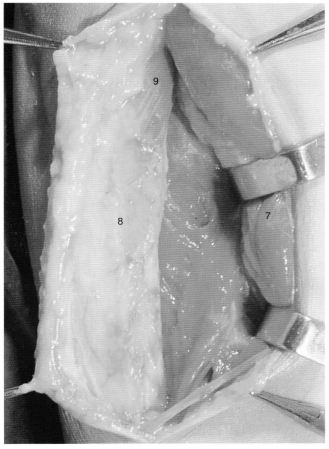

◀ 315-5. 将趾长屈肌 [7] 从胫骨分离并翻向后方，显露胫骨体 [8] 及上方的腘肌 [9]。

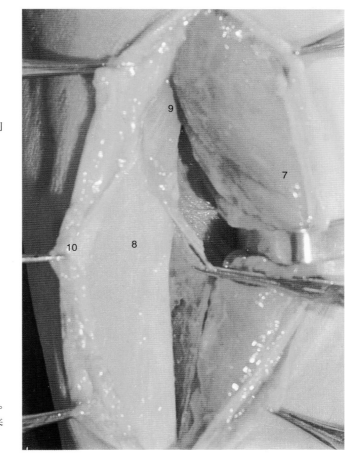

▶ 315-6. 纵行切开骨膜 [10]，显露胫骨 [8]。尽可能地少剥脱骨膜，因为骨膜循环是骨营养的一个来源。

胫骨上内侧部后入路

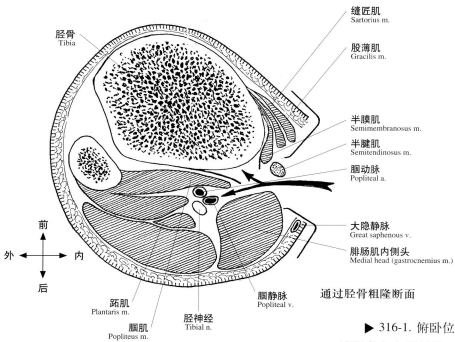

缝匠肌
Sartorius m.

股薄肌
Gracilis m.

胫骨
Tibia

半膜肌
Semimembranosus m.

半腱肌
Semitendinosus m.

腘动脉
Popliteal a.

大隐静脉
Great saphenous v.

腓肠肌内侧头
Medial head (gastrocnemius m.)

前
外　内
后

跖肌
Plantaris m.

腘肌
Popliteus m.

胫神经
Tibial n.

腘静脉
Popliteal v.

通过胫骨粗隆断面

316. 胫骨上内侧部后入路
Posterior approach to superomedial region of the tibia

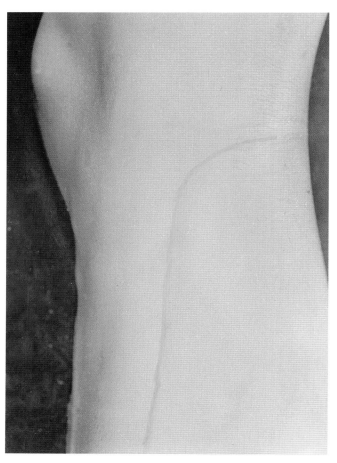

▶ 316-1. 俯卧位，切口起自膝屈痕的外端，越腘窝向内侧延伸，继折向远侧，沿小腿肚内缘延伸 7～10 cm。此入路适用于良性肿瘤切除术、骨髓炎病灶清除术等。

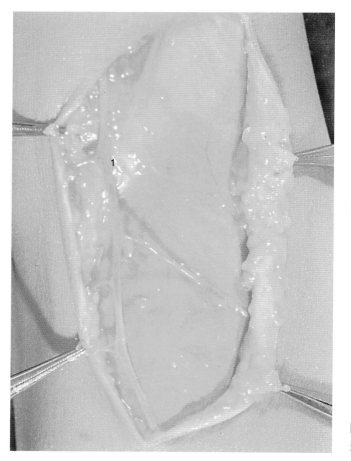

◀ 316-2. 将角状皮瓣翻向远侧，显露深筋膜、大隐静脉 (1) 及其属支。

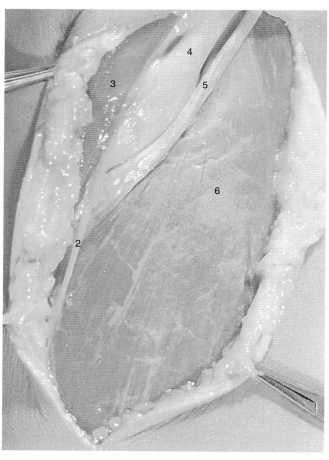

▶ 316-3. 切除深筋膜。保护隐神经 (2) 和大隐静脉。显露股薄肌 (3)、半膜肌 (4)、半腱肌 (5) 和腓肠肌内侧头 (6)。

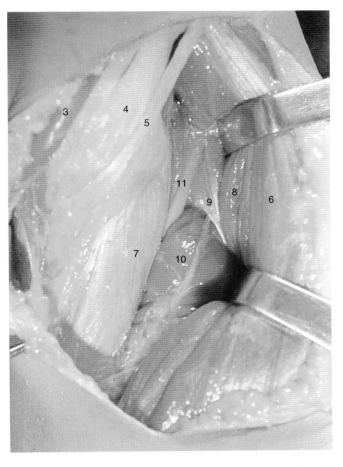

◀ 316-4. 确认半腱肌 [5] 和腓肠肌内侧头 [6] 之间的界限。将半腱肌拉向上内，将腓肠肌内侧头拉向下外，扩展腓肠肌和腘肌之间的间隙，显露出腘肌 [7]、腓肠肌外侧头 [8]、跖肌 [9]、比目鱼肌 [10] 和胫神经 [11]。胫神经沿腘窝中部下降，行于比目鱼肌腱弓的深面。

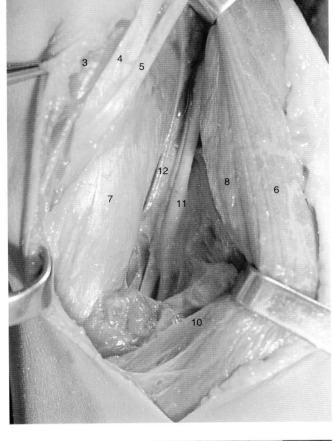

▶ 316-5. 切断比目鱼肌 [10] 起端并翻向下，进一步显示胫神经 [11] 和胫后动脉 [12]，它们位于比目鱼肌腱弓的深面。

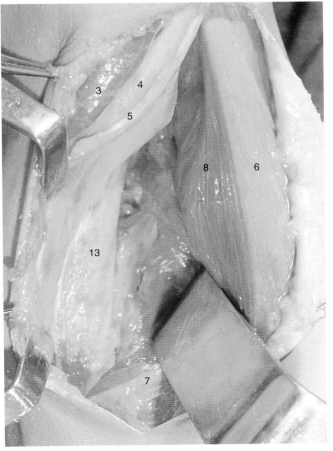

◀ 316-6. 将腘肌 [7] 切断并拉向下外，显露胫骨近端内侧部 [13]（原法将腘肌拉向上内、将趾长屈肌拉向下外，显露胫骨近端）。

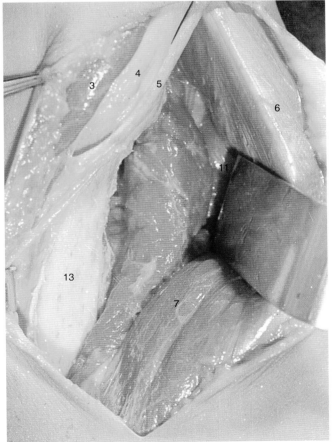

▶ 316-7. 做骨膜下解剖，显露胫骨。如果需要，可沿小腿肚内缘延伸切口，在腘肌和趾长屈肌的间隙持续解剖。

腓骨近侧部后外侧入路

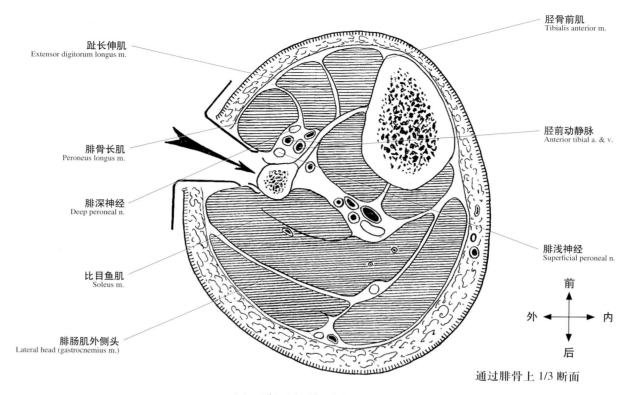

趾长伸肌
Extensor digitorum longus m.

胫骨前肌
Tibialis anterior m.

腓骨长肌
Peroneus longus m.

胫前动静脉
Anterior tibial a. & v.

腓深神经
Deep peroneal n.

腓浅神经
Superficial peroneal n.

比目鱼肌
Soleus m.

腓肠肌外侧头
Lateral head (gastrocnemius m.)

前
外 ← → 内
后

通过腓骨上 1/3 断面

317. 腓骨近侧部后外侧入路
Posterolateral approach to proximal fibula

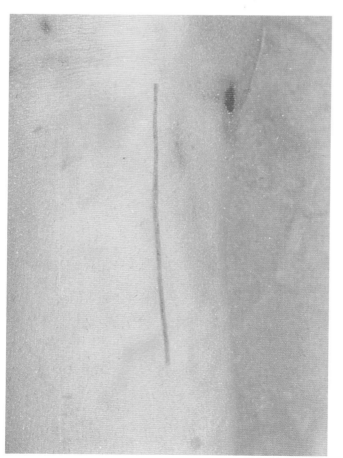

◀ 317-1. 切口起自腓骨头近侧 3 cm，沿腓骨后缘向远侧延伸约 12 cm。此入路适用于腓总神经裂伤修补术、腓骨肿瘤切除术、骨髓炎病灶清除术等。

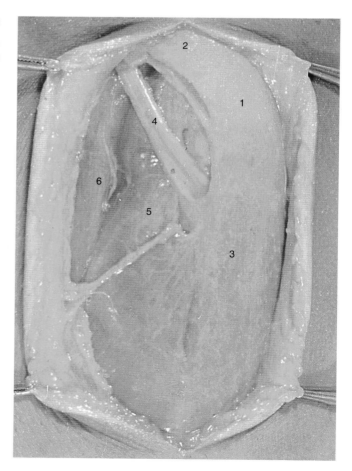

▶ 317-2. 翻开浅、深筋膜。在切口前部，显露出腓骨头 (1)、股二头肌 (2) 和腓骨长肌 (3)。沿股二头肌后内缘，分离腓总神经 (4)，将它向远侧游离到腓骨长肌入口处。在切口后部，辨认比目鱼肌 (5) 和腓肠肌外侧头 (6)。

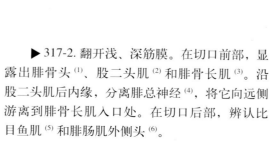

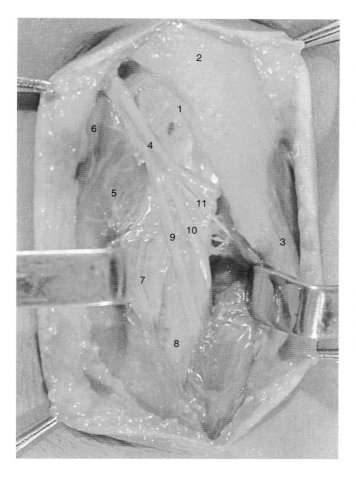

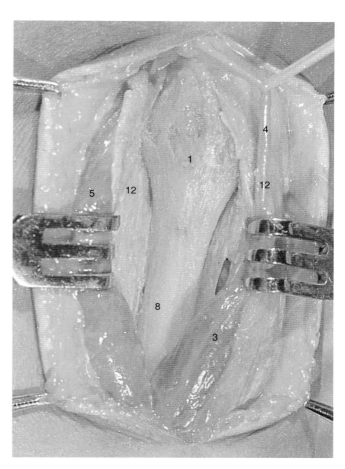

◀317-3. 前拉腓骨长肌 (3)，后拉比目鱼肌 (5)，显露腓骨头 (1)、腓骨体 (8) 和小腿后肌间隔 (7)。腓总神经 (4) 位于股二头肌腱 (2) 和腓肠肌外侧头 (6) 之间。在腓骨长肌深面，腓总神经绕过腓骨颈外面，分为腓浅神经 (9) 和腓深神经 (10)，并发出腓骨长肌支 (11)。

▶317-4. 用刀分离腓骨长肌在腓骨头的起始，然后小心将腓总神经牵过腓骨头。切开骨膜 (12)，前拉腓骨长肌。在牵拉肌肉时，避免损伤腓深神经分支。腓深神经居肌肉深面并紧贴腓骨颈。

▶318-1. 在腓骨头和外踝之间的线上，做一约 15 cm 长的切口，越过腓骨中 3/5。此入路可用于各种目的的腓骨切除术（良性肿瘤、腓骨游离移植、骨髓炎）。

腓骨中 3/5 后外侧入路

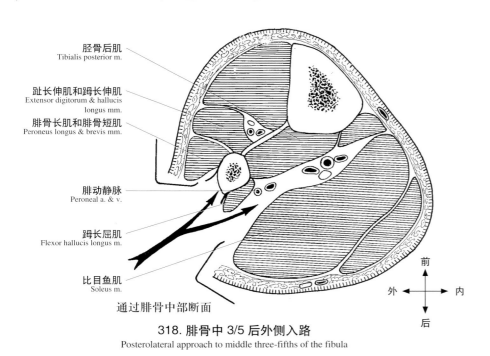

胫骨后肌
Tibialis posterior m.

趾长伸肌和踇长伸肌
Extensor digitorum & hallucis longus mm.

腓骨长肌和腓骨短肌
Peroneus longus & brevis mm.

腓动静脉
Peroneal a. & v.

踇长屈肌
Flexor hallucis longus m.

比目鱼肌
Soleus m.

通过腓骨中部断面

前
外 ← → 内
后

318. 腓骨中 3/5 后外侧入路
Posterolateral approach to middle three-fifths of the fibula

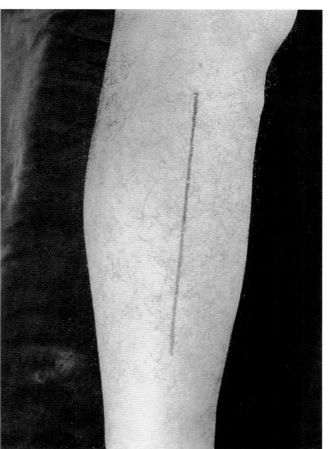

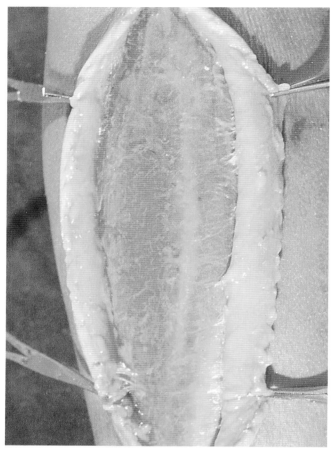

◀318-2. 翻开皮肤及浅筋膜，显露深筋膜。

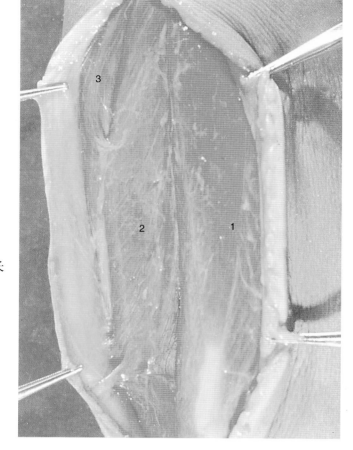

▶ 318-3. 切除深筋膜。显露前方的腓骨长肌 (1)、后方的比目鱼肌 (2) 和腓肠肌 (3)。

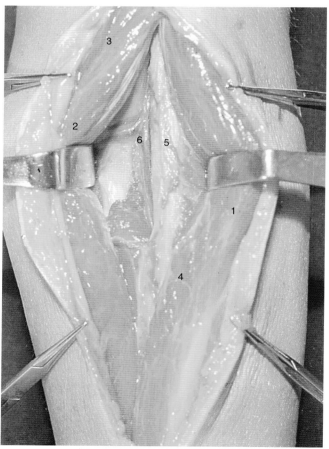

◀318-4. 前拉腓骨长肌 (1) 和腓骨短肌 (4)，后拉比目鱼肌 (2) 和腓肠肌 (3)。显露腓骨 (5) 和腓动静脉 (6)。

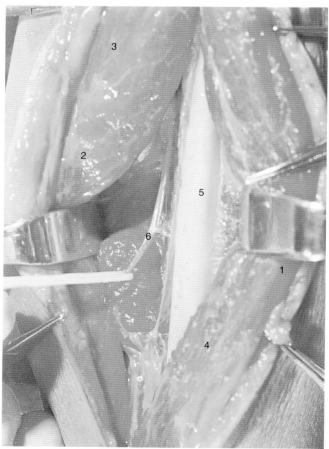

▶ 318-5. 沿切口线切开骨膜，显露腓骨 (5)。注意腓动脉 (6)。带有腓动静脉的骨切除可作腓骨游离移植之用。

第六章 踝足部

第一节 足背区

足背区表面解剖

内踝 (1) 大而突出，外踝 (2) 稍小而低下。内踝前方横列的骨性部为距骨颈和距骨头内侧面 (3)。在内踝下方一指宽处下按，可触及跟骨载距突，它的位置与外踝尖居于同一平面上。踝关节隙 (4) 位于外踝尖上方 2.5 cm 处，外踝前方腓骨第三肌腱中间的凹陷即为关节隙所在。关节肿胀时，此凹陷消失。

足背皮肤甚薄，皮下组织松弛，隔皮可清晰见到足背静脉弓 (5) 及大、小隐静脉起端。

足和趾背屈时，可明显见到蹈长伸肌腱 (6)、趾长伸肌腱 (7) 和腓骨第三肌腱 (8) 分别止于各趾及第五跖骨底。足背后外部所见的隆起为趾短伸肌肌腹 (9)。足背屈及内翻时，可见到并触及胫骨前肌腱 (10)。

足背动脉居蹈长伸肌腱外侧，自第一趾间隙向后至内、外踝尖端的连线，即为足背动脉的行程。动脉的外侧为腓深神经。

足背区局解（一）

皮肤切除，显示浅组织。

1. **足背浅静脉** 每一足趾有两条趾背静脉 (Dorsal digital vv.)。起自甲床静脉丛，

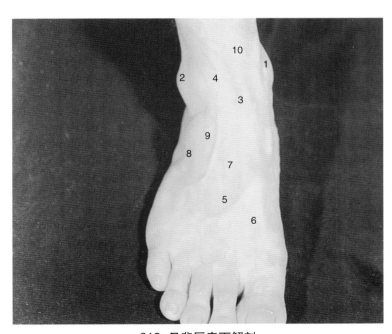

319. 足背区表面解剖
Surface anatomy of the dorsal region of the foot

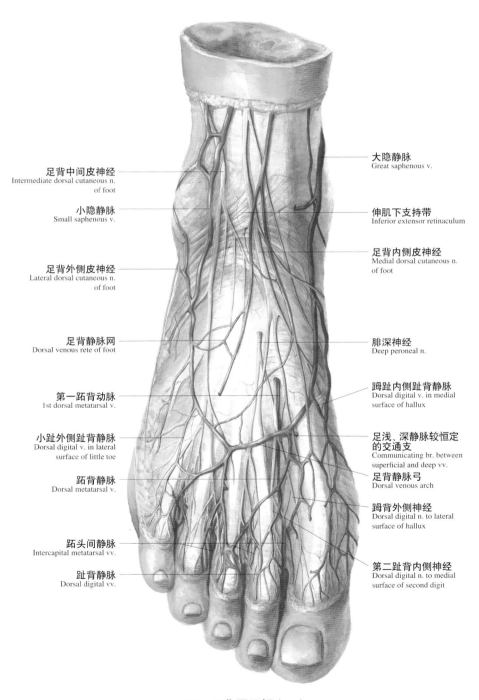

320. 足背区局解（一）
Topography of the dorsal region of the foot

沿趾背后行，于趾蹼处连结成跖背静脉 (Dorsal metatarsal vv.)，3 ~ 4 条跖背静脉注入足背静脉弓 (Dorsal venous arch of foot)，横行于跖骨头连线上。弓的内、外两端沿足背内、外缘后行，途中收纳足内、外侧缘静脉并分别延续为大隐静脉和小隐静脉。内、外侧缘静脉与足背静脉弓之间借一些静脉支相连，组成足背静脉网 (Dorsal venous rete of foot)，位于踝关节与足背静脉弓之间。网出现率为 67.0%。

2. **足背静脉弓**　出现率为 91.0%，其中，大隐静脉型占 89.0%，小隐静脉型占 1.1%，均等型占 8.9%。弓最凸点位于跖骨头连线前方者占 87.9%，在连线后方者占 9.9%，平此线者占 2.2%。弓的口径最粗部偏于内侧，多为 2.5 ~ 4.0 mm，最细部偏于外侧，多为 1.0 ~ 2.0 mm。弓的属支有跖背静脉、蹈趾内侧趾背静脉、小趾外侧趾背静脉及足内、外侧缘静脉。

大隐静脉起于静脉弓内端与最后一支足内侧缘静脉会合处，多位于内踝前方 (98.0%)，口径多为 3.0 ~ 4.0 mm。小隐静脉起于静脉弓外端与最后一支足外侧缘静脉会合处，多位于外踝后下方和后方 (75%)，口径多为 1.5 ~ 2.5 mm。

足背浅静脉与深静脉间在第一跖骨间隙有一恒定的交通支，其他在内、外踝及第一、二跖趾关节处亦存在交通支。

3. **足背皮神经**　腓浅神经至足背分为足背内侧、中间皮神经。

(1) 足背内侧皮神经 (Medial dorsal cutaneous n. of foot)：向下内侧行，越伸肌支持带浅面，分 2 支。内侧支分布于蹈趾内侧皮肤，外侧支分布于第二趾蹼毗邻缘皮肤。

足背内侧皮神经营养血管皮瓣由足背动脉和跖背动脉发出的皮支为其营养动脉，其中以踝关节前方和第一跖骨间隙处的皮支较为恒定。这些皮支滋养神经又滋养皮肤，沿神经分布设计皮瓣可修复近、远侧及邻近软组织缺损。

(2) 足背中间皮神经 (Intermediate dorsal cutaneous n. of foot)：经伸肌支持带浅面，至足背外侧部分 2 支。内侧支分布于第三趾蹼毗邻缘，外侧支分布于第四趾蹼毗邻缘。

(3) 腓深神经 (Deep peroneal n.)：内侧终支于第一跖骨间隙穿出深筋膜，分 2 皮支；蹈背外侧神经和第二趾背内侧神经，分布于第一趾蹼相对缘及邻近的骨膜、跖趾关节和趾间关节。

(4) 腓肠神经 (Sural n.)：由腓肠内侧皮神经和腓神经交通支合成后，经外踝后方分布于足的外侧缘。

足背皮瓣

足背皮下组织薄而疏松，皮神经丰富。皮动脉多直接发自足背动脉，部分起自足背动脉的分支 (跗内侧动脉、跗外侧动脉和弓形动脉)，少数起自腓动脉。皮动脉多途直达皮肤，少数绕过蹈长、趾长伸肌腱到达皮肤。

足背皮肤与手背皮肤色泽质地相同，皮下脂肪少，滑动度大，适于修复手背组织缺损。

足背动脉在踝关节上方发出内踝前动脉和外踝前动脉 (图 282、326)，在距舟关节近侧发出跗内侧动脉和跗外侧动脉 (图 326)，以内踝前动脉或跗内侧动脉为蒂可形成足背内侧皮瓣。以外踝前动脉或跗外侧动脉为蒂可形成足背外侧皮瓣。足背动脉途经距骨、舟骨和中间楔骨背面时，恒定地发出 2 ~ 4 支皮动脉，口径为 0.78 (近侧半皮支) 和 0.65 mm (远侧半皮支)，可发自动脉干的内、外、浅各面，先于深筋膜深面行 7 ~ 8 mm，穿出深筋膜后，在浅筋膜中纵向延伸 50 ~ 60 mm，横向延伸约 25 mm，以这些皮动脉为蒂可形成足背皮瓣或跖背皮瓣。在足背动脉远侧足底深支附近发出 1 ~ 2 支皮动脉，它们可发自足背动脉 (77.7%)、弓形动脉 (21.0%) 或足底深支 (1.3%)，口径 0.49 mm，可向远近侧及横向延伸，供应趾蹼和趾背皮肤，以此皮动脉为蒂可形成趾背皮瓣。

足背皮动脉常与足背皮神经伴行，可作为寻找皮动脉的标志。

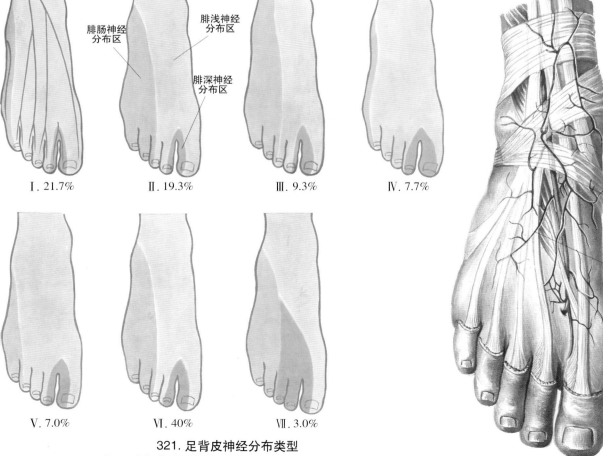

腓肠神经分布区

腓浅神经分布区

腓深神经分布区

Ⅰ. 21.7%　　Ⅱ. 19.3%　　Ⅲ. 9.3%　　Ⅳ. 7.7%

Ⅴ. 7.0%　　Ⅵ. 40%　　Ⅶ. 3.0%

321. 足背皮神经分布类型
Types of distribution of the dorsal cutaneous nerves of the foot

近侧皮动脉
Proximal cutaneous a.

中间皮动脉
Middle cutaneous a.

远侧皮动脉
Distal cutaneous a.

322. 足背皮瓣的动脉
Arteries of the dorsal pedal skin flap

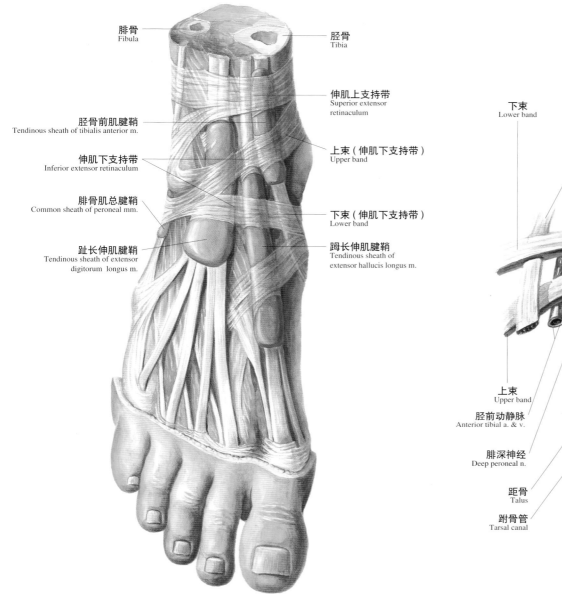

323. 伸肌支持带和足背腱滑膜鞘
The extensor retinaculum and the tendinous synovial sheaths of dorsum of the foot

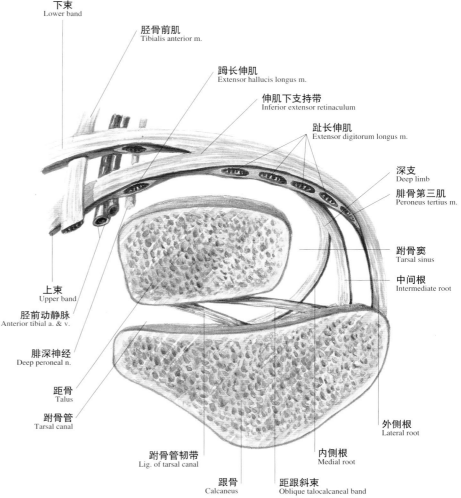

324. 伸肌下支持带（模式图）
The inferior extensor retinaculum (Diagram)

伸肌支持带

踝部筋膜上续小腿筋膜，向下移行于足筋膜，小腿伸肌腱经踝前移行至足，踝前筋膜增厚形成伸肌支持带，以约束肌腱。

1. **伸肌上支持带 (Superior extensor retinaculum)** 位踝关节稍上方，由横行纤维增厚形成。外侧附于腓骨前缘下端，内侧越过胫骨前缘,恰在内踝上方才与骨膜融合。因此，此处的腓骨前缘锐利，胫骨前缘圆滑。上支持带上方延续小腿深筋膜，下缘借深筋膜与伸肌下支持带上束相隔。伸肌上支持带深面通行有内侧的胫骨前肌腱、中间的姆长伸肌腱和外侧的趾长伸肌腱及腓骨第三肌腱。只有胫骨前肌腱鞘延伸于上支持带平面，上支持带形成一管将其包裹，其他肌腱及胫前血管和腓深神经皆行于上支持带深面。

2. **伸肌下支持带 (Inferior extensor retinaculum)** 位踝前和足背，为呈"Y"形的纤维带。由外侧的干和内侧的上束、下束组成。干向内上方延伸,与水平面形成约60°角，

在距腓前韧带前方跨过跗骨窦，于此分两层包绕腓骨第三肌和趾长伸肌腱。达足内缘时，干分叉为上、下两束。上束劈为深浅两层包裹姆长伸肌腱，两层汇合走向上内，行于胫前动静脉和腓深神经浅面、胫骨前肌深面到达内踝前缘（胫骨前肌有时被上束的浅层包裹，有时浅层纤维较少）。下束向内下行，跨过足背动静脉、腓深神经和胫骨前肌腱浅面，抵于足底腱膜内缘。

在足背外侧，干借三个根抵于跟骨和距骨。外侧根即浅层纤维，从肌腱浅面向后下行，降到跟骨外面，或逐渐织入深筋膜，并与腓骨肌下支持带相续。中间根和内侧根来自趾长伸肌腱深面干的深支，换言之，于肌腱深面，下支持带先发一深支 (Deep limb)，深支再分成中间根和内侧根。中间根为一强束，向下抵于跟骨上面、颈韧带抵止后方；内侧根绕过距骨颈，进入跗骨管，与跗骨管韧带一道抵于跗骨管的底（跟骨沟）。伸肌下支持带除对伸肌腱起约束作用外，由于其中间根和内侧根抵于跗骨窦和跗骨管，因此，还可帮助颈韧带限制足的内翻运动。

腓骨
Fibula

趾长伸肌
Extensor digitorum longus m.

外踝
Lateral malleolus

外踝网
Lateral malleolar rete

外踝前动静脉
Lateral anterior malleolar a. & v.

趾短伸肌
Extensor digitorum brevis m.

腓骨第三肌
Peroneus tertius m.

趾长伸肌
Extensor digitorum longus m.

趾短伸肌（腱）
Extensor digitorum brevis m.

跖背动脉
Dorsal metatarsal a.

趾背动脉
Dorsal digital a.

胫骨
Tibia

胫骨前肌
Tibialis anterior m.

蹞长伸肌
Extensor hallucis longus m.

内踝
Medial malleolus

胫骨前肌
Tibialis anterior m.

蹞短伸肌
Extensor hallucis brevis m.

蹞长伸肌
Extensor hallucis longus m.

蹞短伸肌（腱）
Extensor hallucis brevis m.

第一跖背动脉
1st dorsal metatarsal a.

腱鞘
Tendinous sheaths

蹞背外侧神经
Dorsal digital n. to lateral surface of hallux

第二趾背内侧神经
Dorsal digital n. to medial surface of second digit

325. 足背区局解（二）
Topography of the dorsal region of the foot

足背腱滑膜鞘

足背伸肌腱经踝前方时，皆由垂直行程改变为近水平方向，于此被支持带把持并被腱滑膜鞘包裹。

1. 胫骨前肌腱鞘 (Tendinous sheath of tibialis anterior m.) 位最内侧，近端起自屈肌上支持带上缘，经屈肌下支持带上束深侧，远端达屈肌支持带下束近侧。

2. 蹞长伸肌腱鞘 (Tendinous sheath of extensor hallucis longus m.) 位于前群中间，近端起自屈肌下支持带上束稍上方，经过屈肌支持带上、下束所构成的双层筒内，远端达蹞趾近节趾骨处。胫前血管和腓深神经与之一道行于筋膜管中。

3. 趾长伸肌腱鞘 (Tendinous sheath of extensor digitorum longus m.) 居最外侧，包裹趾长伸肌腱和腓骨第三肌腱，起自屈肌上支持带上缘，比蹞长伸肌腱鞘稍高，经屈肌下支持带干的双层筋膜管，远端达第三跖骨中部。

在各腱的深面，可以看到由致密筋膜形成的滑膜鞘后壁，再深面为关节囊、韧带或骨面。上述诸鞘之间及它们与关节腔之间均不相通。

足背区局解（二）

伸肌支持带和腱滑膜鞘切除，显示长伸肌腱。

胫骨前肌腱经胫骨前缘前面和踝前方，转向内侧，绕过足内侧缘，以二腱止于第一楔骨和第一跖骨底的内侧面。

蹞长伸肌腱经伸肌支持带深面，跨过胫前血管至足背内侧，与蹞短伸肌会合止于蹞趾末节趾骨底背面。

趾长伸肌在踝上方移行为总腱，经伸肌上支持带深面至足背，分成五个腱。内侧四腱为趾长伸肌腱，达外侧四趾，于跖趾关节处，有趾短伸肌腱与每一腱会合，形成趾背腱膜。

趾背腱膜与手的指背腱膜相似，即每一趾长伸肌腱于基节骨背面分成 3 个腱束，1 个中间腱抵于中节趾骨底背面，两个外侧腱于中节趾骨背面又合成一腱，抵于远节趾骨底背面。趾背腱膜侧缘并有骨间肌和蚓状肌参与其中。

腓骨第三肌为趾长伸肌最外侧的第五腱，抵止于第五跖骨底背侧，只见于人类。

趾短伸肌肌皮瓣

是以跗外侧动脉为蒂的肌皮瓣，用以修复手、踝及足跟部的组织缺损。在足背动脉近端找到跗外侧动脉（起始外径 1.5 mm）和腓深神经肌支。切断肌的起始部，沿深面向远侧分离，将带有跗外侧动脉的皮瓣与带有腓深神经肌支的趾短伸肌一道切取。

足背区局解（三）

1. **趾短伸肌** (Extensor digitorum brevis m.) 位于足背前外侧皮下，在趾长伸肌腱深面，发达时可在足背外侧形成一隆起。趾短伸肌在跗骨窦入口的前方起自跗骨窦的底和伸肌下支持带的干，分成四个肉质肌腹，向前内走行，移行为细腱。腱居相应的趾长伸肌腱外侧并逐渐与之贴近，分别移行于第二～四趾的趾背腱膜。因此，趾短伸肌为跖趾关节的伸肌，可伸中间三趾并向外侧牵引。趾短伸肌由腓深神经分支支配。

2. **踇短伸肌** (Extensor hallucis brevis m.) 位于趾短伸肌内侧，起点与趾短伸肌相同，为小的梭形扁肌。肌纤维斜向前内，移行于细腱，抵于踇趾近节趾骨底背面。作用为伸踇趾。踇短伸肌亦由腓深神经分支支配。有的作者不单列踇短伸肌，将此肌属于趾短伸肌的一个腱。

足背区局解（四）

趾短伸肌及踇短伸肌切断并翻向近侧，显露足背动静脉、腓深神经和它们的分支。

一、足背动脉

足背动脉 (Dorsalis pedis a.) 于两踝中间伸肌上支持带下缘延续于胫前动脉。与腓深神经伴行，越过距骨、舟骨及中间楔骨，至第一跖骨间隙近侧，穿至足底以终。足背动脉起始处外径，左侧平均 3.2 mm，右侧 3.3 mm，中部外径平均 2.5 mm，发出跗外侧动脉后，外径平均 1.8 mm。

足背动脉伴以两条足背静脉，血管浅面覆以皮肤、浅深筋膜和伸肌下支持带，接近终端处还覆以踇短伸肌腱。动脉内界踇长伸肌腱，外界趾长伸肌至第二趾的腱和腓深神经内侧终支。从内、外踝中点至第一跖骨间隙近端，可摸及足背动脉的搏动。足背动脉发出如下分支。

1. **外踝前动脉** (Anterior lateral malleolar a.) 常为足背动脉第一个分支（占 59.99%），多为 1 条，两条时则分别起自胫前动脉和足背动脉（占 22%）。此动脉经趾长伸肌和腓骨第三肌腱后方，分布于踝关节外侧、跗骨窦和趾短伸肌起始部，与腓动脉穿支和跗外侧动脉升支吻合。

2. **内踝前动脉** (Anterior medial malleolar a.) 约于踝关节下方起自足背动脉，有 2 ～ 3 支，有时为足背动脉第一分支或起自胫前动脉。经踇长伸肌腱和胫骨前肌腱后方，分布于踝关节内侧，并与胫后动脉和足底内侧动脉分支吻合。

内、外踝前动脉作为足背动脉的分支比作为胫前

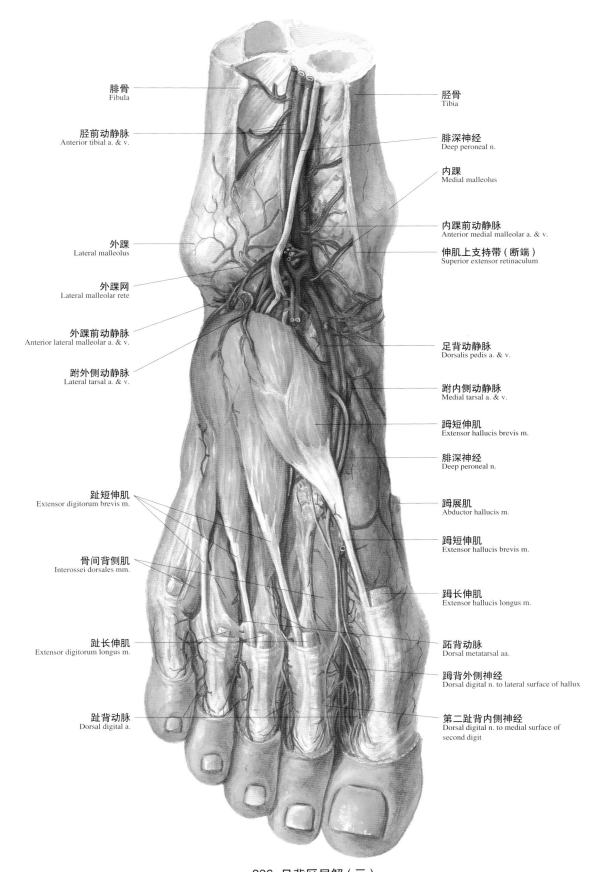

腓骨 Fibula		胫骨 Tibia
胫前动静脉 Anterior tibial a. & v.		腓深神经 Deep peroneal n.
外踝 Lateral malleolus		内踝 Medial malleolus
		内踝前动静脉 Anterior medial malleolar a. & v.
外踝网 Lateral malleolar rete		伸肌上支持带（断端）Superior extensor retinaculum
外踝前动静脉 Anterior lateral malleolar a. & v.		足背动静脉 Dorsalis pedis a. & v.
跗外侧动静脉 Lateral tarsal a. & v.		跗内侧动静脉 Medial tarsal a. & v.
		踇短伸肌 Extensor hallucis brevis m.
		腓深神经 Deep peroneal n.
趾短伸肌 Extensor digitorum brevis m.		踇展肌 Abductor hallucis m.
骨间背侧肌 Interossei dorsales mm.		踇短伸肌 Extensor hallucis brevis m.
趾长伸肌 Extensor digitorum longus m.		踇长伸肌 Extensor hallucis longus m.
		跖背动脉 Dorsal metatarsal aa.
		踇背外侧神经 Dorsal digital n. to lateral surface of hallux
趾背动脉 Dorsal digital a.		第二趾背内侧神经 Dorsal digital n. to medial surface of second digit

326. 足背区局解（三）
Topography of the dorsal region of the foot

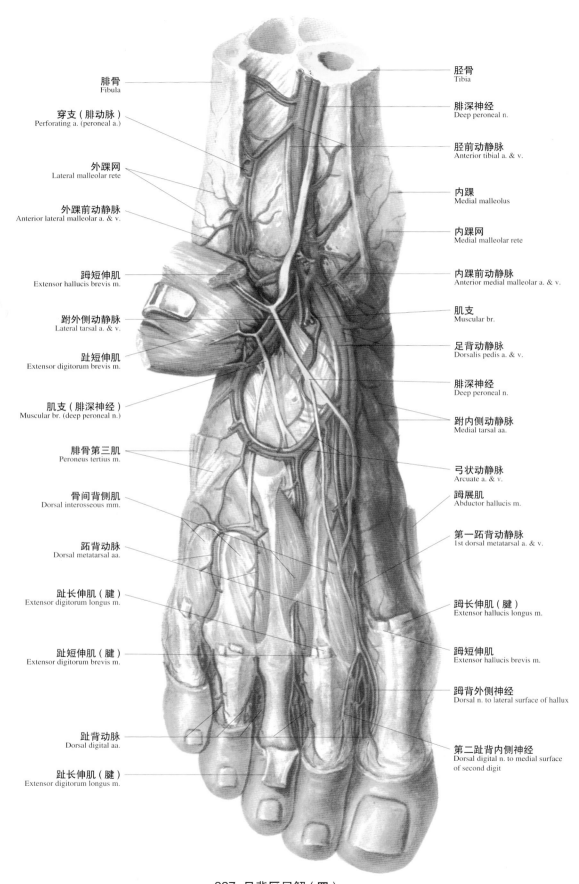

腓骨
Fibula

穿支（腓动脉）
Perforating a. (peroneal a.)

外踝网
Lateral malleolar rete

外踝前动脉
Anterior lateral malleolar a. & v.

姆短伸肌
Extensor hallucis brevis m.

跗外侧动静脉
Lateral tarsal a. & v.

趾短伸肌
Extensor digitorum brevis m.

肌支（腓深神经）
Muscular br. (deep peroneal n.)

腓骨第三肌
Peroneus tertius m.

骨间背侧肌
Dorsal interosseous mm.

跖背动脉
Dorsal metatarsal aa.

趾长伸肌（腱）
Extensor digitorum longus m.

趾短伸肌（腱）
Extensor digitorum brevis m.

趾背动脉
Dorsal digital aa.

趾长伸肌（腱）
Extensor digitorum longus m.

胫骨
Tibia

腓深神经
Deep peroneal n.

胫前动静脉
Anterior tibial a. & v.

内踝
Medial malleolus

内踝网
Medial malleolar rete

内踝前动静脉
Anterior medial malleolar a. & v.

肌支
Muscular br.

足背动静脉
Dorsalis pedis a. & v.

腓深神经
Deep peroneal n.

跗内侧动静脉
Medial tarsal aa.

弓状动静脉
Arcuate a. & v.

姆展肌
Abductor hallucis m.

第一跖背动静脉
1st dorsal metatarsal a. & v.

姆长伸肌（腱）
Extensor hallucis longus m.

姆短伸肌
Extensor hallucis brevis m.

姆背外侧神经
Dorsal n. to lateral surface of hallux

第二趾背内侧神经
Dorsal digital n. to medial surface of second digit

327. 足背区局解（四）
Topography of the dorsal region of the foot

动脉分支较为恰当。

3. **跗外侧动脉** (Lateral tarsal a.)　是足背动脉较大分支，有时为跖背动脉的起源。有 1～2 支，近侧支口径平均 1.8 mm，远侧支较细。按动脉起点位置，有高、中、低位之分。中位者最多，占 81.7%，平距骨头、颈结合处发出，经趾短伸肌深面至足外侧缘，继穿腓骨短肌腱和骰骨之间到足底。沿途发支滋养趾短伸肌、跗骨及跖骨间隙，并与弓状动脉、外踝前动脉、足底外侧动脉和腓动脉穿支等吻合。高位者占 9.81%，靠近踝关节平面发出。低位者占 37.4%，平距舟关节发出，末端一般不达足外缘，比近侧支细。跗外侧动脉无论在支数、位置和大小上，变异较大。

4. **跗内侧动脉** (Medial tarsal aa.)　有 2～3 支，常与内踝前动脉共干发出（占 57%），经姆长伸肌腱深面走向足内侧缘，分别达于胫骨前肌止点的前后，到胫骨前肌止点后方的一支较多见（占 92%）。此动脉与内踝网相连，滋养附近足骨及姆趾侧诸肌。

5. **弓状动脉** (Arcuate a.)　出现率为 35.84%。其中，典型的弓状动脉平第一跗跖关节起自足背动脉，占 29.87%；高位弓状动脉平舟楔关节发起，占 5.77%。起始后于趾长、短伸肌腱深面外行，与跗外侧动脉和足底外侧动脉分支吻合，形成动脉弓。自动脉弓向近侧发出小支，参加足背网；向远侧发出第二、三、四跖背动脉 (Dorsal metatarsal aa.)，沿第二、三、四跖骨间隙的骨间背侧肌表面前行，到跖趾关节附近，各分为 2 支趾背动脉 (Dorsal digital aa.)，沿相邻两趾的毗邻缘前行，至趾端与对侧同名动脉吻合。第四跖背动脉另发 1 支到小趾外侧。弓状动脉缺如时，跖背动脉则由跗外侧动脉或跖足底动脉发出。

跖背动脉在各跖骨间隙近侧部，发近侧穿支与足底弓相连，在跖骨间隙远侧部，发远侧穿支与跖足底动脉相连。因之，足背与足底动脉广泛交通。

二、腓深神经

腓深神经 (Deep peroneal n.) 与胫前血管伴行，在踝前分内、外两终支。内侧支向远侧行于趾短伸肌腱深面和足背动脉附近，于第一跖骨间隙发出姆背外侧神经 (Dorsal digital n. to lateral surface of hallux) 和第二趾背内侧神经 (Dorsal digital n. to medial surface of second digit)，支配姆趾和第二趾毗邻缘皮肤。还发支支配第一骨间背侧肌、跗关节和跖趾关节。外侧支经趾短伸肌外侧腱深面，常分 3 支至第二、三、四跖背间隙，支配跗跖关节、跖趾关节、第二骨间背侧肌、趾短伸肌和姆短伸肌。

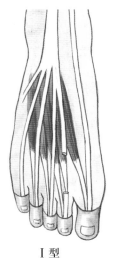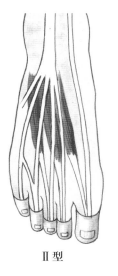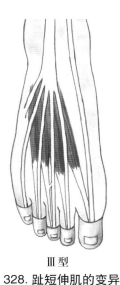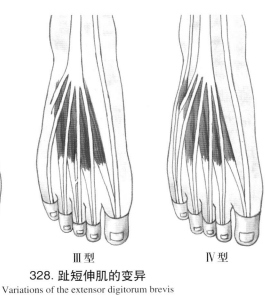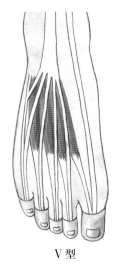

Ⅰ型　　Ⅱ型　　Ⅲ型　　Ⅳ型　　Ⅴ型

328. 趾短伸肌的变异
Variations of the extensor digitorum brevis

Ⅰ型　至第二趾的腱分 2 支，此额外腱常位于内侧，在第二趾长伸肌腱深面，在跖骨体平面与长腱融合，占 13.04%。

Ⅱ型　缺第四趾短伸肌腱，从小趾的趾长伸肌腱分出小腱束至第四趾，占 6.52%。

Ⅲ型　第三趾的长肌腱于第三跖骨体中点，借短腱束向外连至第三趾短伸肌腱，占 6.25%。

Ⅳ型　出现小趾短伸肌（或称腓骨小趾肌、副腓骨肌），出现率为 11.76%。起于趾短伸肌起端外侧、腓骨短肌腱内侧，为明显的双羽状肌，在跖骨头处腱幅为 1.4～2.0 mm，细腱向前延伸，止于小趾。

Ⅴ型　止于第五跖骨粗隆的腓骨短肌腱，存在一向前延长的细腱束，止于小趾。

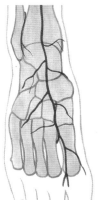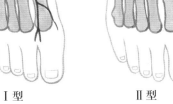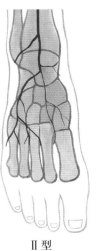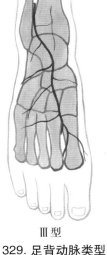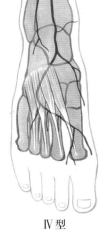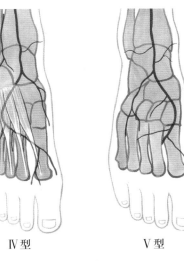

Ⅰ型　　Ⅱ型　　Ⅲ型　　Ⅳ型　　Ⅴ型

329. 足背动脉类型
Types of the dorsalis pedis artery

Ⅰ型　为正常型，足背动脉为胫前动脉的延续，在两踝之间下降，经距骨、舟骨及中间楔骨的前方，达第一跖骨间隙，于此分成第一跖背动脉和足底深支。占 82.82%。

Ⅱ型　足背动脉细小或缺如，跗外侧动脉口径较一般为粗，明显弯向外侧，达第二跖骨间隙。占 5.95%。

Ⅲ型　腓动脉穿支代替足背动脉，穿支与胫前动脉间有细支相连，形成动脉环。占 3.67%。

Ⅳ型　足背动脉行程极度弯向外方，为趾短伸肌所掩，在正常位置摸不到足背动脉的搏动。占 5.77%。

Ⅴ型　足背动脉行程向内弯曲。占 3.79%。

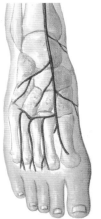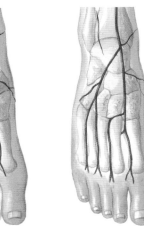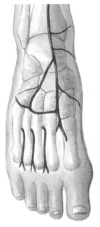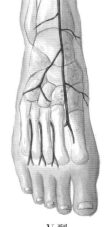

Ⅰ型　　Ⅱ型　　Ⅲ型　　Ⅳ型　　Ⅴ型

330. 弓状动脉类型
Types of the arcuate artery

Ⅰ～Ⅳ型　存在弓状动脉，占 35.84%。

Ⅰ型　第二～四跖背动脉起自弓状动脉，15%。

Ⅱ型　第二～三跖背动脉起自弓状动脉，6.5%。

Ⅲ型　第二跖背动脉起自弓状动脉，10.5%。

Ⅳ型　存在弓状动脉，但第二～四跖背动脉不由弓状动脉而由足底动脉发出，3.84%。

Ⅴ型　弓状动脉缺如，64.16%。

第二节　足内侧面

足内侧面表面解剖

　　内踝 [1] 大而突出，内踝最后方为跟腱 [2]，抵达跟结节 [3]。跟腱与内踝之间的中点，可触知胫后动脉的搏动。足内侧缘呈弓形，皮肤极薄，隔皮可见许多浅静脉。跟结节下部及第一跖骨头下部覆有极厚的脂肪垫，为站立时的着力点。内踝前方摸到的骨性部为距骨头、颈的内侧面。内踝下方一指宽处可摸及跟骨载距突 [4]。内踝前方 2.5 cm 处为舟骨粗隆 [5]，胫骨前肌腱附着于舟骨粗隆前部。粗隆稍后方为距舟关节，Chopart 截肢术即在此处离断。舟骨粗隆前方可摸到内侧楔骨 [6] 和第一跖骨底 [7]，再前方为蹑展肌 [8]，蹑展肌前方为第一跖骨头 [9]，蹑外翻时，跖骨头更为明显。足背屈及内翻时，可摸到胫骨前肌腱。

足内侧面局解（一）

　　皮肤切除，显示浅组织。

　　蹑趾背面的趾背静脉汇入足背静脉弓，足背静脉弓内端沿足背内侧缘而行，沿途收纳多支足内侧缘静脉，与最后一支内侧缘静脉会合后，易名大隐静脉，沿内踝前方上行。

　　1. 隐神经 (Saphenous n.)　此处常为 2 支，伴大隐静脉而行，分布于足内侧缘，远方可达蹑趾内侧缘。

　　2. 足背内侧皮神经 (Dorsal medial cutaneous n. of foot)　沿足背内侧缘前行，其内侧支分布于蹑趾背内缘。

　　内踝表面有内踝皮下囊 (Medial malleolar subcutaneous bursa)，跟腱后面有跟皮下囊 (Calcaneal subcutaneous bursa)。

331. 足内侧面表面解剖
Surface anatomy of the medial aspect of the foot

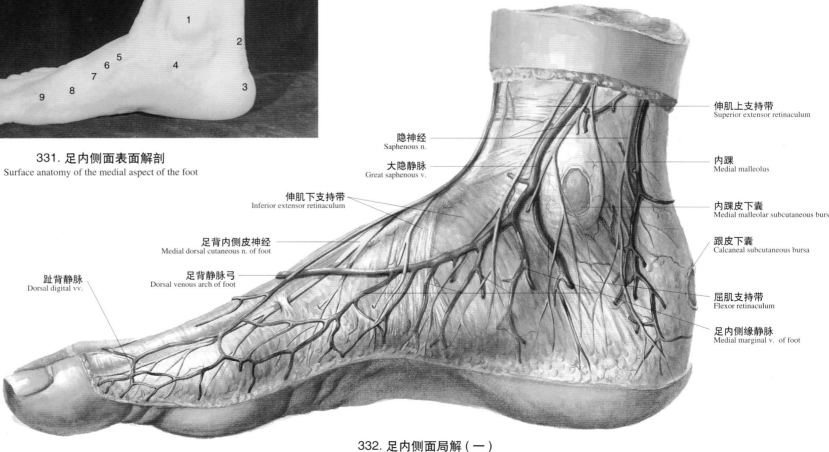

伸肌上支持带
Superior extensor retinaculum

隐神经
Saphenous n.

大隐静脉
Great saphenous v.

伸肌下支持带
Inferior extensor retinaculum

足背内侧皮神经
Medial dorsal cutaneous n. of foot

趾背静脉
Dorsal digital vv.

足背静脉弓
Dorsal venous arch of foot

内踝
Medial malleolus

内踝皮下囊
Medial malleolar subcutaneous bursa

跟皮下囊
Calcaneal subcutaneous bursa

屈肌支持带
Flexor retinaculum

足内侧缘静脉
Medial marginal v. of foot

332. 足内侧面局解（一）
Topography of the medial aspect of the foot

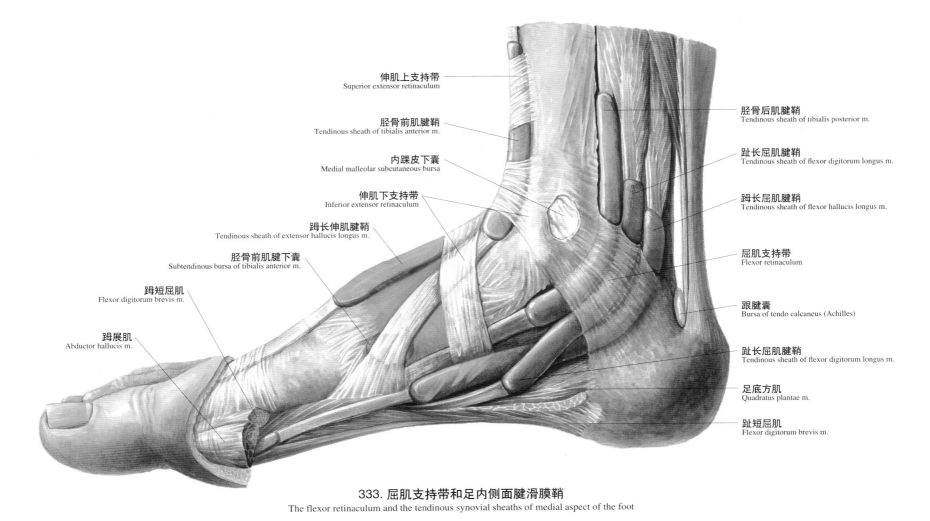

伸肌上支持带
Superior extensor retinaculum

胫骨前肌腱鞘
Tendinous sheath of tibialis anterior m.

内踝皮下囊
Medial malleolar subcutaneous bursa

伸肌下支持带
Inferior extensor retinaculum

跗长伸肌腱鞘
Tendinous sheath of extensor hallucis longus m.

胫骨前肌腱下囊
Subtendinous bursa of tibialis anterior m.

跗短屈肌
Flexor digitorum brevis m.

跗展肌
Abductor hallucis m.

胫骨后肌腱鞘
Tendinous sheath of tibialis posterior m.

趾长屈肌腱鞘
Tendinous sheath of flexor digitorum longus m.

跛长屈肌腱鞘
Tendinous sheath of flexor hallucis longus m.

屈肌支持带
Flexor retinaculum

跟腱囊
Bursa of tendo calcaneus (Achilles)

趾长屈肌腱鞘
Tendinous sheath of flexor digitorum longus m.

足底方肌
Quadratus plantae m.

趾短屈肌
Flexor digitorum brevis m.

333. 屈肌支持带和足内侧面腱滑膜鞘
The flexor retinaculum and the tendinous synovial sheaths of medial aspect of the foot

屈肌支持带和足内侧面腱滑膜鞘

1. **屈肌支持带 (Flexor retinaculum)** 位踝关节内侧,紧张于内踝与跟骨之间。此纤维带宽 20~25 mm,厚 1.0 mm,上方附于内踝尖,与小腿深筋膜,尤其是它的深横纤维没有明显界限。屈肌支持带向后下附于跟骨内侧突,并与足底腱膜延续,有跗展肌起于其上。屈肌支持带与跟骨内侧面之间形成骨性纤维性管,即跗管 (Tarsal tunnel),进而发出纤维隔达管底,将管分成四个隧道,供屈肌腱、血管和神经通行。

2. **胫骨后肌腱鞘 (Tendinous sheath of tibialis posterior m.)** 近侧延伸于内踝上方约 4 cm 处,远端终止于腱在舟骨粗隆抵止的近侧。

3. **趾长屈肌腱鞘 (Tendinous sheath of flexor digitorum longus m.)** 近端延伸于内踝上方 2.5 cm 处,远端达舟骨平面。前邻胫骨后肌腱鞘,后方有胫后血管和胫神经通行。

4. **跛长屈肌腱鞘 (Tendinous sheath of flexor hallucis longus m.)** 近端约平齐内踝平面,远端达第一跖骨底

平面。前邻胫后血管和胫神经。

胫骨前肌腱止点与第一楔骨之间存在一胫骨前肌腱下囊 (Subtendinous bursa of tibialis anterior m.)。跟腱深面与跟骨之间存在一跟腱囊 [Bursa of tendo calcaneus (Achilles)]。

足内侧面局解 (二)

屈肌支持带及跗展肌一部切除,显示肌腱、血管神经通行于跗管的情况。它们的位置由前向后为胫骨后肌腱、趾长屈肌腱、胫后动静脉和胫神经、跛长屈肌腱。

1. **跟内侧支 (Medial calcaneal br.)** 由胫神经于跗管稍上发出,有 2~3 支,穿过屈肌支持带,分布于足跟内侧皮肤。

2. **内踝支 (Medial malleolar br.)** 于内踝后方自胫后动脉发出,绕内踝前行,参加内踝网。

3. **跟支 (Calcaneal br.)** 于跗管中自胫后动脉发出,至跟骨内侧面,与腓动脉的跟支组成跟网。并有分支参加内踝网。

4. **内踝网 (Medial malleolar rete)** 由内踝前动脉、胫后动脉内踝支和跟支、跗内侧动脉及足底内侧动脉分支组成。

5. **跟网 (Calcaneal rete)** 在跟结节周围。由内、外踝网的分支、胫后动脉跟支和腓动脉跟支吻合而成。

6. **胫骨后肌腱脱位 (Dislocation of tendon of the tibialis posterior m.)** 胫骨后肌起自小腿骨间膜上 2/3 后面及邻近胫腓骨骨面,经内踝后沟及跗管上部至足内侧缘,抵于舟骨粗隆及第一、二、三楔骨底面。由于如下原因,胫骨后肌腱可发生脱位。

足强力外翻时,肌腱被推向内,压挤屈肌支持带,引起支持带破裂而脱位;当胫骨后肌强力收缩或过度牵拉时,踝跖屈,肌腱绷紧,向前撕破支持带而脱位;胫骨内踝后沟和距骨沟较浅,由于骑马和滑冰运动的反复挫伤,使支持带松弛,也给脱位创造了条件。肌腱脱位后,宜早期诊断,除局部肿胀、内踝后缘有压痛点外,足跖屈抗阻力内翻内收时出现疼痛,如同时有肌腱滑脱则可确诊无疑。应与单纯三角韧带损伤鉴别。后者的检查方法相反,在抗阻力外翻外展时疼痛,而且压痛部位也不同。

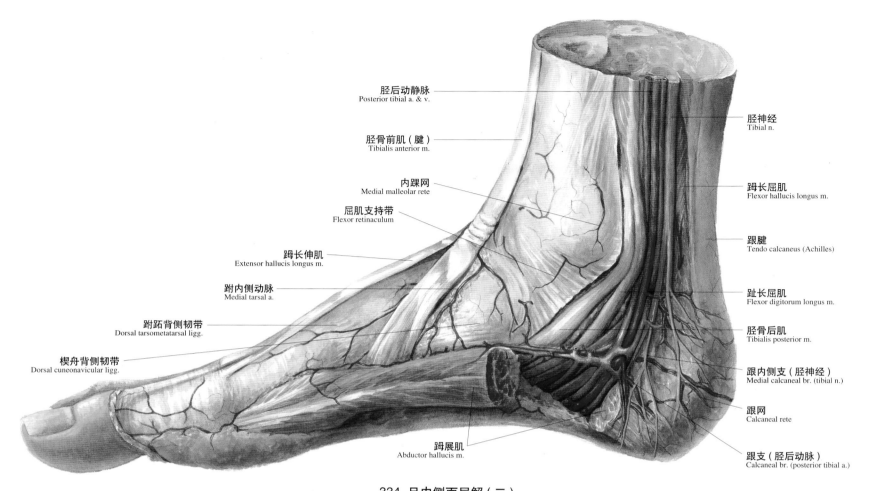

胫后动静脉
Posterior tibial a. & v.

胫神经
Tibial n.

胫骨前肌（腱）
Tibialis anterior m.

蹞长屈肌
Flexor hallucis longus m.

内踝网
Medial malleolar rete

屈肌支持带
Flexor retinaculum

跟腱
Tendo calcaneus (Achilles)

蹞长伸肌
Extensor hallucis longus m.

趾长屈肌
Flexor digitorum longus m.

跗内侧动脉
Medial tarsal a.

胫骨后肌
Tibialis posterior m.

跗跖背侧韧带
Dorsal tarsometatarsal ligg.

跟内侧支（胫神经）
Medial calcaneal br. (tibial n.)

楔舟背侧韧带
Dorsal cuneonavicular ligg.

跟网
Calcaneal rete

蹞展肌
Abductor hallucis m.

跟支（胫后动脉）
Calcaneal br. (posterior tibial a.)

334. 足内侧面局解（二）
Topography of the medial aspect of the foot

跗 管 和 跗 管 综 合 征

1. **跗管 (Tarsal tunnel)** 为踝关节内侧的一个纤维骨性隧道。长 20 ～ 25 mm，横断面呈梭形，由一顶一底围成。顶为屈肌支持带 (Flexor retinaculum) 起自内踝后下方，止于跟结节内侧面。底由距骨、跟骨、关节囊、三角韧带及距下关节的相应部分组成。跗管内容物由前向后依次为胫骨前肌腱、趾长屈肌腱、胫后动静脉、胫神经及蹞长屈肌腱。肌腱周围包以腱滑膜鞘，上述结构被纤维隔分隔，形成四个管道，其间含有少量脂肪结缔组织。

胫神经在跗管内一般呈圆形，直径 5 ～ 6 mm，在跗管内发二感觉支，一为跟内侧支 (Medial calcaneal br.)，穿屈肌支持带，分布足跟内侧皮肤；一为关节支，供应踝关节。胫神经出跗管后，即分为足底内侧神经和足底外侧神经。足底内侧神经为感觉支，供应足底和部分足趾皮肤；足底外侧神经为运动性，支配足内在肌。胫后动脉出跗管后，也分为足底内侧动脉和足底外侧动脉。

2. **跗管综合征 (Tarsal tunnel syndrome)** 胫骨后肌、趾长屈肌和蹞长屈肌通过跗管到达足部，维持足弓并使足趾屈。肌腱通过跗管时形成一约 90° 的弯曲，屈肌支持带约束肌腱，防止其滑脱。踝背屈时，肌腱的弯曲增大，可达 110° 左右。此时，肌腱、屈肌支持带和距骨等部皆受到压力。如果踝部活动显著增加，肌腱滑动频仍，摩擦增强。久之，即可引起腱鞘充血、肿胀，屈肌支持带亦变厚。跗管压力增高，可压挤胫神经和胫后动静脉，最终将产生跗管综合征。表现为局部肿胀、压痛，走

路时内踝酸痛，足底和足跟内侧感觉麻木，足趾皮肤发亮、少汗、汗毛脱落等现象。如压力持续，神经可出现变性，距骨内侧结节亦可产生骨疣。扁平足、跟骨外翻、距骨向内塌陷及旋转时，可导致跗管变形，容积减少，也可压挤胫神经，从而产生跗管综合征。

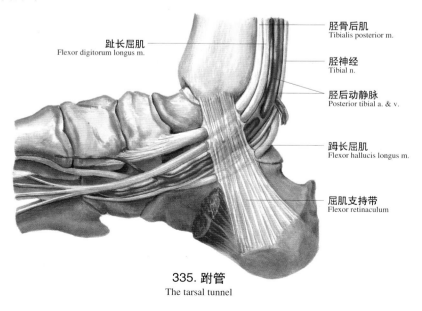

趾长屈肌
Flexor digitorum longus m.

胫骨后肌
Tibialis posterior m.

胫神经
Tibial n.

胫后动静脉
Posterior tibial a. & v.

蹞长屈肌
Flexor hallucis longus m.

屈肌支持带
Flexor retinaculum

335. 跗管
The tarsal tunnel

第三节　足外侧面

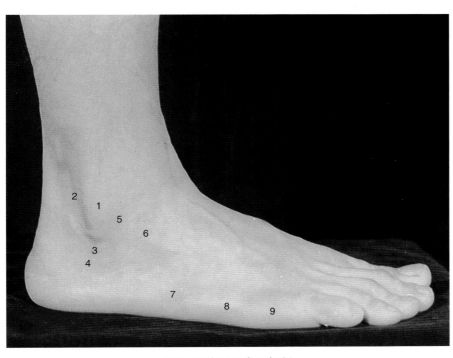

336. 足外侧面表面解剖
Surface anatomy of the lateral aspect of the foot

足外侧面表面解剖

足外侧面几乎全部着地，皮肤较厚。外踝 [1] 突出于后部。外踝后方，可触及腓骨长、短肌腱 [2]。外踝前下方 2.5 cm 处，可隐约摸得小的跟骨滑车突，腓骨短肌腱 [3] 位于滑车突前上方，腓骨长肌腱 [4] 位于滑车突后下方，其后转入足底，此二肌腱可摸到。外踝前方有一凹陷，相当于踝关节平面 [5]。凹陷前方的隆起为趾短伸肌肌腹 [6]。足外侧中部有一明显隆起，即第五跖骨粗隆 [7]，Lisfranc 截肢术时，外侧即由粗隆后方进入。自外踝尖至第五跖骨粗隆之间的中点稍前，为跟骰关节隙，即跗中关节外侧部，Chopart 截肢术时，外侧由此进入。第五跖骨粗隆前方可摸及小趾展肌 [8]，向前为第五跖骨头 [9]，小趾外展时明显。

足外侧面局解 (一)

皮肤切除，显示浅组织。

1. **腓肠神经 (Sural n.)** 腓肠内侧皮神经接受腓神经交通支后形成，沿跟腱外侧缘下降，经外踝和跟骨间，在外踝下方转向前行，改称足背外侧皮神经 (Lateral dorsal cutaneous n. of foot)，沿足及小趾外缘，达小趾末节骨底平面，支配足及小趾外侧缘皮肤。途中发支与腓浅神经的足背中间皮神经吻合。腓肠神经于外踝上方尚发出跟外侧支 (Lateral calcaneal br.)，分布于足跟外侧面皮肤。

2. **足背外侧皮神经营养血管皮瓣** 足背外侧皮神经在近端有跟外侧动脉与神经伴行，在中部有内踝前动脉分支伴行，在骰骨以远有跗外侧动脉分支伴行。这些分支滋养神经及皮肤。以皮神经行程设计皮瓣可修复足部邻近软组织缺损。

3. **小隐静脉 (Small saphenous v.)** 由足背静脉弓外端与最后一支足外侧缘静脉会合而成，沿外踝后缘上升，与腓肠神经伴行。

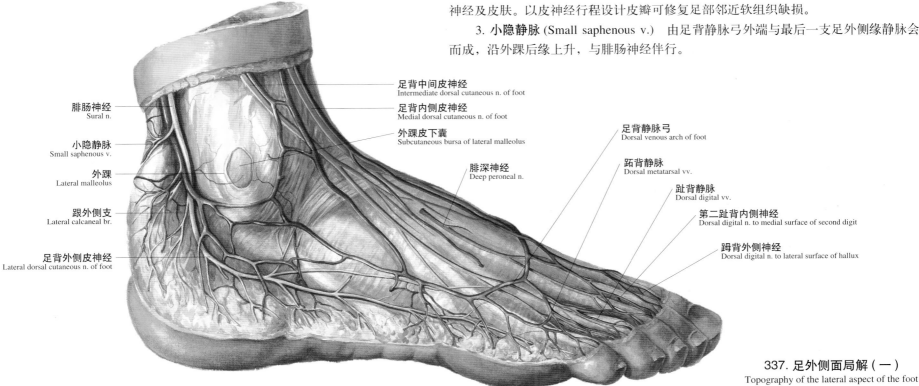

腓肠神经
Sural n.

小隐静脉
Small saphenous v.

外踝
Lateral malleolus

跟外侧支
Lateral calcaneal br.

足背外侧皮神经
Lateral dorsal cutaneous n. of foot

足背中间皮神经
Intermediate dorsal cutaneous n. of foot

足背内侧皮神经
Medial dorsal cutaneous n. of foot

外踝皮下囊
Subcutaneous bursa of lateral malleolus

腓深神经
Deep peroneal n.

足背静脉弓
Dorsal venous arch of foot

跖背静脉
Dorsal metatarsal vv.

趾背静脉
Dorsal digital vv.

第二趾背内侧神经
Dorsal digital n. to medial surface of second digit

蹞背外侧神经
Dorsal digital n. to lateral surface of hallux

337. 足外侧面局解 (一)
Topography of the lateral aspect of the foot

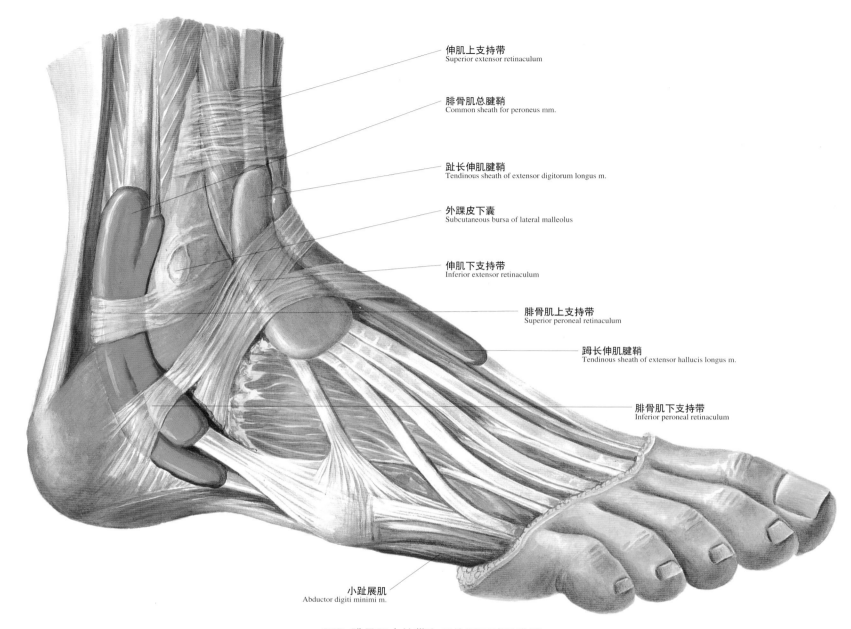

伸肌上支持带
Superior extensor retinaculum

腓骨肌总腱鞘
Common sheath for peroneus mm.

趾长伸肌腱鞘
Tendinous sheath of extensor digitorum longus m.

外踝皮下囊
Subcutaneous bursa of lateral malleolus

伸肌下支持带
Inferior extensor retinaculum

腓骨肌上支持带
Superior peroneal retinaculum

踇长伸肌腱鞘
Tendinous sheath of extensor hallucis longus m.

腓骨肌下支持带
Inferior peroneal retinaculum

小趾展肌
Abductor digiti minimi m.

338. 腓骨肌支持带和足外侧面腱滑膜鞘
The peroneal retinacula and tendinous synovial sheaths of lateral aspect of the foot

腓骨肌支持带和足外侧面腱滑膜鞘

腓骨肌支持带位于踝关节外侧, 为深筋膜的增厚部。当腓骨长、短肌腱弓形绕过踝关节外侧时, 支持带可维持它们于原位。腓骨肌支持带分上、下两部。

1. **腓骨肌上支持带** (Superior peroneal retinaculum) 从外踝后缘距踝尖上方 1 cm 处起始, 到达小腿深横筋膜和跟骨外面。这个支持带与腓骨骨沟共同构成

腓骨肌腱的腱管。腱管前壁为腓骨外踝窝, 外侧壁为腓骨肌上支持带, 内侧壁是距跟外侧韧带和距腓后韧带。

2. **腓骨肌下支持带** (Inferior peroneal retinaculum) 位于跟骨外侧面, 前上方与伸肌下支持带外侧根延续, 后下方附于跟骨前部外侧面。它与跟骨外侧面之间形成腓骨长、短肌腱通行的腱管。下支持带向深面发出一纤维隔, 达跟骨的腓骨肌滑车, 与该处骨膜融合, 以分隔腓骨长、短肌腱鞘。下支持带可约束

腓骨长、短肌腱于跟骨外侧面。

3. **腓骨肌总腱鞘** (Common sheath for peroneus mm.) 近端起于外踝尖上方约 5 cm 处, 先行于腓骨肌上支持带深面, 此时为一总鞘, 包裹腓骨长、短肌腱, 短肌腱在前, 紧贴外踝, 长肌腱居后。总鞘行至跟骨外侧面时, 分为二鞘, 分别包裹二腱, 行于腓骨肌下支持带深面, 短肌腱鞘在上, 终于外踝尖远侧 4 cm 处; 长肌腱鞘在下, 达第五跖骨粗隆后方腱转至足底后, 被腓骨长肌足底腱鞘包裹。

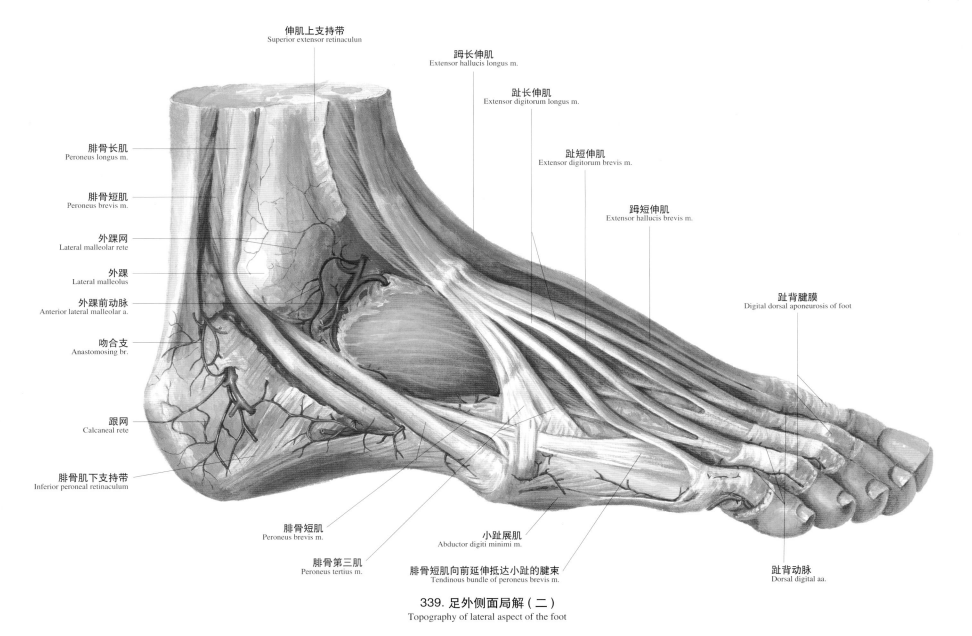

伸肌上支持带
Superior extensor retinaculum

蹞长伸肌
Extensor hallucis longus m.

趾长伸肌
Extensor digitorum longus m.

腓骨长肌
Peroneus longus m.

趾短伸肌
Extensor digitorum brevis m.

腓骨短肌
Peroneus brevis m.

蹞短伸肌
Extensor hallucis brevis m.

外踝网
Lateral malleolar rete

外踝
Lateral malleolus

外踝前动脉
Anterior lateral malleolar a.

趾背腱膜
Digital dorsal aponeurosis of foot

吻合支
Anastomosing br.

跟网
Calcaneal rete

腓骨肌下支持带
Inferior peroneal retinaculum

腓骨短肌
Peroneus brevis m.

小趾展肌
Abductor digiti minimi m.

趾背动脉
Dorsal digital aa.

腓骨第三肌
Peroneus tertius m.

腓骨短肌向前延伸抵达小趾的腱束
Tendinous bundle of peroneus brevis m.

339. 足外侧面局解（二）
Topography of lateral aspect of the foot

足外侧面局解（二）

伸肌上、下支持带和腓骨肌上、下支持带均切除，显示腓骨长、短肌、伸肌和有关血管。

1. **腓骨短肌 (Peroneus brevis m.)** 腱经外踝后方、腓骨长肌前方转至足的外面，沿跟骨外面前行，止于第五跖骨粗隆。本标本于抵止前发一异常腱束继续前行，抵于小趾。

2. **腓骨长肌 (Peroneus longus m.)** 腱较长，经腓骨短肌后面，行于外踝后方，继转至跟骨外侧面，经滑车突下方转至足底。

3. **外踝前动脉 (Anterior lateral malleolar a.)** 由胫前动脉发出，经趾长伸肌腱与骨面之间至外踝，参与形成外踝网。

4. **外踝支 (Lateral malleolar br.)** 于腓动脉下端发出，参加外踝网，并发出跟支 (Calcaneal br.)，参加跟网。

5. **外踝网 (Lateral malleolar rete)** 居外踝表面，由外踝前动脉、跗外侧动脉、腓动脉外踝支和穿支等构成。

6. **跟网 (Calcaneal rete)** 在跟结节周围，由内、外踝网的分支、腓动脉跟支等组成。

7. **腓骨肌腱脱位 (Dislocation of the peroneal tendon)** 腓骨长、短肌有使足外翻、外展、上提足跟和稳定踝关节的作用。当足内翻时，跟腓韧带和距腓后韧带被拉紧。这时，腓骨肌上支持带深面的腱口变窄，肌腱被推向外，压挤上支持带，如果腓骨肌强力收缩可使上支持带撕裂，从而腓骨肌腱脱位至外踝前方。通常，当足轻度内翻时踝突然背伸，即引起腓骨肌反

射性强力收缩，如滑冰时的急停。足轻度外翻再突然背伸也可产生肌腱脱位。总之，足背伸是引起损伤的重要因素。

除直接因素外，还有一些潜在因素。腓骨外踝窝呈沟形者占82%，无沟者占11%，骨面反而突出者占7%；腓骨肌上支持带有时缺如；有人因骑马或滑雪运动的反复掼伤使支持带松弛。显然，腱沟变浅、上支持带缺如或松弛、腱松弛以及仰趾外翻足畸形等都给腓骨肌腱脱位创造了条件。

腱从外踝沟脱出时，常有弹响，称弹响踝关节。如因外伤引起，常有外踝肿胀、局部压痛症状，但应与踝外侧韧带损伤鉴别。腓骨肌上支持带损伤后，外踝部在足抗阻力外翻时疼痛；踝外侧副韧带损伤后，外踝部在足抗阻力内翻时疼痛，情况恰好相反。

第四节　足　底　区

足底区表面解剖

足底外观呈长圆形，外侧圆隆，内侧凹陷。足底皮肤的特点是耐压、耐磨、富有感觉并能吸收震荡。跟骨结节下部、第一跖骨头下部及足外侧缘因系着力点，皮肤极厚，甚至角化。经 X 线测量，下列负重点的皮肤软组织厚度为：跟骨垂直负重点——15.7 mm，跟骨结节中部（跟骨中轴延线上）——10.9 mm，第一跖骨头——9.9 mm，第五跖骨头——10.1 mm，第五跖骨底——15.2 mm，在选择皮瓣移植时，应符合厚度条件，否则将引起行走不便、磨损、溃疡等后遗症。其他不着力部分，皮肤较薄，同时较敏感。

足底区局解（一）

1. **足底腱膜** (Plantar aponeurosis)　即足底的深筋膜，相当于手的掌腱膜。在四足动物，足底腱膜与小腿后面的跖肌在跟骨后方延续，犹如掌腱膜与掌长肌的相接。但在人类，足底腱膜与跖肌分离。

足底腱膜由纵行的白纤维组成，极为强韧。其功能可保护足底的肌肉、肌腱、血管、神经和关节，提供足底某些内在肌的附着点，同时，帮助维持足纵弓。足底腱膜可分 3 束。

2. **中间束** (Intermediate fascicle)　最厚，起自跟骨结节内侧突，后部较窄，至远侧稍宽而薄，接近跖骨头处分为 5 个分叉，奔赴各趾。每一分叉分浅深两层：浅层抵于足底与足趾间横沟处的皮肤，深层分两条包围趾屈肌腱和腱纤维鞘，并与足底深横韧带相交织。趾血管、神经和蚓状肌腱通过各分叉之间，还有一些纤维与各分叉交织，并与皮肤相连。

中间束为足底腱膜最坚强的部分，可支持足纵弓，在马蹄内翻足或高弓足的患者，腱膜往往挛缩，进一步增大高弓足的弧度。矫正时可从足底内侧作一切口，将其剥离或切断。

3. **内侧束** (Medial fascicle)　介于跟结节至踇趾近节趾骨底之间，覆盖踇展肌，较薄弱。近侧与屈肌支持带相接，内侧连于足背筋膜，外侧与中间束延续。

4. **外侧束** (Lateral fascicle)　覆盖小趾展肌，也很薄，在跟骨结节与第五跖骨粗隆的部分较厚。内与中间束延续，外与足背筋膜延续。

在足底腱膜中间束与内、外侧束的延续处，发出两个垂直的肌间隔，将足底肌的内侧群、外侧群和中间群分开，但内、外侧肌间隔是不完全的；由垂直隔并发出较薄的横隔，以分隔各层肌肉。

足底腱膜三部分之间存有间隙。足底内、外侧神经发出的皮神经和足底内、外侧动脉发出的皮动脉皆由足底腱膜穿出。由于腱膜各分叉之间最为薄弱，因此，足底感染时，脓液可穿至表面。

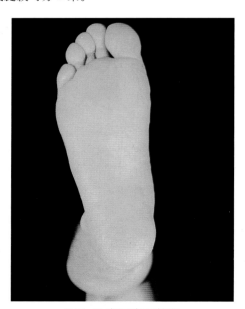

340. 足底区表面解剖
Surface anatomy of the plantar region of the foot

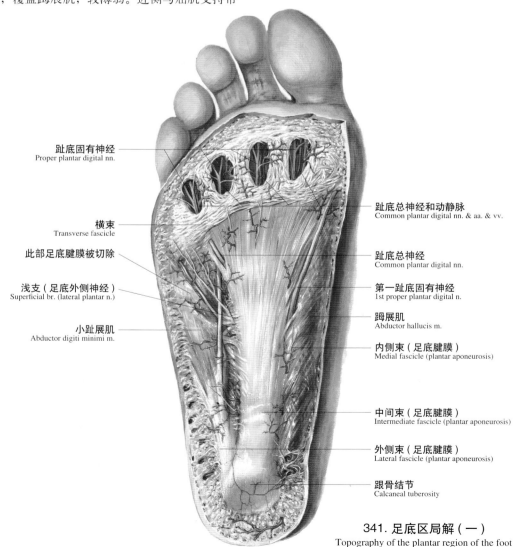

趾底固有神经
Proper plantar digital nn.

横束
Transverse fascicle

此部足底腱膜被切除

浅支（足底外侧神经）
Superficial br. (lateral plantar n.)

小趾展肌
Abductor digiti minimi m.

趾底总神经和动静脉
Common plantar digital nn. & aa. & vv.

趾底总神经
Common plantar digital nn.

第一趾底固有神经
1st proper plantar digital n.

踇展肌
Abductor hallucis m.

内侧束（足底腱膜）
Medial fascicle (plantar aponeurosis)

中间束（足底腱膜）
Intermediate fascicle (plantar aponeurosis)

外侧束（足底腱膜）
Lateral fascicle (plantar aponeurosis)

跟骨结节
Calcaneal tuberosity

341. 足底区局解（一）
Topography of the plantar region of the foot

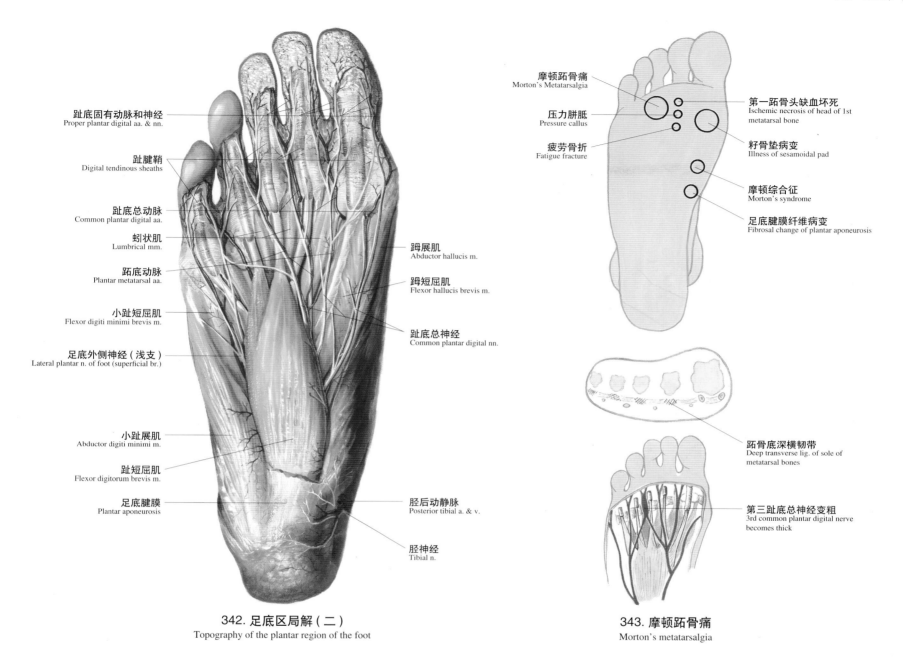

趾底固有动脉和神经
Proper plantar digital aa. & nn.

趾腱鞘
Digital tendinous sheaths

趾底总动脉
Common plantar digital aa.

蚓状肌
Lumbrical mm.

跖底动脉
Plantar metatarsal aa.

小趾短屈肌
Flexor digiti minimi brevis m.

足底外侧神经（浅支）
Lateral plantar n. of foot (superficial br.)

小趾展肌
Abductor digiti minimi m.

趾短屈肌
Flexor digitorum brevis m.

足底腱膜
Plantar aponeurosis

𧿹展肌
Abductor hallucis m.

𧿹短屈肌
Flexor hallucis brevis m.

趾底总神经
Common plantar digital nn.

胫后动静脉
Posterior tibial a. & v.

胫神经
Tibial n.

摩顿跖骨痛
Morton's Metatarsalgia

压力胼胝
Pressure callus

疲劳骨折
Fatigue fracture

第一跖骨头缺血坏死
Ischemic necrosis of head of 1st metatarsal bone

籽骨垫病变
Illness of sesamoidal pad

摩顿综合征
Morton's syndrome

足底腱膜纤维病变
Fibrosal change of plantar aponeurosis

跖骨底深横韧带
Deep transverse lig. of sole of metatarsal bones

第三趾底总神经变粗
3rd common plantar digital nerve becomes thick

342. 足底区局解（二）
Topography of the plantar region of the foot

343. 摩顿跖骨痛
Morton's metatarsalgia

足底区局解（二）

足底腱膜切除，显示足底浅层肌肉和血管神经。

1. **𧿹展肌** (Abductor hallucis m.)　位于足底内侧缘皮下，外界𧿹短屈肌。𧿹展肌为一坚强的羽状肌，主要起自跟骨结节内侧突及舟骨粗隆，部分纤维起自足底腱膜和屈肌支持带。肌束向前移行于坚强的肌腱，其腱与𧿹短屈肌内侧腱愈合后，抵止于𧿹趾近节趾骨底内侧，一些纤维还抵止于第一跖骨底的内侧籽骨，实际上籽骨出现于腱中。

2. **趾短屈肌** (Flexor digitorum brevis m.)　被足底腱膜中间束掩盖，肌腹呈梭形，以窄腱起自跟骨结节内侧突、足底腱膜中间束和邻近的肌间隔，肌的深面借一薄薄筋膜与足底外侧血管神经分隔。肌纤维至足底中部时移行于四个肌腱，分别至第二～五趾，进入屈肌腱纤维鞘。在近节趾骨底，每腱分成两束，包绕趾长屈肌腱的两侧，旋即在其深面合为一腱，且有部分纤维进行交叉，形成一平滑的沟，供趾长屈肌腱于其上滑行；随后，腱再度分开，抵中节趾骨体两侧。趾短屈肌腱的形状和抵止，与手的指浅层肌腱类似。趾短屈肌有 4 个腱至第二～五趾的占 60.49%，有 3 个腱至第二～四趾的占 39.02%，只有两个腱至第二、三趾的占 0.49%。至第五趾的肌腱缺如时，可由趾长屈肌腱和足底方肌发出的一小肌束代替。此肌受足底内侧神经支配。

3. **小趾展肌** (Abductor digiti minimi m.)　位足底外侧缘，深面紧贴第五跖骨跖面，浅面被足底腱膜外侧束遮掩。起自跟骨结节跖面、足底腱膜和邻近肌间隔，起端被趾短屈肌掩盖，肌纤维向前移行于两个短腱，外侧腱抵于第五跖骨粗隆，内侧腱与小趾短屈肌一道抵于小趾近节趾骨底跖面外侧。此肌可外展小趾及屈小趾，受足底外侧神经支配。其外侧腱有时可构成一分离的肌肉，称小趾跖骨展肌 (Abductor ossis metatarsi digiti minimi m.)。

4. **趾底总神经** (Common plantar digital nn.)　由足底内侧神经发出，出现于趾短屈肌内侧缘，由它发出趾底固有神经，分布各趾。

足底外侧神经浅支出现于趾短屈肌外侧缘，分布外侧足趾。

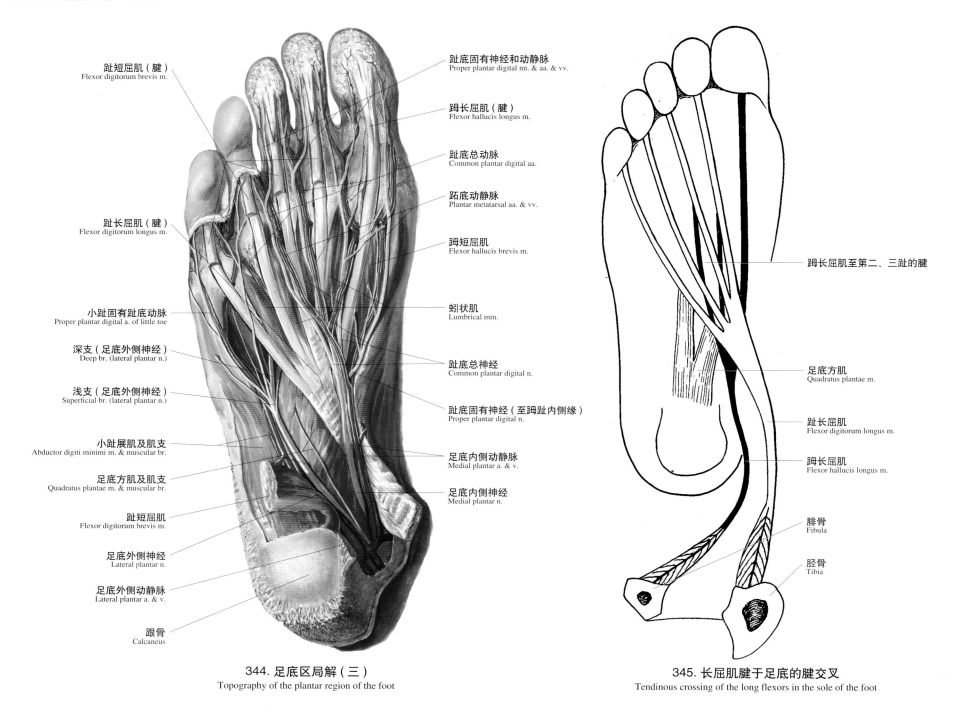

趾短屈肌（腱）
Flexor digitorum brevis m.

趾底固有神经和动静脉
Proper plantar digital nn. & aa. & vv.

蹈长屈肌（腱）
Flexor hallucis longus m.

趾底总动脉
Common plantar digital aa.

跖底动静脉
Plantar metatarsal aa. & vv.

蹈短屈肌
Flexor hallucis brevis m.

趾长屈肌（腱）
Flexor digitorum longus m.

蚓状肌
Lumbrical mm.

小趾固有趾底动脉
Proper plantar digital a. of little toe

深支（足底外侧神经）
Deep br. (lateral plantar n.)

浅支（足底外侧神经）
Superficial br. (lateral plantar n.)

趾底总神经
Common plantar digital n.

趾底固有神经（至蹈趾内侧缘）
Proper plantar digital n.

小趾展肌及肌支
Abductor digiti minimi m. & muscular br.

足底方肌及肌支
Quadratus plantae m. & muscular br.

足底内侧动静脉
Medial plantar a. & v.

足底内侧神经
Medial plantar n.

趾短屈肌
Flexor digitorum brevis m.

足底外侧神经
Lateral plantar n.

足底外侧动静脉
Lateral plantar a. & v.

跟骨
Calcaneus

蹈长屈肌至第二、三趾的腱

足底方肌
Quadratus plantae m.

趾长屈肌
Flexor digitorum longus m.

蹈长屈肌
Flexor hallucis longus m.

腓骨
Fibula

胫骨
Tibia

344. 足底区局解（三）
Topography of the plantar region of the foot

345. 长屈肌腱于足底的腱交叉
Tendinous crossing of the long flexors in the sole of the foot

摩顿跖骨痛

前足痛有多种原因，其疼痛部位常局限于某一区域，摩顿跖骨痛即是其中的一种。

摩顿跖骨痛 (Morton's metatarsalgia) 是 T. G. Morton 于 1876 年提出的，为第四跖趾关节附近阵发性神经痛。第三趾底总神经由足底内、外侧神经组成。合成后 2～3 cm 即分出两支趾底固有神经，分布第三、四趾毗邻侧。由于第三趾底总神经纤维量多，较粗，居跖骨深横韧带下方。当足站立时，趾短屈肌收缩使足底内侧神经固定；行走时，趾背伸，粗大的第三趾底总神经在横韧带下方受到牵拉。久之，神经成分增生，成神经瘤状而出现症状。治疗以切除神经瘤为好。

足底区局解（三）

趾短屈肌切除，留有起端。蹈展肌起端切断并翻开，显示经踝管进入足底的足底内、外侧神经和动脉、趾长屈肌腱和蹈长屈肌腱以及蚓状肌和足底方肌。

1. 足底内侧神经 (Medial plantar n.) 经蹈展肌和屈肌支持带深面入足底。沿足底内侧动脉外侧前行，走在长屈肌腱浅面，先分出一条趾底固有神经至蹈趾内侧缘，继于跖骨底处又分出 3 条趾底总神经，行于足底腱膜与趾短屈肌之间，趾底总神经又各分为两条趾底固有神经至第一、二、三趾蹼毗邻缘。足底内侧神经发肌支支配跗展肌和趾短屈肌，发皮支分布足底内侧皮肤，第一趾底总神经发肌支支配第一蚓状肌。

2. 足底外侧神经 (Lateral plantar n.) 经跗展肌深面斜向前外，行于足底方肌浅面、趾短屈肌深面，沿趾短屈肌和小趾展肌的沟中前行，达第五跖骨底，分浅支和深支。分叉前发出足底方肌支和小趾展肌支，并发皮支分布足底外侧皮肤。

3. 足底外侧神经浅支 (Superficial br. of lateral plantar n.) 分两条趾底总神经，内侧一支分布第四、五趾相对缘，外侧一支分布小趾外侧缘。肌支至小趾短屈肌、第三骨间足底肌和第四骨间背侧肌。

4. 足底内侧动脉 (Medial plantar a.) 为胫后动脉较小终支，先于跗展肌深面，后于跗展肌与跗短屈肌之间伴足底内侧神经前行（神经居外侧），至第一跖骨底迅速变细，于跗趾内缘与第一跖背动脉分支吻合。另发三小支与趾底总神经伴行，在第一、二、三趾间隙转向深部，与跖底动脉吻合。

5. 足底外侧动脉 (Lateral plantar a.) 较大，在足底外侧神经外侧走向前外，经趾短屈肌与足底方肌之间，至第五跖骨底处发出小趾固有趾底动脉后，转向内行，经跗收肌斜头与骨间肌之间，于第一跖骨间隙与足背动脉的足底深支吻合，形成足底弓。

足底动脉与足底神经分支的位置不同。神经分支在较高位者占 59.4%，神经与动脉分支在同一高度者占 29.3%，神经分支在较低位者占 11.3%。足底外侧动脉和神经的位置恒定，动脉照例位于神经的外侧。足底内侧动脉与神经的位置具有变化。动脉位于神经内侧者占 59.5%，位于神经外侧者占 9.4%，位于神经浅面者占 6.8%，动脉分两支位于神经两侧者占 24.3%。

6. 趾长屈肌 (Flexor digitorum longus m.) 其腱经屈肌支持带深面进入足底，先经跟骨载距突跖面斜向前外行，接受跗长屈肌的一些纤维及足底方肌外侧头纤维，继跨过跗长屈肌腱浅面与之交叉。趾长屈肌腱远行分四腱，分赴第二～五趾。各腱与相应的趾短屈肌腱一道进入屈肌腱纤维鞘，最初长腱位短腱深面，近近节趾骨中部，穿过短腱分叉所形成的圆形孔道，即位于短腱浅面，末端止于远节趾骨跖面。

7. 跗长屈肌 (Flexor hallucis longus m.) 腱经屈肌支持带深面至足底，初位于趾长屈肌腱外侧，斜向内行，又过趾长屈肌腱深面至其内侧。在交叉点，跗长屈肌发一纤维束至趾长屈肌。然后，跗长屈肌腱越过跗短屈肌外侧部，行于第一跖骨头下方的内、外侧籽骨之间，远端止于跗趾远节趾骨底跖面。

跗长屈肌腱加入趾长屈肌腱的纤维去向不同。随趾长屈肌至第二、三趾的占 66.1%，至第二趾的占 20.76%，至第二～四趾的占 12.71%，只分布于跗趾的占 0.42%。跗长屈肌可屈跗趾，使足跖屈及内翻，由于此肌腱部分地移行于趾屈肌腱，所以它对第二、三趾的屈曲也产生影响。

8. 足底方肌 (Quadratus plantae m.) 又称副屈肌 (Accessory flexor m.)，位于足底中部、趾短屈肌的深面，为斜方形的小扁肌。一般有两头，内侧头宽，以肌质起于跟骨内侧凹陷，恰在跗长屈肌腱沟的下方。外侧头扁而窄，以腱起于跟骨结节外侧突前方和足底长韧带。多数情况下，足底方肌内、外侧头均终于跗长屈肌腱发至趾长屈肌腱深面的腱板。此腱板再行分叉，抵达趾长屈肌至二、三、四趾各腱的深面；足底方肌有时以小部分抵于趾长屈肌腱外缘。

足底区局解（四）

跗展肌和小趾展肌切除，趾长和跗长屈肌腱及足底方肌于中部切断并翻向远侧，显示跗短屈肌、跗收肌、小趾短屈肌、骨间肌和足底外侧神经深支。

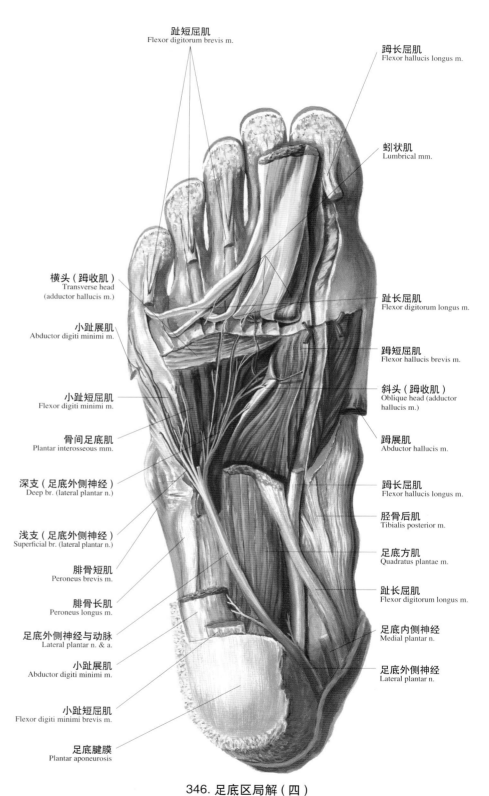

趾短屈肌
Flexor digitorum brevis m.

跗长屈肌
Flexor hallucis longus m.

蚓状肌
Lumbrical mm.

横头（跗收肌）
Transverse head
(adductor hallucis m.)

趾长屈肌
Flexor digitorum longus m.

小趾展肌
Abductor digiti minimi m.

跗短屈肌
Flexor hallucis brevis m.

小趾短屈肌
Flexor digiti minimi m.

斜头（跗收肌）
Oblique head (adductor hallucis m.)

骨间足底肌
Plantar interosseous mm.

跗展肌
Abductor hallucis m.

深支（足底外侧神经）
Deep br. (lateral plantar n.)

跗长屈肌
Flexor hallucis longus m.

胫骨后肌
Tibialis posterior m.

浅支（足底外侧神经）
Superficial br. (lateral plantar n.)

足底方肌
Quadratus plantae m.

腓骨短肌
Peroneus brevis m.

趾长屈肌
Flexor digitorum longus m.

腓骨长肌
Peroneus longus m.

足底外侧神经与动脉
Lateral plantar n. & a.

足底内侧神经
Medial plantar n.

小趾展肌
Abductor digiti minimi m.

足底外侧神经
Lateral plantar n.

小趾短屈肌
Flexor digiti minimi brevis m.

足底腱膜
Plantar aponeurosis

346. 足底区局解（四）
Topography of the plantar region of the foot

1. **跛短屈肌 (Flexor hallucis brevis m.)** 位于足底内侧缘前端皮下、跛展肌腱的外侧和深面，直接与第一跖骨相贴。此肌借一 "Y" 形腱起于骰骨跖面、腓骨长肌腱沟后部、外侧楔骨、内侧楔骨跖面及内侧肌间隔等处，向前立即扩展成为二肌腹，二肌腹之间的底面有跛长屈肌腱经过。内侧肌腹与跛展肌合成一腱，止于跛趾近节趾骨底跖面内侧；外侧肌腹与跛收肌斜头合成一腱，止于跛趾近节趾骨底跖面外侧。两腱之内各包含一扁圆形籽骨，两籽骨间借纤维软骨相连，软骨跖面形成一沟，供跛长屈肌腱在其中滑动。第一跖骨头与地接触的稳固有赖此两籽骨，籽骨约于 12 岁成骨，内侧籽骨或外侧籽骨有时劈为前后二块或三块，勿误认为骨折。

跛短屈肌二头由足底内侧神经支配。此肌除维持足纵弓外，还可屈跛趾的跖趾关节。

2. **跛收肌 (Adductor hallucis m.)** 位足底中部，分斜头及横头。斜头 (Oblique head) 呈纺缍形，被趾长屈肌腱、蚓状肌和足底方肌所掩，深面紧贴骨间肌。肌纤维起自第二、三、四跖骨底跖面和腓骨长肌腱鞘，斜向前内行，其内侧部纤维与跛短屈肌外侧肌腹合成一腱，止于外侧籽骨和跛趾近节趾骨底跖面外侧。横头 (Transverse head) 是一窄而扁平的纤维束，位于趾长屈肌腱和蚓状肌的深面，横列于第二～五跖骨头跖面，以单独肌束起自第三～五跖趾关节的足底韧带，肌纤维横行向内，与斜头合并。

跛收肌的作用是外牵跛趾并屈跛趾，使其拱起。受足底外侧神经支配。

3. **足底方肌** 形态可有变异，外侧头缺如者占 17%，内侧头缺如者占 1.0%，有长头者占 8%。长头起自腓骨，在跛长屈肌起点下方。足底方肌可使趾长屈肌腱固定于跟骨，从而增加其肌力。在行走中后足离地的瞬间，足底方肌收缩可继续使足趾跖屈。

4. **蚓状肌 (Lumbrical mm.)** 为 4 块小梭形肌，形如蚯蚓，位于足底腱膜前部的深面，夹在趾长屈肌腱中间。第一蚓状肌起自第一趾长屈肌腱内侧缘，第二、三、四蚓状肌分别起自第二～五趾长屈肌腱的相邻侧，各腱前行经跖底深横韧带跖面及外侧 4 个跖趾关节的内侧，止于相应各趾近节趾骨的内侧和趾背腱膜扩张部。蚓状肌各腱与跖趾关节囊之间有时存在蚓状肌囊 (Lumbrical bursa)。蚓状肌的作用为屈跖趾关节，伸趾间关节，并使各趾内收。第一、二蚓状肌由足底内侧神经支配，第三、四蚓状肌由足底外侧神经支配。

5. **小趾短屈肌 (Flexor digiti minimi brevis m.)** 位于足底外侧缘前部，外侧部被小趾展肌掩盖，紧贴第五跖骨跖面，为一小纺缍形肌。起自第五跖骨底跖面内侧和腓骨长肌腱鞘，其腱抵止于小趾近节趾骨底外侧。此肌可屈小趾的跖趾关节，受足底外侧神经支配。

6. **足底外侧神经深支 (Deep br. of lateral plantar n.)** 自第五跖骨底弓形向内，行于足底方肌、长屈肌腱、蚓状肌和跛收肌斜头深面，沿跖骨底与足底弓伴行，神经弓位于动脉弓近侧。深支支配第二、三、四蚓状肌、跛收肌和内侧 3 个跖骨间隙的骨间肌。

7. **足底弓 (Plantar arch)** 由足底外侧动脉终支与足背动脉的足底深支吻合形成。弓的凸面朝向前外，位足底外侧神经深支后方。由此弓向前发出 4 支跖底动脉 (Plantar metatarsal aa.)，行于跖骨间隙内与骨间肌接触。至跖趾关节，每一跖底动脉各分两条趾底动脉 (Plantar digital aa.)，滋养邻趾的相对缘。足底弓还发出 3 条穿支 (Perforating br.)，经第二、三、四跖骨间隙，与跖背动脉吻合。

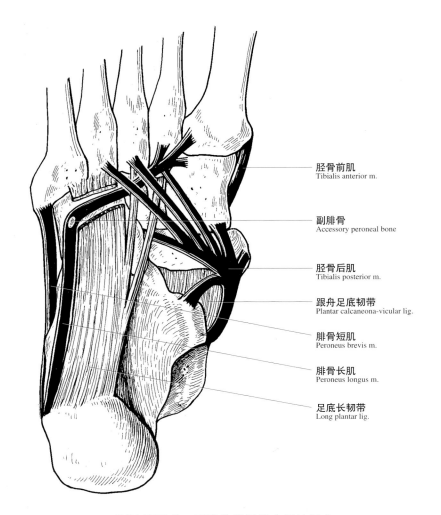

347. 胫骨前、后肌和腓骨肌在足的抵止
Insertion of the anterior and posterior tibialis and the peroneus to the foot

胫骨前肌
Tibialis anterior m.

副腓骨
Accessory peroneal bone

胫骨后肌
Tibialis posterior m.

跟舟足底韧带
Plantar calcaneona-vicular lig.

腓骨短肌
Peroneus brevis m.

腓骨长肌
Peroneus longus m.

足底长韧带
Long plantar lig.

胫骨前、后肌和腓骨肌在足的抵止

1. **胫骨前肌** 腱抵于第一跖骨底和内侧楔骨的内面，可使足内翻、背屈。

2. **胫骨后肌** 腱在跗管中行于跟舟足底韧带下方，在此处含一籽骨。腱随后分两股，浅而大的内侧股为腱的直接延续，抵于舟骨粗隆和内侧楔骨下面，有一腱束折向外后方，止于跟骨载距突前缘。深而小的外侧股连至跛短屈肌起始腱，止于中间楔骨和第二、三、四跖骨底，还有腱束抵达骰骨和外侧楔骨。胫骨后肌为强大的内翻肌，可提高足纵弓并使足强力跖屈。

3. **腓骨长肌** 腱行于骰骨下面的腓骨长肌腱沟和足底长韧带所围成的骨纤维性管内，向内行，止于内侧楔骨和第一跖骨底外面，偶尔止于第二跖骨底。腱绕过骰骨时变厚，恒定地存在一纤维软骨，且常变成籽骨，称副腓骨 (Accessory peroneal bone)，它的存在使肌腱易于变换方向，增加肌力。腓骨长肌可使足外翻、跖屈及外展。它与胫骨前肌形成一环形缰绳，对维持足横弓及调节足内、外翻起重要作用。

4. **腓骨短肌** 腱沿跟骨外面前行，走在腓骨肌滑车和腓骨长肌腱上方，止于第五跖骨粗隆，可协助足外翻、跖屈及外展。

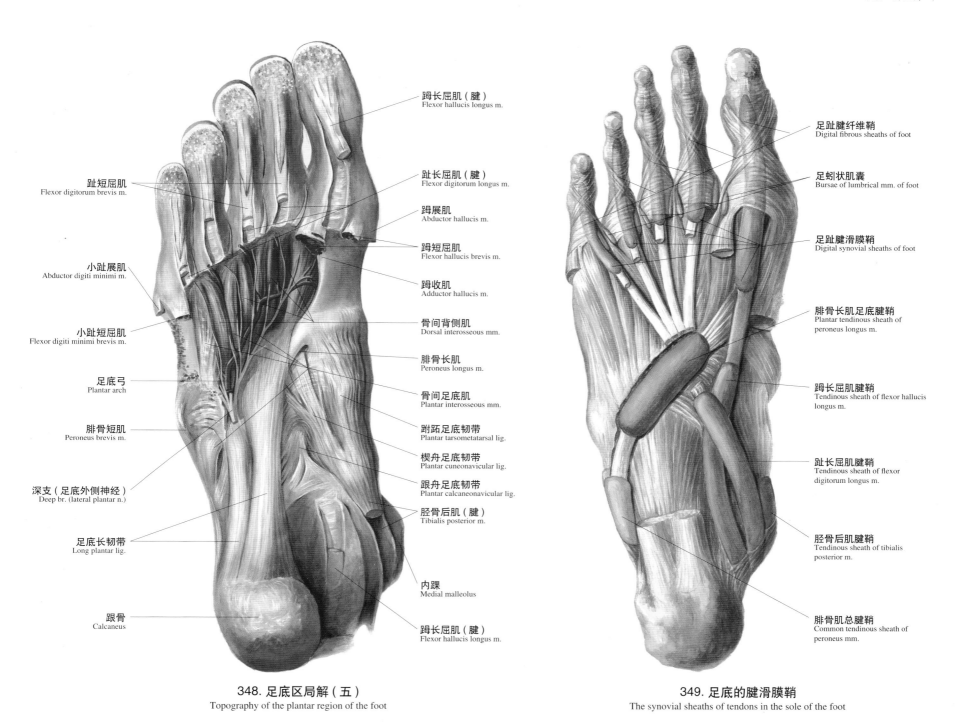

趾短屈肌
Flexor digitorum brevis m.

小趾展肌
Abductor digiti minimi m.

小趾短屈肌
Flexor digiti minimi brevis m.

足底弓
Plantar arch

腓骨短肌
Peroneus brevis m.

深支（足底外侧神经）
Deep br. (lateral plantar n.)

足底长韧带
Long plantar lig.

跟骨
Calcaneus

踇长屈肌（腱）
Flexor hallucis longus m.

趾长屈肌（腱）
Flexor digitorum longus m.

踇展肌
Abductor hallucis m.

踇短屈肌
Flexor hallucis brevis m.

踇收肌
Adductor hallucis m.

骨间背侧肌
Dorsal interosseous mm.

腓骨长肌
Peroneus longus m.

骨间足底肌
Plantar interosseous mm.

跗跖足底韧带
Plantar tarsometatarsal lig.

楔舟足底韧带
Plantar cuneonavicular lig.

跟舟足底韧带
Plantar calcaneonavicular lig.

胫骨后肌（腱）
Tibialis posterior m.

内踝
Medial malleolus

踇长屈肌（腱）
Flexor hallucis longus m.

足趾腱纤维鞘
Digital fibrous sheaths of foot

足蚓状肌囊
Bursae of lumbrical mm. of foot

足趾腱滑膜鞘
Digital synovial sheaths of foot

腓骨长肌足底腱鞘
Plantar tendinous sheath of peroneus longus m.

踇长屈肌腱鞘
Tendinous sheath of flexor hallucis longus m.

趾长屈肌腱鞘
Tendinous sheath of flexor digitorum longus m.

胫骨后肌腱鞘
Tendinous sheath of tibialis posterior m.

腓骨肌总腱鞘
Common tendinous sheath of peroneus mm.

348. 足底区局解（五）
Topography of the plantar region of the foot

349. 足底的腱滑膜鞘
The synovial sheaths of tendons in the sole of the foot

足底区局解（五）

　　足底肌除骨间肌外皆切除，可见足底外侧神经深支和足底弓，并显示胫骨后肌和腓骨长肌的抵止。

　　足骨间肌与手骨间肌相似，分骨间背侧肌与骨间足底肌两群。与手不同的是，其排列以第二趾为中心，因此，第二跖骨最不活动。

　　1. **骨间背侧肌 (Dorsal interosseous mm.)**　为4块双羽状肌，位于跖骨间隙中，以两个头起自相邻跖骨

的邻接面，二头相合经跖底深横韧带背侧，止于近节趾骨底两侧和趾背腱膜。第一骨间背侧肌抵于第二趾的近节趾骨底内侧和趾背腱膜，第二、三、四骨间背侧肌分别止于第二、三、四趾近节趾骨底外侧和趾背腱膜。在第二、三、四骨间背侧肌两头的夹角中，有跖底动脉穿支通过，到达足背。在第一骨间背侧肌两头的夹角中，有足背动脉终支穿过，到达足底。

　　2. **骨间足底肌 (Plantar interosseous mm.)**　有3块，位于跖骨间隙稍下方，每块肌肉仅与一个跖骨相连。

它们分别起自第三、四、五跖骨底及体的内侧面，经跖底深横韧带背面，止于同一趾的近节趾骨底的内侧和趾背腱膜。

　　骨间背侧肌和骨间足底肌受足底外侧神经深支支配，而第四跖骨间隙的骨间肌受足底外侧神经浅支支配。

　　骨间足底肌为内收肌，骨间背侧肌为外展肌。所谓内收、外展系以第二趾为中心，向其靠拢者为内收，从其远离者为外展。足骨间肌因足趾功能退化，远不如手骨间肌重要。

足底的腱滑膜鞘

在足底，有足趾腱滑膜鞘和腓骨长肌足底腱鞘，长屈肌腱滑膜鞘亦延续至足底。趾腱滑膜鞘周围被足趾腱鞘包裹。

1. 足趾腱纤维鞘 (Digital tendinous fibrous sheaths of foot) 为骨纤维性管，由趾深筋膜增厚而成。鞘的顶壁为趾骨，下方围以纤维束，纤维束和筋膜在侧方附着于近、中节趾骨侧缘和趾间关节的韧带。鞘后端与足底腱膜的分叉融合，前端附着于远节趾骨底。鞘包绕趾长、短屈肌腱的终末段，使腱保持于原位。

腱鞘的纤维束走向不同。对着近节和中节趾骨的纤维束较强韧，横行，称此为指纤维鞘环状部 (Annular part of digital fibrous sheaths)；对着趾间关节的纤维束薄弱，斜行交叉，称此为指纤维鞘交叉部 (Cruciform part of digital fibrous sheaths)。

2. 足趾腱滑膜鞘 (Digital tendinous synovial sheaths of foot) 位于足趾腱纤维鞘与趾骨骨面形成的骨纤维管中，起自跖趾关节近侧，远端终于中节趾骨平面。在拇趾，鞘中包裹拇长、短屈肌腱。在其他四趾，包裹有趾长、短屈肌腱。趾滑膜鞘为一双层圆筒，壁层衬于骨纤维鞘内面，腱层包裹肌腱，两层在腱与骨面之间相互移行，形成腱纽 (Vincula tendinum)，为血管神经进入肌腱的通路。鞘内含有少量滑液，肌腱在鞘内活动自如。

3. 腓骨长肌足底腱鞘 (Plantar tendinous sheath of peroneus longus m.) 包绕腓骨长肌腱横过足底的一段，位骰骨跖面的腓骨长肌腱沟与足底长韧带所围成的骨纤维管内。

第五节　足部关节韧带

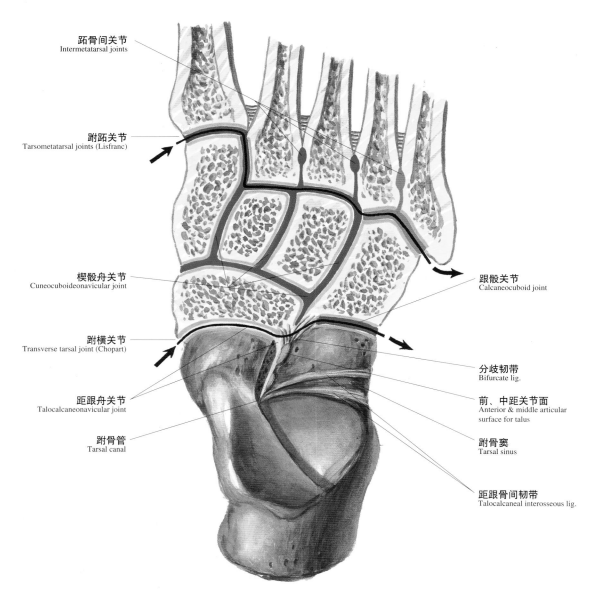

350. 足的关节和滑膜腔（距骨外部切除，前部跗骨和跖骨水平切除）
Joints and synovial cavities of the foot

足部的关节

足部关节包括距下关节、距跟舟关节、跟骰关节、楔骰舟关节、跗跖关节、跖骨间关节、跖趾关节和趾间关节。但就关节腔而言，不完全与关节一致，有时不同关节的关节腔相通，有时同一关节的关节腔分离。在足后部跗骨和跖骨相互间，计有6个关节腔。

（1）距下关节：又称距跟关节，由距骨后跟关节面与跟骨后距关节面构成，有单独的关节腔。

（2）距跟舟关节：包括距跟中、前关节和距舟关节，三者共同包含在一个关节囊中。

（3）跟骰关节：有单独的关节腔。

（4）楔骰舟关节：由楔舟关节、骰舟关节、楔间关节和楔骰关节组成，关节腔彼此相通。另外，第二、三跗跖关节和第二、三跖骨间关节亦与此腔相通。

（5）内侧楔骨与第一跖骨底间的跗跖关节：具有独立的关节腔。

（6）骰骨与第四、五跖骨底之间的跗跖关节：具有单独的关节腔。第四跖骨间关节亦与此腔相通。

跗横关节 (Chopart) 由跟骰关节及距跟舟关节联合而成。两关节的关节腔互不相通，因此，在解剖学上实为两个独立的关节，但两个关节的关节隙居于一个曲线上，关节线弯曲如横置的"S"形，内侧部凸向前，外侧部凸向后，临床上常沿此关节线进行截肢手术。

图中标注：
- 跖骨间关节 Intermetatarsal joints
- 跗跖关节 Tarsometatarsal joints (Lisfranc)
- 楔骰舟关节 Cuneocuboideonavicular joint
- 跗横关节 Transverse tarsal joint (Chopart)
- 距跟舟关节 Talocalcaneonavicular joint
- 跗骨管 Tarsal canal
- 跟骰关节 Calcaneocuboid joint
- 分歧韧带 Bifurcate lig.
- 前、中距关节面 Anterior & middle articular surface for talus
- 跗骨窦 Tarsal sinus
- 距跟骨间韧带 Talocalcaneal interosseous lig.

踝（距小腿）关节

踝（距小腿）关节 (Talocrural joint) 为一轴性屈戌关节。胫骨下关节面和胫、腓骨内、外踝关节面构成踝穴，距骨滑车构成关节头。

两踝间的距离即踝间径，男性平均 73.1 mm，女性平均 66.0 mm。两踝关节面呈向前开放约 25° 角。内踝宽而短，较为坚强，外踝细而长。内踝高径男性平均 82.8 mm，女性平均 73.9 mm；外踝高径男性平均 68.8 mm，女性平均 63.6 mm。外踝比内踝低，并稍靠后，因此，通过内、外踝的踝关节横轴斜向后外约 20°。

距骨滑车关节面呈鞍状，前宽后窄，前端比后端宽约 2 mm。关节面在前后方向上微凸，在横向上微凹，中央有一纵沟，与足的长轴一致，向前外偏斜，距骨头、颈则朝前内偏斜，因此，距骨本身呈现扭曲。距骨内踝关节面基本居矢状面上，它与滑车上面呈锐角相交。距骨外踝关节面斜向前外方，微凹。

踝关节囊围绕关节周围，近端起自胫骨下关节面和内、外踝关节面周缘，远端止下距骨滑车关节面周缘和距骨颈上面，距骨颈位于囊内。关节囊前后薄弱，两侧被韧带增强。滑膜衬于囊的内面，上部突入于胫腓骨间隙约 6 mm，但胫腓骨骺线居关节囊外；下部达距骨颈，因此，足跖屈时，踝前切口甚易进入关节腔。关节面之间有滑膜皱襞和脂肪垫，但踝关节周围无重要滑膜囊。

关节囊被下列韧带增强：

1. **内侧（三角）韧带** [Medial (deltoid) lig.] 居踝关节内侧、前方和后方。自内踝呈扇形向下，止于距骨、舟骨和跟骨，坚固地弥补了内踝短缺的部分。可分下列四部：

（1）胫距前部 (Anterior tibiotalar part)：自内踝前缘向前下止于距骨颈后部，恰在距骨内踝关节面前方。有些纤维越过距舟关节至舟骨。

（2）胫距后部 (Posterior tibiotalar part)：相当于外侧的距腓后韧带，但较短。起自内踝外面的窝，向后附于距骨内侧面及距骨后突内侧结节。其强韧程度有较大变化。

（3）胫舟部 (Tibionavicular part)：位于前部浅层，起自内踝前缘，斜向前下，止于舟骨粗隆和跟舟跖侧韧带内侧缘。

（4）胫跟部 (Tibiocalcanean part)：位于中部浅层，肥厚而坚韧，起自内踝尖，向下止于跟骨载距突。因之，胫跟部像外侧的跟腓韧带，不附于距骨。此韧带从内侧加强踝关节，有防止足向后脱位的作用。其下部附着点坚厚，永不会剥离，但其内踝附着点可发生完全断裂。

2. **外侧的副韧带** 包括距腓前、后韧带和跟腓韧带。

（1）距腓前韧带 (Anterior talofibular lig.)：位关节外侧，起自外踝前缘，水平走向前内，止于距骨颈外面紧靠距骨外踝关节面前方。较为软弱，足跖屈及内

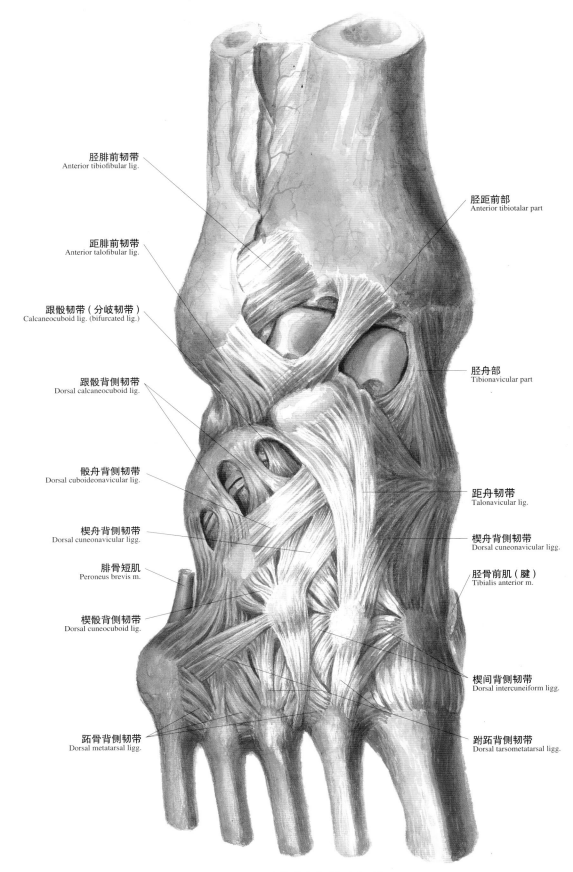

胫腓前韧带
Anterior tibiofibular lig.

距腓前韧带
Anterior talofibular lig.

跟骰韧带（分岐韧带）
Calcaneocuboid lig. (bifurcated lig.)

跟骰背侧韧带
Dorsal calcaneocuboid lig.

骰舟背侧韧带
Dorsal cuboideonavicular lig.

楔舟背侧韧带
Dorsal cuneonavicular ligg.

腓骨短肌
Peroneus brevis m.

楔骰背侧韧带
Dorsal cuneocuboid lig.

跖骨背侧韧带
Dorsal metatarsal ligg.

胫距前部
Anterior tibiotalar part

胫舟部
Tibionavicular part

距舟韧带
Talonavicular lig.

楔舟背侧韧带
Dorsal cuneonavicular ligg.

胫骨前肌（腱）
Tibialis anterior m.

楔间背侧韧带
Dorsal intercuneiform ligg.

跗跖背侧韧带
Dorsal tarsometatarsal ligg.

351. 足的关节和韧带（背面）
Joints and ligaments of the foot (Dorsal aspect)

距舟韧带
Talonavicular lig.

楔舟背侧韧带
Dorsal cuneonavicular ligg.

内侧楔骨
Medial cuneiform bone

跗跖背侧韧带
Dorsal tarsometatarsal ligg.

胫距前部
Anterior tibiotalar part

胫舟部
Tibionavicular part

胫跟部
Tibiocalcanean part

胫距后部
Posterior tibiotalar part

内侧（三角）韧带
Medial (deltoid) lig.

舟骨
Navicular bone

胫骨后肌（腱）
Tibialis posterior m.

跟骨结节
Calcaneal tuberosity

足底长韧带
Long plantar lig.

胫骨前肌（腱）
Tibialis anterior m.

楔舟足底韧带
Plantar cuneonavicular ligg.

352. 足的关节和韧带（内侧面）
Joints and ligaments of the foot (Medial aspect)

翻时容易损伤。

（2）距腓后韧带（Posterior talofibular lig.）：为外侧三束韧带中最强者，位置较深。起自外踝内面的指状窝，水平向后内，经距骨后面，止于距骨后突外侧结节，较胫距后部稍长，两者均与跗长屈肌腱鞘融合。此韧带在外踝的附着点甚为坚强，因之，距骨与外踝难于分离。当足极度背屈、内翻或踝关节完全脱位时，此韧带受到最大应力。

（3）跟腓韧带（Calcaneofibular lig.）：为一强韧的圆形纤维索，一般长12 mm，宽5 mm，起自外踝尖前方的压迹，行向后下方，达跟骨外面中部的结节，其长轴与腓骨长轴呈向后10°～40°角，它的形状和方向与膝关节的腓侧副韧带相似。腓骨长、短肌腱跨过它的表面。

跟腓韧带位于踝关节运动轴后方，在足背屈时紧张，足跖屈时松弛。在重荷位时，跟腓韧带呈松弛状态，允许跟骨作旋后运动；当跟骨随足旋后时，跟腓韧带呈垂直位并绷紧，此时，可用手指在外踝下方摸到绷紧的腓骨肌腱和跟腓韧带。同时它的机械效应得到改善，韧带在方向上的这一变化是由距跟舟关节运动轴的斜位引起的。

跟腓韧带的形状、大小和方向可有变异。多呈索状，亦可为扇形；方向可垂直向下（0°），亦可垂直向后（80°～90°）；足旋后时的紧张程度也因人而异。有的人先天性跟腓韧带松弛，有的人踝关节可过度活动，跟腓韧带也可能较长。当足过度内翻时，此韧带可引起扭伤或破裂，韧带的破裂可导致关节脱位，因此，修复这条韧带甚为重要。

足 的 关 节 和 韧 带

一、距下关节

距下关节（Subtalar joint）又称距跟关节（Talocalcaneal joint），由距骨凹陷的后跟关节面与跟骨凸隆的后距关节面构成。关节囊薄而松弛，附着于关节面周缘。纤维膜内面衬有一层滑膜，距下关节有一单独的关节腔。关节囊周围有一些短韧带把两骨牢固相连。

二、距跟舟关节

距跟舟关节（Talocalcaneonavicular joint）介于距骨头、颈与跟骨和舟骨之间，距骨头很适合地活动于由

舟骨后关节面、跟骨前距关节面、中距关节面和跟舟足底韧带所组成的凹窝中。关节的位置可由距骨头来判断，在足内翻时，在胫骨下端前方3 cm处可以看到和摸到距骨头。关节囊附于上述关节面周缘，连结上述三骨并围成一总的关节腔。关节周围借距舟韧带、跟舟跖侧韧带等连结。

距舟关节因为是距骨前关节面与跟骨前关节面相连，还与距骨下面和跟骨上面的前两个关节面包含在一个关节囊中，因此统称距跟舟关节。距舟关节是一典型的球窝关节，对足的内外翻起很大作用，但因为受周围骨骼及韧带的限制，活动不如一般球窝关节那样灵活。

（1）跗骨窦（Tarsal sinus）：是一锥形腔隙，位足外侧面距骨颈和跟骨前外面之间。其界限是：底为跟骨上面，恰在骰关节面后方，内界为距骨颈，上界为距骨体，外界为距骨外侧突。

（2）跗骨管（Tarsal canal）：为跗骨窦向后内侧缩窄形成的管，开口于跟骨载距突后方。管长15～20 mm，宽3～5 mm，高10～15 mm。前界为距跟舟关节囊后壁，后界为距下关节囊前壁，顶为距骨沟，底为跟骨沟。

跗骨窦和跗骨管的长轴与跟骨外侧面形成约45°角。

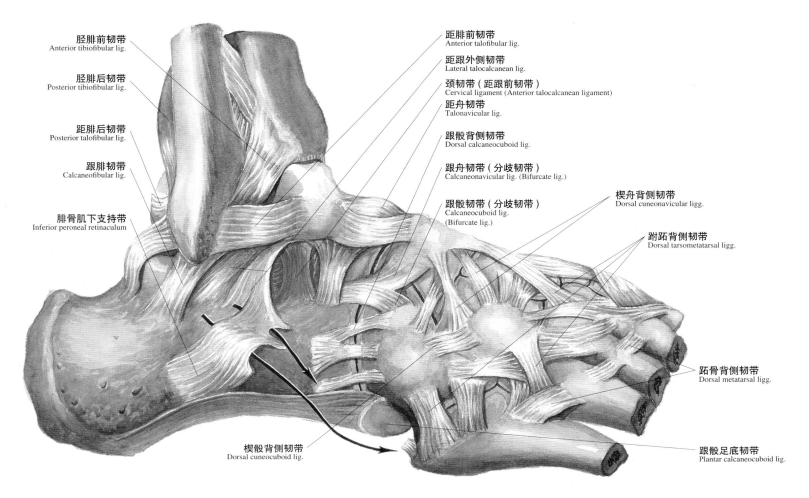

胫腓前韧带 Anterior tibiofibular lig.	距腓前韧带 Anterior talofibular lig.
胫腓后韧带 Posterior tibiofibular lig.	距跟外侧韧带 Lateral talocalcanean lig.
距腓后韧带 Posterior talofibular lig.	颈韧带（距跟前韧带）Cervical ligament (Anterior talocalcanean ligament)
跟腓韧带 Calcaneofibular lig.	距舟韧带 Talonavicular lig.
腓骨肌下支持带 Inferior peroneal retinaculum	跟骰背侧韧带 Dorsal calcaneocuboid lig.
楔骰背侧韧带 Dorsal cuneocuboid lig.	跟舟韧带（分歧韧带）Calcaneonavicular lig. (Bifurcate lig.)

跟骰韧带（分歧韧带）Calcaneocuboid lig. (Bifurcate lig.)
楔舟背侧韧带 Dorsal cuneonavicular ligg.
跗跖背侧韧带 Dorsal tarsometatarsal ligg.
跖骨背侧韧带 Dorsal metatarsal ligg.
跟骰足底韧带 Plantar calcaneocuboid lig.

353. 足的关节和韧带（外侧面）
Joints and ligaments of the foot (Lateral aspect)

窦和管的容积为 10 ml。在这狭窄的间隙中，紧密配列着一些韧带、结缔组织和血管。韧带有距跟骨间韧带、颈韧带、跗骨管韧带和伸肌下支持带的三个根。

距骨和跟骨之间的韧带

距跟二骨之间，借短而强有力的韧带相连，这些韧带在走、跑、跳时，承受着强大的应力。

（1）距跟骨间韧带（Interosseous talocalcanean lig.）：是距跟两骨之间最强大的韧带，横位于跗骨窦内，呈四边形，由前、后两束组成。前束附于跟骨前距关节面后方，致密的纤维斜向上前外行，止于距骨颈下面。后束附于跟骨后距关节面前方，粗大纤维斜向上后外行，止于距骨后跟关节面前方。

距跟骨间韧带对于休息和活动时稳定距下关节起重要作用。它位于距、跟两骨之间的中心，并居于小腿长轴的延长线上。身体重力从小腿通过距骨滑车及距骨下方的关节面传递到跟骨，因此，距跟骨间韧带承受强大的应力，容易受到牵张和扭伤。

（2）距跟内侧韧带（Medial talocalcanean lig.）：细而强韧，起自距骨后突的内侧结节，斜向前下方，止

于跟骨载距突后部和跟骨内面。此韧带的纤维与三角韧带交织，构成踇长屈肌腱沟底壁的一部分。

（3）距跟外侧韧带（Lateral talocalcanean lig.）：为短而扁的纤维束，起自距骨外侧突，斜向下后，行于跟腓韧带前上方并与之平行。止于跟骨体侧面。此韧带有防止足向后脱位的作用。

（4）颈韧带（Cervical ligament）：或称距跟前韧带（Anterior talocalcanean lig.），它是一强韧而具有弹性的韧带，平均长 1.96 mm，宽 11.6 mm，厚 2.8 mm，宽为厚的 4 倍。此韧带完全位于跗骨窦内，但居关节囊外，连结跟骨上面与距骨颈下面。下方附于跟骨上面的颈嵴（cervical crest）、恰在趾短伸肌的前方，向上内行，止于距骨颈下外面的结节，颈韧带与水平面成 45°角。此韧带易于弯曲，富有弹性，它的作用可限制足的内翻。

（5）跗骨管韧带（Lig. of the tarsal canal）：位于跗骨管内，关节囊外，韧带平均长 15 mm，宽 5.6 mm，厚 1.6 mm。外端附于跗骨管的底，纤维向内上行约 5 mm；内端附于跗骨管的顶。跗骨管韧带的位置由于靠近距跟舟关节运动轴，因此，它对足的内翻或外翻

起的限制作用很小或不起作用，主要维持距骨和跟骨在各种位置中的并列。

（6）距跟斜束（Oblique talocalcanean band）：过去未见记载。此束外端与伸肌下支持带一道，附于跟骨上面上结节后方，向外行，外端与跗骨管韧带一道抵于跗骨管的顶（Cahill, 65）。此束较小，功能意义不大。

三、跟骰关节

跟骰关节（Calcaneocuboid joint）由跟骨前方的骰关节面和骰骨后关节面连结而成。为一鞍状关节，关节面位于第五跖骨粗隆后方 2 cm，关节囊附于关节面周围，构成一单独的关节腔。关节囊的背侧有跟骰背侧韧带增强，关节囊的跖面有跟骰足底韧带（足底短韧带）增强；此外，分歧韧带的跟骰韧带和足底长韧带等对跟骰关节亦起稳固作用。

四、楔骰舟关节

楔骰舟关节（Cuneocuboideonavicular joint）由楔舟关节、骰舟关节、楔间关节和楔骰关节等组成，关节腔彼此相通。楔舟关节为舟骨前关节面与 3 个楔骨后关节面连结而成，为变形的平面关节。舟骨远侧面呈

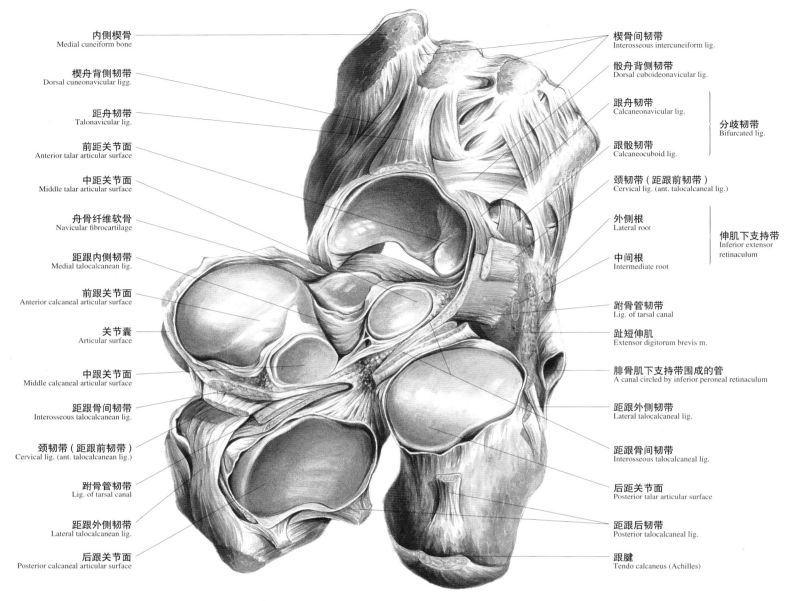

内侧楔骨
Medial cuneiform bone

楔舟背侧韧带
Dorsal cuneonavicular ligg.

距舟韧带
Talonavicular lig.

前距关节面
Anterior talar articular surface

中距关节面
Middle talar articular surface

舟骨纤维软骨
Navicular fibrocartilage

距跟内侧韧带
Medial talocalcanean lig.

前跟关节面
Anterior calcaneal articular surface

关节囊
Articular surface

中跟关节面
Middle calcaneal articular surface

距跟骨间韧带
Interosseous talocalcanean lig.

颈韧带（距跟前韧带）
Cervical lig. (ant. talocalcanean lig.)

跗骨管韧带
Lig. of tarsal canal

距跟外侧韧带
Lateral talocalcanean lig.

后跟关节面
Posterior calcaneal articular surface

楔骨间韧带
Interosseous intercuneiform lig.

骰舟背侧韧带
Dorsal cuboideonavicular lig.

跟舟韧带
Calcaneonavicular lig.

跟骰韧带
Calcaneocuboid lig.

分歧韧带
Bifurcated lig.

颈韧带（距跟前韧带）
Cervical lig. (ant. talocalcanean lig.)

外侧根
Lateral root

中间根
Intermediate root

伸肌下支持带
Inferior extensor retinaculum

跗骨管韧带
Lig. of tarsal canal

趾短伸肌
Extensor digitorum brevis m.

腓骨肌下支持带围成的管
A canal circled by inferior peroneal retinaculum

距跟外侧韧带
Lateral talocalcanean lig.

距跟骨间韧带
Interosseous talocalcanean lig.

后距关节面
Posterior talar articular surface

距跟后韧带
Posterior talocalcanean lig.

跟腱
Tendo calcaneus (Achilles)

354. 距下关节和距跟舟关节（距骨被翻向内侧）
Subtalar joint and talocalcaneonavicular joint

凸形，借低嵴分成 3 个小面，与楔骨近侧凹面相关节。骰舟二骨之间经常为韧带联合，形成关节者也不少见。3 个楔骨之间组成楔间关节，近似平面关节，但关节面稍有弧度。外侧楔骨外侧面与骰骨内侧缘组成楔骰关节。此外第二、三跗跖关节和第二、三跖骨间关节亦与楔骰舟关节腔相通。

跗骨间的韧带

（1）跟骰背侧韧带（Dorsal calcaneocuboid lig.）：连结跟、骰两骨的上面，增强关节囊。

（2）跟骰足底韧带（Plantar calcaneocuboid lig.）：亦称足底短韧带，呈扇形，位足底长韧带深面，贴跟、骰两骨，与足底长韧带之间有少量疏松组织相隔。它是短而宽的韧带，极为强韧，起自跟骨前结节止于骰

骨沟之后，此韧带对维持足的外侧纵弓起一定作用。

（3）足底长韧带（Long plantar lig.）：是足部最长的韧带，后方附于跟骨跖面，恰在跟骨结节内、外侧突的前方。深部纤维向前附着于骰骨下面的锐嵴和骰骨粗隆上，浅部纤维继续前行，跨越骰骨的腓骨长肌腱沟，止于第三、四、五跖骨底。浅、深两部纤维之间作成一沟，腓骨长肌腱即由此沟通过。足底长韧带越过跟骰关节及骰跖关节的下面，有较大强度，对维持足的外侧纵弓起重要作用。

（4）分歧韧带（Bifurcated lig.）：是一弹性纤维束，连于跟骨与舟、骰两骨之间。起于跟骨上面前部，向前分为内外两部：外侧部为跟骰韧带，内侧部为跟舟韧带。跟骰韧带（Calcaneocuboid lig.）抵于骰骨内侧背面；跟舟韧带（Calcaneonavicular lig.）斜向前内方，止于舟

骨背外侧面。分歧韧带为连结第一列跗骨和第二列跗骨的主要韧带，被认为是跗横关节的钥匙，通过跗横关节截肢时，必须切断此韧带。

（5）跟舟足底韧带（Plantar calcaneonavicular lig.）：强韧而肥厚，由纤维软骨构成。起自跟骨载距突前缘，止于舟骨下面和内侧面。此韧带连接跟骨与舟骨，位于距骨头下方。韧带上面有三角形纤维软骨，与距骨头相接，构成距跟舟关节窝的一部分。韧带内侧缘与踝关节的内侧（三角）韧带前部纤维相移行，外侧缘与分歧韧带的跟舟韧带愈合，下面的内侧与胫骨后肌腱相贴，下面的外侧与𧿹长屈肌腱和趾长屈肌腱相贴。此韧带是维持足内侧纵弓的重要结构。胫骨后肌腱对该韧带及对距骨都有支持作用。由于胫骨后肌麻痹，对韧带失去支持，

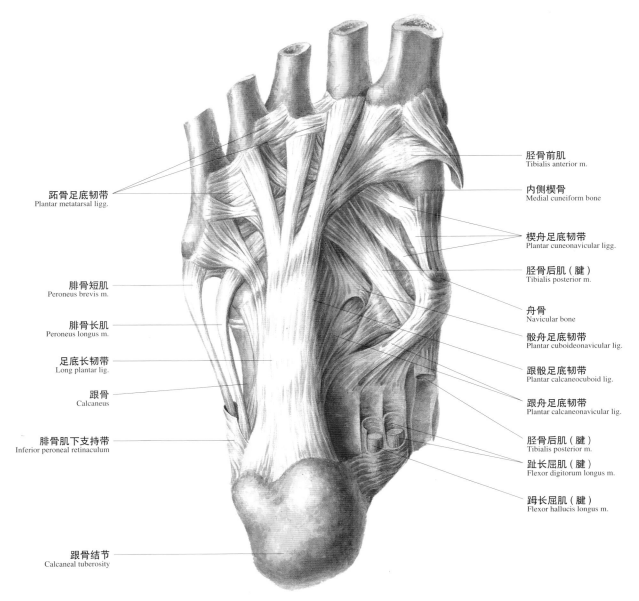

胫骨前肌
Tibialis anterior m.

内侧楔骨
Medial cuneiform bone

楔舟足底韧带
Plantar cuneonavicular ligg.

胫骨后肌（腱）
Tibialis posterior m.

舟骨
Navicular bone

骰舟足底韧带
Plantar cuboideonavicular lig.

跟骰足底韧带
Plantar calcaneocuboid lig.

跟舟足底韧带
Plantar calcaneonavicular lig.

胫骨后肌（腱）
Tibialis posterior m.

趾长屈肌（腱）
Flexor digitorum longus m.

踇长屈肌（腱）
Flexor hallucis longus m.

跖骨足底韧带
Plantar metatarsal ligg.

腓骨短肌
Peroneus brevis m.

腓骨长肌
Peroneus longus m.

足底长韧带
Long plantar lig.

跟骨
Calcaneus

腓骨肌下支持带
Inferior peroneal retinaculum

跟骨结节
Calcaneal tuberosity

355. 足的关节韧带足底面（一）
Joints and ligaments of the foot(Plantar aspect)

加上距骨头的长期压迫，因此可引起平足症。

（6）楔舟背侧韧带（Dorsal cuneonavicular ligg.）：为 3 条细而强韧的韧带，起自舟骨上面，向前外方，止于 3 个楔骨的上面。其中最内侧束位于关节内侧，与楔舟足底韧带相接近。

（7）楔舟足底韧带（Plantar cuneonavicular ligg.）：位于足的跖侧，连结舟骨下面与 3 个楔骨，并被来自胫骨后肌腱的几条纤维所增强。

（8）骰舟背侧韧带（Dorsal cuboideonavicular lig.）：起自舟骨上面，斜向前外方，止于骰骨上面。

（9）骰舟足底韧带（Plantar cuboideonavicular lig.）：为一强韧的韧带，起自舟骨下面，横向外方，止于骰骨内侧面及下面。

（10）楔间背侧韧带（Dorsal intercuneiform ligg.）：有 2 条，连结 3 个楔骨上面之间。

（11）楔间足底韧带（Plantar intercuneiform ligg.）：很强韧，连结内侧楔骨底与中间和外侧楔骨尖之间，这两条韧带被胫骨后肌腱的纤维增强。

（12）楔骨间韧带（Interosseous intercuneiform ligg.）：为两条强韧的韧带，连结 3 个楔骨的相对面之间。

（13）楔骰背侧韧带（Dorsal cuneocuboid ligg.）：连结外侧楔骨与骰骨上面。

（14）楔骰足底韧带（Plantar cuneocuboid lig.）：连结外侧楔骨尖与骰骨内侧面之间、后方与骰舟足底韧带愈合。

五、跗跖关节

跗跖关节（Tarsometatarsal joints）为前方 5 块跖骨和后方 4 块跗骨（3 块楔骨、1 块骰骨）共同组成的联合关节。由三部分组成，第一个关节位于内侧楔骨前面与第一跖骨底之间，第二个关节位于中间和外侧楔骨前面与第二、三跖骨底之间，第三个关节位于骰骨前面与第四、五跖骨底之间。这几个关节属变形的平面关节，居于从踇趾跗跖关节到第五跖骨粗隆的弧形连线上，但是，第二跖骨底与中间楔骨的关节面位于此线近侧 2～3 cm 处。第一个关节具有单独的关节囊和滑膜腔，第二个关节的关节腔与楔间关节和楔舟关节的滑膜腔相通，但借楔跖骨间韧带与第三个关节腔分离；第三个关节的关节腔与楔骰关节和骰舟关节相通。

跗跖关节被下列韧带增强：

（1）跗跖背侧韧带（Dorsal tarsometatarsal ligg.）：由一

跖骨足底韧带
Plantar metatarsal ligg.

跗跖足底韧带
Plantar tarsometatarsal ligg.

楔骰足底韧带
Plantar cuneocuboid lig.

跟骰足底韧带
Plantar calcaneocuboid lig.

足底长韧带
Long plantar lig.

跟骨
Calcaneus

内侧楔骨
Medial cuneiform bone

楔间足底韧带
Plantar intercuneiform ligg.

楔舟足底韧带
Plantar cuneonavicular ligg.

骰舟足底韧带
Plantar cuboideonavicular lig.

跟舟足底韧带
Plantar calcaneonavicular lig.

跗长屈肌腱沟
Groove for flexor hallucis longus m.

趾长屈肌腱沟
Groove for flexor digitorum longus m.

距跟内侧韧带
Medial talocalcanean lig.

356. 足的关节韧带足底面（二）
Joints and ligaments of the foot (Plantar aspect)

些扁宽的纤维束组成，第二跖骨接受来自 3 个楔骨的 3 条纤维束，第三跖骨接受来自外侧楔骨的一条纤维束，第四跖骨接受来自外侧楔骨和骰骨的两条纤维束，第五跖骨接受来自骰骨的一条纤维束，而第一跖骨底背面只有关节囊，没有跗跖背侧韧带增强，内侧楔骨与第二跖骨间的背侧韧带被认为是跗跖关节外科手术时的关键韧带。

（2）跗跖足底韧带（Plantar tarsometatarsal ligg.）：由一些纵的和斜的强韧的纤维束组成，不如背侧韧带规则。第一跖骨和第二跖骨的足底韧带最强，斜行，分别由内侧楔骨连接到第二、三跖骨底，另一些较小的纤维束，从骰骨连接到第四、五跖骨底。

（3）楔跖骨间韧带（Interosseous cuneometatarsal ligg.）：有 3 条，第一条最强，从内侧楔骨外侧面连到第二跖骨底的内侧角，最恒定；第二条从外侧楔骨内侧面连到第二跖骨外侧角，它使第二个跗跖关节呈不完全分割，此韧带不太恒定；第三条从外侧楔骨外侧角连到第三、四跖骨底之间。

六、跖骨间关节

跖骨间关节（Intermetatarsal joints）有 3 个，位于第二、三、四、五跖骨底之间，无独立的关节囊和关节腔，常与跗跖关节相通。关节只能作轻微的滑动，关节周围被韧带增强。

第一跖骨底与第二跖骨底之间未形成关节，也不借韧带连结，有时在第一跖骨底外侧与第二跖骨干内侧之间有一小滑膜囊。跗趾类似拇指，在运动上比其余 4 趾稍有独立性。

（1）跖骨间韧带（Interosseous metatarsal ligg.）：由强韧的横纤维束构成，连结第二至第五跖骨底相对面的粗糙部。

（2）跖骨背侧韧带（Dorsal metatarsal ligg.）：连结第二至第五跖骨底背面。

（3）跖骨足底韧带（Plantar metatarsal ligg.）：很强韧，连结第二至第五跖骨底的下面。

第六节　足部动脉和造影

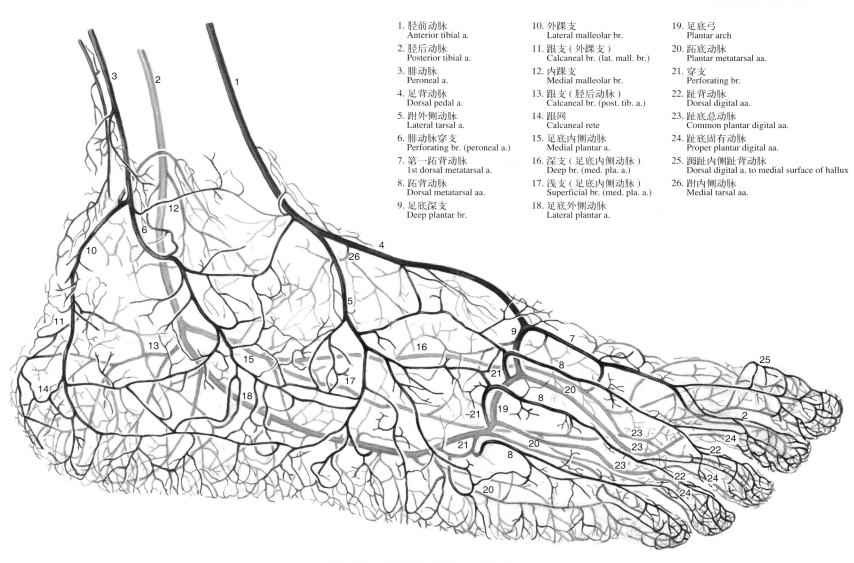

1. 胫前动脉
Anterior tibial a.
2. 胫后动脉
Posterior tibial a.
3. 腓动脉
Peroneal a.
4. 足背动脉
Dorsal pedal a.
5. 跗外侧动脉
Lateral tarsal a.
6. 腓动脉穿支
Perforating br. (peroneal a.)
7. 第一跖背动脉
1st dorsal metatarsal a.
8. 跖背动脉
Dorsal metatarsal aa.
9. 足底深支
Deep plantar br.

10. 外踝支
Lateral malleolar br.
11. 跟支（外踝支）
Calcaneal br. (lat. mall. br.)
12. 内踝支
Medial malleolar br.
13. 跟支（胫后动脉）
Calcaneal br. (post. tib. a.)
14. 跟网
Calcaneal rete
15. 足底内侧动脉
Medial plantar a.
16. 深支（足底内侧动脉）
Deep br. (med. pla. a.)
17. 浅支（足底内侧动脉）
Superficial br. (med. pla. a.)
18. 足底外侧动脉
Lateral plantar a.

19. 足底弓
Plantar arch
20. 跖底动脉
Plantar metatarsal aa.
21. 穿支
Perforating br.
22. 趾背动脉
Dorsal digital aa.
23. 趾底总动脉
Common plantar digital aa.
24. 趾底固有动脉
Proper plantar digital aa.
25. 跗趾内侧趾背动脉
Dorsal digital a. to medial surface of hallux
26. 跗内侧动脉
Medial tarsal aa.

357. 足部动脉铸型写生（外面观）
Fascimile of the arterial cast of the foot (Lateral view)

足背的动脉

足背动脉 (Dorsal pedal a.) 胫前动脉经小腿伸肌支持带深面和踝关节前方，在两踝中间的支持带下缘，易名足背动脉。越过距骨、舟骨及中间楔骨，与腓深神经伴行，至第一跖骨间隙的近侧，穿至足底以终。足背动脉起始处外径左侧平均 3.2 mm，右侧平均 3.3 mm；中部外径平均 2.5 mm；发出跗外侧动脉后，外径平均 1.8 mm。

足背动脉伴以两条足背静脉，血管浅面覆以皮肤、浅筋膜和伸肌下支持带，靠近终端处还覆以跗短伸肌腱。动脉内侧界为跗长伸肌腱，外侧界为趾长伸肌腱（最内侧的腱）和腓深神经（内侧终支）。从内、外踝之间的中点至第一跖骨间隙近侧端，可摸及足背动脉的搏动。

足背动脉发出下列分支：

1. 外踝前动脉 (Anterior lateral malleolar a.) 作为第一个分支起自足背动脉，占 59.99%。多为一条，有时为两条，分别起自胫前动脉和足背动脉，占 22%。此动脉经趾长伸肌和腓骨第三肌腱后方，分布于踝关节外侧、跗骨窦和趾短伸肌起端，并与腓动脉穿支和跗外侧动脉升支吻合。

2. 内踝前动脉 (Anterior medial malleolar a.) 作为第一个分支起自足背动脉者，占 58.90%，约起自踝关节下方 5 cm。但有少数可起自胫前动脉。经跗长伸肌腱和胫骨前肌腱后方，分布于踝关节内侧，于此与胫后动脉和足底内侧动脉的分支吻合。

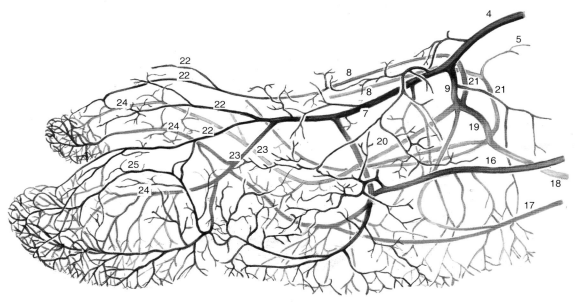

编号	中文	英文
4.	足背动脉	Dorsal pedal a.
5.	跗外侧动脉	Lateral tarsal aa.
6.	腓动脉穿支	Perforating br. (peroneal a.)
7.	第一跖背动脉	1st dorsal metatarsal a.
8.	跖背动脉	Dorsal metatarsal aa.
9.	足底深支	Deep plantar br.
10.	外踝支（腓动脉）	Lateral malleolar brr. (pero. a.)
11.	跟支（外踝支）	Calcaneal brr. (lateral malleolar brr.)
12.	内踝支（胫后动脉）	Medial malleolar brr. (post. tib. a.)
13.	跟支（内踝支）	Calcaneal br. (medial malleolar brr.)
14.	跟网	Calcaneal rete
15.	足底内侧动脉	Medial plantar a.
16.	深支（足底内侧动脉）	Deep br. (med. pla. a.)
17.	浅支（足底内侧动脉）	Superficial br. (med. pla. a.)
18.	足底外侧动脉	Lateral plantar a.
19.	足底弓	Plantar arch
20.	跖底动脉	Plantar metatarsal aa.
21.	穿支	Perforating br.
22.	趾背动脉	Dorsal digital aa.
23.	趾底总动脉	Common plantar digital aa.
24.	趾底固有动脉	Proper plantar digital aa.
25.	踇趾内缘趾背动脉	Dorsal digital a. to medial surface of hallux
26.	跗内侧动脉	Medial tarsal aa.

358. 足部动脉铸型写生（前足内面观）
Fascimile of the arterial cast of the foot (Medial view of anterior foot)

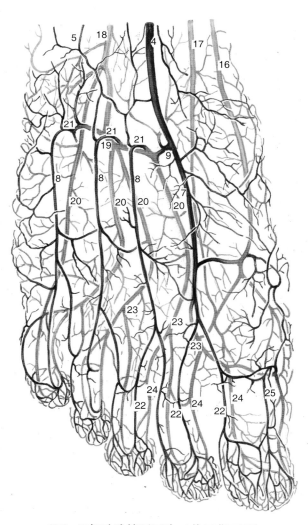

359. 足部动脉铸型写生（前足背面观）
Fascimile of the arterial cast of the foot (Dorsal view of anterior foot)

内、外踝前动脉作为足背动脉的分支比作为胫前动脉的分支较为恰当。

3. 跗外侧动脉 (Lateral tarsal a.) 是足背动脉较大分支，多为两支，往往为第 2～4 跖背动脉的起源。近侧支口径平均 1.8 mm，近侧支必定大于远侧支。按动脉起点位置，可有高、中、低位之分。以中位为多（占 81.7%），即平距骨头、颈结合处由足背动脉发出，经趾短伸肌深面至足外侧缘，并穿腓骨长肌腱和骰骨之间到足底。沿途发支滋养趾短伸肌、跗骨及跖骨间隙，并与弓形动脉、外踝前动脉、足底外侧动脉和腓动脉穿支等吻合。在高位近踝关节处发出者较少，占 9.81%；在 37.4% 例中，动脉属低位，即平距舟关节的远侧发出，末端一般不达足外缘，比近侧支细。跗外侧动脉无论在支数及大小上，变化较大。

4. 跗内侧动脉 (Medial tarsal aa.) 大小和数目变化较大，有 2～3 支，57% 与内踝前动脉共干发出，经踇长深肌腱深面走向足的内侧缘，分别达于胫骨前肌止点的前后，尤其到胫骨前肌止点后方的一支较多见 (92%)，并与内踝网相连，滋养附近足骨及踇趾侧诸肌。

5. 弓状动脉 (Arcuate a.) 平跖骨底处自足背动脉发出，在趾长、短伸肌腱深面外行，与跗外侧动脉和足底外侧动脉吻合，形成动脉弓。自动脉弓向近侧发出一些小支，参加足背；向远侧发出第二、三、四

跖背动脉 (Dorsal metatarsal aa.)，沿第二、三、四跖骨间隙的骨间背侧肌表面前行，到跖趾关节附近各分为两支趾背动脉 (Dorsal digital aa.)，沿相邻趾的两侧前行，至趾端与对侧同名动脉吻合。

跖背动脉在各跖骨间隙近侧部，借近侧穿支与足底弓相连，在各跖骨间隙远侧部，借远侧穿支与跖足底动脉相连。第四跖背动脉并发一支到第五趾外侧。各跖背动脉起源不同：第三跖背动脉可直接发自弓状动脉 (30%)、借后穿支发自足底动脉 (40.5%)、发自足背动脉干 (25%) 或发自跗外侧动脉 (4.5%)。第三跖背动脉可发自足底动脉 (48%)、弓状动脉 (25%)、跗外侧动脉 (11%)、足背动脉 (10%) 或足背、足底动脉双重来源 (3%)。第四跖背动脉可发自足底动脉 (53.5%)、弓状动脉 (27%)、跗外侧动脉 (9%)、足背动脉 (7%) 或双重发自足背动脉和弓状动脉 (3%)。因之，第二～四跖背动脉借穿支发自足底动脉者占多数。第一跖背动脉详见 429 图。

6. 足底深支 (Deep plantar br.) 为足背动脉另一终支，发自第一跖骨间隙近端，距趾蹼平均 59.8 mm（男）和 52.2 mm（女），继穿第一骨间背侧肌两头之间至足底，与足底外侧动脉终支吻合，形成足底弓 (Plantar arch)。足底深支口径平均 2.3 mm。

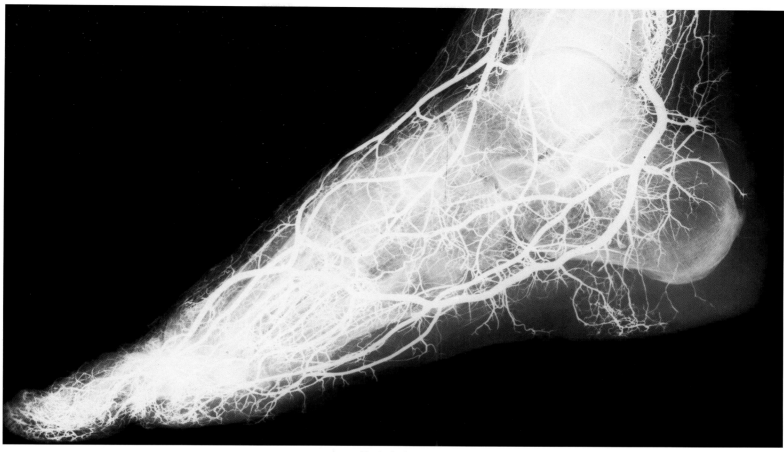

360. 足的动脉造影（侧位）
Arteriogram of the foot (Lateral view)

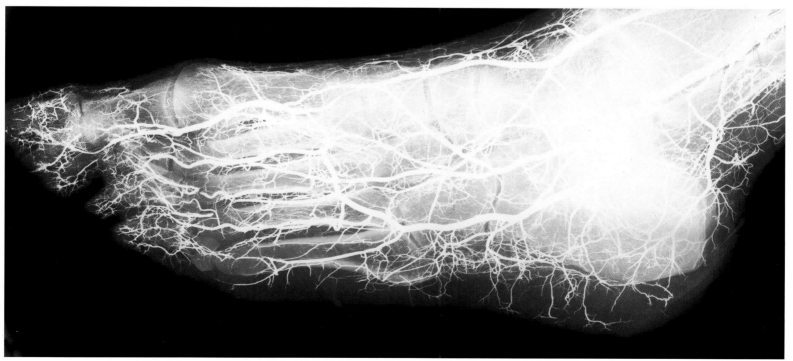

361. 足的动脉造影（背外侧位）
Arteriogram of the foot (Dorso lateral view)

足 底 的 动 脉

一、胫后动脉

胫后动脉 (Dorsal tibial a.) 为供应足底血运的血管，在踝部发出内踝支和跟支；在屈肌支持带远侧缘、𧿹收肌起端的下方，恒定地分叉为足底内侧动脉和足底外侧动脉两终支。胫后动脉在踝部的口径平均为 2.6 mm。

1. 内踝支 (Medial malleolar br.) 于内踝后方发出，绕内踝前行，与内踝前动脉共同组成内踝网 (Medial malleolar rete)。

2. 跟支 (Calcaneal br.) 起自胫后动脉分叉部上方，穿过屈肌支持带，滋养跟骨内面、足跟部皮肤及足底内侧部肌肉，并与内踝前动脉和腓动脉跟支组成跟网 (Calcaneal rete)。

3. 足底内侧动脉 (Medial plantar a.) 为胫后动脉较小的终支，沿足底内侧缘前行，达第一跖骨间隙。与足底内侧神经伴行 (神经居动脉的外侧，占 59.9%，动脉居神经的外侧，占 9.4%，或在神经的浅面，占 6.8%)。动脉先行于𧿹展肌深面，继行于𧿹展肌与趾短屈肌之间，发支滋养两肌，此处仅为皮肤及筋膜所覆；最后沿𧿹长屈肌腱下缘至𧿹趾内侧。在第一跖骨间隙处，借小支与第一跖背动脉交通，向前又与第一跖底动脉吻合。足底内侧动脉于途中发出深支和浅支。

(1) 深支 (Deep br.)：滋养足内侧肌肉、关节和皮肤。有些分支绕过足内缘与足背动脉分支吻合。

(2) 浅支 (Superficial br.)：发数小支与足底内侧神经趾支伴行，于第一、二、三跖骨间隙，与跖足底动脉吻合。有时，它们与足底外侧动脉分支连结，形成足底浅动脉弓。足底浅动脉弓出现率约为 30%，实际上，大都由横过趾短屈肌末端跖面的小动脉干形成的。

4. 足底外侧动脉 (Lateral plantar a.) 比足底内侧动脉稍大。在足底外侧神经的外侧，斜跨足底，行向第五跖骨底。先行于跟骨与𧿹展肌之间，继行于趾短屈肌与足底方肌之间，在第五跖骨底内侧，它位于趾短屈肌和小趾展肌之间。此时，动脉居浅位，仅覆以浅筋膜和皮肤。然后，主干转向内侧，逐渐沉入深部，经𧿹收肌斜头深面与第二～四跖骨底及骨间肌之间。到第一跖骨间隙近侧部，与足背动脉的足底深支吻合，形成足底弓。

二、足底弓

足底弓 (Plantar arch) 居深位，紧贴跖骨底及骨间肌，弓的凸面转向前外，自弓向上发出 3 支穿动脉，向前发出 4 支跖底动脉，并发多数小支滋养足底肌肉、筋膜和皮肤。

1. 穿支 (Perforating brr.) 共 3 条，由弓向上发出，亦有时由跖底动脉根部发出，经第二、三、四跖骨间隙近侧部、骨间背侧肌两头之间上行，与相应跖背动脉吻合，沟通足背和足底的血运。

2. 跖底动脉 (Plantar metatarsal aa.) 共 4 支，由足底弓发出，前行于跖骨间隙内，与骨间肌相贴。至跖趾关节附近，每支跖底动脉各分 2 支趾底动脉 (Plantar digital aa.)，至相邻各趾的相对缘，并于各趾末端相互吻合成网。每一趾底动脉远侧端靠近分叉处，又发一前穿支，与各跖背动脉远端相交通，进一步保证各趾的血运。

第一跖底动脉从足底外侧动脉与足背动脉的足底深支相结合处发出。它除发支分布第一趾蹼毗邻侧外，还发一支趾底动脉到𧿹趾内侧缘。至第五趾外侧缘的趾足底动脉，是由足底外侧动脉靠近第五跖骨底处发出的。

足底动脉的分布，有 3 种类型。

(1) 腓侧型：足底外侧动脉占优势，占多数，常见于男性。

(2) 胫侧型：足底内侧动脉占优势，占少数，其深支不仅保证𧿹趾的血运，同时还保证第二趾的血运。

(3) 中间型：两足底动脉平均分布，常见于女性及小孩。

足底弓的形成方式主要有两型。第一型由足底外侧动脉和足底深支吻合形成，且足底深支常居优势 (占 71%)。吻合部位或在第一跖骨间隙处，或在足底中间部和外侧部。第二型缺少这种吻合，而被足底外侧动脉与足背动脉中间小的吻合所代替。

足底弓位于足的跖面，体重的压迫不影响足远端的血液供应。足底弓位置很深，浅层结构又多，损伤后血管结扎困难，但必须进行良好的止血。

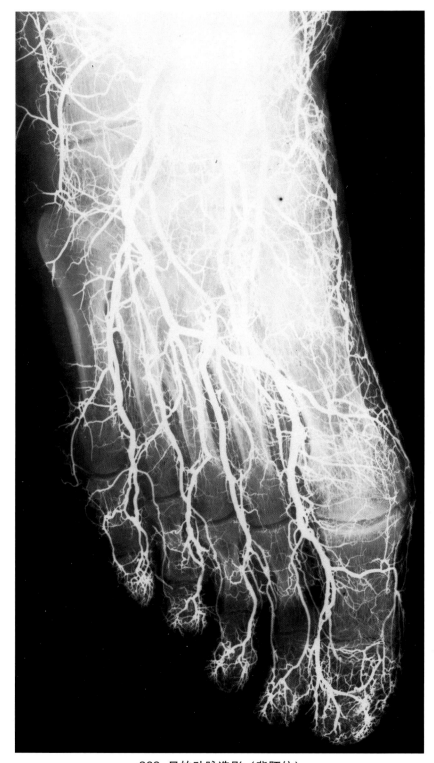

362. 足的动脉造影（背跖位）
Arteriogram of the foot (Dorso plantar view)

第七节　足部骨骼和骨折变位

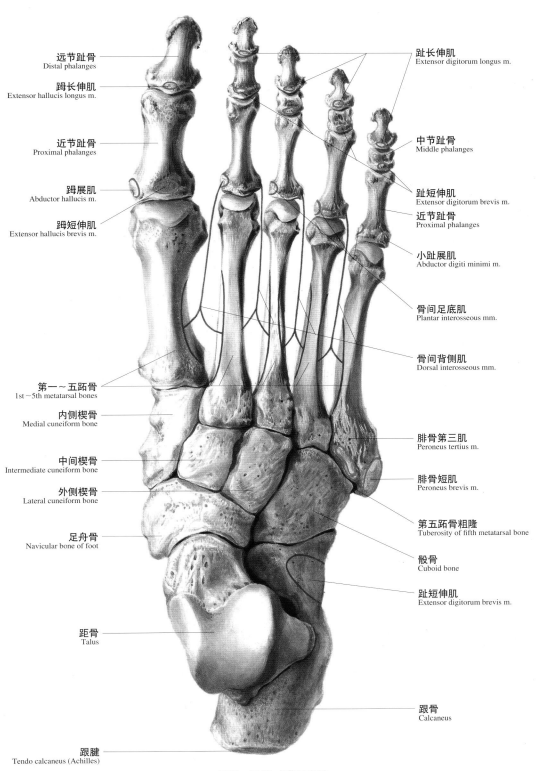

远节趾骨
Distal phalanges

跛长伸肌
Extensor hallucis longus m.

近节趾骨
Proximal phalanges

跛展肌
Abductor hallucis m.

跛短伸肌
Extensor hallucis brevis m.

第一～五跖骨
1st～5th metatarsal bones

内侧楔骨
Medial cuneiform bone

中间楔骨
Intermediate cuneiform bone

外侧楔骨
Lateral cuneiform bone

足舟骨
Navicular bone of foot

距骨
Talus

跟骨
Calcaneus

跟腱
Tendo calcaneus (Achilles)

趾长伸肌
Extensor digitorum longus m.

中节趾骨
Middle phalanges

趾短伸肌
Extensor digitorum brevis m.

近节趾骨
Proximal phalanges

小趾展肌
Abductor digiti minimi m.

骨间足底肌
Plantar interosseous mm.

骨间背侧肌
Dorsal interosseous mm.

腓骨第三肌
Peroneus tertius m.

腓骨短肌
Peroneus brevis m.

第五跖骨粗隆
Tuberosity of fifth metatarsal bone

骰骨
Cuboid bone

趾短伸肌
Extensor digitorum brevis m.

跟骨
Calcaneus

363. 足骨（背面观）
The skeleton of the foot (Dorsal view)

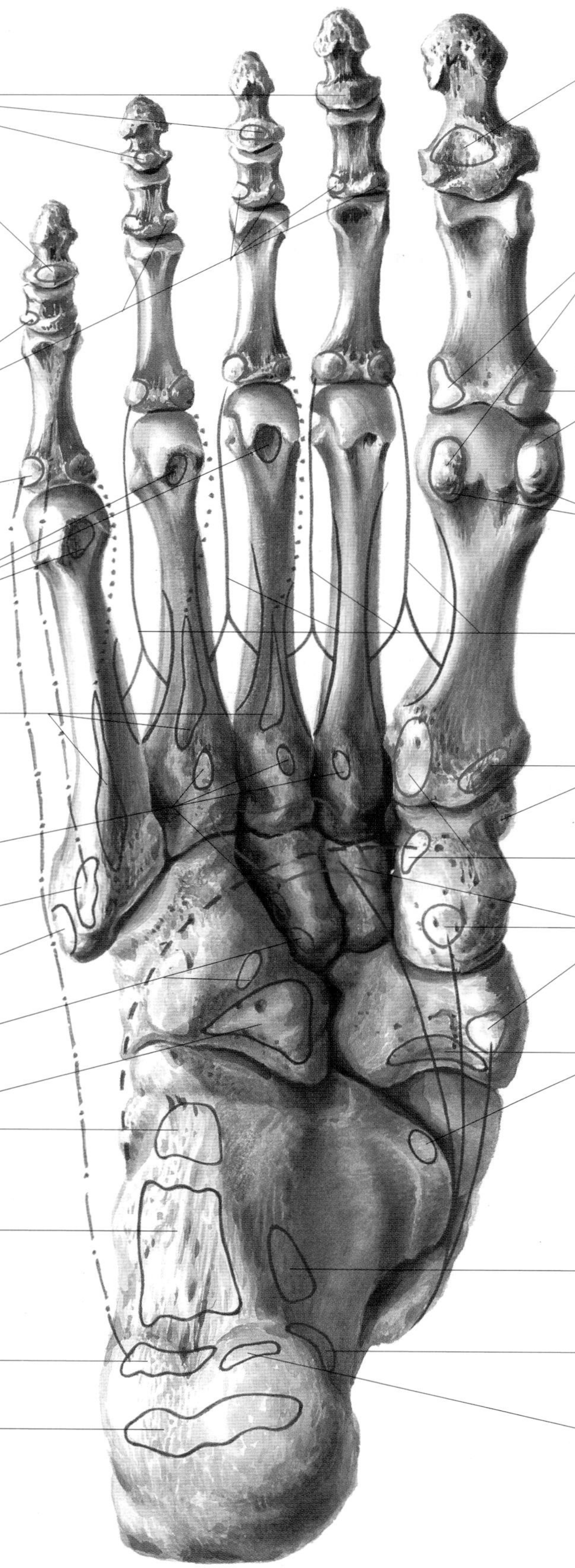

蹬长屈肌
Flexor hallucis longus m.

趾长屈肌
Flexor digitorum longus m.

蹬短屈肌及蹬收肌
Flexor hallucis brevis & adductor hallucis mm.

蹬展肌及蹬短屈肌
Abductor hallucis & flexor hallucis brevis mm.

趾短屈肌
Flexor digitorum brevis m.

籽骨
Sesamoid bones

小趾展肌
Abductor digiti minimi m.

横头（蹬收肌）
Transverse head (adductor hallucis m.)

骨间背侧肌
Dorsal interosseous mm.

骨间足底肌
Plantar interosseous mm.

胫骨前肌
Tibialis anterior m.

斜头（蹬收肌）
Oblique head (adductor hallucis m.)

腓骨长肌
Peroneus longus m.

小趾短屈肌
Flexor digiti minimi brevis m.

胫骨后肌
Tibialis posterior m.

小趾展肌
Abductor digiti minimi m.

蹬短屈肌
Flexor hallucis brevis m.

跟舟足底韧带
Plantar calcaneonavicular lig.

跟骰足底韧带
Plantar calcaneocuboid lig.

足底长韧带
Long plantar lig.

足底方肌
Quadratus plantae m.

小趾展肌
Abductor digiti minimi m.

蹬展肌
Abductor hallucis m.

足底腱膜
Plantar aponeurosis

趾短屈肌
Flexor digitorum brevis m.

364. 足骨（底面观）
The skeleton of the foot (Plantar view)

远节趾骨粗隆
Tuberosity of distal phalanges

姆长伸肌
Extensor hallucis longus m.

姆短伸肌
Extensor hallucis brevis m.

第一跖骨
1st metatarsal bone

胫骨前肌
Tibialis anterior m.

内侧楔骨
Medial cuneiform bone

中间楔骨
Intermediate cuneiform bone

足舟骨
Navicular bone of foot

距骨滑车
Trochlea of talus

距骨
Talus

载距突
Sustentaculum tali

足底方肌
Quadratus plantae m.

姆展肌
Abductor hallucis m.

趾短屈肌
Flexor digitorum brevis m.

跟腱
Tendo calcaneus (Achilles)

跟骨
Calcaneus

足底腱膜
Plantar aponeurosis

姆展肌和姆短屈肌
Abductor hallucis & flexor hallucis brevis mm.

籽骨
Sesamoid bones

胫骨后肌
Tibialis posterior m.

足底长韧带
Long plantar lig.

365. 足骨（内侧面观）
The skeleton of the foot (Medial view)

足部副骨

足骨的畸形变异甚为多见，出现率 29.8%，可分由软骨内成骨的真副骨和由结缔组织成骨的假副骨。常见的有：

1. **外胫骨 (External tibial bone)** 或称副舟骨 (Accessory navicular bone)，常见于扁平足患者，位于舟骨内侧缘附近，多为双侧对称。被认为由舟骨粗隆独立的骨化点所成。该骨存在时，舟骨粗隆即不存在或不明显。外胫骨出现率 19.3%。一般呈锥体形或四方形，大小平均 10.5 mm × 7.7 mm，有时甚小，如豆粒状。

2. **三角骨 (triquetral bone)** 是独立的距骨后突，由独立的骨骺发生，出现率 2.0%。一般两侧对称，大小平均 8.6 mm × 5.4 mm。

3. **第一跖间骨 (1st intermetatarsal bone)** 位于第一、二跖骨间，出现率 0.8%，比国外出现率低 (Tpybep——7.5%，Tokmakob——14%)。多出现于双侧，第一骨间背侧肌常起于其上。跖间骨大小平均 8.3 mm × 5.3 mm，有时与第一或第二跖骨愈合。

4. **副距骨 (Accessory talus)** 位于距骨内侧面姆长屈肌腱沟的前方，出现率 0.5%，大小平均 5.5 mm × 4.5 mm。

5. **维扎里骨 (Vesalius pedal bone)** 位第五跖骨底外侧和骰骨的角状间隙中，由独立的骨骺发生，有时与第五跖骨底愈合，有时独立，但很少见。

6. **第二跟骨 (Secondary calcaneus)** 位于跟骨前上缘，恰在跟、舟、骰三骨边缘结合处，较为罕见。此骨呈三角形或四角形，因常为跟骨边缘上的延长部分，故称第二跟骨，亦可称第二骰骨 (Secondary cuboid bone)。

7. **载距骨 (Sustentacular bone)** 是跟骨载距突后上侧的副骨，极为罕见。可在单侧或双侧发生，前后位X 线像上呈三角形，骨质突起与载距突之间无间隙。在足外旋 45°位时，其影像与距骨的关系更为清楚。存在此骨多无明显症状，有的在足内翻时有酸痛，并有轻度的活动限制。

8. **楔间骨 (Intercuneiform bone)** 一般位于第一、二楔骨间，极少见到，如小豌豆。

9. **其他** 如距上骨 (Supratalus)、距舟背侧骨 (Dorsal talonavicular bone)、第一跖骨腓侧部 (Peroneal part of 1st metatarsal bone) 等。

足部籽骨

足部籽骨亦如其他部位的籽骨，其功能在于调整压力、减少摩擦、改变肌肉的牵拉方向，在腱直接贴近骨面或腱转折的部位，籽骨的存在可避免腱中的血管受到压迫，帮助维持局部循环。足部出现下列籽骨。

1. **第一跖骨头籽骨** 出现率 100%。其中 96% 有两个，即内侧籽骨和外侧籽骨，1.3% 只有外侧籽骨，2.5% 有 3 个籽骨，0.2% 有 4 个籽骨。籽骨的形状在正位片多为椭圆形，外侧籽骨大于内侧籽骨者占 75.4%。此时，外侧籽骨平均 11.3 mm × 8.1 mm，内侧籽骨平均 10.1 mm × 7.2 mm。内侧籽骨大于外侧籽骨者占 13.5%，此时，内侧籽骨平均 12.1 mm × 8.7 mm，外侧平均 11.1 mm × 8.4 mm。内、外侧籽骨等大者占 11.1%，平均 10.8 mm × 7.7 mm。

籽骨位于第一跖骨头跖面 (有时误认为骨折片)，牢固附着于关节囊和姆短屈肌腱中，上面覆以关节软骨，滑动于跖骨头关节面上，参与组成跖趾关节。这一对籽骨还可保护通行于其间的姆长屈肌腱和保护第一跖骨头，使第一跖骨头较其他跖骨头稍高。

籽骨与跖骨头之间可发生滑囊炎、关节炎或脱位，内侧籽骨尚可发生骨软骨炎。籽骨也可发生碎裂或折断，但必须与骨折很好鉴别。

2. **第二~五跖骨头籽骨** 第五跖骨头籽骨出现率 6.2%，第二跖骨头下方籽骨出现率 1.7%，第三、四跖骨头籽骨出现率 0.2%。

3. **趾间关节籽骨** 姆趾趾间关节下方籽骨出现率 11.9%，第四趾近侧趾间关节籽骨出现率 0.2%。

4. **腓骨肌籽骨 (Peroneal sesamoid)** 或副腓骨 位于腓骨长肌腱内。在 X 线片上，常在骰骨下方出现，与骰骨下内方的小面相贴，出现率 8.6%，也是两侧对称。大小平均 7.4 mm × 4.0 mm，大多呈卵圆形，有时为 2~3 个骨碎片。

5. **其他籽骨** 在胫骨前肌腱中，腱与内侧楔骨内侧面相贴的部位，有时发生籽骨。在胫骨后肌腱滑动于距骨头内侧的部位，有时含有籽骨。

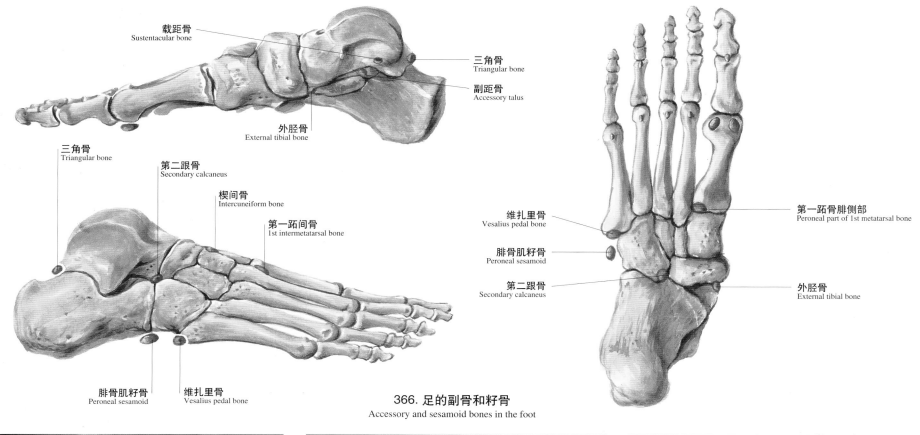

载距骨
Sustentacular bone

三角骨
Triangular bone

副距骨
Accessory talus

外胫骨
External tibial bone

三角骨
Triangular bone

第二跟骨
Secondary calcaneus

楔间骨
Intercuneiform bone

第一跖间骨
1st intermetatarsal bone

维扎里骨
Vesalius pedal bone

腓骨肌籽骨
Peroneal sesamoid

第二跟骨
Secondary calcaneus

第一跖骨腓侧部
Peroneal part of 1st metatarsal bone

外胫骨
External tibial bone

腓骨肌籽骨
Peroneal sesamoid

维扎里骨
Vesalius pedal bone

366. 足的副骨和籽骨
Accessory and sesamoid bones in the foot

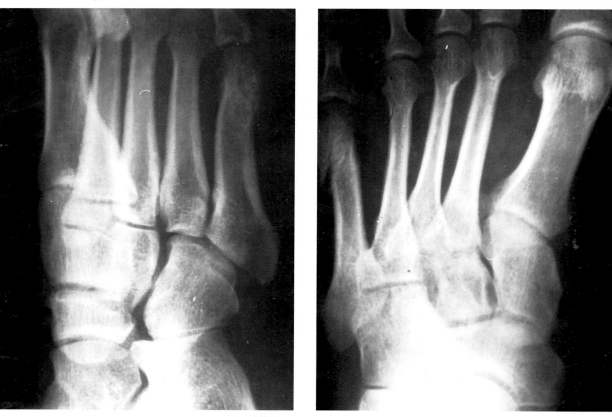

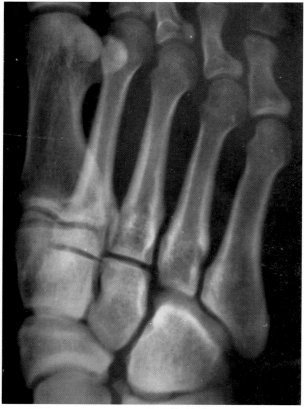

367. 第一跖间骨（左，男，31 岁）
The first intermetatarsal bone (Left. A man of age 31 years)

368. 第二跟骨（右，男，27 岁）
The secondary calcaneus (Right. A man of age 27 years)

在第一、二跖骨和内侧楔骨间出现第一跖间骨，有时与第一或第二跖骨底愈合。

于跟骨、骰骨、舟骨相接处，出现第二跟骨，或称第二骰骨 (Secondary cuboid bone)。

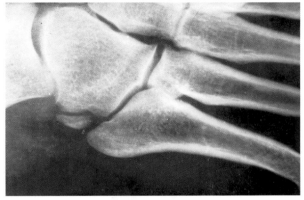

369. 三角骨和腓骨肌籽骨（右，男，22 岁）
The triquetral bone and the peroneal sesamoid (Right. A man of age 22 years)

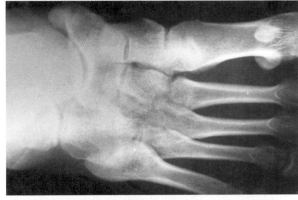

370. 维扎里骨（右，男，40 岁）
The Vesalius pedal bone (Right. A man of age 40 years)

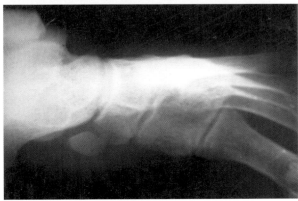

371. 外胫骨（右，男，33 岁）
The external tibial bone (Right. A man of age 33 years)

◀ 三角骨在距骨后突处，由独立的骨化点产生。在骰骨下方同时出现一个腓骨肌籽骨。

◀ 于第五跖骨底外侧和骰骨的角状间隙中，出现维扎里骨。

▶ 第一跖骨头出现内侧籽骨和外侧籽骨；踇趾趾间关节出现籽骨；第五跖骨头出现内侧籽骨和外侧籽骨。

◀ 于舟骨内侧缘附近出现外胫骨，或称副舟骨。一般认为由舟骨粗隆独立的骨化点形成，呈锥体形，或四方形。

▶ 第一跖骨头下方出现二分内侧籽骨，三分外侧籽骨。

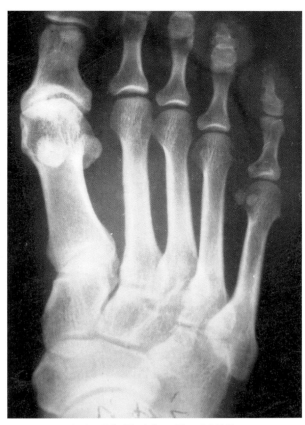

372. 足籽骨（右，男，52 岁）
The sesamoids (Right. A man of age 52 years)

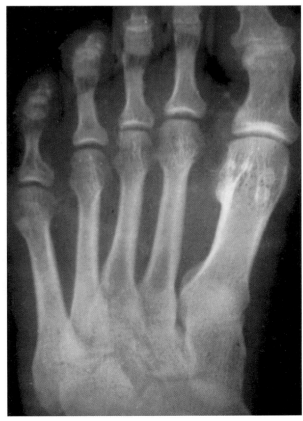

373. 足籽骨（左，男，30 岁）
The sesamoids (Left. A man of age 30 years)

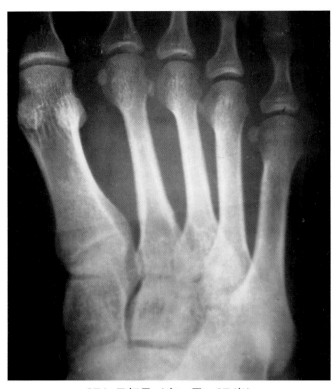

◀第一跖骨头下方出现内侧籽骨和外侧籽骨；

第二跖骨头下方出现内侧籽骨；

第三跖骨头下方出现内侧籽骨；

第四跖骨头下方出现内侧籽骨；

第五跖骨头下方出现内侧籽骨和外侧籽骨。

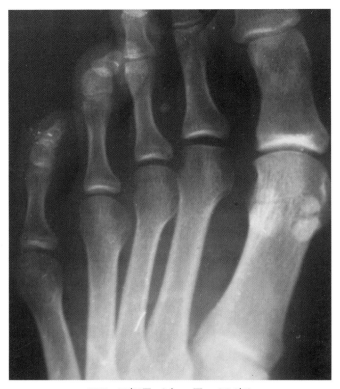

▶第一跖骨头下方，内侧籽骨为二分籽骨，外侧籽骨为二分籽骨。第二蚓状肌中出现籽骨。

374. 足籽骨（右，男，27岁）
The sesamoids (Right. A man of age 27 years)

375. 足籽骨（左，男，22岁）
The sesamoids (Left. A man of age 22 years)

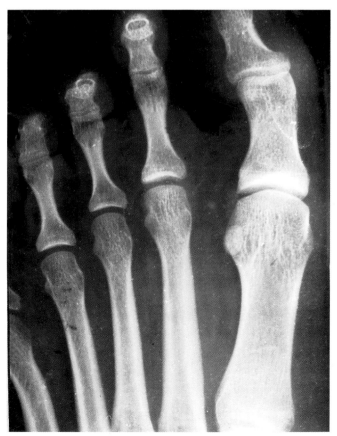

▶于骰骨下方的腓骨长肌腱内出现一个腓骨肌籽骨。

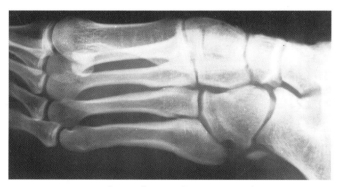

377. 腓骨肌籽骨（左，男，29岁）
The peroneal sesamoid (Left. A man of 29 years)

◀第一跖骨头下方只出现外侧籽骨，踇趾趾间关节下方出现一个籽骨。

▶于骰骨下方的腓骨长肌腱内出现两个腓骨肌籽骨。

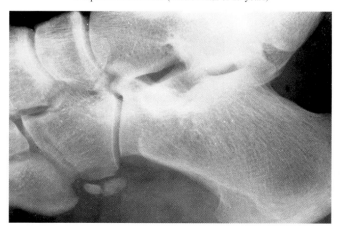

376. 足籽骨（左，女，24岁）
The sesamoids (Left. A woman of age 24 years)

378. 腓骨肌籽骨（右，男，33岁）
The peroneal sesamoid (Right. A man of age 33 years)

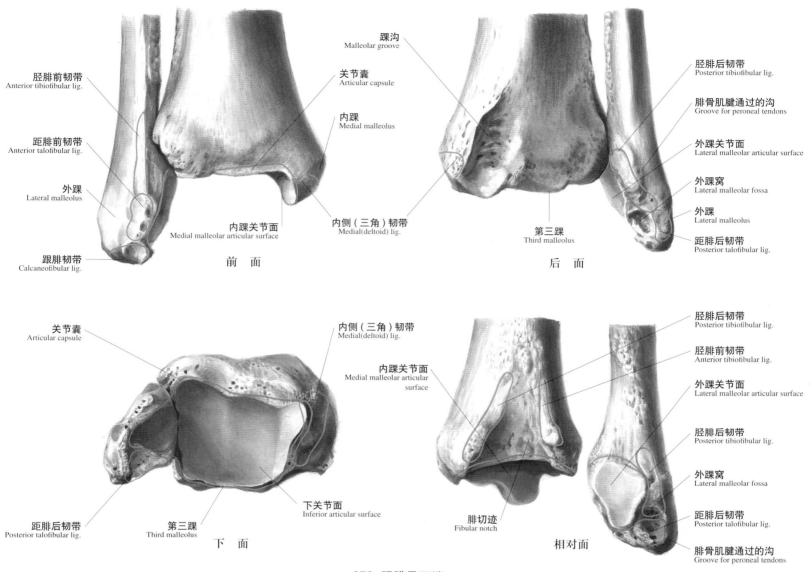

胫腓前韧带
Anterior tibiofibular lig.

距腓前韧带
Anterior talofibular lig.

外踝
Lateral malleolus

跟腓韧带
Calcaneofibular lig.

踝沟
Malleolar groove

关节囊
Articular capsule

内踝
Medial malleolus

内踝关节面
Medial malleolar articular surface

内侧（三角）韧带
Medial(deltoid) lig.

前 面

胫腓后韧带
Posterior tibiofibular lig.

腓骨肌腱通过的沟
Groove for peroneal tendons

外踝关节面
Lateral malleolar articular surface

外踝窝
Lateral malleolar fossa

外踝
Lateral malleolus

距腓后韧带
Posterior talofibular lig.

第三踝
Third malleolus

后 面

关节囊
Articular capsule

内侧（三角）韧带
Medial(deltoid) lig.

内踝关节面
Medial malleolar articular surface

下关节面
Inferior articular surface

距腓后韧带
Posterior talofibular lig.

第三踝
Third malleolus

下 面

腓切迹
Fibular notch

胫腓后韧带
Posterior tibiofibular lig.

胫腓前韧带
Anterior tibiofibular lig.

外踝关节面
Lateral malleolar articular surface

胫腓后韧带
Posterior tibiofibular lig.

外踝窝
Lateral malleolar fossa

距腓后韧带
Posterior talofibular lig.

腓骨肌腱通过的沟
Groove for peroneal tendons

相对面

379. 胫腓骨下端
The lower ends of the tibia and the fibula

胫骨下端

胫骨下端呈四边形膨大，有前、后、外、内、下五个面。

前面上部平滑，下部粗糙，有小腿伸肌和胫前血管通过。借一窄沟与下面分开，窄沟为关节囊附着处。

内面粗糙凸隆，上与体的内面延续，向下形成一钝形锥状突，为内踝 (Medial malleolus)。内踝居皮下，其外面光滑，为内踝关节面 (Medial malleolar articular surface)，与距骨内面相关节。内踝下缘前为钝尖，后为压迹，皆为内侧（三角）韧带附着处。

后面粗涩，有二沟，内侧沟较深，称踝沟 (Malleolar groove)，可延伸内踝后方，沟中通行有胫骨后肌腱及其浅面的趾长屈肌腱，外侧沟平浅，通行有𧿹长屈肌腱。

外面呈三角形，有一切迹为腓骨切迹 (Fibular notch)，与腓骨下端相接，切迹的前、后缘分别有胫腓前韧带和胫腓后韧带附着。

下面称下关节面 (Inferior articular surface)，呈四边形，微凹陷，与距骨上面相关节。中央有一纵行隆起，将下关节面分成内、外两半。外半广而浅，内半窄而深，并与内踝关节面延续。下关节面后缘较低，可防止胫骨向前脱位，有时称第三踝 (Third malleolus)。内侧缘向下突出成内踝，可遮盖距骨内面的 1/4。

腓骨下端

腓骨下端为外踝 (Lateral malleolus)，呈锥形，比内踝低而显著，且靠背侧，完全遮盖距骨滑车外侧面。外面位皮下，易摸及。内面有三角形的外踝关节面 (Lateral malleolar articular surface)，与距骨相关节。并借滑膜皱襞与胫骨下关节面外缘相连。关节面后方为外踝窝 (Lateral malleolar fossa)，供胫腓后韧带和距腓后韧带附着。前面圆隆粗糙，与下缘延续，依次有胫腓前韧带、距腓前韧带和跟腓韧带附着。后面有一浅沟 (92.6%)，供腓骨长、短肌腱通过。其中，有一条浅沟者占 75.2%，有两条者占 17.4%。

腓骨下端骺线位于腓骨下关节面高度，因此骺端发生的骨髓炎有波及踝关节的可能。

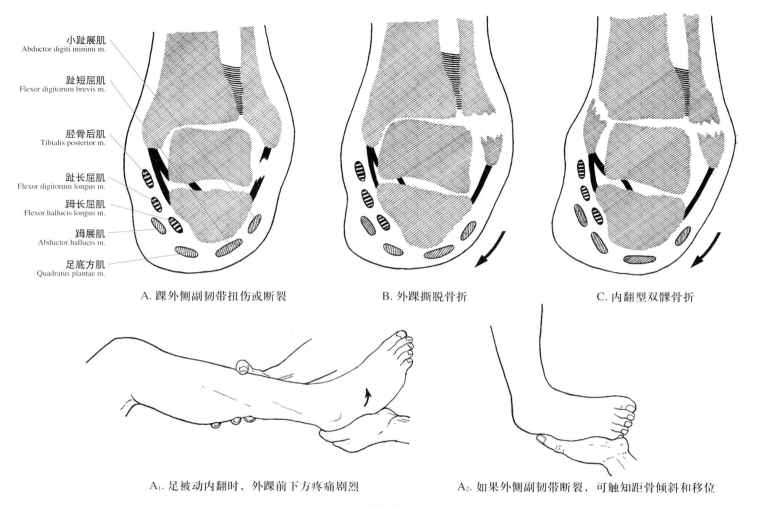

小趾展肌
Abductor digiti minimi m.

趾短屈肌
Flexor digitorum brevis m.

胫骨后肌
Tibialis posterior m.

趾长屈肌
Flexor digitorum longus m.

跗长屈肌
Flexor hallucis longus m.

跗展肌
Abductor hallucis m.

足底方肌
Quadratus plantae m.

A. 踝外侧副韧带扭伤或断裂　　　　B. 外踝撕脱骨折　　　　C. 内翻型双踝骨折

A₁. 足被动内翻时，外踝前下方疼痛剧烈　　　　A₂. 如果外侧副韧带断裂，可触知距骨倾斜和移位

380. 踝内翻扭伤和骨折
Sprains and fractures caused by inversion of the ankle

踝 部 的 损 伤

踝关节是一屈戌关节，关节面比髋、膝关节面小，但负重要求比较高。踝部发生骨折（踝上骨折除外），即使简单的单踝骨折，距骨必发生脱位。因此，整复骨折时，不但要求胫骨下关节面与距骨滑车的鞍形关节面一致，而且要求内、外踝恢复其生理斜度，以适合距骨后上窄、前下宽的形状。但骨折线的正确对位，不一定就恢复了踝关节的正常解剖生理关系。若使内、外踝斜度适合距骨的体形，只有靠距骨的自身模造来完成。因此，治疗踝部骨折，首先要正确对位，又要稳妥固定，还必须保持关节在一定范围的活动，遵循"动静结合"、"筋骨并重"的原则，才能收到良好的效果。

踝 内 翻 扭 伤 和 骨 折

踝关节扭伤以内翻位损伤最为常见，这是因为：

①踝是下肢垂直负重最下方的关节，走跑跳时，身体重量几乎全部落于踝关节上。②外踝细长而靠后，内踝宽扁而靠前，外侧副韧带较内侧（三角）韧带薄弱，易引起撕裂。③足跖屈时，踝关节变得不稳定；胫腓前、后韧带斜向下外，外踝关节面比较倾斜，外踝可向上向外适当活动。④使足内翻的胫骨前、后肌远比使足外翻的腓骨长短肌和腓骨第三肌坚强，因此，足习惯居于内翻位。

内翻位受伤时，跟腓韧带因处于最大应力下，最易断裂，踝关节外侧关节囊亦可撕裂。跟腓韧带断裂后，跟骨连同距骨向内旋转，距骨倾斜可达15°以上。

距腓前韧带在足跖屈及内翻时容易损伤，其压痛点在外踝前方的距骨颈部，恰在趾短伸肌深面。足强度跖屈时，踝关节前部纤维包括距腓前韧带及三角韧带的胫距前部可以完全撕裂，关节前部敞开。

跟腓韧带断裂同时伴随距腓前韧带断裂者最常见。此时，距骨倾斜角可达30°，引起踝关节不稳，产生过度活动，并可导致习惯性扭伤。此种损伤有时并发内踝骨折。

距腓后韧带极为强韧，单独损伤甚为少见。只有在暴力下，三束均损伤。

A. 踝外侧副韧带扭伤　部分纤维断裂。严重时，外侧副韧带可完全断裂。

A₁. 外侧副韧带损伤后，外踝前下方有压痛，足被动内翻时，疼痛剧烈。

A₂. 外侧副韧带断裂后同，可触知距骨的倾斜和移位。如把外侧副韧带断裂或撕脱当作单纯扭伤处理，往往再发脱位，关节不稳，走不平道路时，常因足突然内翻而跌倒。

B. 外踝撕脱骨折　有时整个外踝平齐关节面被横行拉断或折断。此时踝关节不稳，距骨头倾斜，移离外踝。两骨之间有显著凹沟，深度可容纳一手指。

C. 内翻型双踝骨折　为典型的内翻骨折，外侧副韧带完好，内、外踝与距骨的关系保持正常。由于暴力较大，距骨强度向内撞击，致使内踝从根部断裂，折线向上向外，较垂直。

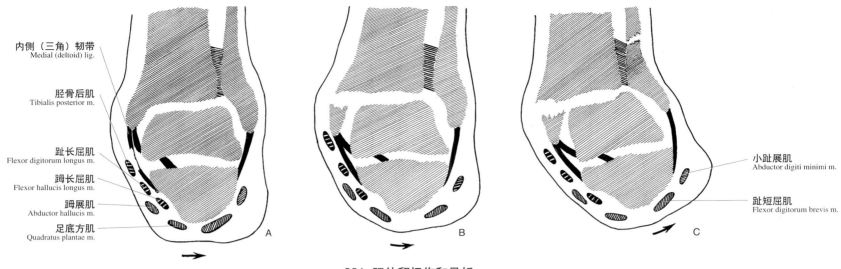

内侧（三角）韧带
Medial (deltoid) lig.

胫骨后肌
Tibialis posterior m.

趾长屈肌
Flexor digitorum longus m.

踇长屈肌
Flexor hallucis longus m.

踇展肌
Abductor hallucis m.

足底方肌
Quadratus plantae m.

小趾展肌
Abductor digiti minimi m.

趾短屈肌
Flexor digitorum brevis m.

381. 踝外翻扭伤和骨折
Sprains and fractures caused by eversion of the ankle

踝外翻扭伤和骨折

踝外翻扭伤和骨折系因足强力外翻所引起，如高处落下时，足外翻位着地，或小腿外侧面下方受到暴力直接冲击。

A. **内侧（三角）韧带扭伤** 应力作用于三角韧带，引起不完全断裂。被动外展足时，在内踝下前方引起剧烈疼痛。

B. **内踝骨折** 因三角韧带比较坚强，不易断裂，遂将内踝撕脱。骨折线往往为横断型，与胫骨下关节面相平。骨折移位不多，此为单踝骨折。

C. **双踝骨折（Pott 骨折）** 暴力继续作用，距骨体向外推挤外踝关节面，迫使外踝在胫腓韧带上方发生横行或斜行骨折。胫腓韧带可完好或发生断裂。此种双踝骨折称 Pott 骨折，双踝连同距骨可不同程度地向外脱位。

胫骨远端后缘骨折和前缘骨折

1. **胫骨远端后缘骨折** 身体向前的冲撞力使胫骨远端后缘撞击了距骨滑车，或踝关节急骤跖屈压挤胫骨，遂导致胫骨后缘骨折，折片常很小，向上移位，距骨向后移位。偶尔，折片占胫骨下关节面 1/3 或 1/2，此时，需准确复位，否则将导致骨关节炎。后缘骨折有时伴同双踝骨折而成三踝骨折。

2. **胫骨远端前缘骨折** 多因从高处坠下，足强力背屈，距骨滑车向上前撞击胫骨所致。前缘折片移向前上，距骨亦随之脱位。当足强力跖屈（如踢足球）时，踝关节囊前壁可以撕裂，有时伴有胫骨前缘小块撕脱骨折。

踝 分 离

踝分离 (Diastasis of the ankle) 又称胫腓下端分离，系因外翻或外旋暴力使胫腓二骨间韧带松弛或断裂，因而两踝距离加大。

外旋暴力时，胫骨后唇成为杠杆支点，外踝宽度为杠杆短臂，胫腓前韧带受到剧烈牵张而撕裂，有时伴同三角韧带前部、关节囊前部损伤及轻度胫腓下端分离。

胫腓前韧带撕裂一半时，伴有胫骨前唇小块撕脱，两骨之间距离可达 4 mm；

如骨间韧带断裂，距离可增加至 5 mm，进而可引起胫腓后韧带撕裂或胫骨后唇骨折。

胫腓前韧带断裂，一般难于诊断，不易在 X 线下显示分离现象。必须结合临床症状明确损伤的诊断。X 线下，如使患足取外旋位，胫腓连结间隙加宽；强力跖屈时，胫骨下关节面与距骨滑车关节面不相适应。

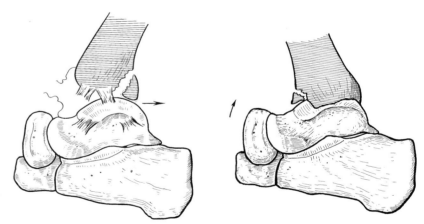

382. 胫骨远端后缘骨折和前缘骨折
Posterior and anterior marginal fractures of the distal end of the tibia

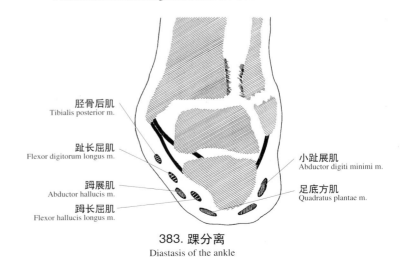

胫骨后肌
Tibialis posterior m.

趾长屈肌
Flexor digitorum longus m.

踇展肌
Abductor hallucis m.

踇长屈肌
Flexor hallucis longus m.

小趾展肌
Abductor digiti minimi m.

足底方肌
Quadratus plantae m.

383. 踝分离
Diastasis of the ankle

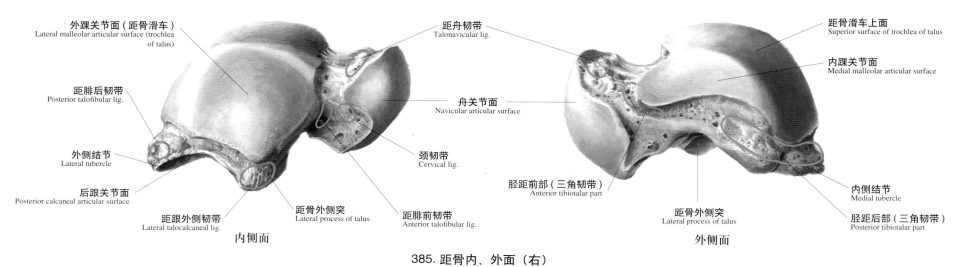

背面

舟关节面
Navicular articular surface

距舟韧带
Talonavicular lig.

蹲踞小面
Squatting facet

内踝关节面
Medial malleolar articular surface

距骨滑车上面
Superior surface of trochlea of talus

踇长屈肌腱沟
Groove for tendon of flexor hallucis longus m.

距骨后突
Posterior process of talus

距骨头
Head of talus

距骨颈
Neck of talus

距跟外侧韧带
Lateral talocalcaneal lig.

距骨外侧突
Lateral process of talus

外踝关节面
Lateral malleolar articular surface

距腓后韧带
Posterior talofibular lig.

外侧结节
Lateral tubercle

底面

前跟关节面
Anterior calcaneal articular surface

颈韧带
Cervical ligament

距腓前韧带
Anterior talofibular lig.

距骨沟
Groove of talus

舟关节面
Navicular articular surface

距骨颈
Neck of talus

中跟关节面
Middle calcaneal articular surface

跗骨管韧带
Lig. of tarsal canal

距跟骨间韧带
Interosseous talocalcanean lig.

后跟关节面
Posterior calcaneal articular surface

内侧结节
Medial tubercle

384. 距骨背跖面（右）
The talus (Right. Dorsal and plantar aspects)

内侧面

外踝关节面（距骨滑车）
Lateral malleolar articular surface (trochlea of talus)

距腓后韧带
Posterior talofibular lig.

外侧结节
Lateral tubercle

后跟关节面
Posterior calcaneal articular surface

距跟外侧韧带
Lateral talocalcaneal lig.

距骨外侧突
Lateral process of talus

距腓前韧带
Anterior talofibular lig.

距舟韧带
Talonavicular lig.

舟关节面
Navicular articular surface

颈韧带
Cervical lig.

外侧面

距骨滑车上面
Superior surface of trochlea of talus

内踝关节面
Medial malleolar articular surface

胫距前部（三角韧带）
Anterior tibiotalar part

距骨外侧突
Lateral process of talus

内侧结节
Medial tubercle

胫距后部（三角韧带）
Posterior tibiotalar part

385. 距骨内、外面（右）
The talus (Right. Medial and lateral aspects)

距　骨

距骨 (Talus) 位于胫、腓骨与跟骨之间。有 5 个关节面，分别衔接胫、腓骨、跟骨和舟骨的相应关节面，75% 的表面为关节软骨覆盖，无肌肉附着。距骨位于足纵弓的顶点，是足的支持与活动中心，可完成足的背屈、跖屈、内收、外展和内外翻等动作，损伤后如治疗不当或复位不佳，易呈半脱位状态，影响足弓的维持，并产生疼痛及活动障碍。距骨分头、颈、体三部。

1. **距骨头** (Head of talus)　居距骨前端，斜向前内下方，远端凸关节面呈长卵圆形，为舟关节面 (Navicular articular surface)，与舟骨相关节。底面有前跟关节面 (Anterior calcaneal articular surface) 和中跟关节面

(Middle calcaneal articular surface)，分别与跟骨的相应关节面相关节。

2. **距骨颈** (Neck of talus)　为介于头与体之间的缩窄部分。上面粗糙，供距舟韧带附着。在上面的外侧和内侧，有时出现蹲踞小面 (Squatting facet)，即在蹲踞位时与胫骨前缘存在的蹲踞小面相接触。距骨颈蹲踞小面男性出现率 29.78%，女性 36.3%。下面有一深沟，称距骨沟 (Groove of talus)，此沟与跟骨沟之间形成跗骨窦和跗骨管。为距跟骨间韧带等占据，并有血管通行。

3. **距骨体** (Body of talus)　呈四边形，有四面。上面覆以滑车关节面，前宽后窄，与胫骨下关节面相关节。下面有一卵圆形凹面，为后跟关节面 (Posterior calcaneal articular surface)，与跟骨相关节。外侧面有三角形的外

踝关节面 (Lateral malleolar articular surface)，与外踝相关节，此面下方向外突出，形成距骨外侧突 (Lateral process of talus)，有距跟外侧韧带附着。内侧面的上部有半月形的内踝关节面 (Medial malleolar articular surface)，与内踝相关节；下部粗糙，为三角韧带深层纤维所附着，并有许多血管孔。距骨体的上面、内踝关节面和外踝关节面共同构成距骨滑车 (Trochlea of talus)。体后端向后下突出，称距骨后突 (Posterior process of talus)，其上有一斜沟，为踇长屈肌腱沟 (Groove for tendon of flexor hallucis longus m.)，此沟将距骨后突分成两个结节，即内侧结节 (Medial tubercle) 和外侧结节 (Lateral tubercle)。内侧结节有三角韧带胫距后部附着，外侧结节有距腓后韧带附着。

距骨的血液供应

距骨血运对该骨骨折和手术结局至关重要。距骨骨折脱位后有时发生缺血性坏死；三关节固定术后，亦可发生距骨体的缺血性坏死。

1. **距骨血运的来源** 距骨血运来自胫前动脉或足背动脉、胫后动脉和腓动脉的一些分支，其中，两个大血管——跗骨窦动脉和跗骨管动脉起着更大的作用。

(1) 胫后动脉：跟外侧支分布距骨后结节，与腓动脉跟支形成血管网进入后结节。胫后动脉分歧为足底内、外侧动脉之前 1 cm 处，发出跗骨管动脉。

(2) 胫前动脉：由胫前动脉或与其延续的足背动脉可发支到距骨头，滋养距骨头的内上半。足背动脉（或内踝前动脉，或跗外侧动脉）发出跗骨窦动脉。

(3) 腓动脉：发出跟支，在距骨后结节形成血管网。腓动脉穿支直接或与跗外侧动脉吻合后发出跗骨窦动脉。

(4) 跗骨窦动脉 (Artery of tarsal sinus)：不恒定地起自足背动脉、外踝支、跗外侧动脉或腓动脉穿支，动脉直径 1 ~ 2 mm，发少数分支到距骨头。动脉经跗骨窦至跗骨管，与跗骨管动脉吻合，发支到距骨体。在跗骨窦中有小动脉吻合网，由跗外侧动脉、腓动脉穿支、外踝支组成。

(5) 跗骨管动脉 (Artery of tarsal canal)：约在踝关节下方 2 cm 处（足底内、外侧动脉分歧的近侧 1 cm 处）恒定地起自胫后动脉，前行通过趾长屈肌和踇长屈肌腱鞘之间，进入跗骨管，动脉在管内更贴近距骨，发出分支进入距骨体内。跗骨管动脉起始后约 5 mm 处，发一三角支 (Deltoid branch)，前行于三角韧带胫距后部和胫跟部之间，分布距骨体的内骨膜面，并供应距骨体的内侧部。

2. **血管在距骨内的分布**

(1) 距骨头血运有两个来源：一是胫前动脉或足背动脉分支，从颈的上面进入，滋养头的内上半；一是来自跗骨窦动脉或跗外侧动脉，从颈的下外面进入上行，滋养头的外下半。

(2) 距骨体从五个方面接受血运，主要由跗骨管动脉供给。①跗骨管动脉发 4 ~ 5 支，从颈的下面入体，弓行向上外，几乎供应体的中 1/3 (B、C、E)。②三角支供应体的内 1/4 或 1/3 (B、C、F)。③跗骨窦动脉的分支从体的前外面进入，供应体的外下面包括后关节面的大部分 (A、B、D)。④足背动脉常发 1 ~ 2 支进入颈的上面，滋养距骨滑车前上面的中部 (A、E、F)。⑤胫后动脉的跟支和腓动脉的跟支在后结节形成血管网，发出小支滋养后结节 (E、F)。

应当指出，在内、外踝周围有广泛的血管吻合，距骨骨膜上也具有丰富的血管网，3 条大血管可借此相通，关节囊和韧带是距骨血运的通路。胫后动脉和腓动脉的外侧分支可经距腓前韧带、距腓后韧带和关节囊进入距骨；跗骨窦动脉和跗骨管动脉可经距跟骨间韧带进入距骨。距骨的血液供应是较丰富的。

基于上述，单纯的距骨颈骨折引起体的缺血性坏死的概率是不大的，缺血性坏死显然与骨折伴发体的脱位，造成软组织损伤、动脉闭塞或断裂有关。三关节融合时涉及距骨的血管，尤其应保护跗骨窦动脉和跗骨管动脉。

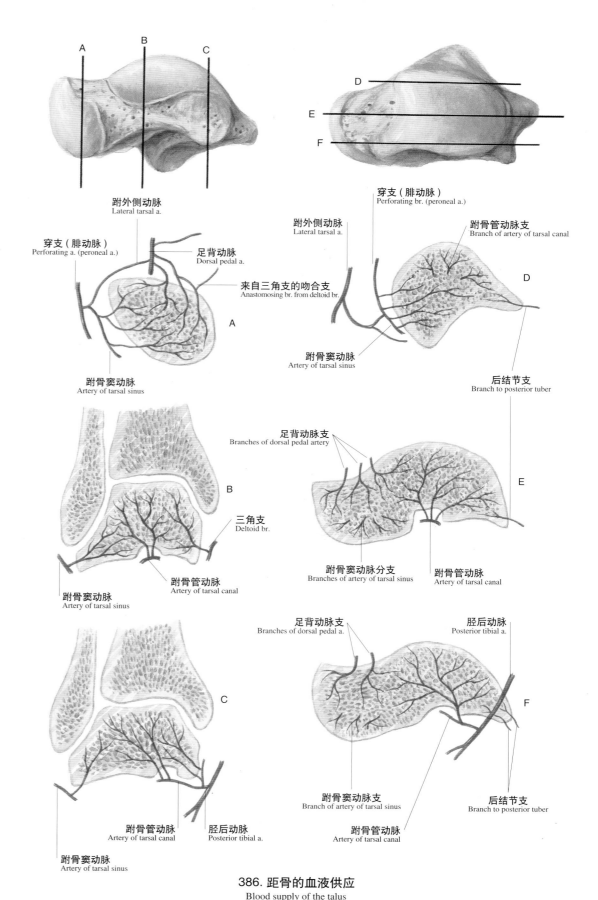

386. 距骨的血液供应
Blood supply of the talus

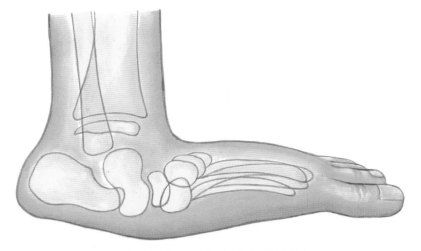

387. 先天性垂直距骨（先天性平足）
The congenital vertical talus

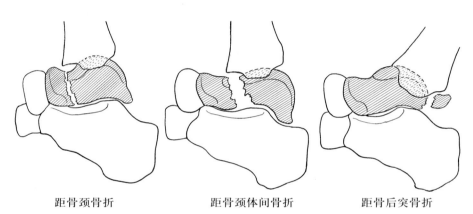

距骨颈骨折　　　　距骨颈体间骨折　　　　距骨后突骨折

388. 距骨骨折
Fractures of the talus

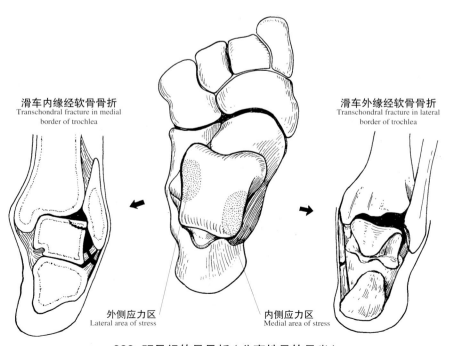

滑车内缘经软骨骨折
Transchondral fracture in medial
border of trochlea

滑车外缘经软骨骨折
Transchondral fracture in lateral
border of trochlea

外侧应力区
Lateral area of stress

内侧应力区
Medial area of stress

389. 距骨经软骨骨折（分离性骨软骨炎）
Transchondral fractures of the talus

先天性垂直距骨（先天性平足）

先天性垂直距骨 (Congenital vertical talus) 不常见，但它是引起儿童足严重扁平的原因。

临床特征：足纵弓强硬而扁平，距骨头突向足底，形成一隆起；前足背屈；踝前横襞显著；足从距骨外移，足跟及前足呈外翻位，站立时足跟不着地，走路时，不负重就像负重那样；因此，垂直距骨可视为先天性马蹄外翻足的严重类型。

从 X 线看，距骨几垂直，与胫骨长轴近于一线；舟骨从距骨头脱位而与其狭窄之颈相接，甚至侵占距骨滑车关节面；脱位的舟骨连同楔骨和跖骨背移。因此，足的跗跖关节向背侧移位；跟骨前端狭窄，较正常位置更为水平并靠后。

垂直距骨与特发性扁平足、麻痹性扁平足的区别是：特发性扁平足足跟可以落地；休息时，外翻的足跟可以复位；距骨可朝向足底移位，但没有距舟关节脱位，距骨也不垂直，前足不背屈。麻痹性扁平足可由脊髓灰质炎等引起，主要由于内翻肌麻痹、跟腱短缩等发展成外翻畸形，而不是因距骨脱位而形成的固定外翻，X 线与特发的扁平足相同。

距骨骨折

距骨表面绝大部分被八个关节面覆盖，无肌肉附着，肌力不直接作用于其上。因此，距骨骨折多因外力造成，而不易发生继发性移位。

距骨骨折较少见。可分头、颈体间和后突骨折。由于头较短，体坚实肥厚，因而以颈骨折即中、后关节面之间的骨折和后突骨折较为多见。

1. **距骨颈骨折**　多为从高处跌下，距骨被挤压于胫骨与跟骨之间。当跌倒触地时，足强力背屈，胫骨下端前缘因体重的压力像凿子一样插入距骨颈或体部，引起垂直骨折。两折段没有移位。

2. **距骨颈体间骨折**　原因如前，折线发生于颈体之间，稍向后斜行，颈部折段连同跟骨呈轻度内翻，体部折段可向下后旋转移位，以致产生距下关节半脱位。治疗时必须整复好距骨与跟骨的半脱位，以免影响日后功能。

3. **距骨后突骨折**　多发生于足强度跖屈、胫骨后唇撞及距骨后突，或暴力由跟骨向上传递、距骨后突被跟骨冲击而折断。距骨后突骨折多为小块骨折，折片稍向后上方移位，诊断时应与先天性三角骨鉴别，三角骨有独立的骨化点，与距骨后侧紧密相连，骨片光滑且多对称。距骨后突骨折一般不需复位，固定踝关节于 90° 位即可。

距骨经软骨骨折

1. **距骨经软骨骨折** (Transchondral fractures of the talus)　又称分离性骨软骨炎 (Osteochondritis dissecans)，是经关节软骨未波及松质的一种骨折，主要因压迫和挫伤引起。可发生于距骨滑车内缘 (56.3%) 或外缘 (43.7%)。特点是：由于损伤部位无软组织附着，无血管神经供应，故无疼痛而常被忽略，或被关节囊和韧带损伤的疼痛掩盖。

2. **滑车外缘经软骨骨折**　足背屈时过度内翻，距骨滑车外缘中部碰撞腓骨关节面，产生一小缺刻，进而软骨片部分或完全断裂，有时伴发外侧副韧带断裂。

3. **滑车内缘经软骨骨折**　足跖屈时过度内翻，胫骨下关节面后唇撞击距骨滑车内缘，接触区小而压力大。引起软骨片部分或完全断裂，三角韧带亦可能损伤。

距骨脱位

距骨脱位比骨折多见。多因足跖屈时强力内翻引起，且常伴发单踝、双踝或三踝骨折及韧带撕裂。脱位后严重影响距骨血运，为维护血管再生和防止缺血性坏死，整复后必须较长时间固定，逐渐负重练习。

A. **距骨后脱位** 为常见的一种，系因足过度跖屈、小腿强力前伸引起。胫腓骨向前移位，距骨连同足向后移位。多数病例中并发踝的骨折。

B. **距骨下脱位** 或称距跟舟关节脱位，系几种外力同时作用于足的结果。足强力内翻和跖屈，将距跟骨间韧带撕裂，踝外侧副韧带亦断裂。此时，跟骨和舟骨向内脱位，距骨保持在踝穴中，但因外力而呈马蹄位。应检查是否有距骨头和舟骨骨折存在。

C. **距骨全脱位** 足强力内翻及跖屈，踝关节两侧韧带及距跟骨间韧带均断裂，距骨从正常解剖位置脱出，并与跟骨和舟骨分离。距骨头指向内侧，体位于外踝前方，下关节面朝向后方。距骨全脱位多伴有开放性损伤，距骨容易发生缺血性坏死，需立即整复和固定。

跟 骨

跟骨 (Calcaneus) 是最大的跗骨，近似长方形，位距骨下后方，长轴指向前外上。跟骨可分上下前后内外六面。

1. **上面** 后 1/3 粗糙，其上堆有纤维脂肪团，介于踝关节背侧和跟腱之间。中 1/3 为卵圆形的后距关节面 (Posterior talar articular surface)，与距骨体后跟关节面相关节。后距关节面向前倾斜，与身体垂直轴形成约 45° 角。后距关节面前方为跟骨沟 (Calcaneal groove)，与距骨沟相合，形成跗骨管和跗骨窦，有距跟骨间韧带和跗骨管韧带等附着。中 1/3 内侧的扁平突起为载距突 (Sustentaculum tali)，支持距骨颈，同时为跟舟足底韧带附着处。载距突上覆以凹陷的中距关节面 (Middle talar articular

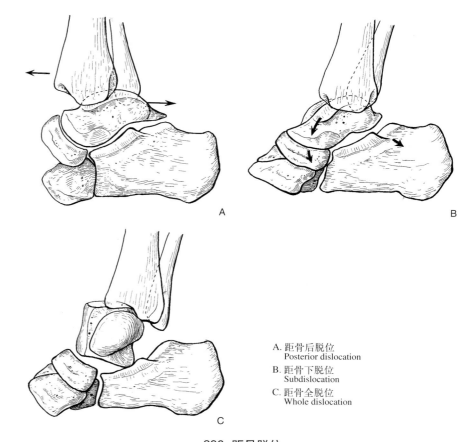

A. 距骨后脱位
Posterior dislocation
B. 距骨下脱位
Subdislocation
C. 距骨全脱位
Whole dislocation

390. 距骨脱位
Dislocations of the talus

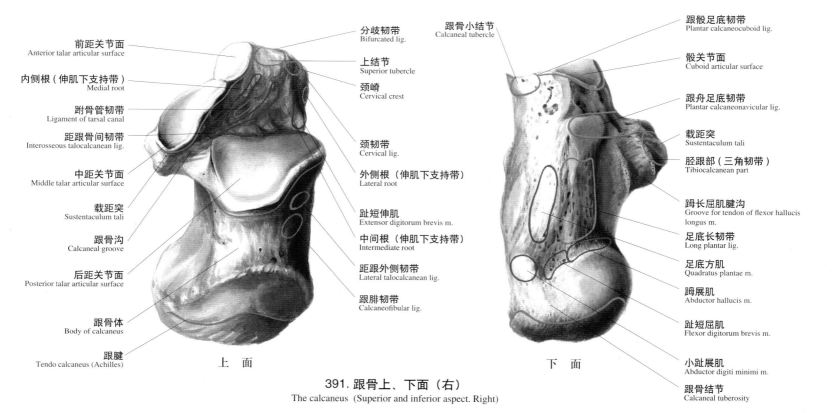

分歧韧带
Bifurcated lig.
前距关节面
Anterior talar articular surface
上结节
Superior tubercle
内侧根（伸肌下支持带）
Medial root
颈嵴
Cervical crest
跗骨管韧带
Ligament of tarsal canal
颈韧带
Cervical lig.
距跟骨间韧带
Interosseous talocalcanean lig.
外侧根（伸肌下支持带）
Lateral root
中距关节面
Middle talar articular surface
趾短伸肌
Extensor digitorum brevis m.
载距突
Sustentaculum tali
中间根（伸肌下支持带）
Intermediate root
跟骨沟
Calcaneal groove
距跟外侧韧带
Lateral talocalcanean lig.
后距关节面
Posterior talar articular surface
跟腓韧带
Calcaneofibular lig.
跟骨体
Body of calcaneus
跟腱
Tendo calcaneus (Achilles)

上 面

跟骨小结节
Calcaneal tubercle
跟骰足底韧带
Plantar calcaneocuboid lig.
骰关节面
Cuboid articular surface
跟舟足底韧带
Plantar calcaneonavicular lig.
载距突
Sustentaculum tali
胫跟部（三角韧带）
Tibiocalcanean part
踇长屈肌腱沟
Groove for tendon of flexor hallucis longus m.
足底长韧带
Long plantar lig.
足底方肌
Quadratus plantae m.
踇展肌
Abductor hallucis m.
趾短屈肌
Flexor digitorum brevis m.
小趾展肌
Abductor digiti minimi m.
跟骨结节
Calcaneal tuberosity

下 面

391. 跟骨上、下面（右）
The calcaneus (Superior and inferior aspect. Right)

距跟外侧韧带
Lateral talocalcanean lig.

后距关节面
Posterior talar articular surface

跟腓韧带
Calcaneofibular lig.

距跟骨间韧带
Interosseous talocalcanean lig.

跟骨体
Body of calcaneus

中距关节面
Middle talar articular surface

中间根（伸肌下支持带）
Intermediate root

跟腱
Tendo calcaneus (Achilles)

跟骨结节
Calcaneal tuberosity

分歧韧带
Bifurcated lig.

颈韧带
Cervical lig.

骰关节面
Cuboid articular surface

外侧根（伸肌下支持带）
Lateral root

跟骨结节外侧突
Lateral process of
calcaneal tuberosity

趾短伸肌
Extensor digitorum brevis m.

小趾展肌
Abductor digiti minimi m.

足底方肌
Quadratus plantae m.

腓骨肌滑车
Peroneal trochlea

外侧面

腓骨长肌腱沟
Groove for tendon of peroneus longus m.

载距突
Sustentaculum tali

中距关节面
Middle talar articular surface

前距关节面
Anterior talar articular
surface

骰关节面
Cuboid articular surface

跟舟足底韧带
Plantar calcaneonavicular lig.

胫跟部（三角韧带）
Tibiocalcanean part

𧿁长屈肌腱沟
Groove for tendon of flexor
hallucis longus m.

距跟内侧韧带
Medial talocalcanean lig.

跟腱
Tendo calcaneus

跟骨结节
Calcaneal tuberosity

跟骨结节内侧突
Medial process of
calcaneal tuberosity

内侧面

392. 跟骨内、外侧面（右）
The calcaneus（Medial and lateral aspects. Right）

surface）。载距突及关节面向前下倾斜，与水平面的倾斜角为 10°～60°，90% 在 25°～45° 之间。前 1/3 有一小的前距关节面（Anterior talar articular surface）。前距关节面外侧构成跗骨窦的底。底的前方有一卵圆形隆起，名上结节（Superior tubercle），有分歧韧带附着。前距关节面外侧 7 mm 处有一嵴，称颈嵴（Cervical crest），有颈韧带附着。底的外缘附近有伸肌下支持带外侧根、中间根和趾短伸肌附着。上结节坡向后方，成一深的凹陷，正对着距骨外侧突。

2. 下面　狭窄粗糙，中部有足底长韧带和足底方肌附着。前端的圆形隆起，称跟骨小结节（Calcaneal tubercle），为跟骰足底韧带附着部。后端突出，称跟骨结节（Calcaneal tuberosity）。

3. 前面　最小，呈方形，有鞍形的骰关节面（Cuboid articular surface），与骰骨相关节。

4. 后面　凸隆，呈卵圆形，可分三部。上部光滑，借跟腱囊和脂肪组织与跟腱相隔。中部宽广粗糙，为跟腱附着部。下部斜向下前，移行于跟骨结节，是居于皮下的负荷面。跟骨结节在下面有内、外二突，内为较大的跟骨结节内侧突（Medial process of calcaneal tuberosity），有𧿁展肌和趾短屈肌附着，外为较小的跟骨结节外侧突（lateral process of calcaneal tuberosity），有小趾展肌附着。

5. 内侧面　凹陷。于载距突下方，有自后上走向前下的浅沟，为𧿁长屈肌沟（Groove for tendon of flexor hallucis longus m.），与距骨后缘的同名沟延续。

6. 外侧面　宽广平滑。前部有一结节，称腓骨肌滑车（Peroneal trochlea），大小有变异。滑车后下方的斜沟，为腓骨长肌腱沟（Groove for tendon of peroneus longus m.），有腓骨长肌腱通过。滑车前上方的浅沟，供腓骨短肌腱通过。腓骨肌滑车后上方约 1 cm 处有一骨隆起，为跟腓韧带附着部。

带血管蒂跟骨瓣

带血供的跟骨瓣转位适用于修复距骨颈骨折、距骨体缺血性坏死、关节植骨融合和外踝骨折不连等疾患。跟骨外侧面有多源血供，吻合丰富：①跟支，为腓动脉一终支，腓动脉于跟腱与外踝之间穿出深筋膜，贴跟骨外侧面匍匐而行，发 6～12 跟骨膜支（0.3～1.1 mm 外径）。②跗外侧动脉，经骰骨背面和腓骨短肌腱深面后行，与腓动脉跟支终支吻合，发 3～4 肌骨膜支（0.8～1.1 mm 外径），滋养跟骨前外端。③腓动脉穿支，于外踝尖上方约 5.9 cm 处穿出小腿骨间膜，循外踝前外面下降，与外踝前动脉吻合，沿途发支滋养跟骨体前外侧部。依植骨部位，可选择上述一组作为血管蒂形成骨瓣。例如，跟骨前外侧骨瓣（1.5 cm×1.0 cm×0.5 cm）首选跗外侧动脉为血管蒂，跟骨后外侧骨瓣（2.0 cm×2.0 cm×0.5 cm）首选腓动脉跟支为血管蒂等。

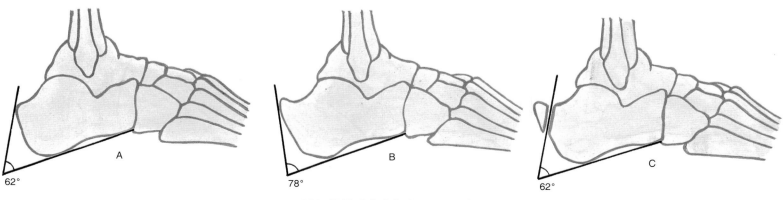

A　62°　B　78°　C　62°

393. 跟骨后上隆起（Haglund 病）
Posterosuperior tuberosity of the calcaneus

跟骨后上隆起（Haglund 病）

跟骨后上隆起 (Posterosuperior tuberosity of the calcaneus) 系跟骨结节后上唇明显肥厚突出。穿鞋时，与鞋缘相触，构成慢性刺激，引起疼痛。并可引起跟腱滑囊炎，即在跟腱抵止上方产生一皮下囊肿。Haglund(1928) 首先注意到跟骨这一隆起及它与跟腱皮下滑囊炎、跟腱滑囊炎与跟腱抵止处骨刺的关系。Hohmann(1948) 称此为 Haglund 病。Fowler 和 Philip 在 X 线侧位像中注意到跟骨后面和距面之间的角度称跟骨结节关节角（Böhler angle），比角正常为 44°～69°，而有异常的后上隆起时，此角则超过 75° 或超过 80°。此一隆起在青年人多见，并常产生症状，可做外科切除。

跟底骨刺

跟底骨刺是跟骨结节跖面生长的骨赘。从 2.0～2.5 cm 宽的跟骨结节向前延伸，骨刺尖端埋藏于足底腱膜中，可不产生症状也可引起疼痛。跟骨骨刺有三型。

(1) 骨刺很大，向前上方生长，未成为负荷点也未发生炎性改变，仅当 X 线检查时才被发现。

(2) 骨刺大，足负荷时疼痛，由于足纵弓降低，使骨刺成了负荷点。

(3) 骨刺沿足底腱膜的起始开始增长，呈不规则锯齿状外貌，密度低，表现为亚急性炎症过程，一般无症状。所有骨刺在开始时都呈这种形式。

跟底骨刺产生的原因，一般认为系由于足底腱膜异常紧张引起的。依解剖观点，足底腱膜起自跟骨结节，前行分五束抵于跖垫。跖垫牢固固定于近节趾骨底并与该处骨膜延续。正常步行时，身体前移，趾背屈，近节趾骨牵拉足底腱膜跨越跖骨头，这一动作使足底腱膜在起始部位产生过度的牵拉应力，如果身体负荷过重和足弓微弱，则加大了这种应力，遂在腱膜起始部引起骨质增生，最终形成骨刺。有人将此机制喻为绞车机构，将跖骨头比为卷轴，将足底腱膜比为电缆。

跟骨骨折

跟骨是最大的跗骨，组成内、外纵弓的后臂，承担全足重量约 50%（着平底鞋时）。跟骨通过距下关节营内、外翻运动。强大的跟腱附着于跟骨结节稍内侧，可强力使足跖屈，跟骨如果增厚，站立时跟底将产生疼痛。足跟的外翻畸形可引起痉挛性扁平足。距下关节如遭破坏可引起严重后果。

跟骨骨折较常见，占全身骨折的 1.6%，占足骨骨折的第三位。多因由高处跌下或跳下，足跟着地，使跟骨压缩或劈开；有时伤力自下而上，也引起跟骨骨折。跟骨骨折依 X 线表现，可分不波及和波及距下关节两大类。

一、关节外跟骨骨折

A. 结节纵行骨折 由高处下坠，跟骨居外翻位，结节底部触地引起。折片一般移位不大。

B. 跟骨结节骺脱离 系骨骺未闭合前，由高处坠下时结节底部触地引起。折片明显向上移位，如不予整复，则跟骨底不平，影响步行和站立。

C. 载距突骨折 足内翻位时，载距突受内下方的冲击而引起，移位不多，极少见。

D. 跟骨前端骨折 少见，常被忽视。可能由于前足强力内收伴随跖屈，由分歧韧带造成的撕脱骨折，跟骰关节疼痛。足斜位 X 线片中可被确认。

E. 跟骨结节鸟嘴状骨折 为跟腱撕脱骨折的一种，由跟腱强力向上收缩造成。

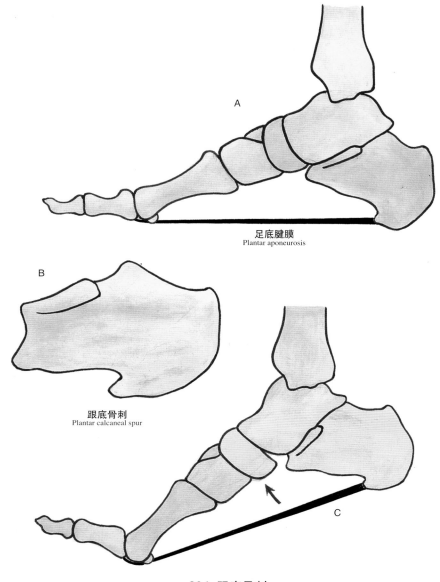

394. 跟底骨刺
Plantar calcaneal spurs

A. 正常　B. 跟骨后上隆起　C. 隆起切除

如撕脱块小或无移位者，可跖屈位固定；移位严重者，宜采取切开整复和内固定。

F. 接近距下关节的斜行骨折 骨折线通过主要负重部跟骨体，折线为斜行，从正面看由内后斜向外前；从侧面看，跟骨体后半连同跟骨结节向后上移位，Böhler 角减小，减弱了腓肠肌的张力，直接影响跟骨作用。由于跟骨距面突出，也妨碍站立和步行。治疗时，应整复畸形，恢复 Böhler 角。

二、关节内跟骨骨折

G. 距下关节外侧塌陷骨折 与前者相似，骨折线也从跟骨内后方斜向外前方，但进入了距下关节，并因重力关系，跟骨外侧关节面发生塌陷。此种骨折远比接近距下关节的骨折严重。治疗宜牵引复位和切开整复并用。

H. 跟骨距下关节中央粉碎性骨折 是最常见的跟骨骨折，跟骨体因受压挤完全粉碎，关节面中心部塌陷，跟骨结节上升，底部外翻，两侧膨大。跟骨前端亦可能骨折，波及跟骰关节。治疗将依严重程度而定。

A. 结节纵行骨折　　　　B. 跟骨结节骺脱离　　　　C. 载距突骨折　　　　D. 跟骨前端骨折　　　　E. 跟骨结节鸟嘴状骨折

F. 接近距下关节的斜行骨折　　　　G. 距下关节外侧塌陷骨折　　　　H. 跟骨中央粉碎性骨折

395. 跟骨骨折
Fractures of the calcaneus

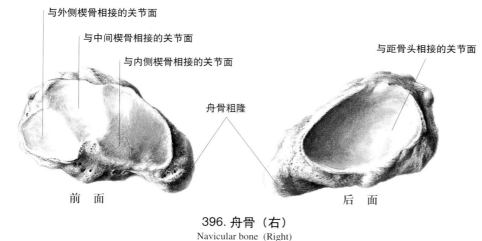

与外侧楔骨相接的关节面
与中间楔骨相接的关节面
与内侧楔骨相接的关节面
与距骨头相接的关节面
舟骨粗隆
前　面　　　　后　面

396. 舟骨（右）
Navicular bone (Right)

舟　骨

　　舟骨 (Navicular bone) 呈圆形，介于距骨头和 3 个楔骨之间，分上、下、内、外、前、后六面。

　　1. **后面**　呈卵圆形的凹陷关节面，与距骨头相关节。

　　2. **前面**　凸隆，借两条微嵴分成 3 个小关节面，与 3 个楔骨相关节。

　　3. **上面**　粗糙凸隆，有距舟背侧韧带、楔舟背侧韧带和骰舟背侧韧带附着。

　　4. **内侧面**　粗糙，向下延续一圆形隆起，名舟骨粗隆 (Tuberosity of navicular bone)，位于皮下，可在内踝前下方 2.5 cm 处摸及，有胫骨后肌腱抵止。

　　5. **下面**　粗糙凹陷，借一沟与舟骨粗隆分隔，胫骨后肌腱的一部通过此沟，并抵于楔骨和 3 个跖骨底。下面的外侧有跟舟足底韧带、楔舟足底韧带和骰舟足底韧带抵止。

　　6. **外侧面**　粗糙，有分歧韧带的跟舟韧带附着，有时出现一关节面与骰骨相关节。

足舟骨缺血性坏死

　　足舟骨居内侧纵弓的顶点，后接距骨，前接 3 个楔骨，并受强劲韧带和肌肉把持，承受巨大压力。足背动脉和足底内侧动脉发支滋养舟骨，并于舟骨粗隆表面形成血管网。足舟骨缺血性坏死又称 Köhler 病，发生于 10 岁以下儿童（多为 5 岁），男女比例为 3∶1，20% 为双侧性。舟骨于跗骨中骨化最晚，男 2～3 岁、女 1.5～2 岁始出现骨化中心。如果血管进入迟滞或蒙受创伤，便会形成此病。此时，足部疼痛，行走或胫骨后肌受到牵伸时疼痛加剧，治疗为保守疗法。

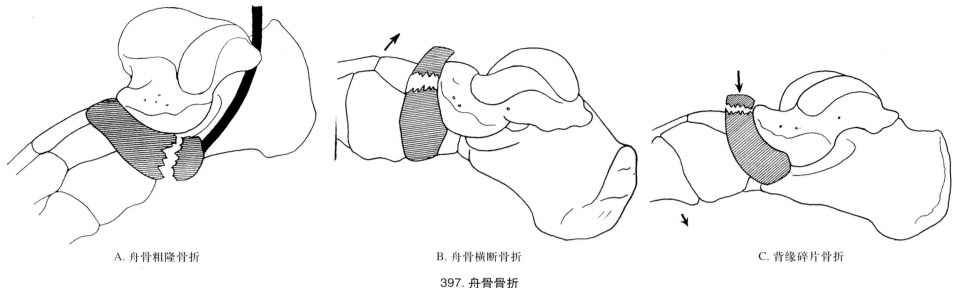

A. 舟骨粗隆骨折　　　　　　　　　　　B. 舟骨横断骨折　　　　　　　　　　　C. 背缘碎片骨折

397. 舟骨骨折
Fractures of the navicular bone

足 舟 骨 骨 折

足舟骨骨折虽为骰骨骨折的两倍，但仍属少见，可分三型。

A. 舟骨粗隆骨折　胫骨后肌强力收缩时，如有外力使足强力外展外翻，舟骨粗隆则有被撕脱的可能。舟骨粗隆与骨体分离平面参差不齐，局部肿胀、压痛。由于胫骨后肌腱有部分纤维延伸至邻近的楔骨和骰骨上，因此骨折断端往往移位不大。舟骨粗隆骨折宜与外胫骨（副舟骨）鉴别。外胫骨为对称性，骨的边缘整齐平滑。

B. 舟骨横断骨折　前足强力背屈，将舟骨挤于楔骨与距骨头之间，可以引起舟骨在水平面上横断骨折。背侧骨折块较大，且向上内方脱位，容易发生缺血性坏死。宜复位和固定。

C. 背缘碎片骨折　当前足强力跖屈，重物坠落打击或车轮压挤舟骨，均可引起舟骨背侧碎片骨折。移位不多，一般固定即可。

楔 骨

楔骨有 3 个，介于舟骨和第一、二、三跖骨之间，三骨的排列在形成足横弓中起重要作用。近侧面共同形成一凹陷，与舟骨关节，在远侧面，内、外侧楔骨超出中间楔骨，中间的凹陷容纳第二跖骨底。

1. 内侧楔骨（Medial cuneiform bone）　最长，尖向上，基部向下，近侧有梨形关节面与舟骨关节，远侧有肾形关节面与第一跖骨底关节。内侧面粗糙，位于皮下，其前下方有一扁平压迹供胫骨前肌腱通过。外侧面凹陷，其上缘和后缘有关节面与中间楔骨关节，此面前端与第二跖骨相接。其余部分粗糙，借强大的楔间足底韧带与中间楔骨相连。背面狭窄粗糙，有楔舟背侧韧带和楔间背侧韧带附着。跖面粗糙，有胫骨前肌、腓骨长肌和部分胫骨后肌腱附着。

2. 中间楔骨（Intermediate cuneiform bone）　最短，阔部向上，尖向下，为规则楔形。近侧有三角形凹陷关节面与舟骨关节，远侧长形关节面与第二跖骨相接。内侧面后缘及上缘有关节面与内侧楔骨相关节，其余骨面粗糙，有楔间足底韧带等附着。外侧面沿其后缘有直关节面与外侧楔骨相关节，其余骨面粗糙，借楔间足底韧带连于外侧楔骨。背侧面粗糙，有楔舟背侧韧带、跗跖背侧韧带和楔间背侧韧带附着，跖侧面有胫骨后肌腱抵止。

3. 外侧楔骨（Lateral cuneiform bone）　居中间楔骨与骰骨之间，阔部向上，尖向下，呈楔形。

近侧面上 2/3 部有三角形关节面，与舟骨相关节，下部粗糙；远侧面完全覆以三角形关节面，与第三跖骨相关节。

内侧面的后缘有一垂直关节面，与中间楔骨相关节；内侧面的前缘常分为两个小关节面，与第二跖骨

底外侧面相关节。外侧面的后上部有一三角形关节面，与骰骨相关节；其前上部有一小的半卵圆形关节面，与第四跖骨底相关节。内、外侧面的其余骨面有强大的楔间足底韧带、楔骰足底韧带附着，它们对维持足的横弓起重要作用。

背侧面粗糙，呈长方形，有楔舟背侧韧带、跗跖背侧韧带和楔间背侧韧带附着；跖侧面钝圆，有一束胫骨后肌腱抵止和跨短屈肌腱起始。

带 血 管 蒂 内 侧 楔 骨 瓣

带血供的内侧楔骨瓣可转位修复近位的距骨和远位的距骨头，将骨瓣凿嵌入病损骨的部位可增强血供，有利于患骨的修复。内侧楔骨的血供来源有三：①内踝前动脉：由胫前动脉（56.7%）或足背动脉（43.3%）发出，在胫骨前肌腱深面内侧前行，至内侧楔骨内侧面，发 2～6 支滋养该面的腱后部分。②跗内侧动脉：在距舟关节平面近侧（16.7%）或远侧（66.7%）发自足背动脉，沿胫骨前肌腱外侧达内侧楔骨，发 2～9 支滋养该骨的腱前部分。③足底内侧动脉：于舟骨粗隆近侧2.3 cm处，分浅、深支，分别于跨展肌深面和胫骨前肌腱深面发支分布内侧楔骨膜。上述三个动脉分支彼此吻合。依需要，如修复距骨可以内踝前动脉为血管蒂，如修复距骨头可以跗内侧动脉为血管蒂切取骨瓣。

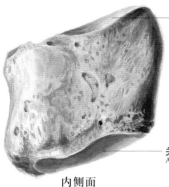

关节面（与第一跖骨关节）
Articular surface (with 1st metatarsal bone)

关节面（与中间楔骨相关节）
Articular surface (with intermediate cuneiform bone)

关节面（与舟骨相关节）
Articular surface (with navicular bone)

关节面（与舟骨相关节）
Articular surface (with navicular bone)

内侧面　　　　　　　　　　　外侧面

398. 内侧楔骨（右）
The medial cuneiform bone (Right)

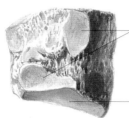
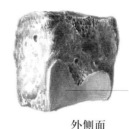

关节面（与内侧楔骨相关节）
Articular surface (with medial cuneiform bone)

关节面（与舟骨相关节）
Articular surface (with navicular bone)

关节面（与外侧楔骨相关节）
Articular surface (with lateral cuneiform bone)

内侧面　　　　　　　　　　　外侧面

399. 中间楔骨（右）
The intermediate cuneiform bone (Right)

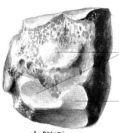
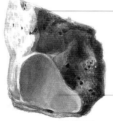

关节面（与中间楔骨相关节）
Articular surface (with intermediate cuneiform bone)

与舟骨相接的关节面
Articular surface (with navicular bone)

与第四跖骨底相接的关节面
Articular surface (with base of fourth metatarsal bone)

与骰骨相接的关节面
Articular surface (with cuboid bone)

内侧面　　　　　　　　　　　外侧面

400. 外侧楔骨（右）
The lateral cuneiform bone (Right)

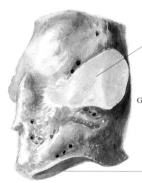
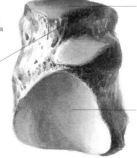

关节面（与外侧楔骨相关节）
Articular surface (with lateral cuneiform bone)

腓骨长肌腱沟
Groove for tendon of peroneus longus m.

关节面（与跟骨相关节）
Articular surface (with calcaneus)

关节面（与第四跖骨相关节）
Articular surface (with fourth metatarsal bone)

与跟骨相接的关节面
Articular surface (with calcaneus)

内侧面　　　　　　　　　　　外侧面

401. 骰骨（右）
The cuboid bone (Right)

骰　骨

骰骨（Cuboid bone）呈不规则四方形，位远侧列跗骨的最外侧、跟骨与第四、五跖骨之间。

1. **近侧面**　平滑，为四角形的鞍状关节面，与跟骨骰关节面相关节。其内下角突向近侧，以协助支持跟骨远侧端。

2. **远侧面**　较宽，借一垂直嵴分成两个关节面，内侧小面与第四跖骨底关节，外侧小面与第五跖骨底关节。

3. **内侧面**　中部有一卵圆形关节面，与外侧楔骨相关节，其后方有时有一关节面，接舟骨；内侧面其余部分粗糙，供楔骰足底韧带附着。

4. **外侧面**　狭窄，可见一深切迹达下缘，为腓骨长肌腱沟的起始。

5. **背侧面**　粗糙，朝向外方，有跟骰背侧韧带、骰舟背侧韧带、楔骰背侧韧带和跗跖背侧韧带附着。

6. **跖侧面**　有一锐嵴，为足底长韧带附着处。此嵴向外方终于一粗隆，为骰骨粗隆（Tuberosity of cuboid bone）。嵴的近侧部有胫骨后肌腱抵止和踇短屈肌起始；锐嵴远侧部有一条斜向前内的浅沟，称腓骨长肌腱沟，有同名肌腱通过。

带血管蒂骰骨瓣

带血供的骰骨瓣转位可用于修复距骨体缺血性坏死，以提供新的血源，亦可用于踝关节和距下关节融合术。骰骨血运恒定来源于跗外侧动脉，该动脉在距舟关节近侧约 1.5 cm 处起自足背动脉（86.7%），斜向外行，经踇短和趾短伸肌深面（图 327）发 5～12 骰骨支入骨质，动脉干长约 2.7 cm，有 2 条伴行静脉。手术时，先外牵踇长伸肌腱找到跗外侧动脉起始，继切断踇短、趾短伸肌于跟骨的起始，将其翻向远侧，即可显露跗外侧动脉和骰骨，依需要凿取骨瓣，骨瓣范围约为 2.5 cm×1.5 cm×1.5 cm。

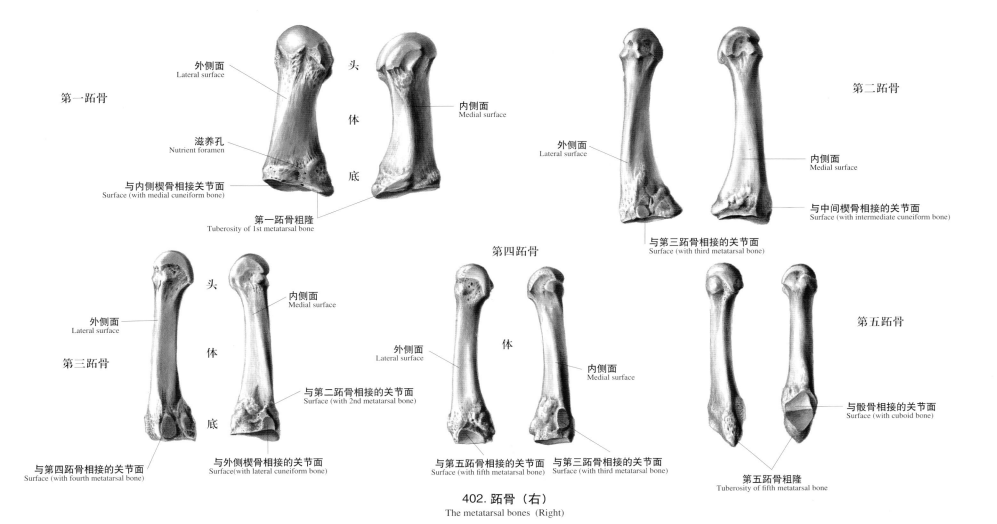

第一跖骨

外侧面
Lateral surface

头
体
底

内侧面
Medial surface

滋养孔
Nutrient foramen

与内侧楔骨相接关节面
Surface (with medial cuneiform bone)

第一跖骨粗隆
Tuberosity of 1st metatarsal bone

第二跖骨

外侧面
Lateral surface

内侧面
Medial surface

与中间楔骨相接的关节面
Surface (with intermediate cuneiform bone)

与第三跖骨相接的关节面
Surface (with third metatarsal bone)

第三跖骨

外侧面
Lateral surface

头
体
底

内侧面
Medial surface

与第二跖骨相接的关节面
Surface (with 2nd metatarsal bone)

与第四跖骨相接的关节面
Surface (with fourth metatarsal bone)

与外侧楔骨相接的关节面
Surface(with lateral cuneiform bone)

第四跖骨

外侧面
Lateral surface

体

内侧面
Medial surface

与第五跖骨相接的关节面
Surface (with fifth metatarsal bone)

与第三跖骨相接的关节面
Surface (with third metatarsal bone)

第五跖骨

与骰骨相接的关节面
Surface (with cuboid bone)

第五跖骨粗隆
Tuberosity of fifth metatarsal bone

402. 跖骨（右）
The metatarsal bones (Right)

跖 骨

跖骨 (Metatarsal bones) 为短管状骨，共 5 块。每一跖骨近端略膨大，称为底 (Basis)，远端称头 (Head)，有凸隆的关节面，与近节趾骨底相关节。底与头中间部分，称体 (Body)，有三缘（内侧缘、外侧缘和下缘）和三面（背面、内侧面和外侧面）。头和体下面相接处有一沟，为趾屈肌腱通过。

1. **第一跖骨** (1st metatarsal bone) 短而粗，底后面与内侧楔骨相关节。关节面有 3 种形状：①内侧面有浅沟将关节面分隔为两半的，占 82.5%。②典型肾状，凹缘朝外者，占 13.75%。③有深沟将关节面完全分为两半者，占 3.75%。底下面有一隆起，称第一跖骨粗隆 (Tuberosity of 1st metatarsal bone)，为腓骨长肌和部分胫骨前肌抵止处。底外面有时出现关节面，与第二跖骨底相关节。

体呈三棱柱状，背面平滑而微凸，跖面纵向凹陷，容有蹈长屈肌和蹈短屈肌。外侧面呈三角形，有第一骨间背侧肌和蹈收肌斜头附着。体有 1～5 个滋养孔，多为一孔 (68.75%) 和二孔 (21.25%)，多位于跖骨体中部，位于外面的占 66.37%，孔的方向皆指向远端。

头的跖面被一嵴分成两个斜坡，各有一小关节面，与籽骨相接。内、外侧籽骨位于蹈短屈肌腱中。

2. **第二跖骨** (2nd metatarsal bone) 最长，底有 4 个关节面。近侧面呈三角形，微凹，与中间楔骨相关节；底内侧关节面有不同形状：或分成两半，上半与内侧楔骨、下半与第一跖骨相接 (33.75%)，或只有上半接内侧楔骨 (36.25%)，或只有下半面接第一跖骨 (8.75%)。底外侧关节面分上、下两个，两关节面后部与内侧楔骨相接，前部与第三跖骨相接（占 92.5%）。体的内侧面和外侧面分别有第一骨间背侧肌外侧头和第二骨间背侧肌内侧头起始。第二跖骨滋养孔有一孔 (70.0%)、二孔 (1.25%) 或无孔 (28.75%)。孔多位于外侧面或跖面，方向皆指向近端。

3. **第三跖骨** (3rd metatarsal bone) 比第二跖骨短，底借三角形关节面与内侧楔骨相关节。底内侧有上、下两个关节面与第二跖骨底相接，上关节面多呈椭圆形，下关节面多呈新月形。底外侧多数有一个上关节面与第四跖骨相关节，下关节面常缺如。体的内侧面有第二骨间背侧肌外侧头和第一骨间足底肌起始，体外侧面有第三骨间足底肌内侧头起始。滋养孔有一孔

(72.5%)、二孔 (3.75%) 或无孔 (23.75%)，孔多居外侧面或跖面，方向指向近端。

4. **第四跖骨** (4th metatarsal bone) 比第三跖骨稍短。底的近侧有四边形关节面，与骰骨相接，底内侧前后各有一关节面，后关节面与外侧楔骨相接，前关节面与第三跖骨相接。底外侧常有一单个小面，与第五跖骨相接。体的内侧面有第三骨间背侧肌外侧头和第二骨间足底肌起始，体外侧面有第四骨间背侧肌内侧头起始。滋养孔有一孔 (72.5%)、二孔 (3.75%) 或无孔 (23.75%)，孔多居外侧面或跖面，方向指向近端。

5. **第五跖骨** (5th metatarsal bone) 底近侧有一三角形斜关节面与骰骨相关节。底内侧有一关节面与第四跖骨相接，底外侧有一指状粗涩突起，名第五跖骨粗隆 (Tuberosity of fifth metatarsal bone)，腓骨短肌抵于粗隆背面；足底腱膜有一强束连结于第五跖骨粗隆与跟骨外侧突之间；底跖面有一浅沟，供小趾展肌腱通过，小趾短屈肌亦由跖面起始。体的内面有第四骨间背侧肌外侧头和第三骨间足底肌起始。滋养孔有一孔 (73.75%)、二孔 (7.5%) 或无孔 (18.75%)，多位于跖面或内面 (85.91%)，方向多指向近端。

带血管蒂的跖骨瓣

跖骨头缺血性坏死好发于青少年，以第二跖骨头多见。第一、二跖背动脉分别发支滋养第一、二跖骨头近端。以第一或第二跖背血管为蒂切取第一跖骨近端背外面或第二跖骨近端背内面骨瓣 (1.0 cm × 0.5 cm × 0.5 cm) 逆行转位嵌入第二跖骨头的槽洞内可修复跖骨头坏死 (注意血管有变异)。

跖 骨 骨 折

跖骨骨折占全身骨折的 2.7%，占足骨骨折的第一位。多因扭伤、车轧伤或重物打击足背所造成。跖骨底部骨折最多，体部次之，颈部最少。骨折型以横断型最多，斜面型和粉碎型较少。单独一个跖骨骨折者少，合并数个骨折者多。由于跖骨相互支持，骨折片移位多不明显。仅有少数跖骨干骨折可因暴力产生跖侧成角，或远折段移至近折段下方形成重迭。因直接暴力打击，骨折可能粉碎，皮肤可以穿破。治疗跖骨骨折，亦需整复和固定，避免跖侧成角畸形。跖骨颈骨折时，跖骨头向跖侧移位，亦必须复位，否则，能引起足底或足趾球部压迫疼痛。

第五跖骨粗隆骨折，多因直接暴力打击，或足居内翻位时，腓骨短肌强力牵拉所致。一般较少移位，但应与儿童的粗隆骨骺线相鉴别。对于断端有分裂者，患足应固定于外翻位。

跖骨慢性骨折好发于第二跖骨颈部，为疲劳骨折。新兵经长途行军后容易发生这样的骨折，故又名"行军骨折"。由于足肌过度疲劳，足弓塌陷。第二、三、四跖骨头平时负重较少，现在负重增加，超过骨皮质和骨小梁的负担能力，即逐渐发生骨折。同时骨膜产生新骨，折段不致完全分离。症状初为前足痛，劳累后加重，休息后减轻，2 ~ 3 周后即可摸到骨折处隆起，X 线片中可见骨折线和骨痂形成。治疗以休息、避免多走路为主，鞋底前部可适当垫高，使负重点后移。

跗跖关节脱位

跗跖关节脱位比较常见，多发生于强力跖屈及伴随内翻或外翻扭伤。跖骨底可向内侧、外侧及背侧脱位，脱位的跖骨有时为 1 ~ 2 个，有时 5 个全部脱位。通常可分 5 种类型。

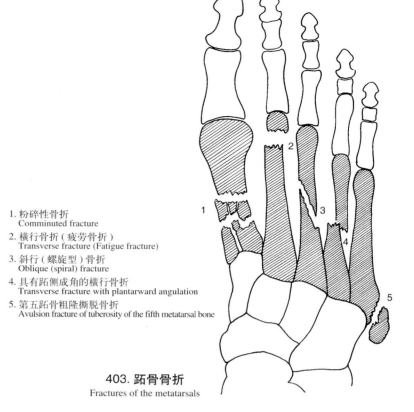

1. 粉碎性骨折
   Comminuted fracture
2. 横行骨折 (疲劳骨折)
   Transverse fracture (Fatigue fracture)
3. 斜行 (螺旋型) 骨折
   Oblique (spiral) fracture
4. 具有跖侧成角的横行骨折
   Transverse fracture with plantarward angulation
5. 第五跖骨粗隆撕脱骨折
   Avulsion fracture of tuberosity of the fifth metatarsal bone

403. 跖骨骨折
Fractures of the metatarsals

Ⅰ 型　前足强力外翻 (旋前) 时，可引起第一跖骨内侧脱位。

Ⅱ 型　外翻更为严重时，除第一跖骨内侧脱位外，第二~五跖骨发生背外侧脱位。

Ⅲ 型　前足强力内翻 (旋后) 时，先是第四、五跖骨、其次是第二、三跖骨发生背外侧脱位。

Ⅳ 型　更严重的内翻暴力，所有 5 个跖骨向背外侧脱位。

Ⅴ 型　单纯足跖屈暴力 (如足跖屈落地或下楼时足跖屈跌倒)，可引起跖骨背侧脱位或跖骨底骨折或跖骨干骨折，最常发生于第二跖骨，其次发生于第一、三跖骨。

第一、二跖骨脱位或骨折，可损伤足背动脉，引起前足坏死。亦可由于旋转暴力，使胫后动脉扭曲而引起胫后动脉痉挛和跖部血管血栓形成。因此，对跗跖关节脱位必须早期整复，整复前后必须注意足背动脉和胫后动脉的搏动情况。

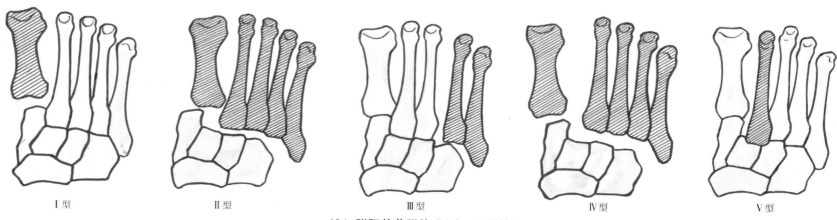

Ⅰ型　　　　Ⅱ型　　　　Ⅲ型　　　　Ⅳ型　　　　Ⅴ型

404. 跗跖关节脱位 (Lisfranc 脱位)
Dislocations of the tarsometatasal joints

趾 骨

趾骨 (Phalanges) 与手指骨相似,惟短小,共 13 ~ 14 块。除踇趾为二节外,第二趾恒定为三节,第三、四、五趾通常为三节(有时为两节),即近节趾骨、中节趾骨和远节趾骨。每个趾骨分底、体、趾骨滑车三部。

1. **近节趾骨** (Proximal phalanges) 最长,中部缩窄,两端膨大,底近端有卵圆凹陷关节面,与跖骨头相关节。体扁细,上面凸隆,下面凹陷,远端呈滑车状,两侧隆起,中间成一凹沟,与中节趾骨底适应,组成滑车关节。

2. **中节趾骨** (Middle phalanges) 短小,底被中间嵴分成两个凹陷,与近节趾骨滑车相关节;体更短,比近节趾骨体扁平;趾骨滑车与远节趾骨底相接。

3. **远节趾骨** (Distal phalanges) 底较宽,与中节趾骨相接;远端跖面有一粗糙隆起,称远节趾骨粗隆 (Tuberosity of distal phalanges),有趾尖的趾髓纤维附着,并提供广阔的压力面。

踇趾近节趾骨底的内侧有踇展肌和部分踇短屈肌抵止,底的外侧有踇收肌和部分踇短屈肌抵止。第二、三、四趾近节趾骨底的内侧,有蚓状肌抵止,底的两侧,各有骨间肌的抵止。第五趾近节趾骨底的内侧有一骨间肌的抵止,底的外侧有小趾短屈肌和小趾展肌的抵止。

中节趾骨底的跖面的一侧有趾短屈肌腱抵止,底的背面有趾短伸肌腱抵止。

踇趾远节趾骨底的跖面有踇长屈肌腱抵止,底的背面有踇长伸肌腱抵止。外侧四趾远节趾骨底的跖面有趾长屈肌腱抵止,底的背面有趾长伸肌腱抵止。

此外,外侧四趾近节和中节趾骨两侧缘有屈肌纤维鞘附着。所有趾骨关节面的边缘分别有跖趾关节及趾间关节的关节囊和囊韧带附着。

趾 骨 骨 折

趾骨骨折占足部骨折的第二位,多因重物砸伤或踢碰硬物所致,前者多为粉碎骨折或纵裂骨折,后者为横断或斜面骨折。最常发生骨折的部位是小趾的近节趾骨,儿童可发生于骺板处,成人可发生于底和体。第二、三、四趾不常发生骨折,如发生时,多为近节趾骨。踇趾相当大,其功能为其他四趾的总和,也是近节趾骨好发骨折部位,踇趾远节趾骨也可骨折,常为粉碎骨折或脱位。踇趾远节趾骨撕脱骨折很少,不如手指多见。

近节趾骨骨折时,因蚓状肌及骨间肌的牵拉,足趾呈爪状变形,在跖面形成结节,给走路带来很大困难,应及早复位,将足趾固定于屈曲位。

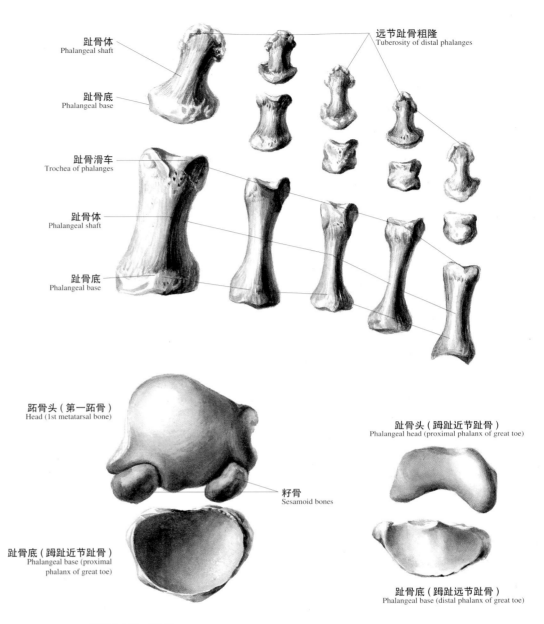

趾骨体 Phalangeal shaft
远节趾骨粗隆 Tuberosity of distal phalanges
趾骨底 Phalangeal base
趾骨滑车 Trochea of phalanges
趾骨体 Phalangeal shaft
趾骨底 Phalangeal base

跖骨头(第一跖骨) Head (1st metatarsal bone)
趾骨头(踇趾近节趾骨) Phalangeal head (proximal phalanx of great toe)
籽骨 Sesamoid bones
趾骨底(踇趾近节趾骨) Phalangeal base (proximal phalanx of great toe)
趾骨底(踇趾远节趾骨) Phalangeal base (distal phalanx of great toe)

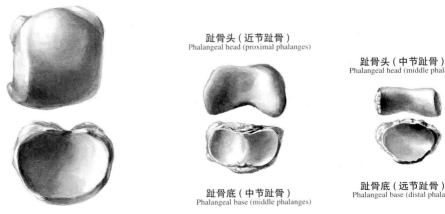

跖骨头(第二跖骨) Head(2nd metatarsal bone)
趾骨头(近节趾骨) Phalangeal head (proximal phalanges)
趾骨头(中节趾骨) Phalangeal head (middle phalanges)
趾骨底(近节趾骨) Phalangeal base (proximal phalanges)
趾骨底(中节趾骨) Phalangeal base (middle phalanges)
趾骨底(远节趾骨) Phalangeal base (distal phalanges)

405. 趾骨(右)
The phalanges (Right)

摩顿综合征 (Morton's Syndrome) 为 D. J. Morton 于 1935 年提出的，主要表现为第一、二跖骨底处疼痛，此系由于第一跖骨短、第一跖骨过度活动、籽骨后移位并不规则增大之故。因此，体重集中于第二跖骨，第二跖骨负重增加，骨干增生、变粗，第二跖骨头下方皮肤产生胼胝。X 线显示第二跖骨底呈退化性关节炎，第二跖骨干增厚，第一、二跖骨间隙增宽，籽骨后移。这种畸形多为双侧，病理表现为重复轻微损伤，继而发生第一跖骨头无菌性坏死、第二跖骨底萎缩等征。

第三、四、五趾各有两节趾骨。依国人资料 (1758 例)，小趾为两节趾骨者占 70.3%，第四趾为两节趾骨者占 11.3%，第三趾为两节趾骨者占 1.5%。

趾骨各型出现率：$V_2 IV_3 III_3$ ——58.5%，$V_3 IV_3 III_3$ ——31.3%，$V_2 IV_2 III_2$ ——9.1%，$V_2 IV_2 III_2$ ——1.1%。各型皆无年龄性别差异。两侧对称者占 89.4%，非对称者占 10.6%。二节趾骨出现原因可为先天性、后天性或两种因素兼有。

第八节 足部 X 线像

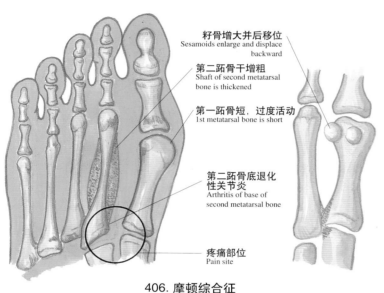

籽骨增大并后移位
Sesamoids enlarge and displace backward

第二跖骨干增粗
Shaft of second metatarsal bone is thickened

第一跖骨短，过度活动
1st metatarsal bone is short

第二跖骨底退化性关节炎
Arthritis of base of second metatarsal bone

疼痛部位
Pain site

406. 摩顿综合征
Morton's syndrome

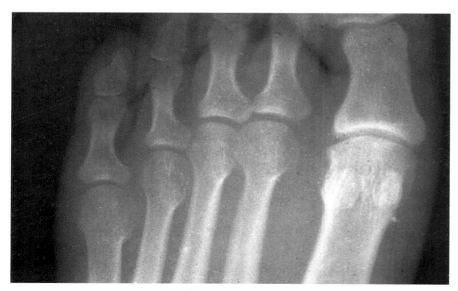

407. 趾骨的变异（男，38 岁，右）
Variations of the phalanges (Male. Age 38 years. Right)

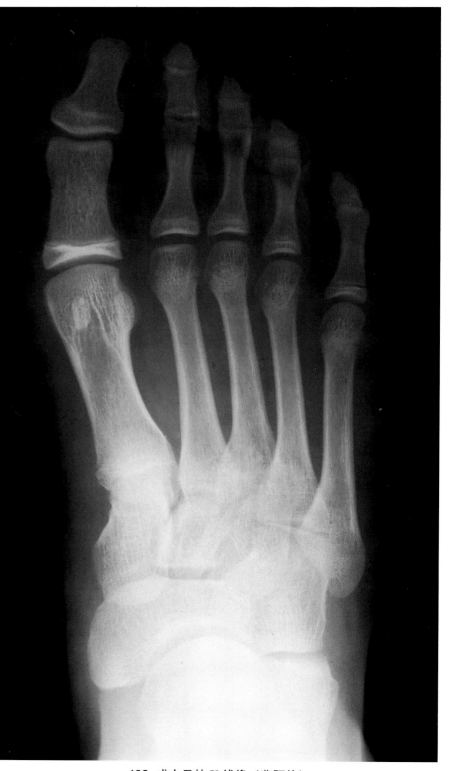

408. 成人足的 X 线像（背跖位）
Radiograph of the adult foot (Dorsoplantar view)

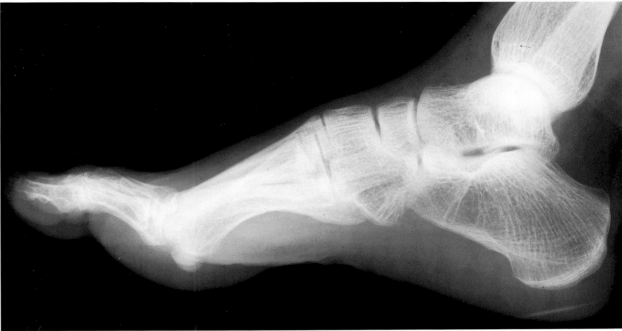

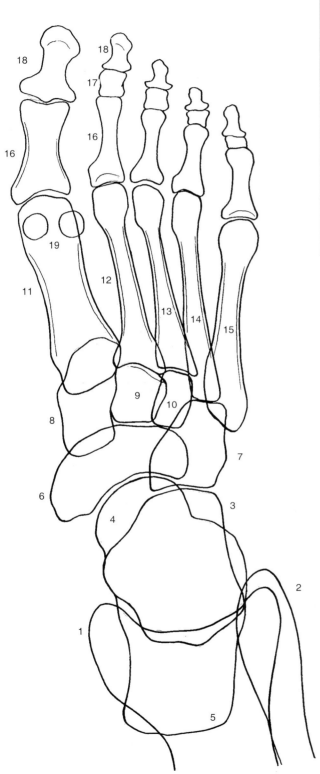

1. 内踝 Medial malleolus	5'. 载距突 Sustentaculum tali	10. 外侧楔骨 Lateral cuneiform bone	15. 第五跖骨 5th metatarsal bone
2. 外踝 Lateral malleolus	6. 足舟骨 Navicular bone of foot	11. 第一跖骨 1st metatarsal bone	16. 近节趾骨 Proximal phalanges
3. 距骨滑车 Trochlea of talus	7. 骰骨 Cuboid bone	12. 第二跖骨 2nd metatarsal bone	17. 中节趾骨 Middle phalanges
4. 距骨头 Head of talus	8. 内侧楔骨 Medial cuneiform bone	13. 第三跖骨 3rd metatarsal bone	18. 远节趾骨 Distal phalanges
5. 跟骨 Calcaneus	9. 中间楔骨 Intermediate cuneiform bone	14. 第四跖骨 4th metatarsal bone	19. 籽骨 Sesamoid bones

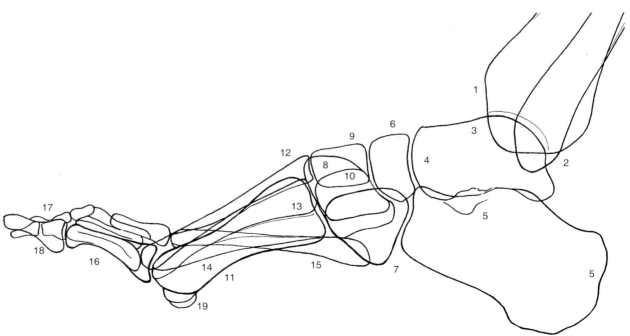

409. 成人足的 X 线像（侧位）
Radiograph of the adult foot (Lateral view)

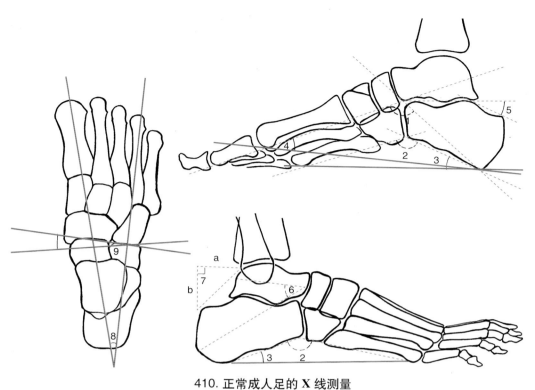

410. 正常成人足的 X 线测量
Radiographic measurement of the normal adult foot

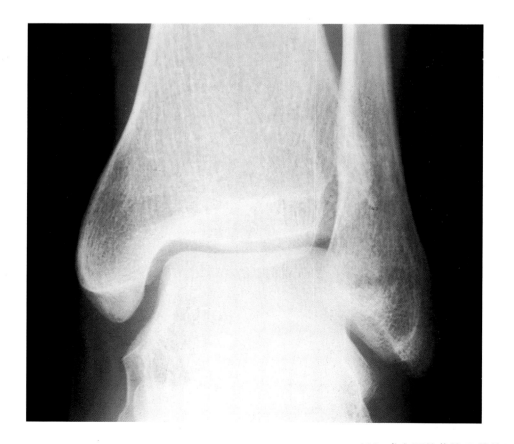

411. 成人踝关节的 X 线像及 X 线测量
Radiograph and radiographic measurement of the adult ankle joint

正 常 成 人 足 的 X 线 测 量

在侧位像上：

1. **内足弓角** 为距骨头最低点与跟骨最低点连线和距骨头最低点与第一跖骨头最低点连线所成之角，平均为 122°。

2. **外足弓角** 为跟骰关节最低点与跟骨最低点连线和跟骰关节最低点与第五跖骨头最低点连线所成之角，平均为 140°。

3. **后足弓角** 跟骨结节最低点与第五跖骨头的连线与跟骰关节最低点连线所形成的向前开放的角，约为 25°。

4. **前足弓角** 为第一跖骨头最低点与距骨头最低点连线和第一跖骨头最低点与跟骨结节最低点连线形成的向后开放的角，约为 13°。

5. **结节关节角** (Böhler 角) 为跟骨结节上缘至跟骨后距关节面的连线与跟骨前、后距关节面连线形成的向后开放的角，正常为 30°~40°。跟骨骨折时，此角可减少、消失或成负角，影响足弓后臂，从而减少小腿三头肌的力量。

6. **Storck 角** 为距骨长轴的线与跟骨结节至跗骨窦中心的连线相交形成的向后开放的角，约为 60°。

7. **胫骨后三角** 自胫骨远端关节面向后水平延线 a 与自跟骨结节向上垂直延线 b 相交形成的三角，正常为等腰三角形。

在正位像上：

8. **距骨跟骨角** [Talus-calcaneus angle (Kite 角)] 为距骨头颈的轴线与跟骨长轴线相交形成的向前开放的角，约 20°。距骨头颈长轴线与第一跖骨的轴线一致，跟骨长轴线则通过第四跖骨。

9. **中跗角** [Mid-tarsal angle (Chopart 角)] 为平行于跟骰关节面的线与跟骰关节外缘至距骨头远侧中点的连线形成的向内开放的角。

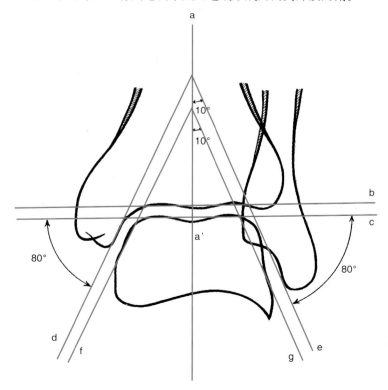

踝关节的 X 线测量

胫骨干中轴线 (a) 垂直于踝关节的水平面 (b、c)，并与距骨的垂直轴线 (a') 相延续。

切过胫骨远端关节面的水平线 (b) 与切过距骨滑车上关节面的水平线 (c) 彼此平行。

通过胫骨内踝关节面的斜线 (d) 与距骨滑车关节面的水平线 (c) 形成向内开放的 80° 角。

通过腓骨外踝关节面的斜线 (e) 与距骨滑车关节面的水平线 (c) 形成向外开放的 80° 角。

内、外踝关节面与距骨内、外踝关节面之间的关节隙为等距离。

切过距骨内、外踝关节面的斜线 (f、g) 与胫骨长轴 (a) 相交成 10° 角。

腓骨约有 50% 的部分与胫骨远端内侧结节呈阴影重叠。

距骨倾斜角

距骨倾斜角 (Talar-tilt angle) 系胫骨下关节面和距骨滑车的外侧夹角，当足旋后时两关节面在外侧分离形成的。通常，距骨对足旋后的应力不产生倾斜，56% 的人倾斜可达 5°，踝关节活动范围大的人可达 10°～15°。两侧的倾斜角基本相同，22% 的人有些差别。踝的外侧副韧带如距腓前韧带、距腓后韧带和跟腓韧带可限制足旋后时的距骨倾斜，跗骨窦中的距跟骨间韧带和颈韧带对超出生理限度的旋前旋后运动也起制约作用。踝外侧副韧带损伤后，距骨倾斜角增加。了解倾斜角可用以检查外侧副韧带是否损伤和对损伤韧带进行外科再建的依据。

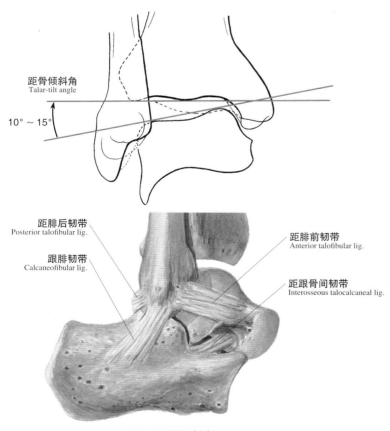

412. 距骨倾斜角
The talar-tilt angle

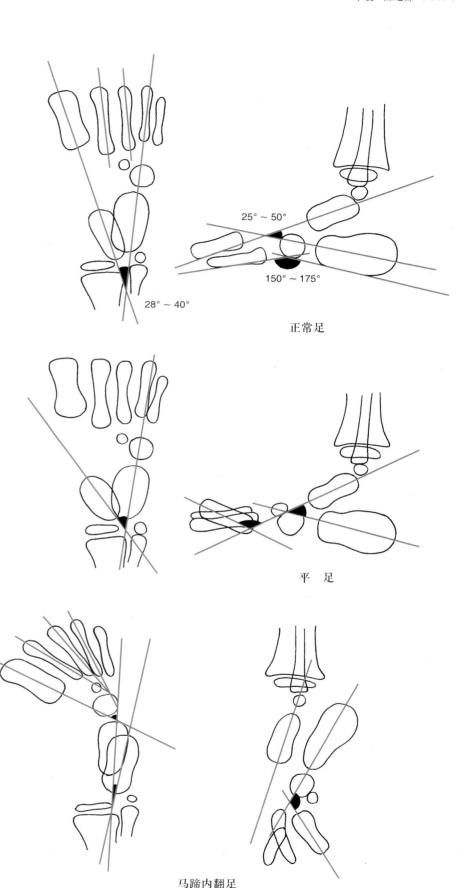

413. 婴儿正常足及异常足的 X 线测量
Radiographic measurement of the baby's normal and abnormal foot

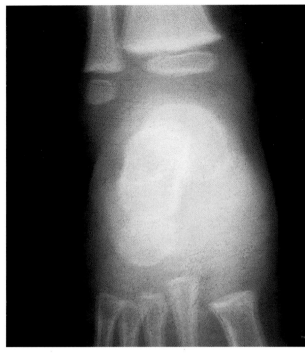
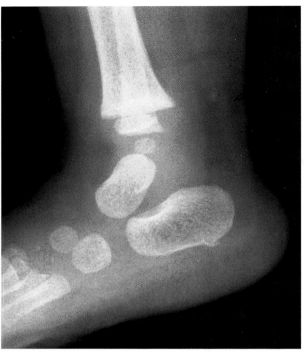

A. 1 岁，男

胫骨和腓骨下端骨化点已出现，胫骨下端骨化点呈扁圆形，腓骨下端骨化点如豆状。距骨、跟骨、骰骨和外侧楔骨骨化点已出现。距骨颈较长，指向下内，与距骨体的轴线成150°角；足呈内翻状态。第一～五跖骨体原发骨化点早于胎内出现，但跖骨近端骨骺尚未出现。

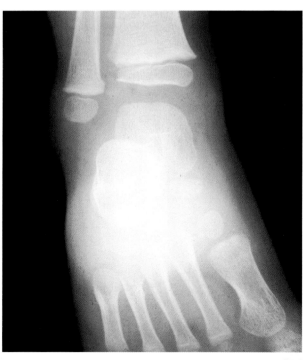
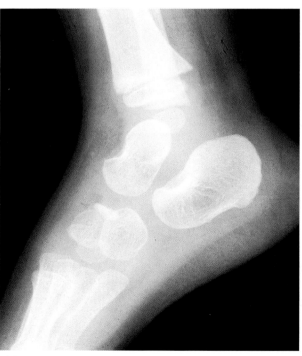

B. 2 岁，男

胫骨和腓骨下端骨骺增大。跟骨骨化中心大致作长方形，有明显内侧凹，载距突已开始出现。距骨约1/3位于跟骨骨性部上方。随年龄增加，距骨有更多部分为跟骨支持。骰骨、外侧楔骨、舟骨和中间及内侧楔骨骨化点亦出现。至此，7块跗骨骨化点皆出现，但距骨近骺尚未发育。

414. 成长中的足的 X 线像 (A~F)
Radiographs of the foot during development

婴儿正常足及异常足的 X 线测量

婴儿足骨骨化远未完成。在出生时，只出现距骨、跟骨、骰骨、跖骨和趾骨的各骨化点，有时难于判定足的正常关系。

一、正常足 (Normal foot)

1. 正位片

(1) 沿距骨颈长轴画一线，此线通过第一跖骨或其内缘。

(2) 第二、三、四跖骨长轴大致平行。

(3) 沿跟骨长轴画第二条线，此线通过或接近第四跖骨。

(4) 距骨轴线与跟骨轴线之间的夹角，正常为28°～40°。

2. 侧位片

(1) 距骨轴线通过第一跖骨下方，跟骨轴线与距骨轴线相交成25°～50°角。

(2) 跟骨与第五跖骨下缘切线相交成150°～175°角。

二、平足 (Flat foot)

1. 正位片 距骨向内下倾斜，其轴线通过第一跖骨内侧，与跟骨轴线之间的交角增大。

2. 侧位片

(1) 距骨轴线与第一跖骨轴线相交成钝角。

(2) 距骨轴线与跟骨轴线交角增大。

三、马蹄内翻足 (Equinovarus)

1. 正位片

(1) 距骨轴线与跟骨轴线交角减小，甚至反折。

(2) 距骨轴线通过跖骨外侧，与第一跖骨轴线成角。

(3) 第二、三、四跖骨轴线不平行，在后方相交。

2. 侧位片

(1) 距骨轴线与跟骨轴线接近平行。

(2) 跟骨轴线与第一跖骨轴线相交成钝角。

(3) 距骨轴线通过第一跖骨上方。

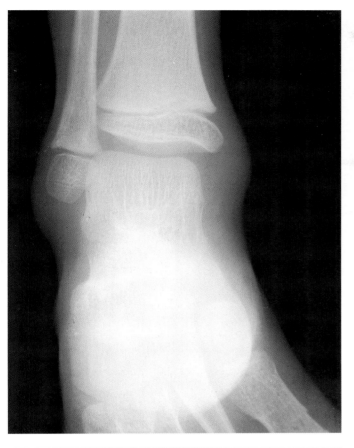

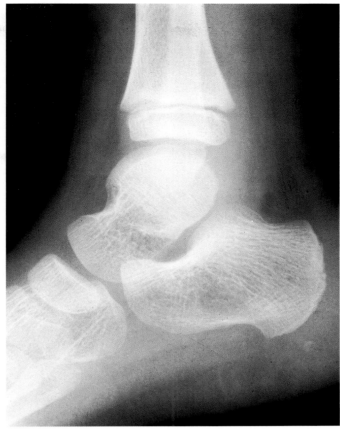

C. 5 岁，男

跗骨骨化点全部出现，跟骨作长方形，跟骨后距关节面可见到，载距突发育良好，升高作阶梯状，距骨的大部分为跟骨所支持。

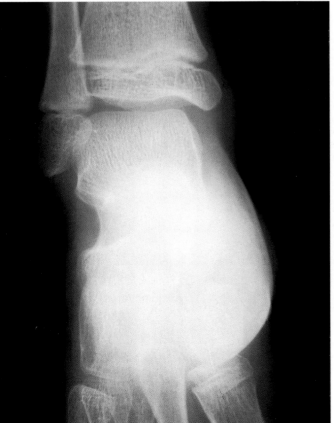

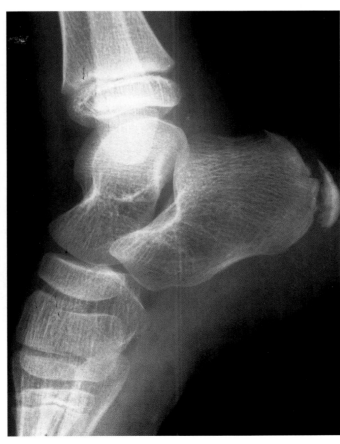

D. 7 岁，男

跟骨结节骨化核出现，其形状与成人相似，整个距骨的骨化部分为跟骨所支持。

414. 成长中的足的 X 线像 (A~F)（续）
Radiographs of the foot during development

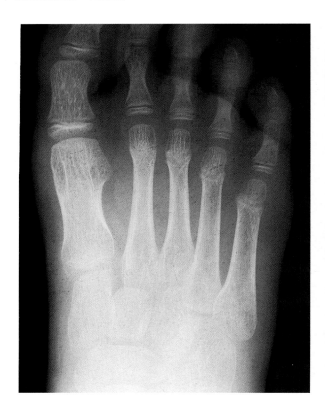
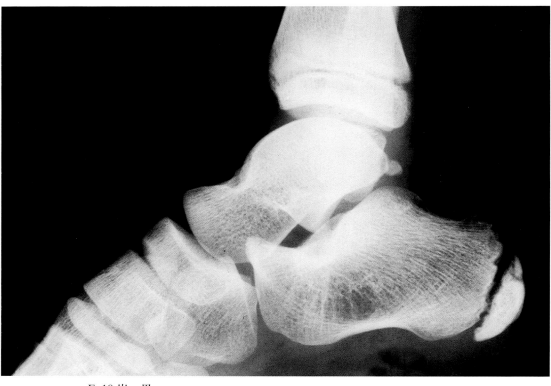

E. 10 岁，男

跟骨结节骨骺明显增大，跖骨远端骨骺出现，尚未与体愈合。趾骨近端骨骺皆出现，尚未与体愈合。

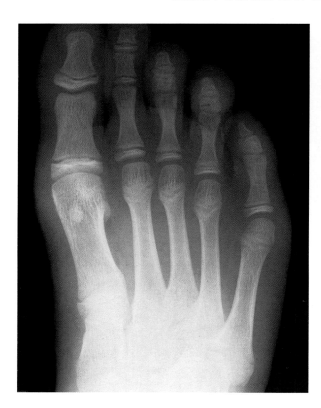
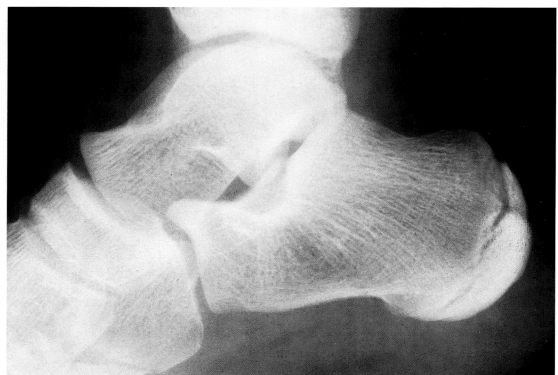

F. 16 岁，男

自 16 岁以后，跟骨结节骨骺开始与跟骨体愈合。跖骨近端骨化点和远端骨化点以及趾骨近端骨骺亦开始与体愈合。

414. 成长中的足的 X 线像 (A~F)（续）
Radiographs of the foot during development

第九节　足部断面和筋膜间隙

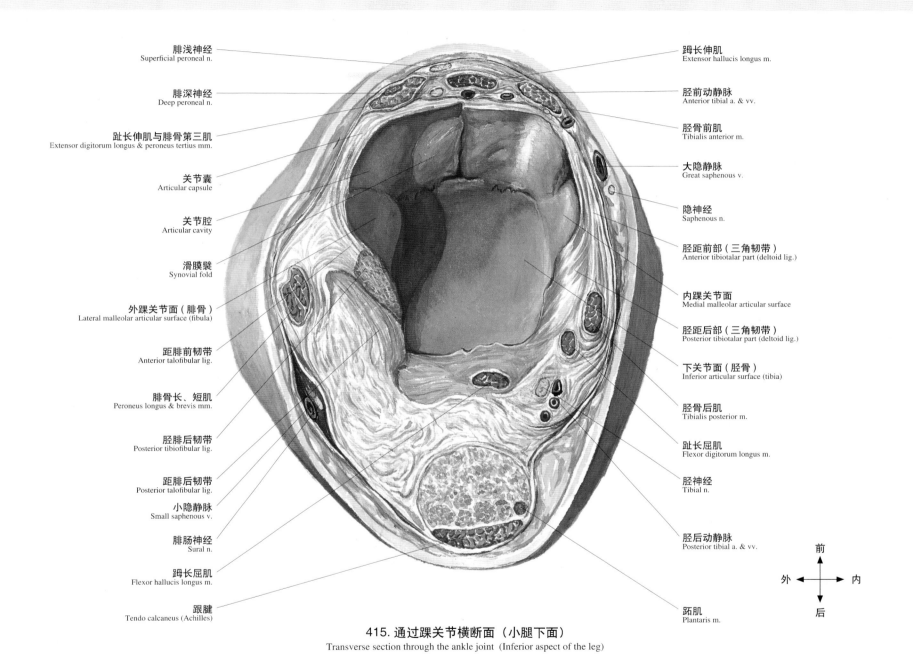

腓浅神经
Superficial peroneal n.

腓深神经
Deep peroneal n.

趾长伸肌与腓骨第三肌
Extensor digitorum longus & peroneus tertius mm.

关节囊
Articular capsule

关节腔
Articular cavity

滑膜襞
Synovial fold

外踝关节面（腓骨）
Lateral malleolar articular surface (fibula)

距腓前韧带
Anterior talofibular lig.

腓骨长、短肌
Peroneus longus & brevis mm.

胫腓后韧带
Posterior tibiofibular lig.

距腓后韧带
Posterior talofibular lig.

小隐静脉
Small saphenous v.

腓肠神经
Sural n.

𧿹长屈肌
Flexor hallucis longus m.

跟腱
Tendo calcaneus (Achilles)

𧿹长伸肌
Extensor hallucis longus m.

胫前动静脉
Anterior tibial a. & vv.

胫骨前肌
Tibialis anterior m.

大隐静脉
Great saphenous v.

隐神经
Saphenous n.

胫距前部（三角韧带）
Anterior tibiotalar part (deltoid lig.)

内踝关节面
Medial malleolar articular surface

胫距后部（三角韧带）
Posterior tibiotalar part (deltoid lig.)

下关节面（胫骨）
Inferior articular surface (tibia)

胫骨后肌
Tibialis posterior m.

趾长屈肌
Flexor digitorum longus m.

胫神经
Tibial n.

胫后动静脉
Posterior tibial a. & vv.

跖肌
Plantaris m.

前
外　内
后

415. 通过踝关节横断面（小腿下面）
Transverse section through the ankle joint (Inferior aspect of the leg)

通过踝关节横断面　小腿下面

中央可见由胫骨下关节面和内踝关节面及腓骨的外踝关节面组成的踝穴。其前部有滑膜襞。关节囊附于关节面周缘。

关节前方通行有内侧的胫骨前肌腱、中间的𧿹长伸肌腱和外侧的趾长伸肌腱。肌腱深面有胫前动静脉和腓深神经，肌腱浅面可见腓浅神经行于浅筋膜中。大隐静脉和隐神经行于内踝前方。

在关节内侧，关节囊内侧壁被三角韧带的胫距前部和胫距后部等增强。三角韧带浅面由前向后依次有胫骨后肌腱、趾长屈肌腱、胫后动静脉和胫神经通行。上述结构向远侧行于踝管中。

在关节外侧，关节囊外侧壁被距腓前韧带、胫腓后韧带和距腓后韧带等增强。腓骨长、短肌腱行于外踝后外方。外踝后外侧的浅筋膜中通行小隐静脉和腓肠神经。

在关节后方，主要通行跟腱。跟腱内缘有跖肌腱，跟腱深面有蜂窝脂肪组织和小血管神经。在胫骨后面紧贴踝关节通行有𧿹长屈肌腱。

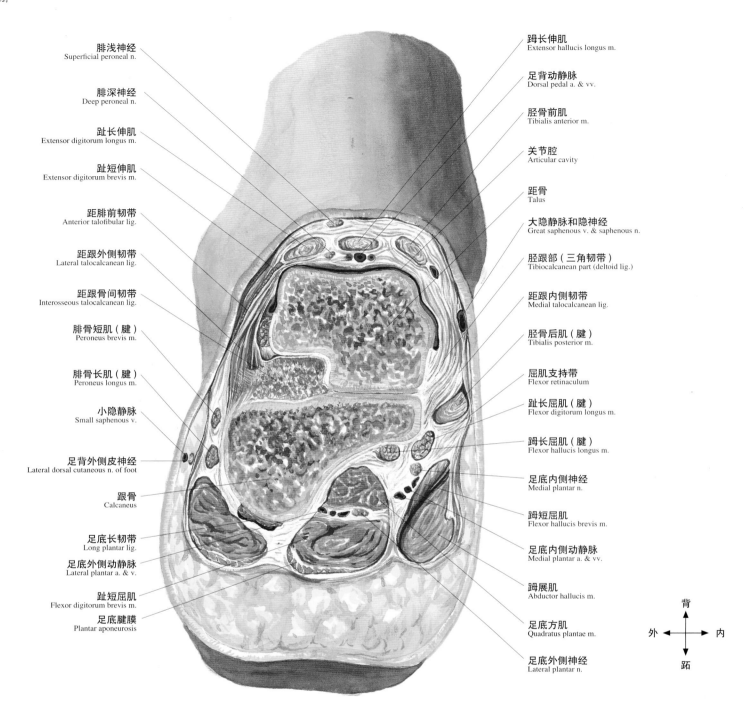

腓浅神经
Superficial peroneal n.

腓深神经
Deep peroneal n.

趾长伸肌
Extensor digitorum longus m.

趾短伸肌
Extensor digitorum brevis m.

距腓前韧带
Anterior talofibular lig.

距跟外侧韧带
Lateral talocalcanean lig.

距跟骨间韧带
Interosseous talocalcanean lig.

腓骨短肌（腱）
Peroneus brevis m.

腓骨长肌（腱）
Peroneus longus m.

小隐静脉
Small saphenous v.

足背外侧皮神经
Lateral dorsal cutaneous n. of foot

跟骨
Calcaneus

足底长韧带
Long plantar lig.

足底外侧动静脉
Lateral plantar a. & v.

趾短屈肌
Flexor digitorum brevis m.

足底腱膜
Plantar aponeurosis

踇长伸肌
Extensor hallucis longus m.

足背动静脉
Dorsal pedal a. & vv.

胫骨前肌
Tibialis anterior m.

关节腔
Articular cavity

距骨
Talus

大隐静脉和隐神经
Great saphenous v. & saphenous n.

胫跟部（三角韧带）
Tibiocalcanean part (deltoid lig.)

距跟内侧韧带
Medial talocalcanean lig.

胫骨后肌（腱）
Tibialis posterior m.

屈肌支持带
Flexor retinaculum

趾长屈肌（腱）
Flexor digitorum longus m.

踇长屈肌（腱）
Flexor hallucis longus m.

足底内侧神经
Medial plantar n.

踇短屈肌
Flexor hallucis brevis m.

足底内侧动静脉
Medial plantar a. & vv.

踇展肌
Abductor hallucis m.

足底方肌
Quadratus plantae m.

足底外侧神经
Lateral plantar n.

背
外　内
跖

416. 通过距骨滑车前缘额状断面（近段远侧面）
Frontal section through the anterior border of trochlea of the talus (Distal aspect of proximal segment)

通过距骨滑车前缘额状断面
近段远侧面

此额状断面恰通过距下关节前方、距跟舟关节后部。切断了距骨、跟骨及其间的距跟骨间韧带。

距骨背侧显露踝关节腔，再背侧通行有胫骨前肌腱（内）、踇长伸肌腱（中）、趾长伸肌和腓骨第三肌腱（外）。肌腱深面有足背动静脉和腓深神经，肌腱浅面有腓浅神经通行于浅筋膜中。背内侧通行有大隐静脉和隐神经。

在距骨和跟骨内侧，为三角韧带的胫跟部增强。韧带内侧由上向下有胫骨后肌腱、趾长屈肌腱和踇长屈肌腱由此弯向足底。胫后动脉出踝管后，已分歧为足底内侧动脉和足底外侧动脉，胫神经亦分歧为足底内侧神经和足底外侧神经。

距骨和跟骨外侧，被距跟外侧韧带增强，并有距腓前韧带在距骨外侧被切断。跟骨外侧面则有腓骨短肌腱（上）和腓骨长肌腱（下）通行。

在跟骨底面，最浅层为足底腱膜，内侧为踇展肌，外侧为小趾展肌。第二层为趾短屈肌和踇短屈肌。第三层为足底方肌。踇短屈肌和足底方肌之间，有足底内、外侧动脉和神经通行。足底长韧带居最深层。

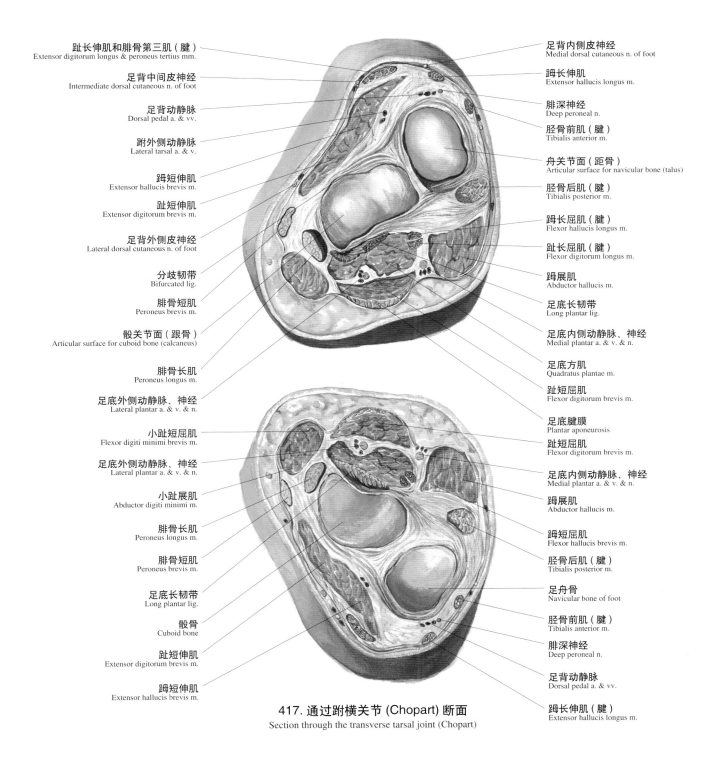

趾长伸肌和腓骨第三肌（腱）
Extensor digitorum longus & peroneus tertius mm.

足背中间皮神经
Intermediate dorsal cutaneous n. of foot

足背动静脉
Dorsal pedal a. & vv.

跗外侧动静脉
Lateral tarsal a. & v.

跗短伸肌
Extensor hallucis brevis m.

趾短伸肌
Extensor digitorum brevis m.

足背外侧皮神经
Lateral dorsal cutaneous n. of foot

分歧韧带
Bifurcated lig.

腓骨短肌
Peroneus brevis m.

骰关节面（跟骨）
Articular surface for cuboid bone (calcaneus)

腓骨长肌
Peroneus longus m.

足底外侧动静脉、神经
Lateral plantar a. & v. & n.

小趾短屈肌
Flexor digiti minimi brevis m.

足底外侧动静脉、神经
Lateral plantar a. & v. & n.

小趾展肌
Abductor digiti minimi m.

腓骨长肌
Peroneus longus m.

腓骨短肌
Peroneus brevis m.

足底长韧带
Long plantar lig.

骰骨
Cuboid bone

趾短伸肌
Extensor digitorum brevis m.

跗短伸肌
Extensor hallucis brevis m.

足背内侧皮神经
Medial dorsal cutaneous n. of foot

跗长伸肌
Extensor hallucis longus m.

腓深神经
Deep peroneal n.

胫骨前肌（腱）
Tibialis anterior m.

舟关节面（距骨）
Articular surface for navicular bone (talus)

胫骨后肌（腱）
Tibialis posterior m.

跗长屈肌（腱）
Flexor hallucis longus m.

趾长屈肌（腱）
Flexor digitorum longus m.

跗展肌
Abductor hallucis m.

足底长韧带
Long plantar lig.

足底内侧动静脉、神经
Medial plantar a. & v. & n.

足底方肌
Quadratus plantae m.

趾短屈肌
Flexor digitorum brevis m.

足底腱膜
Plantar aponeurosis

趾短屈肌
Flexor digitorum brevis m.

足底内侧动静脉、神经
Medial plantar a. & v. & n.

跗展肌
Abductor hallucis m.

跗短屈肌
Flexor hallucis brevis m.

胫骨后肌（腱）
Tibialis posterior m.

足舟骨
Navicular bone of foot

胫骨前肌（腱）
Tibialis anterior m.

腓深神经
Deep peroneal n.

足背动静脉
Dorsal pedal a. & vv.

跗长伸肌（腱）
Extensor hallucis longus m.

417. 通过跗横关节 (Chopart) 断面
Section through the transverse tarsal joint (Chopart)

通过跗横关节 (Chopart) 断面

跗横关节由两个独立的关节即跟骰关节和距跟舟关节的距舟关节联合而成。两个关节隙居于一个曲线上，临床上有时沿跗横关节进行截肢手术。

在中部，近侧段可见距骨的舟关节面和跟骨的骰关节面；远侧段可见与之相对应的舟骨和骰骨的近侧关节面。关节的背侧借强大的分歧韧带将跟骨与舟骨

和骰骨连结起来。在足底面，则有跟舟足底韧带和足底长韧带连结。截肢时，必须截断这几条韧带，尤其是分歧韧带。

在关节背侧，通过有腓深神经、足背动静脉和跗外侧动静脉。跗短伸肌和趾短伸肌由跗骨窦处跟骨上面起始后，亦经跗横关节背侧。再浅层为胫骨前肌腱（内）、跗长伸肌腱（中）和趾长伸肌腱、腓骨第三肌腱（外）。在足背浅筋膜中，通行有足背静脉弓内端、足背内侧皮神经、足背中间皮神经、足背外侧皮神经

和足背静脉弓外端。

在足底面，最浅层为足底腱膜，两侧有跗展肌和小趾展肌；第二层为趾短屈肌、跗短屈肌和小趾短屈肌；足底内、外侧动静脉和足底内、外侧神经通行于趾短屈肌深面；第三层为趾长屈肌腱（浅）、跗长屈肌腱（深）和足底方肌。此外，胫骨后肌腱行于距舟关节的深面。

在外侧，通行有腓骨短肌腱和腓骨长肌腱。

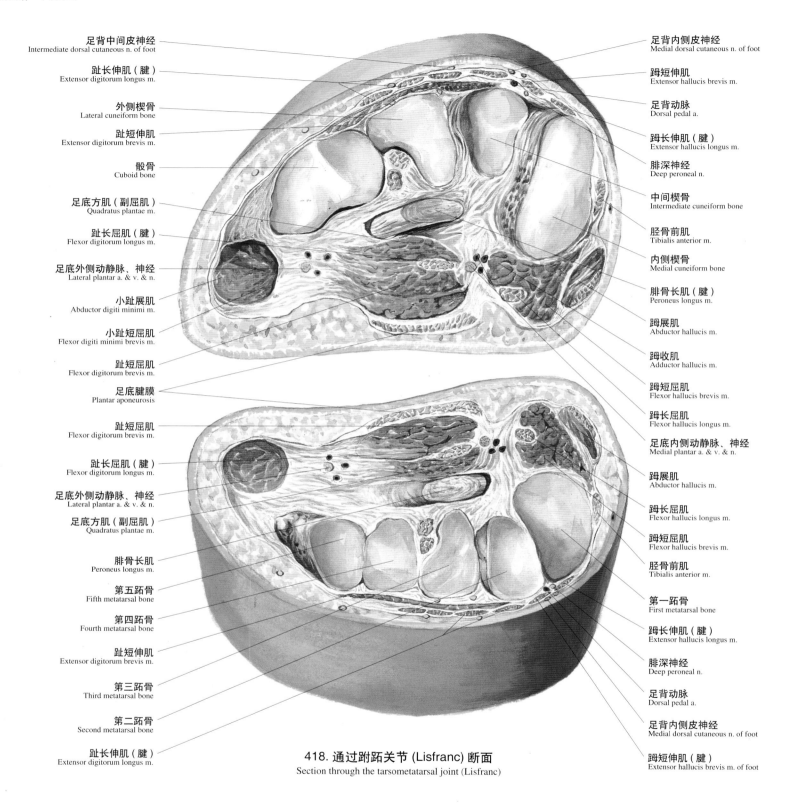

足背中间皮神经
Intermediate dorsal cutaneous n. of foot

趾长伸肌（腱）
Extensor digitorum longus m.

外侧楔骨
Lateral cuneiform bone

趾短伸肌
Extensor digitorum brevis m.

骰骨
Cuboid bone

足底方肌（副屈肌）
Quadratus plantae m.

趾长屈肌（腱）
Flexor digitorum longus m.

足底外侧动静脉、神经
Lateral plantar a. & v. & n.

小趾展肌
Abductor digiti minimi m.

小趾短屈肌
Flexor digiti minimi brevis m.

趾短屈肌
Flexor digitorum brevis m.

足底腱膜
Plantar aponeurosis

趾短屈肌
Flexor digitorum brevis m.

趾长屈肌（腱）
Flexor digitorum longus m.

足底外侧动静脉、神经
Lateral plantar a. & v. & n.

足底方肌（副屈肌）
Quadratus plantae m.

腓骨长肌
Peroneus longus m.

第五跖骨
Fifth metatarsal bone

第四跖骨
Fourth metatarsal bone

趾短伸肌
Extensor digitorum brevis m.

第三跖骨
Third metatarsal bone

第二跖骨
Second metatarsal bone

趾长伸肌（腱）
Extensor digitorum longus m.

足背内侧皮神经
Medial dorsal cutaneous n. of foot

踇短伸肌
Extensor hallucis brevis m.

足背动脉
Dorsal pedal a.

踇长伸肌（腱）
Extensor hallucis longus m.

腓深神经
Deep peroneal n.

中间楔骨
Intermediate cuneiform bone

胫骨前肌
Tibialis anterior m.

内侧楔骨
Medial cuneiform bone

腓骨长肌（腱）
Peroneus longus m.

踇展肌
Abductor hallucis m.

踇收肌
Adductor hallucis m.

踇短屈肌
Flexor hallucis brevis m.

踇长屈肌
Flexor hallucis longus m.

足底内侧动静脉、神经
Medial plantar a. & v. & n.

踇展肌
Abductor hallucis m.

踇长屈肌
Flexor hallucis longus m.

踇短屈肌
Flexor hallucis brevis m.

胫骨前肌
Tibialis anterior m.

第一跖骨
First metatarsal bone

踇长伸肌（腱）
Extensor hallucis longus m.

腓深神经
Deep peroneal n.

足背动脉
Dorsal pedal a.

足背内侧皮神经
Medial dorsal cutaneous n. of foot

踇短伸肌（腱）
Extensor hallucis brevis m. of foot

418. 通过跗跖关节 (Lisfranc) 断面
Section through the tarsometatarsal joint (Lisfranc)

通过跗跖关节 (Lisfranc) 断面

跗跖关节由后方的 4 块跗骨（3 个楔骨和 1 个骰骨）与前方的 5 块跖骨共同组成，实为 3 个关节。第一个关节位于内侧楔骨与第一跖骨底之间，第二个关节位于中间和外侧楔骨与第二、三跖骨底之间，第三个关节位于骰骨与第四、五跖骨底之间。关节线居于跗跖跗跖关节到第五跖骨粗隆的连线上。

在背侧，紧贴关节的为踇短伸肌和趾短伸肌。足背动脉和腓深神经行于第二跖骨背面，上述结构浅面有踇长伸肌和趾长伸肌。此时趾长伸肌已分散成 4 个腱。在足背浅筋膜中，有足背内侧皮神经、足背中间皮神经、足背外侧皮神经和一些皮静脉通行。

在跖侧，明显分为三群。内侧群有踇展肌、踇短屈肌、踇长屈肌腱和踇收肌。中间群有足底腱膜、趾短屈肌、趾长屈肌腱、足底方肌、腓骨长肌腱和足底内、外侧血管和神经。外侧群有小趾展肌和小趾短屈肌。

在内侧楔骨的内侧，有胫骨前肌的抵止。

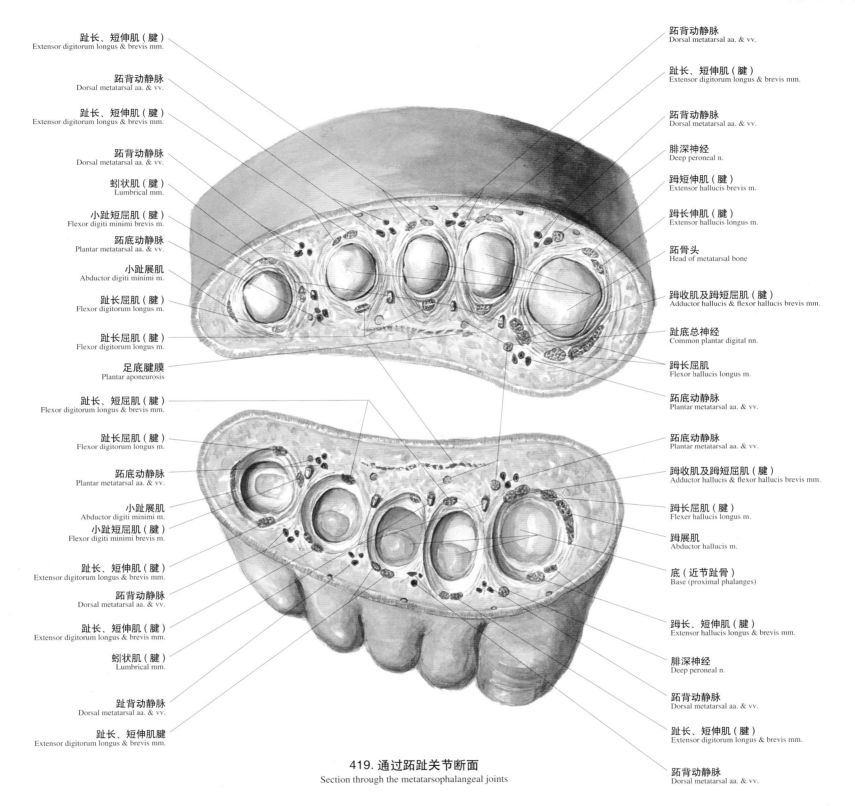

趾长、短伸肌（腱）
Extensor digitorum longus & brevis mm.

跖背动静脉
Dorsal metatarsal aa. & vv.

趾长、短伸肌（腱）
Extensor digitorum longus & brevis mm.

跖背动静脉
Dorsal metatarsal aa. & vv.

蚓状肌（腱）
Lumbrical mm.

小趾短屈肌（腱）
Flexor digiti minimi brevis m.

跖底动静脉
Plantar metatarsal aa. & vv.

小趾展肌
Abductor digiti minimi m.

趾长屈肌（腱）
Flexor digitorum longus m.

趾长屈肌（腱）
Flexor digitorum longus m.

足底腱膜
Plantar aponeurosis

趾长、短屈肌（腱）
Flexor digitorum longus & brevis mm.

趾长屈肌（腱）
Flexor digitorum longus m.

跖底动静脉
Plantar metatarsal aa. & vv.

小趾展肌
Abductor digiti minimi m.

小趾短屈肌（腱）
Flexor digiti minimi brevis m.

趾长、短伸肌（腱）
Extensor digitorum longus & brevis mm.

跖背动静脉
Dorsal metatarsal aa. & vv.

趾长、短伸肌（腱）
Extensor digitorum longus & brevis mm.

蚓状肌（腱）
Lumbrical mm.

跖背动静脉
Dorsal metatarsal aa. & vv.

趾长、短伸肌腱
Extensor digitorum longus & brevis mm.

跖背动静脉
Dorsal metatarsal aa. & vv.

趾长、短伸肌（腱）
Extensor digitorum longus & brevis mm.

跖背动静脉
Dorsal metatarsal aa. & vv.

腓深神经
Deep peroneal n.

踇短伸肌（腱）
Extensor hallucis brevis m.

踇长伸肌（腱）
Extensor hallucis longus m.

跖骨头
Head of metatarsal bone

踇收肌及踇短屈肌（腱）
Adductor hallucis & flexor hallucis brevis mm.

趾底总神经
Common plantar digital nn.

踇长屈肌
Flexor hallucis longus m.

跖底动静脉
Plantar metatarsal aa. & vv.

跖底动静脉
Plantar metatarsal aa. & vv.

踇收肌及踇短屈肌（腱）
Adductor hallucis & flexor hallucis brevis mm.

踇长屈肌（腱）
Flexer hallucis longus m.

踇展肌
Abductor hallucis m.

底（近节趾骨）
Base (proximal phalanges)

踇长、短伸肌（腱）
Extensor hallucis longus & brevis mm.

腓深神经
Deep peroneal n.

跖背动静脉
Dorsal metatarsal aa. & vv.

趾长、短伸肌（腱）
Extensor digitorum longus & brevis mm.

跖背动静脉
Dorsal metatarsal aa. & vv.

419. 通过跖趾关节断面
Section through the metatarsophalangeal joints

通过跖趾关节横断面

跖趾关节由跖骨头的圆形凸面与近节趾骨底的卵圆形凹面构成。关节隙位于各趾趾蹼近侧 2.5 cm 处。关节囊松弛，两侧被侧副韧带增强。

踇趾跖趾关节背侧有踇长、短伸肌腱，第二～四趾跖趾关节背侧有趾长、短伸肌腱。在跖骨间隙背侧，有跖背动静脉通行。在背面浅筋膜中，有跖骨头间静脉和趾背神经分布。

踇趾跖趾关节跖侧，内有踇展肌，外有踇短屈肌和踇收肌的抵止腱，中有踇长屈肌腱通过。第二～四趾跖趾关节跖侧，有趾长、短屈肌腱通过，二腱被屈肌腱纤维鞘包绕。在各跖骨间隙的跖侧，通行有趾底总神经和蚓状肌腱。跖底动脉即将延续为趾底总动脉行于关节的跖侧。足底腱膜在跖趾关节平面已变得较薄并将分歧。

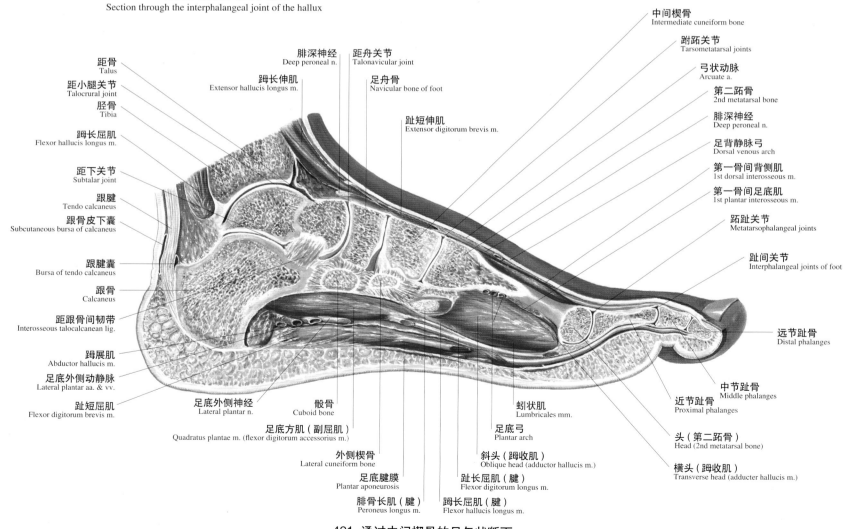

通过踇趾趾间关节断面

踇趾趾间关节由近节趾骨滑车和远节趾骨底组成。关节背侧有踇长伸肌腱通行，止于踇趾远节趾骨底背侧。背面内外侧的浅筋膜中有血管神经通行。关节跖面有踇长屈肌腱通行，止于踇趾远节趾骨底跖面，跖面内外侧的浅筋膜中，亦有血管神经通行。

踇长伸肌（腱）
Extensor hallucis longus m.

趾背动脉
Dorsal digital aa.

趾底固有神经
Proper plantar digital nn.

趾底固有动静脉
Proper plantar digital aa. & vv.

踇长屈肌（腱）
Flexor hallucis longus m.

趾底固有神经
Proper plantar digital nn.

踇趾近节趾骨滑车
Trochlea of proximal phalanx of hallux

趾背动脉
Dorsal digital aa.

踇背外侧神经
Dorsal digital n. to lateral surface of hallux

趾背动静脉
Dorsal digital aa. & vv.

踇趾远节趾骨底
Base (distal phalanx of hallux)

趾底固有神经
Proper plantar digital nn.

趾底固有动静脉
Proper plantar digital aa. & vv.

趾背动静脉
Dorsal digital aa. & vv.

踇背外侧神经
Dorsal digital n. to lateral surface of hallux

踇长伸肌（腱）
Extensor hallucis longus m.

420. 通过踇趾趾间关节断面
Section through the interphalangeal joint of the hallux

距骨
Talus

距小腿关节
Talocrural joint

胫骨
Tibia

踇长屈肌
Flexor hallucis longus m.

距下关节
Subtalar joint

跟腱
Tendo calcaneus

跟骨皮下囊
Subcutaneous bursa of calcaneus

跟腱囊
Bursa of tendo calcaneus

跟骨
Calcaneus

距跟骨间韧带
Interosseous talocalcanean lig.

踇展肌
Abductor hallucis m.

足底外侧动静脉
Lateral plantar aa. & vv.

趾短屈肌
Flexor digitorum brevis m.

腓深神经
Deep peroneal n.

踇长伸肌
Extensor hallucis longus m.

足底外侧神经
Lateral plantar n.

骰骨
Cuboid bone

足底方肌（副屈肌）
Quadratus plantae m. (flexor digitorum accessorius m.)

外侧楔骨
Lateral cuneiform bone

足底腱膜
Plantar aponeurosis

腓骨长肌（腱）
Peroneus longus m.

距舟关节
Talonavicular joint

足舟骨
Navicular bone of foot

趾短伸肌
Extensor digitorum brevis m.

斜头（踇收肌）
Oblique head (adductor hallucis m.)

趾长屈肌（腱）
Flexor digitorum longus m.

踇长屈肌（腱）
Flexor hallucis longus m.

蚓状肌
Lumbricales mm.

足底弓
Plantar arch

中间楔骨
Intermediate cuneiform bone

跗跖关节
Tarsometatarsal joints

弓状动脉
Arcuate a.

第二跖骨
2nd metatarsal bone

腓深神经
Deep peroneal n.

足背静脉弓
Dorsal venous arch

第一骨间背侧肌
1st dorsal interosseous m.

第一骨间足底肌
1st plantar interosseous m.

跖趾关节
Metatarsophalangeal joints

趾间关节
Interphalangeal joints of foot

远节趾骨
Distal phalanges

中节趾骨
Middle phalanges

近节趾骨
Proximal phalanges

头（第二跖骨）
Head (2nd metatarsal bone)

横头（踇收肌）
Transverse head (adducter hallucis m.)

421. 通过中间楔骨的足矢状断面
Sagittal section of foot through the intermediate cuneiform bone

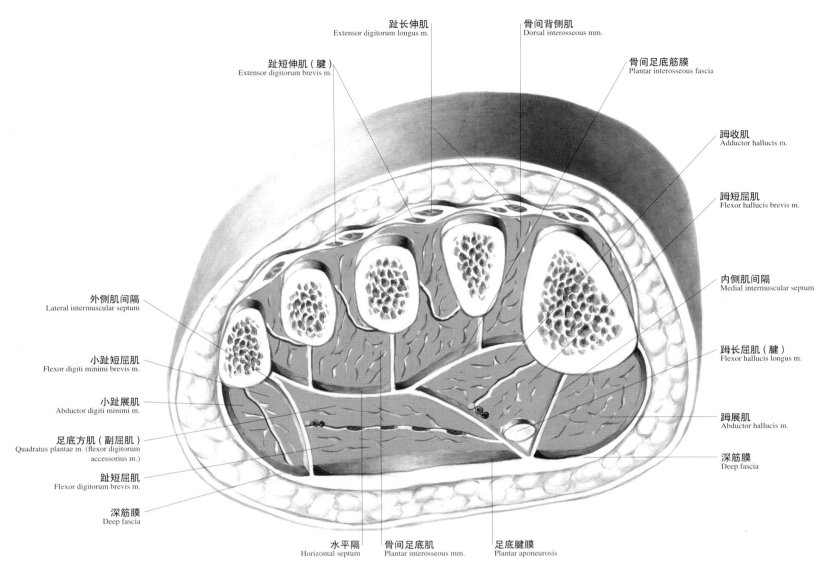

趾长伸肌
Extensor digitorum longus m.

骨间背侧肌
Dorsal interosseous mm.

趾短伸肌（腱）
Extensor digitorum brevis m.

骨间足底筋膜
Plantar interosseous fascia

拇收肌
Adductor hallucis m.

拇短屈肌
Flexor hallucis brevis m.

外侧肌间隔
Lateral intermuscular septum

内侧肌间隔
Medial intermuscular septum

小趾短屈肌
Flexor digiti minimi brevis m.

拇长屈肌（腱）
Flexor hallucis longus m.

小趾展肌
Abductor digiti minimi m.

拇展肌
Abductor hallucis m.

足底方肌（副屈肌）
Quadratus plantae m. (flexor digitorum accessorius m.)

趾短屈肌
Flexor digitorum brevis m.

深筋膜
Deep fascia

深筋膜
Deep fascia

水平隔
Horizontal septum

骨间足底肌
Plantar interosseous mm.

足底腱膜
Plantar aponeurosis

422. 足的筋膜间隙（通过第五跖骨中部断面）
Fascial spatium of the foot (section through the middle part of the fifth metatarsal bone)

足 的 筋 膜 间 隙

覆盖足的深筋膜在足底中部增强，形成强韧的足底腱膜，向后抵于跟结节，并与跟腱相延续；向两侧变薄，与覆盖拇展肌和小趾展肌的深筋膜延续。足底腱膜还发出两个颇为明显的肌间隔，向上经肌肉之间达跖骨，因之，足底被分成 3 个间隙。

1. 内侧间隙 外界内侧肌间隔，上界第一跖骨，下内界拇展肌深筋膜，中含拇展肌。内侧肌间隔居拇展肌和拇长、短屈肌之间，下内界的深筋膜在后方与屈肌支持带延续，因之，此间隙不与其他部分相通。

2. 外侧间隙 内界外侧肌间隔，此隔上附第五跖骨内面，下外界为附于第五跖骨外缘的深筋膜，上界第五跖骨，此间隙也不与其他部分相通。

3. 中间部 位内、外侧肌间隔之间，下界足底腱膜，上界第二、三、四跖骨和骨间肌。此部被一横 "丫" 形水平隔进一步分成浅、中、深 3 个间隙。水平隔起自第五跖骨内缘，向内延伸，至第三跖骨处分上、下两支。上支附于第一跖骨外面，下支与足底腱膜内端融合。

（1）中间部浅间隙：下界足底腱膜，上界水平隔的干和下支。此间隙容纳趾短屈肌、趾长屈肌腱、4 个蚓状肌和足底方肌，还有足底外侧血管和神经。此间隙可沿趾长屈肌腱和血管神经经踝管与小腿后面的屈肌间隙相通。

（2）中间部中间隙：居水平隔上、下支之间，容纳拇短屈肌、拇收肌、拇长屈肌腱及足底内侧血管和神经。此间隙借拇长屈肌腱和血管神经经踝管与小腿后面的屈肌间隙相通。

（3）中间部深间隙：下界水平隔的干和上支，上界第二、三、四跖骨，中含骨间肌。从水平隔上延 3 个垂直小隔，经骨间足底肌间达跖骨，此部是一闭锁间隙。

依上述，足底的 5 个间隙只有中间部浅、中间隙与小腿屈肌间隙相通。

筋膜间隙的感染比腱鞘感染发生率高，尤其中间隙较常发生。足底中间间隙的感染，脓液可沿屈肌和血管神经束向上延伸至小腿后面。亦可沿趾间神经血管和蚓状肌腱周围的纤细通道传布至趾间皮下间隙。于趾蹼处可产生触痛。反之，趾蹼筋膜间隙的感染亦可随趾血管神经进入足底的筋膜间隙中。感染局限于趾蹼时，局部疼痛，不能触地走路，两跖骨中间也疼痛。足底筋膜间隙感染时，足背出现肿胀，形状圆凸，产生触痛。

第十节　足部入路局解

踝前内侧入路

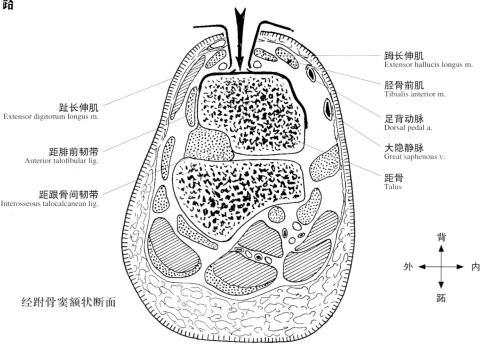

趾长伸肌
Extensor digitorum longus m.

距腓前韧带
Anterior talofibular lig.

距跟骨间韧带
Interosseous talocalcanean lig.

蹈长伸肌
Extensor hallucis longus m.

胫骨前肌
Tibialis anterior m.

足背动脉
Dorsal pedal a.

大隐静脉
Great saphenous v.

距骨
Talus

背

外 —— 内

跖

经跗骨窦额状断面

423. 踝前内侧入路
Anteromedial approach to the ankle

◀423-1. 切口起自小腿前面、踝近侧 7 ～ 10 cm，向远侧延伸，达关节远方 5 cm。此入路可显露全部踝关节，可用于踝关节融合术、胫骨远端骨折切开复位术、游离体摘出术等。

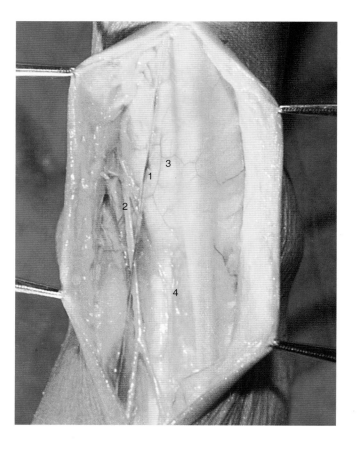

▶ 423-2. 翻开皮肤及浅筋膜。显露皮静脉 (1)、腓浅神经 (2)、伸肌上支持带 (3) 和伸肌下支持带 (4)。

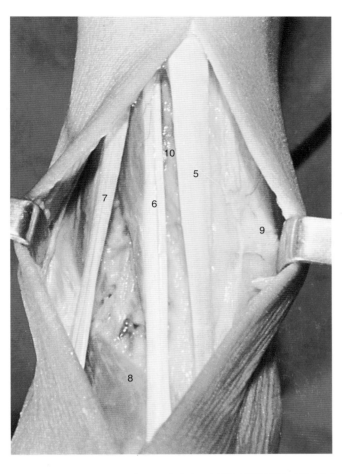

▶423-3. 沿皮肤切口线切开深筋膜和伸肌支持带，显露胫骨前肌 (5)、拇长伸肌 (6)、趾长伸肌 (7)、趾短伸肌 (8)、内踝 (9) 和足背动静脉 (10)。

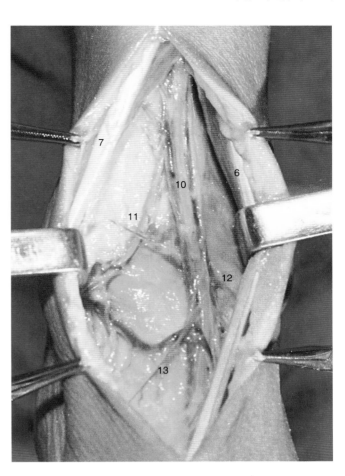

▶423-4. 将胫骨前肌 (5) 和拇长伸肌 (6) 拉向内，将趾长伸肌 (7) 拉向外，将趾短伸肌切断并翻起，显露足背动静脉 (10)、外踝前动脉 (11)、内踝前动脉 (12) 和跗外侧动脉 (13)。

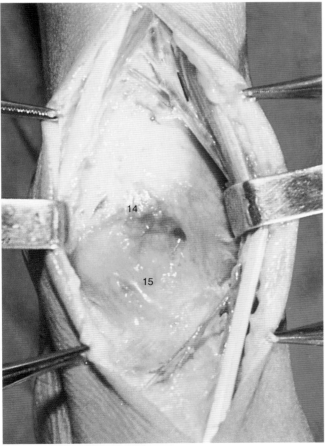

◀423-5. 游离、结扎并切断外踝前动静脉和跗外侧动静脉，小心将血管神经束牵向内。显露踝关节囊 (14) 和跗骨窦 (15)。

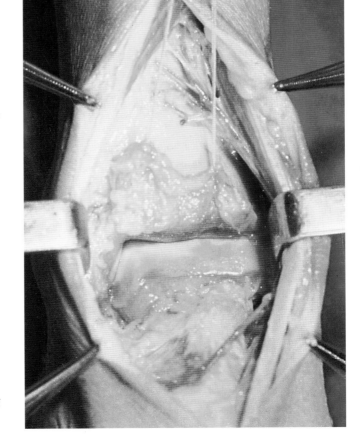

▶423-6. 在皮肤切口线上切开关节囊，做关节囊下和骨膜下解剖，暴露整个踝关节前面。

踝和跗骨的前外侧入路

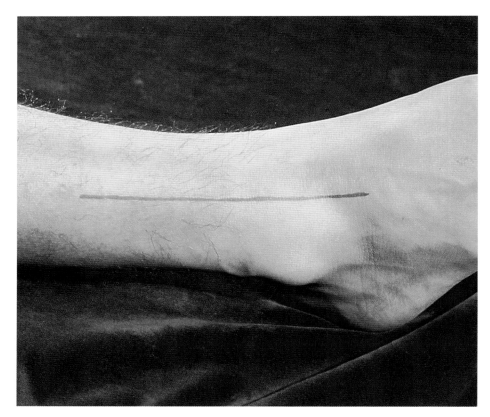

▶424-1. 切口起自小腿前外面、腓骨内侧、踝关节近侧 5 cm，向远侧越过关节、跟骨体前外面和跟骰关节，终于第四跖骨底。切口可依需要而变化。此入路为达到踝关节、距骨和跗横关节的卓越入路，并可避开重要的血管神经。可用于距骨切除、三关节固定等多种再建手术。

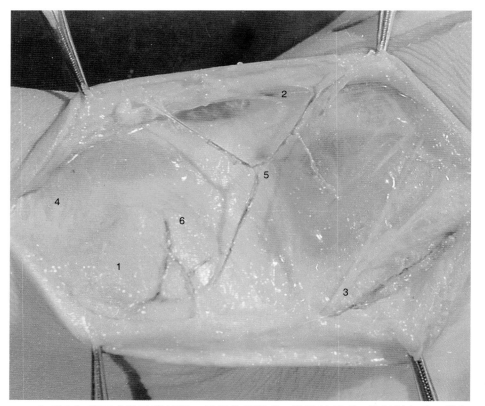

▲424-2. 翻开皮肤及浅筋膜。显露出外踝[1]、腓浅神经[2]、腓肠神经[3]、伸肌上支持带[4]、伸肌下支持带[5]和皮静脉[6]。

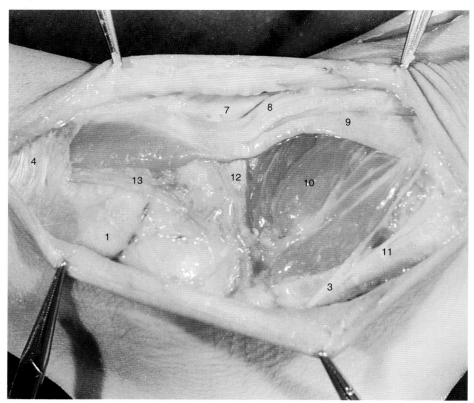

▲424-3. 切除深筋膜和伸肌下支持带，显露蹞长伸肌[7]、趾长伸肌[8]、腓骨第三肌[9]、趾短伸肌[10]、腓骨短肌[11]、伸肌下支持带中间根[12]和外踝前动静脉[13]。

424. 踝和跗骨的前外侧入路
Anterolateral approach to the ankle and the tarsal bones

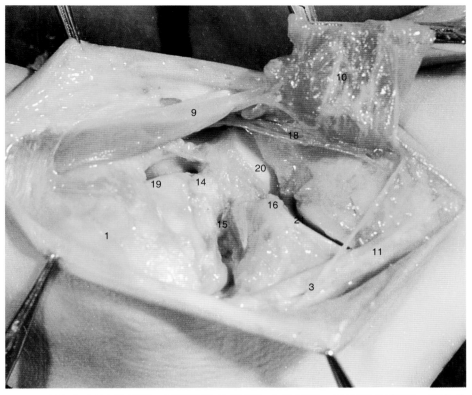

▲ 424-4. 将姆长伸肌、趾长伸肌[8]和腓骨第三肌[9]拉向内侧，切断趾短伸肌[10]并翻向远侧。进一步显露距腓前韧带[14]、跗骨窦[15]、分歧韧带[16]、趾短伸肌肌支[17]和跗外侧动静脉[18]。

▲ 424-5. 切开关节囊，切断距腓前韧带和分歧韧带，显露踝关节[19]、距舟关节[20]和跟骰关节[21]。

踝和跗骨的后外侧入路（Kocher）

趾长伸肌
Extensor digitorum longus m.

距骨
Talus

趾短伸肌
Extensor digitorum brevis m.

距跟骨间韧带
Interosseous talocalcanean lig.

距腓前韧带
Anterior talofibular lig.

腓骨短肌
Peroneus brevis m.

腓骨长肌
Peroneus longus m.

跟骨
Calcaneus

小趾展肌
Abductor digiti minimi m.

背

外 ←→ 内

跖

425. 踝和跗骨的后外侧入路（Kocher）
Posterolateral approach to the ankle and the tarsal bones

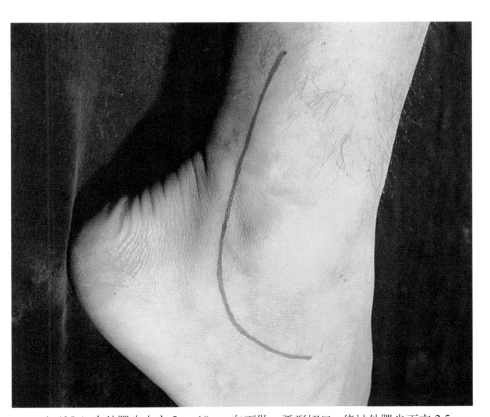

▲ 425-1. 自外踝尖上方 5～10 cm 向下做一弧形切口，绕过外踝尖下方 2.5 cm 处转向前行，达距骨头下外方。此入路可充分暴露跗横关节、距下关节和踝关节，进行三关节或四关节融合术。

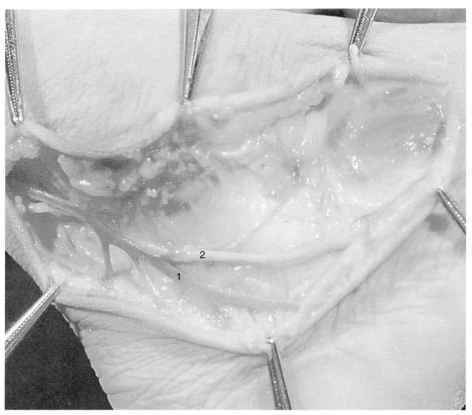

▲ 425-2. 翻开皮肤及浅筋膜。在切口下部，显露小隐静脉 [1] 和腓肠神经 [2]。

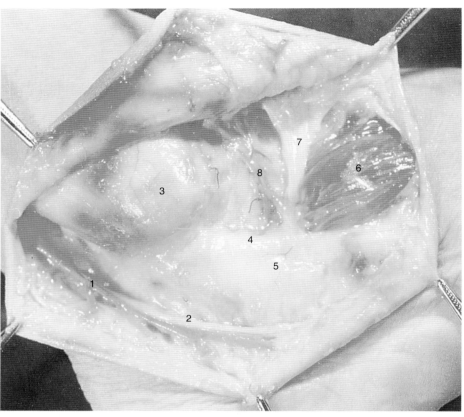

▲ 425-3. 进一步解剖，显露外踝 [3]、腓骨短肌腱 [4]、腓骨长肌腱 [5]、趾短伸肌 [6]、伸肌下支持带外侧根 [7] 和跗外侧动静脉 [8]。

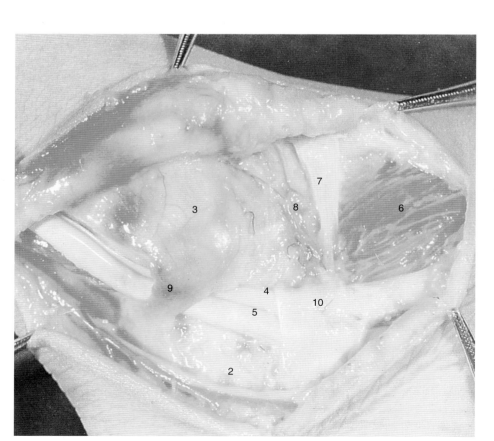

▲ 425-4. 清晰地显露出腓骨肌上支持带 [9] 和腓骨肌下支持带 [10]。

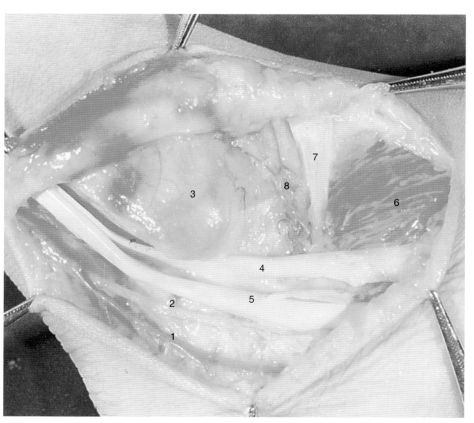

▲ 425-5. 切除腓骨肌上、下支持带，充分显露腓骨长、短肌腱 [5][4]。

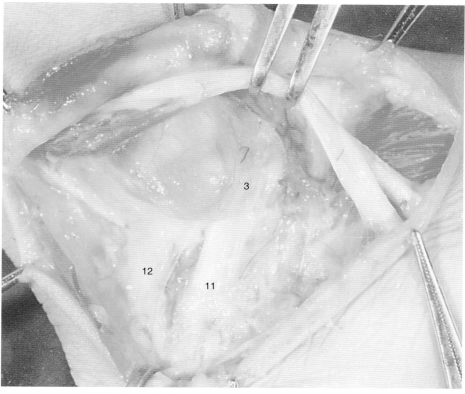

▲ 425-6. 将腓骨长、短肌腱拉向上，将小隐静脉和腓肠神经拉向下，显露出距跟外侧韧带 (11) 和跟腓韧带 (12)。

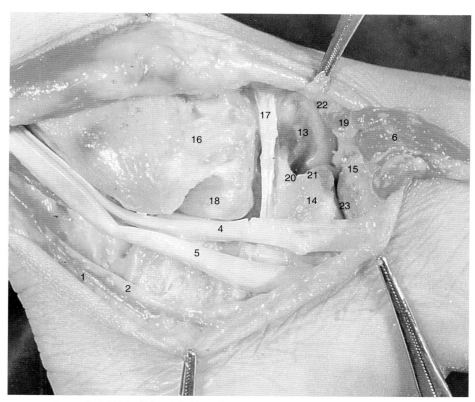

▲ 425-7. 切断趾短伸肌 (6) 起始，并将之翻向远侧，切除伸肌下支持带外侧根和跗横关节囊。显露下列结构：距骨头 (13)、舟骨 (19)、距舟关节 (22)、跟骨前部 (14)、骰骨 (15)、跟骰关节 (23)、跗骨窦 (21)、距跟骨间韧带 (20)、伸肌下支持带中间根 (17)、距骨外侧突 (18) 和距腓前韧带 (16)。

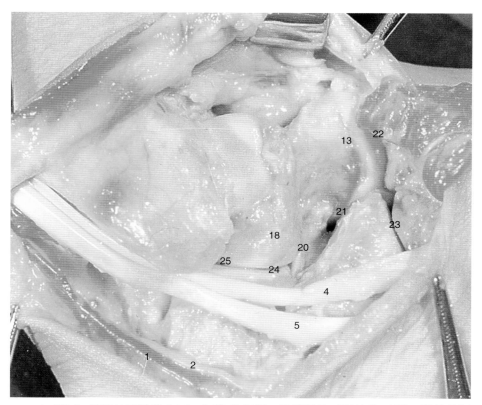

▲ 425-8. 将腓骨肌腱拉向下，切除关节囊，显露跟骨后距关节面 (24)、距骨外侧突 (18) 和距下关节 (25)。

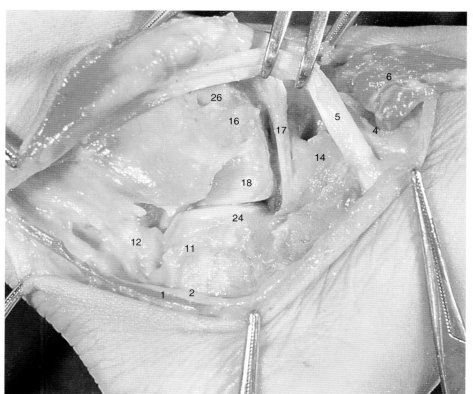

▲ 425-9. 将腓骨肌腱拉向上，切断跟腓韧带 (12)、距跟外侧韧带 (11) 和距腓前韧带 (16)，使踝关节移位。显露距骨滑车 (26)。

踝内侧入路

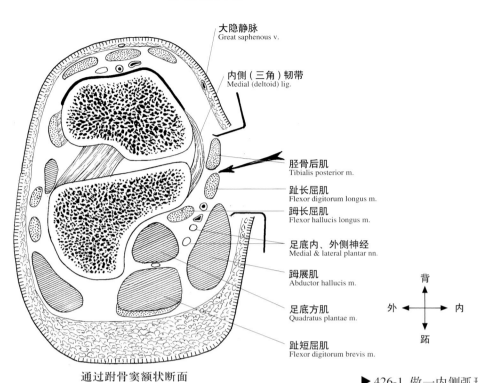

大隐静脉
Great saphenous v.

内侧（三角）韧带
Medial (deltoid) lig.

胫骨后肌
Tibialis posterior m.

趾长屈肌
Flexor digitorum longus m.

𫏋长屈肌
Flexor hallucis longus m.

足底内、外侧神经
Medial & lateral plantar nn.

𫏋展肌
Abductor hallucis m.

足底方肌
Quadratus plantae m.

趾短屈肌
Flexor digitorum brevis m.

背
外　内
跖

通过跗骨窦额状断面

426. 踝内侧入路
Medial approach to the ankle

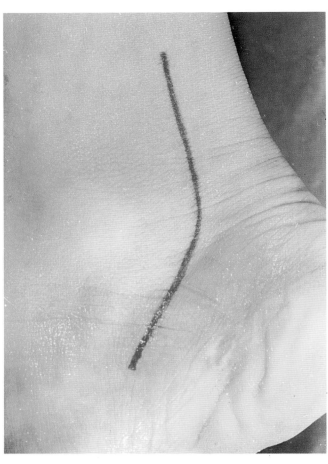

▶ 426-1. 做一内侧弧形切口，起自内踝近侧 5～7 cm 处，沿胫骨后肌与跟腱之间下行，绕内踝尖达舟骨粗隆止。此入路可用于距骨骨折和脱位、距骨分离性骨软骨炎等手术。

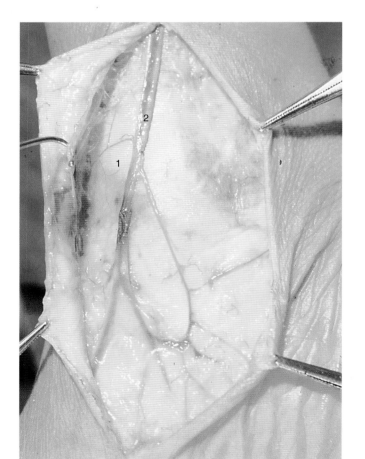

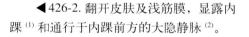

◀ 426-2. 翻开皮肤及浅筋膜，显露内踝 (1) 和通行于内踝前方的大隐静脉 (2)。

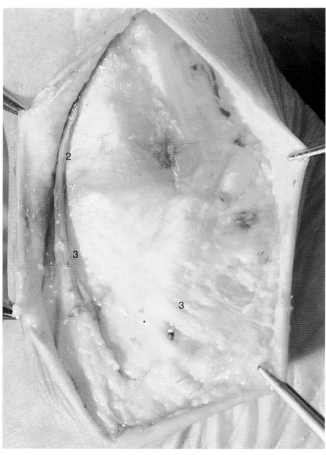

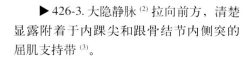

▶ 426-3. 大隐静脉 (2) 拉向前方，清楚显露附着于内踝尖和跟骨结节内侧突的屈肌支持带 (3)。

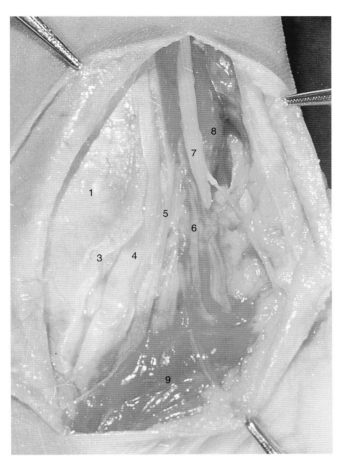

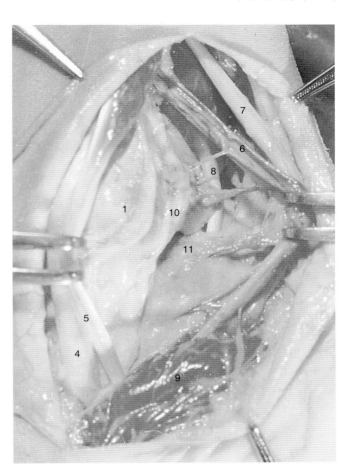

◀426-4. 切开屈肌支持带⁽³⁾。由前向后显露胫骨后肌腱⁽⁴⁾、趾长屈肌腱⁽⁵⁾、胫后动静脉⁽⁶⁾、胫神经⁽⁷⁾、姆长屈肌腱⁽⁸⁾。这些结构通过跗管，还显露下方的姆展肌⁽⁹⁾。

▶426-5. 拉胫骨后肌腱⁽⁴⁾和趾长屈肌腱⁽⁵⁾向前，拉胫后动静脉⁽⁶⁾和胫神经⁽⁷⁾向后，显露踝沟⁽¹⁰⁾和距骨后突内侧结节⁽¹¹⁾。

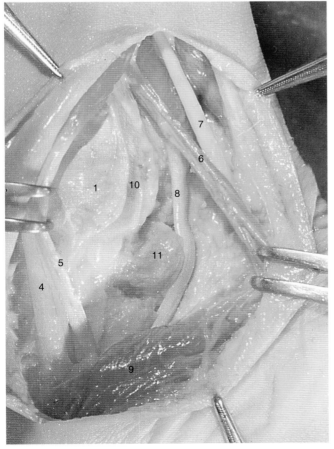

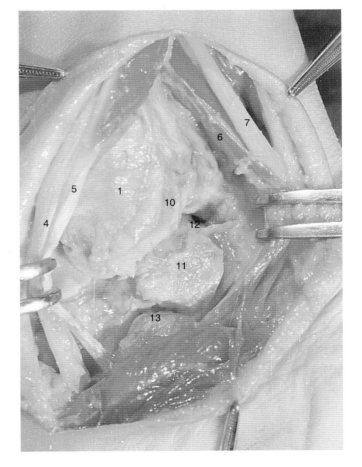

◀426-6. 进一步解剖，清楚显露距骨后突内侧结节⁽¹¹⁾，可见姆长屈肌腱⁽⁸⁾绕行距骨的姆长屈肌腱沟。

▶426-7. 拉姆长屈肌腱向后，切开关节囊，显露踝关节⁽¹²⁾和距下关节⁽¹³⁾。

踝后入路

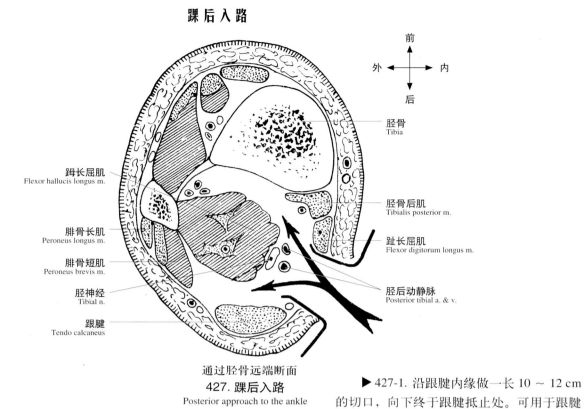

胫骨
Tibia

姆长屈肌
Flexor hallucis longus m.

胫骨后肌
Tibialis posterior m.

腓骨长肌
Peroneus longus m.

趾长屈肌
Flexor digitorum longus m.

腓骨短肌
Peroneus brevis m.

胫神经
Tibial n.

胫后动静脉
Posterior tibial a. & v.

跟腱
Tendo calcaneus

通过胫骨远端断面

427. 踝后入路
Posterior approach to the ankle

前

外　内

后

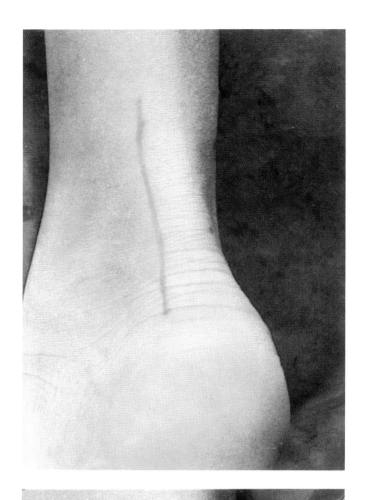

▶ 427-1. 沿跟腱内缘做一长 10 ~ 12 cm 的切口，向下终于跟腱抵止处。可用于跟腱手术、距骨后突骨折和胫骨远端后缘骨折手术等。

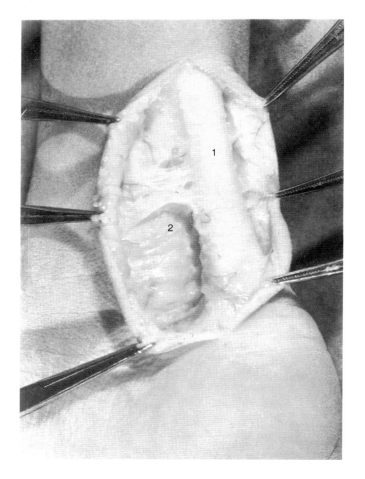

◀ 427-2. 翻开皮肤及皮下组织，显露跟腱 (1) 及其深面的脂肪团 (2)。

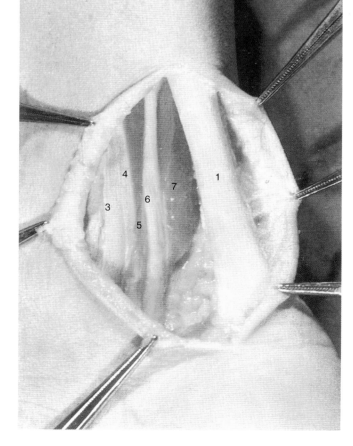

▶ 427-3. 切除跟腱筋膜鞘和脂肪团，显露胫骨后肌 (3)、趾长屈肌 (4)、胫后血管 (5)、胫神经 (6) 和姆长屈肌 (7)。

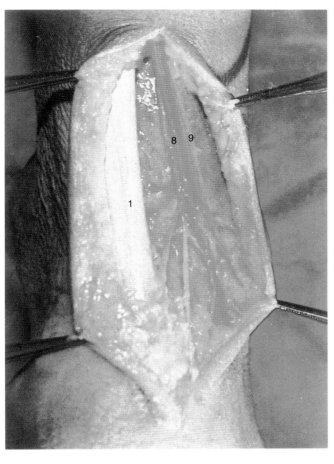

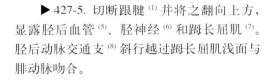

◀427-4. 此照片取自另一材料，系沿跟腱外缘做切口，显露跟腱⁽¹⁾、小隐静脉⁽⁸⁾和腓肠神经⁽⁹⁾。两者沿跟腱外缘和外踝后方，达足的外缘。

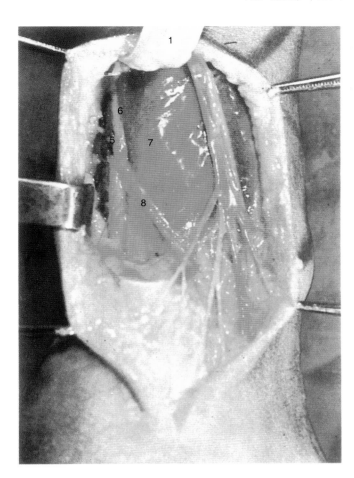

▶427-5. 切断跟腱⁽¹⁾并将之翻向上方，显露胫后血管⁽⁵⁾、胫神经⁽⁶⁾和踇长屈肌⁽⁷⁾。胫后动脉交通支⁽⁸⁾斜行越过踇长屈肌浅面与腓动脉吻合。

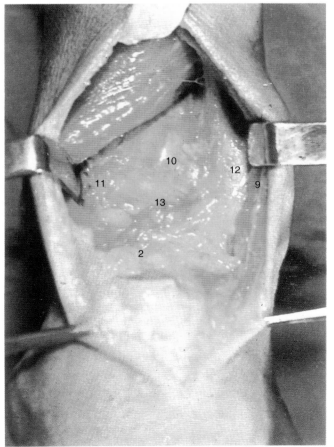

◀427-6. 将踇长屈肌⁽⁷⁾拉向内侧，将腓骨长肌⁽⁹⁾和腓骨短肌拉向外侧，显露胫骨下端⁽¹⁰⁾、内踝⁽¹¹⁾、外踝⁽¹²⁾、踝关节囊后部⁽¹³⁾和脂肪团⁽²⁾。

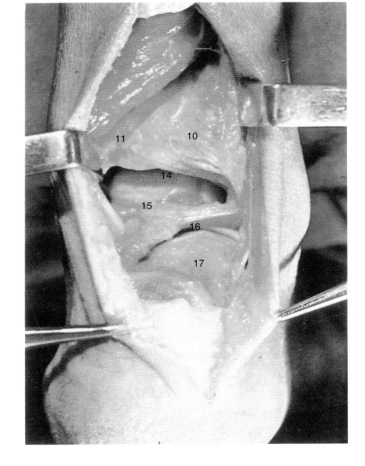

▶427-7. 切除踝关节囊和距下关节囊，显露踝关节⁽¹⁴⁾、距骨后突⁽¹⁵⁾、距下关节⁽¹⁶⁾和跟骨⁽¹⁷⁾。

第十一节　踇　趾　区

踇趾区局解　背面（一）

皮肤切除，显示浅组织。

1. **趾背静脉** (Dorsal digital vv.)　每一足趾各有两条，起自甲床静脉丛，沿趾背后行，于趾蹼处连结成跖背静脉。

2. **跖背静脉** (Dorsal metatarsal vv.)　有 3 ~ 4 条，较短，后行汇入足背静脉弓。

3. **足背静脉弓** (Dorsal venous arch of foot)　横行于跖骨头连线上，收纳 3 ~ 4 条跖背静脉，其内端后行，沿途收纳足内侧缘静脉，向后延续为大隐静脉。

4. **足背内侧皮神经** (Medial dorsal cutaneous n. of foot)　由腓浅神经发出，分布足和踇趾内侧缘皮肤。

5. **足背中间皮神经** (Intermediate dorsal cutaneous n. of foot)　由腓浅神经发出，分布足背和足趾第二趾蹼毗邻侧。

6. **腓深神经** (Deep peroneal n.)　在踝前分两终支。内侧支沿第一跖骨间隙前行，发出踇背外侧神经和第二趾背内侧神经，支配踇趾和第二趾毗邻侧皮肤及第一骨间背侧肌、跗关节和跖趾关节。

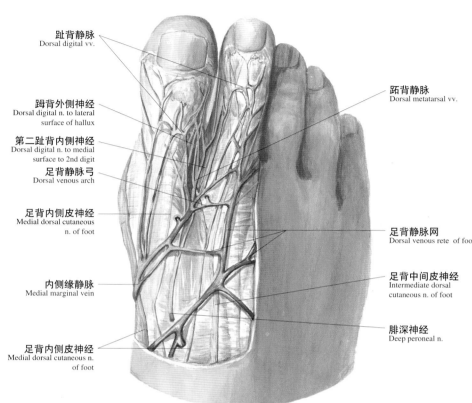

428. 踇趾区局解背面（一）
Topography of region of the hallux (Dorsal aspect)

踇趾区局解　背面（二）

皮静脉、皮神经和深筋膜切除，显示肌腱和血管。

踇长伸肌腱沿第一跖骨背面前行，止于踇趾趾背腱膜。趾长伸肌腱沿足背前行、止于外侧四趾趾背腱膜。踇短伸肌腱和趾短伸肌腱行于长肌腱深面外侧，至近节趾骨背面与长肌腱融合，形成趾背腱膜。第一骨间背侧肌起自第一、二跖骨体相对面，经跖骨深横韧带浅面抵于第二趾近节趾骨底内侧和趾背腱膜。

第一跖背动脉 (1st dorsal metatarsal a.) 起自足背动脉穿入足底之前，沿第一骨间背侧肌表面前行，至近节趾骨体处分成 3 条趾背动脉，内侧的一条经踇长伸肌腱深面，分布踇趾内侧缘，外侧的两条分布第一、二趾毗邻侧。第一跖背动脉的口径平均 1.97 mm。此动脉起止走行变化颇多，可起自跖背动脉 (73.5%)、足底动脉 (22.5%)、弓状动脉 (1%) 或双重起始 (3%)。行程可经第一骨间背侧肌表面 (54%)、该肌的中间或深面 (34.7%)，口径小于 1 mm 或缺如 (9%)。

第一跖背动脉远端可借交通支连于踇趾底腓侧动脉 (49%)、连于第二趾底胫侧动脉与踇趾底腓侧动脉分叉处 (23%) 或踇趾血运主要由第一跖背动脉分支供给 (38%)。因此，第二趾游离移植时，可考虑用第二跖背动脉或第二趾足底动脉作为供血动脉，而不宜用第一跖背动脉。

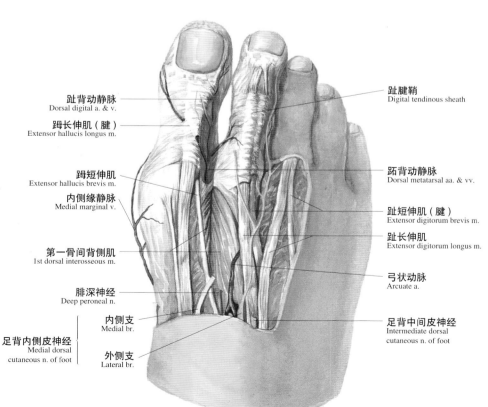

429. 踇趾区局解背面（二）
Topography of region of the hallux (Dorsal aspect)

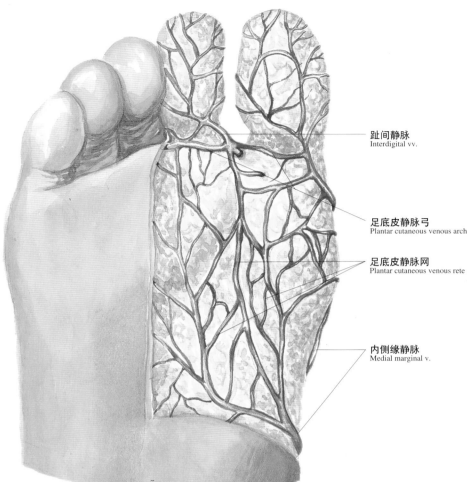

趾间静脉
Interdigital vv.

足底皮静脉弓
Plantar cutaneous venous arch

足底皮静脉网
Plantar cutaneous venous rete

内侧缘静脉
Medial marginal v.

430. 踇趾区局解跖面（一）
Topography of region of the hallux (Plantar aspect)

踇 趾 区 局 解　　跖 面（一）

　　皮肤切除，显露足底皮静脉网 (Plantar cutaneous venous rete)，此网由较粗的静脉组成，在前方连成足底皮静脉弓 (Plantar cutaneous venous arch)，此弓横位于跖趾关节线皮下，接受各趾跖侧皮下网的静脉，并借头间静脉与足背静脉弓吻合。足底皮下静脉网还借小静脉注入足底深静脉或汇入足内、外侧缘静脉。

踇 趾 区 局 解　　跖 面（二）

　　浅、深筋膜切除，显露足底腱膜和血管神经。

　　1. **足底腱膜** (Plantar aponeurosis)　可见其内侧束和中间束一部分。内侧束覆盖着踇展肌，并趋向踇趾。中间束覆盖着趾短屈肌，并分赴各趾。

　　2. **跖浅横韧带** (Superficial transverse metatarsal lig.)　位于跖骨头的下方浅面，由横行纤维组成，是足底浅筋膜在跖骨头下方的增厚部，相当于手掌的掌浅横韧带，不应与跖趾关节的跖骨深横韧带相混淆，也不应与足底腱膜的横束相混淆。

　　在足底腱膜内侧束和中间束的间隙中，可见趾底总神经和足底内侧动脉。

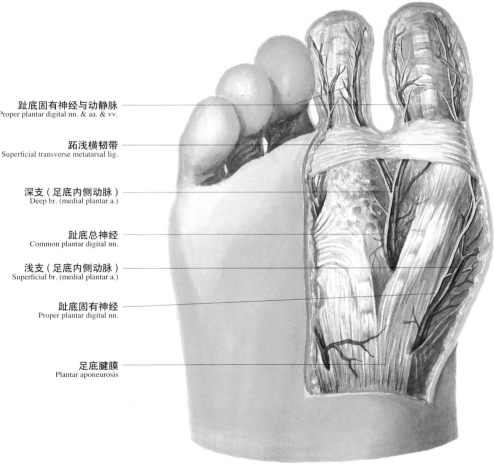

趾底固有神经与动静脉
Proper plantar digital nn. & aa. & vv.

跖浅横韧带
Superficial transverse metatarsal lig.

深支（足底内侧动脉）
Deep br. (medial plantar a.)

趾底总神经
Common plantar digital nn.

浅支（足底内侧动脉）
Superficial br. (medial plantar a.)

趾底固有神经
Proper plantar digital nn.

足底腱膜
Plantar aponeurosis

431. 踇趾区局解跖面（二）
Topography of region of the hallux (Plantar aspect)

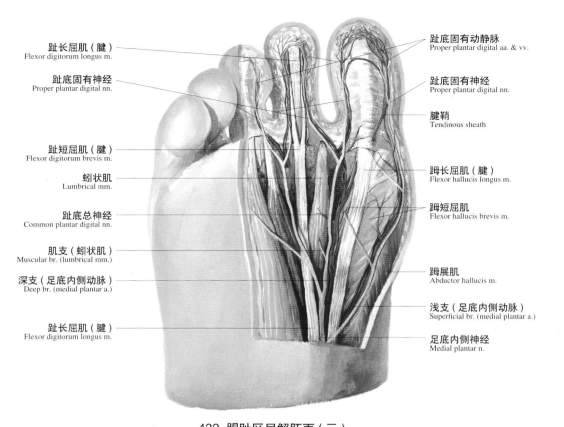

趾长屈肌（腱）
Flexor digitorum longus m.

趾底固有动静脉
Proper plantar digital aa. & vv.

趾底固有神经
Proper plantar digital nn.

趾底固有神经
Proper plantar digital nn.

腱鞘
Tendinous sheath

趾短屈肌（腱）
Flexor digitorum brevis m.

蚓状肌
Lumbrical mm.

拇长屈肌（腱）
Flexor hallucis longus m.

趾底总神经
Common plantar digital nn.

拇短屈肌
Flexor hallucis brevis m.

肌支（蚓状肌）
Muscular br. (lumbrical mm.)

深支（足底内侧动脉）
Deep br. (medial plantar a.)

拇展肌
Abductor hallucis m.

趾长屈肌（腱）
Flexor digitorum longus m.

浅支（足底内侧动脉）
Superficial br. (medial plantar a.)

足底内侧神经
Medial plantar n.

432. 拇趾区局解跖面（三）
Topography of the region of the hallux (Plantar aspect)

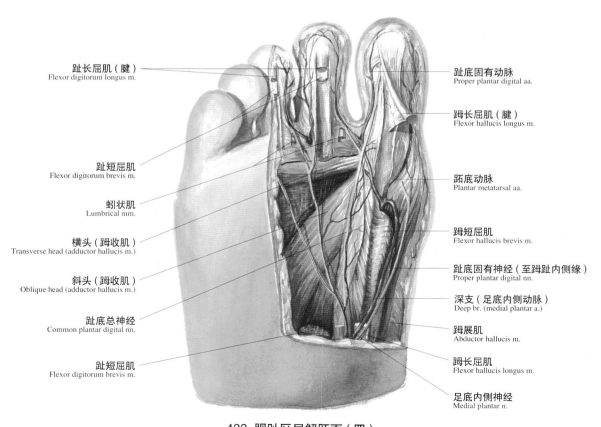

趾长屈肌（腱）
Flexor digitorum longus m.

趾底固有动脉
Proper plantar digital aa.

拇长屈肌（腱）
Flexor hallucis longus m.

趾短屈肌
Flexor digitorum brevis m.

蚓状肌
Lumbrical mm.

横头（拇收肌）
Transverse head (adductor hallucis m.)

拇短屈肌
Flexor hallucis brevis m.

斜头（拇收肌）
Oblique head (adductor hallucis m.)

跖底动脉
Plantar metatarsal aa.

趾底固有神经（至拇趾内侧缘）
Proper plantar digital nn.

趾底总神经
Common plantar digital nn.

深支（足底内侧动脉）
Deep br. (medial plantar a.)

拇展肌
Abductor hallucis m.

趾短屈肌
Flexor digitorum brevis m.

拇长屈肌
Flexor hallucis longus m.

足底内侧神经
Medial plantar n.

433. 拇趾区局解跖面（四）
Topography of region of the hallux (Plantar aspect)

拇趾区局解 跖面（三）

足底腱膜切除，显露趾短屈肌、趾长屈肌腱、拇展肌、拇短屈肌、第一、二蚓状肌和血管神经。

1.拇展肌（Abductor hallucis m.） 位足底内侧浅层、足底内侧肌间隔内侧（图 422），起自跟骨结节内侧突、足底长韧带内缘和舟骨粗隆，前行，与拇短屈肌内侧头合并成扁腱，止于拇趾近节趾骨底内侧。

2. 趾底总神经（Common plantar digital nn.） 从足底内侧神经在跖骨底处发出，共 3 条，行于足底腱膜与趾短屈肌之间。又各分为两条：

3. 趾底固有神经（Proper plantar digital nn.） 分布各趾蹼毗邻侧。第一趾底总神经还发支至第一蚓状肌。

4. 足底内侧动脉（Medial plantar a.） 胫后动脉出三角韧带后，在拇展肌深面分为足底内侧和外侧动脉。足底外侧动脉经趾短屈肌深面行向外侧；足底内侧动脉发出拇展肌支，在拇展肌与趾短屈肌间隙处分为浅支和深支。深支向前与第一跖底动脉吻合，浅支穿过足底内侧肌间隔，发出 1～3 皮支，滋养足内侧皮肤。

拇展肌皮瓣

拇展肌皮瓣是以足底内侧动脉、神经为蒂的肌皮瓣，多用于修复手内侧尤其是大鱼际肌，重建拇指对掌功能。从内踝至足跟的中点至第一跖骨间隙的连线为足底内侧血管、神经的投影，可作为皮瓣轴线，可依需要沿此轴线设计肌皮瓣。切开踝内侧（三角）韧带找到胫后血管和胫神经后，向远侧分离，切断拇展肌起始，显露足底内侧血管、神经及拇展肌支，以此为蒂可整体切取肌皮瓣；也可采取分叶式，即以足底内侧动脉浅支形成皮瓣和以拇展肌支形成肌瓣，两者共同以足底内侧血管、神经为蒂。足底内侧神经的肌支和皮支用丝线标出，以备与受区缝合。分叶式肌皮瓣用起来灵活，一体式肌皮瓣切取较方便。

拇趾区局解 跖面（四）

拇长屈肌腱、趾长屈肌腱和第一、二蚓状肌切除，显露拇展肌、拇短屈肌、拇收肌横头和斜头、足底内侧动脉和足底内侧神经。

足底内侧动脉发出深支，向前与第一跖底动脉吻合。

趾底总神经从足底内侧神经发出，共 3 条，又各分为两条趾底固有神经。从足底内侧神经还发出一条至拇趾内侧的趾底固有神经。

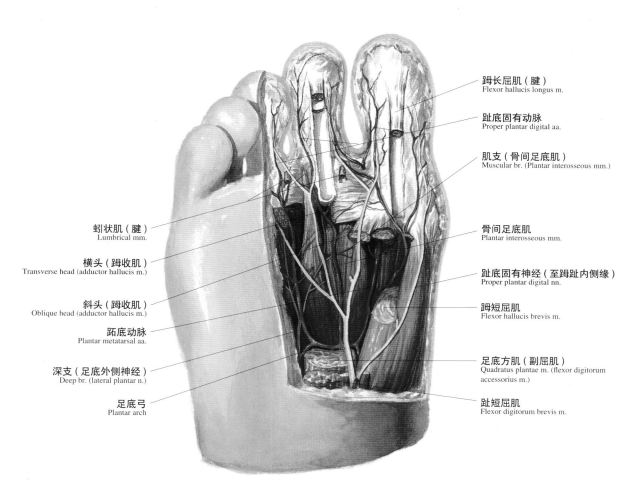

| 蹞长屈肌（腱）
Flexor hallucis longus m. |
| 趾底固有动脉
Proper plantar digital aa. |
| 肌支（骨间足底肌）
Muscular br. (Plantar interosseous mm.) |
| 骨间足底肌
Plantar interosseous mm. |
| 趾底固有神经（至踇趾内侧缘）
Proper plantar digital nn. |
| 蹞短屈肌
Flexor hallucis brevis m. |
| 足底方肌（副屈肌）
Quadratus plantae m. (flexor digitorum accessorius m.) |
| 趾短屈肌
Flexor digitorum brevis m. |

蚓状肌（腱）
Lumbrical mm.

横头（蹞收肌）
Transverse head (adductor hallucis m.)

斜头（蹞收肌）
Oblique head (adductor hallucis m.)

跖底动脉
Plantar metatarsal aa.

深支（足底外侧神经）
Deep br. (lateral plantar n.)

足底弓
Plantar arch

434. 踇趾区局解跖面（五）
Topography of region of the hallux (Plantar aspect)

踇趾区局解　跖面（五）

踇短屈肌、踇收肌斜头和横头切除，显露骨间足底肌、踇展肌、足底弓和跖底动脉。

足底弓 (Plantar arch) 居深位，紧贴骨间肌和跖骨底，由足底外侧动脉与足背动脉的足底深支吻合形成。弓的凸面朝向前外，由弓向前发出 3 条跖底动脉 (Plantar metatarsal aa.)，前行于跖骨间隙内，与骨间足底肌相贴。至跖趾关节附近，每支跖底动脉各分两支趾底动脉 (Plantar digital aa.)，至相邻二趾的毗邻侧，并于各趾末端吻合成网。每一跖底动脉远侧端靠近分叉处，发一前穿支，与各跖背动脉远端相交通。

足底弓还向上发出 3 条穿支，经第二、三、四跖骨间隙近侧部、骨间背侧肌两头之间上行，与相应跖背动脉吻合。

踇趾区局解　内侧面

皮肤切除，显示皮静脉和皮神经。

踇趾内侧趾背静脉沿踇趾内缘后行，汇入足背静脉弓，足背静脉弓后行，沿途收纳足内侧缘静脉。

踇趾内侧缘的皮神经主要为足背内侧皮神经。

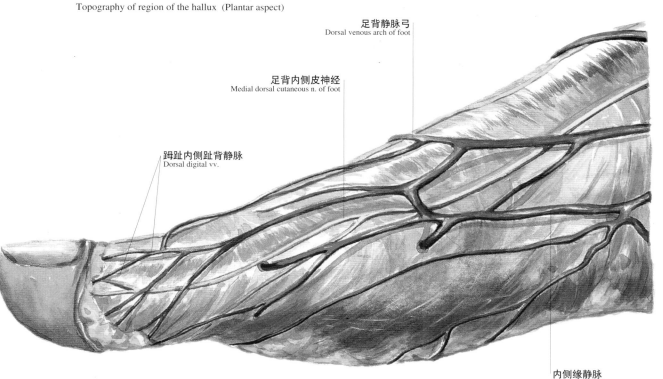

足背静脉弓
Dorsal venous arch of foot

足背内侧皮神经
Medial dorsal cutaneous n. of foot

踇趾内侧趾背静脉
Dorsal digital vv.

内侧缘静脉
Medial marginal v.

435. 踇趾区局解（内侧面）
Topography of region of the hallux (Medial aspect)

趾背腱膜

趾背腱膜 (The dorsal digital aponeurosis) 或称伸肌装置 (The extensor apparatus)，与手的指背腱膜相似，位于足趾背面，是一薄而滑动的、由纵、斜纤维组成的腱-膜性装置。腱膜的主体是趾长伸肌腱和趾短伸肌腱，沿途有骨间肌和蚓状肌的腱纤维参与。趾背腱膜在功能上不如手的指背腱膜重要，与手不同的是缺乏矢状带、腱帽和支持带系统。

趾长伸肌腱行于跖趾关节近侧时，趾短伸肌腱从外侧与其合并，然后，贴跖趾关节囊背侧而行。达于近节趾骨背面时，腱稍变扁变宽。腱的深面发出一些纤维，抵止于近节趾骨体两侧缘，而不像手那样抵于近节指骨底，腱的侧缘接受骨间肌和蚓状肌的腱性扩张。

趾伸肌腱于近节趾骨远端分成三束：一个中间腱和两个外侧腱。中间腱 (Intermediate extensor tendon) 抵于中节趾骨底背侧，两个外侧腱 (Lateral extensor tendon) 继续前行，在中节趾骨背面重新合而为一，止于远节趾骨底背面。

骨间肌经跖骨深横韧带背侧，行至跖趾关节平面时，其深部纤维抵止于近节趾骨底两侧，浅部纤维形成腱膜扩展，连于趾伸肌腱侧缘。

蚓状肌起于趾长屈肌腱（趾长屈肌为指深屈肌的对等物），经跖骨深横韧带深面（足底面），向远侧抵于近节趾骨底两侧和伸肌腱的侧缘。

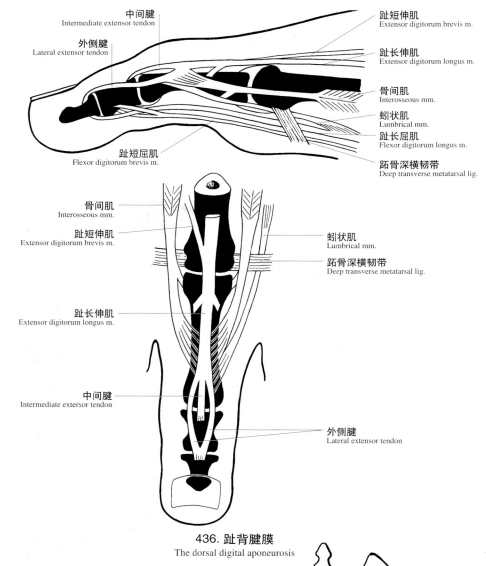

436. 趾背腱膜
The dorsal digital aponeurosis

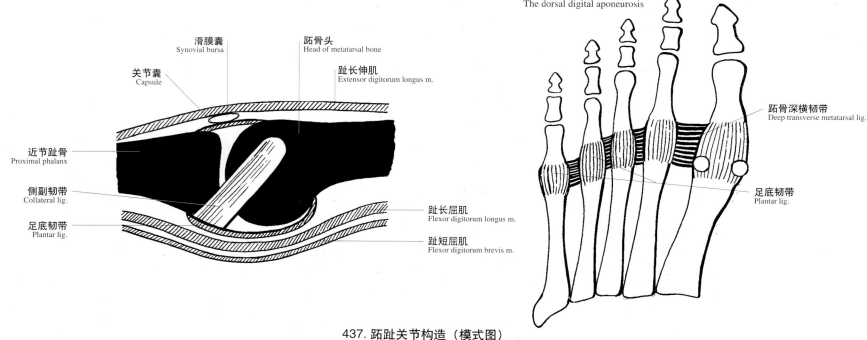

437. 跖趾关节构造（模式图）
Schematic drawings to show the structure of the metatarsophalangeal joints

跖趾关节

由跖骨头的圆形凸面与近侧趾骨底的卵圆形凹面构成，为椭圆关节。关节隙位于各趾趾蹼近侧2.5 cm处。跖骨头关节面存在于头的远侧和跖面，头的背面则没有关节面。关节囊松弛，附着于关节面周缘，囊的上面较薄，可借小滑膜囊与趾长伸肌腱分离，下面较厚，与足底韧带和侧副韧带融合。关节囊周围被下列韧带增强。

1. 侧副韧带 (Collateral ligg.) 是一肥厚而坚韧的圆索，位于跖趾关节的两侧。起自跖骨头两侧的背结节，斜向前下，止于近节趾骨底的两侧及足底韧带。

2. 足底韧带 (Plantar ligg.) 位于两侧侧副韧带中间、关节的下面，并与侧副韧带相连，颇为肥厚。足底韧带与跖骨头疏松相连，但牢固连结于趾骨底。它们的边缘还与跖骨深横韧带相延续。足底韧带跖面有

一沟，供足趾屈肌腱通过，足趾腱滑膜鞘与沟的两岸相连。韧带朝向关节腔的一面与关节囊一起则形成与跖骨头相关节的关节面的一部分。

3. 跖骨深横韧带 (Deep transverse metatarsal lig.) 为4个短而宽的扁平束，连结于相邻跖骨头的下面，与跖趾关节的足底韧带愈合。跖骨深横韧带的背面有足的骨间肌通过，韧带的跖面有蚓状肌、趾底总动脉和趾底总神经通过。此韧带类似手的掌骨深横韧带，与手不同的是，在第一、二跖骨头之间此韧带也存在，因此，跗趾不如拇指运动灵活，而且跖骨深横韧带与跖趾关节的足底韧带愈合。

跗趾跖趾关节的构造

跗趾跖趾关节比外侧4个跖趾关节发达，为足弓

的一个重要支撑点。第一跖骨头呈椭圆形，其关节面延伸于头的跖面。关节囊松弛，上薄下厚，两侧有侧副韧带、底面有足底韧带增强，足底韧带很厚，与趾骨底、侧副韧带和跖骨深横韧带紧密相连。头下面V形嵴的两侧各有一籽骨，埋藏于跗短屈肌腱中，并借短纤维连结于跗趾二骨上。籽骨约于12岁成骨，两籽骨之间的沟供跗长屈肌腱通行，起滑车作用。

跗趾跖趾关节周围有6条肌腱通过或附着，背面和底面两侧并有血管神经通行。背面的跗长伸肌止于远节趾骨背面，跗短伸肌止于近节趾骨底背面。底面的跗展肌止于近节趾骨底内侧，跗短屈肌起于骰骨和楔骨，向前扩展为两腹，分别止于跗趾近节趾骨底两侧。内侧头与跗展肌相连，外侧头与跗收肌相连，止端下方各容藏一籽骨。跗收肌横头和斜头则止于外侧籽骨和近节趾骨底外侧。跗长屈肌腱穿过屈肌腱纤维鞘，止于跗趾远节趾骨底。

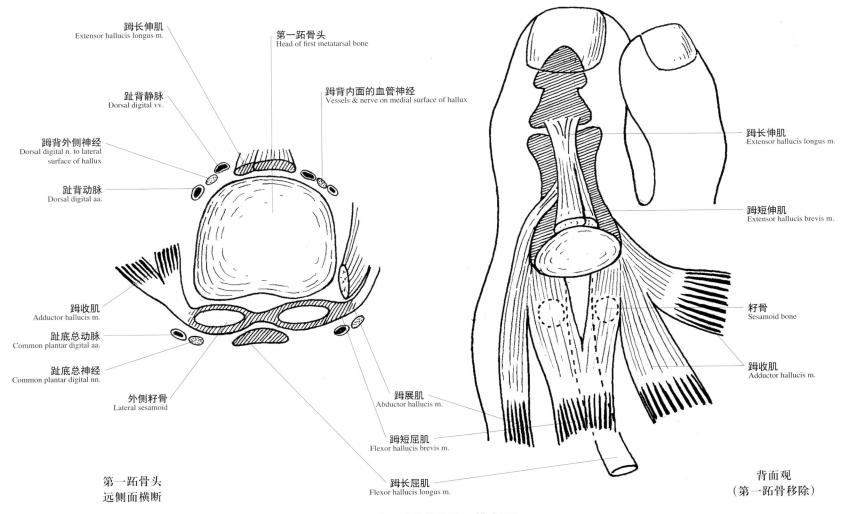

438. 跗趾跖趾关节构造（模式图）
Schematic drawings to show the structure of the metatarsophalangeal joint of the hallux

踇 外 翻

踇外翻 (Hallux valgus) 系踇趾向外偏位、第一跖骨头向内膨出的变形。正常人踇趾的跖骨和趾骨不在一直线上，踇趾稍向外倾，此系由于行走时足倾向于在地面上向外旋转、由踇长屈肌牵拉所致。通常，第一、二跖骨长轴间的夹角在 10° 以下，第一跖骨与趾骨长轴间的夹角为 10°～15°，超出此限度则为踇外翻。

踇外翻经常伴有第一跖骨内翻和踇趾外旋；踇趾跖趾关节半脱位；关节囊外侧紧缩，内侧受到牵拉而使跖骨头产生骨赘；跖骨头内面皮肤因长期与鞋帮摩

擦，可局部增厚，甚至产生踇囊炎。两个籽骨由于第一跖骨内翻外旋，并因踇短屈肌的移位亦向外侧移位，内侧籽骨居稍远侧，外侧籽骨居稍近侧并居第一跖骨间隙中。踇外翻时将第二趾挤向背面，形成锤状趾；各跖骨头张开；第二、三跖骨头跖面皮肤因负重加大而形成胼胝。

经常穿尖头鞋可导致踇外翻变形；踇外翻且常为平足症的并发症。由于内侧纵弓关节韧带松弛、塌陷，踇长伸肌腱逐渐移向跖趾关节外侧，踇收肌亦牵引踇趾向外移位，近节趾骨底进而将跖骨头推向内侧。

轻度踇外翻或症状不大时可用保守疗法，有平足症时可予以矫正。畸形严重有症状者宜手术治疗。

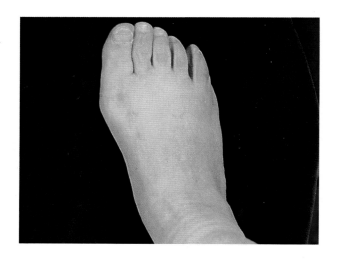

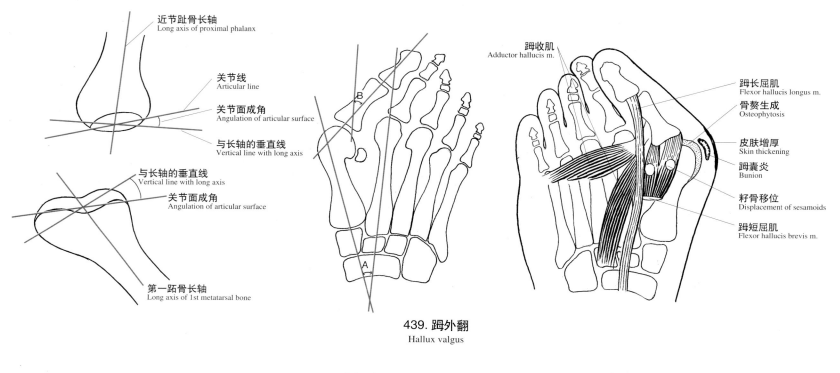

439. 踇外翻
Hallux valgus

第十二节 足 弓

足 弓

足弓是人类特有结构，是人体采取直立姿势的产物。婴儿无足弓，因骨骼、肌肉、韧带皆不发达。随着站立、行走和跑跳，足弓相应产生。足弓可喻为一活的弹簧性装置，它借三点支撑于地面上。在每两点之间，各架起一弓，整个看来，宛如由 3 个弓所支持的拱形屋顶样结构。3 个支点是：后方的跟骨结节内、外侧突，前方的第一跖骨头和第五跖骨头。从上面观察，这 3 个支点皆位于足与地面接触区即足印内。每一支点皆被相邻的两

个弓所依附。内侧纵弓架于跟骨结节内侧突与第一跖骨头之间，外侧纵弓架于跟骨结节外侧突与第五跖骨头之间，横弓架于第一和第五跖骨头之间。

足弓必须具有一定弹力，一个足弓当承受重力后，即相应降低，使重力传达到韧带。韧带达到一定紧张时，足内、外肌即起作用，协助韧带维持足弓。韧带和肌肉不能过于松弛，也不能过于紧张，它们必须具有一定的弹性。这样，在走跑跳时才能吸收震荡，并保护内脏免受损伤。

在行走时，先是足跟着地，以后相继是外侧纵弓

和内侧纵弓着地，动作是由后而前，由外而内，并不是足弓的前后同时分担重量的。跑跳时，主要是趾骨和跖骨头着地，足跟悬起，主要靠足内、外肌的强力收缩，完成各种动作，而韧带并未受到太多劳损。因此，适当的步行和跑跳，对于维持足弓是有益的。骨骼、韧带、肌肉对维持足弓皆起作用，其中肌肉最为重要。这些因素受损，皆可引起平足症。但它们受损的情况并不决定于承受力量的剧烈程度，而在于时间的长久。一个运动员经常跑跳，很少患平足症；相反，一个人经常站立工作，长久不动，平足症反而容易发生。

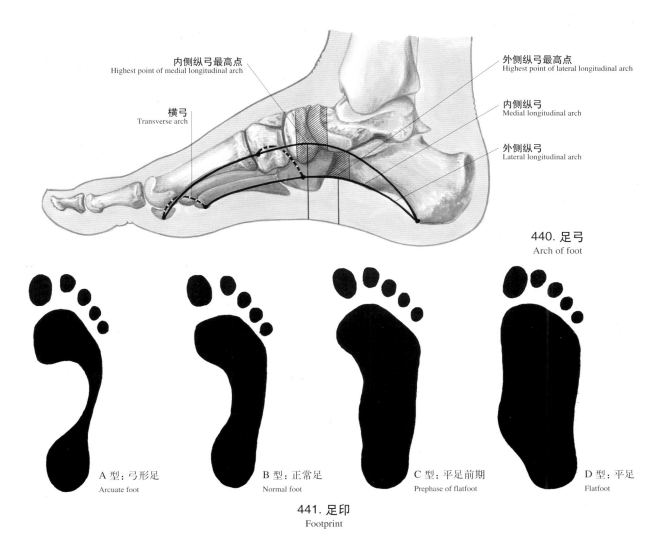

内侧纵弓最高点
Highest point of medial longitudinal arch

外侧纵弓最高点
Highest point of lateral longitudinal arch

内侧纵弓
Medial longitudinal arch

横弓
Transverse arch

外侧纵弓
Lateral longitudinal arch

440. 足弓
Arch of foot

A 型：弓形足
Arcuate foot

B 型：正常足
Normal foot

C 型：平足前期
Prephase of flatfoot

D 型：平足
Flatfoot

441. 足印
Footprint

足 印

扁平足或弓形足的检查常使用足印，并与正常足印做比较。人的足印基本可分四型。

A 型　足弓甚高，为弓形足。

B 型　足弓高度适中，为正常足。

C 型　足弓较低，有扁平足趋向或称扁平足前期型。

D 型　足弓消失，为扁平足型。

对 513 名大学生调查表明，正常型（B 型）男性占 51.2%，女性占 41.4%；AA 型极少，男性占 3.1%，女性占 1.5%。CC 型与 DD 型合计，男性占 25%，女性占 49.3%。由此看出，女性有扁平足或扁平足趋向者较男性为高。

内 侧 纵 弓

内侧纵弓 (Medial longitudinal arch) 由 5 块骨组成，从前向后为第一跖骨、内侧楔骨，舟骨、距骨和跟骨。各骨背面较跖面凸出且宽广，无论从前后方向或左右方向观察均向上拱起。第一跖骨仅以头接触地面，距骨体与地面形成一锐角 (10°～15°)，内侧楔骨完全离开地面。舟骨和距骨头构成内侧纵弓之顶，约位于弓的前 3/5 与后 2/5 的交界处。距骨接受小腿的全部压力并将之传至足尖。跟骨作为内侧纵弓的后柱，仅其后端与地面接触。

内侧纵弓高度男性平均 4.56 cm，女性平均 4.52 cm。内侧纵弓高径指数，男性 18.34，女性 17.44。

内侧纵弓的维持，除骨骼因素外，有赖于韧带和肌肉。在弓的凹面，有一些韧带将各骨连结起来，可牵拉前、后两柱。计有楔舟足底韧带、跗跖足底韧带、距骨间韧带和跟舟足底韧带等。这些韧带抵抗着暴力和短暂的应力。跟舟足底韧带居内侧纵弓最弱之点，在距骨头下面，可防止距骨头沉没于跟、舟两骨之间。此韧带由弹性纤维软骨组成，具有相当弹性，当体重落于距骨

时略为伸展退让，一旦重力解除，又恢复原状。这个韧带本身被胫骨后肌腱所支持。内侧纵弓各骨间的韧带可以使因行走或跑跳加于第一跖骨的后冲力量分散至第二、三跖骨，然后再经内侧楔骨、舟骨和距骨传递至胫骨。

三角韧带的主要作用在于稳定踝关节，防止跟骨外翻，使其保持一定内翻位。

足底腱膜可保护足底肌肉，但对维持足弓亦极重要。足底腱膜犹如韧带，颇为发达。弓形足的足底腱膜挛缩，如同掌腱膜可引起 Dupuytren 挛缩一样。肌肉是维持足弓的重要因素，连结足弓二柱或纵贯全弓。

1. 胫骨后肌腱　靠近内侧纵弓的穹顶，抵于舟骨和内侧楔骨，向后绕过内踝后沟，可向下后方牵拉舟骨，由于肌腱稍微短缩及舟骨改变方位，因之，内侧纵弓的前柱降低。胫骨后肌腱附着于跟骨和骰骨的部分直接位于距骨头下面，可增强跟舟足底韧带，并使舟与距骨头紧密相贴，不致分离。胫骨后肌的距骨抵止与足底长韧带交织，并可作用于中间 3 个跖骨上。

2. 拇长屈肌腱　贯于内侧纵弓的大部分，强力影响内侧纵弓的弧度。此腱与趾长屈肌腱在足底交叉，

位于距骨头之下，成一附加的弹力支持带，以稳定距骨和跟骨。由于它行于距骨后突两结节中间，当它向后牵拉舟骨时可防止距骨后退，此时，距跟骨间韧带紧张，由于腱像弓弦一样推距骨向前，使距骨恢复其本来位置。由于拇长屈肌腱行于载距突下方，亦可承受来自距骨头的垂直应力而提高跟骨前半部。

3. 腓骨长肌腱　因其抵于内侧楔骨的下外面，可使内侧楔骨在舟骨上屈曲并使第一跖骨屈曲，因而增大内侧纵弓。它与胫骨前肌腱的向内上后作用平衡起来，对足纵弓的维持起一定作用。

拇展肌紧张于内侧纵弓全长，自跟骨结节内侧突至拇趾近节趾骨底。可使弓两端接近，增大弓的弧度。它是一特别有效的内侧纵弓的维持者。

此外，有两块肌肉抵于足背内侧缘，直接上牵足弓。胫骨前肌腱能向上内方牵引前足，使前足与后足在楔骨与舟骨中间产生运动，因而减小弧度，使内侧纵弓变扁，是个不利因素。正常时，它与腓骨长肌共同作用，这个不利因素即转化为有利因素。拇长伸肌在某些条件下亦起着类似作用。

胫骨前肌
Tibialis anterior m.

胫骨后肌
Tibialis posterior m.

蹈长伸肌
Extensor hallucis longus m.

趾长屈肌
Flexor digitorum longus m.

楔舟足底韧带
Plantar cuneonavicular ligg.

蹈长屈肌
Flexor hallucis longus m.

距跟骨间韧带
Interosseous talocalcanean lig.

跗跖足底韧带
Plantar tarsometatarsal ligg.

载距突
Sustentaculum tali

跟舟足底韧带
Plantar calcaneonavicular lig.

蹈展肌
Abductor hallucis m.

胫骨后肌
Tibialis posterior m.

蹈长屈肌
Flexor hallucis longus m.

442. 维持内侧纵弓的韧带和肌肉
Ligaments and muscles maintaining the concavity of the medial longitudinal arch

内侧纵弓各骨的小梁构筑

内侧纵弓各骨的小梁构筑与体重负荷及应力的传递方向有关。压力小梁起自胫骨下端前面皮质,斜向下后行,循内侧纵弓后座的方向,穿过距骨体,向下后作放射状,至跟骨。然后从跟骨后关节面厚的皮质起始,作扇状放散至跟骨结节。另一组压力小梁起自胫骨下端后面皮质,斜向下前行,经距骨颈和距骨头,再经舟骨、内侧楔骨和第一跖骨,抵达跖骨头。

跟骨的小梁排列,除上述压力小梁外,尚有与跟腱和足底长韧带有关的张力小梁,沿跟骨两侧和下面分布,呈扇状扩散,一部分织入跟骨结节,并可向前达跟骰关节的皮质层。

在正常跟骨前下部,各组小梁之间形成一骨小梁较少具有较多骨髓的空间,成为跟骨骨髓窦。侧位 X 线像上显为三角形透明区,边缘锐利,顶端位于跟骨沟下方,基底与跟骨下缘平行。高度平均为 14～16 mm,于成人多见。此透明区并非病理性破坏,而系骨小梁发育变异所形成的骨髓窦。

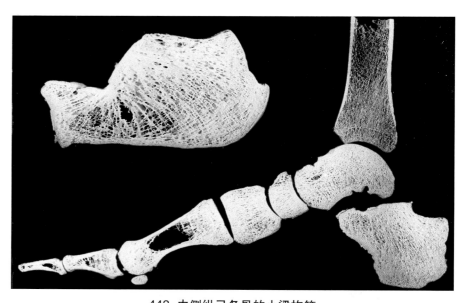

443. 内侧纵弓各骨的小梁构筑
Trabecular architecture of the bones constituting the medial longitudinal arch

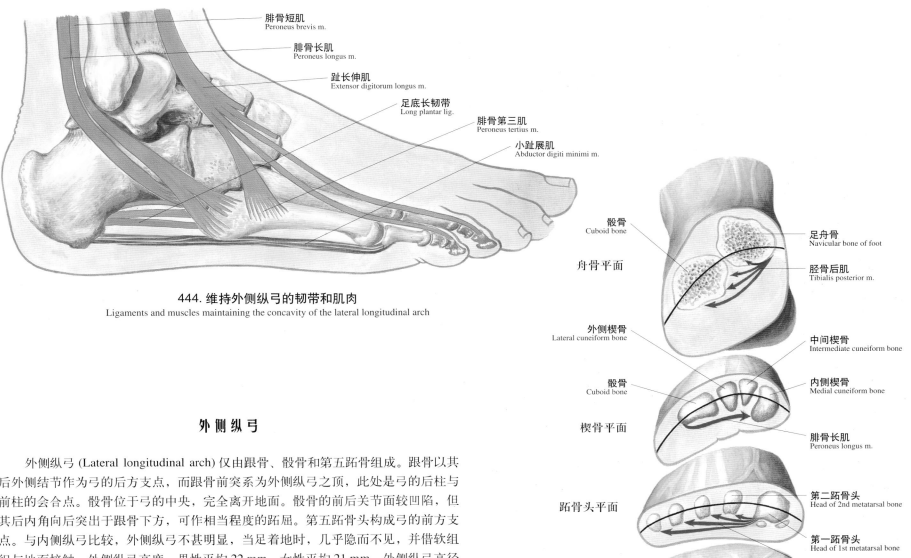

444. 维持外侧纵弓的韧带和肌肉
Ligaments and muscles maintaining the concavity of the lateral longitudinal arch

腓骨短肌 Peroneus brevis m.
腓骨长肌 Peroneus longus m.
趾长伸肌 Extensor digitorum longus m.
足底长韧带 Long plantar lig.
腓骨第三肌 Peroneus tertius m.
小趾展肌 Abductor digiti minimi m.

骰骨 Cuboid bone
舟骨平面
外侧楔骨 Lateral cuneiform bone
骰骨 Cuboid bone
楔骨平面
跖骨头平面

足舟骨 Navicular bone of foot
胫骨后肌 Tibialis posterior m.
中间楔骨 Intermediate cuneiform bone
内侧楔骨 Medial cuneiform bone
腓骨长肌 Peroneus longus m.
第二跖骨头 Head of 2nd metatarsal bone
第一跖骨头 Head of 1st metatarsal bone
踇收肌 Adductor hallucis m.

445. 足横弓
Transverse arch of the foot

外 侧 纵 弓

外侧纵弓 (Lateral longitudinal arch) 仅由跟骨、骰骨和第五跖骨组成。跟骨以其后外侧结节作为弓的后方支点，而跟骨前突系为外侧纵弓之顶，此处是弓的后柱与前柱的会合点。骰骨位于弓的中央，完全离开地面。骰骨的前后关节面较凹陷，但其后内角向后突出于跟骨下方，可作相当程度的跖屈。第五跖骨头构成弓的前方支点。与内侧纵弓比较，外侧纵弓不甚明显，当足着地时，几乎隐而不见，并借软组织与地面接触。外侧纵弓高度，男性平均 22 mm，女性平均 21 mm。外侧纵弓高径指数，男性 8.71，女性 8.86。

外侧纵弓较内侧纵弓强硬。主要受足底长韧带维持，足底长韧带一方面可拉紧跟骨和骰骨，另方面可拉紧骰骨和跖骨，在身体重力作用下，可防止跟骰关节和骰跖关节在下方敞开；其短纤维亦可保持跟、骰两骨的正常关系。外侧纵弓各骨间韧带的排列方向足以抵抗肌肉向后牵引及走跑跳时在第四、五趾所引起的后冲力量。

腓骨短肌、腓骨长肌和小趾展肌为外侧纵弓紧张性的维持者。腓骨短肌可防止骰跖关节和跟骰关节在下方敞开；腓骨长肌可防止骰骨下陷和跟骰关节下方敞开。它还绕行于跟骨外面的腓骨肌滑车下方，以自身的弹性支持跟骨前端，防止其向下外塌陷。小趾展肌紧张于外侧纵弓全长，可维持其弧度。腓骨第三肌作用于外侧纵弓背面，可提高前足，减少外侧弓弧度。

足 横 弓

足横弓 (Transverse arch) 贯足的全长，由跗骨及跖骨构成，全体作拱桥形，背侧面一般比跖侧面大，因此上宽下窄，在足底面形成一很深的凹，全体构成一个横弓。横弓宽度男性 6.6 ～ 9.8 cm，女性 6.3 ～ 8.8 cm。

在跖骨头平面，前横弓从第一跖骨头到第五跖骨头，第一跖骨头栖于两个籽骨上，离地面约 6 mm，第五跖骨头也位于地面上 6 mm，第二跖骨头离地面最高，为 9 mm，第三跖骨头离地面 8.5 mm，第四跖骨头离地面 7 mm。此弓相当扁平，借软组织与地面接触。弓跖面分布有很薄弱的跖骨间韧带和踇收肌横头。因此，前横弓易塌陷，变扁平，甚而凸向下方，致使跖骨头下方形成胼胝。

在楔骨平面，横弓由内侧楔骨、中间楔骨、外侧楔骨和骰骨组成，骰骨外缘贴附地面，内侧楔骨离开地面，中间楔骨为弓的最高点。此弓跖面被腓骨长肌腱横过，该肌对维持横弓弧度起重要作用。

在舟骨和骰骨平面，横弓仅以其外侧的骰骨着地，舟骨离开地面并依附于骰骨的内面。此弓受胫骨后肌在足底的抵止所维持。

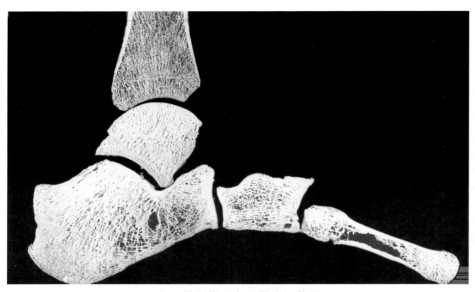

446. 外侧纵弓各骨的小梁构筑
Trabecular architecture of the bones constituting the lateral longitudinal arch

后组小梁起自胫骨下端前面皮质，通过距骨，向后呈扇形放散至跟骨体及跟骨结节。前组小梁起自胫骨下端后面皮质，向下前行，通过载距突上方的距骨头，然后传递至骰骨和第五跖骨。

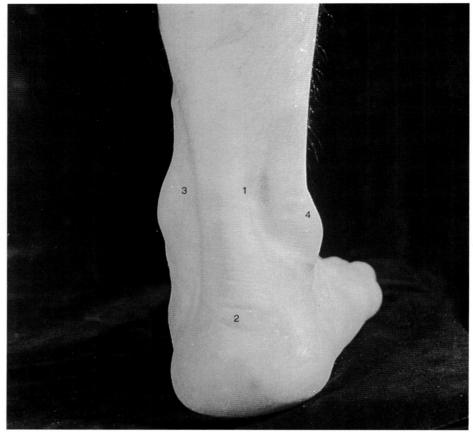

447. 正常踝后面表面解剖
Surface anatomy of posterior aspect of the normal ankle

正 常 踝 后 面 表 面 解 剖

踝后面中央可见垂直的跟腱[1]，跟腱向下抵达跟骨结节[2]。正常时，跟腱长轴与小腿长轴平行，两者皆垂直于地面。扁平足或外翻足的跟腱向外偏斜。踝两侧的隆起为内踝[3]和外踝[4]，外踝比内踝低。足跖屈内翻时，可在内踝直后方触及胫骨后肌腱。足跖屈外翻时，可在外踝后方触及腓骨长、短肌腱。跟腱与内踝之间的中点，可以摸及胫后动脉的搏动。Pott 骨折脱位时，两踝横径增大。踝关节积液时，跟腱两旁的生理凹陷呈饱满状。

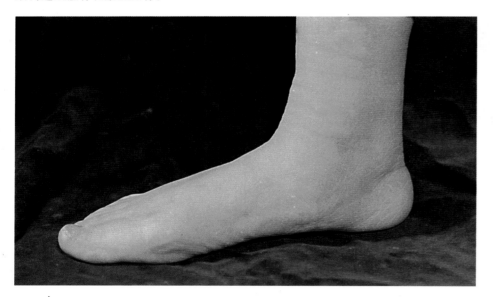

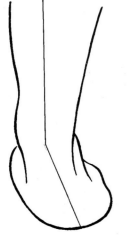

448. 平足症
Flat foot

平 足 和 平 足 症

平足 Flatfoot(Pes planus) 系指外形或足印表现扁平，但不显症状。平足症为足弓扁平、弹性消失而又有足痛症状者。事实上，有 C、D 型足印的平足并不少见，但不属平足症。足弓过高、韧带过紧或足弓过低、韧带过松，均会引起疼痛。足弓虽较平，只要足内肌和足外肌经受锻炼又具有弹性（如田径运动员），可不产生症状。诊断平足症必须同时观察足外形、跟腱是否外翻、有无疼痛以及下肢力线是否落于第一、二跖骨间隙。

引起平足症的因素有多种：经常站立工作，韧带过度牵张，平素缺少锻炼，足内、外肌较弱或幼年时即长期负重，韧带发生劳损，先天性骨畸形，距舟关节等塌陷，舟骨粗隆过大，第一跖骨较短，胫骨后肌软弱或断裂，腓骨肌痉挛，还可能与遗传因素和营养状态有关。

严重平足症患者站立或行走时足部疼痛，踝外翻，跟腱短缩并向外偏斜，前足变宽并外展，舟骨粗隆塌陷，向内突出，与载距突的距离增加，下肢重力线落于足的内侧等。

第十三节　足部运动

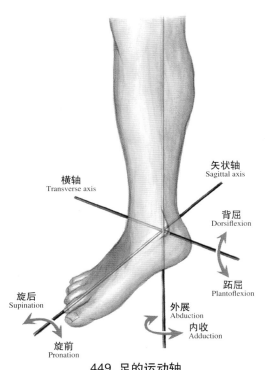

449. 足的运动轴
Axes of movement of the foot

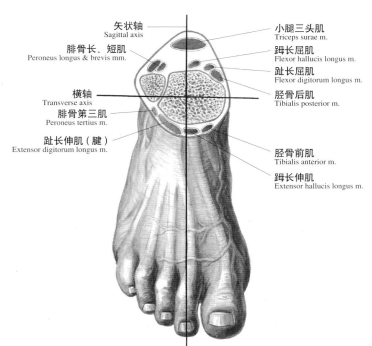

450. 肌肉作用与足运动轴的关系
Actions of muscles in relation to axes of movement of the foot

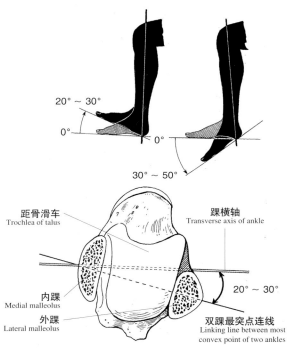

451. 踝背屈、跖屈及其运动轴
Dorsiflexion and plantoflexion of the ankle and its axis of movement

足的运动轴

1. **横轴**　横贯两踝，具体为通过内踝稍下、跗骨窦和外踝前缘，相当于踝的固有轴，足可围绕此轴在矢状面上营背屈、跖屈运动。

2. **垂直轴**　与小腿长轴一致，在膝屈曲状态下，足可沿此轴随小腿一道回旋，即足在水平面上作内收和外展运动。足尖指向内侧为内收（Adduction），指向外侧为外展（Abduction）。内收、外展运动不全发生于膝关节，其中一小部分发生于足后部关节，如距下和距跟舟关节，并且内收外展运动与围绕矢状轴的运动相关联。

3. **矢状轴**　即通过中间楔骨和第二趾的长轴，足可沿此轴使足底朝向内外的运动，足底朝内下、足外侧缘降低为旋后（Supination），足底朝外下、足内侧缘降低为旋前（Pronation）。

正如足由多个关节组成一样，足的收展、屈伸、回旋运动也常复合存在，或两者结合，或三者结合。例如，足的内收、旋后和背屈（伸）相结合即称内翻（Inversion），足的外展、旋前和跖屈（屈）相结合即称外翻（Eversion）。内翻和外翻是足部特有的运动形式。

肌肉作用与足运动轴的关系

通过踝横轴前方的4块肌肉可使足背屈。其中的胫骨前肌和蹚长伸肌居足矢状轴内侧，除使足背屈外，还可使足内收和旋后。趾长伸肌和腓骨第三肌居足矢状轴外侧，除使足背屈外，还可使足外展和旋前。

通过踝横轴后方的6块肌肉可使足跖屈。其中的胫骨后肌、趾长屈肌和蹚长屈肌通过矢状轴内侧，除使足跖屈外，还可使足内收和旋后。腓骨长、短肌通过矢状轴外侧，除使足跖屈外，还可使足外展和旋前。上述某群或某块肌肉麻痹，即影响足的运动，久之，骨关节韧带发生改变，足即出现相应畸形。

踝的背屈、跖屈及其运动轴

1. **概念**　足底垂直于小腿时为足的中立位。足沿踝横轴上升，使足背接近小腿的运动为背屈（Dorsiflexion），或称伸（Extension），足沿踝横轴使足背远离小腿的运动为跖屈（Plantoflexion），或称屈（Flexion），此时，足与小腿几乎成一直线。

2. **范围**　足的背屈和跖屈主要发生于距小腿（踝）关节。背屈范围为20°～30°，跖屈范围为30°～50°，跖屈大于背屈。此角度系以足底面与小腿垂直轴的交点作为中心进行测量的。总计踝关节运动范围为50°～80°或仍多。运动范围的差别一方面因个体而不同（个体变动一般与年龄无关，经常锻炼可有所增加），另方面还由于跗骨间关节和跗跖关节参与此项活动。当足极度背屈或跖屈时，足弓可加大拱形或变扁平，从而增大一些运动范围。一个熟练的芭蕾舞演员从外表上看其跖屈范围很大，但其中一部分系由于距下关节、跗横关节及跗跖关节参与跖屈的结果。

3. **运动轴**　踝关节背屈（伸）、跖屈（屈）运动轴系从内踝中心稍下经跗骨窦至外踝的前缘，此轴线与连结内、外踝最突出点的双踝轴线相交成20°～30°角。

踝屈伸范围与关节面的关系

踝背屈（伸）和跖屈（屈）的运动范围决定于踝关节面的长度。胫骨下关节面为对着 $60° \sim 70°$ 角的一个圆弧，距骨滑车上面为对着 $140° \sim 150°$ 角的一个圆弧，这两个圆弧的中心和半径相同，其中，$60° \sim 70°$ 为两关节面的接触范围，余 $70° \sim 80°$ 供运动之用，此即为踝关节屈伸运动的全部范围。由于距骨滑车上面后部的圆弧比前部的圆弧为长，所以踝跖屈的范围比背屈的范围为大。

踝背屈、跖屈时关节韧带的状态

1. **踝背屈时** 距骨滑车较宽的前部嵌入踝穴，并使之扩大约 2 mm，腓骨同时内旋并上升。此时，内、外踝关节面基于韧带弹性作用与距骨关节面紧贴，从而防止距骨在水平面上作旋转运动。距骨后突下移时，关节囊后部紧张，跟腓韧带亦紧张，而囊前壁松弛，囊前壁与伸肌腱鞘相贴并受绷紧的伸肌腱的牵拉，不致嵌夹于两骨中间。短而厚的三角韧带（胫距前部、后部）使距骨紧紧依附于内踝，故踝背屈时，足总稍伴有外翻。

足极度背屈时，距骨颈与胫骨下关节面前缘相碰，运动即被阻止。小腿三头肌和跟腱的紧张也限制足的背屈。

足极度背屈兼外翻时，跗横关节和跗跖关节亦参与活动，全足如一坚硬杠杆。此时，足如果继续暴力背屈，距骨颈可发生骨折，如果加上外旋暴力，踝关节可发生扭伤或骨折。

2. **踝跖屈时** 距骨滑车在踝穴中向前移动，滑车狭窄的后部嵌入踝穴中。外踝下降、前移并外旋，但马上被胫骨的腓切迹阻止。跖屈继续增大，距骨与内踝的关节面始终接触，但距骨与外踝的间隙逐渐增加。踝关节囊后部、距腓后韧带及三角韧带胫距后部松弛。在此位置下，距骨在踝穴中可沿矢状轴稍向侧方倾斜，或沿垂直轴在水平面上旋转，足跟亦可随之作内、外翻活动。

跖屈 $30° \sim 50°$ 时，跟结节上升，距骨后突外侧结节与胫骨下关节面后缘相碰，运动遂告停止。如果持续暴力跖屈（如身体跌落时足背朝地），距骨后突可发生骨折（有时，距骨后突有单独骨化点未与距骨体愈合，称之为三角骨，宜与后突骨折鉴别）。

足极度跖屈时，距骨滑车几乎有一半移向前方，滑出踝穴，于是在水平面下方露出一 $70° \sim 80°$ 的弧形关节面。在后方，跟骨上距关节面与胫骨下关节面几乎构成直角，中间夹着距骨。在此位置下，距骨似乎被跟骨和胫骨推到关节之外，给距骨向足背脱位提供了条件。与此同时，关节囊前部、距腓前韧带和三角韧带胫距前部紧张，踝背屈肌（胫骨前肌、趾长伸肌和拇长伸肌）亦紧张，它们构成了足跖屈的限制因素。

3. **踝的背屈肌** 位踝关节横轴前方的肌肉皆为背屈肌（伸肌），有胫骨前肌、拇长伸肌、趾长伸肌和腓骨第三肌。

胫骨前肌抵于内侧楔骨和第一跖骨底，腓骨第三肌抵于第五跖骨底背面内侧。此两肌对足的作用是直接的。站立时，重心线通过距小腿（踝）关节的前方。因此，胫骨前肌在站立时是平静的；走路迈步时，足产生背屈和旋后动作，胫骨前肌最为活动，当身体后部有超重趋向时，胫骨前肌向前牵引小腿，以帮助维持身体平衡。肌电图证明，站立时，支持足弓的各个肌肉活动很少，但在走路跑步的跟触地和趾离地时相中，胫骨前肌积极收缩，以增大足弓。

趾长伸肌和拇长伸肌通过趾骨作用于足。如果足趾被骨间肌稳定于垂直位，趾长伸肌可屈踝，如果骨间肌麻痹，踝背屈时则伴以趾的爪状变形；同样，拇长、短屈肌和拇展肌使拇趾稳定后，拇长伸肌才使踝背屈。如果这几块肌肉麻痹，踝背屈时，拇趾将出现爪状趾。

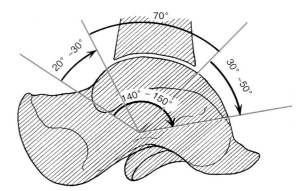

452. 踝屈伸运动范围与关节面的关系
Range of flexion and extension in relation to articular surface in the ankle

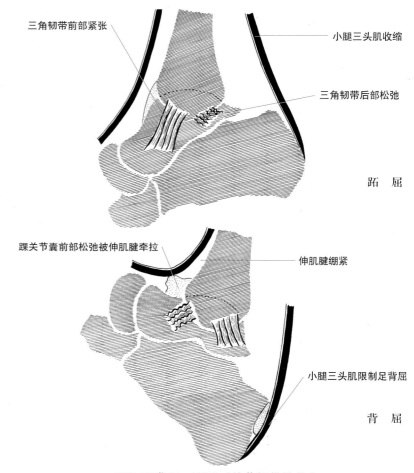

三角韧带前部紧张 / 小腿三头肌收缩 / 三角韧带后部松弛 / 跖屈 / 踝关节囊前部松弛被伸肌腱牵拉 / 伸肌腱绷紧 / 小腿三头肌限制足背屈 / 背屈

453. 踝背屈、跖屈时关节韧带的状态
State of articulo-ligaments of the ankle during movements of dorsiflexion and plantoflexion

4. **胫骨前肌麻痹——拇长伸肌腱移位术** 胫骨前肌麻痹常发生高弓足或拇趾锤状畸形，尤其是第一跖骨下垂，跖骨头下面皮肤形成疼痛性胼胝，明显妨碍步行和站立。

治疗时，①切断足底腱膜，切开跖趾背侧关节囊，施行跖趾关节融合。②于第一跖骨颈钻一横行骨孔。③于止端切断拇长伸肌腱，将腱穿过骨孔，拉紧，绕个弯，缝合固定于跖骨背面的本腱上。④咬除趾间关节面，用钢针固定趾间关节。⑤将拇长伸肌抵止断端与拇短伸肌腱缝合固定。

5. **胫骨前肌、趾长伸肌麻痹——腓骨长肌腱转位术** 胫骨前肌合并趾长伸肌麻痹

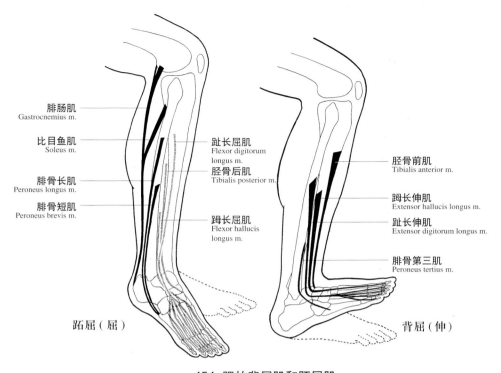

454. 踝的背屈肌和跖屈肌
Dorsiflexors and plantoflexors of the ankle

图中标注：
腓肠肌 Gastrocnemius m.
比目鱼肌 Soleus m.
腓骨长肌 Peroneus longus m.
腓骨短肌 Peroneus brevis m.
趾长屈肌 Flexor digitorum longus m.
胫骨后肌 Tibialis posterior m.
跗长屈肌 Flexor hallucis longus m.
胫骨前肌 Tibialis anterior m.
跗长伸肌 Extensor hallucis longus m.
趾长伸肌 Extensor digitorum longus m.
腓骨第三肌 Peroneus tertius m.
跖屈（屈）
背屈（伸）

产生外翻足或尖足、高弓尖足畸形，一般可选腓骨长肌腱将其移位于第二楔骨，必要时行足底腱膜切断术。①于足外缘第五跖骨底处作一纵切口（切口Ⅰ），找出腓骨长、短肌腱，确认长肌腱将其切断，将远断端固定于腓骨短肌腱上，于近断端缝一牵引线备用。②于小腿中下 1/3 交界处作一纵切口（切口Ⅱ），找到腓骨长肌肌与腱移行部，锐性分离肌腱，完整保护腱周，以免粘连，用肌腱剥离器剥开滑膜鞘，顺利牵出肌腱并予以保护。③沿中间楔骨背侧作一纵切口，牵开足背静脉，用直止血钳向外做一皮下隧道达切口Ⅱ，将腓骨长肌近端腱牵拉至此切口并采取措施固定于中间楔骨上。

6. 踝的跖屈肌 踝的所有跖屈肌皆位于踝关节横轴后方。计有 6 块：小腿三头肌、胫骨后肌、跗长屈肌、趾长屈肌、腓骨长肌和腓骨短肌。

小腿三头肌行于踝关节横轴正后方，是一块原发跖屈肌。它有 3 个肌腹，腓肠肌横断面积 23 mm²，有内、外侧头，为双关节肌，兼有屈膝作用；比目鱼肌肌腹很大，肌横断面积 20 cm²，起于胫、腓骨后面及比目鱼肌腱弓，此三肌腹向下会合，成为跟腱（Achilles），抵于跟骨结节。腓肠肌和比目鱼肌的收缩程度不同：比目鱼肌收缩距离 44 mm，腓肠肌收缩距离 39 mm，这表明，双关节的腓肠肌，其效应依膝屈伸程度而定。膝伸展时，腓肠肌伸长；膝充分屈曲时，腓肠肌短缩其短缩距离等于或超过其收缩距离 39 mm。因此，膝伸展时，腓肠肌可进行最有效的牵张，并允许股四头肌一部分肌力传递到踝；当膝屈曲时，腓肠肌最大限度松弛，肌肉短缩大于此肌的收缩距离，从而丧失其全部效应。此时，只有比目鱼肌收缩，但单独的比目鱼肌肌力在走路、骑马或跳跃时是不够用的，因此在这些活动中膝不时地伸展。

任何一种伸膝屈踝的运动，如爬山、上楼、跑步等动作，都能促进腓肠肌活动。从膝伸展一开始，小腿三头肌即充分收缩，使踝跖屈，在足离地相时提供使身体向前的推动力。

小腿三头肌最大限度收缩时，足不仅跖屈，还伴以内收和旋后，足底朝向内下。这是由于小腿三头肌是通过距下关节作用于踝关节的。使这两个关节进行连续运动，首先围绕踝横轴使踝关节跖屈 30°，然后围绕距跟舟关节运动轴作用于距下关节，使跟骨向内上方移动，从而使足内收 13°，旋后 12°。

胫骨后肌、跗长屈肌和趾长屈肌通过踝横轴后方，但力矩较短，屈踝作用不大，它们又通过足长轴内侧，同时可引起足的内收和旋外，它们主要是足的内翻肌。腓骨长、短肌位于足长轴外侧，除跖屈踝关节外，同时可引起外展和旋前，它们主要是足的外翻肌。

为了使足单纯的跖屈，内、外两群肌肉必须进行平衡协调地活动，因此，它们既是拮抗肌，又是协同肌。但它们和小腿三头肌使足跖屈的能量相比较，作用是微弱的，可称为附属的跖屈肌。小腿三头肌使踝跖屈的效应力约 6.5 kg，而这五块附属跖屈肌的效应力不过 0.5 kg，占全部踝跖屈力的 1/14。腓骨肌占附属跖屈肌肌力的一半，而腓骨长肌又为腓骨短肌肌力的 2 倍。

跗长屈肌和趾长屈肌对踝跖屈作用较小，主要是原发屈趾肌，在足平静站立或负荷站立时，它们与足内肌协同作用，可使趾垫与地面牢固接触，扩大负荷区，从而稳定跖骨头，提供身体向前推进的支点。在趾离地时或用趾尖行动时，跗长屈肌和趾长屈肌表现积极的活动。

7. 小腿三头肌麻痹——胫骨后肌腱与腓骨短肌腱移位术 小腿三头肌麻痹常引起仰趾足畸形，把胫骨后肌腱与腓骨短肌腱移位于跟骨，以矫正畸形。如合并胫骨后肌麻痹，可单独将腓骨短肌腱或腓骨长肌腱转位，也可将胫骨前肌一分为二转位。如果合并腓骨长、短肌麻痹，只用胫骨后肌腱转位即可。

(1) 于足背内侧做一切口（切口Ⅰ），切断胫骨后肌腱在舟骨的附着部。

(2) 于小腿内侧下 1/3 做另一切口（切口Ⅱ），显露并游离胫骨后肌腱，将其拉至此切口处。

(3) 于跟骨后缘做一横切口（切口Ⅲ），直达跟骨，由此向切口Ⅱ做一 2 cm 宽的隧道，将胫骨后肌腱经隧道拉至此。

(4) 于足外缘做一切口（切口Ⅳ），将腓骨短肌腱于第五跖骨底附着部切断，向近端游离。

(5) 于小腿外侧下 1/3 部做一切口（切口Ⅴ），显露腓骨短肌腱，将其拉出，然后由此向切口Ⅲ做一皮下隧道，将腓骨短肌腱拉到跟下，与胫骨后肌腱合并为一。

(6) 切开跟骨骨膜，钻骨孔，将合并的胫骨后肌腱拉紧（足呈跖屈位），采取措施将其固定于跟骨上，并行外固定。

跟腱的机械效应

小腿三头肌借跟腱抵达跟骨结节，跟骨结节显著向后突出，使小腿三头肌对踝关节横轴具有很大的旋转力距，因而具有很大机械效应。

跟腱的力线与杠杆臂构成很大角度，跟腱的力可分解成两个分力，一为垂直分力 f_1，一为水平分力 f_2。垂直分力 f_1 大于水平分力 f_2，踝无论跖屈和背屈，分力 f_1 总大于分力 f_2，这有利于上提足跟。此系由于跟骨后面宛如一段滑车，跟腱抵止于滑车下部，跟腱在抵止部上方借跟腱囊与滑车上部相隔，肌肉的牵拉不是作用于腱下方附着点 A，而是作用于腱与跟骨后面的接触点 C。足背屈时，C 接触点上移；足跖屈时，C 接触点下移，但杠杆臂始终与跟腱力线形成一恒定角度，因此，跟腱分力 f_1 始终保持大的机械效应。

A. 踝和足为第二型杠杆 一般称为力杠杆。此型杠杆的特点是肌肉牵引的力臂大于重力的重臂，提起足跟便是这种杠杆。在此情况下，支撑点主要是距骨头，足绕此轴而旋转，重力经小腿骨传递至足并作用于距骨使足下落，足跟则随小腿三头肌的牵引而上升。身体的重力线有时恰好通过距骨，即踝关节的中心，有时通过踝关节的前方。不应把重力对距骨的作用线同身体重心的垂线相混淆。

　　B. 身体重心线落于踝关节中心时　距骨头和足跟是前后的支持点，即相当于重荷的两个反应区，只要支持点抵抗力的总和与重荷相等，则重力的前后传递力矩即得到平衡，即 Aa=Bb。在这种情况下，没有重力旋转力矩发生，也不需要肌力维持踝关节的平衡，踝关节的伸肌和屈肌皆表现松弛。

　　C. 重心线落于踝关节中心的前方　重力必产生一旋转力矩，即重力乘以它至踝关节中心的距离，这一力矩试图牵引小腿骨靠近足背，然而受到小腿后群肌尤其是小腿三头肌的抵抗。重力旋转力矩的大小取决于重力 (W) 和它至踝关节中心距离 (d) 的大小，而小腿三头肌必须完成相等的对抗力矩，才能保持关节的平衡。即 Wd=Tt。T 为跟腱的张力，t 为跟腱至关节中心的距离。因为跟腱至运动中心的距离仅为距骨头至运动中心距离的 1/2 或 1/3，所以，跟腱张力必须为身体重力的 2～3 倍，才能抵抗重力旋转力矩以保持平衡。例如，一个人体重 60 kg，以双脚的距骨头站立，则每一跟腱的张力至少为 60 kg，如以一脚的距骨头站立，则该跟腱的张力至少为 120 kg。

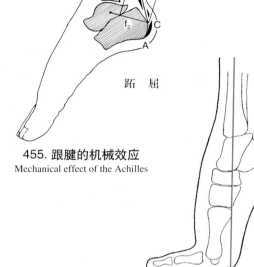

背屈

跖屈

455. 跟腱的机械效应
Mechanical effect of the Achilles

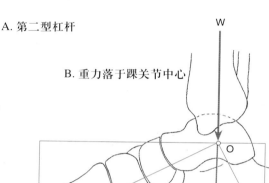
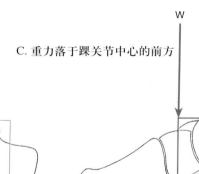
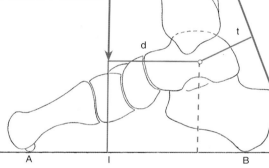

A. 第二型杠杆

B. 重力落于踝关节中心

C. 重力落于踝关节中心的前方

456. 踝关节在矢状面上的平衡
Equilibrium of the ankle joint in sagittal plane

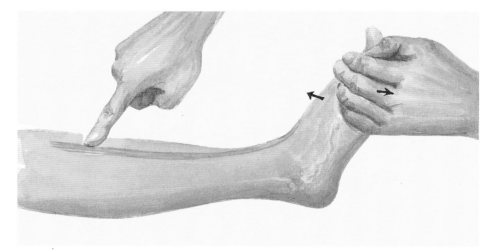

457. 胫骨前肌的作用
Action of the anterior tibialis

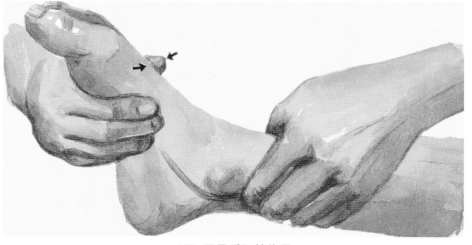

458. 胫骨后肌的作用
Action of the posterior tibialis

　　胫骨前肌可使足背屈及内翻。被检者仰卧位或坐位，足背屈和内翻，趾保持松弛。检查者用手于足的背内面施予阻力，可于小腿前面胫骨前缘外侧摸到胫骨前肌收缩。

　　胫骨后肌主要止于舟骨粗隆和 3 个楔骨跖面，可使足跖屈及内翻（足趾松弛）。被检者仰卧，足跖屈及内翻（足内侧缘上提），检查者下压前足内侧缘施予阻力，于胫骨远端后面可摸及胫骨后肌收缩。与此同时，胫骨前肌、趾长屈肌和𧿹长屈肌亦收缩。

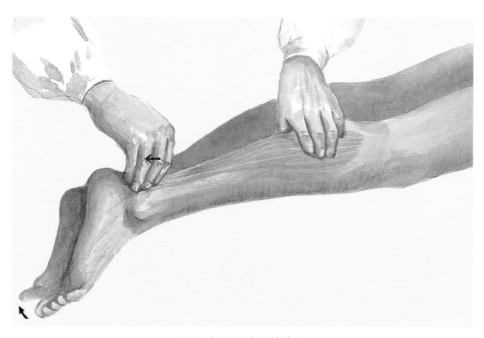

459. 小腿三头肌的作用
Action of the triceps surae

用被试腿站立，膝伸直，如能提起足跟 4～5 次为正常，可摸到小腿三头肌收缩。如难于完成上提足跟运动，可做无负荷试验。被检者俯卧，膝伸直，足跨出台边并跖屈，检查者一手稳定小腿，另手于足跟背面施予抵抗，可根据抵抗力判定肌肉收缩程度。

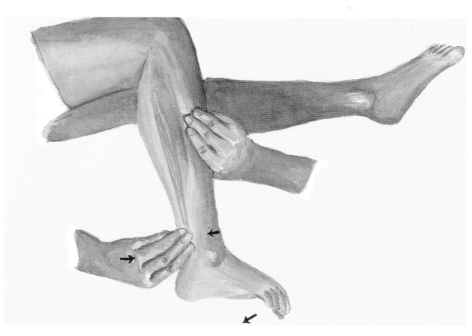

460. 比目鱼肌的作用
Action of the soleus

比目鱼肌正常时可提起足跟，以维持膝的屈曲位。如果比目鱼肌轻瘫无力，可进行非负荷实验。俯卧位，屈膝，足居中间位并稍跖屈。检查者一手稳定小腿，另手施阻力于跟后方，可感到比目鱼肌收缩。如果比目鱼肌麻痹，患者以胫骨后肌和腓骨长、短肌收缩代替比目鱼肌，即产生前足跖屈，而非限定于足跟运动。如果以趾长屈肌和鉧长屈肌收缩代替比目鱼肌，将引起同样的前足跖屈，同时伴有趾的屈曲。

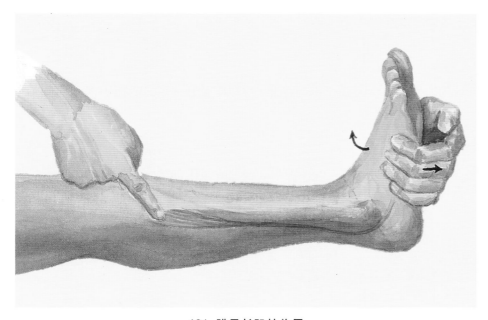

461. 腓骨长肌的作用
Action of the peroneus longus

腓骨长肌可使足外翻（跖屈、旋前及外展）。被检者仰卧位或坐位，足跖屈并外翻（降低足内侧缘），检查者在第一跖骨头底面向上轻压，给予阻力，并使趾长伸肌松弛。于小腿近端外侧可摸到腓骨长肌收缩。

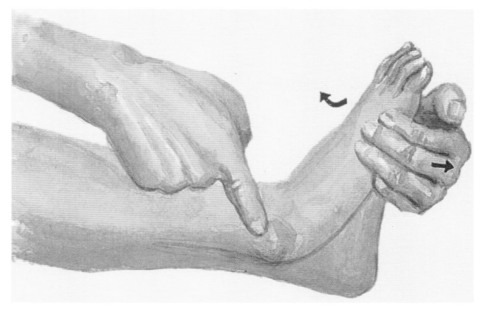

462. 腓骨短肌的作用
Action of the peroneus brevis

腓骨短肌使足外翻。被检者仰卧位或坐位，足跖屈、外翻。检查者于足外侧缘第五跖骨底附近施予阻力（压低足外侧缘），于外踝后方可摸及腓骨短肌的收缩。

足 的 内 翻 、 外 翻 运 动 及 其 运 动 轴

内、外翻运动主要发生于距下关节和距跟舟关节，两关节联合运动实际类似车轴关节，沿一个运动轴旋转。此轴从跟骨结节下外面，通过跗骨窦，斜向前上内，出现于距骨颈背内面。它与足矢状面形成 10° 角，与水平面形成 42° ～ 45° 角。如果将跟骨比喻为平行六面体，则此轴与跟骨上下、前后、内外各面皆交叉。跟骨连同足以距骨为枢轴，作内、外翻运动，范围可达 34°。

1. **内翻 (Inversion)** 是足内侧缘提高、外侧缘降低、足底朝内的运动，包括足的内收、旋后，且常伴有踝关节背屈。

2. **内收 (Adduction)** 系指足围绕小腿长轴、趾尖转向内、接近正中面的运动。只有当膝关节屈曲时，才可能产生足的内收。膝关节伸直时，足亦可内收，但运动发生于髋关节。

3. **旋后 (Supination)** 系指足围绕其本身长轴(矢状轴)旋转、使足底朝向下内的运动。旋后范围约为 50°。

4. **外翻 (Eversion)** 是足外侧缘提高、内侧缘降低、足底朝外的运动，包括足的外展、旋前，且常伴有踝关节跖屈。

5. **外展 (Abduction)** 系指足围绕小腿长轴、趾尖转向外、远离正中面的运动。也只有在屈膝时才能进行。

6. **旋前 (Pronation)** 系指足围绕其本身长轴(矢状轴)旋转，使足底朝向下外的运动。旋前范围为 25° ～ 30°，比旋后范围小。

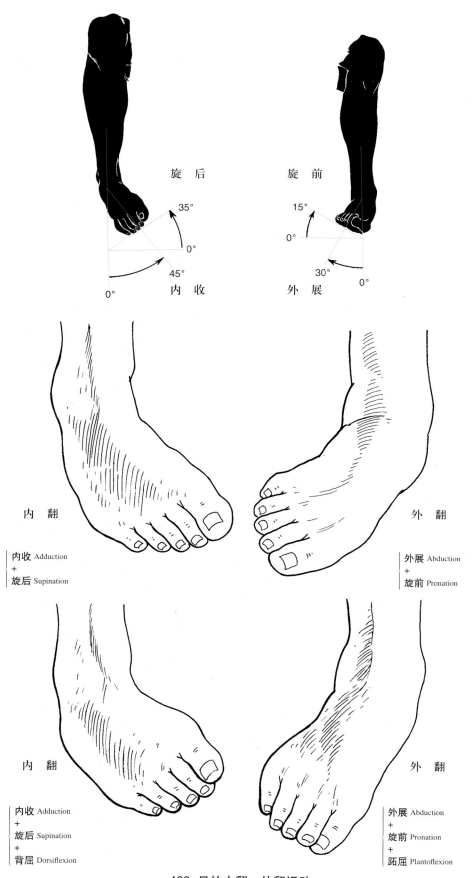

旋后　35°　0°　旋前　15°　0°

内收　45°　0°　外展　30°　0°

内翻　外翻

内收 Adduction
+
旋后 Supination

外展 Abduction
+
旋前 Pronation

内翻　外翻

内收 Adduction
+
旋后 Supination
+
背屈 Dorsiflexion

外展 Abduction
+
旋前 Pronation
+
跖屈 Plantoflexion

463. 足的内翻、外翻运动
Movements of inversion and eversion of the foot

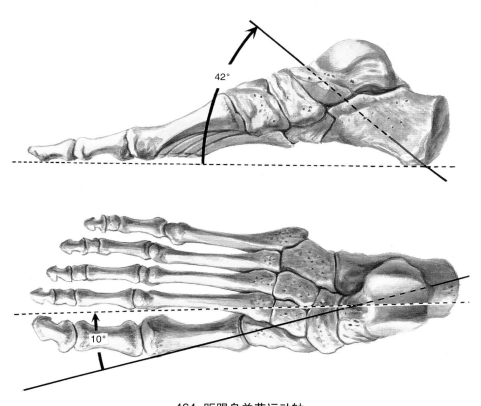

42°

10°

464. 距跟舟关节运动轴
Axis of movement of the talocalcaneonavicular joint

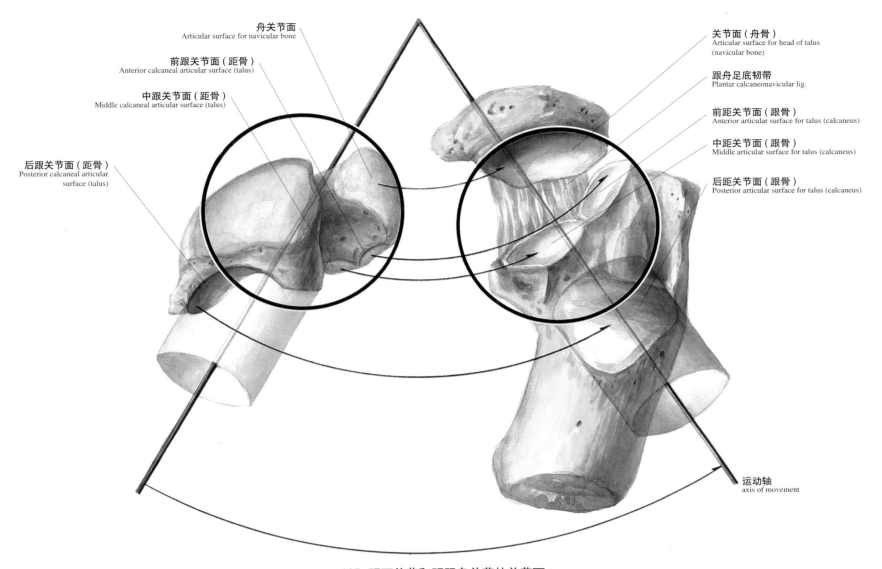

舟关节面
Articular surface for navicular bone

前跟关节面（距骨）
Anterior calcaneal articular surface (talus)

中跟关节面（距骨）
Middle calcaneal articular surface (talus)

后跟关节面（距骨）
Posterior calcaneal articular surface (talus)

关节面（舟骨）
Articular surface for head of talus
(navicular bone)

跟舟足底韧带
Plantar calcaneonavicular lig.

前距关节面（跟骨）
Anterior articular surface for talus (calcaneus)

中距关节面（跟骨）
Middle articular surface for talus (calcaneus)

后距关节面（跟骨）
Posterior articular surface for talus (calcaneus)

运动轴
axis of movement

465. 距下关节和距跟舟关节的关节面
Articular surfaces of the subtalar and talocalcaneonavicular joints

距下关节和距跟舟关节的关节面

距下关节和距跟舟关节表现为联合运动。这两个关节为变形的平面关节，有相当范围的滑动和旋转。距下关节和距跟舟关节的主要运动为足的内翻和外翻。内外翻运动的最大部分发生于距下关节和距跟舟关节，当然，于剧烈运动时，踝关节亦行参与。

内、外翻运动系以距骨为一方，跟骨、舟骨及跟舟足底韧带为另一方，两方互为关节头和关节窝而产生的运动，跟骨围绕距骨滑动，舟骨亦围绕距骨头旋转。内、外翻亦与骰骨有关，骰骨在鞍状的跟骰关节处在跟骨前方滑动及旋转。与此同时，前足亦随舟骨和骰骨而活动。内、外翻运动范围在足跖屈时增大，因在此位置上，距骨滑车狭窄的后部居踝穴中，可增大距骨的活动范围。

跟骨后距关节面略呈卵圆形，其长轴指向前外方，围绕其长轴的面为凸面，可视为圆柱的一段，而圆柱的轴则由后外下指向前内上，与此相对应的距骨后跟关节面为凹形的圆柱面，具有类似的半径和轴。就距下关节来说，跟骨的圆柱形凸面在距骨的圆柱形凹面中转动，跟骨固定时，距骨则沿跟骨而转动。其运动轴与距跟舟关节运动轴基本一致。距下关节的运动，对内、外翻甚为重要。这个关节的畸形，无论属先天性或后天性，对足的运动和功能都将产生很大影响。

就距跟舟关节而言，距骨头呈球形，与舟骨后方的凹面相接，距骨中、前跟关节面亦为双凸面，与跟骨的中、前距关节面相接，中、前距关节面则为双凹面，两面有时分离，有时连在一起成一鞋底形，是较长的球形凹面的一部。舟骨后面、跟骨鞋底形凹面以及跟

舟足底韧带上缘共同组成一球形腔，直径6～7cm，容纳距骨头和颈。距骨固定时，舟骨和跟骨（连同骰骨）围绕距骨头颈而旋转；反之亦然。

单独看距下关节和距跟舟关节，其关节面略近几何形。前者可属圆柱关节，后者可属球窝关节，但基于它们的联合运动形式，可视为变形的平面关节。这两个关节的关节面，弧度正好相反。有些与肱尺关节（球窝关节）和桡尺近侧关节（车轴圆柱关节）相似。不同的是两个关节具有基本相同的运动轴，连结着两个关节面弧度的近似中心。距下关节和距跟舟关节若与髋关节相比，则有显著差别。两者不像髋关节面嵌合得那样紧密。只有足居中间位时，距下关节的关节面才接触得较为充分，这样便于支持体重。而当足极度内、外翻时，两关节面的接触区即大为减少，很不相合。与此同时，距下关节所承受的应力亦行减少。

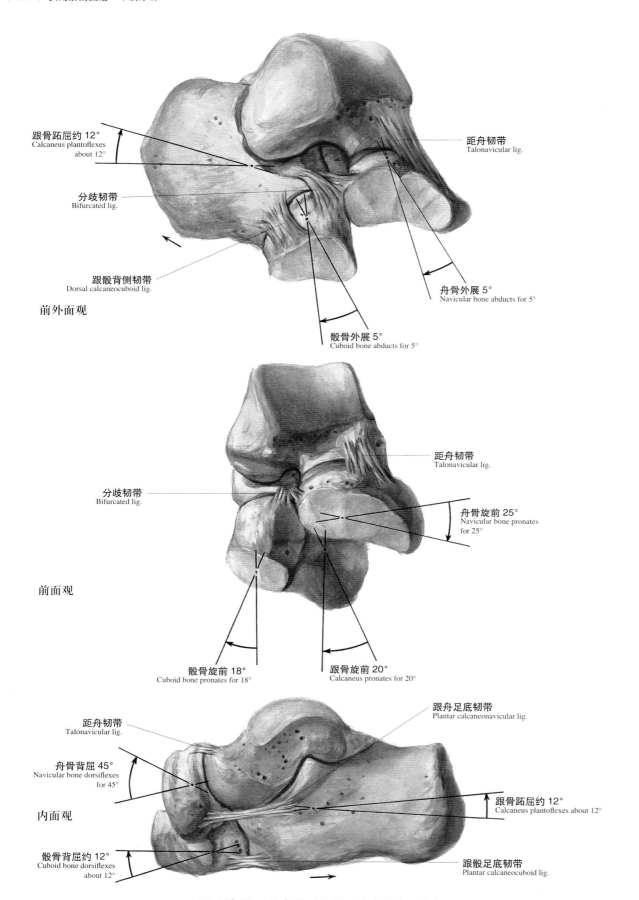

跟骨跖屈约 12°
Calcaneus plantoflexes about 12°

距舟韧带
Talonavicular lig.

分歧韧带
Bifurcated lig.

跟骰背侧韧带
Dorsal calcaneocuboid lig.

舟骨外展 5°
Navicular bone abducts for 5°

前外面观

骰骨外展 5°
Cuboid bone abducts for 5°

距舟韧带
Talonavicular lig.

分歧韧带
Bifurcated lig.

舟骨旋前 25°
Navicular bone pronates for 25°

前面观

骰骨旋前 18°
Cuboid bone pronates for 18°

跟骨旋前 20°
Calcaneus pronates for 20°

距舟韧带
Talonavicular lig.

跟舟足底韧带
Plantar calcaneonavicular lig.

舟骨背屈 45°
Navicular bone dorsiflexes for 45°

跟骨跖屈约 12°
Calcaneus plantoflexes about 12°

内面观

骰骨背屈约 12°
Cuboid bone dorsiflexes about 12°

跟骰足底韧带
Plantar calcaneocuboid lig.

466. 后部跗骨从内翻到外翻运动中的位置变化
Positional changes of the posterior tarsal bones in movement from inversion to eversion

足后部跗骨在内、外翻运动中的位置变化

足后部跗骨有距骨、跟骨、舟骨和骰骨，它们组成距下关节、距跟舟关节和跟骰关节，这些关节可联合进行内翻和外翻运动，在运动中各骨发生位置变化。例如，当小腿-距骨固定时，跟骨可在其下方做三度空间的活动。即是说，跟骨可沿横轴向后下或前上移位，足稍呈跖屈或背屈，如同船在波浪中前后颠簸；跟骨可沿垂直轴内收、外展，如同船头调转方向；跟骨可沿矢状轴旋转，使其外侧面或内侧面朝向地面，即旋后或旋前，如同船身在波浪中向侧方倾斜。跟骨沿这三个轴的运动有时单独进行，而更经常地彼此结合，结合为沿距跟舟关节运动轴所进行的内、外翻运动，成为只有一个自由度的关节。并且，带动跗横关节和前足产生运动。后部跗骨的相关位置变化如下。

一、外翻（从内翻到外翻）

（1）跟骨由于小腿三头肌收缩的牵引，稍向后下方移位，距骨后缘栖于跟骨后距关节面上方，跟骨可围绕横轴跖屈 12°，跟骨头稍下降，跟骨结节稍上升；同时，跟骨旋前约 20°。跟骨后距关节面的后上部显露，跗骨窦贴合。

（2）腓骨短肌抵于第五跖骨粗隆，该肌收缩时，骰骨被牵向外后方。骰骨围绕垂直轴沿跟骨骰骨关节面外展 5°，围绕矢状轴旋前约 18°，同时，围绕横轴背屈约 12°，与第四、五跖骨底相接的骰骨前关节面朝向前上方。

（3）舟骨随同骰骨移动，围绕垂直轴外展约 5°，围绕矢状轴旋前约 25°，围绕横轴背屈约 45°；因此，舟骨覆于距骨头前外方，距骨头上内部稍显露，舟骨前面则朝向前外方。

骰骨与舟骨一道被牵向外，从而带动前足移向前外方，足尖指向前外。

同时，由于骰骨上移位，舟骨下移位，引起足围绕矢状轴的旋前运动，因之，骰骨与第四、五跖骨相接的关节面朝向前外方。足外侧缘升高，内侧缘降低，足底朝向下外方。

二、内翻（从外翻到内翻）

（1）跟骨在距骨下方稍向前内方移位，距骨后缘栖于跟骨后距关节面后部之上；跟骨可围绕横轴背屈约 12°，跟骨头稍上升；跟骨可围绕矢状轴旋后约 20°，因此，距下关节隙的上后方敞开，跟骨后距关节面的前下部裸露，跗骨窦敞开并变宽，距跟骨间韧带被拉紧。

（2）由于胫骨前肌和胫骨后肌收缩，舟骨被牵引，沿距骨头向内滑动，围绕垂直轴内收约 5°；舟骨沿矢

状轴旋后约25°；舟骨沿横轴向下移动（跖屈）约45°。因此，舟骨覆于距骨内侧面，距骨头上外部被显露；同时，舟骨靠近跟骨，跟骨前面朝向前下内方。此时，跟舟足底韧带、三角韧带跟舟部和分歧韧带的跟舟韧带松弛。跟舟足底韧带对维持足内侧弓的弹性是很重要的。

(3) 通过骰舟韧带和分歧韧带的牵引，骰骨随舟骨围绕垂直轴内收约5°，围绕矢状轴旋后约18°，同时围绕横轴跖屈约12°，这样，骰骨与第四、五跖骨底相接的前关节面朝向前下方，骰骨的旋后和跖屈比舟骨的旋后和跖屈对内翻更为重要。

舟骨与骰骨一道被牵向内，从而带动前足转向前内方，足尖指向内。

由于舟骨上移、骰骨下移，引起足围绕矢状轴的旋后运动，运动发生于跗横关节，分歧韧带则积极抗拒扭转应力和牵引应力，旋后运动使足内侧缘提高，外侧缘降低，足底朝向下内方。

三、内翻范围大于外翻

(1) 由于外踝比内踝位置低，加上强大的三角韧带的紧张，限制跟骨的充分旋前，而踝的外侧副韧带（距腓前、后韧带和跟腓韧带）可容许跟骨作较大范围的旋后。

(2) 足外翻时，强大的跟舟足底韧带、三角韧带胫舟部和分歧韧带的跟舟韧带皆紧张，从而限制舟骨的充分外展和背屈。

(3) 骰骨比舟骨位置低，这一配列有利于足的旋后，而不利于旋前。另外，骰骨沿跟骰关节的向上运动（背屈）和旋前也受到严重的限制：一是跟骨前关节面上缘突出，下缘钝圆，从而给骰骨向上运动（背屈）构成障碍，而有利于跖屈和内收；二是强大的跟骰足底韧带的紧张限制了跟骰关节隙的下部敞开。

足的外翻肌与内翻肌

一、足外翻肌

原发外翻肌为腓骨长肌和腓骨短肌，辅助外翻肌有腓骨第三肌和趾长伸肌。

腓骨长、短肌通过踝横轴后方和足矢状轴内侧，可同时引起足的跖屈、外展（足矢状轴向外移位）和旋前（足底朝向下外）。

腓骨短肌抵于第五跖骨粗隆，是一纯粹的外展肌，比腓骨长肌更为有效；同时，它在腓骨第三肌和趾长伸肌协助下，能提起第四、五跖骨，从而使足旋前。

趾长伸肌也是足的外展旋前肌，可同时使足背屈。所以，腓骨短肌既与腓骨长肌协同活动，又与趾长伸肌协同拮抗活动，即引起了纯粹的外展和旋前。

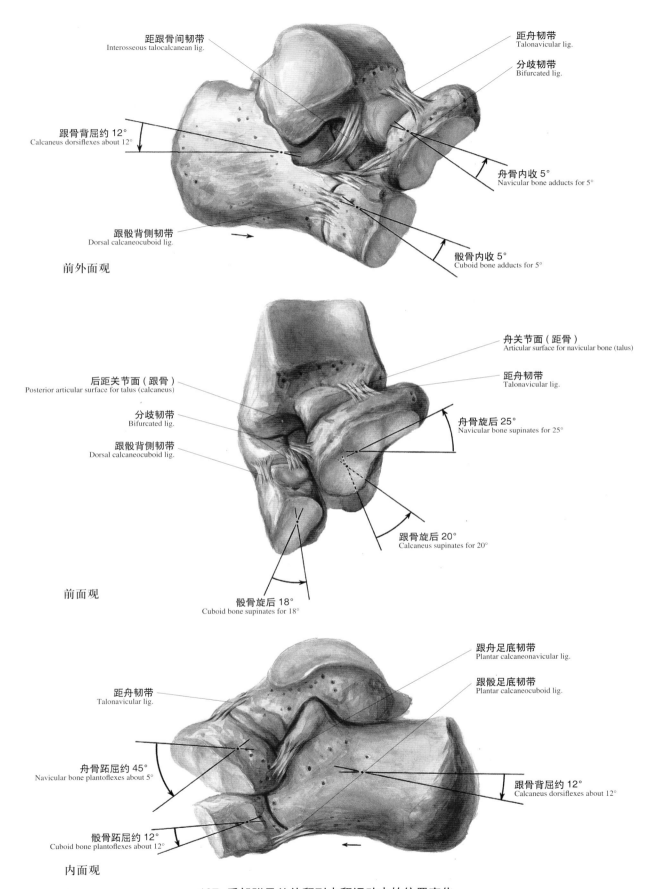

距跟骨间韧带
Interosseous talocalcanean lig.

距舟韧带
Talonavicular lig.

分歧韧带
Bifurcated lig.

跟骨背屈约12°
Calcaneus dorsiflexes about 12°

舟骨内收5°
Navicular bone adducts for 5°

跟骰背侧韧带
Dorsal calcaneocuboid lig.

骰骨内收5°
Cuboid bone adducts for 5°

前外面观

舟关节面（距骨）
Articular surface for navicular bone (talus)

后距关节面（跟骨）
Posterior articular surface for talus (calcaneus)

距舟韧带
Talonavicular lig.

分歧韧带
Bifurcated lig.

跟骰背侧韧带
Dorsal calcaneocuboid lig.

舟骨旋后25°
Navicular bone supinates for 25°

跟骨旋后20°
Calcaneus supinates for 20°

骰骨旋后18°
Cuboid bone supinates for 18°

前面观

跟舟足底韧带
Plantar calcaneonavicular lig.

跟骰足底韧带
Plantar calcaneocuboid lig.

距舟韧带
Talonavicular lig.

舟骨跖屈约45°
Navicular bone plantoflexes about 5°

跟骨背屈约12°
Calcaneus dorsiflexes about 12°

骰骨跖屈约12°
Cuboid bone plantoflexes about 12°

内面观

467. 后部跗骨从外翻到内翻运动中的位置变化
Positional changes of the posterior tarsal bones in movement from eversion to inversion

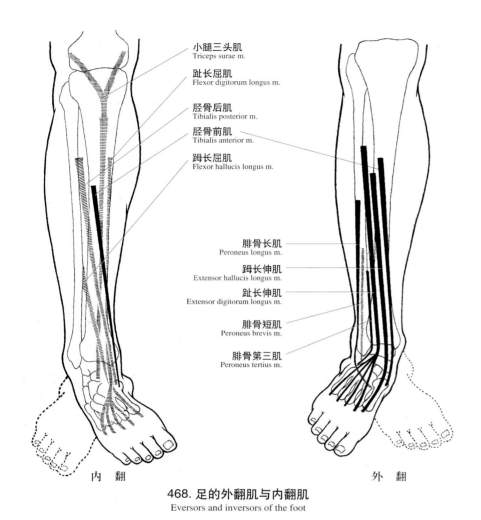

小腿三头肌
Triceps surae m.

趾长屈肌
Flexor digitorum longus m.

胫骨后肌
Tibialis posterior m.

胫骨前肌
Tibialis anterior m.

踇长屈肌
Flexor hallucis longus m.

腓骨长肌
Peroneus longus m.

踇长伸肌
Extensor hallucis longus m.

趾长伸肌
Extensor digitorum longus m.

腓骨短肌
Peroneus brevis m.

腓骨第三肌
Peroneus tertius m.

内 翻   外 翻

468. 足的外翻肌与内翻肌
Eversors and inversors of the foot

腓骨长肌在维持足弓的静力和动力活动中起着关键的作用，它也是一外展肌，收缩时，将足牵向外侧，使内踝更为突出；同时，它降低第一跖骨头，并向外牵拉第一跖骨，使 5 块跖骨并排地成一坚固的整体。此时，小腿三头肌作为一跖屈肌，通过跟骨、骰骨而作用于第四、五跖骨，由于腓骨长肌使内侧跖骨紧紧靠拢外侧跖骨，所以允许小腿三头肌作用于全部 5 块跖骨上，使足跖屈。腓骨长肌麻痹时，只是外侧弓跖屈，足实际上是旋后，这足以证明腓骨长肌对足外展跖屈的作用。所以，足纯粹的跖屈还由于腓骨长肌与小腿三头肌协同拮抗作用，在使足跖屈上两者是协同肌，在使足旋转时，两者是拮抗肌。当足离地时，旋前肌可降低第一跖骨头，即降低内侧弓提高外侧弓，即可使足旋前。

腓骨长、短肌麻痹——胫骨前肌腱移位术 腓骨长、短肌麻痹可导致足内翻，常利用胫骨前肌，将其止点转位于骰骨或外侧楔骨：①于内侧楔骨背面作一纵切口（切口Ⅰ），仔细剥离胫骨前肌腱附着部，连同筋膜一同切下，沿肌腱向上切开韧带及腱鞘，游离肌腱。②于小腿下 1/3、胫骨前缘稍外作一纵切口（切口Ⅱ）紧贴胫骨分离胫骨前肌，将切断的胫骨前肌腱拉至此切口，并予以保护。③于足背作一纵切口（切口Ⅲ），由此向切口Ⅱ作一皮下隧道，将胫骨前肌牵拉至此。向外剥离趾短伸肌，显露骰骨，将肌腱固定于骰骨上。

二、足内翻肌

原发内翻肌为胫骨后肌和胫骨前肌，辅助内翻肌有趾长屈肌、踇长屈肌和踇长伸肌。

通过踝管的三块肌肉（胫骨后肌、踇长屈肌和趾长屈肌）皆行于踝横轴后方和足长轴内侧，收缩时，可同时使足跖屈、内收（矢状轴向内移位）和旋后（足底朝向内下）。但胫骨后肌是最主要的内翻肌。

胫骨后肌抵于舟骨粗隆、内侧楔骨和跖骨底，相继跨越踝关节、距下关节和跗横关节，同时作用于这 3 个关节。

胫骨后肌可牵拉舟骨向内，是一强有力的内收肌，其内收作用比旋后作用为大，它是腓骨短肌的直接拮抗者。

胫骨后肌抵于跗骨和跖骨跖面，可提起足内侧纵弓，引起旋后。旋后的全部范围为 45°～50°。其中，30°发生于距下关节，18°发生于跗横关节。如果胫骨后肌在先天性缺少跗骨的跖骨跖面上抵止，一般认为是产生外翻平足的一个原因。

胫骨后肌不仅是踝关节跖屈肌，还是跗横关节跖屈肌，可降低舟骨，踝跖屈是接续跗横关节的跖屈而产生的。

胫骨后肌在站立姿势中是平静的，走路时，它与足内在肌和腓骨肌协调活动，起积极作用，可能影响前足旋前旋后程度，而使力量在跖骨头得到均衡地分配。当用一只脚站立时，胫骨后肌更积极参与活动而维持身体平衡。

胫骨前肌和踇长伸肌通过踝关节横轴前方和足矢状轴内侧，能同时使足背屈、内收和旋后。胫骨前肌作为旋后肌比作为内收肌作用为大。它抵于内侧楔骨内下面和相邻的第一跖骨底，可提高足内侧弓所有结构。由于使足旋后而使内侧弓变平，这样，就成了腓骨长肌的直接拮抗者。

胫骨前肌作为内收肌不如胫骨后肌强劲有力，它可使踝背屈，与其协同拮抗肌胫骨前肌一道，可使足单纯的内收和旋后，而不伴同背屈或跖屈。

在走路向前迈步时，足呈背屈和旋后，胫骨前肌积极活动；而当站立时，胫骨前肌平静。任何提高足内侧弓的运动，胫骨前肌皆积极参与。

踇长伸肌在引起内收旋后中，不如胫骨前肌有力，但它作为踝的背屈肌可以代替胫骨前肌的活动，并常引起"爪"形踇趾。

旋后的肌力（2.82 kg）大大超过旋前的肌力（1.16 kg）。足在缺少支持时，常自发地居于旋后位。这一不平衡预先补偿了足着地支持体重时足呈旋前状态的自然倾向。

跗跖关节的运动

跗跖关节为变形的平面关节，可作轻微滑动及屈伸运动。内侧及外侧跗跖关节，还可做内收外展运动。运动的结果可增大或减小足横弓的弧度，距骨稍为散开或靠拢，以适应足与地面充分接触。例如，叉开双腿站立时，两足距离较远，呈内翻状态。此时，距骨于踝穴中向内侧倾斜，跟骨亦内倾（旋后），前足随之作旋后的调整，运动发生于跗横关节和跗跖关节，尤其是内侧楔骨与第一跖骨间的关节。当两腿紧相靠拢或双腿交叉时，前足则进行旋前的运动。

从关节隙方向上可对运动进行分析。整个跗跖关节线由前上内斜向后下外，内端比外端靠前 1.5～2.0 cm，这一倾斜方向与距跟舟关节运动轴类似，沿此轴可产生内、外翻运动。但其中第一跖骨与内侧楔骨关节隙斜向前外，其延长线通过第五跖骨中部；第五跖骨与骰骨关节隙斜向前内，其延长线几乎通过第一跖骨头。因此，跗跖关节跖屈时，第一跖骨产生跖屈兼外展运动，第五跖骨（连同第三、四跖骨）产生跖屈兼内收运动，从而增大了足前部横弓的弧度。反之，当跗跖关节背屈（伸）时，足横弓即变扁平。

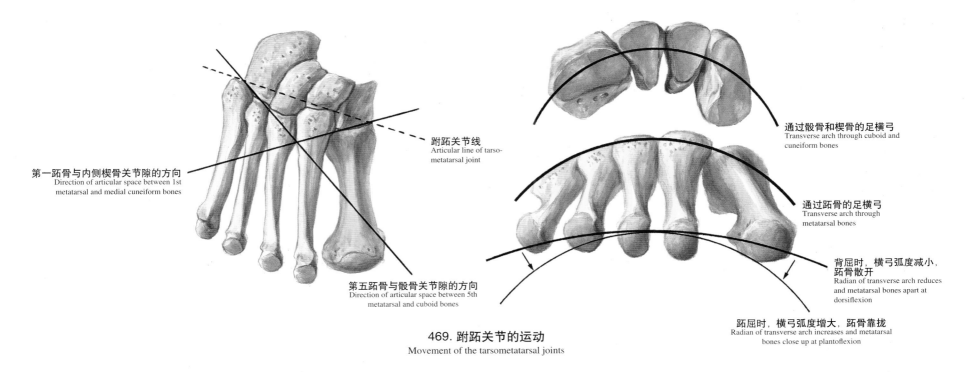

跗跖关节线
Articular line of tarso-
metatarsal joint

第一跖骨与内侧楔骨关节隙的方向
Direction of articular space between 1st
metatarsal and medial cuneiform bones

第五跖骨与骰骨关节隙的方向
Direction of articular space between 5th
metatarsal and cuboid bones

通过骰骨和楔骨的足横弓
Transverse arch through cuboid and
cuneiform bones

通过跖骨的足横弓
Transverse arch through
metatarsal bones

背屈时,横弓弧度减小,
跖骨散开
Radian of transverse arch reduces
and metatarsal bones apart at
dorsiflexion

跖屈时,横弓弧度增大,跖骨靠拢
Radian of transverse arch increases and metatarsal
bones close up at plantoflexion

469. 跗跖关节的运动
Movement of the tarsometatarsal joints

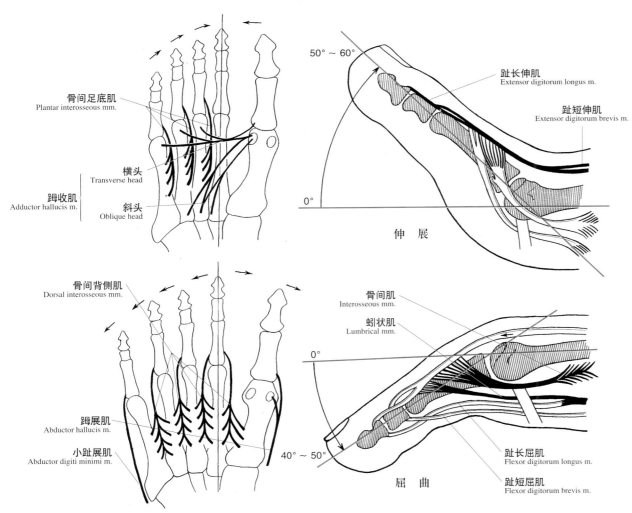

骨间足底肌
Plantar interosseous mm.

横头
Transverse head

斜头
Oblique head

蹈收肌
Adductor hallucis m.

骨间背侧肌
Dorsal interosseous mm.

蹈展肌
Abductor hallucis m.

小趾展肌
Abductor digiti minimi m.

趾长伸肌
Extensor digitorum longus m.

趾短伸肌
Extensor digitorum brevis m.

50°~60°

0°

伸 展

骨间肌
Interosseous mm.

蚓状肌
Lumbrical mm.

0°

40°~50°

屈 曲

趾长屈肌
Flexor digitorum longus m.

趾短屈肌
Flexor digitorum brevis m.

470. 跖趾关节的运动
Movement of the metatarsophalangeal joints

跖 趾 关 节 的 运 动

　　跖趾关节与掌指关节相似,具有灵活运动,但运动范围不同。跖趾关节伸展范围比屈曲范围大,蹈趾跖趾关节更如此,此与走路的需要有关。跖趾关节主动伸展为 50°~60°,被动伸展(如走路的趾离地相)可达到或超过 90°。主动屈曲仅 30°~40°,被动屈曲可达 45°~50°。这里应考虑到,当全足着地时,跖骨参与形成足纵弓,跖趾关节已处于伸展状态,达 25° 之多。

　　跖趾关节可进行侧方运动,但远不如手指灵活。尤其是蹈趾,支持与走路的功能已使蹈趾丧失了与其余四趾的对立运动。并且,足趾的内收外展与手有些不同,是以第二趾为中心。

　　跖趾关节的伸肌有 4 块:两个足外肌——趾长伸肌和蹈长伸肌和两个足内肌——趾短伸肌和蹈短伸肌。

　　跖趾关节的屈肌有趾长屈肌、足底方肌、趾短屈肌、骨间肌和蚓状肌,在小趾,还有小趾短屈肌参与。蹈趾的屈肌为蹈长屈肌和蹈短屈肌。

　　足趾内收(向第二趾并拢)使蹈趾内收的肌肉为蹈收肌(横头和斜头),使第三、四、五趾内收的肌肉分别为第一、二、三骨间足底肌。

　　足趾外展(自第二趾散开)使蹈趾外展的肌肉为蹈展肌,使第三、四趾外展的肌肉为第三、四骨间背侧肌,使小趾外展的肌肉为小趾展肌。作用于第二趾的肌肉(向内、外侧)为第一、二骨间背侧肌。

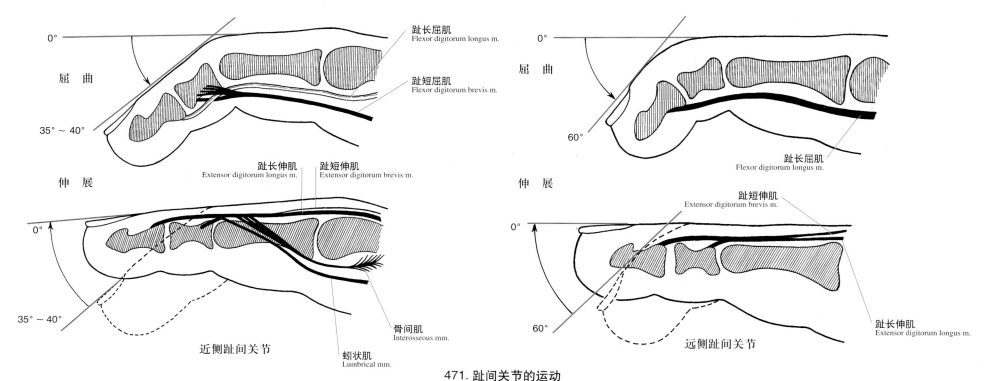

0°
屈 曲
35°~40°

趾长屈肌
Flexor digitorum longus m.

趾短屈肌
Flexor digitorum brevis m.

伸 展
0°
35°~40°

趾长伸肌
Extensor digitorum longus m.

趾短伸肌
Extensor digitorum brevis m.

骨间肌
Interosseous mm.

蚓状肌
Lumbrical mm.

近侧趾间关节

0°
屈 曲
60°

伸 展
0°
60°

趾长屈肌
Flexor digitorum longus m.

趾短伸肌
Extensor digitorum brevis m.

趾长伸肌
Extensor digitorum longus m.

远侧趾间关节

471. 趾间关节的运动
Movements of the interphalangeal joints

趾 间 关 节 的 运 动

近侧趾间关节为单纯的滑车关节，可营屈伸运动。屈曲范围为 0°~40°，伸展范围为 40°~0°。屈肌为趾短屈肌，辅助肌为趾长屈肌。伸肌为趾短伸肌、骨间肌和蚓状肌。

远侧趾间关节为单纯的滑车关节，可营屈伸运动。屈曲范围为 0°~60°，伸展范围为 60°~0°。屈肌为趾长屈肌，伸肌为趾长伸肌。

跟趾跖趾关节的运动

跟趾跖趾关节伸展范围为 0°~60°，由跟长伸肌和跟短伸肌完成。屈曲范围为 0°~35°~40°，由跟短屈肌完成，跟展肌参与屈曲运动，并有纤维从内面放散于跟长伸肌腱，同时可伸趾间关节。跟展肌的作用类似骨间肌。

跟趾趾间关节的运动

跟趾趾间关节屈曲范围为 0°~90°，由跟长屈肌完成，伸展即由屈曲位 60° 恢复到 0°，由跟长伸肌完成。

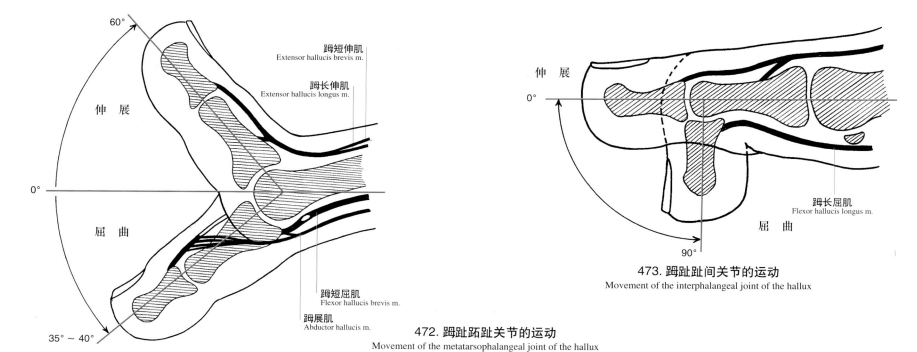

60°
伸 展
0°
屈 曲
35°~40°

跟短伸肌
Extensor hallucis brevis m.

跟长伸肌
Extensor hallucis longus m.

跟短屈肌
Flexor hallucis brevis m.

跟展肌
Abductor hallucis m.

472. 跟趾跖趾关节的运动
Movement of the metatarsophalangeal joint of the hallux

伸 展
0°
屈 曲
90°

跟长屈肌
Flexor hallucis longus m.

473. 跟趾趾间关节的运动
Movement of the interphalangeal joint of the hallux

爪状趾（锤状趾）

爪状趾 (Clawtoe) 又称锤状趾 (Hammertoe)，是趾的最常见的变形，即近侧趾间关节屈曲，部分或完全脱位，远侧趾间关节稍屈曲，跖趾关节背伸，趾呈爪状或锤状。通常认为系由于足内肌（尤其是骨间肌、蚓状肌）麻痹、足趾稳定性丧失所致。亦可出现于穿尖头鞋、内翻足、外伤性骨萎缩 (Sudeck atrophy)、类风湿关节炎和浸足症等人。

骨间肌和蚓状肌的作用可屈跖趾关节，伸趾间关节，对稳定足趾起重要作用。当趾长伸肌收缩时，由于跖趾关节固定于屈曲位，遂给趾伸肌提供强有力的附着点。骨间-蚓状肌麻痹时，跖趾关节不稳定，趾长伸肌牵拉时呈过伸状态；近节趾骨滑到跖骨头背侧，骨间肌也移到跖趾关节轴背侧，再由于趾长屈肌紧张性地牵拉趾间关节即变得屈曲如爪形。

穿尖头鞋或小鞋对锤状趾的形成亦起重要作用。由于鞋前部缩窄的限制，趾在鞋内变弯，趾间关节和跖趾关节呈半脱位；久之，这种脱位即成固定状态。

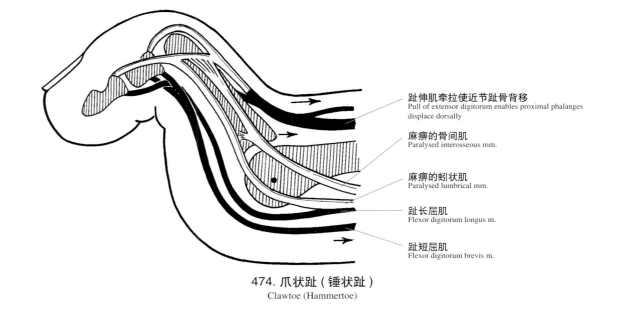

趾伸肌牵拉使近节趾骨背移
Pull of extensor digitorum enables proximal phalanges displace dorsally

麻痹的骨间肌
Paralysed interosseous mm.

麻痹的蚓状肌
Paralysed lumbrical mm.

趾长屈肌
Flexor digitorum longus m.

趾短屈肌
Flexor digitorum brevis m.

474. 爪状趾（锤状趾）
Clawtoe (Hammertoe)

趾长伸肌的作用

被检者仰卧位或坐位，背伸外侧四趾。检查者于外侧四趾背面施予抵抗，可于小腿前外面见到和摸到趾长伸肌收缩，于踝前方和足背见到和摸到趾长伸肌腱绷起。

趾短伸肌的作用

被检者仰卧位或坐位，背伸外侧四趾。检查者稳定足背，于外侧四趾背面施予抵抗，可于足背绷起的趾长伸肌腱深面外侧见到和摸到趾短伸肌收缩。

踇长伸肌的作用

踇长伸肌止于踇趾远节趾骨底背面。被检者坐位，背伸踇趾。检查者施阻力于踇趾背面，于足背及小腿下部可见到或摸到踇长伸肌腱绷紧。

踇长屈肌的作用

踇长屈肌止于踇趾远节趾骨底跖面，可屈踇趾远侧趾间关节。被检者抗阻力屈踇趾，检查者于足底内缘可摸到踇长屈肌腱绷紧。

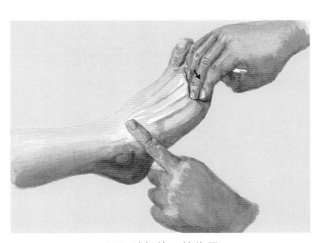

475. 趾长伸肌的作用
Action of the extensor digitorum longus

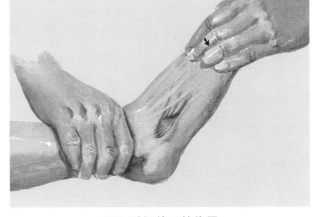

476. 趾短伸肌的作用
Action of the extensor digitorum brevis

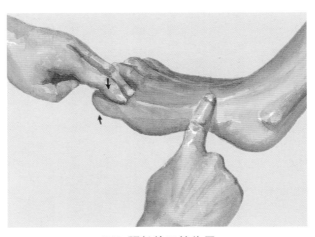

477. 踇长伸肌的作用
Action of the extensor hallucis longus

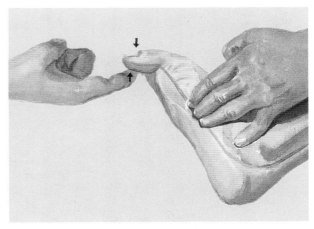

478. 踇长屈肌的作用
Action of the flexor hallucis longus

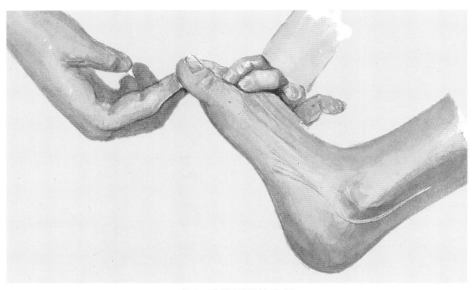

479. 趾长屈肌的作用
Action of the flexor digitorum longus

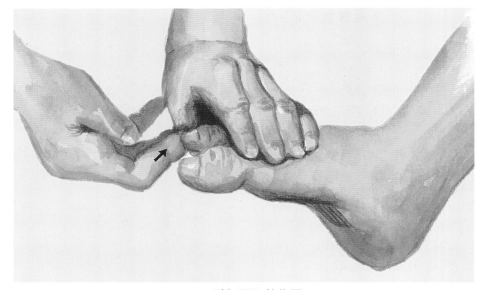

480. 趾短屈肌的作用
Action of the flexor digitorum brevis

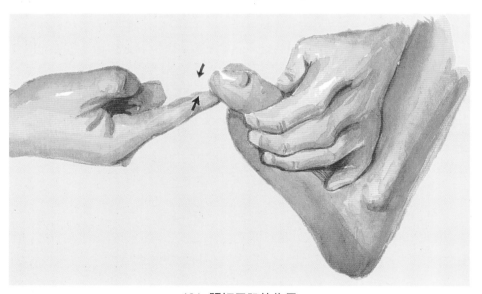

481. 𧿹短屈肌的作用
Action of the flexor hallucis brevis

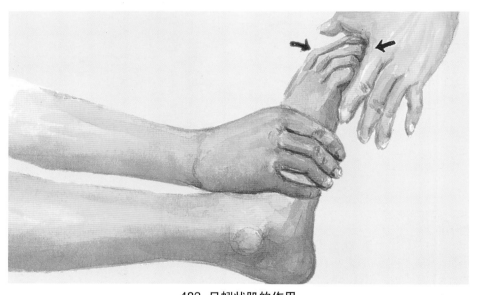

482. 足蚓状肌的作用
Action of the lumbrical mm. of the foot

趾 长 屈 肌 的 作 用

趾长屈肌分四腱止于第二～五趾远节趾骨底跖面，可使外侧四趾远侧趾间关节屈曲，并协助足跖屈及内翻。检查者稳定外侧四趾的中节趾骨，被检者抗阻力屈外侧四趾，于足底可摸到趾长屈肌腱绷紧。

𧿹 短 屈 肌 的 作 用

𧿹短屈肌起于内侧楔骨底面和舟骨下内面等处，借二腱止于𧿹趾近节趾骨底跖面内、外侧，可屈𧿹趾跖趾关节。检查者稳定第一跖骨，令被检者抗阻力屈𧿹趾跖趾关节，于足底内侧可触到𧿹短屈肌收缩。

趾 短 屈 肌 的 作 用

趾短屈肌在足底起自跟骨结节内侧突，止于外侧四趾中节趾骨底两侧，可屈外侧四趾近侧趾间关节。检查者稳定外侧四趾近节趾骨，令被检者抗阻力屈趾，于足底可摸到趾短屈肌收缩。

足 蚓 状 肌 的 作 用

足蚓状肌有4条，起于趾长伸肌腱分叉处的腱上，移行于相应各趾的趾背腱膜，作用是屈跖趾关节，伸趾间关节。检查者稳定跖骨，令被检者抗阻力屈外侧四趾，于足底可摸到蚓状肌收缩。

马蹄足畸形

马蹄足 (Talipes equinus) 是脊髓灰质炎后遗症中最常见的畸形，可由原发和继发两种因素引起。原发因素为足的伸肌（跨长伸肌、趾长伸肌、胫骨前肌）麻痹或轻瘫，足的屈肌（小腿三头肌、趾长屈肌、跨长屈肌、胫骨后肌）出现挛缩，屈伸肌力失去平衡，久之形成马蹄足畸形。继发因素为一侧下肢短缩，患者不得不抬高足跟，因跖趾关节负重，久之跟腱挛缩，形成马蹄畸形。马蹄畸形的存在，常导致多种结构变化。早期是因肌力不平衡引起的跟腱挛缩，一、二年后马蹄畸形固定后，踝关节跖屈，距骨滑车上关节面前部露于踝穴前方，久之关节面光泽消失、肉芽形成、软骨变薄，呈退行性改变。踝关节囊和距下关节囊挛缩，跗横关节跖屈。继之，足底腱膜挛缩，足底长韧带亦紧张。马蹄足使负重点移至足横弓，跖趾关节因负重背屈，背面关节囊挛缩，趾间关节则出现屈曲畸形。长期马蹄后，腓骨长、短肌往往滑脱于外踝前方，失去外翻作用。

临床上单独马蹄足畸形并不多，常伴有高弓足、马蹄内翻足、锤状趾、下肢短缩等。

治疗宜根据年龄、病因、程度等制定方案，手术包括跟腱延长术，伴有内翻可加胫骨前、后肌止点外移，伴有高弓可加足底腱膜剥离，伴有锤状趾可加跨长伸肌腱止点后移，有骨骼变形者还可做距骨头颈切除、距舟、跟骰关节固定术等。

马蹄内翻足畸形

马蹄内翻足 (Talipes equinovarus) 是下肢多见的畸形。除踝伸肌（趾长伸肌、跨长伸肌）麻痹足成马蹄形外，还有足外翻肌（腓骨长、短肌）的麻痹，即跖屈内翻肌（小腿三头肌、跨长屈肌、胫骨前肌、胫骨后肌）的力量超过了背屈外翻肌的力量。从肌力来看，胫骨前肌大于胫骨后肌，但从造成畸形的作用来看，胫骨后肌因止于足底面靠中部，拉力强，其产生畸形的作用却大于胫骨前肌。此外，跨展肌、足底内在肌及足底腱膜等也可使足旋后、内收和跖屈，跟腱主要使足跖屈，足底腱膜挛缩可以使足形成高弓和内翻，跨展肌的挛缩常使足内收。临床观察表明，马蹄内翻足畸形很少完全相同，除程度区别外，往往有高弓、内收

等畸形同时存在。因之，应深入分析肌力不平衡的原因，正确估计肌肉麻痹程度和挛缩情况，从而做出正确的治疗方案。

矫正手术有胫骨前肌止点外置术、胫骨后肌转至足背外置术、跟腱延长术、足底腱膜剥离术以及三关节固定术等。

跟形足畸形

跟形足 (Talipes calcaneus) 在脊髓灰质炎后遗症中也较多见。产生的原因在于小腿三头肌麻痹，踝伸肌失去了对抗力从而使足底朝向前上，足跟增大增宽，成为惟一的负重点。并且，足底的内在肌加强代偿性收缩，从而出现高弓屈趾畸形，久之即转化为固定性畸形。此种畸形也是渐进性发展的，早期即应做代跟腱手术，例如可选用胫骨前肌、腓骨长肌加胫骨前肌、腓骨长肌加胫骨后肌等移接，选用的肌力必须良好，同时要照顾到足弓两侧力量的平衡。伸肌出现挛缩时应予以松解。成人有骨骼变化时，往往要加做三关节固定。

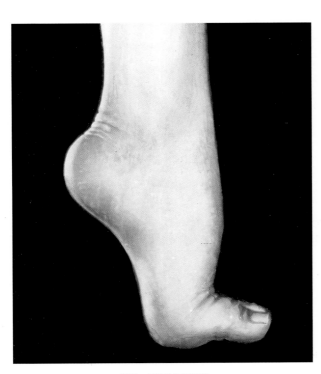

483. 马蹄足畸形
Talipes equinus

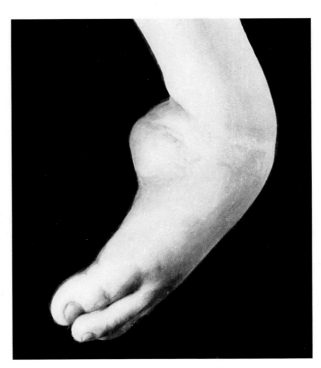

484. 马蹄内翻足畸形
Talipes equinovarus

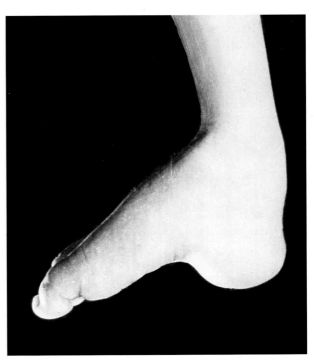

485. 跟形足畸形
Talipes calcaneus

高弓足畸形

高弓足畸形 (Talipes cavus) 系因足内肌麻痹、足底腱膜挛缩引起。开始时足底腱膜紧张、挛缩，使足纵弓高起，至青少年及成人，骨骼才出现固定性畸形。跟骨前部上升，距骨头、舟骨、楔骨等相应肥大并居高位。治疗应全面考虑。单纯足底腱膜挛缩时可做足底腱膜剥离术，骨骼变形时可做跗骨楔形切除术。

外翻足畸形

外翻足畸形 (Talipes valgus) 比内翻为少，主要由于足内翻肌 (胫骨前肌、胫骨后肌及足底内在肌) 大部麻痹或轻瘫，足外翻肌 (腓骨长、短肌) 肌力较强，致使维持足弓的正常肌力失去平衡所引起。因之外翻足常伴有足弓塌陷、姆外翻及外旋畸形。腓骨长、短肌肌力并不太强，因此，仰趾外翻畸形的进展较马蹄内翻畸形缓慢。平衡足的两侧肌力是治疗足外翻畸形的基本原则。例如，可将腓骨长肌、腓骨短肌止点转位至足背内侧、腓骨第三肌止点内置等。对青少年或成人，骨已变形，应考虑三关节固定或踝关节固定术等，在关节固定的同时，将肌力调整平衡。

跟形外翻足畸形

跟形外翻足 (仰趾外翻足，Talipes calcaneovalgus) 系由于小腿三头肌和胫骨后肌麻痹，而趾长伸肌、腓骨肌肌力较强引起。这种畸形亦较多见，儿童时期应采取辅助器或代跟腱手术防止畸形发展。若病变过久，肌腱关节囊等软组织挛缩，出现骨质变形。这类畸形往往有如下特点：臀、膝部肌力正常，膝关节以下肌肉广泛瘫痪，小腿三头肌全部瘫痪，胫骨前肌、胫骨后肌、姆长伸肌、趾长伸肌大部瘫痪，而腓骨长、短肌却完整无损。实际上，畸形的出现并不是由于腓骨长、短肌的增强，而是由于内侧肌力极度削弱。矫正时应做三关节固定 (距下、距跟舟、跟骰三关节)，并将腓骨长、短肌止点移位到跟腱，以矫正跟骨和前足外翻、增强踝关节稳定性并加强跟腱的杠杆力量 (本照片病例仰趾情况不严重)。

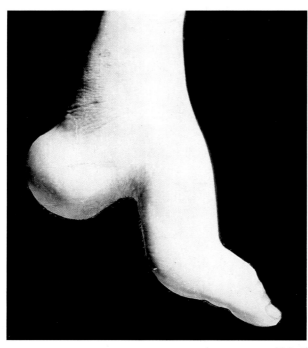
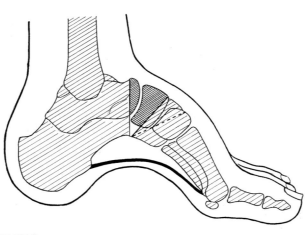

486. 高弓足畸形
Talipes cavus

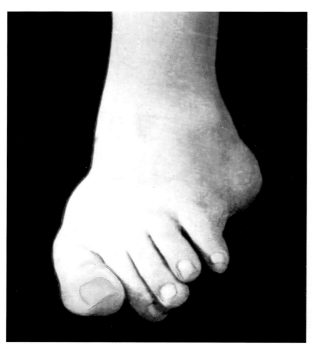

487. 外翻足畸形
Talipes valgus

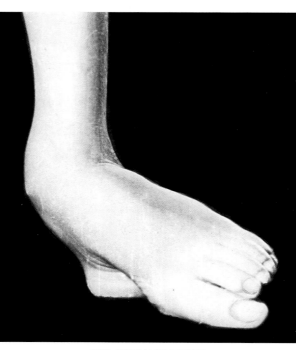

488. 跟形外翻足畸形
Talipes calcaneovalgus

第七章　站立和步行

平静站立指不用力地在平面上站立，过去认为站立时由于对抗肌的强直收缩，才使各关节保持不动，这个概念是错误的。肌电图表明，平静站立时，背部至足底的各部肌肉很少活动。

重心垂线通过髋关节额状面后方、膝、踝关节横轴前方。背肌（竖脊肌、回旋肌、多裂肌）有轻度或间歇活动，背阔肌有活动，腹直肌无活动，但半数人的腹内、外斜肌有活动。臀大、中、小肌无活动，髂腰肌是否有活动，报告不一。

大腿肌肉通常没有活动，如身体重心线前移，则腘绳肌收缩，重心线后移，股四头肌等收缩。

平静站立时，小腿三头肌有活动，小腿前群肌即使单足站立时也没有明显活动，小腿其余肌肉也不活动，只有个别作者报道胫骨后肌和腓骨短肌有活动。在倾斜不超过 20° 的平面上站立，肌肉活动没有变化；着高跟鞋的女性，小腿三头肌活动增强。

足内肌作为一功能单位，在平稳站立时全不活动。足弓主要靠足本身的韧带和腱膜来支持。足底腱膜具有很大弹性，静态负重 90 kg，足底腱膜不过拉长 1.68%。

综括看来，平稳站立时，主要是韧带和腱膜在起作用，需要时小腿三头肌、背肌和其他少数肌肉有活动，以控制身体的前后摆动和调节姿势。

1. 立正姿势　躯干伸直，并稍前倾，重心线通过两侧髋、膝、踝关节前方。除背肌紧张维持躯干的挺直、股四头肌和阔筋膜张肌紧张维持下肢挺直姿势外、臀肌、腘绳肌和小腿三头肌都保持收缩状态，以防止身体向前倾倒，其中最有力的是臀大肌和小腿三头肌。

2. 稍息姿势　站立疲劳时，身体歪向一侧，轮流用一只腿支撑身体。支撑腿关节伸直，另腿稍前移，膝略弯曲，足与地面轻微接触。此时，重心垂线落于支撑腿的足底。

步　　行

走 (Walking) 是整个身体在空间的一种复杂移位活动，几乎全部运动结构都参与这一活动。

走的基本动力是肌力、支撑面的阻力（对身体的反作用力）和摩擦力。使身体蹬离地面的力量，主

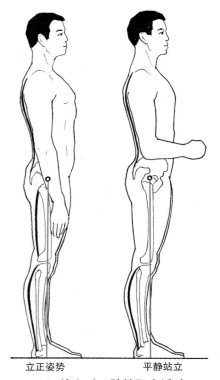

立正姿势　　　平静站立

489. 站立时下肢的肌肉活动
Action of muscles of the lower limb during standing

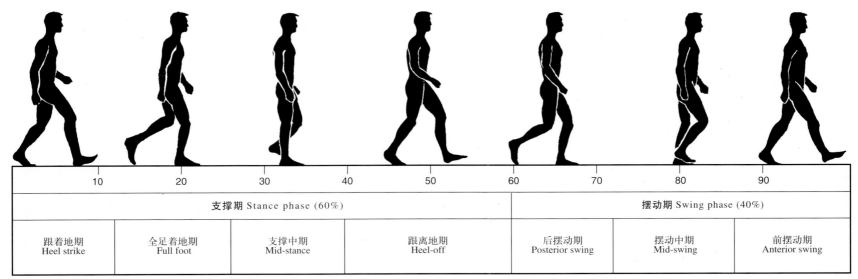

	10	20	30	40	50	60	70	80	90
	支撑期 Stance phase (60%)						摆动期 Swing phase (40%)		
	跟着地期 Heel strike	全足着地期 Full foot	支撑中期 Mid-stance	跟离地期 Heel-off		后摆动期 Posterior swing	摆动中期 Mid-swing	前摆动期 Anterior swing

490. 单步行周期
A single walking cycle

要是肌肉的收缩力。足蹬地面时，可遇到与所蹬力量大小相等、方向相反的阻力。这种阻力可分解成两个分力：垂直分力和水平分力。垂直分力为对身体的反作用力，可使身体向上运动；水平分力为与地面的摩擦力，可使身体向前运动。两力之和使身体向上向前。

地面阻力对推动身体前进的作用很大。当地面的硬度不大或摩擦力不强时，走路即十分困难。例如在沙地上行走，地面硬度小，在光滑的冰面上走，摩擦力小，走起来都感到困难。

身体的重力在走步时是制动力，但在某一瞬间又是推动力。走步开始时，由于迈出前腿，身体的重心垂线越出支撑面前缘，使平衡遭到破坏，身体基于自身的重力而向前移动。侯前脚着地，造成新的支撑面，平衡又被恢复。以后当另一只脚向前迈出时，身体又失去平衡。走即是身体平衡的破坏和恢复的交替过程。从一只脚跟着地开始，身体前移，到同一只脚再次迈向前着地为止，为一单步行周期 (A single walking cycle)。每一步行周期内，有双脚支撑阶段和单脚支撑阶段。双支撑阶段发生于前脚跟着地之后，前脚用脚跟支撑，后脚用脚趾支撑。双支撑阶段约占步态周期的 10%。这一比例随走步快慢而稍有变化。走得愈慢，双支撑阶段的相对的和绝对的持续时间愈久。以单腿而论，在一个步行周期内分支撑期和摆动期两个阶段。支撑期 (Stance phase) 占步行周期的 60%，摆动期 (Swing phase) 占步行周期的 40%。支撑期又分跟着地期 (Heel strike)、全足着地期 (Full foot)、支撑中期 (Mid-stance) 和跟离地期 Heel-off(包括趾离地 Toe-off 的刹那)，摆动期又分后摆动期 (Posterior swing)、摆动中期 (Mid-swing) 和前摆动期 (Anterior swing)。正常走步时，一只脚的动作与另一只脚的动作可以说精确符合，一脚的弹起与另一脚的着地是在一刹那间实现的。即一脚的跟着地期符合于另一脚的趾离地期，一脚的全足着地期符合于另一脚的后摆动期，一脚的支撑中期符合于另一脚的摆动中期，一脚的跟离地期符合于另一脚的前摆动期。

中速走步，每分钟 100 ~ 120 步，每步的持续时间约 1/2 s，快步时每分钟可达 150 ~ 170 步。步伐长度约 75 cm，大致为足长的 3 倍。

走步时，身体重心随躯干前进而上下移动，幅度约 5 cm，有时高，有时低，交替增大或减小。跟着地时的双支撑阶段 (约在步态周期的 5% 时)，重心居最低点，此时前进速度最大。在支撑中期 (约在步态周期的 30%)，重心居最高位，前进速度最小。此外，身体重心在走步时亦外移，偏离正中面 2 ~ 3 cm，以使身体靠近支撑面上方。往一侧的最大偏离发生于全足着地支撑期，即步态周期的 20% 时。走得愈快，向一侧摇

动愈小，此系由于受身体惯性的平稳影响所致。

跟着地期和全足着地期下肢关节和肌肉的运动

身体是在前脚着地时从单支撑阶段进入双支撑阶段。跟着地是脚本身重量和几乎全身重量向前下方的运动，其垂直力常超过体重的 10% ~ 20%，随即过渡到全足着地期。

一、足跖屈、旋前

跟着地时，踝跖屈约 15°，足沿距跟舟运动轴旋前约 6°，稍处于外翻位。小腿前群肌 (胫骨前肌、趾长伸肌、踇长伸肌) 显著收缩。这几块肌肉是跟着地时的减速肌，避免足跟着地时过猛，它们如果麻痹或轻瘫，即造成拍击型步态。跟着地后，胫骨前肌持续收缩，以使踝得到固定并牵制前足。此时，小腿沿其长轴内旋，并引导足旋前，直到全足着地时，小腿内旋和足的旋前才停止。这一运动可适当调整足的功能，尤其是跗横关节 (Chopart)，因为跗横关节包括距舟和跟骰两关节，该两关节隙只有在足旋前时才居一个面上，并进行跖屈运动，从而保证足的稳定。当然，足跖屈的程度取决于鞋跟的高度和步伐的快慢。鞋跟越高，跖屈度越大；步伐越快，跖屈度越小。跟着地时足内肌不活动，紧接着，足内肌、小腿三头肌和腓骨肌开始收缩，使足跖屈，以便全足尽早与地接触。

二、膝伸直、小腿内旋

胫骨前肌收缩一方面固定踝关节，同时它可将足跟着地的前冲力传递到胫骨上部，从而牵引胫骨上部向前。与此同时，股四头肌可将胫骨的前推力向上传达到股骨上部，牵引股骨上部向前。

跟着地后，腘绳肌开始收缩，它们的收缩具有静力特点，可帮助下肢保持伸直位并起减速作用。此时，膝关节的反作用力为体重的 2 ~ 3 倍。但跟着地后，膝并未完全伸直，一般屈曲 5°，同时，胫骨对股骨产生内旋约 8.6°。

三、髋伸直、大腿内旋

由跟着地起，髋关节由屈曲位 (35°~ 40°) 过渡到伸直位，同时由外旋转向内旋；又由于臀中肌的作用，髋呈轻度外展，以维持单腿负重的稳定性。

足跟着地后，臀大肌积极收缩，其作用：一是伸髋，

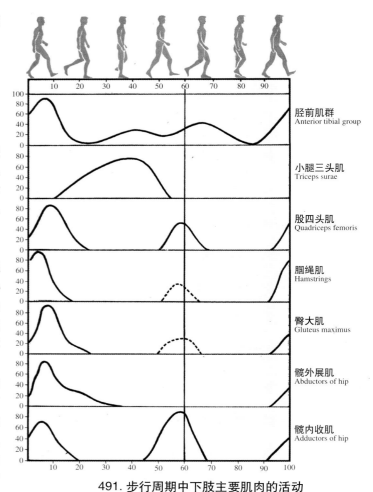

491. 步行周期中下肢主要肌肉的活动
Action of main muscles of the lower limb in walking cycle

使躯干逐步伸直，使髋产生向上冲击力，从而提高身体重心；二是借其赋予股骨的效应帮助躯干前进，使股骨上端产生一最大向前加速度，并通过髋关节作用于身体的重心，而使其向前；三是固定骨盆，给竖脊肌等以支点。

髋外展肌 (臀中、小肌和阔筋膜张肌) 对保持髋在额状面上的平衡起重要作用。足跟着地后，同侧外展肌积极收缩，以防止骨盆向对侧倾斜。股骨头由此产生的对髋臼的反作用力约为体重的 4 倍。当足放平时，关节反作用力下降到等于体重，这是由于身体重心迅速降低所致。女性髋关节反作用力小，可能与女性骨盆较宽、股骨颈干角较大和鞋跟高度不同有关。阔筋膜张肌接近髋关节中心，它的收缩导致髂胫束紧张，同时减少加于股骨上的弯曲应力。髋内收肌在跟着地后亦收缩，与外展肌共同保持髋在额状面上的平衡。

关于髋关节内旋，系骨盆以支骨为中心向内前方旋转，约 4°，防止骨盆停留在额状面后方，并准备使另腿摆向前。内旋肌除耻骨肌、长收肌、大收肌外，有谓髂腰肌在跟着地后参与髋内旋，有谓臀大肌亦参与骨盆内旋，有待进一步澄清。

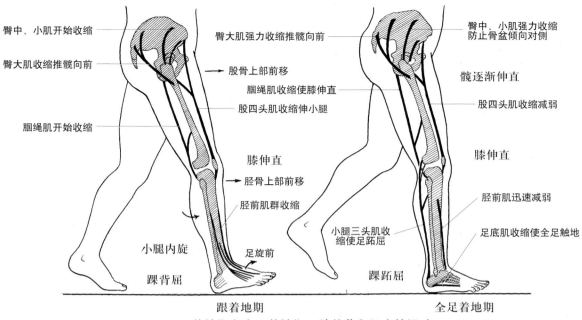

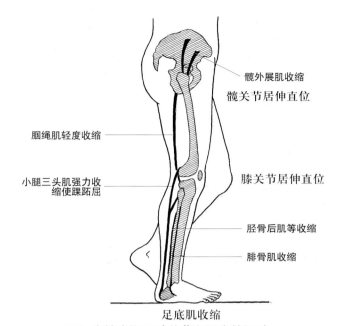

臀中、小肌开始收缩
臀大肌收缩推髋向前
腘绳肌开始收缩
臀大肌强力收缩推髋向前
股骨上部前移
腘绳肌收缩使膝伸直
股四头肌收缩伸小腿
膝伸直
胫骨上部前移
胫前肌群收缩
小腿内旋
足旋前
踝背屈
跟着地期

臀中、小肌强力收缩防止骨盆倾向对侧
髋逐渐伸直
股四头肌收缩减弱
膝伸直
胫前肌迅速减弱
小腿三头肌收缩使足跖屈
足底肌收缩使全足触地
踝跖屈
全足着地期

492. 跟着地期和全足着地期下肢关节和肌肉的运动
Movement of joints and muscles of the lower limb during period from "heel strike" to "full foot"

腘绳肌轻度收缩
小腿三头肌强力收缩使踝跖屈
髋外展肌收缩
髋关节居伸直位
膝关节居伸直位
胫骨后肌等收缩
腓骨肌收缩
足底肌收缩

493. 支撑中期下肢关节和肌肉的运动
Movements of joints and muscles of the lower limb during period of "midstance"

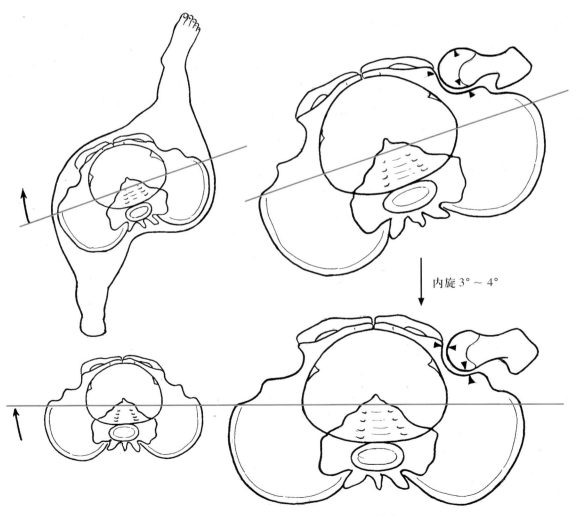

内旋3°～4°

494. 从跟着地期至支撑中期骨盆（髋）的内旋
Internal rotation of the pelvis (hip) during period from "heel strike" to "mid-stance"

支撑中期下肢关节和肌肉的运动

支撑中期是支撑腿处在垂直的瞬间，整个足底与支撑面接触，另腿处于摆动中期。在步行周期25%～30%这段时间内，支撑腿伸直，躯干上升，重心居最高点并稍偏向支持侧，身体重量由支撑脚承担，不过所记录的垂直负荷仅为体重的65%，负荷中心落于前足，足中部几乎不承担重量。此期特征是：髋、膝关节基本伸直，踝稍背屈，大腿、小腿内旋，足稍旋前并外展。

1. **踝背屈不超过10°** 足内肌、胫骨后肌和腓骨肌开始收缩，牵制足，稳定距下关节，准备将重荷移置前足。小腿三头肌强力收缩，阻止由于身体前移引起的足背屈，使足背屈不超过10°。此阶段踝关节承受的压缩力约为体重的1.2倍，作用于踝关节的力除重力、经跟腱压缩力外，还有距骨滑车的反作用力，此力为2～3倍体重，等于或大于髋、膝关节反作用力。当踝关节扭伤或骨折时，距骨即使移动1～2mm，胫距关节面的应力即急剧上升，从而导致软骨的退行性病变。

2. **膝基本伸直、小腿内旋** 小腿三头肌借其等长收缩能维持膝的伸直，并将躯干向前推进。一般情况膝仍有5°屈曲。小腿内旋约5°。

3. **髋基本伸直、大腿内旋** 髋屈、伸肌平静，髋基本伸直（屈曲约5°）。臀中、小肌继续收缩，稳定骨盆，防止身体倾向对侧。

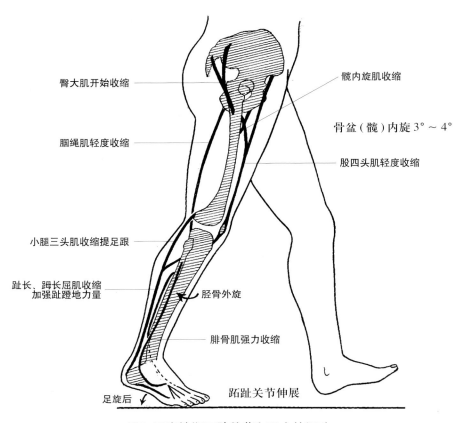

臀大肌开始收缩

腘绳肌轻度收缩

小腿三头肌收缩提足跟

趾长、蹬长屈肌收缩
加强趾蹬地力量

足旋后

髋内旋肌收缩

骨盆（髋）内旋 3°～4°

股四头肌轻度收缩

胫骨外旋

腓骨肌强力收缩

跖趾关节伸展

495. 跟离地期下肢关节和肌肉的运动
Movements of joints and muscles of the lower limb during period of "heel-off"

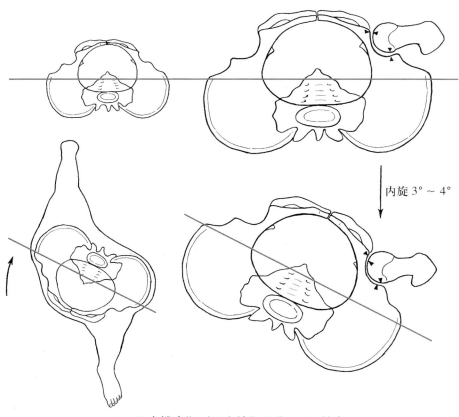

内旋 3°～4°

496. 从支撑中期到跟离地期骨盆（髋）的内旋
Internal rotation of the pelvis (hip) during period from "mid-stance" to "heel-off"

跟离地期下肢关节和肌肉的运动

跟离地期是从支撑腿的足跟离地开始，身体重心移到脚趾，至脚尖蹬离地时结束。在此阶段的末期，摆动腿的足跟开始着地，而成双支撑阶段。在步行周期 45%～50% 的这阶段中，垂直负荷达最大值，可超过体重 25%，为身体前冲做准备。这阶段的运动包括踝跖屈、足跟离地、足旋后、趾背伸、小腿外旋、膝伸直和髋伸展。

1. **踝跖屈**　小腿三头肌收缩，使踝跖屈，足跟离地。此时，足产生旋后动作，绕脚尖旋转，确切地说沿跖骨头支撑点进行旋转。跖骨头线不是横线，而向后外方倾斜约 30°，为使负荷点较平均地落在内外跖骨头上，有几个机制进行保证：一是胫骨产生外旋，二是踝关节横轴向背外侧倾斜约 20°，三是跖趾关节做背伸运动，减小横弓弧度，可使各跖骨头尽量与地接触。

2. **足旋后**　足的旋后运动主要发生于跗横关节，旋后为 3°～5°。由距舟关节和跟骰关节组成的跗横关节在足旋后时，两关节轴脱离了共同关节线，呈交锁状态。前足对后足不能跖屈，使足成为强直的杠杆，以准备蹬离地面。

3. **趾背伸**　参加后蹬动作的肌肉有小腿后群肌、腓骨肌和足底全部肌肉。其中的趾长屈肌和蹬长屈肌除帮助踝关节跖屈外，并拉紧足趾，但这时足趾沿跖趾关节线背伸（蹬趾背伸可达 90°）。趾背伸有几种作用：一是产生与屈肌相反的作用，加大了长屈肌对踝关节、跖趾关节和趾间关节的跖屈幅度，增强了屈肌效应；二是增大了足底腱膜和足底肌的紧张，使足纵弓拱起，并迫使 5 块跖骨和 7 块跗骨形成刚劲的整体。因此，趾在步行中起重要作用，短跑运动员起跑时，趾背伸的作用更大。在趾离地期，足趾的负荷可达体重的 1/3 或更多。第二跗跖关节向后突出，嵌于内、外侧楔骨中间，形成钥匙样结构，限制了第二跖骨列的活动，使足更加稳固，趾离地时，负荷可通过第二跖骨列传向前足。这个部位反复地过度地负重，可造成第二跖骨的肥大。

4. **膝伸直**　小腿三头肌的收缩，除使踝跖屈外，还可间接地固定膝关节，股

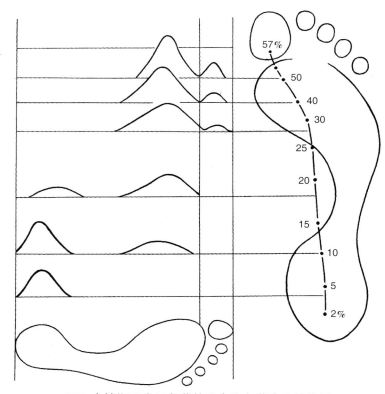

57%

50
40
30
25
20
15
10
5
2%

497. 支撑期正常足负荷的分布和负荷中心的位置
The distribution of load and position of the centre of load during stance phase of a walking cycle

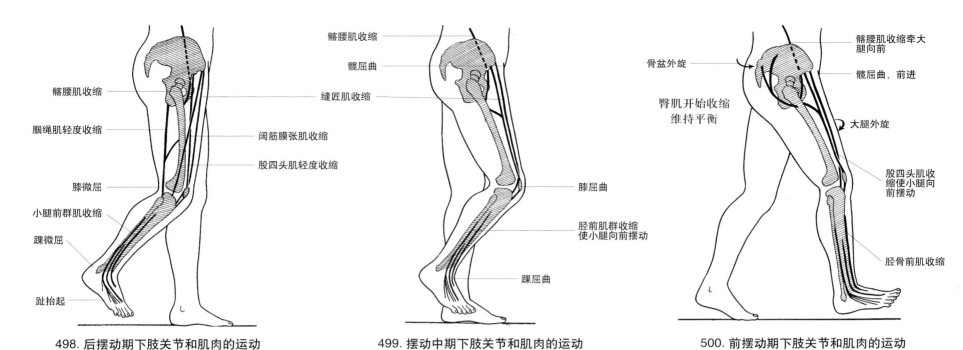

498. 后摆动期下肢关节和肌肉的运动
Movements of joints and muscles of the lower limb during period of "posterior swing"

499. 摆动中期下肢关节和肌肉的运动
Movements of joints and muscles of the lower limb during period of "mid-swing"

500. 前摆动期下肢关节和肌肉的运动
Movements of joints and muscles of the lower limb during period of "anterior swing"

四头肌和腘绳肌有轻度收缩，以保持膝的稳定。其后，借胫骨的上冲力，膝关节稍为屈曲 (5°)，为小腿冲向前上开始摆动作准备。

5. **髋内收、内旋** 在跟离地时，髋内收肌和内旋肌（耻骨肌、长收肌、大收肌等）强烈收缩，它们的作用主要是牵引骨盆进一步内旋，以适应另只腿向前方摆动。从跟着地到趾离地的支撑期内，骨盆以支撑髋为中心，总共可内旋 6°～7°。当股骨向后伸展、骨盆向前内旋转的瞬间，臀大肌再次收缩，以获得巩固的支点。这一阶段的特点是整个腿部肌肉收缩力大，使身体得到强有力的向前上方的推动力，这种推动力叫"后蹬"。

后摆动期下肢关节和肌肉的运动

后摆动期为足趾已蹬离地面，膝、踝微屈，小腿外旋并向前上方摆动，尚未到达髋额状面之时，为步行周期的 60%～70%。

1. **踝、趾稍背伸** 在趾离地的刹那，小腿三头肌收缩给胫骨以上冲力，一俟足离开地面，小腿后群肌和外侧群的腓骨肌即放松，前群的胫骨前肌、趾长伸肌和踇长伸肌开始明显收缩，它们的功能在于使足由跖屈位前伸并踝背屈和脚趾抬起。

2. **足内翻** 在后摆动期，足仍外旋 3°～4°，保持

轻度内翻位，并向中立位过渡。

3. **膝屈曲** 脚蹬离地面后，整个腿呈倾斜姿势，腿的重心不是位于髋关节额状面上，而是位于其后。因此，摆动腿有自然向前摆动的势能，但调节和加速这一动作的肌肉仍然具有重要作用。股四头肌和腘绳肌持续收缩，使膝屈曲达 60°～70°。

4. **髋屈曲、大腿外旋** 小腿的上冲力加上股四头肌的收缩，可使股骨上部向前移动，髋屈曲达 10°。髋后面的臀大肌和外侧面的臀中、小肌放松，臀部变平，但髋前部的肌肉如髂腰肌、缝匠肌、股直肌、阔筋膜张肌开始收缩，在股骨上端前移的引导下，而使骨盆携同躯干加速向前。大腿并旋外 3°～4°。

摆动中期下肢关节和肌肉的运动

摆动中期为摆动腿在垂直位的一刹那，随即从支撑腿旁边滑过，相当于步行周期的 70%～85%。此时，髋屈曲约 35°，膝屈曲约 45°，踝居中立位。参与前一阶段工作的肌肉（如胫骨前肌、股四头肌、髂腰肌等）继续收缩，使腿先在髋关节然后在膝关节作前摆式动作。此时，大腿、小腿皆处于外旋位 (3°～4°)。摆动腿在髋、膝、踝处弯曲很重要，虽然对侧髋外展肌收缩支撑骨盆，但骨盆仍有向摆动腿方向倾斜的可能。由于膝、踝关节的弯曲，腿的直线长度缩短，惯性作

用减小，因此会加速腿的向前移动。

前摆动期下肢关节和肌肉的运动

前摆动期为摆动腿滑过髋额状面向前，到跟着地为止。在跟着地前的刹那，身体只用后脚趾支撑，而重心垂线移于后脚趾前方，正待前脚跟着地维持新的平衡。行走的人，如不能及时把摆动腿迈出并造成一新支撑面（如绊着时），就会跌倒。此阶段相当于步行周期的 85%～100%。

1. **髋屈曲、大腿外旋** 髋屈肌（髂腰肌等）收缩，使髋屈曲 30°～35°，提大腿向前并牵引骨盆随同躯干前移。当躯干在动能中前进时，臀大肌开始收缩，一方面维持髋关节在矢状面上的平衡，防止躯干向前倾倒，同时可降低前进速度。因此这阶段又称为减速期。

髋前屈的同时，由于髂腰肌和臀大肌的作用，并使大腿外旋。由摆动腿离地开始，骨盆即从内旋转为外旋，此种外旋一般认为由于髂腰肌作用的结果。

2. **膝前伸** 大腿动作虽减慢，小腿继续向前摆动，小腿摆动系由于股四头肌收缩，使膝伸直的结果。

3. **踝背屈约 5°** 跟着地前，踝足中立位，胫前肌群开始收缩，以使踝背屈，将足跟投向前方。

跟着地时，完整的步行周期即告结束，又转入下一循环，步行就是这一周期的重复。

内踝
Medial malleolus

外踝
Lateral malleolus

胫骨髁横轴
Transverse axis of condyles of tibia

20°

胫骨干扭转角
Angle of torsion of shaft of tibia

内外踝横轴
Transverse axis of medial and lateral malleoli

胫骨髁
Condyle of tibia

股骨髁横轴
Transverse axis of condyles of femur

5°

扣锁机制
Locking mechanism

胫骨髁横轴
Transverse axis of condyles of tibia

股骨髁
Condyle of femur

股骨头
Head of femur

股骨髁横轴
Transverse axis of femoral condyles of femur

10°~30°

股骨颈前倾角（扭转角）
Angle of inclination of neck of femur

股骨颈轴
Axis of neck of femur

股骨髁
Condyle of femur

下肢机构轴
Mechanical axis of lower limb

501. 股骨和胫骨的扭转角
Angle of torsion of the femur and the tibia

股骨前倾角和胫骨干扭转角与足的位置和步态的关系

下肢机构轴为下肢的动力轴线，它通过髋、膝、踝的中心，下肢的支持和移位功能皆通过此轴进行，下肢畸形的矫正亦需重建此轴。股骨和胫骨适应于此种功能，它们的骨干不是笔直的，呈向前凸出的弧度，同时表现轴性扭转，下肢长骨的这种轴性扭转与构成身体支撑面的足的位置和走路的步态具有密切关系。

股骨的扭转可从股骨前倾角反映出来。扭转角（即前倾角）为股骨颈轴线与股骨两髁间连线（即膝横轴）间所成的角度，通常为 10°~12°。前倾角大，股骨处于内旋位，胫骨随同内旋，足尖指向前内，可能与"内八字"步态有关。前倾角小，或成为后倾时，股骨则处于外旋位，胫骨随同外旋，足尖则指向前外，可能与"外八字"步态有关。

胫骨扭转角为胫骨髁横轴与内外踝横轴间所成的角度，通常为 23°，即胫骨干外旋 23°。此角过大（胫骨干过度外旋）或反过来变成内旋时，皆影响足的位置和步态。

足的位置和步态主要基于上述股骨和胫骨的扭转程度的消长关系而定。

还应指出，立正站立时，膝产生扣锁机制，即于伸直的最后阶段，股骨内旋约 5°，这也是影响足位置的一个微小的因素。

依股骨和胫骨的一般扭转角，当双足靠拢站立时，足尖指向前外方，在 30° 对称面上，双足间构成约 60° 的夹角。步行时，骨盆（髋）随摆动腿前移而旋转 30°，将与足外偏 30° 角相抵消，而使足长轴居于矢状面上即运动平面上，为步行奠定良好的条件。

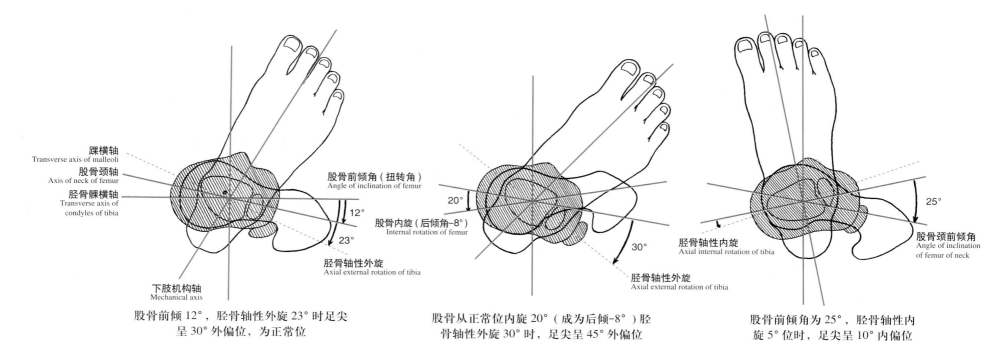

踝横轴
Transverse axis of malleoli

股骨颈轴
Axis of neck of femur

胫骨髁横轴
Transverse axis of condyles of tibia

股骨前倾角（扭转角）
Angle of inclination of femur

12°

23°

股骨内旋（后倾角-8°）
Internal rotation of femur

胫骨轴性外旋
Axial external rotation of tibia

下肢机构轴
Mechanical axis

20°

30°

胫骨轴性外旋
Axial external rotation of tibia

胫骨轴性内旋
Axial internal rotation of tibia

25°

股骨颈前倾角
Angle of inclination of femur of neck

股骨前倾 12°，胫骨轴性外旋 23° 时足尖呈 30° 外偏位，为正常位

股骨从正常位内旋 20°（成为后倾-8°）胫骨轴性外旋 30° 时，足尖呈 45° 外偏位

股骨前倾角为 25°，胫骨轴性内旋 5° 位时，足尖呈 10° 内偏位

502. 股骨前倾角和胫骨扭转角与足的位置和步态的关系
Angles of inclination of the femur and torsion of the tibia in relation to position of the foot and to gait

第八章　下肢神经

股　神　经

一、起源、走行

股神经 (Femoral n.) 为腰丛的最大分支。由 L2、3、4 前支后股组成（少数还可来自 L1 或 L5)，在腰大肌中形成，出现于腰大肌和髂肌在腹股沟韧带上方的沟中，沿髂肌表面下降，经肌腔隙至股部。神经于腹股沟韧带下方 3 ~ 4 cm 处的股动脉外侧分成前、后二股，旋股外侧动脉行于前、后二股中间。前股和后股又分为若干肌支和皮支。股神经的滋养血管来自髂腰动脉髂支和旋髂深动脉的分支。

二、分支

髂肌和腰大肌支　于髂窝发出。

耻骨肌支　于腹股沟韧带深面发出，经股血管鞘后方达耻骨肌前面。

股动脉支　至股动脉上部。

前股：

缝匠肌支　前股形成后迅即发出。

股中间皮神经（前皮支）　在股三角近侧部分为内侧支和外侧支。内侧支约在腹股沟韧带下 8 cm 处穿出阔筋膜，外侧支先穿过缝匠肌并发支滋养该肌再穿出阔筋膜，两支下降支配股前面下 2/3 皮肤，末端加入髌神经丛。

股内侧皮神经（前皮支）　沿股动脉外侧下降，发一小支穿阔筋膜；分布大腿上部内面皮肤。主支于股三角尖部跨过动脉，分为前、后两支。前支在缝匠肌前面垂直向下，约在股中、下 1/3 处穿出阔筋膜，至膝前参加髌神经丛；后支沿缝匠肌后缘下降，至膝内侧穿出阔筋膜，分数小支支配膝和小腿中部内面皮肤。此支还发一小支穿过股收肌腱板，参与缝匠肌下丛。

后股：

隐神经 (Saphenous n.)　沿股动脉外侧进入收肌管，斜行越过动脉前方至其内侧。于管的下端与膝降动脉一道穿过股收肌腱板出管，继于缝匠肌与股薄肌之间穿出固有筋膜，伴大隐静脉下降到小腿内面，沿胫骨内侧缘而行，至小腿下 1/3 处分两支。一支继续沿胫骨内缘下降至内踝，另支随静脉经内踝前面达足内侧缘和踇趾的皮肤。

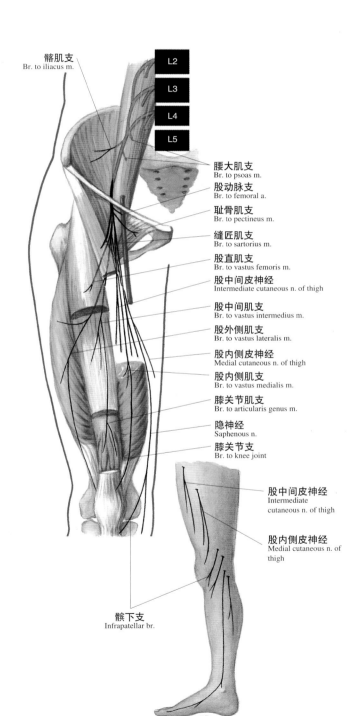

髂肌支
Br. to iliacus m.

L2
L3
L4
L5

腰大肌支
Br. to psoas m.

股动脉支
Br. to femoral a.

耻骨肌支
Br. to pectineus m.

缝匠肌支
Br. to sartorius m.

股直肌支
Br. to vastus femoris m.

股中间皮神经
Intermediate cutaneous n. of thigh

股中间肌支
Br. to vastus intermedius m.

股外侧肌支
Br. to vastus lateralis m.

股内侧皮神经
Medial cutaneous n. of thigh

股内侧肌支
Br. to vastus medialis m.

膝关节支
Br. to articularis genus m.

隐神经
Saphenous n.

膝关节支
Br. to knee joint

股中间皮神经
Intermediate cutaneous n. of thigh

股内侧皮神经
Medial cutaneous n. of thigh

髌下支
Infrapatellar br.

503. 股神经的起源、走行、分支和易损部位（模式图）
Origin, course, branches, and vulnerable sites of the femoral nerve（Diagram)

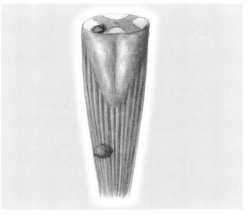

腰髓或腰神经根病变

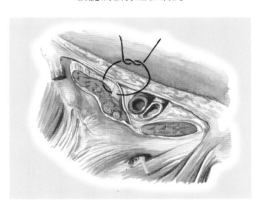

疝修补术中损伤了股神经

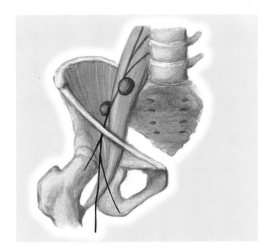

髂肌血肿或腰肌脓肿对股神经的压迫

隐神经在收肌管下端，发支加入缝匠肌下丛。出管后，在缝匠肌深面发出髌下支 (Infrapatellar br.)，穿缝匠肌及固有筋膜至膝，加入髌丛。

股内侧肌支 伴隐神经下降，行于股收肌腱板的浅面，沿途发 3 ~ 7 支进入股内侧肌的内侧面。常有一支沿股内侧肌前面下降至膝关节。

股直肌支 常为 2 支，自该肌上部深面进入，并发一髋关节支，随旋股外侧动脉升支达髋关节囊。

股外侧肌支 随旋股外侧动脉横支和降支而行，沿股外侧肌前缘发出 2 ~ 4 支进入该肌，并有分支至膝关节。

股中间肌支 2 ~ 3 条，进入股中间肌的上部前面，并有分支至膝关节。

膝关节肌支 自股中间肌支发出，在股内侧肌与股中间肌之间下降，支配膝关节肌和膝关节。

副股神经 (Accessory femoral n.) 多起于L2、3，行于腰大肌浅面、股神经内侧，分布于股神经的分布区，出现率6.67%。

三、易损部位

（1）脊髓、马尾或腰丛病变都可影响股神经，且常与闭孔神经损伤同时发生。

（2）腹后壁形成的血肿和腰大肌脓肿可压迫股神经。

（3）髂窝中的良性及恶性肿瘤可压迫股神经，包括累及髂肌和腰大肌支。

（4）在腹股沟韧带深面，股神经虽借髂肌与骨相隔，但耻骨上支骨折时神经亦可受累。

（5）腹股沟疝和股疝虽距股神经有一些距离，但疝修补术做深位缝合时，有累及股神经的危险，尤以腹股沟疝修补术的可能性较大。

（6）采取截石位手术时，有时产生麻醉后股神经瘫，可能由于股神经经腹股沟韧带深面时，神经随大腿剧烈成角所致。

（7）股部贯通伤可依部位和性质累及股神经肌支或皮支。

（8）隐神经与大隐静脉关系密切，位静脉前方或后方，最多相距1cm，在小腿远1/3更为贴近。隐神经可因大隐静脉的手术和操作而受损。

四、损伤后体征

1. **消瘦** 如果股四头肌萎缩，股前面将明显消瘦。

2. **运动障碍** 依损伤情况而异，如髂腰肌及股四头肌皆瘫痪，表现为大腿不能屈曲，小腿不能伸直，不能登阶梯和跳跃，步行困难，患肢无力，不能全力支持体重，容易跌倒。如单独股直肌和缝匠肌麻痹，对屈髋无显著影响。

3. **感觉障碍** 出现于股前及小腿内侧，股神经受刺激时，感觉区可发生疼痛，膝部比较明显。

闭孔神经

一、起源、走行

闭孔神经 (Obturator n.) 的纤维来自L2、3、4前支的前股，以来自L3的纤维最多，来自L2的纤维最少。起源可有变异，或为前置型（起自L1、2、3），或为后置型(L4、5)。神经在腰大肌实质中形成，出现于该肌内缘，然后进入小骨盆，沿盆侧壁前下行，经闭膜管至股部。

在腰骶区，闭孔神经行于骶髂关节前内方和髂总动脉后方。髂腰动脉向外侧行于前方的闭孔神经和后内方的腰骶干之间。骶交感干行于闭孔神经前内方。

在盆侧壁，闭孔神经跨越小骨盆缘沿盆侧壁前下行，初沿闭孔内肌筋膜表面，继贴骨面行于腹膜下组织间隙。闭孔动脉和静脉于其下方与之伴行，髂内动脉及输尿管行于其内侧。闭孔神经穿闭膜管时，分为前、后两支。

闭孔神经干从合成处至前、后支分叉处的平均长度100.4mm(61.5 ~ 123.0 mm)，其横径在跨小骨盆上缘处3.0mm(2.2 ~ 4.0 mm)，在小骨盆上缘至分叉点之间的上、中1/3交界处3.1mm(2.2 ~ 4.0 mm)，中、下1/3交界处3.6mm(2.2 ~ 4.5 mm)。

前支 (Anterior br.) 出管后沿闭孔外肌前面下降，行于前方的耻骨肌、长收肌和后方的短收肌之间，全长呈前后扁平形，平均长 24.5mm(11.0 ~ 40.0 mm)，平均宽 3.3mm(2.0 ~ 4.3 mm)。前支中含有至股薄肌、长收肌、短收肌的肌支和股内侧皮支等纤维束，有时还发支至耻骨肌和股动脉的分支。

后支 (Posterior br.) 穿闭孔外肌上部，行于短收肌和大收肌之间，与前支隔以短收肌。后支略呈椭圆形，平均长20.0mm(10.0 ~ 32.5 mm)，平均宽2.7mm (2.0 ~ 3.5 mm)。后支中含有至短收肌和大收肌的肌支和至髋关节的纤维束。

二、分支

1. **髋关节支** 恰在闭孔神经通过闭膜管之前多由后支发至髋关节，管理髋关节的感觉。当髋关节产生慢性关节炎时，为缓解疼痛，可进行闭孔神经阻断。

2. **股薄肌支** 1 支，单独或与皮支共干起自前支。一级终支有 2 ~ 5 条，以 2 支为多。发出处横径平均2.0 mm (1.5 ~ 2.1 mm)，从发出至入肌点的距离平均长 128.0 mm (103.0 ~ 148.0 mm)，从耻骨结节到主要分支入肌点的垂直距离平均为 143.0 mm (110.0 ~ 166.0 mm)。

3. **长收肌支** 1 ~ 3 支，多为 1 支。单干或与皮支共干起自前支。发出点的平均宽 1.4 mm(0.4 ~ 3.0 mm)，发出点至入肌点的平均长 69.4 mm(35.0 ~ 94.0 mm)。

4. **短收肌支** 多为 1 支（1 ~ 4 支）。起自前支，亦有分别起自前、后支或后支者。多数有两终支入肌。从发出点至入肌点的平均长 38.3 mm (15.0 ~ 68.0 mm)。

5. **大收肌支** 有 1 ~ 2 支，直接起自后支，一级终支为 2 ~ 8 条，各支分出点处平均宽 2.5 mm (1.0 ~ 3.6 mm)，分出点至入肌点平均长 108.5 mm (61.0 ~ 134.0 mm)。

6. **闭孔外肌支** 有 1 ~ 3 支，一级终支为 1 ~ 5 条，多为 2 条。各支分出点的平均横径 0.9 mm (0.3 ~ 2.1 mm)，分出点至入肌点的平均长 29.0 mm(40.0 ~ 50.0 mm)。

7. **膝关节支** 可能是后支的延续，穿大收肌下部后行，或经腱裂孔向后至腘窝，沿腘动脉深面下降，穿腘斜韧带进入膝关节，分布膝关节囊、交叉韧带等结构。

副闭孔神经 (Accessory obturator n.) 出现率3.44%(图 33)。

三、易损部位

（1）闭孔神经与骶髂关节贴近，可发纤维至骶髂关节，骶髂关节疾患时亦可累及闭孔神经。

（2）在盆腔中，闭孔神经或隔一薄层肌肉或直接与盆壁骨骼相贴。妊娠期，胎头可压迫神经于骨上。盆腔中的卵巢囊肿亦可压迫闭孔神经。左侧的闭孔神经可被乙状结肠癌累及，右侧者可被发炎的蚓突侵袭。

（3）在闭膜管处，耻骨上支骨折可损伤闭孔神经。

（4）闭孔疝时，疝囊突出于闭膜管，可压迫闭孔神经及其前、后支。

四、损伤后体征

1. **消瘦** 由于股内收肌萎缩，股内侧面稍显凹陷，但大收肌只是斜行的纤维萎缩。

2. **运动障碍** 股收肌主要使大腿内收，可维持站立和走路的稳定。闭孔神经损伤后，大腿内收功能受到损害或丧失，正常走路时，下肢运动于矢状平面上，内收肌麻痹后，患肢则向外摆动，足接触地面变得不稳。站立时也不稳。两下肢交叉困难。患肢旋外无力（因闭孔外肌麻痹）。

3. **感觉障碍** 不显著，因股内侧面神经分布区有重叠。

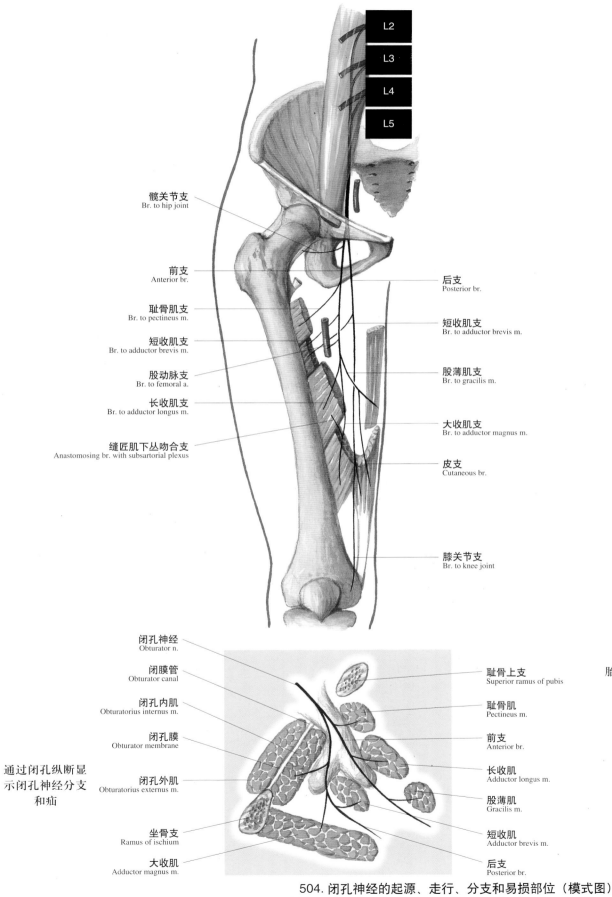

L2
L3
L4
L5

髋关节支
Br. to hip joint

前支
Anterior br.

耻骨肌支
Br. to pectineus m.

短收肌支
Br. to adductor brevis m.

股动脉支
Br. to femoral a.

长收肌支
Br. to adductor longus m.

缝匠肌下丛吻合支
Anastomosing br. with subsartorial plexus

后支
Posterior br.

短收肌支
Br. to adductor brevis m.

股薄肌支
Br. to gracilis m.

大收肌支
Br. to adductor magnus m.

皮支
Cutaneous br.

膝关节支
Br. to knee joint

通过闭孔纵断显示闭孔神经分支和疝

闭孔神经
Obturator n.

闭膜管
Obturator canal

闭孔内肌
Obturatorius internus m.

闭孔膜
Obturator membrane

闭孔外肌
Obturatorius externus m.

坐骨支
Ramus of ischium

大收肌
Adductor magnus m.

耻骨上支
Superior ramus of pubis

耻骨肌
Pectineus m.

前支
Anterior br.

长收肌
Adductor longus m.

股薄肌
Gracilis m.

短收肌
Adductor brevis m.

后支
Posterior br.

504. 闭孔神经的起源、走行、分支和易损部位（模式图）
Origin，course，branches，and vulnerable sites of the obturator nerve（Diagram）

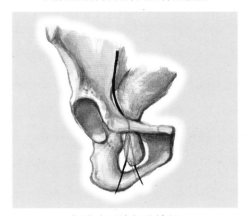

耻骨上支骨折合并闭孔神经损伤

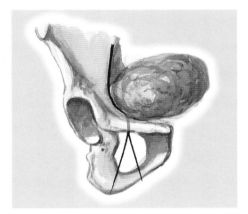

闭孔疝压迫闭孔神经

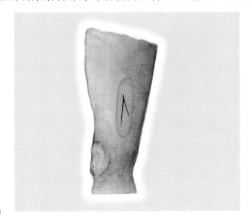

胎头或卵巢囊肿等肿物将闭孔神经压迫于盆侧壁上

闭孔神经感觉分布区

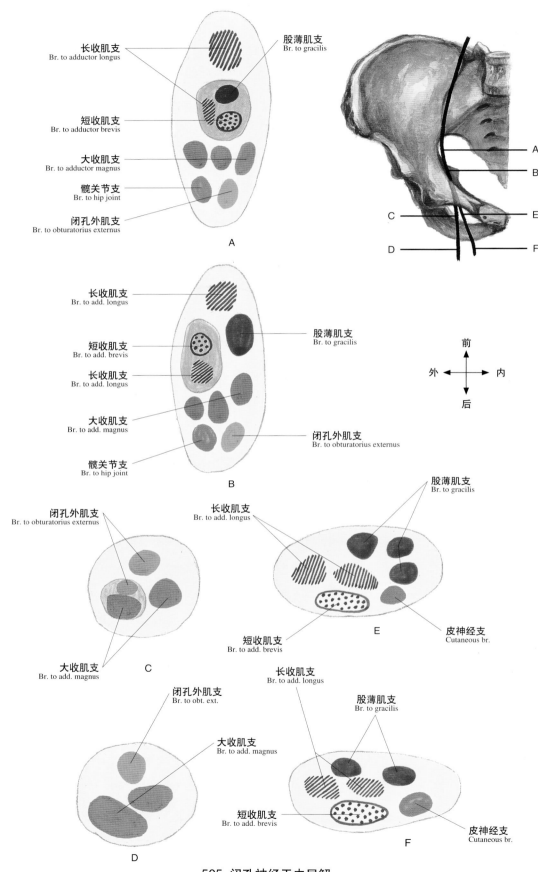

长收肌支
Br. to adductor longus

股薄肌支
Br. to gracilis

短收肌支
Br. to adductor brevis

大收肌支
Br. to adductor magnus

髋关节支
Br. to hip joint

闭孔外肌支
Br. to obturatorius externus

A

长收肌支
Br. to add. longus

短收肌支
Br. to add. brevis

股薄肌支
Br. to gracilis

长收肌支
Br. to add. longus

大收肌支
Br. to add. magnus

闭孔外肌支
Br. to obturatorius externus

髋关节支
Br. to hip joint

B

前

外 ←→ 内

后

闭孔外肌支
Br. to obturatorius externus

长收肌支
Br. to add. longus

股薄肌支
Br. to gracilis

大收肌支
Br. to add. magnus

C

短收肌支
Br. to add. brevis

E

皮神经支
Cutaneous br.

闭孔外肌支
Br. to obt. ext.

大收肌支
Br. to add. magnus

长收肌支
Br. to add. longus

股薄肌支
Br. to gracilis

D

短收肌支
Br. to add. brevis

皮神经支
Cutaneous br.

F

505. 闭孔神经干内局解
Intraneural topography of the obturator nerve

闭孔神经干内局解

闭孔神经干从合成至小骨盆缘之间为盆外段,略呈椭圆形。入盆后为盆内段,呈矢状位扁平形。穿闭膜管时,分成前支和后支,有时出现变异的中间支,此中间支系闭孔外肌支和髋关节支在盆内段高位分歧、从后支中分离出来的。

神经束在干内的排列较为复杂,在一些部位混合、交织,越走向近侧神经束交织越多。在神经干跨越小骨盆缘时,已很难分离出单独的神经束。神经干盆内段的横断面可分前、中、后三等份。神经束在干内的排列大致是:股薄肌、长收肌、短收肌的神经束主要位于干的前 1/3 部和中 1/3 部,大收肌、闭孔外肌和至髋关节的神经束主要位于后 1/3 部。

一、前支

股薄肌神经束位于断面的前部,有 1 ~ 4 条,以 2 条为多。

长收肌神经束位于中部或外侧中部,有 1 ~ 4 条,1 条的占多数。在前支远侧端,长收肌的神经束有时与皮支的神经束、有时与股薄肌的神经束合成一个束组。神经束和神经束组在长收肌支全长中都独立存在。

短收肌的神经束位于前支的后部或后内侧部。有 1 ~ 4 条,以 1 条为多。神经束可分离到前支起点处,于盆内段上、中 1/3 交界处,大部与其他神经束混合,至小骨盆上缘时,已难于分离。

皮支神经束位于前支的后内侧部,多为 1 束。

二、后支

闭孔外肌神经束位于断面的前 1/4 部,有 1 ~ 3 条,以 1 条为多。神经束在闭孔神经盆内段上、中 1/3 交界处常与其他神经束混合,到跨小骨盆缘时,已不能分离。

大收肌神经束位于后支后 3/4 部,有 1 ~ 5 条神经束,以 3 束伴同一束组的占多数。神经束在肌支内都可分离,多数可分离到闭孔神经后支起点处,各束达盆内段下、中 1/3 交界处大部与其他神经束混合。

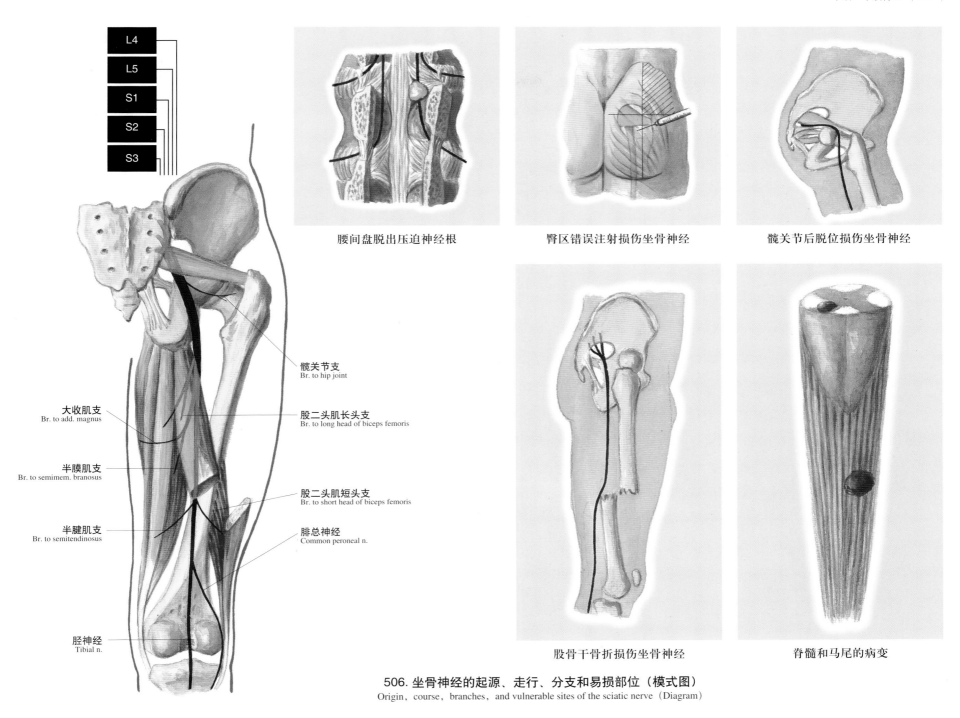

L4
L5
S1
S2
S3

髋关节支
Br. to hip joint

大收肌支
Br. to add. magnus

股二头肌长头支
Br. to long head of biceps femoris

半膜肌支
Br. to semimem. branosus

股二头肌短头支
Br. to short head of biceps femoris

半腱肌支
Br. to semitendinosus

腓总神经
Common peroneal n.

胫神经
Tibial n.

腰间盘脱出压迫神经根

臀区错误注射损伤坐骨神经

髋关节后脱位损伤坐骨神经

股骨干骨折损伤坐骨神经

脊髓和马尾的病变

506. 坐骨神经的起源、走行、分支和易损部位（模式图）
Origin，course，branches，and vulnerable sites of the sciatic nerve（Diagram）

坐骨神经

一、起源、走行

坐骨神经 (Sciatic n.) 是全身最大的神经，为骶丛上束的延续，由胫神经和腓总神经组成。胫神经起自 L4、5 和 S1、2、3 的前股，腓总神经起自 L4、5 和 S1、2、3 的后股。两部于骶丛尖相合，成一宽 15～20 mm 的扁束，包围在一个结缔组织鞘中。通常由梨状肌下孔离开骨盆出现于臀部。

在臀区，坐骨神经在臀大肌深面，沿大转子与坐骨结节之间的中点下行，依次经闭孔内肌、上、下孖肌和股方肌的后面至股部，其内侧毗邻臀下动脉和股后皮神经。臀下动脉并发一坐骨神经伴行动脉 (Companion a. of sciatic n.)，贴坐骨神经表面下行，并滋养该神经。

在股后区，坐骨神经沿后部中线行于大收肌浅面和股二头肌长头深面，下降至腘窝。一般于腘窝尖处分为两支，内侧为胫神经，外侧为腓总神经。

二、分支

1. 关节支 (Articular br.)　自神经上部发出至髋关节囊后面。

2. 股二头肌长头支　1～3 支，起自胫神经部，第一支可单干或与半腱肌支合干于坐骨结节上方或下方平面发出，平均长 21.6 cm。第二支单干或合干，长头肌支总比短头肌支先行发出。由坐骨结节至肌支入肌的距离最短 11.1 cm，最长 17.7 cm。

3. 股二头肌短头支　多为一支，起自坐骨神经或腓总神经，有两支时，分别起自坐骨神经和腓总神经。由坐骨结节至肌支入肌的距离最短 22.1 cm，最长 25.7 cm。

4. 半腱肌支 多为 1～2 支，由胫神经部发出，第一支单干或与长头肌支合干，起自坐骨结节平面上下方，第二支在第一支下方约 16 cm 处与其他肌支共干发出。自坐骨结节至神经入肌的距离最短 7.4 cm，最长 18.1 cm。

5. 半膜肌支 多与大收肌支共干在坐骨结节下方 10 cm 处发出，有 1～4 支。由坐骨结节至神经入肌的距离，最短 19.6 cm，最长 23.2 cm。

6. 大收肌支 多与半膜肌支共干在坐骨结节下方 10 cm 处，有 1～4 支。从坐骨结节至神经入肌的距离，最短 16.2 cm，最长 18.2 cm。坐骨神经的大收肌支总比闭孔神经的大收肌支为大。

三、易损部位

（1）骶丛压迫性损伤：形成坐骨神经的骶丛与骶髂关节和骶骨盆面贴近，可受到各种压迫性损伤。如难产时使用产钳可损伤腰骶干，胎头或胎臀可压迫神经，骶髂关节疾患可累及腰骶干，其他如垂直骶骨、扁宽骨盆、隆起的骶髂关节和隆起的坐骨棘等都可造成对骶丛的压迫。骶丛的压迫性损伤常使腓总神经纤维最先受累且严重，因该神经来自 L4、5 和 S1 的纤维最多，且贴近骨面。

（2）脊髓或马尾的病变（如脊髓灰质炎）：可累及坐骨神经。

（3）臀区注射性麻痹：婴儿、儿童甚至成人于臀区进行肌内注射时，由于注射部位不当，坐骨神经可被针头刺伤、被周围的药物侵蚀或被随后产生的瘢痕所影响，尤以婴儿为甚。坐骨神经行于坐骨结节与大转子连线的中点，注射宜于臀区的外上象限进行。

（4）股骨头后脱位、脱位后复位及髋臼骨折时可损伤坐骨神经。

（5）股骨颈骨折做穿钉内固定手术时，由于钉的位置偏斜，可损伤坐骨神经。髋关节融合术做骨移植时，也可损伤坐骨神经。髋关节手术后在坐骨神经周围产生的血肿和渗出，亦可造成对神经的压迫。

（6）坐骨神经于梨状肌下缘或肌肉中间出盆时，可形成对神经的压迫刺激，成为梨状肌综合征。

（7）坐骨神经从臀大肌下缘出现后，位置表浅，坐位时可受到坚硬物体的压迫而呈暂时性传导障碍。

（8）股骨干骨折时，由于坐骨神经与骨接近，骨折断端可损伤神经。

（9）各部位的贯通伤和切割伤亦可累及坐骨神经。

四、损伤后体征

坐骨神经损伤后功能紊乱的范围和程度，依损伤平面而定。

坐骨神经损伤部位如在坐骨大孔处或在坐骨神经上部，则股后肌群、小腿前群、外侧群、后群和足的肌肉全部瘫痪，致使小腿不能屈曲，足与足趾运动完全丧失，足弓微弱，足稍下垂。因股四头肌健全，膝保持伸直状态，躯干重心可获支持，故尚能步行，不过呈跨阈步态。小腿外侧及足部感觉丧失。足底重荷区因无感觉，常易导致损伤和溃疡，引起角质层和胼胝的产生，且易受感染。跟腱反射和跖反射消失。如坐骨神经在股中、下部损伤，因腘绳肌肌支未全部受损，小腿屈曲功能尚可保存。

坐骨神经痛为骨科常见的并发症。原因很多，从神经根至坐骨神经全程受到压迫刺激时皆可引起。疼痛多限局于臀部或腰骶部，并向膝关节、小腿外侧和外踝部放散，呈牵扯痛或灼痛，且常伴有血管舒缩与营养障碍如皮肤干燥等。常用的检查法是直腿抬高试验，呈 Lasègue 征阳性。即患者仰卧位，腿伸直，抬高肢体，如抬高 30° 以内即引起下肢串痛者为阳性。

腓 总 神 经

一、走行

1. 腓总神经 (Common peroneal n.) 较小，在腘窝上角分出后沿股二头肌腱内侧缘斜向下外，达股二头肌腱与腓肠肌外侧头之间，经腓骨长肌两头之间绕腓骨颈，分为腓浅神经和腓深神经两终支。

2. 腓深神经 (Deep peroneal n.) 为前终支，行于趾长伸肌与胫骨前肌之间，贴小腿骨间膜下降，继与内侧的胫前动静脉伴行。神经先居动脉外侧，后至其前方，介于踇长伸肌与胫骨前肌之间。在小腿下部，神经又居动脉外侧，而介于踇长伸肌与趾长伸肌之间。在踝关节前，分为内、外两终支。内侧支向远侧行于足背，经趾短伸肌内侧腱深面和足背动脉外方，在第一跖骨间隙发支支配踇趾和第二趾毗邻侧皮肤、第一骨间背侧肌、跗关节和跖趾关节。外侧支行于趾短伸肌外侧腱深面，常分 2～4 支（多为 3 支）到其余跖骨间隙，支配跗跖关节和跖趾关节，或许还有第二骨间背侧肌。

3. 腓浅神经 (Superficial peroneal n.) 为肌–皮支，先行于腓骨长肌与腓骨短肌之间，继下降于腓骨肌与趾长伸肌之间，在小腿下 1/3 处，穿出深筋膜在浅筋膜中下降，分为足背内侧皮神经与足背中间皮神经。

二、分支

1. 腓总神经 发出关节支、腓肠外侧皮神经、腓神经交通支。

2. 腓深神经 发出胫骨前肌支、趾长伸肌支、踇长伸肌支、腓骨第三肌支、踝关节支、外侧终支——踇短伸肌支、趾短伸肌支、第二骨间背侧支、内侧终支——第一骨间背侧肌支，趾背神经。

3. 腓浅神经 发出腓骨长肌支、腓骨短肌支、足背内侧皮神经、足背中间皮神经。

（1）关节支：有 3 支，即上关节支、下关节支和关节返支。上关节支伴随膝上外侧动脉入膝关节，下关节支伴随膝下外侧动脉入膝关节。关节返支自腓总神经分为两终支处发出，上升分布胫腓关节，继穿胫骨前肌，与胫前返动脉伴行，从前面分布膝关节。

（2）腓肠外侧皮神经 (Lateral cutaneous n.)：出现于股二头肌深面，沿腓肠肌外侧头表面下降，至小腿中部穿出深筋膜，分布小腿远半外侧面皮肤。

（3）腓神经交通支 (Communicating br. of peroneal n.)：于腓肠外侧皮神经下方发出，斜跨过腓肠肌外侧头浅面，在小腿中点与腓肠内侧皮神经吻合，形成腓肠神经 (Sural n.)。

（4）胫骨前肌支：有 2～4 支，第一支单干或共干起自腓总神经分叉处或腓深神经，第一支起始至股骨内上髁的距离最短 45 mm，最长 101 mm；第二支在第一支下方 9～88 mm 处发自腓深神经；第三支在第二支下方 13～132 mm 处偶尔与踇长伸肌共干发出。自内上髁至最远分支的距离 227 mm。

（5）趾长伸肌支：有 2～4 支，第一支常共干起自腓总神经分叉处或腓深神经。至股骨内上髁的距离最短 61 mm，最长 140 mm。第二支起自第一支下方 2～3.5 cm 范围内。

（6）踇长伸肌支：有 2～3 支，第一支多在胫骨前肌支和趾长伸肌支下方发自腓深神经，至股骨内上髁距离最短 61 mm，最长 209 mm。内上髁至最远分支的距离 368 mm。

（7）腓骨第三肌支：多为 1 支，单干或共干，如为共干，此支有较长的行程。

（8）腓骨长肌支：1 支或多支，第一支起自腓总神经分叉部、腓浅神经或腓深神经。自起始距股骨内上髁最短 57 mm，最长 187 mm。

（9）腓骨短肌支：多为 1 支，起自腓浅神经，距股骨内上髁最短 135 mm，最长 248 mm。

三、易损部位

（1）腓总神经于腘窝尖分出后，向下外行于股二头肌腱内缘稍下方及踇肌和腓肠肌外侧头表面，位置较浅，易受浅损伤（如切割伤）。

（2）膝关节内侧脱位时，胫骨上端强力内移，腓总神经易受牵拉伤和扭伤，并发骨折时更为严重。

（3）腓总神经绕过腓骨颈时变扁，经行于腓骨长肌两头之间，缺少保护，且与骨紧贴。当腓骨颈骨折、膝外下方受到硬器冲击、胫腓关节后脱位、小腿石膏的压迫、手术时用硬物垫于小腿外侧、腓骨颈骨瘤的压迫等皆可损伤腓总神经。

（4）膝呈屈曲位强直状态下，暴力使膝伸展也易损伤腓总神经。

（5）小腿前间隔综合征，由于压迫和贫血，易损伤腓深神经。小腿外侧间隔综合征易损伤腓浅神经。

（6）下肢长时间或职业上习惯于采取某些姿势（如蹲位、跪位或双腿交叉）时，易使腓总神经受到压迫。

四、损伤后体征

1. 运动障碍

（1）腓总神经在腓骨头处损伤时，引起小腿伸肌、足外翻肌和足背肌麻痹，患足不能背屈，不能外翻，呈内翻下垂状态，长期损害时呈马蹄内翻畸形，步行时用力提高下肢，呈跨阈步态或公鸡步态。

（2）由于𫏋长、短伸肌麻痹，𫏋不能伸，呈屈曲状态。有时可出现假性𫏋伸展，这是由于𫏋屈肌强力收缩后突然松弛，𫏋基于伸肌腱的被动活动可回跳到伸展位。

（3）腓深神经和腓浅神经单独损伤少见。腓深神经损害引起足下垂稍外展、足背屈和提足内缘障碍（胫骨前肌、趾长短伸肌和𫏋长伸肌瘫痪）。腓浅神经损害引起足内翻、足外展及提足外缘障碍。

2. 感觉障碍
感觉障碍位于小腿前外侧（腓肠外侧皮神经）、足背（足背内侧皮神经、足背中间皮神经和腓深神经终支）。

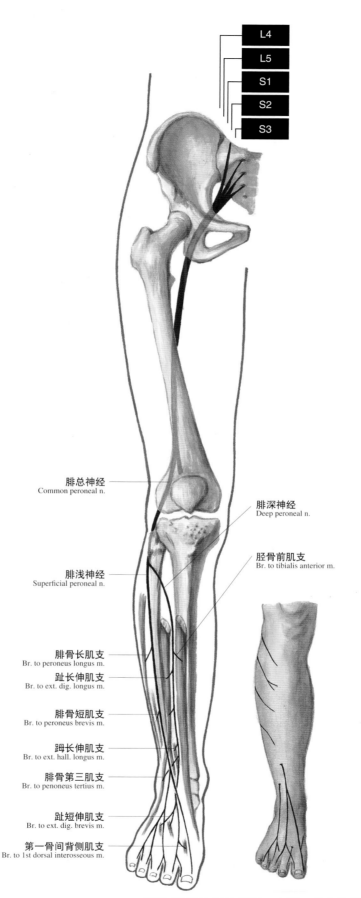

腓总神经
Common peroneal n.

腓深神经
Deep peroneal n.

胫骨前肌支
Br. to tibialis anterior m.

腓浅神经
Superficial peroneal n.

腓骨长肌支
Br. to peroneus longus m.

趾长伸肌支
Br. to ext. dig. longus m.

腓骨短肌支
Br. to peroneus brevis m.

𫏋长伸肌支
Br. to ext. hall. longus m.

腓骨第三肌支
Br. to peroneus tertius m.

趾短伸肌支
Br. to ext. dig. brevis m.

第一骨间背侧肌支
Br. to 1st dorsal interosseous m.

507. 腓总神经的起源、走行、分支和易损部位（模式图）
Origin，course，branches and vulnerable sites of the common peroneal nerve (Diagram)

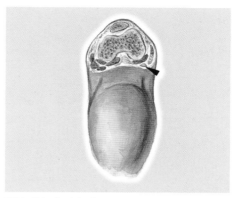

腘窝外侧缘浅损伤（如切割伤）可累及股二头肌腱和腓总神经

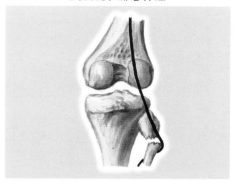

腓骨颈骨折或胫腓关节脱位导致腓总神经损伤

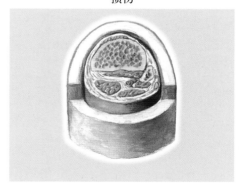

腓骨头平面受到浅损伤（切割、石膏压迫、手术台上硬物压迫）引起腓总神经损伤

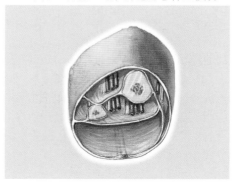

小腿前间隔综合征损伤腓深神经，外侧间隔综合征损伤腓浅神经

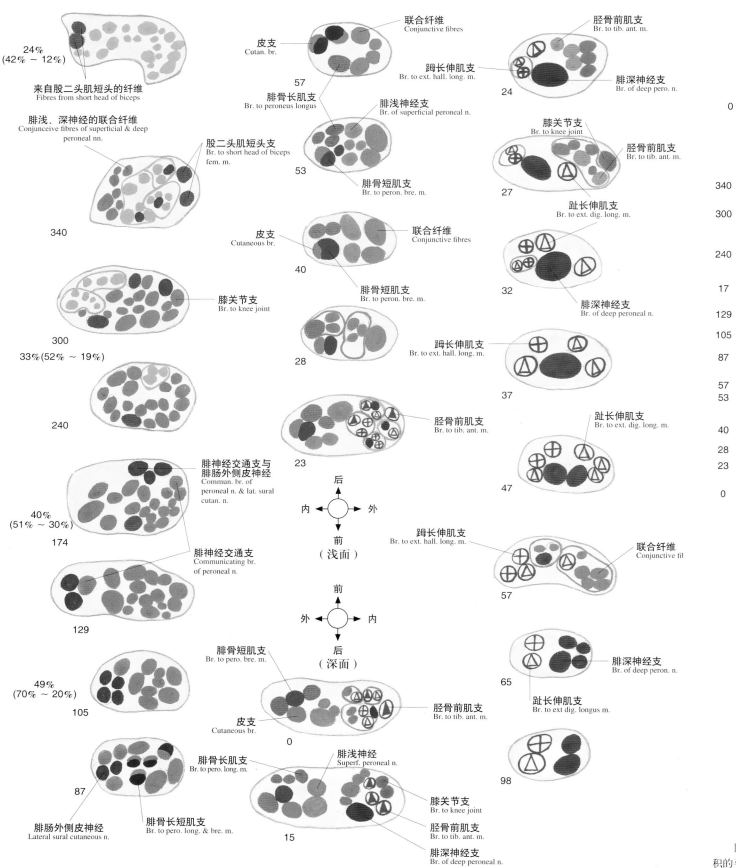

24%
(42% ~ 12%)

来自股二头肌短头的纤维
Fibres from short head of biceps

腓浅、深神经的联合纤维
Conjunceive fibres of superficial & deep peroneal nn.

股二头肌短头支
Br. to short head of biceps fem. m.

340

300
33%(52% ~ 19%)

240

40%
(51% ~ 30%)
174

腓神经交通支与腓肠外侧皮神经
Commun. br. of peroneal n. & lat. sural cutan. n.

腓神经交通支
Communicating br. of peroneal n.

129

49%
(70% ~ 20%)
105

87

腓肠外侧皮神经
Lateral sural cutaneous n.

腓骨长短肌支
Br. to pero. long. & bre. m.

联合纤维
Conjunctive fibres

皮支
Cutan. br.

57

腓骨长肌支
Br. to peroneus longus

53

皮支
Cutaneous br.

40

腓浅神经支
Br. of superficial peroneal n.

腓骨短肌支
Br. to peron. bre. m.

联合纤维
Conjunctive fibres

腓骨短肌支
Br. to peron. bre. m.

28

蹿长伸肌支
Br. to ext. hall. long. m.

23

胫骨前肌支
Br. to tib. ant. m.

后
内 外
前
（浅面）

前
外 内
后
（深面）

腓骨短肌支
Br. to pero. bre. m.

皮支
Cutaneous br.

0

腓骨长肌支
Br. to pero. long. m.

腓浅神经
Superf. peroneal n.

膝关节支
Br. to knee joint

胫骨前肌支
Br. to tib. ant. m.

腓深神经支
Br. of deep peroneal n.

15

膝关节支
Br. to knee joint

胫骨前肌支
Br. to tib. ant. m.

蹿长伸肌支
Br. to ext. hall. long. m.

腓深神经支
Br. of deep pero. n.

24

膝关节支
Br. to knee joint

胫骨前肌支
Br. to tib. ant. m.

27

趾长伸肌支
Br. to ext. dig. long. m.

32

腓深神经支
Br. of deep peroneal n.

蹿长伸肌支
Br. to ext. hall. long. m.

37

趾长伸肌支
Br. to ext. dig. long. m.

47

蹿长伸肌支
Br. to ext. hall. long. m.

联合纤维
Conjunctive fil

57

腓深神经支
Br. of deep peron. n.

趾长伸肌支
Br. to ext dig. longus m.

65

98

508. 腓总神经干内局解
Intraneural topography of the common peroneal nerve

图中数字为神经束占神经干横断面积的平均百分数，括弧内为最大最小值。

腓总神经干内局解

腓总神经行于坐骨神经外侧份中，通常于腘窝尖与胫神经分离，但坐骨神经可于臀区或股区等不同平面高位分歧。腓总神经横断面呈扁椭圆形，可分为前面（浅面）、后面、内侧缘和外侧缘。当腓总神经从腘窝向下外绕腓骨颈时，前面贴近于骨，变成深面，进而延续为腓深神经时，此深面成为后面。腓总神经在腘窝时的后面绕腓骨颈时变为浅面，延为腓深神经时，此浅面变为前面。神经在腘窝时的外侧缘在腓骨颈时成为前上缘，至腓深神经仍为外侧缘。

腓总神经和腓深神经中含有下列各纤维束：

1. **腓浅神经终支纤维** 作为一独立系统，有 1～6 个束，初居腓浅神经中（腓浅神经断面省略，未画出），继行于腓总神经的中部后侧，可追踪到膝关节平面上方 13 mm 处。

2. **腓深神经终支纤维** 从趾而来，在小腿下部有 4～6 束，在小腿上部有 1～4 束，居腓深神经的外侧和中部及腓总神经的外侧部，可追踪到腓骨颈稍下方。

3. **胫骨前肌和膝关节支纤维** 此 2 支常以总干于腓骨颈下方 28 mm 处由腓深神经发出。胫骨前肌有 3～6 束，在神经干中独立上行约 25 mm 即与趾长伸肌束等融合。膝关节支有 1～3 束，在腓深神经和腓总神经中行约 28 mm，然后与其他纤维束混合。

4. **趾长伸肌纤维束** 可分近、中、远 3 支，近侧支有 1～3 束，在神经干内行程极短，中间支有 1～5 束，在神经干内行约 17 mm；远侧支有 1 束，在神经干内行约 57 mm。

5. **拇长伸肌纤维束** 可分近、远两支，各有一纤维束，在神经干内单独上行分别为 30 mm 和 57 mm。

6. **腓骨短肌与皮支纤维束** 有 2 束，它于腓总神经内可上行 36 mm，约在膝关节平面，此 2 束融合，并移居中间位。

7. **腓骨长肌纤维束** 有 2～5 束，于腓总神经外侧部上升，单独行程约 71 mm。于膝关节平面稍上与腓骨短肌纤维束混合，并移于中间位。

8. **腓肠外侧皮神经和腓神经交通支纤维束** 有 1～6 束，居腓总神经内侧部，于膝关节上方 22 mm 处进入腓总神经，可单独上升 144 mm 的距离。

9. **股二头肌短头纤维束** 可分近、远侧支。远侧支有 1～2 束，在神经干中可上行 187 mm；近侧支有 1 束，可上升 77 mm。

胫 神 经

一、走行

1. **胫神经** (Tibial n.) 为坐骨神经两终支之一，较大。居腘窝中间最浅面，腘动脉位最深面，腘静脉介于神经与动脉之间。三者共同包于血管神经鞘中。胫神经初行于腘动脉外侧，至腘窝中点跨越动脉背侧至其内侧，达腘肌下缘时，与腘动静脉一道至比目鱼肌腱弓深面至小腿。在小腿上 2/3 部，神经伴同外侧的胫后动静脉行于小腿三头肌深面和胫骨后肌的浅面。当小腿三头肌缩窄成跟腱时，胫神经转到胫后血管的外侧，贴胫骨后面下降，行于跟腱与内踝之间，表面仅为皮肤和深筋膜所掩。在内踝后方，血管神经共同穿过屈肌支持带深面进入足底，于此分为足底内侧神经和足底外侧神经两终支。

2. **足底内侧神经** (Medial plantar n.) 较粗，于屈肌支持带深面分出后入足底，经拇展肌深面，拇展肌与趾短屈肌之间，沿足底内侧动脉外侧前行。足底内侧神经先分出一条趾底固有神经 (Proper plantar digital nn.) 至拇趾内侧缘。然后在跖骨底处又分出 3 条趾底总神经 (Common plantar digital nn.) 行于足底腱膜与趾短屈肌之间。又各分为两条趾底固有神经。足底内侧神经发肌支支配拇展肌和趾短屈肌，发皮支分布足底内侧的皮肤。第一蚓状肌的肌支起于第一趾底总神经。

3. **足底外侧神经** (Lateral plantar n.) 经拇展肌深面斜向前外，行于足底方肌浅面、趾短屈肌深面，沿趾短屈肌和小趾展肌之间的沟中前行，达第五跖骨底。分浅支和深支。分叉前发出足底方肌支和小趾展肌支，并发皮支分布足底外侧皮肤。

浅支分出两条趾底总神经，外侧一支分布于小趾外侧缘，内侧一支分布于第四、五趾相对缘，并有分支绕至足趾中节及末节的背面。肌支至小趾短屈肌、第三骨间足底肌及第四骨间背侧肌。

深支自第五跖骨底弓形向内，行于足底方肌、长屈肌腱、蚓状肌和拇收肌斜头深面，沿跖骨底，与足外侧动脉的足底弓伴行。神经弓位于动脉弓近侧。深支支配第二、三、四蚓状肌、拇收肌、内侧三个跖骨间隙的骨间肌。

二、分支

在腘窝，腓肠内侧皮神经、腓肠肌内侧头支、腓肠肌外侧头支、跖肌支、腘肌支、比目鱼肌支和膝关节支。

在小腿，比目鱼肌支、胫骨后肌支、拇长屈肌支、趾长屈肌支、踝关节支和跟内侧支。

在足部，足底内侧神经、足底外侧神经。

1. **腓肠内侧皮神经** (Medial sural cutaneous n.) 伴小隐静脉下降于腓肠肌两头之间，约在小腿中高穿出深筋膜，与腓神经交通支吻合，改名为腓肠神经 (Sural n.)。沿跟腱外侧缘下降，经外踝下方达足背外侧，改称足背外侧皮神经 (Lateral dorsal cutaneous n. of foot)，达小趾末节基底部。支配小腿后面下部、足及小趾外侧缘皮肤。

2. **腓肠肌外侧头支** 有 1～2 支，第一支高于或低于股骨内侧髁平面发出，单干或分别与腓肠肌内侧头支、跖肌支、比目鱼肌支、趾长屈肌支等共干。自股骨内上髁至第一支起始的距离最短为近侧 39 mm，最长为远侧 52 mm；至最远分支起始的距离为内上髁远侧 52 mm。

3. **腓肠肌内侧头支** 多为 1 支，少数为 2 支。第一支起始最高部位在股骨内上髁上方 123 mm，最低部位距内上髁下方 35 mm。

4. **比目鱼肌支** 多为 2 支。第一支起始最高部位在股骨内上髁上方 39 mm，最低部位在内上髁远侧 35 mm。第二支起始在内上髁远侧 131 mm。比目鱼肌支有时分别与腓肠肌外侧头支、胫骨后肌支、趾长屈肌支、腘肌支等共干。自其深面进入肌内。

5. **腘肌支** 多为一支，起自内上髁下方，远达 72 mm。单干或与胫骨后肌支、腓肠肌支、比目鱼肌支等共干。

6. **跖肌支** 1 支，起自腘窝较高平面，常与腓肠肌外侧头支共干。

7. **胫骨后肌支** 有 1～4 支，单干或共干。第一支最近者平股骨内上髁发出，最远者在内上髁下方 97 mm 发出。最远分支由内上髁下方 217 mm 处发出。

8. **趾长屈肌支** 有 1～3 支，常起自其他肌支，尤其是拇长屈肌支。第一支平内上髁发出，第一支最远者在内上髁下方 68 mm 处发出。最远分支在内上髁下方 224 mm 处发出。

9. **拇长屈肌支** 有 1～2 支，常为共干。第一支最近者距股骨内上髁下方 52 mm 发出，最远者在内上髁下方 288 mm 处发出。

10. **踝关节支** 在胫神经将分成足底内、外侧神经时发出，穿内侧三角韧带，进入踝关节。

11. **跟内侧支** (Medial calcaneal br.) 胫神经于小腿下端发出，穿屈肌支持带，分布于足跟的内侧。

各肌支发出的顺序是：腓肠肌内侧头支-腓肠肌外侧头支-腘肌支-比目鱼肌支-胫骨后肌支-趾长屈肌支-拇长屈肌支-跟内侧支-踝关节支。

三、易损部位

（1）胫神经在腘窝区可因股骨髁上骨折而受损，因它与腘血管共同包于一鞘中，故常为联合损伤。腘窝区弹伤亦可累及胫神经。

（2）小腿后深间隔综合征，可因剧烈运动、胫腓骨上 1/3 骨折、胫后血管的外伤或栓塞等引起，压迫或损伤胫后神经，使小腿后深区肿胀、疼痛，足底和足趾跖面感觉过敏。

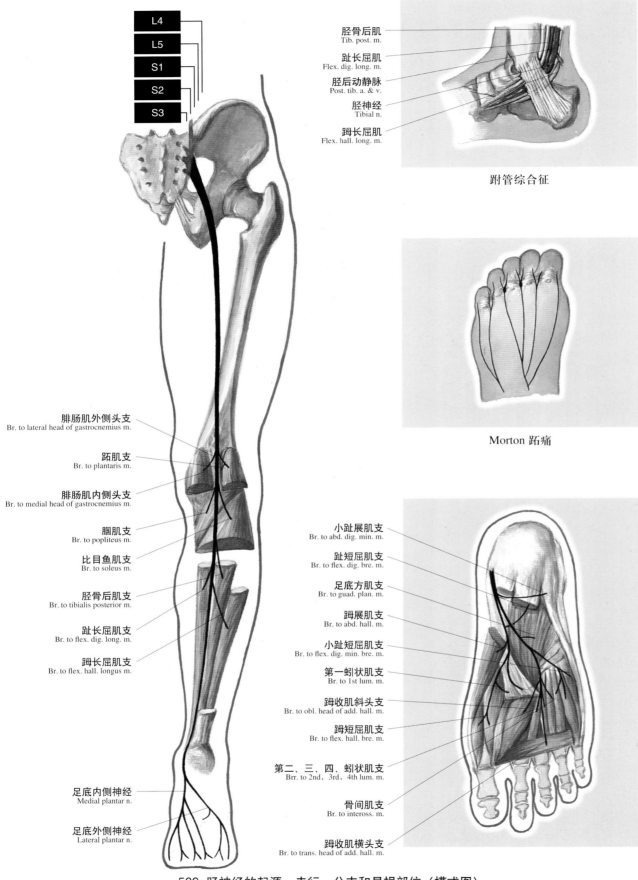

509. 胫神经的起源、走行、分支和易损部位（模式图）
Origin, course, branches, and vulnerable sites of the tibial nerve（Diagram）

跗管综合征

Morton 跖痛

（3）Morton 足跖痛：为 Morton 于 1876 年发现而命名。趾足底神经向远侧行于相邻跖骨头之间时，行于足底深横韧带浅面。跛形足时，由于反复的拧轧，导致神经纤维增厚，从而产生节状或梭状神经瘤，尤其第三、四跖骨头间的趾足底神经最易遭受此种损伤，引起足底疼痛。

（4）跗管综合征：由于踝区运动骤增，腱鞘肿胀，跗管压力增高，持续压迫胫神经和胫后血管，可引起胫神经变性。扁平足、跟骨外翻、距骨塌陷等引起跗管变形，亦可压挤神经，产生跗管综合征。表现为局部肿胀、压痛、走路时内踝酸痛，足底和足跟内侧感觉麻木等症状。

四、损伤后体征

1. 运动障碍和变形

（1）胫神经在腘窝区完全损伤，引起小腿屈肌和足底肌麻痹，导致膝屈曲无力（腓肠肌和腘肌虽麻痹，但腘绳肌、缝匠肌和股薄肌可继续屈膝关节）。足不能跖屈，内收和内翻运动不全（因胫骨后肌、姆长屈肌和趾长屈肌麻痹）。

（2）由于足内在肌麻痹，足趾不能跖屈、外展和内收，此时腓骨肌和趾伸肌拮抗性收缩，足呈背屈状态（仰趾足），呈踵步。足弓亦因足内肌麻痹、弹性和强度丧失，不能支持体重。

（3）由于趾屈肌和蚓状肌麻痹，趾呈爪状变形，跖趾关节过伸，趾间关节屈曲。

（4）小腿屈肌由于持久废用而萎缩，小腿肚消瘦。

（5）胫神经损伤部位在腓肠肌和趾长屈肌分支以下时，不出现上述肌肉麻痹，只出现足趾运动障碍。

2. 感觉障碍

（1）胫神经在腘窝上部损害，感觉障碍出现于小腿后面（腓肠内侧皮神经）、足外侧缘（足背外侧皮神经）、跟外侧部（跟外侧支）和足底（第 1 ～ 5 趾底总神经）。胫神经低位损伤仅足底有感觉障碍。

（2）胫神经部分损害有时出现灼性神经痛，从小腿后部向足底中部放散，常常伴有血管舒缩、发汗和营养障碍。

胫神经干内局解

胫神经从坐骨切迹平面至股后面，常与腓总神经合为一干，其本身横断面亦呈扁卵圆形，只是面积向下稍有缩小。由股中部至腘窝，神经横断面由卵圆形变成圆形，长轴指向前后方。这是由于内部纤维束顺时针方向呈约45°的旋转（从下面观）。至小腿中、下部，胫神经又呈扁圆形。胫神经干中含有下列纤维束：

1. 足底神经　为胫神经终支，分足底内侧、外侧

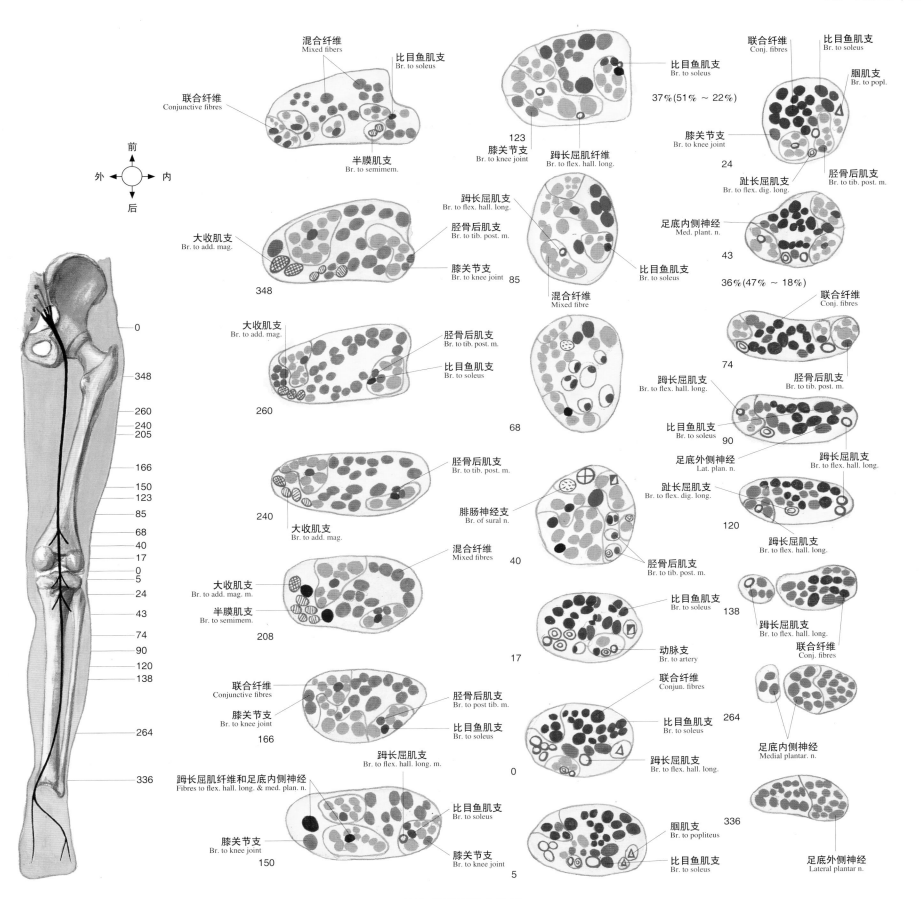

510. 胫神经干内局解
Intraneural topography of the tibial nerve

神经。一部分内侧纤维束在胫神经末端上方 21 mm 处与主干分离，平行上行 105 mm 后，有一束踇长屈肌纤维束加入。在膝关节下方 135 mm 处，它们重新加入胫神经。足底内侧神经束位于主干的内侧和前内侧上升 305 mm，在膝上 24 mm 处，与外侧纤维束完全混合。足底外侧神经束位于主干外侧，并分成前外群和后外群。在膝关节下方 136 mm 处，仅有 3～6 束行于神经前方，其后向中间位移动，至关节上 24 mm 处与内侧束融合，居中央位，消失于关节上方 42 mm 的平面。

2. **踇长屈肌纤维束** 踇长屈肌有远、近两支，远侧支有一束纤维，可单独上行约 54 mm，加入足底内侧神经束。近侧支在膝关节下方 132 mm 处加入胫神经前外面，此束群位于比目鱼肌远侧支纤维束的前方、胫骨后肌纤维束的内侧，上行约 84 mm，后与其他束混合，终于膝平面上方 40 mm 处。

3. **趾长屈肌纤维束** 此束在膝关节下方 132 mm 处做一单束进入神经的前部，上升约 93 mm，有一动脉支纤维束加入。在膝关节上方 40 mm 处，趾长屈肌纤维束位于神经前外侧区与胫骨后肌支、比目鱼肌支、动脉支等纤维束混合。

4. **胫骨后肌纤维束** 在膝关节下方 90 mm 处加入胫神经外侧缘，有 1～7 束，可单独上升约 100 mm，跨越神经的前部。在膝关节上方，胫骨后肌纤维束与比目鱼肌纤维束等一起，移于神经前外侧区。直到坐骨切迹平面，在胫神经外侧（即坐骨神经中央部）仍有此肌一小束群。

5. **腘肌和腓肠肌外侧头纤维束** 腘肌支在膝关节下 30 mm 处加入神经外侧缘，有 1～5 束，上行约 43 mm，居比目鱼肌纤维束之前。在膝关节稍上，它与腓肠肌外侧头纤维束合在一起，行于后外侧区中。

6. **比目鱼肌纤维束** 分近、中、远支，各有 1～5 束。远侧支在膝关节下方 111 mm 处加入胫神经，单独上行 100 mm；中间支在关节下方 48 mm 处加入神经外侧缘。近侧支与腓肠肌内侧头纤维束并行在一起。

7. **比目鱼肌近侧支和腓肠肌内侧头纤维束** 此两肌成纤维束于膝关节上 37 mm 处加入胫神经后外区，单独行约 22 mm 即与邻束混合。

8. **膝关节支纤维束** 分近、远支。远侧支在关节下方 34 mm 处进入神经内侧面，上行 22 mm，于后内侧区与足底内侧神经纤维束相邻。近侧支在关节上 86 mm 处进入神经前内面，有 2～3 束。

9. **大收肌纤维束** 大收肌支与半膜肌支共干，于关节上 188 mm 处进入神经内侧面，有 1～4 束，上行约 70 mm，即与足底纤维、踇长屈肌支、半腱肌支、股二头肌长头等纤维束混合。

10. **半膜肌纤维束** 在关节上方 188 mm 处进入神经内侧面，有 1～8 束，在大收肌纤维束前方上升约 174 mm，然后移至前面浅部。

11. **半腱肌与股二头肌长头纤维束** 在坐骨切迹下方 73 mm 处进入神经内侧缘，有 1～4 束，可单独上行约 44 mm。

坐骨神经分支记载

名 称	分支部位 (cm)	无损伤分离长度 (cm)
股二头肌长头支	大转子下 7	7
半膜肌支	13	12
大收肌支	13	12
半腱肌支	15	13
股二头肌短头支	20	23

胫神经分支记载

名 称	横径 (mm)	分支部位 (cm)	可分离长度 (mm)
踇长屈肌支	1.5	大转子下 13	107.4
趾长屈肌支	1.5	11	107.5
胫骨后肌支	2.1	8	81.9
比目鱼肌近支	2.5	小腿上 1/8 段	89.4
比目鱼肌远支	1.9	小腿上 1/8 段	86.6
腘肌支	2.3	小腿上 1/8 段	78.2
腓肠肌内侧头支	2.3	大腿下 1/8 段	82.1
腓肠肌外侧头支	2.2	大腿下 1/8 段	79.3
股二头肌长头支	2.1	大腿下 6/8 段	74.7
半腱肌支	1.7	大腿中 4～5/8 段	121.0
半膜肌、大收肌合支	2.5	大腿中 4～5/8 段	97.3
腓肠内侧皮神经	1.9	大腿下 1/8 段	112.4

腓总神经分支记载

名 称	横径 (mm)	分支部位	可分离长度 (mm)
腓骨长肌支	1.6	腓骨颈	107.7
腓骨短肌支	1.8	小腿上 2/8～3/8 段	147.0
胫骨前肌支	1.8	腓骨颈	50.7
胫骨前肌近支与膝关节支的合支	2.2	腓骨颈	48.2
踇长伸肌支	1.2	小腿上 2/8～3/8 段	72.2
趾长伸肌支	1.0	腓骨颈	52.5
趾短伸肌支	1.9	踝部	10.4
股二头肌短头支	1.8	大腿 5/8～6/8 段	123.8
腓肠外侧皮神经	2.7	大腿下 1/8 段	80.4

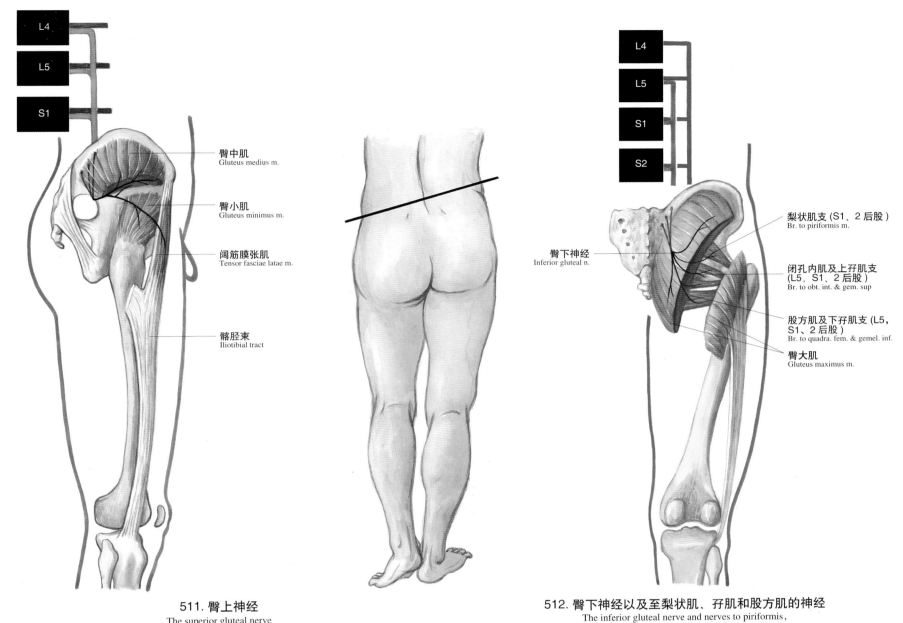

臀中肌
Gluteus medius m.

臀小肌
Gluteus minimus m.

阔筋膜张肌
Tensor fasciae latae m.

髂胫束
Iliotibial tract

梨状肌支 (S1、2 后股)
Br. to piriformis m.

臀下神经
Inferior gluteal n.

闭孔内肌及上孖肌支
(L5、S1、2 后股)
Br. to obt. int. & gem. sup

股方肌及下孖肌支 (L5、
S1、2 后股)
Br. to quadra. fem. & gemel. inf.

臀大肌
Gluteus maximus m.

511. 臀上神经
The superior gluteal nerve

512. 臀下神经以及至梨状肌、孖肌和股方肌的神经
The inferior gluteal nerve and nerves to piriformis,
gemelli and quadratus femoris

臀上神经

臀上神经 (Superior gluteal n.) 自 L4、5 和 S1 后股发出，经梨状肌上孔出盆，与臀上动脉伴行，分上、下两支。上支较小，与臀上动脉深支的上支伴行，分布于臀中肌。下支较大，与臀上动脉深支的下支伴行，横过臀小肌中部，发支至臀小肌和臀中肌。终支至阔筋膜张肌后内侧部，并支配该肌。

正常双脚站立时，臀中、小肌有防止股骨头自髋臼脱出的作用。一侧下肢站立时，站立侧的臀中、小肌可防止骨盆朝对侧倾斜。肢体下垂时，臀中、小肌起悬挂作用，可防止肢体坠落和关节囊扩张。

臀上神经可因腰间盘突出、神经纤维瘤和脊髓瘤

等而受损，招致臀中、小肌和阔筋膜张肌瘫痪。患肢站立时，骨盆呈摇摆状，不稳定，患侧呈 Trendelenburg 征阳性。即患肢站立时，由于臀中、小肌收缩无力，不能使骨盆和大转子紧紧靠拢，以致骨盆向对侧倾斜，站侧髂前上棘升高，重力不能通过髋臼和股骨头。

臀下神经及至股外旋肌的神经

臀下神经 (Inferior gluteal n.) 发自 L5 和 S1、2 后股，经梨状肌下孔出盆，在臀大肌深面分数支支配臀大肌。

1. 梨状肌支 由 S1、2 后股发出 1～2 小支，于

梨状肌前面进入该肌。

2. 股方肌支 由 L4、5 和 S1 后股发出，经梨状肌下孔至臀区，于闭孔内肌腱和孖肌深侧与坐骨之间下降，从前面支配下孖肌与股方肌，并发小支至髋关节。

3. 闭孔内肌支 由 L5 及 S1、2 后股发出，经梨状肌下孔至臀区，发支至上孖肌。继于阴部内动脉外侧，跨过坐骨棘，经坐骨小孔至会阴，在闭孔内肌内侧面进入该肌。

上述梨状肌、闭孔内肌、孖肌和股方肌均为股的外旋肌，臀大肌除可外旋大腿外，主要可伸髋。臀下神经及各肌支损伤后，下肢不能外旋，站立不稳，身体易向后倾倒，患肢无力登高及上楼梯。

图书在版编目（CIP）数据

实用解剖图谱·下肢分册 / 高士濂主编. —3版. —上海：
上海科学技术出版社，2012.7（2022.1重印）
ISBN 978-7-5478-1232-7

Ⅰ. ①实…　　Ⅱ. ①高…　　Ⅲ. ①人体解剖学－图谱 ②下肢－
人体解剖学－图谱　　Ⅳ. ① R322-64

中国版本图书馆 CIP 数据核字（2012）第 091811 号

实用解剖图谱·下肢分册（第三版）
主编　高士濂

上海世纪出版（集团）有限公司
上 海 科 学 技 术 出 版 社　　出版、发行
（上海市闵行区号景路 159 弄 A 座 9F-10F）
邮政编码 201101　www.sstp.cn
浙江新华印刷技术有限公司印刷
开本 889×1194　1/12　印张 32 $\frac{2}{3}$　插页 4　字数 700 千
1980 年 2 月第 1 版　　2004 年 1 月第 2 版
2012 年 7 月第 3 版　　2022 年 1 月第 12 次印刷
ISBN 978-7-5478-1232-7/R·421
定价：368.00 元